U0369199

Neurovascular Surgical Techniques

神经血管手术技巧

〔美〕帕斯卡·M·杰伯　主编

黄海东　匡永勤　顾建文　主译

天 津 出 版 传 媒 集 团

天津科技翻译出版有限公司

著作权合同登记号：图字：02-2013-266

图书在版编目（CIP）数据

神经血管手术技巧/（美）杰伯（Jabbour, P. M.）主编；黄海东等译.
天津：天津科技翻译出版有限公司,2015.5
书名原文：Neurovascular Surgical Techniques
ISBN 978 - 7 - 5433 - 3477 - 9

Ⅰ.①神… Ⅱ.①杰… ②黄… Ⅲ.①神经外科手术 - 血管外
科手术 Ⅳ.①R651

中国版本图书馆 CIP 数据核字（2015）第 041490 号

Pascal M. Jabbour
Neurovascular Surgical Techniques
ISBN 978 - 93 - 5090 - 088 - 8
Copyright © 2013 by Jaypee Brothers Medical Publishers（P）Ltd. All
rights reserved.

Originally published in India by Jaypee Brothers Medical Publishers
（P）Ltd.

Chinese（in simplified character only）translation rights arranged with
Jaypee Brothers Medical Publishers（P）Ltd. through McGraw-Hill Educa-
tion（Asia）.

本书封面贴有 McGraw-Hill Education 公司防伪标签，无标签者不得
销售。版权所有，侵权必究。

授权单位：Jaypee Brothers Medical Publishers（P）Ltd.
出　　版：天津科技翻译出版有限公司
出 版 人：刘 庆
地　　址：天津市南开区白堤路 244 号
邮政编码：300192
电　　话：（022）87894896
传　　真：（022）87895650
网　　址：www. tsttpc. com
印　　刷：山东鸿君杰文化发展有限公司
发　　行：全国新华书店
版本记录：889×1194　16 开本　26.5 印张　300 千字
　　　　　2015 年 5 月第 1 版　2015 年 5 月第 1 次印刷
　　　　　定价：280.00 元

（如发现印装问题，可与出版社调换）

译者名单

主　译

黄海东　匡永勤　顾建文

副主译

杨　涛　树海峰　马　原

译　　者（按姓氏笔画排序）

马　原　中国人民解放军成都军区总医院神经外科

牛素桃　中国人民解放军成都军区总医院神经外科

孔　兵　中国人民解放军成都军区总医院神经外科

卢　敏　中国人民解放军成都军区总医院神经外科

舟春梅　中国人民解放军成都军区总医院神经外科

匡永勤　中国人民解放军成都军区总医院神经外科

邢学民　中国人民解放军成都军区总医院神经外科

刘恩渝　中国人民解放军成都军区总医院神经外科

孙　兵　中国人民解放军成都军区总医院神经外科

孙浩东　中国人民解放军成都军区总医院神经外科

杨　涛　中国人民解放军成都军区总医院神经外科

杨立斌　中国人民解放军成都军区总医院神经外科

杨春敏　中国人民解放军成都军区总医院医学影像科

余思逊　中国人民解放军成都军区总医院神经外科

张　天　四川省人民医院放射科

张　辉　中国人民解放军成都军区总医院神经外科

张修忠　中国人民解放军成都军区总医院神经外科

张俊海　中国人民解放军成都军区总医院神经外科

范柯夏　中国人民解放军成都军区总医院神经外科

林　龙　中国人民解放军成都军区总医院神经外科

周虎田　中国人民解放军成都军区总医院神经外科

赵　凯　中国人民解放军成都军区总医院神经外科

树海峰　中国人民解放军成都军区总医院神经外科

贺伟旗　中国人民解放军成都军区总医院神经外科

夏　勋　中国人民解放军成都军区总医院神经外科

顾建文　中国人民解放军空军总医院神经外科

郭　恒　中国人民解放军成都军区总医院神经外科

黄海东　中国人民解放军成都军区总医院神经外科

梁　亮　中国人民解放军成都军区总医院神经外科

蒋玲莉　中国人民解放军成都军区总医院神经外科

程　林　中国人民解放军成都军区总医院神经外科

程敬民　中国人民解放军成都军区总医院神经外科

曾凡俊　中国人民解放军成都军区总医院神经外科

编者名单

Saleem SI Abdulrauf MD, FACS
Professor
Director of Skull Base
and Cerebrovascular Division
Saint Louis University
Saint Louis, Missouri, USA

Joseph G Adel MD
Department of Neurological Surgery
Northwestern University
Feinberg School of Medicine
676 North Saint Clair
Suite 2210, Zip 60611
Chicago, Illinois, USA

Tarek Y El Ahmadieh MD
Department of Neurological Surgery
Northwestern University
Feinberg School of Medicine
676 North Saint Clair
Suite 2210, Zip 60611
Chicago, Illinois, USA

Azam S Ahmed MD
Division of Neurological Surgery
Barrow Neurological Institute
St. Joseph's Hospital and Medical Center
Phoenix, Arizona, USA

Ali Alaraj MD
Department of Neurosurgery
Neuropsychiatric Institute
University of Illinois at Chicago
912 S. Wood Street, MC-799
Chicago, Illinois, USA

Felipe C Alburquerque MD
Division of Neurological Surgery
Barrow Neurological Institute
St. Joseph's Hospital and Medical Center
Phoenix, Arizona, USA

Victor Aletich MD
Department of Neurosurgery
Neuropsychiatric Institute
University of Illinois at Chicago
912 S. Wood St, MC-799
Chicago, Illinois, USA

Muhammad S Ali MD
Division of Neurovascular and
Endovascular Surgery
Department of Neurological Surgery
Thomas Jefferson University Hospital
Philadelphia, Pennsylvania, USA

David Altschul MD
Albert Einstein School of Medicine
New York, USA

Sepideh Amin-Hanjani MD
Department of Neurosurgery
Neuropsychiatric Institute
University of Illinois at Chicago
912 S. Wood Street, MC-799
Chicago, Illinois, USA

Salah G Aoun MD
Department of Neurological Surgery
Northwestern University
Feinberg School of Medicine
676 North Saint Clair, Suite 2210
Zip 60611, Chicago, Illinois, USA

Rocco A Armonda MD
Director, Cerebrovascular Surgery and
Interventional Neuroradiology
National Capital Neurosurgery Consortium
Walter Reed Military Medical Center
Bethesda, Maryland, USA

Ramsey Ashour MD
Assistant Professor
Department of Neurological Surgery
Specializing in Skull Base
Cerebrovascular and Endovascular Surgery
Lois Pope Life Center-2nd Floor
1095 NW 14th Terrace (D4-6)
Miami, Florida, USA

Issam Awad MD, MSc, FACS,
FAHA, MA (Hon)
Professor of Surgery (Neurosurgery)
Neurology and Cancer Center
Director of Neurovascular Surgery
University of Chicago Medicine and
Biological Sciences
5841 South Maryland Avenue
MC 3026 Room J341
Chicago, Illinois, USA

Mohammed Ali Aziz-Sultan MD
Associate Professor and
Chief of Endovascular
Department of Neurological Surgery
University of Miami
Miller School of Medicine
Miami, Florida, USA

M Haithem Babiker MD
School of Biological and
Health Systems Engineering
Arizona State University
Tempe, Arizona, USA

William O Bank MD
Cerebrovascular Surgery and
Interventional Neuroradiology
National Capital
Neurosurgery Consortium
Walter Reed Military Medical Center
Bethesda, Maryland, USA

Daniel L Barrow MD
MBNA Bowman Professor and Chairman
Department of Neurosurgery
Emory University School of Medicine
Atlanta, Georgia, USA

Randy S Bell MC, USN
Cerebrovascular Surgery and
Interventional Neuroradiology
National Capital
Neurosurgery Consortium
Walter Reed Military Medical Center
Bethesda, Maryland, USA

Bernard R Bendok MD, FACS, FAANS
Associate Professor
Neurological Surgery and Radiology
Northwestern University
Feinberg School of Medicine
676 North Saint Clair
Suite 2210, Zip 60611
Chicago, Illinois, USA

Mandy J Binning MD
Capital Institute for Neurosciences
Department of Neurosurgery
Trenton, New Jersey, USA

Allan Brook MD
Albert Einstein School of Medicine
New York, USA

Peter G Campbell MD
Department of Neurosurgery
Thomas Jefferson University Hospital
901 Walnut Street
Philadelphia, Pennsylvania, USA

C Michael Cawley MD, FACS
Associate Professor
Department of Neurological Surgery and
Radiology
Emory University School of Medicine
Atlanta, Georgia, USA

Fady T Charbel MD
Department of Neurosurgery
Neuropsychiatric Institute
University of Illinois at Chicago
912 S. Wood St, MC-799
Chicago, Illinois, USA

Neeraj Chaudhary MD
Assistant Professor of Radiology and
Neurosurgery
University of Michigan Medical Center
3552 Taubman Center
1500 East Medical Center Drive
Ann Arbor, Michigan, USA

Fangxiang Chen MD
Assistant Professor
Department of Neurological Surgery
Saint Louis University Hospital
3635 Vista Avenue
5th Floor Deslodge Tower
St. Louis, MO, USA

Richard Z Dalyai MD
Department of Neurosurgery
Thomas Jefferson University Hospital
901 Walnut Street
Philadelphia, Pennsylvania, USA

Mahua Dey MD
Neurovascular Surgery Program
Section of Neurosurgery
University of Chicago Medicine
and Biological Sciences
5841 South Maryland Ave
MC 3026 Room J341
Chicago, Illinois, USA

Jesus Duffis MD
Assistant Professor
Department of Neurological Surgery
and Neurology
New Jersey Medical School
90 Bergen Street
Suite 8100
Newark, New Jersey, USA

Aaron S Dumont MD
Associate Professor
Division of Neurovascular and
Endovascular Surgery
Department of Neurological Surgery
Thomas Jefferson University Hospital
Philadelphia, Pennsylvania, USA

Samer K Elbabaa MD, FAANS
Director
Division of Pediatric Neurosurgery
Assistant Professor of Neurosurgery
Department of Neurological Surgery
Saint Louis University School of Medicine
Saint Louis, Missouri, USA

Mohamed Samy Elhammady MD
Assistant Professor
Department of Neurological Surgery
Specializing in Skull Base
Cerebrovascular and Endovascular Surgery
Lois Pope Life Center-2nd Floor
1095 NW 14th Terrace (D4-6)
Miami, Florida, USA

Augusto Elias MD
Assistant Professor of Radiology
Department of Radiology
University of Michigan Medical Center
3552 Taubman Center
1500 East Medical Center Drive
Ann Arbor, Michigan, USA

Kyle M Fargen MD
Department of Neurosurgery
University of Florida
Gainesville, Florida, USA

David Fiorella MD PhD
Stony Brook University Medical Center
Cerebrovascular Center
Hospital Level 4, Suite 430
Stony Brook, New York, USA

Eugene S Flamm MD
Albert Einstein School of Medicine
New York, USA

David H Frakes MD
School of Biological and
Health Systems Engineering
Arizona State University
Tempe, Arizona, USA

Chirag D Gandhi MD
Assistant Professor of Neurological Surgery
Neurological Institute of New Jersey
New Jersey Medical School
90 Bergen St, Suite 8100
Newark, New Jersey, USA

Joseph J Gemmete MD
Associate Professsor of Radiology
and Neurosurgery
University of Michigan Medical Center
3552 Taubman Center
1500 East Medical Center Drive
Ann Arbor, Michigan, USA

L Fernando Gonzalez MD
Assistant Professor of Neurosurgery
Thomas Jefferson University
909 Walnut Street
Philadelphia, Pennsylvania, USA

David S Gordon MD
Professor
Albert Einstein School of Medicine
New York, USA

Richard JT Gorniak MD
Assistant Professor of Radiology
Division of Neuroradiology
Thomas Jefferson University Hospital
Philadelphia, Pennsylvania, USA

Gaurav Gupta MD
Assistant Professor
Director-Endovascular and
Cerebrovascular Neurosurgery
Robertwood Johnson Medical School
University of Medicine and
Dentistry of New Jersey
CAB-2100
New Brunswick, New Jersey, USA

Shannon Hann MD
Resident
Neurosurgery Department
Thomas Jefferson University
1000 Walnut Street
Philadelphia, Pennsylvania, USA

James S Harrop MD
Professor
Department of Neurological and
Orthopedic Surgery
Director, Division of Spine and
Peripheral Nerve, Neurological Director
Delaware Valley
SCI Center Jefferson Medical College
909 Walnut Street Philadelphia, USA

David M Hasan MD
Department of Neurosurgery
University of Iowa Hospitals and Clinics
200 Hawkins Drive
Iowa City, Iowa, USA

Sven Hochheimer MD
Cerebrovascular Surgery and Interventional
Neuroradiology
National Capital
Neurosurgery Consortium
Walter Reed Military Medical Center
Bethesda, Maryland, USA

Brian L Hoh MD
Assistant Professor
Department of Neurosurgery
University of Florida
Gainesville, Florida, USA

L Nelson Hopkins MD
University at Buffalo
The State University of New York
100 High Street
Suite B4
Buffalo, New York, USA

Brian M Howard MD
Resident Physician
Department of Neurosurgery
Emory University School of Medicine
Atlanta, Georgia, USA

Pascal M Jabbour MD
Assistant Professor
Department of Neurological Surgery
Division of Neurovascular Surgery and
Endovascular Neurosurgery
Thomas Jefferson University Hospital
Philadelphia, Pennsylvania, USA

Ajit S Jada MD
Albert Einstein School of Medicine
New York, USA

Won-Il Joo MD
Associate Professor
Department of Neurosurgery
St. Mary's Hospital
The Catholic University of Korea
Seoul, Korea

Peter Kan MD
University at Buffalo
The State University of New York
100 High Street
Suite B4
Buffalo, New York, USA

Matthew M Kimball MD
Department of Neurosurgery
University of Florida
Gainesville, Florida, USA

David K Kung MD
Department of Neurosurgery
University of Iowa Hospitals and Clinics
200 Hawkins Drive
Iowa City, Iowa, USA

Elad I Levy MD
University at Buffalo Neurosurgery, Inc.
Buffalo General Medical Center
100 High Street
Suite B4
Buffalo, New York, USA

Kenneth Liebman MD
Capital Institue for Neurosciences
Department of Neurosurgery
Trenton, New Jersey, USA

James K Liu MD
Assistant Professor
Department of Neurological Surgery
Director Skull-base Surgery
Neurological Institue of New Jersey
New Jersey Medical School
90 Bergen Street
Suite 8100
Newark, New Jersey, USA

Kelly B Mahaney MD
Department of Neurosurgery
University of Iowa Hospitals and Clinics
200 Hawkins Drive
Iowa City, Iowa, USA

Cormac Maher MD
Associate Professor of Neurosurgery
Department of Neurosurgery
University of Michigan Medical Center
3552 Taubman Center
1500 East Medical Center Drive
Ann Arbor, Michigan, USA

Ricky Medel MD
Department of Neurological Surgery
University of Virgina Health System
Charlottesville, VA, USA

Todd Miller MD
Albert Einstein School of Medicine
New York, USA

Stephen J Monteith MD
Division of Neurovascular and Endovascular
Surgery
Department of Neurological Surgery
Thomas Jefferson University Hospital
Philadelphia, Pennsylvania, USA

Jacques J Morcos MD, FRCS (Eng) FRCS (Ed)
Professor of Clinical Neurosurgery and
Otolaryngology
University of Miami
1095 NW 14th Terrace - D4-6
Miami, Florida, USA

Rani Nasser MD
Albert Einstein School of Medicine
New York, USA

Sabareesh K Natarajan MD
University at Buffalo
The State University of New York
100 High Street
Suite B4
Buffalo, New York, USA

Amit Nathani MD
Department of Neurosurgery
Neuropsychiatric Institute
University of Illinois at Chicago
912 S. Wood St, MC-799
Chicago, Illinois, USA

Aditya S Pandey MD
Assistant Professor of
Neurosurgery and Radiology
Department of Neurosurgery
University of Michigan Medical Center
3552 Taubman Center
1500 East Medical Center Drive
Ann Arbor, Michigan, USA

Lissa Peeling MD
Stony Brook University Medical Center
Cerebrovascular Center
Hospital Level 4, Suite 430
Stony Brook, New York, USA

Charles J Prestigiacomo MD
FAANS, FACS
Professor and Chairman
Department of Neurological Surgery
Professor, Department of Radiology and
Neurology and Neurosciences
Director, Cerebrovascular and
Endovascular Surgery
New Jersey Medical School
University of Medicine and
Dentistry of New Jersey
Newark, New Jersey, USA

Omar Qahwash DO
Michigan Head and Spine Institute
29275 Northwestern Highway
Suite 100, Southfield, Michigan, USA

Tanya M Quinn MD
Saint Louis University Hospital
St. Louis, MO, USA

Rudy J Rahme MD
Department of Neurological Surgery
Northwestern University
Feinberg School of Medicine
676 North Saint Clair
Suite 2210, Zip 60611
Chicago, Illinois, USA

Ciro G Randazzo MD
Division of Neurovascular and
Endovascular Surgery
Department of Neurological Surgery
Thomas Jefferson University
Philadelphia, Pennsylvania, USA

Albert L Rhoton Jr MD
RD Keene Family Professor and
Chairman Emeritus
Department of Neurosurgery
University of Florida, Florida, USA

Robert H Rosenwasser MD
Department of Neurosurgery
Thomas Jefferson University Hospital
901 Walnut Street
Philadelphia, Pennsylvania, USA

James D Rossen MD
Department of Neurosurgery
University of Iowa Hospitals and Clinics
200 Hawkins Drive
Iowa City, Iowa, USA

Justin R Ryan MD
School of Biological and
Health Systems Engineering
Arizona State University
Tempe, Arizona, USA

A Jesse Schuette MD
Neurointerventional Fellow
Department of Neurosurgery
and Radiology
Emory University School of Medicine
Atlanta, Georgia, USA

Meryl Severson MD
Cerebrovascular Surgery and Interventional
Neuroradiology
National Capital
Neurosurgery Consortium
Walter Reed Military Medical Center
Bethesda, Maryland, USA

Dinesh K Sharma MD
Assistant Professor of Radiology
Division of Neuroradiology
Thomas Jefferson University Hospital
Philadelphia, Pennsylvania, USA

Pratik A Shukla MD
Neurological Institute of New Jersey
New Jersey Medical School
90 Bergen Street, Suite 8100
Newark, New Jersey, USA

Adnan H Siddiqui MD, PhD
Associate Professor of
Neurosurgery and Radiology
Director of Neurosurgical Research
Director of Stroke Service
University at Buffalo
The State University of New York
100 High Street
Suite B-4
Buffalo, New York, USA

Rahul Singh MD
Neurological Institute of New Jersey
New Jersey Medical School
90 Bergen Street, Suite 8100
Newark, New Jersey, USA

Kenneth V Snyder MD
University at Buffalo
The State University of New York
100 High Street
Suite B4
Buffalo, New York, USA

Laura A Snyder MD
Division of Neurological Surgery
Barrow Neurological Institute
St. Joseph's Hospital and Medical Center
Phoenix, Arizona, USA

Robert F Spetzler MD
Division of Neurological Surgery
Barrow Neurological Institute
St. Joseph's Hospital and Medical Center
Phoenix, Arizona, USA

Lisa M Tartaglino MD
Associate Professor of Radiology
Division of Neuroradiology
Thomas Jefferson University Hospital
Philadelphia, Pennsylvania, USA

B Gregory Thompson MD
Professor of Neurosurgery and Radiology
University of Michigan Medical Center
3552 Taubman Center
1500 East Medical Center Drive
Ann Arbor, Michigan, USA

Stavropoula I Tjoumakaris MD
Assistant Professor
Department of Neurological Surgery
Cerebrovascular and Endovascular
Neurological Surgery
Thomas Jefferson University Hospital
901 Walnut Street
Philadelphia, Pennsylvania, USA

Asterios Tsimpas MD
Department of Neurosurgery
Thomas Jefferson University Hospital
Philadelphia, Pennsylvania, USA

Gregory J Velat MD
Department of Neurosurgery
University of Florida
Gainesville, Florida, USA

Erol Veznedaroglu MD, FACS, FAHA
Director, Capital Institute for Neuroscience
Chairman, Department of Neurosurgery
Stroke and Cerebrovascular Center of
New Jersey
Chief, Cerebrovascular and Endovascular
Neurosurgery
Capital Health System
New Jersey, USA

Hung Tzu Wen MD
Attending Neurosurgeon
Hospital Das Clinicas
Department of Neurosurgery
University of Sao Paulo
Sao Paulo, Brazil
Former Co-Clinical Assistant Professor and
Former Research Fellow
Department of Neurosurgery
University of Florida
Gainesville, Florida, USA

Parham Yashar MD
Department of Neurological Surgery
University of Southern California
Keck School of Medicine
Los Angeles, California
USA

Richard Zampolin MD
Albert Einstein School of Medicine
New York, USA

译者前言

历经一年多的艰苦努力,我们终于将 Pascal M. Jabbour 博士主编的《神经血管手术技巧》翻译成了中文。衷心感谢全书的每一位译者,感谢他们耗费心血的艰苦编译,才使得这部著作得以顺利完成。

Jabbour 博士是美国 Thomas Jefferson 大学附属医院神经外科的一名助理教授,并担任医学院神经外科学、神经解剖学和生理学的讲师,在神经血管疾病的显微血管外科手术和血管内治疗方面均有较深的造诣。Jabbour 博士已发表论文 200 余篇,参编专著 50 余本,在多个神经外科杂志任编审。

《神经血管手术技巧》是神经血管疾病的显微血管外科手术和血管内治疗相结合的经典著作,它全面系统阐述了神经血管疾病领域的知识及发展变化,反映了 21 世纪神经血管疾病领域发展的广阔性和复杂性。该书首先对基础血管解剖、显微血管外科与血管内治疗的工具和设备,以及血管成像新技术等方面进行论述;随后逐一详述脑动脉瘤、动静脉畸形和瘘、血管闭塞性疾病、急性脑卒中和神经血管损伤等常见神经血管疾病的治疗策略,显微血管外科手术和血管内治疗的技术要点及两种技术的优点和不足,并对脑动脉瘤的生物力学及其治疗的最新技术——血流导向技术进行论述;此外,还对显微血管外科手术和血管内治疗的未来发展趋势、技术难点及并发症预防进行探讨;最后的两章介绍海绵状血管瘤的显微外科手术技巧和特殊病例,以及血流动力学的监测在显微外科手术中的应用。本书作者都是神经血管疾病领域的权威专家,他们已经在相关领域积累了丰富经验,他们结合自己的临床经验、教学和研究成果,并参考国际最新研究成果和大量文献编著了此书。由于该书密切结合实际需要,所以能够帮助我们解决很多临床遇到的实际问题。此外,本书运用了大量精美的插图(彩色绘图、简图、术中照片和放射影像学资料),使我们更容易学习和理解本书所述内容。

由于本书内容广泛,译者较多,加之我们的水平有限,难免在表达上有不足和欠妥之处,希望广大同道及朋友予以批评指正。

中国人民解放军成都军区总医院神经外科

黄海东

2015 年 1 月于四川成都

序 言

对于神经外科医生而言,在神经外科发展首个百年历程中的多数时间里,血管技术仍然单调沉闷且富有挑战性。它考验着这一领域开创者的技术、勇气和创造性。自 Harvey Cushing 在《神经外科特殊领域》(《约翰·霍普金斯医院期刊》16:77-87,1905)上发表宣言后的几十年里,神经血管干预技术是少数神经外科医生水平的体现,其中包括一些大师级的专家,如 Cushing 本人、Dandy、Olivecrona、Penfield 及后来的 Yasargil、Malis 等专家。这些早期神经外科大师们的神经血管手术之所以疗效显著,主要是因为他们采取的手术方式可行性强,手术技巧精湛,而并不是因为相对非血管性病例的手术量多。直到 20 世纪后期的几十年,包括 Drake 和 Sundt 在内的少数大师级外科医生才成为早期的神经血管外科医生。安全处理脑血管的特有技术和显微器械、安全可靠的脑血管造影技术及后来的血管断层成像技术的应用,促进了神经血管外科技术的发展。20 世纪 80 年代初期,在 Spetzler、Heros、Samson、Mullan、Ojemann、Ausman、Hopkins、Tew 等人的引领下,神经血管外科学的亚专业培训事业得到长足发展,出现了神经血管精细分科的专业学校。神经血管外科学相关的部门和项目都成为一些优秀医疗中心的核心部门,并由包括Barrow、Martin、Batjer、Ogilvy、Charbel、Morcos、Lawton 等在内的知名专家领导。21 世纪初期,血管内技术逐渐影响神经血管疾病治疗方案的决策和讨论。同时,涌现出一大批对神经外科医生进行血管内技术培训的学校。开放手术和神经血管内治疗策略及技术的多学科结合成为成熟神经血管外科新项目的必要组成部分,也成为对未来神经外科医生最终培训的必不可少的一部分。这一领域早期的杰出人物,如 Mullan 和 Drake,以及后来的 Hopkins 和 Rosenwasser,已经预测到这一趋势,并为之发展积极努力。

Jefferson 学校是一所由 Robert Rosenwasser 及其同事所共同领导的神经血管技术创新方面的重点学校,也是最高水平的血管内治疗技术和开放手术技术的双重培训和实践的理论发源地。他们的规模和经验为他们赢得了这一领域的领导地位。Pascal M. Jabbour 是出自这所学校的后起之秀,他思维严谨、技术过硬,承担了汇集当今神经血管技术纲要这一令人钦佩的任务。随着这些技术不断发展成熟,他个人的职业经验也不断成熟,因此,他的观点确切、新颖、务实。与此前出版的本领域相关书籍不同,针对各种病理情况,这本新书包含了对血管内治疗与开放手术概念和工具的实践评价。全书 25 个章节均由这一领域的知名专家撰写。年轻创新者及经验丰富的专家为我们展示了在策略、决策、技术决定和执行方面的无数教学珍品。

本书的前几章通过对静脉循环、显微血管外科和血管内治疗的工具和设备以及新颖的血管成像等方面进行论述,对 Rhoton 的经典解剖进行了补充。本书还权衡论述了血管内治疗及开放手术在动脉瘤、血管畸形及(血管)闭塞性疾病等方面的作用。此外,本书还包括了急性卒中、神经血管损伤及脊髓血管畸形等方面的论述。倡导一种技术方法的做法在过去大多数出版物中普遍存在,但现在已被全新的多学科性"问题求解"方法所取代,这种方法真实地展示了不同技术的优点和不足。最后几章探讨了未来的趋势、海绵状血管畸形手术中所特有的特殊显微外科的珍贵案例,以及量化血管动力学在神经血管治疗中的应用。

　　本书既不针对也不受那些关于生物学的、发病机制、自然病史或转归相关权威综述的影响。本书如手术刀(或导管头端)般精确地集中剖析了相关技术的可能性及其实践经验。其中对技术策略与临床实践的交叉论述方式令人惊叹,此方式影响着神经血管疾病中的临床决策。本书反映了神经血管外科技术的新思维方式,无缝交叉整合了血管内治疗和显微手术领域。本书将从多层次的训练、精细分科和经验等方面增强神经外科医生的基础知识和智慧。在那些充满知识和友爱的文字中,每个人都将受益匪浅。这便是这本书的特殊之处所在。

Issam Awad

美国伊利诺伊州芝加哥

芝加哥大学医学和生物科学

血管外科主任

神经学和肿瘤中心

外科(神经外科)教授

前　言

　　《神经血管手术技巧》是第一部关于开放手术和血管内治疗神经血管疾病的书籍。每个章节都分为两部分,分别详述开放手术技术和血管内技术。

　　所有章节均由这一领域神经外科、神经病学和介入神经放射学等不同知识背景的专家编写。

　　各个章节中丰富的彩色图片及艺术渲染效果清晰再现了每个章节的观点和其后的想法,便于读者学习掌握。

　　本书涉及神经血管疾病的范围较广,从基础血管解剖到最复杂的疾病及最新、最具创新性的治疗方法。

　　本书每位作者在写作和陈述过程中展现了各自的独特风格,避免了单调乏味的阐述。神经血管界的快速进步无时不在,很难将每次进步都捕捉下来编入本书,但是我们尽力将最新、有时也是最具争议的问题呈现给读者。

　　本书的目标读者范围广泛,包括一般神经外科医生、神经科医生、放射科医生、血管神经外科医生、介入神经放射科医生、神经重症科医生、卒中神经科医生,以及住院医师、医生、护士和执业护师。

　　在此谨向所有作者表示感谢,感谢他们用勤劳和努力将这本书带给读者。

　　希望我们的读者能够感受到这本书的及时性和知识性,相信这本书将成为今后一段时间内的主流参考读物。

Pascal M. Jabbour

致　谢

感谢 Kelly McGuinness Pomarico 夫人的努力工作和贡献,没有她,这本书难以出版。

同时，也感谢印度新德里的 Jaypee Brother Medical 出版公司的 Chetna Malhotra Vohra 夫人（高级业务发展经理）、Payal Bharti 女士,以及你们团队的努力工作。这本书的出版是一段漫长的历程,感谢你们为这本书的出版所做的一切。

在我的记忆中，是我的祖父母 Claire 和 Elie Chaanine 教会了我做人的道理，他们是我最慈爱的祖父母，让我如此地想念。

感谢我的妻子 Maria，我的孩子 James 和 Jeffrey，是你们的支持让我看到成功的曙光。

感谢我的导师 Issam Awad，是您让我成为一名神经外科医生的梦想能够变为现实。

感谢 Robert Rosenwasser，我所知道的血管神经外科的知识都源于您的教导。

感谢我的同事和朋友们，从你们每一个人身上我学到了很多。

最后感谢我的所有患者及其家属，你们与疾病斗争的勇气令人鼓舞，你们是我灵感的源泉……

目 录

第 **1** 章　脑动脉解剖基础

Hung Tzu Wen, Won-II Joo, Albert L Rhoton Jr

引言

　　我们相信一个成功的血管外科手术得益于以下5个坚实的基础：①解剖学知识；②将影像学信息与解剖学联系的能力；③根据解剖学和影像学之间的关系制订术前计划的能力；④将解剖学、影像学和术前计划应用于术中的能力；⑤通过多方面训练获得的良好手术技巧。

　　在本章中，笔者将复习脑动脉解剖基础及其与血管造影之间的关系，即上述5个基础中的前两个。

　　两大动脉系统为脑部供血：颈动脉系统和椎基底动脉系统。颈动脉系统供应大脑的大部分，椎基底动脉系统供应脑干、小脑和部分大脑。两侧颈动脉系统通过前交通动脉（ACom）复合体连接。颈动脉系统通过后交通动脉与椎基底动脉相通，偶尔经其他胚胎动脉（最常见于三叉动脉和舌下动脉）相通。

幕上动脉解剖

　　颈总动脉分叉位于下颌角水平，由此分出颈内动脉和颈外动脉。颈外动脉分出甲状腺上动脉、咽升动脉、舌动脉、面动脉、枕动脉、耳后动脉、颞上动脉和上颌动脉（图1.1）。

颈内动脉

　　颈内动脉（ICA）供应大部分的同侧大脑半球、眼及附属器官、前额，以及部分鼻的血液。颈内动脉分为5段：颈段、岩段、海绵窦段、床突段和床突上段。ICA的颈段起自颈总动脉分叉处，由此上升至上3个颈椎横

突前面，进入颞骨岩部的颈动脉管外口成为ICA岩段。ICA颈段不存在任何分支。ICA岩段分为垂直部和水平部，垂直部上升并进入颈动脉管，于耳蜗后面向前内侧弯曲形成水平部。水平部继续行走于颞骨内的颈动脉管内，首先沿着半月神经节下面前内侧前进，然后从上内侧经破裂孔进入海绵窦移行，为ICA海绵窦段的上升部（图1.2）。在ICA岩段水平部向海绵窦段过度的部分由于存在岩舌韧带故很容易被发现（图1.3）。ICA岩段发出两个分支：颈鼓动脉和翼状（沟）动脉。颈鼓动脉很短，通过颈动脉管内的小孔进入鼓室腔。翼状动脉（即Vidian动脉）的位置并不固定，该动脉和翼管神经一起进入翼管。

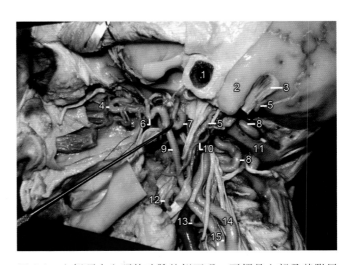

图 1.1　左侧颈内和颈外动脉的侧面观。下颌骨上部及其附属肌肉、颧弓以及上颌骨已被移除。1.外耳道；2.乳突；3.二腹肌后腹；4.上颌动脉；5.枕动脉；6.颞浅动脉；7.脑膜中动脉穿棘孔处；8.椎动脉；9.颈外动脉；10.耳后动脉；11. C1 后弓；12.面动脉；13.舌动脉；14.颈内动脉；15.颈外动脉和咽升动脉。

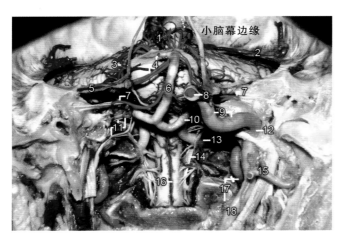

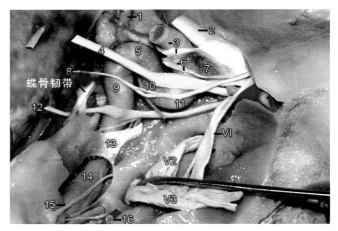

图 1.2 ICA 和后颅窝组成的正面观。1.小脑上动脉 (SCA)的小脑中脑段；2.横窦；3.SCA 的外侧脑桥中脑段；4.SCA 的前脑桥中脑段；5.岩上窦；6.基底动脉；7.前下交通动脉和迷路动脉（与面神经和前庭蜗神经相关）；8.ICA 海绵窦段水平部分；9.ICA 海绵窦升段及水平岩段；10.椎动脉前髓段；11.小脑后下动脉起点，包括颈静脉孔（舌咽神经、迷走神经和副神经）和舌下神经管内的舌下神经；12.ICA 岩段的垂直段；13.硬膜外椎动脉穿硬脑膜处；14.齿状韧带；15.上颌动脉；16.脊髓前动脉；17.椎动脉（C3-C2 之间，以及 C2-C1 之间）；18.ICA 颈段。

图 1.3 右侧颅中窝以及鞍旁区域的侧面观。三叉神经被向下折叠以便暴露岩舌韧带，该韧带在 ICA 岩段的水平部之上，该处正好接近 ICA 入海绵窦处。1.垂体柄；2.视神经；3.ICA 床突上段及其远端环；4.动眼神经；5.后曲段；6.ICA 床突段及近端环；7.前床突（部分已钻穿）；8.滑车神经；9.ICA 海绵窦段升段；10. ICA 海绵窦段的水平段；11.前曲段；12.展神经；13.岩舌韧带；14. ICA 岩段水平部；15.岩浅大神经；16.脑膜中动脉；V1，三叉神经眼支；V2，三叉神经上颌支；V3，三叉神经下颌支。

ICA海绵窦段由四部分组成：上升段、后曲段、水平段和前曲段。ICA海绵窦段上升部出破裂孔后向上达到后床突，其外侧壁有展神经通过，该神经是海绵窦内唯一的颅神经，这是因为与海绵窦有关的其他颅神经都位于海绵窦外侧壁。ICA海绵窦段的上升段不发出分支。在后床突水平或在后床突正前方水平，ICA海绵窦段向前形成后曲段。后曲段分出脑膜垂体干，该干由三支组成：①向后供应斜坡上部脑膜以及展神经的背侧脑膜动脉；②经外侧供应小脑幕的小脑幕动脉（图1.4）[1]；③供应垂体后部及其包膜的垂体下动脉。在蝶骨体的边上，后曲段继续向前形成ICA海绵窦段的水平段，如果延长ICA海绵窦段，水平段将变扭曲，并可表现为如图1.3所示的向下走行。

沿水平部的下面或侧面，ICA海绵窦段发出下外侧干，于外侧经展神经上面达到海绵窦外侧壁。在8%的病例，有起自水平部内侧的动脉分支，称为McConnell被膜动脉（又称垂体被膜动脉），供应垂体的被膜[2]。水平段的前部分以及由此移行的前弯的侧面与展神经及三叉神经眼支（V1）相邻，这些可大致标记海绵窦前部下缘。在视柱的正后方，由于一个小骨柱将眶上裂与视神经管分开，因此ICA海绵窦水平段向上形成前曲段[3]。从前曲段开始，ICA向上向外走行，其内

侧接近前床突，然后穿过并进入硬脑膜。ICA走行于前床突内侧的部分称为床突段。床突段被认为是海绵窦段和硬脑膜之间的过渡段，然而，有证据表明，床突段同样位于海绵窦内[4]。ICA床突段的下方以颈-动眼神经膜为界，此膜也称为近端硬膜环；该段的上方以覆盖前床突上的硬脑膜为界，此膜也称为远端硬膜环。切除前床突后可观察到床突段外侧部分，而床突段内

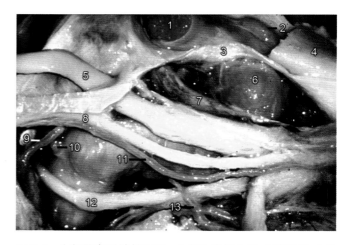

图 1.4 右侧鞍旁区域侧面观。1.ICA 床突上段；2.眼动脉；3.远端硬膜环；4.视神经；5.动眼神经；6.ICA 床突段；7.远端硬脑膜环；8.滑车神经；9.背侧脑膜动脉；10.脑膜垂体干；11.小脑幕动脉；12.展神经；13.下外侧干。

侧部分未被前床突覆盖(图1.5)。

　　由于在前曲段和床突段之间,ICA存在侧向偏差,此位置可能留有空间,因此ICA内侧的骨墙(蝶骨体)可能是动脉瘤最初生长的潜在位置之一。

　　从前曲段开始,ICA床突段从上外侧方穿过硬脑膜形成床突上段。

　　根据主要分支起始部的位置可将ICA床突上段分为3段[5]:①眼段,从眼动脉起始部到后交通动脉(PCom)起始部;②交通段,从后交通动脉起始部到脉络膜前动脉起始部(AChA);③脉络膜段,从脉络膜前动脉起始部到ICA分叉处(图1.6)。眼动脉起源于视神经下面的ICA,通常起源于ICA上表面的内侧1/3,然后向前外侧移行,经ICA的上外侧进入视神经管和眼眶(图1.5、图1.7A和B)。术中暴露眼动脉通常需要回拉视神经,并且切除前床突(图 1.7C和D)。从ICA眼段的后面、内侧或后内侧面发出穿通动脉,并分布于垂体柄、视交叉、第三脑室底部的乳头体前部以及视束,分布于视神经少见。垂体上动脉起源于眼段,数量为1~5支,经内侧供应垂体柄和垂体前叶(图1.8)。漏斗动脉是另外一组动脉,该动脉起源于后交通动脉,与垂体上动脉供应相同的区域。后交通动脉起源于ICA的后内侧、后侧或后外侧面,通常经后内方与大脑后动脉(PCA)相通。在其行程中,后交通动脉走行于脑池内,内侧止于垂体柄,外侧止于钩回的前内侧面,上面止于视束及第三脑室底部,下面止于海绵窦和鞍背的顶部(图1.8至图1.12)。但是后交通动脉的行程可能会发生变化:如果ICA床突上段变短并且出现侧弯,那么后交通动

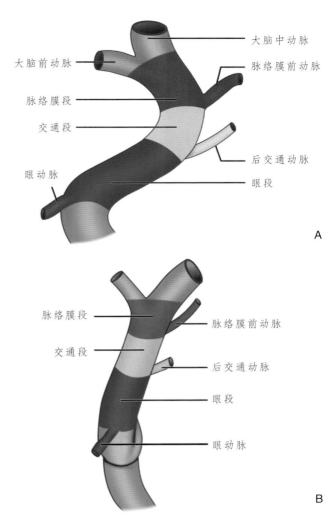

图 1.6　(A)左侧 ICA 床突上段及其主要分支的侧面观。(B)左侧 ICA 床突上段的正面观。

脉起始部更偏外侧,接近钩和海绵窦顶部(图1.7C);如果ICA床突上段变长并且直线上升,那么后交通动脉会远离侧壁而位于脑池正中(图1.13);如果后交通动脉是胚胎型,那么它的走行趋于更外侧,接近动眼神经;如果ICA床突上段的走行几乎与海绵窦顶部平行,那么ICA床突上段则紧靠海绵窦动脉后曲段,后交通动脉可到达海绵窦的顶部(图1.14A~E);如果大脑后动脉起点高而后交通动脉起点低,那么后交通动脉可从后面、内侧面和上面与大脑后动脉的P1段相遇。至此,我们概述了后交通动脉的解剖结构,但是我们建议读者应重视每位特殊患者的ICA床突上段和后交通动脉的走行变化。

　　在胚胎期,大脑后动脉起源于后交通动脉,但在成年人,大脑后动脉成为基底动脉的分支。如果大脑

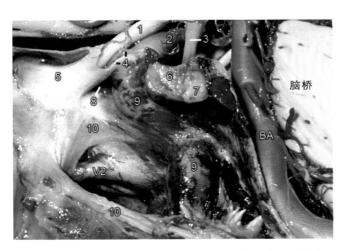

图 1.5　右侧鞍旁内侧观。1.视神经;2.ICA 床突上段;3.垂体柄;4.眼动脉及硬膜环;5.视神经管;6.腺垂体;7.神经垂体;8.视神经-颈动脉隐窝;9.ICA 海绵窦段;10.眶上裂;BA,基底动脉;V2,三叉神经上颌支。

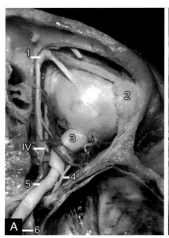
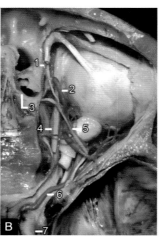
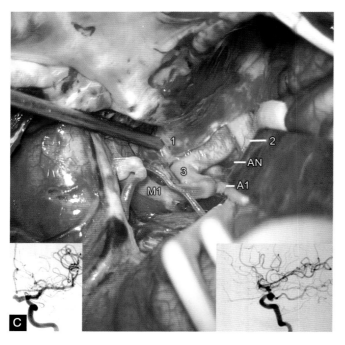
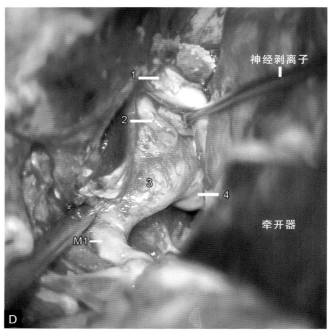

图 1.7 (A)右侧眼眶的上面观。1.滑车上斜肌;2.泪腺;3.视神经及其鞘;4.鼻睫神经;5.视神经;6.ICA 床突上段;Ⅳ.滑车神经。(B)右侧眼眶的上面观。切断视神经以便显示眼动脉及其分支。1.筛前动脉;2.眼动脉;3.筛后动脉;4.内直肌;5.鼻睫神经;6.眼动脉;7.ICA 床突上段。(C)术中图。已完成左侧翼点入路。图中示出相关的正面和侧面血管造影。注意 ICA 床突上段有一处尖锐的内侧血管祥,该处为动脉瘤位置,然后该段向外侧弯曲。1.前床突;2.左侧视神经;3.ICA 床突上段;AN,动脉瘤;A1,大脑前动脉 A1 段;M1,大脑中动脉蝶段(水平段)。(D)与图 1.7C 为同一例患者。切除前床突暴露眼动脉和动脉瘤颈部近段部分。1.左侧视神经;2.眼动脉;3.ICA 床突上段;4.动脉瘤;M1,大脑中动脉蝶段。

后动脉的主要起源仍为后交通动脉,那么后交通动脉的这种结构被称为"胚胎型"。在60%的病例中,穿通动脉不是起源于 ICA 的交通段;一旦出现这种情况,起源于后交通动脉的穿通动脉数量为4~14支,主要起源于该动脉近端前一半,然后向上终止于第三脑室底部(图1.15)。后交通动脉的最大穿通支是乳头前动脉,即"丘脑前穿通动脉"(图1.11)。

脉络膜前动脉起源于 ICA 的后外侧或者是后侧。脉络膜前动脉向后向外走行于视束下面,经大脑脚和钩回之间,进入侧脑室颞角穿过下脉络膜点,此处为脉络膜裂的起点(图1.10、图1.12、图1.16和图1.17)。脉络膜前动脉穿过脚间池(脑池段),沿途发出分支供

应视束、大脑脚、外侧膝状体和钩回。脉络膜前动脉供应视放射、苍白球、中脑、丘脑、豆状核以及内囊后肢后部。在颞角内,脉络膜前动脉与脉络膜后外动脉(PLChA)形成吻合血管丛[6]。由于钩回、视束和下脉络膜点与脉络膜前动脉位置接近,因此脉络膜前动脉可作为血管造影术中定位上述结构的标志(图1.12和图1.18A~C)[7,8]。

ICA 的脉络膜段是最易出现穿通动脉的位置(1~9支),它们起源于 ICA 的后面,终止于前穿质(APS)中心区域的后半部分、视束和钩回(图1.19)[6]。

从 ICA 前床突上段发出的脉络膜前动脉、后交通动脉以及穿动脉的血管分布范围如图1.20A~E所示[9]。

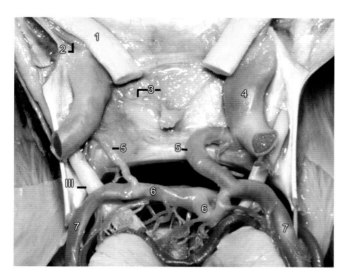

图 1.8 鞍区上面观。1.视神经；2.眼动脉；3.垂体上动脉；4.ICA床突上段；5.后交通动脉；6.大脑后动脉 P1 段；7.大脑后动脉 P2段；Ⅲ.动眼神经。注意后交通动脉前部位于海绵窦顶下面，后部位于脚间池下面。

ICA床突上段的分叉处于前穿质下面分出大脑中和大脑前动脉（图1.17、图1.18B和图1.19）[6]。

大脑中动脉

大脑中动脉（MCA）分为4段：①M1段或蝶骨段；② M2或岛叶段；③M3或岛盖段；④M4段或皮质段[10]。

MCA的M1段（或蝶骨段）起自ICA分叉止于岛阈。它先走行于颈动脉池，后经大脑侧裂的楔形区域内；M1段的近端前半部分的后下方与钩回前内侧面、前方与蝶骨小翼、上方与前穿质相连；远端后一半下方与蝶骨平台、前方与蝶骨小翼毗邻，上方和后方与岛叶前面下部的岛极相近（图1.10、图1.15、图1.17、图1.18B和图1.21A）。M1段的分支有两种类型：①主要起源于M1段上面或后上面的外侧豆纹动脉，穿过前穿质外侧半的中间和后部分，供应基底节（图1.21B~E）；②其早期分支向颞叶延伸，供应颞极（图1.10、图1.21B和C）。86%的病例，MCA在到达岛阈之前出现分叉（图1.18A和1.21B）[10]。

M1段的外形可发生变化：起始段可环形向上通向前穿质，然后向下通向岛阈（图1.22A）；或者起始段可环形向下到达颞叶，然后再向上转向岛阈（图1.18B）；或者可从ICA床突上段的分叉处相当直地走行至岛阈而不出现弯曲（图1.13B）；也可能很早便出现分叉（图1.22B）[11]。

M2段（或岛叶段）从岛阈延伸至岛叶的上下环状沟或界沟，在侧裂岛叶内前行，该段由上下干及其分支组成。在到达岛叶上下环状沟或界沟后，M2段分支进入岛盖，此时被称为M3段（图1.10、图1.18B、图1.21B和图1.22C）。

解剖学上，岛阈是位于岛叶前极的一个脊，它将

![图 1.9A]

图 1.9A 内侧面观。沿中线的矢状切面。ICA 眼动脉段的内侧面是一个脑池间隙。1.Monro 孔（室间孔）；2.中间块；3.前联合；4.乳头体；5.大脑前动脉和终板；6.大脑后动脉和小脑上动脉（SCA）；7.第三脑室视隐窝；8.垂体柄；9.动眼神经；10.视神经和眼动脉；11.基底动脉；12.鞍背和斜坡；13.硬脑膜环；14.腺垂体；15.神经垂体。

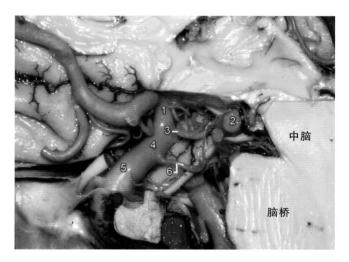

图 1.9B 与图 1.9A 为同一标本，但切除了第三脑室底部和垂体柄。1.ICA 脉络膜段；2.大脑后动脉；3.脉络膜前动脉；4.ICA 交通段；5.ICA 眼段；6.后交通动脉。

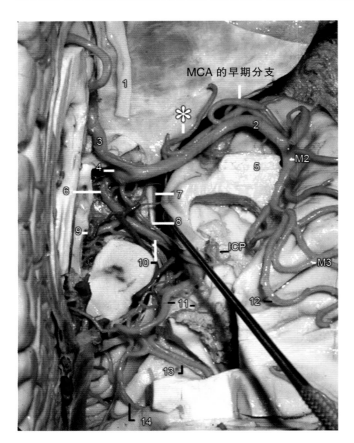

图1.10 上面观。1.嗅束；2.大脑中动脉(MCA)膝部；3.大脑前动脉；4.ICA床突上段；5.岛极；6.后交通动脉；7.小脑幕边缘；8.脉络膜前动脉；9.PCA的P1段；10.PCA的P2段；11.PCA的P2P段和脉络膜后外动脉；12.侧裂点；13.距状沟动脉；14.顶枕动脉；*,蝶骨小翼；Early branch,MCA的早期分支；M2,MCA岛叶段；M3,MCA岛盖段；ICP,脉络膜下点。

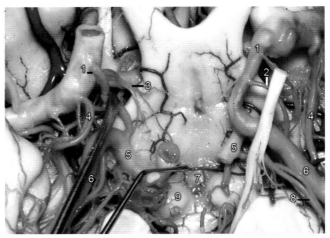

图1.11 底部视图。1.后交通动脉；2.后交通动脉穿通支；3.丘脑前穿通动脉；4.脉络膜前动脉；5.PCA的P1段；6.PCA的P2段；7.灰结节；8.脉络膜后内动脉；9.乳头体。

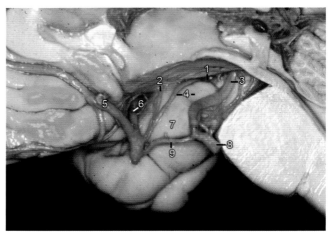

图1.12 内侧观。切除右侧大脑脚及部分第三脑室底。1.下脉络膜点；2.脉络膜前动脉穿通支；3.PCA的P2A段；4.脉络膜前动脉和钩回的后中面；5.大脑前动脉；6.MCA的M1段；7.钩回的前内侧面；8.PCA的P1段；9.后交通动脉。

颈动脉池从侧裂池分开(图1.21B和图1.22D)。与岛阈相比，MCA的膝部位置更明显，该部是MCA围绕岛极形成的折返，由大脑的基底面转向外侧面。MCA的膝部仅仅有几毫米深，位于额下回三角部前面。这种关系对于术中定位MCA动脉瘤是一个有用标志(图1.22E)[12]；如果动脉瘤靠近MCA膝部，那么该动脉瘤位于三角部近端以远，侧裂的起始点可能较接近(额下回)三角部近端；如果动脉瘤位于MCA膝部水平处，那么侧裂可能正好始于额下回三角部近端；如果动脉瘤与MCA膝部有一段距离，那么侧裂起始点可位于三角部水平(图1.22F和G)。

M3段(或岛盖段)，进入岛盖后向上达额盖、枕盖、向下达颞盖。M3段分支的最后方形成的血管袢出侧裂的位置称为"M点"或"侧裂点"[13]。解剖学上，侧裂点位于岛叶后面、Heschl回(又称右侧颞横回)末端

内侧的上面(图1.10、图1.18B和图1.22C)。血管造影显示侧裂点位于Heschl回的末端内侧、岛叶末端和丘脑中央核、中庭以及丘脑枕的后面[12,14]。从侧位像上看，M2和M3段形成了"侧裂三角"，描绘出岛叶的形状以及中央核的前界、下界和后界[15](图1.22H)。尾状核是唯一投射在侧裂三角水平之上的中央核结构(图1.22I)[12]。

第4段称为M4段(或皮质段)，它始于侧裂，止于大脑外侧面(图1.22C和E)。

MCA的血管分布如图1.23A~E所示[9]。

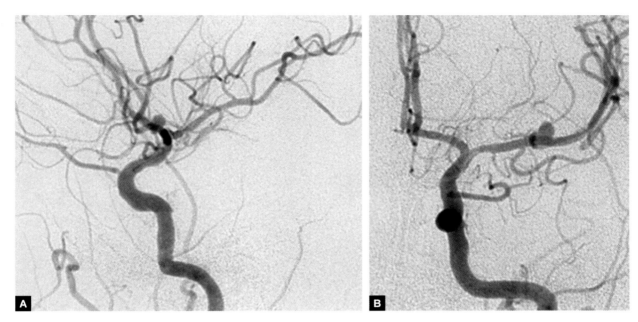

图 1.13　(A)颈动脉造影的侧位像。ICA 床突上段相对变长,远离 ICA 海绵窦段后曲,即很可能提示 ICA 床突上段位于海绵窦顶部和鞍背之上。(B)　与 A 图为同一患者的颈动脉造影正位像。

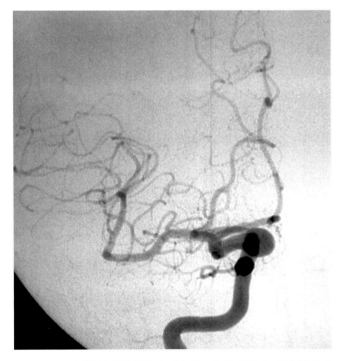

图 1.14A　右侧颈动脉造影的正位像。在该病例中,ICA 床突上段变短,出现侧面弯曲,一个动脉瘤和后交通动脉是胚胎型的。

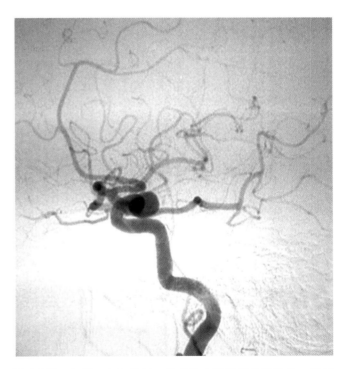

图 1.14B　与图 1.14A 为同一患者的血管造影的侧位像。提示 ICA 海绵窦段的后曲接近床突上段。

大脑前动脉

　　大脑前动脉(ACA)分为5段:A1段,从ICA分叉处延伸到前交通动脉;A2段,从前交通动脉到胼胝体嘴和膝交界处;A3段,苍白球膝部到苍白球膝部后上方动脉急转处,A2段和A3段也称为上升段;A4段和A5段

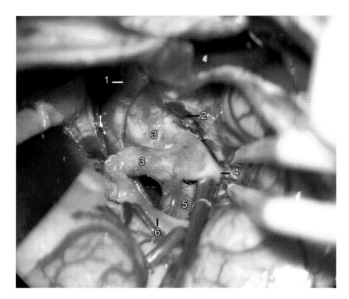

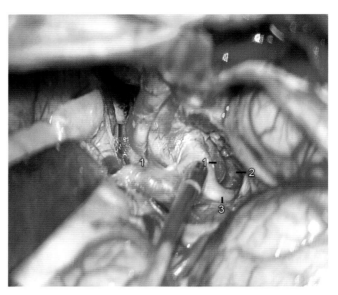

图 1.14C 图 1.14A 和 1.14B 病例的术中图片。该图为右侧翼点入路,已将前床突切除。1.视神经;2.前床突(切除后的);3.ICA 床突上段;4.后交通动脉;5.钩回的前内侧面;6.MCA 的 M1 段。

图 1.14D 将 ICA 的床突上段向内侧牵拉以便显示动脉瘤的外侧部分,该部分附着于海绵窦顶部。1.动脉瘤;2.海绵窦顶;3.后交通动脉(胚胎型)。

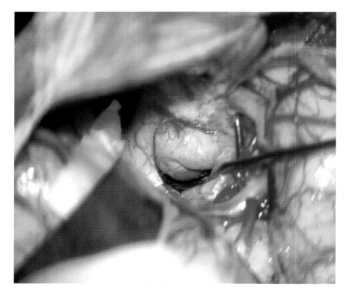

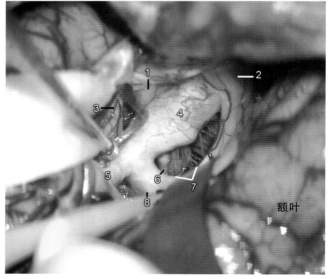

图 1.14E 将 ICA 床突上段向外侧牵拉显示动脉瘤的内侧部分。

图 1.15 左侧翼点入路的术中图片。1.动眼神经;2.视神经;3.钩回的前内侧面;4.ICA 床突上段;5.MCA 的 M1 段;6.后交通动脉;7.后交通动脉向第三脑室底的穿通支;8.大脑前动脉的 A1 段。

位于胼胝体上面,从胼胝体膝部到胼胝体压部。这两段也称为水平段,侧面观紧邻冠状缝之后的交点将这两段分开。前交通动脉远端的 ACA 也称为胼周动脉(图1.24A)。前交通动脉和 A1 段的交界位于视交叉之上的占70%(图1.24B),位于视神经之上的占30%。 较短的 A1 段通常在视交叉上方被拉紧,较长的则向前越过视神经,可变长和扭曲,然后到达鞍结节或者是蝶骨平台(图1.18B)[16-18]。

内侧豆纹动脉穿通动脉,其数量有1~11支(平均为6.4支),从 A1 段近端一半的上方、后方或后上方发出,向后或向上直穿前穿质的内侧一半区域(图1.24C)。从胚胎学上讲,前交通动脉是由多个通道的血管网发育而来的,出生后,这种血管可发生不同程度的融合。只有20%的病例, 前交通动脉通过相同的尺寸与两侧的

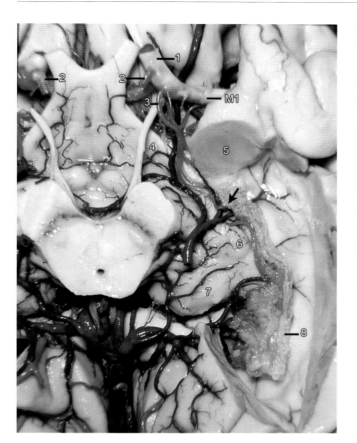

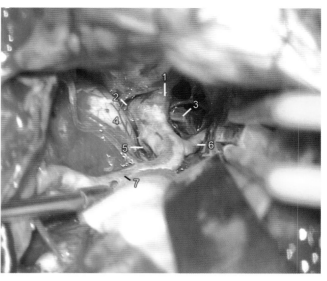

图 1.17　左侧翼点入路的术中图片。1.ICA 床突上段；2.动脉瘤；3.后交通动脉；4.钩回；5.脉络膜前动脉；6.大脑前动脉 A1 段；7.MCA 的 M1 段。

图 1.16　图中已切除颞角的底部。1.ICA 床突上段；2.后交通动脉；3.脉络膜前动脉；4.视束；5.钩回；6.外侧膝状体；7.丘脑枕；8.脉络丛。箭头处为下脉络膜点，提示脉络膜前动脉池内段于视束下面前行，进入颞角，与脉络膜后动脉形成吻合。

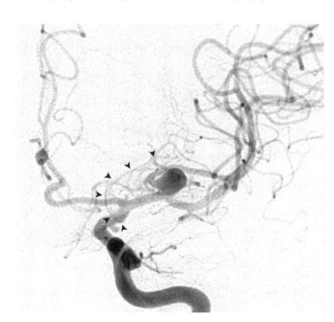

图 1.18A　左侧颈动脉造影的正位像。箭头为脉络膜前动脉，注意 MCA 分叉位于岛阈之前。

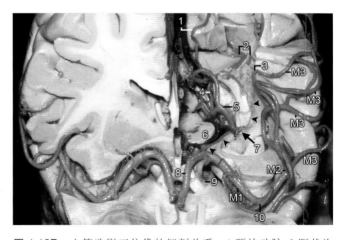

图 1.18B　血管造影正位像的解剖关系。1.顶枕动脉；2.距状沟动脉和禽距；3.侧裂点；4.PCA 的 P3 段；5.PCA 的 P2P 段；6.大脑脚；7.海马头；8.大脑前动脉的 A1 段；9.ICA 的床突上段；10.MCA 的膝部；M1，MCA 的蝶骨段；M2，MCA 的岛叶段；M3，MCA 的岛盖段。小箭头指示脉络膜前动脉的走行轨迹，大箭头提示下脉络膜点，请注意前交通动脉位于蝶骨平台水平。

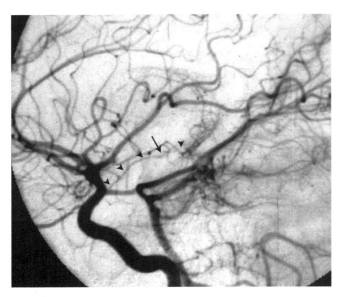

图 1.18C 颈动脉和椎基底动脉造影的侧位像。小箭头提示脉络膜前动脉的走行,大箭头提示下脉络膜点,可参照图 1.12 中的解剖关系。

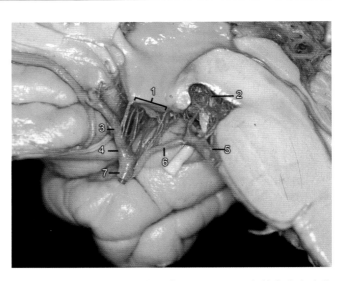

图 1.19 内侧观。1.大脑前动脉、MCA 和 ICA 向前穿支发出的穿支动脉;2.后穿质的穿支动脉;3.大脑前动脉;4.ICA 分叉和脉络膜段;5.PCA 的 P1 段;6.后交通动脉;7.ICA 的交通段。

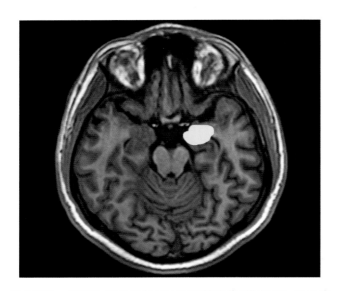

图 1.20A 该图为 MRI 稍低层面脑的轴位像(横断面),显示脉络膜前动脉的血管分布,该平面上杏仁核的大部分由脉络膜前动脉供血,见图中黄色标注处。

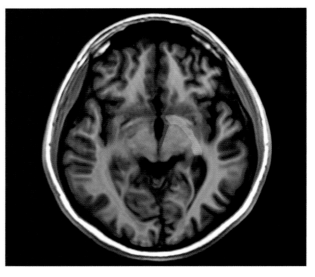

图 1.20B 该图为 MRI 比图 1.20A 稍高层面的轴位像(横断面)。后交通动脉的穿通支供应第三脑室下外侧壁(棕色),脉络膜前动脉供应内囊膝部和后肢的下部(浅黄色)。

A1段相连。前交通动脉复合体以单通道形式存在的病例约占75%[118]。前交通动脉的穿通支有0~4支(平均1.6支),通常起源于后下方,供应漏斗、前穿质、视交叉、胼胝体下区以及下丘脑视前区。ACA的Heubner回返动脉,起自A2段近端并且两次折返到ACA的病例占78%,途经A1段前方的占60%,将额叶向上提起时它比A1段先被看见,它是最大且最长的直接分布于前穿质

的动脉。离开起始部后,该动脉越过ICA分叉后伴随M1段走行,在进入整个前穿质内外侧的前部和中间部之前进入侧裂的内侧部分(图1.24D)。A2段也是中央或基底穿通动脉的起始部,在胼胝体下面向后方进入视交叉、终板以及前脑前部。前两段ACA的皮质支供应大脑半球内侧面、眶额部,而且额极动脉通常起源于A2段。A3至A5段发出的其他皮质分支供应大脑半球

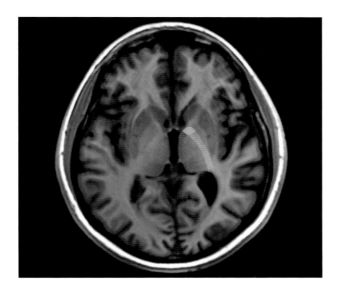

图 1.20C　该图为 MRI 比图 1.20B 稍高层面的轴位像（横断面）。ICA 的穿通动脉供应内囊的膝部(橙色)；后交通动脉的穿通动脉供应丘脑前部(棕色)；脉络膜前动脉的穿通动脉供应内囊后肢(浅黄色)。

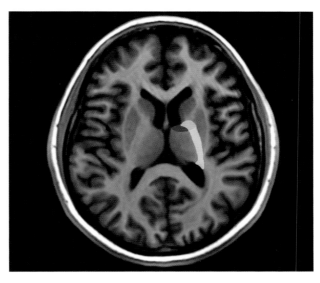

图 1.20D　该图为 MRI 比图 1.20C 稍高层面的轴位像（横断面）。ICA 的穿通动脉供应内囊的膝部(橙色)；后交通动脉的穿通动脉供应丘脑前部(棕色)；脉络膜前动脉供应内囊后肢(黄色)。

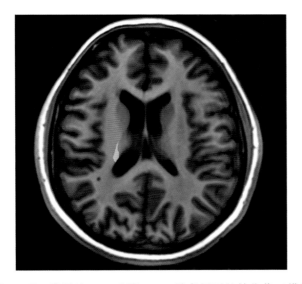

图 1.20E　该图为 MRI 比图 1.20D 稍高层面的轴位像（横断面）。脉络膜前动脉的穿通支的血管分布用浅黄色表示，MCA 的穿通支的血管分布情况用紫色表示。

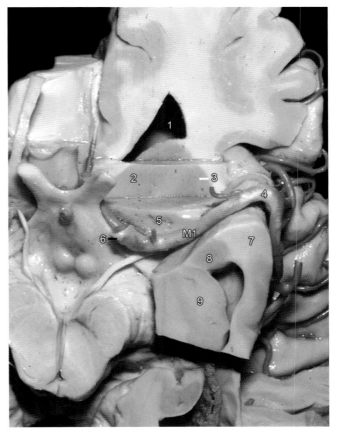

图 1.21A　底面观。基底神经节的前半部分的下部位于前穿质的上面。1.额角；2.尾状核；3.豆状核；4.MCA 的膝部；5.前穿质；6.ICA 床突上段；7.岛极；8.杏仁核；9.海马头；M1，MCA 的 M1 段（蝶骨段）。

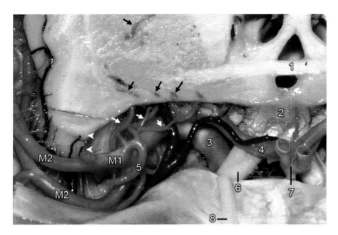

图 1.21B 冠状位。1.前联合;2.终板;3.ICA 床突上段;4.大脑前动脉 A1 段（注意该段相对较长并且位于视神经上面）;5.MCA的早期分支;6.视神经;7.前交通动脉;8.嗅束。白箭头示外侧豆纹动脉群的池内部分，黑箭头示基底节内的外侧豆纹动脉;白色三角箭头示岛阈。M1,MCA 的 M1 段（蝶骨段）;M2,MCA 的 M2 段(岛叶段)。

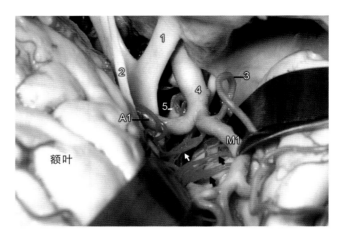

图 1.21C 右侧翼点图。1.视神经;2.嗅束;3.MCA 的早期分支;4.ICA 的床突上段和脉络膜前动脉;5.后交通动脉;M1,MCA 的 M1 段（蝶骨段）;A1,大脑前动脉的 A1 段;箭头示外侧豆纹动脉。

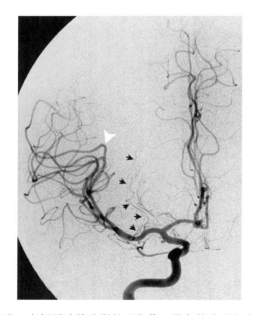

图 1.21D 右侧颈动脉造影的正位像。黑色箭头示起自 M1 段的外侧豆纹动脉，提示豆纹动脉从 M1 到基底节途中出现三个特征性弯曲:首先是向内侧的弯曲，然后是外侧弯曲，最后再次向内弯曲。从右侧颈动脉造影的正位像上看，豆纹动脉的三个弯曲像字母"S"的形状。白色箭头示侧裂点。

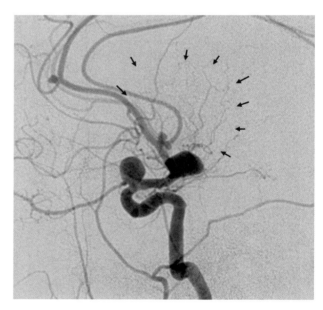

图 1.21E 颈动脉造影的侧位像,显示豆纹动脉向前方、上方以及后方分散开(箭头)。

内侧面。所有皮质支更常见起源于胼周动脉而不是胼缘动脉。A2 段偶尔也可出现不配对或以单支出现（图 1.24E）。

从显微手术的观点看，尤其对于前交通动脉的动脉瘤手术,评估 A1 段的形态尤为重要,弯曲的还是直的,短的（视交叉水平）还是长的（视神经水平）。评估两侧 A1 交界的高度很重要,因为有时前交通动脉复合体的位置会非常高,深陷于半球纵裂内,造成入路困难,特别是采用经大脑外侧部的翼点入路。同样,在前交通动脉的动脉瘤手术中,在侧位投影上评估 A2 段与动脉瘤基底部方向的关系与动脉瘤平行、在动脉瘤前还是后面也很重要。

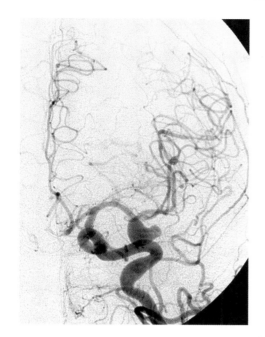

图 1.22A 左侧颈动脉造影的正位像。

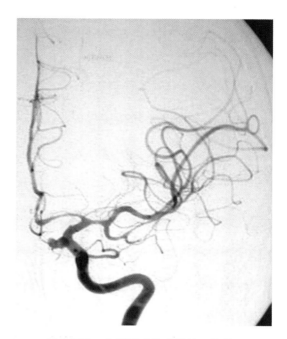

图 1.22B 左侧颈动脉造影的正位像。

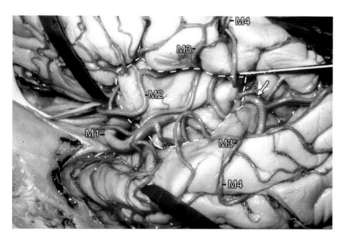

图 1.22C 左侧大脑半球侧面观。该图中侧裂已被撑开以便暴露岛叶上的 MCA 分支。白色的虚线示岛叶的范围或是岛叶环状沟,该沟将岛叶从相邻的额叶、颞叶和顶盖分开。M1,MCA 的 M1 段(蝶骨段);M2,MCA 的 M2 段(岛叶段);M3,MCA 的 M3 段(岛盖段);M4,MCA 的 M4 段(皮质段)。白色箭头示侧裂点。

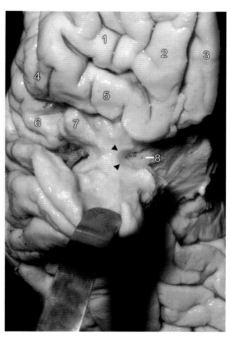

图 1.22D 岛叶前面观。1.前眶回;2.内侧眶回;3.直回;4.眶部;5.后眶回;6.岛盖部;7.岛顶;8.前穿质,三角箭头处为岛阈。

不仅要对解剖学清楚,同样要重视血管造影及其他放射学检查。例如,患者,男性,37岁,术前24小时诊断为严重蛛网膜下隙出血。入院时GCS评分为13分。CT扫描提示严重蛛网膜下隙出血(图1.25A),ICA造影提示为前交通动脉瘤和左侧ICA眼段动脉瘤(图1.25B~F),同时进行了血管造影三维重建(图1.25G)。手术选择左侧翼点入路(由于左侧ICA眼段有动脉瘤)。影像学

检查报告为:①前交通动脉瘤是出血的责任动脉瘤;②前交通动脉瘤隐藏于半球纵裂内,因此术中必须切除直回;③右侧A1段是优势供血,该段从后面与前交通动脉复合体相连,因此,如果从对侧入路,由于要控制载瘤动脉暴露将会更加困难;④一个前交通动脉瘤

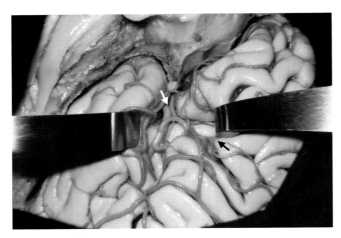

图 1.22E 左侧翼点观。白色箭头示 MCA 膝部。黑色箭头示额下回三角部的尖。图中 MCA 的皮质支(M4 段)向大脑半球发散。

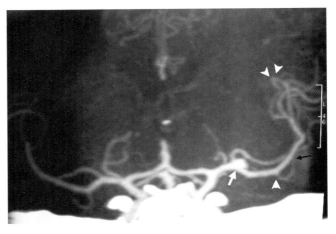

图 1.22F 颈动脉 CT 动脉造影的正位像。白色箭头处为动脉瘤,白色三角箭头为 MCA 膝部;黑色箭头示三角部的位置;双三角箭头处为侧裂点。在该病例中,动脉瘤位于 MCA 膝部的近段。

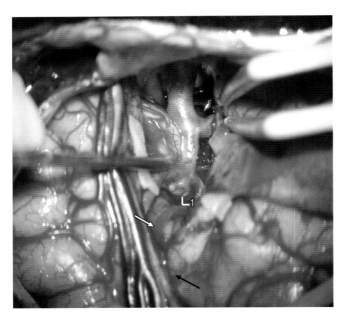

图 1.22G 该图为图 1.22F 病例左侧翼点入路的术中图片,白色箭头处为 MCA 膝部,黑色箭头处为三角部尖。

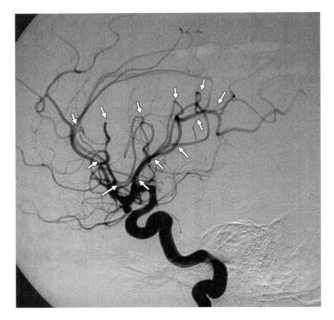

图 1.22H 颈动脉造影的侧位像。箭头处为岛叶上界沟、前界沟以及下界沟的大致位置。

在血管造影上指向前方,因此术中它指向上方,另一个前交通动脉瘤在血管造影上指向后方,因此术中它指向下方;⑤左侧 A2 比右侧 A2 更靠前,因此,当采取左侧翼点入路时左侧 A2 段将首先被发现,这样左侧 A2 段有可能会阻挡暴露动脉瘤。

以上涉及的观察报告不能仅靠常规的显微外科解剖获得,但这些内容可从患者影像学检查资料获得。熟悉常规的显微外科解剖能使提取影像学信息变得更容易(图 1.25H)。

ACA 的血管分布范围如图 1.26A~E 所示 [9]。

大脑后动脉

在胚胎学上,大脑后动脉(PCA)[17] 是起源于 ICA 的一个分支,但是到出生时大多数 PCA 起源于基底动脉。PCA 分为 4 段。P1 段起自基底动脉分叉部到 PCA 和后交通动脉连接处。P2 段自后交通动脉到中脑后面。P2 段进一步分为 P2A 段(前段)和 P2P 段(后段)。P2A 自

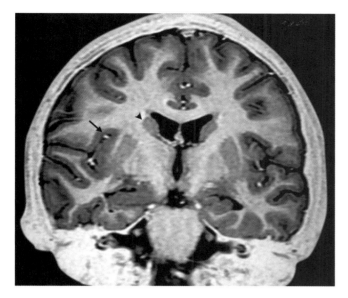

图 1.22I　为 MRI 脑的冠状位。箭头所示为岛叶的上界沟,三角箭头为尾状核,注意尾状核的位置是高于岛叶上界沟的。

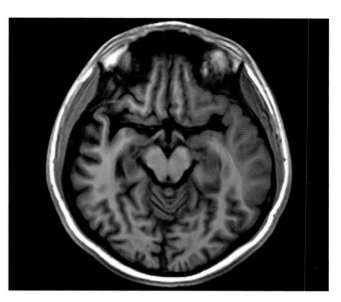

图 1.23A　MCA 在大脑基底面的大致分布范围。在该平面 MCA 供应额叶眶面、颞叶基底面前外侧部分以及杏仁核前部。

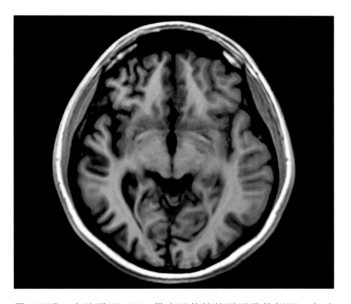

图 1.23B　在该平面,MCA 供应豆状核的下面及外侧面、岛叶以及部分额叶和颞叶。

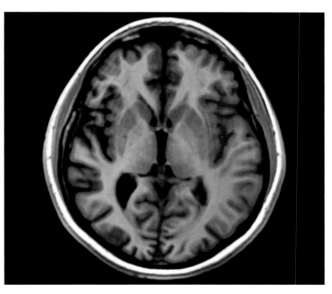

图 1.23C　该图为比图 1.23B 平面稍高的轴位像（横断面），在该平面,MCA 供应部分额叶和颞叶的外侧部、岛叶、部分壳核以及苍白球外侧部。

后交通动脉后环绕大脑脚。P2P起于大脑脚后缘,从外侧进入环池内的中脑被盖,平行走行,向下到基底静脉,下外侧到膝状体和丘脑枕,向内入海马旁回进入四叠体池。P3段始于四叠体池外侧的丘脑枕的后部,止于距状沟前端的前界。P3段常分为几个主要的终末分支:在达到前距状沟前界之前分为距状沟动脉和顶枕动脉。两侧PCA彼此靠近的点称为(中脑)丘点或四叠体点。该点在血管造影中作为中脑后界的标志。P4

段为PCA皮质支(图1.8、图1.10、图1.12、图1.18B和图1.27A~C)[19]。

　　起自PCA的主要分支包括丘脑后穿通动脉,直接穿通动脉,短旋和长旋动脉,丘脑膝状体动脉,脉络膜后内、后外动脉,颞下动脉,顶枕动脉,距状沟动脉以及胼周后动脉。丘脑后穿通动脉起源于P1段,穿过后穿质、脚间窝以及大脑脚底内侧,供应丘脑的前部及部分后部、下丘脑、底丘脑、黑质、红核、动眼神经和滑

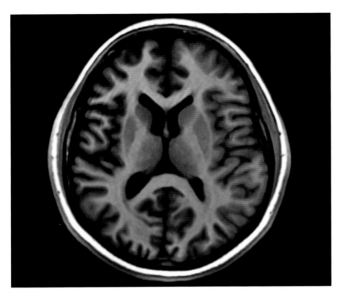

图 1.23D 该图为比图 1.23C 平面稍高的轴位像（横断面）。在该平面 MCA 供应部分额叶和颞叶、岛叶、豆状核、内囊前肢以及尾状核头。

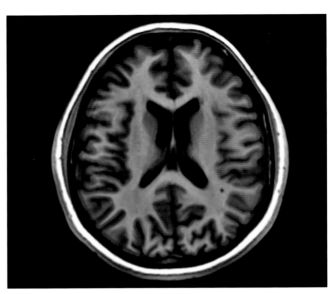

图 1.23E 在该轴位像（横断面）上，MCA 供应额叶和颞叶外侧面的大部分、尾状核头的上部以及放射冠。

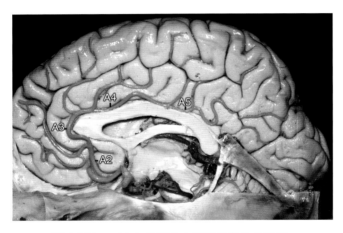

图 1.24A 正中矢状面上大脑前动脉的分段图。

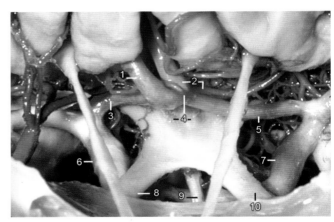

图 1.24B 前上面视图。1.右侧 ACA 的 A2 段；2.左侧 ACA 的 A2 段以及 Heubner 回返动脉；3.右侧 ACA 的 A1 段；4.前交通动脉和终板；5.左侧 ACA 的 A1 段；6.右侧 ICA 床突上段；7.左侧 ICA 床突上段；8.右侧视神经；9.垂体柄；10.左侧视神经。

车神经核、动眼神经、中脑网状结构、前顶盖、第三脑室底部的头端内侧以及内囊后部（图1.27C）。直接穿通动脉至大脑脚底主要起源于P2A段，供应大脑脚底。短旋支和长旋动脉供应脑干，主要起源于P1段，较少起于P2A段，短旋动脉绕过中脑止于膝状体，长旋动脉绕过中脑止于上下丘。丘脑膝状体动脉并列地起源于P2A或P2P段，穿过膝状体下面，供应丘脑外侧后一半、内囊后肢以及视束（图1.27D）。脉络膜后内动脉（MPChA）主要起源于P2A段，很少起源于P2P和P1段，绕过中脑、大脑后动脉内侧主干，回转进入丘脑枕，向上进入中脑丘侧面和松果体，通过髓帆中部进入第三脑室顶部，最终穿过室间孔进入侧脑室脉络丛（图

1.27B和E）[20-22]。MPChA供应大脑脚底、被盖、膝状体（主要是内侧部分）、中脑丘、丘脑枕、松果体以及丘脑内侧。从血管造影侧位像上看，MPChA的走行像数字"3"。在曲线"3"的下部弯曲正是丘脑枕回旋处，上部弯曲是进入第三脑室顶之前的中脑丘的轮廓（图1.27F）。脉络膜后外动脉（LPChA）主要起源于P2P段，很少起源于P2A段，从外侧进入第三脑室，直接穿过脉络膜裂，供应中庭和颞角的脉络丛。与脉络膜前动脉吻合（图1.10和图1.18B）。颞下动脉分布于颞叶和枕叶的基

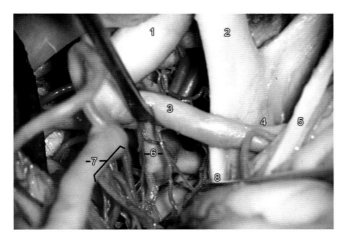

图 1.24C　左侧翼点视图。1.左侧 ICA 床突上段；2.左侧视神经；3.ACA 的 A1 段；4.终板；5.左侧嗅束；6.内侧豆纹动脉；7.M1 段和外侧豆纹动脉；8.左侧视束。

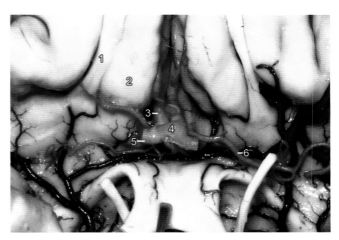

图 1.24D　基底面观。1.右侧嗅束；2.右侧直回；3.右侧 ACA 的 A2 段；4.前交通动脉；5.右侧 ACA 的 A1 段（已切断）；6.Heubner 回返动脉。

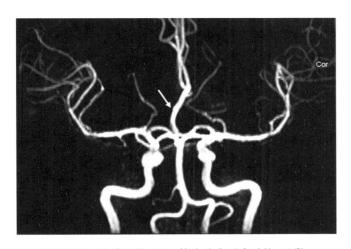

图 1.24E　动脉造影 RM。箭头处为不成对的 A2 段。

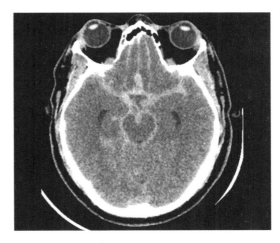

图 1.25A　图为该患者的 CT 片。提示蛛网膜下隙出血（Fisher Ⅲ级）以及脑积水。

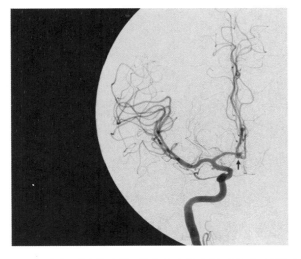

图 1.25B　右侧颈动脉造影。箭头处为前交通动脉瘤，起源于右侧 A1 段、前交通动脉和右侧 A2 段的连接处。注意两侧 A2 段分开提示该处可能存在血肿。

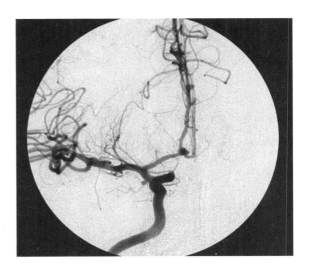

图 1.25C　右侧颈动脉血管造影的 Watters 位（瓦氏位）像。

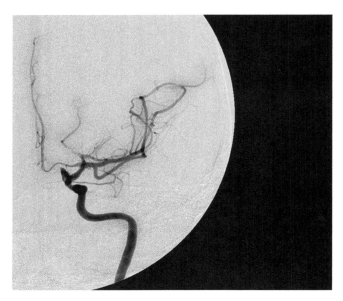

图 1.25D　左侧颈动脉血管造影的正位像。左侧 A1 段变长，但是管径比右侧 A1 段小。该图中后交通动脉为胚胎型，在该侧出现 ICA 眼段动脉瘤。

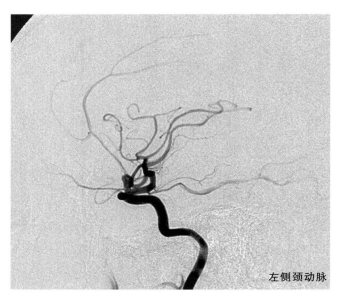

图 1.25E　左侧颈动脉造影的侧位像。

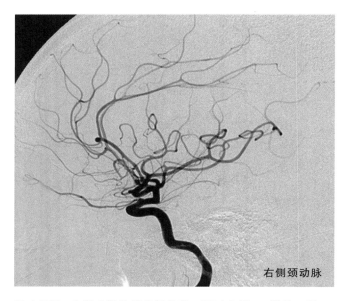

图 1.25F　右侧动脉造影的侧位像。通过右侧 A1 段使双侧 A2 段都充满造影剂。注意该图中左侧 A2 段位置比右侧 A2 段靠前（右侧 A2 段有一胼周动脉瘤）。由于血管的重叠导致前交通动脉瘤很难在该图上看见。

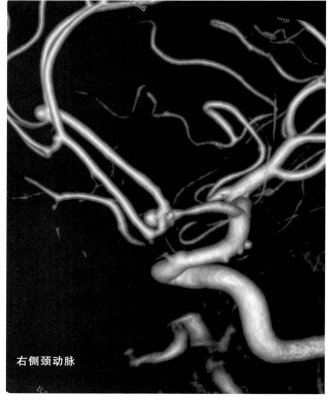

图 1.25G　右侧颈动脉造影的内侧位像（三维重建）。图中存在两处前交通动脉瘤，一处位于前面，另一处位于后面；右侧 A1 段从后面与前交通动脉复合体相连；左侧 A2 段比右侧 A2 段的位置更靠前。

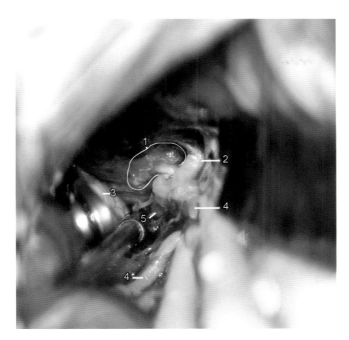

图 1.25H 左侧翼点入路的术中图片，该图已切除直回以便暴露前交通动脉复合体。ICA 眼段的动脉瘤已被夹闭。1.前交通脉瘤及其周围的血凝块；2.左侧 A2 段；3.左侧视神经；4.左侧 A1段；5.右侧 A1。在夹闭动脉瘤之前必须找到右侧 A2 段（在术前造影以及 CT 动脉造影中发现该段位置更靠后）。

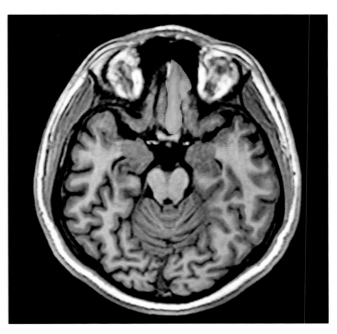

图 1.26A ACA 供应额叶基底面的直回。

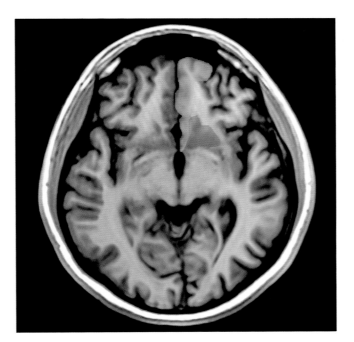

图 1.26B ACA 供应直回以及邻近区域，同时供应尾状核头下部。

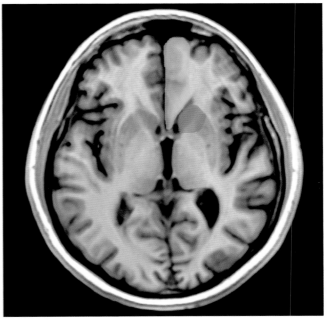

图 1.26C ACA 供应额叶内侧部、尾状核头的下部、壳核前部以及苍白球的下部、内囊前肢下部。

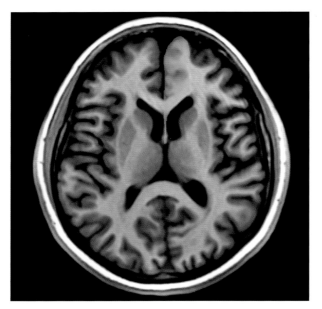

图 1.26D　ACA 也供应额叶内侧部分以及透明隔。

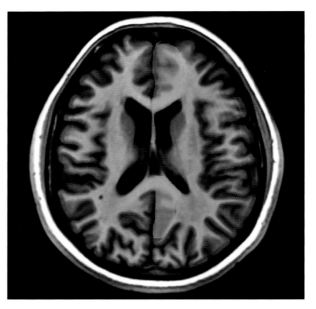

图 1.26E　在该平面上，ACA 也供应顶叶内侧部分。

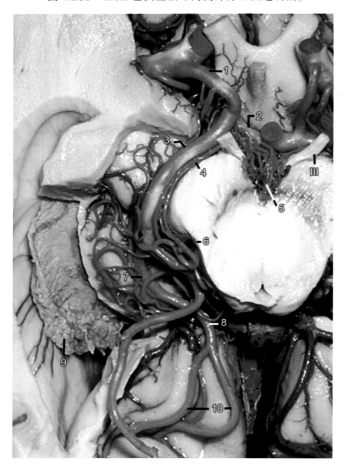

图 1.27A　基底面视图。已切除颞角的底部。1.后交通动脉；2.PCA 的 P1 段；3.PCA 的 P2 段；4.脉络膜后内动脉；5.后穿通动脉；6.中脑外侧沟；7.PCA 的 P2P 段；8.PCA 的 P3 段；9.脉络丛；10.PCA 的 P4 段；Ⅲ. 动眼神经。

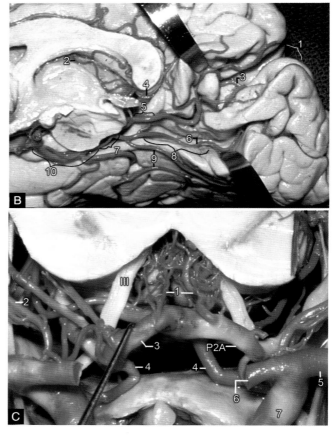

图 1.27 B 和 C　（B）内侧视图。拉钩向上牵拉顶枕沟以便暴露下方的距状沟后部。1.顶枕沟；2.脉络膜后内动脉（MPChA）；3.顶枕动脉；4.胼周后动脉；5.PCA 的 P3 段；6.距状沟动脉；7.PCA 的 P2P 段；8.距状沟前动脉；9.颞下动脉；10.PCA 的 P2A 段。（C）前上视图。1.后丘脑穿通动脉；2.脉络膜前动脉；3.PCA 的 P1 段；4. 后交通动脉；5.MCA 的 M1 段；6.ACA 的 A1 段；7.ICA 床突上段；Ⅲ. 动眼神经；P2A.PCA 的 P2A 段。

底面,包括海马动脉和三组颞动脉(图1.27G)。颞(下)前动脉主要起源于P2A段,而颞中和颞后动脉主要起源于P2P段。海马动脉通常起源于P2段,它与海马沟的蛛网膜一起进入海马结构(图1.27H和I)[7]。顶枕动脉和距状沟动脉通常是PCA的终末动脉,主要起于P3段,但是有时起于P2P段,分别沿着顶枕沟和距状沟前行。由于距状沟侧方凸入中庭和枕角的内侧壁,所以距状沟动脉通常从侧方进入距状沟深部(图1.10、图1.18B和图1.27B)。胼周后动脉或胼胝体压部动脉供应胼胝体压部,并且62%的病例起源于顶枕动脉,但也可起源于距状沟动脉、MPChA、颞下后动脉、P2P段、P3段和LPChA(图1.27B和F)。PCA及其穿通动脉分支的血管分布范围如图1.28A～E所示[9]。

关于基底节和丘脑的血管分布情况可参考图1.29A,血管造影中PCA的血管关系可参考图1.29B,同时请结合图1.18B。

幕下动脉解剖

幕下动脉位于颅后窝。颅后窝的特征可通过三原则表现出来:该部位的脑干由三部分组成(中脑、脑桥和延髓);小脑有3个面(岩面、小脑幕面和枕下面);3个小脑角(上脚、中脚和下脚);3个裂(小脑中脑裂、小脑脑桥裂和小脑延髓裂);3支主要动脉[小脑上动脉(SCA)、小脑前下动脉(AICA)和小脑后下动脉(PICA)];以及3组主要引流静脉(岩静脉、大脑大静脉和小脑幕)。SCA和AICA通常起于基底动脉,PICA起于椎动脉。上部复合体包括与SCA相关的动眼神经、滑车神经和三叉神经。中部复合体包括与AICA相关的展神经、面神经和前庭蜗神经。下部复合体包括与PICA相关的舌咽神经、迷走神经、副神经和舌下神经[23,24]。

总之,上部复合体包括SCA、中脑、小脑中脑裂、小脑上脚、小脑幕面以及动眼神经、滑车神经和三叉神经。SCA起于中脑前面,于动眼神经和滑车神经下面前行,于三叉神经上面到达小脑中脑裂,在小脑上脚上穿行终止并供应小脑幕面(图1.30)。

中部复合体包括AICA、脑桥、小脑中脚、小脑脑桥裂、小脑岩面以及展神经、面神经和前庭蜗神经。AICA起于基底动脉脑桥水平,沿途与展神经、面神经和前庭蜗神经相连,到达小脑中脚表面,沿着小脑脑桥裂前行终止并供应小脑岩面(图1.31)。

下部复合体包括PICA、延髓、小脑下脚、小脑延髓裂、小脑枕下面以及舌咽神经、迷走神经、副神经和舌下神经。PICA在延髓水平起于椎动脉,环绕延髓,穿过相连的舌咽神经、迷走神经、副神经和舌下神经,到达小脑下脚表面,伸进小脑延髓裂终止并供应小脑枕下面(图1.32)。

椎动脉

双侧成对的椎动脉起源于锁骨下动脉,上行穿过上位6个颈椎横突孔,向后绕过寰椎侧块,经枕骨髁后方进入硬膜,上行通过枕骨大孔到达延髓前面,在脑桥延髓交界处,双侧椎动脉汇合形成基底动脉。每侧动脉分为硬膜内和硬膜外两部分。

硬膜外部分分为3段。第1段从锁骨下动脉的椎动脉起点延伸至最下位锥体的横突孔,通常在C6水平。第2段椎动脉上行穿过位于颈神经根前面的上位6个颈椎横突孔。出C2颈椎横突孔后,向外侧偏移进入位于C1外侧的横突孔。第3段紧邻枕骨大孔,自C1横突孔到穿硬脑膜处(图1.33A)。该段向内后绕过C1侧块和寰枕关节,突入C1后弓外侧部上面的凹槽中,沿着枕下三角底前行。椎动脉向前方经寰枕膜外侧缘进入椎管。椎动脉脑膜外段分出脑膜后动脉、脊髓后动脉、颈深肌肌支以及少见的PICA(图1.33A)。

硬膜内段起始于枕骨大孔外侧缘下面的硬膜孔。该处硬膜比其他部位的硬膜厚,并且形成包绕椎动脉的漏斗形硬膜孔。第1颈神经经此孔出椎管,而脊髓后动脉和椎动脉则经此孔进入椎管。这3种结构在硬膜孔处被纤维性硬膜束成一束。椎动脉硬膜内段先经第1颈神经背根和腹根正上方前行,然后从脊髓后动脉、齿状韧带和副神经脊髓部前方通过(图1.33B)。在与对侧的椎动脉形成基底动脉之前,椎动脉硬膜内段分为延髓侧段和延髓前段。延髓侧段起于硬膜孔,于前方和上方沿着延髓表面前行,止于橄榄前沟。延髓前段起始于橄榄前沟,经舌下神经根前面或者舌下神经根之间前行,跨过椎体,与对侧椎动脉在脑桥延髓沟处或附近形成基底动脉(图1.2、图1.31、图1.33B和图1.34)。延髓前段止于斜坡。起始于枕骨大孔处的椎动脉分支有脊髓后动脉、脊髓前动脉、PICA以及脑膜前和脑膜后动脉。

小脑后下动脉

PICA走行曲折多变,供血区域不定,是供应小脑的动脉中最复杂的一支。PICA与小脑延髓裂、第四脑室顶下半部、小脑下脚以及小脑枕下面相连[25]。

PICA起自靠近下橄榄的椎动脉,然后向后包绕延

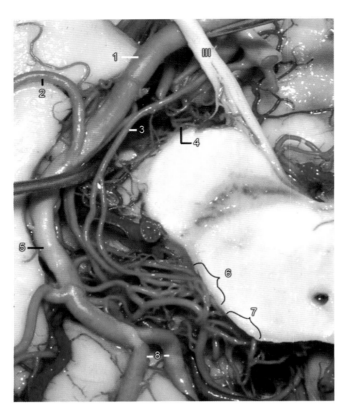

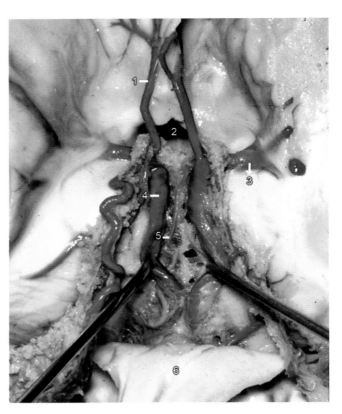

图 1.27D　基底部视图。1.P2A 段；2.颞下动脉；3.脉络膜后内动脉；4.直接穿通动脉；5.P2P 段；6.短旋动脉；7.长旋动脉；8.P3 段；Ⅲ，动眼神经。

图 1.27E　上方视图。图中已切除穹隆柱，向后折叠穹隆以便暴露第三脑室顶部。1.前隔静脉；2.Monro 孔（室间孔）；3.丘纹静脉；4.大脑内静脉；5.脉络膜后内动脉；6.穹隆。

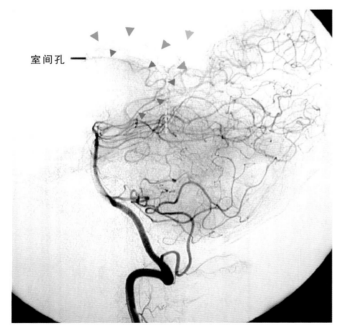

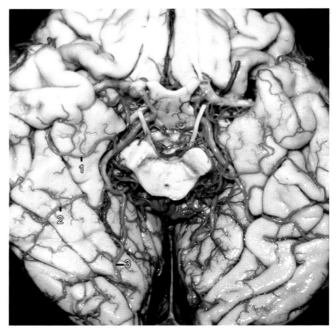

图 1.27F　左侧椎动脉的侧位造影图。蓝色箭头为脉络膜后内动脉，红色箭头为脉络膜后外动脉，绿色箭头为胼周后动脉，黄色虚线大致为脑干后界。

图 1.27G　基底视图，该图展示了颞下动脉。1.前群；2.中间群；3.后群。

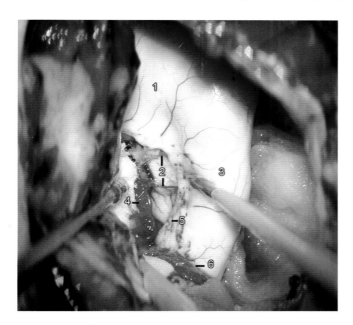

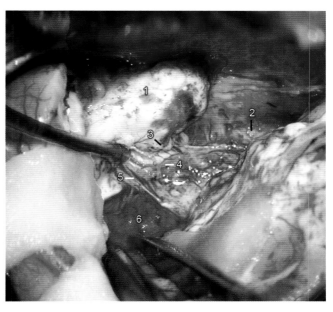

图 1.27H　右侧海马的术中图片。1.海马头；2. 海马动脉；3.海马体；4.起源于 PCA 的 P2A 段的海马支；5.穿隆伞；6.颞角的脉络丛。

图 1.27I　左侧海马的术中图片。1.海马；2.P2A 段；3.穿隆伞；4.海马动脉；5.海马横静脉；6.脉络丛。注意图中海马动脉和静脉的行程位于海马结构海马沟的蛛网膜内。

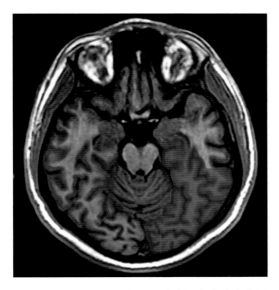

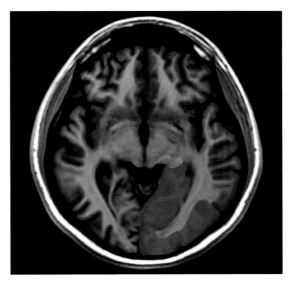

图 1.28A　大脑基底面大脑后动脉的大致分布范围。

图 1.28B　浅蓝色为脉络膜后动脉分支的血管分布范围，蓝色为 PCA 的血管分布。

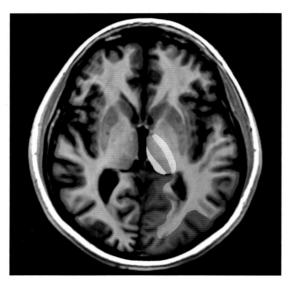

图 1.28C PCA 及其分支的血管分布范围，紫色为丘脑膝状体动脉；紫罗兰色为丘脑穿通动脉；浅蓝色为脉络膜后动脉；蓝色为 PCA。

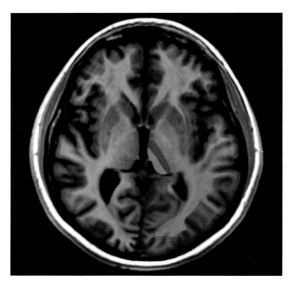

图 1.28D 紫色为丘脑膝状体动脉；紫罗兰色为丘脑穿通动脉；浅蓝色为脉络膜后动脉；蓝色为 PCA。

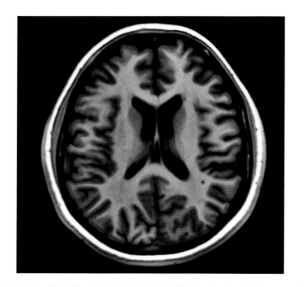

图 1.28E 紫色为丘脑膝状体动脉；紫罗兰色为丘脑穿通动脉；蓝色为 PCA。

它会将舌下神经背根牵拉至其背面上部。PICA通常经舌咽神经、迷走神经及副神经根之间，由侧面进入延髓后面（图1.34A）。穿过这些神经后，PICA绕过小脑扁桃体进入小脑延髓裂，向后进入第四脑室顶的下半部分。出小脑延髓裂后其分支分布于枕下面的小脑蚓和小脑半球。在小脑供血的动脉中，PICA的供血区域最易发生改变[26]。PICA分出穿通动脉、脉络膜动脉和皮质动脉。

小脑后下动脉的分段

延髓前段——该段位于延髓前。它始于PICA的起点向前至延髓，并向后延伸过舌下神经根到达首尾线水平，穿过下橄榄的突起，该突起是区分延髓前面和外侧面的标志。如果PICA起源于椎动脉上部，则更有可能存在延髓前段，这是因为椎动脉自下延髓的外侧边走行至上延髓的前面。从起始部开始，PICA通常向后绕过或是介于舌下神经根之间，但是在此之前有时会向上、向下、向外侧方或内侧方形成血管袢（图1.2、图1.31和图1.34A）。延髓外侧段——该段起始于下橄榄的突起，止于舌咽神经、迷走神经和副神经根的起始水平。在大多数的PICA中，该段都存在（图1.2、图1.31、图1.34A和B）。

延髓扁桃体段——该段起始于PICA向后穿过舌咽神经、迷走神经和副神经，向内延伸并跨过接近扁桃体尾端一半的延髓后面。它终止动脉上行至扁桃体内侧面的中层。该段的近端通常靠近外侧隐窝走行，

髓。橄榄水平的PICA起点位于橄榄的外侧或前方。如果椎动脉于常见的橄榄前方走行，那么PICA的起点就在橄榄前方（图1.2和图1.31），但如果椎动脉向后出现弯曲和扭曲，那么PICA则位于橄榄外侧（图1.2和图1.34A）。

在延髓前外侧缘，PICA经延髓的头端或尾端前行，或者穿行于舌下神经根丝中；在延髓后侧缘，PICA经头端或穿行于舌咽神经、迷走神经及副神经根丝之间。如果拉长或扭曲椎动脉使其位于橄榄外侧，那么

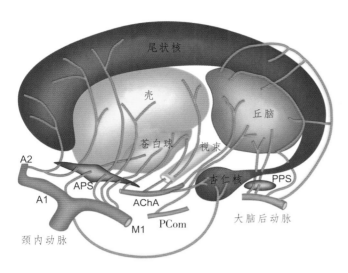

图 1.29A 基底节和丘脑的血管分布。A1 段的回返动脉和内侧豆纹动脉的穿通支供应尾状核前部和下部；M1 段的外侧豆纹动脉供应尾状核中部；脉络膜后外动脉的分支供应尾状核后部。回返动脉和 A2 段的穿通支供应壳核前部，壳核中间部由起源于 M1 段的外侧豆纹动脉供应；壳核后部由脉络膜前动脉的穿通支供应。苍白球前部由 A1 段的内侧豆纹动脉供应；苍白球中部由 M1 段的外侧豆纹动脉供应；苍白球后部由脉络膜前动脉的穿通支供应。视束由脉络膜前动脉提供血供，杏仁核由脉络膜前动脉和 ICA 床突段的穿通支供应。丘脑前部由脉络膜前动脉供应，丘脑前下部由后交通动脉的穿通支供应，丘脑下部由 PCA 的丘脑穿通支和丘脑膝状体支供应；丘脑上部和后部由脉络膜后外动脉供应；丘脑上部和后部的内侧部分由脉络膜后内动脉供应。APS，前穿质；PPS，后穿质。

然后向后到达扁桃体下极。在沿着扁桃体内侧面前行转向头端之前，该段通常在扁桃体下缘和延髓之间沿内侧穿过。在靠近扁桃体下部通过的血管袢，被称为尾袢，据报道，此袢会形成一个尾部凸起的环，这与扁桃体的尾极相符。

扁桃体膜髓帆段——该段最为复杂。它起于 PICA 上升的中段，沿扁桃体内侧面向第四脑室顶部前行，于小脑蚓、扁桃体和小脑半球之间出小脑延髓裂到达并终止于小脑枕下面。大多数（但并不是所有）大脑半球，该段血管通常在半球内形成一个有向头端凸起曲线状的血管袢，这个血管袢被称为头袢[27-29]。

该段血管袢位于尾端至第四脑室顶，在小脑扁桃体之下与脉络丛之间，下髓帆之上。该血管袢的最高点通常覆于下髓帆中部之上，但该位置可在下髓帆的上缘到下缘以及内侧到外侧之间变动（图1.34A~C）。在大多数病例，该袢的最高点位于第四脑室顶水平之下，但也可能延伸至第四脑室顶部的水平位置。该段

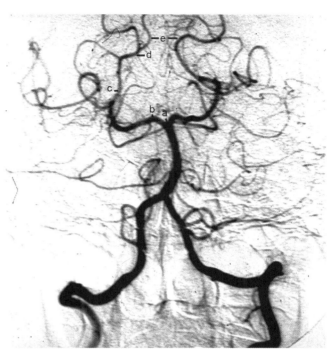

图 1.29B 椎基底动脉正位造影图，显示 PCA。从 "a" 到 "b" 为 P1 段，从 "b" 到 "c" 为 P2A 段，从 "c" 到 "d" 为 P2P 段，从 "d" 到 "e" 为 P3 段，从 e 到远端为 P4 段。

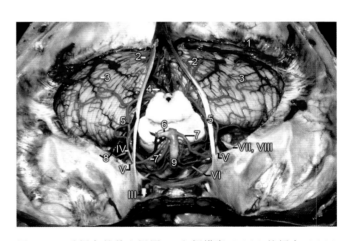

图 1.30 后颅窝的前上视图。1.左侧横窦；2.SCA 的蚓支；3.SCA 的半球支；4.SCA 的小脑中脑段；5.SCA 的外侧脑桥中脑段；6.PCA；7.SCA 的前脑桥中脑段；8. 岩上静脉和岩上窦；9. 基底动脉；Ⅲ，动眼神经；Ⅳ，滑车神经；Ⅴ，三叉神经；Ⅵ，展神经；Ⅶ，面神经；Ⅷ，前庭蜗神经。

发出分支，供应脉络组织和第四脑室脉络丛。皮质段——该段始于主干和分支在内侧小脑蚓、扁桃体和外侧半球之间留下的沟槽，包括终支。PICA 通常在该段的起点附近分叉，皮质支从扁桃体上面和外侧缘呈放射状分布于小脑蚓和小脑半球(图1.32)。

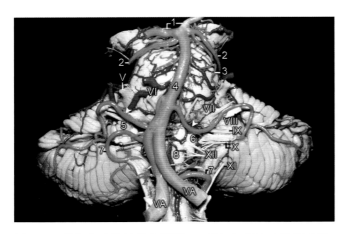

图 1.31 脑干和小脑的前方视图。1.PCA；2. SCA；3.脑桥动脉；4.基底动脉；5.绒球小叶；6.橄榄；7.PICA；8.椎体；Ⅴ，三叉神经；Ⅵ，展神经；Ⅶ，面神经；Ⅷ，前庭蜗神经；Ⅸ，舌咽神经；Ⅹ，迷走神经；Ⅺ，副神经；Ⅻ，舌下神经；VA，椎动脉；白色箭头为 AICA。注意观察从基底动脉后壁到脑干的直接分支。

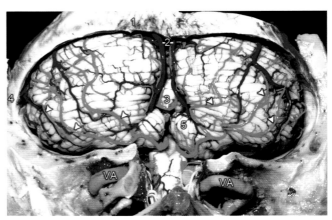

图 1.32 小脑枕下面视图。1.横窦；2.蚓下静脉；3.PICA 的蚓支；4.乙状窦；5.小脑扁桃体；VA，椎动脉。白色箭头为 PICA 的半球支。

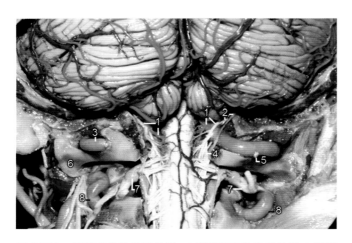

图 1.33A 颅颈交界处的后位图。1.脊髓后动脉和副神经；2.硬脑膜和齿状韧带的第一三角突起；3.椎动脉位于 C1 段后弓之上 C1 侧块的下面；4.齿状韧带；5.C1 神经；6.C1 横突；7.C2 背侧神经节；8.椎动脉出 C2 横突孔。

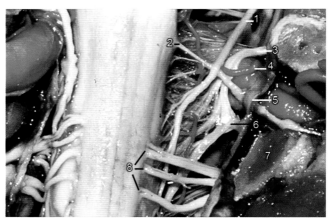

图 1.33B 椎动脉硬膜外段移行为椎动脉硬膜内段的放大图。1.副神经；2.C1 背根；3.齿状韧带的第一三角突起；4.脊髓后动脉；5.硬膜；6.齿状韧带的第二三角突起；7.C1 段的后弓；8.C2 段的背根。图中请注意副神经走行于齿状韧带后面。

椎动脉PICA的起始部可从枕骨大孔下面到椎基底动脉交界处之间变动。PICA也可起源于硬膜外的椎动脉[30]。

小脑后下动脉的分支

与前面或内侧面相比，PICA更多地起源于椎动脉的后面或外侧面。离开其起源动脉后，PICA的起始段向后、向外侧或是向上前行较前方、内侧或是下方走行常见。PICA的分叉最常见于扁桃体上裂，这是由于该动脉环绕头端扁桃体极造成的。内侧干通常上行进

入扁桃体半球裂，到达小脑蚓；外侧干向外侧前行出扁桃体上裂，到达小脑半球表面。

内侧干发出的分支沿小脑蚓下部上面以及邻近的扁桃体和半球前行并终止于此。外侧干分出一较大的半球干，该干发出若干半球支和较小的扁桃体支，供应扁桃体的后面和下面。尽管外侧干向扁桃体和半球发出分支的位置可能在扁桃体附近的不同部位，但最常见部位是靠近扁桃体内侧面的下缘。外侧干穿过扁桃体延髓裂，发出分支到延髓；穿过扁桃体上裂向

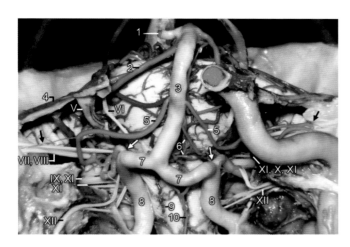

图 1.34A 后颅窝的正面视图。1.PCA；2.SCA；3.基底动脉；4.岩上窦；5.AICA；6.脑干的内侧支；7.椎动脉前髓段；8.椎动脉外髓段；9.橄榄前沟；10.脊髓前动脉。黑色箭头为迷路动脉，白色箭头为 PICA；Ⅴ，三叉神经；Ⅵ，展神经；Ⅶ，面神经；Ⅷ，前庭蜗神经；Ⅸ，舌咽神经；Ⅹ，迷走神经；Ⅺ，副神经；Ⅻ，舌下神经。

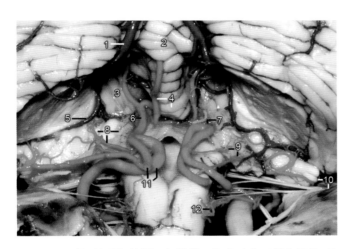

图 1.34C 枕下视图。该图已切除第二腹小叶和双侧扁桃体，显示第四脑室顶部。1.蚓下静脉；2.蚓锥体；3.下髓帆；4.PICA 的蚓垂和蚓支；5.第四脑室外侧隐窝静脉；6.PICA 蚓支；7.PICA 的头袢；8.脉络组织和下髓帆（已将髓帆膜连接分开）以及下髓帆的 PICA 分支；9.PICA 的脉络组织分支；10.绒球和颈静脉孔；11.PICA 的半球分支（已切断）以及尾袢；12.脊髓后动脉。

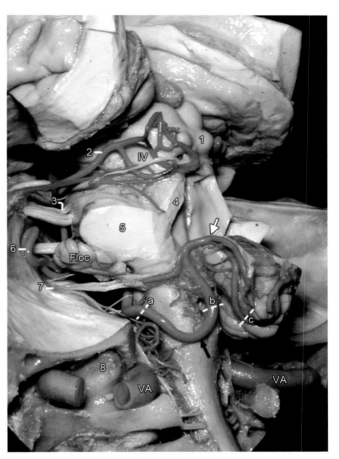

图 1.34B 左侧后外侧视图。1.下丘；2. SCA；3.三叉神经；4.小脑上脚；5.小脑中脚；6.内耳道和 AICA；7.颈静脉孔；8.C1 外侧块；VA，椎动脉。近端到"a"段为 PICA 的髓外段；"a"到"b"为 PICA 的扁桃体髓段；"b"到"c"为 PICA 的扁桃体上段。白色箭头为 PICA 的头袢；黑色箭头为 PICA 的尾袢；Floc 为绒球。

上供应齿状核（图1.32和图1.34C）[31]。

穿通动脉

穿通动脉是起始于延髓的3个血管段止于脑干的一些细小的动脉分支。直接型的穿通动脉径直进入脑干。回旋型的穿通动脉进入脑干前环绕并终止于脑干。回旋型穿通动脉分为长、短两型。

PICA的穿通动脉分支与椎动脉的一些分支融合并发生重叠。PICA的起始部在椎动脉远端段比近端段更常见发出穿通动脉。

脉络膜动脉

PICA发出分支供应脉络组织以及第四脑室脉络丛，通常供应第四脑室顶部靠近中线的以及外侧隐窝内的脉络丛[32]。与延髓髓外侧段或前段相比，脉络丛分支更多地起源于扁桃体延髓段和扁桃体上段。AICA通常供应PICA供血之外的脉络丛（图1.34B和C）。

皮质动脉

由PICA供应的最常见区域包括小脑枕下面同侧一半的大部分。皮质支分为半球支、小脑蚓支和扁桃

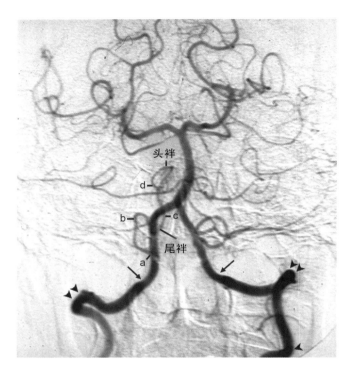

图 1.34D 椎基底动脉正位造影图。"a"到"b"为 PICA 的髓外段；"b"到"c"为 PICA 的扁桃体髓段；"c"到"d"为 PICA 的扁桃体上段。箭头示椎动脉从硬膜外进入硬膜内的部分，在该段上椎动脉管腔轻微缩小；三角单箭头示 C2 的横突孔；三角双箭头示 C1 的横突孔。

体支。小脑蚓支通常起于内侧干、半球支和外侧干的扁桃体支。每半侧的小脑蚓分为中央段和旁中央段，蚓部外侧的半球分为内侧段、中间段和外侧段(图1.32)。

椎动脉和PICA的血管造影 （正位像） 关系如图1.34D所示。关于椎动脉可参见图1.2、图1.31、图1.34A和B；关于PICA可参见图1.2、图1.31和图1.34A、B及E。

上述血管在血管侧位造影图上的关系可见于图1.34F，并结合图1.34B。

基底动脉

基底动脉是由两侧的椎动脉汇合而成。作为单一的血管干，基底动脉通常沿脑桥前面的浅正中沟上行。基底动脉从延髓脑桥沟(作为划分延髓头端和中脑尾端的分界线)延伸到中脑尾端发出动眼神经的水平。基底动脉通常是弯曲的，在沿脑干走行时会在头端轻微弯曲。基底动脉可偏离中线一小段距离，但有些向外侧偏离的程度可到达展神经或面神经及前庭蜗神经的起始部[33,34]。基底动脉的长度为2.5~4.0cm，当穿过两侧动眼神经之间后，基底动脉终止并分出两支PCA(图1.2、图1.31和图1.34A)。

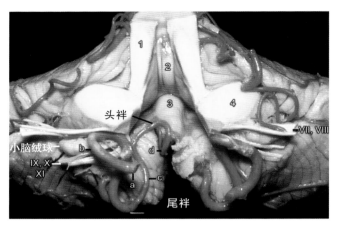

图 1.34E 正面视图。该图已将脑干切除，暴露与第四脑室顶相关的 PICA 段。"a"到"b"为 PICA 的外髓段；"b"到"c"为 PICA 的扁桃体髓段；"c"到"d"为 PICA 的扁桃体上段。1.小脑上脚；2.上髓帆；3.小结；4.小脑中脚；Ⅶ，面神经；Ⅷ，前庭蜗神经；Ⅸ，舌咽神经；Ⅹ，迷走神经；Ⅺ，副神经。

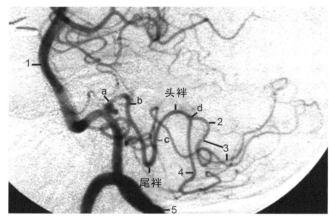

图 1.34F 椎基底动脉侧位造影图。"a"到"b"为 PICA 的外髓段；"b"到"c"为 PICA 的扁桃体髓段；"c"到"d"为 PICA 的扁桃体上段。1.基底动脉；2.PICA 的蚓支；3. 锥体环(PICA 的蚓支环绕蚓锥体)；4.PICA 的半球支；5.位于 C1 外侧块的椎动脉。和蚓支相比，PICA 的半球分支更接近颅骨。

在基底动脉走行的途中，基底动脉向两侧发出以下分支：桥支、迷路支、AICA、SCA和PCA。基底动脉的桥支由一些小的动脉组成，它们供应脑桥和中脑。内侧呈直角走行的小动脉起源于基底动脉的后面，沿着前正中沟进入脑桥(图1.34A)。横支起于基底动脉的外侧面和后外侧面，其行程环绕脑干并向脑桥发出穿通动脉。

小脑前下动脉

AICA通常起源于基底动脉的下1/3处 （图1.2、图

1.31、图1.34A和B)。AICA走行途中通过小脑脑桥角的中央部,与面神经和前庭蜗神经相邻。

AICA与脑桥、外侧隐窝、第四脑室外侧孔、小脑脑桥裂、小脑中脚以及小脑岩面密切相关。AICA起源于基底动脉,通常以单干的形式环绕脑桥,与展神经、面神经和前庭蜗神经毗邻。在上述神经附近发出分支后进入内耳道,并且突入第四脑室外侧孔的脉络丛内,然后绕过小脑中脚上面的绒球,供应小脑脑桥裂的唇缘和小脑岩面。

在面神经前庭蜗神经复合体附近,AICA分为头干和尾干。穿过上述神经,头干通常走行于外侧绒球上面,到达小脑中脚表面和岩裂,然后分布于小脑脑桥裂上唇和岩面的邻近部分。尾干供应岩面下部,包括绒球的一部分和与第四脑室外侧部相关的脉络丛。AICA发出穿通支供应脑干,发出脉络丛支供应脉络组织和脉络丛,并且发出神经相关的动脉支,包括迷路动脉、回返穿通动脉和弓下动脉[35]。

AICA分为脑桥前段、脑桥外侧段、绒球小结叶段和皮质段。

脑桥前段起始于AICA起始部,终止于下橄榄长轴线的水平,然后向脑桥上方延伸,位于斜坡和脑桥腹部之间。AICA通常与展神经根相连。

脑桥外侧段起始于脑桥前外侧缘,然后通过小脑脑桥角,穿行于面神经和前庭蜗神经上面、下面或两者之间,该段与内耳道密切相关,进入外侧隐窝和凸入第四脑室外侧孔的脉络丛。该段动脉发出神经相关分支,行经内耳道附近或内耳道内,与面神经和前庭蜗神经关系密切。这些与神经相关的分支是迷路动脉,该动脉供应面神经、前庭蜗神经和迷走神经(图1.34A)。回返穿通动脉在走向内耳道的过程中转向内侧供应脑干;弓下动脉进入弓下窝供应前半规管(图1.35A)。

绒球小结叶段始于动脉,穿过延髓头端或脑桥尾端至绒球,到达小脑中脚和小脑脑桥裂。该干沿着小脑中脚前行,可能会隐藏于绒球下面或小脑脑桥裂唇内(图1.35B)。

皮质段由皮质支组成,该段供应小脑岩面。

小脑前下动脉的分支

AICA以单干的方式发出,通常分支为头干和尾干。动脉分叉处的近端是动脉段的主干,由动脉分叉形成的两干则为头干和尾干。如果动脉分叉位于面神经和前庭蜗神经的近端,那么尾干的走行从尾端到绒球,供应岩面下部,包括部分绒球和脉络丛。如果动脉分叉位于神经的远端,那么尾干向后进入第四脑室外侧孔附近的小脑脑桥裂下唇。尾干的远端分支通常与PICA吻合,而头干的分支与SCA吻合。AICA发出脑干穿通动脉,脉络丛支发出脉络丛外侧段和神经相关动脉。

神经相关性动脉分支　神经相关性动脉分支是一些进入内耳道的或其附近的动脉,与面神经和前庭蜗神经相关。在通过小脑脑桥角的行程中,与神经有关的动脉干发出3种类型的分支:①由AICA发出的一支或多支迷路动脉,进入内耳道后供应内耳道内听小骨和硬膜内层,其终支借助前庭支和迷路支以及前庭迷路动脉供应内耳道的神经,这些血管共同供应内耳器官(图1.34A)[35];②回返穿通动脉起源于神经相关性动脉,其走行从该动脉起始部到内耳道之间,在沿着面神经和前庭蜗神经返回脑干之前,有时会在内耳道内形成血管襻,它们在入口处发出分支供应上述神经及脑干;③弓下动脉通常起源于内侧,然后向内耳道前行,穿过覆盖弓下窝的硬膜进入弓下管。该动脉供应半规管所在区域的颞骨岩部(图1.35A)[36]。

弓下管可作为乳突区感染后向硬脑膜和岩上窦感染扩散的潜在途径[37]。

皮质分支　它是AICA的最常见类型,供应大部分的小脑岩面,但是皮质区域的血供变异较大。其供血范围可从绒球和部分岩面附近的区域到包括整个岩面、小脑幕附近以及小脑枕下面的区域。在穿过神经后,头干通常经绒球上方发出分支供应小脑脑桥裂的上唇,而尾干则从尾端到绒球供应岩面下部(图1.31和图1.35B)。

AICA相关的血管造影(正位像)如图1.35C所示,可参考图1.2、图1.31、图1.34A、图1.34B和图1.35B。相关的血管造影侧位像如图1.35D所示,可参见图1.35B。

小脑上动脉

SCA与小脑中脑裂、第四脑室顶的上半部分、小脑上脚以及小脑幕面密切相关[33,34]。SCA起源于中脑前面,通常从基底动脉顶部分出,走行于动眼神经下面;SCA罕见起源于PCA近端,在动眼神经上面走行。基底动脉分叉的起始高度是决定SCA走行的重要因素[19,38]。

如果基底动脉在脑桥中脑交界处分叉,那么分叉则处于正常水平;如果在中脑前面分叉则分叉为高水平;在脑桥前面分叉则分叉为低水平。几乎有2/3的SCA与动眼神经有接触点,通常位于其下面。该点往往包含SCA主干,或者如果出现早期分叉的话,则可出现

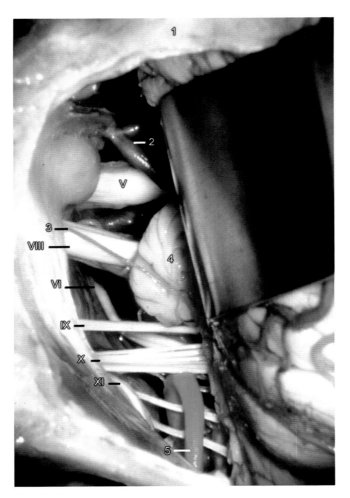

图 1.35A 左侧乙状窦视图。1.横窦；2.岩上静脉；3.下弓动脉；4.绒球；5.PICA 的血管袢越过舌下神经根；Ⅴ，三叉神经；Ⅵ，展神经；Ⅶ，面神经；Ⅷ，前庭蜗神经；Ⅸ，舌咽神经；Ⅹ，迷走神经；Ⅺ，副神经。

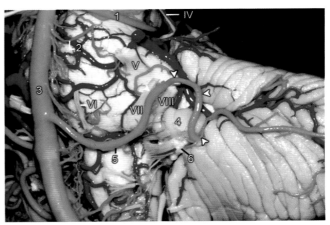

图 1.35B 小脑岩面和脑干的左侧的前外侧视图。1.SCA；2.桥支动脉；3.基底动脉；4.绒球；5.AICA；6.脉络丛在第四脑室外侧孔的出口。注意有为数众多的起源于基底动脉内壁的内侧动脉供应脑干。白色箭头示 AICA 的血管袢。

出若干回返动脉分支，然后发出小脑前动脉供应深部白质和齿状核。在离开小脑中脑裂此处的分支再次转向内侧到达小脑幕缘后，SCA 的分支向后穿过小脑幕缘下面并分布于小脑幕面。SCA 可以单干的方式发出，然后分成头干和尾干。SCA 发出穿通动脉分支供应脑干和小脑脚。头干供应小脑蚓和蚓旁区域，尾干供应枕下面的小脑半球。SCA 发出以下分段。

脑桥中脑前段，其走行从 SCA 的起始处到脑干前外侧缘，位于鞍背和上段脑干之间。其外侧部分向内到达小脑幕游离缘的前半部分。脑桥中脑外侧段，起始于脑干前外侧缘，常向尾端倾斜入脑桥上部的外侧边。其尾端的血管袢向前伸，通常在脑桥中部水平与三叉神经的根部接触。滑车神经走行于该段中部之上。从小脑幕上面通常可看见该段动脉的前部。脑桥中脑前段的终支位于小脑中脑裂的前缘。基底静脉和PCA 走行于 SCA 脑桥中脑前段之上并与之平行。小脑中脑段走行于小脑中脑裂内。SCA 的分支进入并走行于小脑中脑裂的最浅部分，于三叉神经根入口上面再次转向内侧到达小脑幕缘，其分支缠绕三叉神经。SCA行进中的裂逐渐向内侧深入，最深到达上髓帆背侧的中线。SCA 的血管袢向小脑中脑裂深入，向上到达小脑的幕面前缘。SCA 的主干和分支于小脑中脑裂内前行，其分支穿入该裂的对侧壁。皮质段则远离小脑中脑裂的分支，经小脑幕缘下面分布于小脑幕面。头干的分支供应内侧区域，尾干的分支供应小脑幕面的外侧区域（图1.2、图1.30、图1.31和图1.34A）。

SCA 的分支有穿通支、小脑前支和皮质支。

少见的头干。几乎所有病例中，滑车神经和SCA都有接触点。SCA于三叉神经上面环绕脑干，在脑桥的侧面上形成较浅的尾袢。在那些出现明显的尾袢的病例中，SCA和三叉神经之间可能发生接触。该接触点通常位于三叉神经的上面或是上内侧面（图1.36A）[39]。

小脑幕切迹作为小脑幕的开口，在斜坡基底面形成三角形区域[40]。左右两侧游离缘形成另外两肢，它们交于中脑丘下面枕叶上面之间的顶点（图1.36B）。SCA近端部分向内侧到达小脑幕游离缘的前1/3。在远端，SCA形成的袢经尾端下面有时可到达小脑幕游离缘的中1/3，使其成为幕下动脉最靠近头端的动脉。更远端的SCA分支由于进出小脑中脑裂，因此从内侧穿过游离缘的后1/3。

越过三叉神经后，SCA进入小脑中脑裂，在此处发

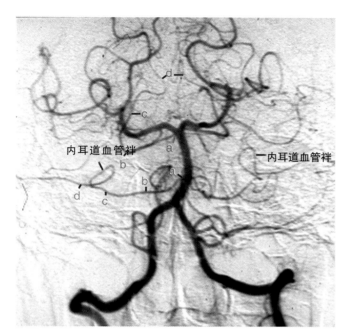

图 1.35C 基底动脉的正位造影图。红色字母为 SCA,蓝色字母为 AICA。AICA:"a"到"b"为脑桥前段;"b"到"c"为脑桥外侧段;"c"到"d"为绒球小结段;"d"到远端为皮质段。SCA:"a"到"b"为脑桥中脑前段;"b"到"c"为脑桥中脑外侧段;"c"到"d"为小脑中脑段;"d"到远端为皮质段。

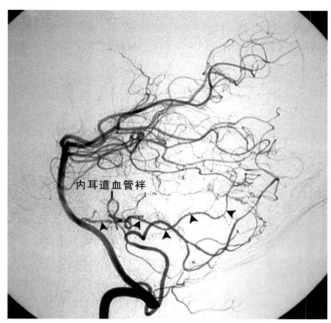

图 1.35D 椎基底动脉血管造影侧位像。箭头示 AICA。

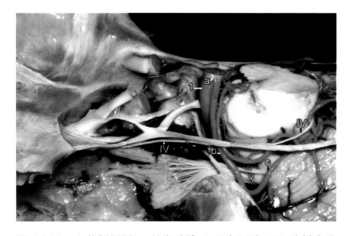

图 1.36A 上外侧视图。1.基底动脉,"a"到"b"为 SCA 脑桥中脑前段;"b"到"c"为 SCA 脑桥中脑外侧段;"c"到远端为 SCA 小脑中脑段。Ⅳ,滑车神经;Ⅴ,三叉神经。注意 SCA 脑桥中脑外侧段与三叉神经接触。

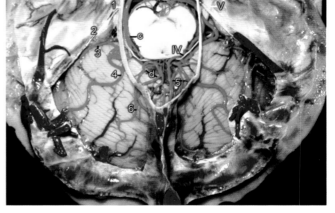

图 1.36B 小脑幕面的上方视图。1.小脑幕边缘;2.岩上窦;3.SCA 的外侧半球分支;4.SCA 的内侧半球分支;5.SCA 蚓和对蚓分支;6.SCA 内侧半球分支;Ⅳ,滑车神经;Ⅴ,三叉神经;"c"到"d"为 SCA 小脑中脑段。

穿通支分为直接型和回旋型两种。直接型垂直进入脑干。回旋型在终止于脑干前将其包绕。回旋穿通动脉又细分为长型和短型。短型回旋动脉的走行呈90°或是未完全包绕脑干。

穿通动脉支通常起源于主干、头干和尾干。起源

于主干的穿通动脉的最常见类型是长回旋型,但是它也发出直接型和短回旋型分支。头干和尾干的分支最常见的是回旋型。基底动脉同样向脑干发出多支穿通支。起源于SCA起始处附近的分支与起源于SCA近端的直接穿通支形成血管吻合。起源于SCA起始处上方

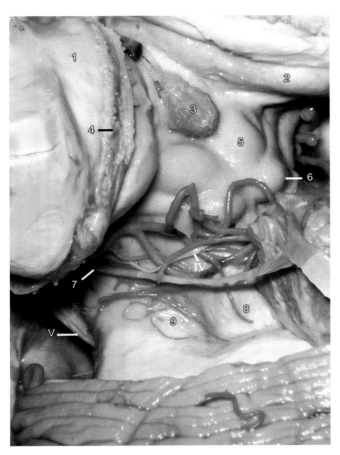

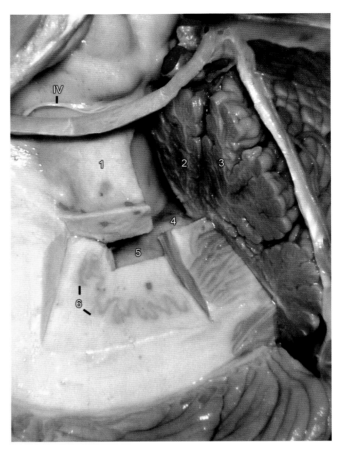

图1.36C　顶盖和小脑中脑裂区域的后外侧视图。1.丘脑;2.丘脑枕;3.松果体;4.脉络丛;5.上丘;6.下丘;7.小脑幕缘;8.小脑上脚;9.小脑中脚;Ⅳ,滑车神经;Ⅴ,三叉神经。注意三叉神经穿行于小脑中脑裂的SCA分支中,造成术中鉴别三叉神经变得困难。

图1.36D　小脑中脑裂底部的后外侧视图。图中已切除小舌及部分小脑上脚,以便暴露第四脑室。红色的小圆点为小脑前动脉穿过小脑中脑裂底部供应深部的小脑核。1.小脑上脚;2.中央小叶;3.山顶;4.小结;5.盖有上髓帆的扁桃体上极;6.齿状核;Ⅳ,滑车神经。

的分支则进入脚间窝。

　　小脑前动脉起源于小脑中脑裂内的主干和皮质支,供应小脑深部的神经核。这些动脉分支将主干的远端部分和皮质动脉的近端部分限定在小脑中脑裂内。小脑前动脉包含较小分支的内侧组,走行于上髓帆和中央小叶之间;较大分支的外侧组走行于小脑中脚和中央小叶的两翼之间(图1.36C和D)。

　　SCA最恒定的皮质血供是向幕面。与AICA和PICA相比,SCA的皮质支的供应范围较为恒定,这样便可和它们形成互补。皮质分支分为半球组和小脑蚓组。小脑蚓的每一半的皮质表面分为内侧段和旁正中段,半球外侧到蚓之间的部分分为内侧段、中间段和外侧段。

　　半球分支起源于小脑中脑裂深面的头干和尾干。出裂后,半球分支供应小脑幕面外侧至小脑蚓。最常见的三个半球分支为外侧段、中间段、内侧段,分别供

应半球表面的1/3部分。蚓动脉偶尔与半球内侧段重叠,边缘动脉偶尔与半球外侧段重叠。

　　蚓支起源于小脑中脑裂的头干。头干最常发出两条蚓动脉。最常见的类型是两条蚓动脉:一条分布于内侧带,以中线为界;一条分布于旁正中带,以半球表面为界(图1.36B)。

　　大约一半的SCA近端干发出一边缘支,供应邻近的小脑岩面。当出现该支时,边缘支成为第一皮质支。它通常起源于脑桥中脑段的外侧,不进入小脑中脑裂,和其他皮质支一样从起始部进入皮质表面。其最恒定的供血范围是靠近小脑幕面的小脑岩面。

　　SCA的血管造影关系可见图1.35C,可一起参考图1.2、图1.30、图1.31、图1.34A、图1.35B、图1.36A和B。

（孙兵　匡永勤　顾建文　译）

参考文献

1. Rhoton AL Jr. The supratentorial arteries. Neurosurg. 2002;51(4 Suppl):S53-120.
2. Rhoton AL Jr, Harris FS, Renn WH. Microsurgical anatomy of the sellar region and cavernous sinus. Clin Neurosurg. 1977;24:54-85.
3. Inoue T, Rhoton AL Jr, Theele D, et al. Surgical approaches to the cavernous sinus: A microsurgical study. Neurosurg. 1990;26(6): 903-32.
4. Seoane E, Rhoton AL Jr, de Oliveira E. Microsurgical anatomy of the dural collar (carotid collar) and rings around the clinoid segment of the internal carotid artery. Neurosurg. 1998;42:869-86.
5. Gibo H, Lenkey C, Rhoton AL Jr. Microsurgical anatomy of the supraclinoid portion of the internal carotid artery. J Neurosurg. 1981;55:560-74.
6. Rhoton AL Jr, Fujii K, Fradd B. Microsurgical anatomy of the anterior choroidal artery. Surg Neurol. 1979;12:171-87.
7. Wen HT, Rhoton AL Jr, de Oliveira E. et al. Microsurgical anatomy of the temporal lobe: Part 1 Mesial Temporal Lobe and Its Vascular Relationship as Applied to Amygdalohippocampectomy. Neurosurg. 1999;45(3):549-92.
8. Theron J, Newton TH. Anterior choroidal artery: 1. Anatomic and radiographic study. J Neuroradiol. 1976;3:5-50.
9. Salamon G, Huang YP. Radiologic Anatomy of the Brain. Berlin: Springer Verlag; 1976. pp. 332-44.
10. Gibo H, Caarver CC, Rhoton AL Jr. Microsurgical anatomy of the middle cerebral artery. J Neurosurg. 1981;54:151-69.
11. Yasargil MG. A legacy of microneurosurgery: memoirs, lessons and axioms. Neurosurg. 1999;45(5):1025-92.
12. Wen HT, Rhoton AL Jr, de Oliveira E, et al. Microsurgical anatomy of the temporal lobe: part 2- Sylvian fissure region and its clinical application. Neurosurg. 2009; 65 (6 Suppl):1-35.
13. Taveras JM, Wood EH. Diagnostic Neuroradiology. Baltimore: Williams & Wilkins; 1964.
14. Szikla G, Bouvier T, Hori T, et al. Angiography of the Human Brain Cortex. Berlin: Springer; 1977.
15. Ring BA. The middle cerebral artery: I. Normal middle cerebral artery. In: Newton TH, Potts DG, (Eds). Radiology of the Skull and Brain. vol 2. St Louis: CV Mosby; 1974. pp. 1442-78.
16. Perlmutter D, Rhoton AL Jr. Microsurgical anatomy of the anterior cerebral-anterior communicating-recurrent artery complex. J Neurosurg. 1976;45:259-72.
17. Perlmutter D, Rhoton AL Jr. Microsurgical anatomy of the distal anterior cerebral artery. J Neurosurg. 1978;49:204-28.
18. Yasargil MG. Microsurgical anatomy of the basal cistern and vessels of the brain. In: Yasargil MG (Ed). Microneurosurgery. vol 1. Stuttgart: Georg Thieme Verlag; 1984.
19. Zeal AA, Rhoton AL Jr. Microsurgical anatomy of the posterior cerebral artery. J Neurosurg. 1978;48:534-59.
20. Wen HT, Rhoton AL Jr, de Oliveira. Transchoroidal approach to the third ventricle: An anatomic study of the choroidal fissure and its clinical application. Neurosurgery. 1998;42:1205-19.
21. Yamamoto I, Rhoton AL Jr, Peace D. Microsurgery of the third ventricle: Part 1. Microsurgical anatomy. Neurosurgery. 1981;8(3):334-56.
22. Rhoton AL Jr. Microsurgical anatomy of the third ventricular region. In: Apuzzo MLJ (Ed). Surgery of the Third Ventricle Region. Baltimore: Williams & Wilkins; 1987. pp.570-90.
23. Matsushima T, Rhoton AL, Jr., Lenkey C. Microsurgery of the fourth ventricle: Part 1. Microsurgical anatomy. Neurosurg. 1982;11(5):631-67.
24. Rhoton AL, Jr. Microsurgical anatomy of the posterior fossa cranial nerves. Clin Neurosurg. 1979;26:398-462.
25. Lister JR, Rhoton AL, Jr., Matsushima T, et al. Microsurgical anatomy of the posterior inferior cerebellar artery. Neurosurg. 1982;10(2):170-99.
26. Kaplan HA, Ford DH. The brain vascular system. Amsterdam, New York: Elsevier Pub Co; 1966.
27. Huang YP, Wolf BS. Angiographic features of fourth ventricle tumors with special reference to the posterior inferior cerebellar artery. Am J Roentgenol Radium Ther Nucl Med. 1969;107(3):543-64.
28. Megret M. A landmark for the choroidal arteries of the fourth ventricle--branches of the posterior inferior cerebellar artery. Neuroradiol. 1973;5(2):85-90.
29. Wolf BS, Newman CM, Khilnani MT. The posterior inferior cerebellar artery on vertebral angiography. Am J Roentgenol Radium Ther Nucl Med. 1962;87:322-37.
30. Fine AD, Cardoso A, Rhoton AL, Jr. Microsurgical anatomy of the extracranial-extradural origin of the posterior inferior cerebellar artery. J Neurosurg. 1999;91(4):645-52.
31. Gray H, Warwick R, Williams PL. Gray's anatomy. 35th edition. London: Longman; 1973.
32. Fujii K, Lenkey C, Rhoton AL, Jr. Microsurgical anatomy of the choroidal arteries. Fourth ventricle and cerebellopontine angles. J Neurosurg.1980;52(4):504-24.
33. Hardy DG, Peace DA, Rhoton AL, Jr. Microsurgical anatomy of the superior cerebellar artery. Neurosurg. 1980;6(1):10-28.
34. Hardy DG, Rhoton AL, Jr. Microsurgical relationships of the superior cerebellar artery and the trigeminal nerve. J Neurosurg.1978;49(5):669-78.
35. Martin RG, Grant JL, Peace D, et al. Microsurgical relationships of the anterior inferior cerebellar artery and the facial-vestibulocochlear nerve complex. Neurosurg.1980;6(5):483-507.
36. Pait TG, Harris FS, Paullus WS, et al. Microsurgical anatomy and dissection of the temporal bone. Surg Neurol.1977;8(5):363-91.
37. Nager GT. Origins and relations of the internal auditory artery and the subarcuate artery. Ann Otol Rhinol Laryngol. 1954;63(1):51-61.
38. Saeki N, Rhoton AL, Jr. Microsurgical anatomy of the upper basilar artery and the posterior circle of Willis. J Neurosurg.1977;46(5):563-78.
39. Haines SJ, Jannetta PJ, Zorub DS. Microvascular relations of the trigeminal nerve. An anatomical study with clinical correlation. J Neurosurg.1980;52(3):381-6.
40. Ono M, Rhoton AL, Jr., Barry M. Microsurgical anatomy of the region of the tentorial incisura. J Neurosurg. 1984;60(2):365-99.

第2章 脑静脉解剖基础

Matthew M kimball, Kyle M Fargen,Albert L Rhoton Jr, Brian L Hoh

引言

颅内静脉系统有别于体内任何其他静脉系统。人体循环系统中大多数静脉含有大量的侧支循环和侧支引流，并且术中对这些静脉进行结扎一般不会造成不良后果。大脑、小脑及脑干的静脉引流确实有一些吻合网，但若静脉引流可引起充血、出血和引发严重神经功能缺损、昏迷或死亡。像其他静脉系统一样，大多数静脉引流都有相对固定的基本解剖形式，但其大小、位置以及与小静脉之间的连接情况有较大的差异。大的静脉和静脉窦既是指导手术入路的标志，又是对手术起到限制作用的标志。无论付出多大代价，神经系统的所有静脉和静脉窦都需要获得尊重和保护。

静脉分类

脑、脑膜和脑干的静脉引流有别于身体其他部位，该处的静脉血不仅流经静脉，还流经次级通道，如硬脑膜分隔之间的通路及颅骨板障内通路。这些静脉引流的次级通道可进一步分为导静脉、板障静脉、脑膜静脉和硬脑膜静脉窦[1]。

导静脉

导静脉是连接颅内与头皮、面部和颈部的静脉引流通道。导静脉大多数走行路线是可变且不一致的。导静脉可像乳突导静脉一样直接穿过颅骨（图2.1），也可像面静脉一样穿过软组织，然后进入颅骨板障内大的间隙或核心的静脉湖，最终与硬脑膜静脉窦连接。这些静脉系统都不像外周静脉系统那样含有可促进单向流动的瓣膜，这一特征使其可能成为感染性病原体侵入中枢神经系统(CNS)的通道。

板障静脉

板障静脉穿行于颅顶骨内、外板之间的板障之中（图2.2），它们是内衬内皮细胞、无瓣膜、不规则的管道，与导静脉、脑膜静脉和硬脑膜静脉窦交通。在常规脑血管造影中，它们一般不显影，但在伴有硬脑膜动静脉瘘（DAVF）或儿童颅面疾病等疾病时也许可显影。对于颅面疾病患者，如果外科医生在手术中没有处理好板障静脉，则板障静脉可能是引起严重出血的常见原因。

脑膜静脉

脑膜静脉是引流硬脑膜血液的小管道，类似于其他次级静脉系统，它们无瓣膜，形如小窦。它们穿行于硬膜外腔的硬脑膜，并伴行脑膜动脉。它们引流大脑镰、小脑幕和整个硬脑膜的血液，并汇入颅底的下组硬脑膜静脉窦和上矢状窦周围的静脉陷窝的凸面处。它们走行于颅骨内板的小凹槽和硬脑膜内（图2.2），接受来自颅骨板障静脉的血液，并汇入硬脑膜系统。

硬脑膜窦

硬脑膜窦（又称硬脑膜静脉窦）是在两层硬脑膜之间形成的静脉道，它们内衬内皮细胞，是脑膜、大脑、小脑和脑干的主要静脉流出通道。硬脑膜窦主要包括上矢状窦(SSS)、下矢状窦(ISS)、直窦、横窦(TS)、乙状窦(SS)、海绵窦(CS)、小脑幕窦、枕窦(OS)、岩下窦(IPS)、岩上窦(SPS)、蝶顶窦及蝶底窦（又称基底窦）。

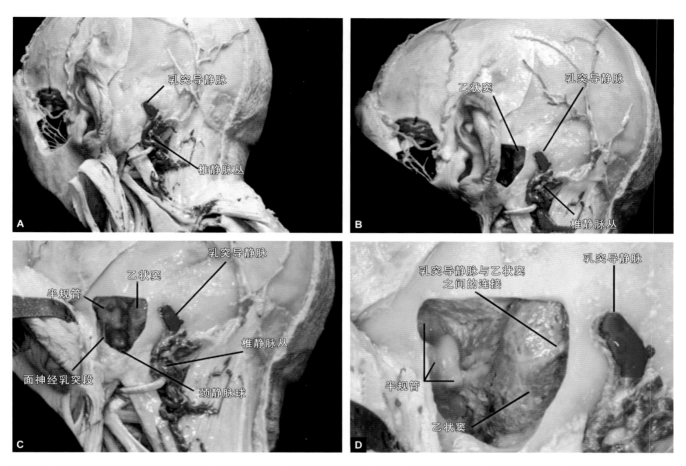

图 2.1 (A、B)左侧乳突区的后外侧观,显示椎静脉丛、乳突导静脉进入乳突。(C、D)特写像,乳突切除术后,显示乳突内的乙状窦及其与乳突导静脉之间的连接。

脑(静脉)的划分

解剖学上,静脉系统可分为三组:浅静脉、深静脉和后颅窝静脉。各组可根据各自走行的神经系统区域及其所终止的主要静脉窦进行进一步细分。

浅静脉系统

浅静脉引流大脑皮层的血液汇入四个主要静脉窦系统之一,Rhoton[2]将其分为四个组:①上矢状窦组,静脉引流到上矢状窦;②蝶骨组,静脉引流到蝶顶窦和海绵窦;③小脑幕组,静脉引流到小脑幕内的窦;④大脑镰组,静脉引流到下矢状窦和直窦。

上矢状窦组由上额叶、顶叶和枕叶的主要皮层静脉组成。这些静脉穿过大脑皮层脑回和脑沟并汇入上矢状窦的中线处。穿行于硬膜下腔并汇入上矢状窦的这些静脉的游离段通常是硬脑膜下血肿出血的责任血管。

蝶骨组由引流额叶、顶叶和颞叶血液的侧裂浅静脉组成,最终汇入海绵窦或蝶顶窦。

小脑幕组是一组引流外下侧颞叶和枕叶的桥静脉,最终汇入内侧小脑幕窦、横窦或岩上窦。它们可分为颞底静脉、枕底静脉和下行静脉,大部分的静脉进入外侧小脑幕窦。然而,这些桥静脉中最大的是 Labbé 静脉,一般直接汇入横窦。

大脑镰组是一组较深的静脉,它们引流内侧颞叶、扣带回、胼胝体、侧脑室系统和第三脑室系统的血液。它们的支流包括大脑内静脉、Rosenthal 基底静脉和大脑大静脉(又称 Galen 静脉)。大脑内静脉引流侧脑室系统和第三脑室系统、基底节区、丘脑、侧脑室及第三脑室脉络丛的血液,最终汇入四叠体池内的大脑大静脉。Rosenthal 基底静脉引流内侧颞叶的血液,途经脚池和环池并最终汇入大脑大静脉。

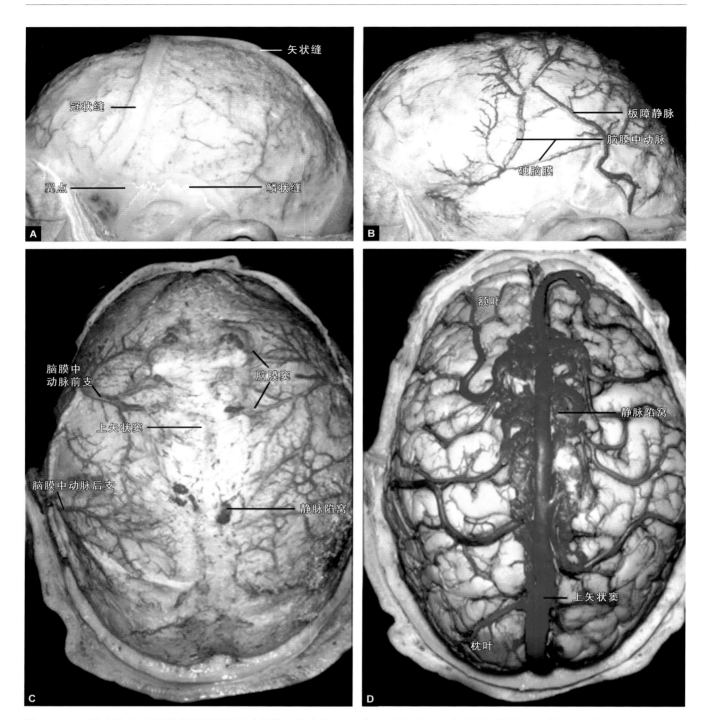

图 2.2 (A)侧面观,显示移除外板并保留板障静脉于板障内。(B)与(A)同一位置,移除内板并暴露脑膜静脉及其与仍包裹在板障内的大板障静脉之间的连接。(C)上面观,显示硬脑膜和向上矢状窦静脉陷窝走行的脑膜静脉。(D)上面观,显示移除硬脑膜后上矢状窦两侧的大静脉陷窝及皮层引流静脉。

皮层静脉及吻合静脉

皮层静脉系统可根据其是否向上、向下或向后走行而分为三组。虽然这些组静脉的数目、大小和走行有很大差异,但都遵循一个常规模式。上行组静脉引流额叶表面、顶叶和枕叶的血液,并汇入上矢状窦,其包括额极静脉、额前静脉、额中静脉、额后静脉、中央前静脉、中央静脉、中央后静脉、顶前静脉、顶后静脉及枕静脉(图 2.3 和图 2.4)。上行组还包括 Trolard 静脉(上吻合静脉),使侧裂浅静脉和上矢状窦互相连接

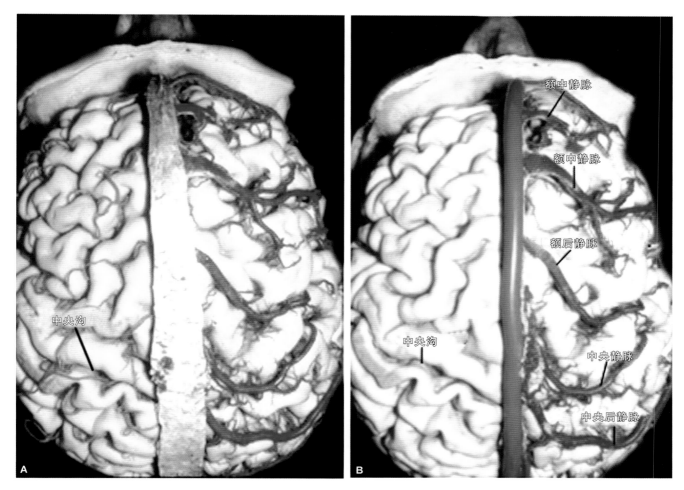

图 2.3A 和 B　上面观,显示汇入上矢状窦的皮层引流静脉。前部皮层静脉沿引流方向从前向后引流血液,而后部皮层静脉逆引流方向从后向前引流血液。

(图 2.5)。下行组主要引流颞叶和额叶的血液并汇入侧裂静脉或大脑中浅静脉。后侧组的 Labbé 静脉(下吻合静脉)引流外侧裂和横窦之间的血液(图 2.5)。

　　侧裂浅静脉起于大脑外侧裂后部,并前行和下行至蝶顶窦和海绵窦。侧裂静脉的大小、位置和数目是可变的,但额侧裂静脉、颞侧裂静脉和顶侧裂静脉于大脑外侧裂汇合成大脑中浅静脉(图 2.6)。Trolard 静脉起于这些静脉的汇合处,并上行至上矢状窦,而 Labbé 静脉也起于该位置,并下行至横窦。脑深静脉系统通过钩回、岛叶和基底池的小静脉与浅静脉系统交通(图 2.7)。

　　Trolard 静脉是最大的吻合静脉,走行于中央沟区域附近的额叶与顶叶之间。该静脉可能会重复,并在从血流后方进入上矢状窦前,收集来自小静脉的血液(图 2.6)。

　　Labbé 静脉是横穿颞叶最大的吻合静脉,引流外侧裂系统的血液并汇入横窦(图 2.8)。它是颞叶的主要静脉流出通道,手术时必须小心保留它。因 Labbé 静脉发生的静脉性脑梗死可导致出血、失语和轻偏瘫。

幕上窦

上矢状窦

　　上矢状窦是最突出的神经系统静脉窦。它沿着中线走行,前端起自盲孔,向后汇入枕内隆突处的窦汇。窦汇可相等地注入双侧横窦,但右侧横窦一般呈优势,直接收集上矢状窦的血液,而左侧横窦接受下矢状窦、直窦和大脑大静脉系统的血液。上矢状窦接受一组来自前方和后方的皮层静脉血液。虽然这些静脉的数目和大小是可变的,但前组静脉一般沿血流方

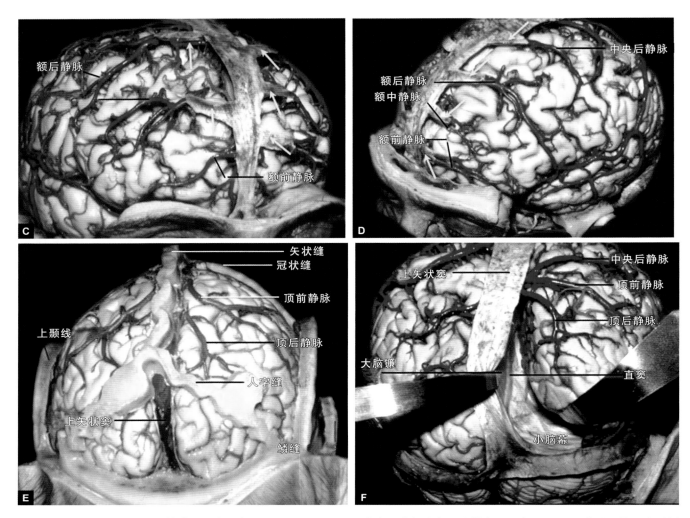

图 2.3C~F (C~E)皮层引流静脉进一步观察图。(F)后面观,显示矢状窦及其与在窦汇处横窦的连接。此图显示枕叶区缺少皮质桥静脉。

向向后注入上矢状窦。在胼胝体膝部上方的冠状缝前方的几厘米处有一个小间隙,小间隙中几乎没有桥静脉,是纵裂手术入路的理想位置。后组静脉逆血流方向向前注入上矢状窦(图2.9)。枕部几乎没有汇入上矢状窦的桥静脉;枕叶大部分经外侧枕底静脉和枕底下静脉汇入小脑幕(图2.3F)。沿着上矢状窦的静脉湖称为陷窝(图2.9),它主要收集脑膜静脉的血液,但也可收集一些皮层静脉的血液。大部分皮层静脉下行至陷窝,并直接汇入上矢状窦。

下矢状窦

下矢状窦位于大脑镰的两层硬膜内并位于胼胝体下缘。下矢状窦起于大脑镰前缘,向后汇入直窦(图2.10)。下矢状窦引流胼胝体和扣带回的血液。它的主要回流静脉是胼周前静脉。

直窦

直窦形成于 Galen 静脉与下矢状窦的汇合处。其起于胼胝体压部正后方,走行于小脑幕和大脑镰结合处的两层硬脑膜之间(图2.10)。直窦向后下方走行,汇入左侧横窦或窦汇,但偶尔汇入右侧横窦。深静脉引流系统通过直窦与来自上矢状窦的浅静脉引流系统相连。

蝶顶窦

蝶顶窦走行于脑膜中动脉前支的上方,在此处与脑膜静脉交通,并汇入上矢状窦。蝶顶窦走行于蝶骨小翼正后方的硬脑膜内,在此处它可向多个方向走行,可直接进入海绵窦的前部,或者可走行于颅中窝,然后进入海绵窦外侧部。蝶顶窦收集侧裂浅静脉

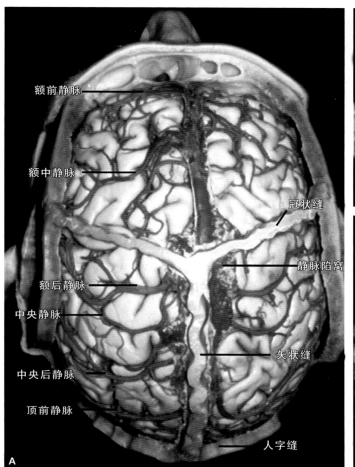

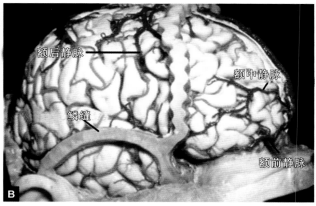

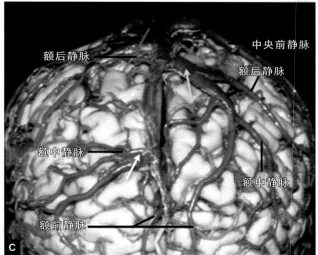

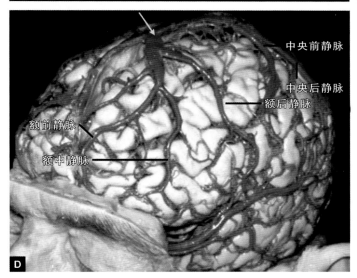

图 2.4 皮质静脉表面和与上矢状窦及外侧裂静脉相关的多面观。

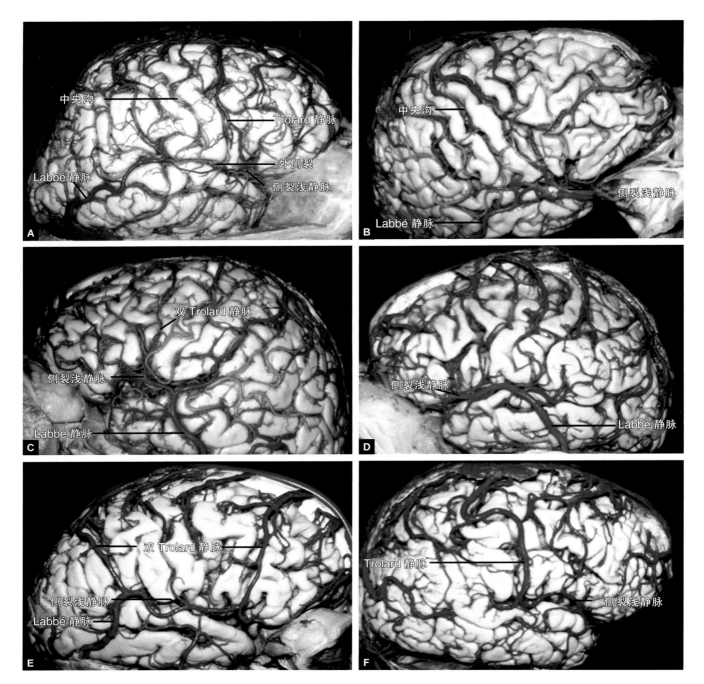

图 2.5 多个大脑半球侧面观,显示皮层静脉引流的变化。此处以重复的形式显示 Trolard 静脉。同时也显示 Labbé 静脉及其从外侧裂静脉走行至横窦的路线。

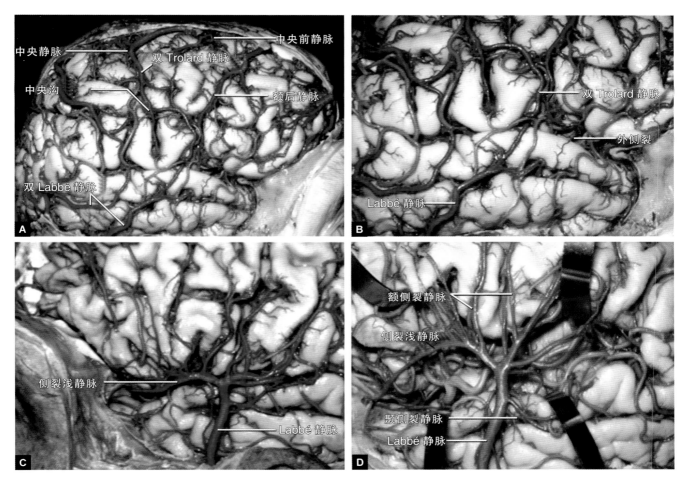

图 2.6 大脑外侧裂的侧面观与额叶和颞叶浅静脉引流至外侧裂静脉和 Labbé 静脉的侧面观。

的血液。

其他窦

海绵窦

海绵窦是一对位于蝶骨蝶鞍两侧的窦。这对窦经海绵间前窦、海绵间后窦和海绵间下窦相连。由于海绵窦连接颅内与颅外静脉,故其在病理过程中发挥重要作用。海绵窦可用一个盒状物表示,可朝各个方向与各个静脉结构或静脉系统交通(图 2.11)。海绵窦向后与斜坡后壁的基底窦交通。在海绵窦和基底窦的后上角处,岩上窦紧沿岩嵴向后外侧走行并汇入横窦和乙状窦的汇合处。在海绵窦和基底窦的后下角处,与岩下窦相连并向后下方走行,最终汇入乙状窦与颈静脉球的汇合处。两个海绵窦经海绵间前窦、海绵间后窦和海绵间下窦相互交通。这些交通处位于蝶鞍的硬脑膜与鞍隔硬脑膜之间。海绵窦前缘与眼眶的眼上静

脉、眼下静脉及蝶顶窦交通。海绵窦侧缘和下缘经卵圆孔和棘孔与翼腭窝的翼静脉丛交通。

海绵窦独特之处在于其内含有神经结构和血管结构。颈内动脉的海绵窦段及展神经在海绵窦腔内穿行。动眼神经、滑车神经以及三叉神经第一、第二分支均在海绵窦外侧壁的硬膜内走行。

岩上窦

岩上窦起于海绵窦后外侧,沿岩嵴向后走行至横窦和乙状窦的汇合处(图 2.12)。岩上窦前部与海绵窦相连,并在小脑幕外侧边缘上的岩嵴处向后外侧走行。岩上窦前半部覆盖 Meckel 腔和三叉神经。岩上窦向后走行,收集岩上静脉的血液并引流脑干外侧与前小脑的血液。岩上静脉通常在三叉神经根入口处的正外侧与岩上窦相连。岩上窦在小脑幕外侧缘和岩嵴处最终汇入横窦(图 2.13)。

侧面观可看到岩上窦自海绵窦后缘向后并稍微

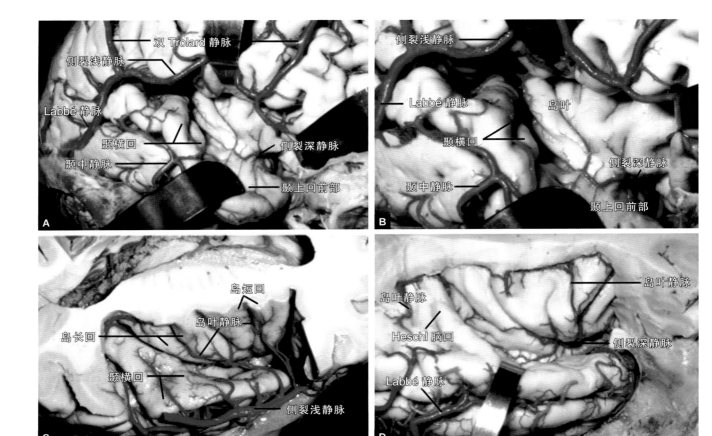

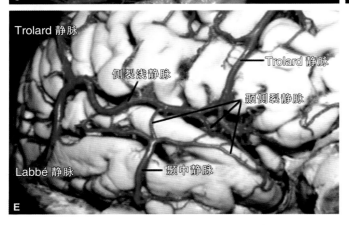

图 2.7 (A~D)大脑外侧裂侧面观。牵拉额叶和颞叶以暴露大脑外侧裂深部的岛叶。岛叶经岛叶静脉引流,岛叶静脉注入侧裂浅静脉和侧裂深静脉。(E)外侧裂浅静脉及上、下吻合静脉的侧面观。

向下走行至横窦和乙状窦的汇合处,在汇入乙状窦之前立即向下急转(图 2.12)。与乙状窦、横窦或海绵窦相比,其口径较小。前后面观上可见,岩上窦向外、向下走行至横窦与乙状窦的汇合处。

深静脉系统

深静脉引流侧脑室和第三脑室、基底节、内囊、丘脑和下丘脑、中脑及松果体区等重要结构的血液。深静脉为血管造影和内镜显微手术提供固定标志。

Rhoton 将深静脉分为两组:脑室组和脑池组。

脑室组

脑室系统静脉引流基底节、丘脑、内囊、胼胝体、透明隔、穹隆和深部白质等脑室周围结构的血液。这些静脉在汇入较大引流静脉前,走行于脑室内的室管膜下面。白质及周围结构的小髓静脉集中辐射至脑室,并注入侧脑室壁的内外侧室管膜下静脉,然后这些静脉注入中间帆和四叠体池的大脑内静脉。引流侧

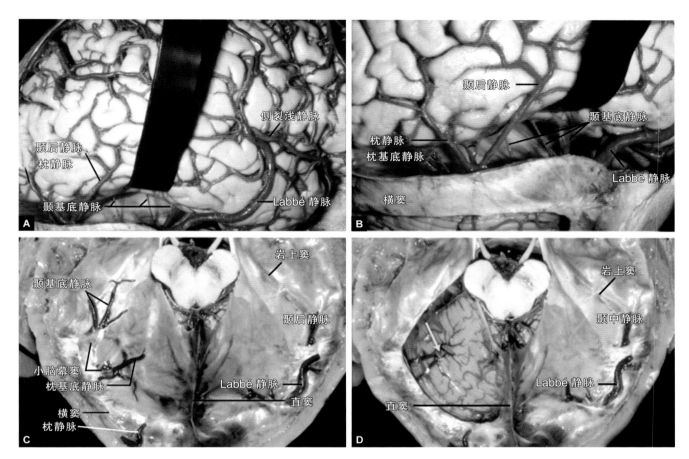

图 2.8　(A、B)颞后叶侧面观,Labbé 静脉从大脑外侧裂汇入横窦,同时可见到颞底静脉引流下部颞叶血液至横窦和天幕窦。(C、D)小脑幕上面观,横窦侧行,窦汇位于中线。可见颞底静脉末端分支汇入天幕窦,Labbé 静脉直接汇入横窦。

脑室颞角的静脉包括脚池和环池的基底静脉,引流侧脑室三角区的静脉包括大脑内静脉分支、基底静脉和Galen 静脉。除非病变过程中髓静脉继发性扩张,否则血管造影一般不能显示髓静脉。

内外侧室管膜下静脉可作为经脑室系统引导手术的固定标志。外侧室管膜下静脉是两组静脉中较大的一组(图 2.14 和图 2.15)。丘脑纹静脉是血管造影中最大和最常见的静脉,它由尾状核前静脉、丘纹上脉和脉络膜上静脉汇合后形成。尾状核前静脉走行于前角侧壁,于此处连接丘脑纹静脉,然后进入室间孔。前隔静脉沿前角上壁和内侧壁走行,然后注入近端大脑内静脉。丘脑纹静脉位于丘脑与纹状体之间的丘脑髓纹沟,并经室间孔走行,最终在紧贴第三脑室顶的中间帆与大脑内静脉伴行。丘脑纹静脉的弯曲处向后方和下方转弯而汇入大脑内静脉,此汇合处称为静脉角, 是在侧位脑血管造影时定位室间孔位置的标志。

丘脑纹静脉引流额后叶、顶前叶、内囊和尾状叶的血液。脉络膜上静脉随侧脑室脉络丛进入室间孔和大脑内静脉。脑室下静脉主要引流三角区和颞角的血液,它沿三角区前壁和下角走行,然后经下角脉络膜裂转向内侧并汇入基底静脉。

内侧室管膜下静脉由前隔静脉和房静脉组成。前隔静脉引流前内侧额叶,并沿透明隔后行,在室间孔汇合,并与丘脑纹静脉和脉络膜上静脉相连。房静脉分为内、外两部分,可引流侧脑室中庭、后角和下角的血液。内外侧房静脉注入四叠体池的大脑内静脉以及环池的 Rosenthal 基底静脉,从而一起形成 Galen 静脉(图 2.16)。

脑池组

静脉脑池组引流第三脑室区、中脑、大脑外侧裂内侧及其相关脑池。该组的脑池包括第三脑室交叉池

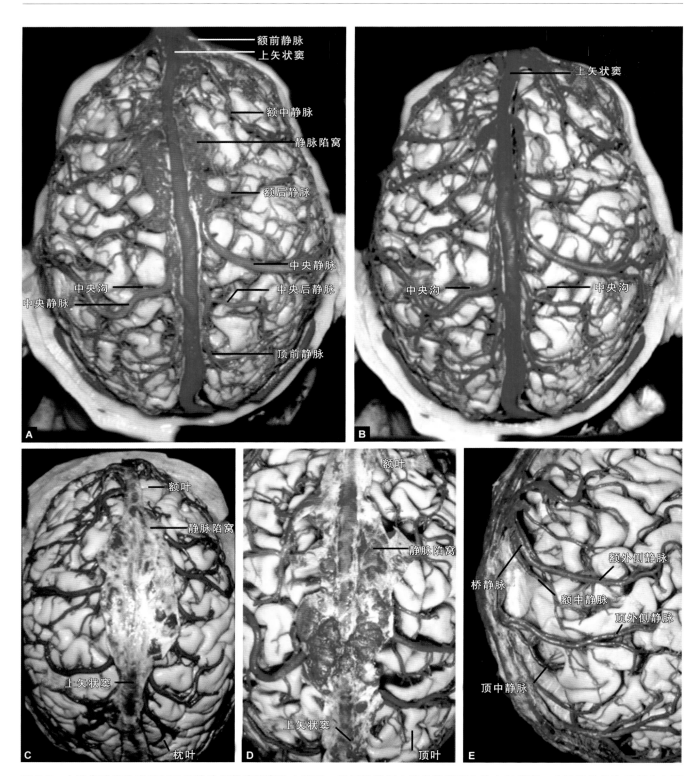

额前静脉
上矢状窦
额中静脉
静脉陷窝
额后静脉
中央静脉
中央沟
中央后静脉
中央静脉
顶前静脉

上矢状窦
中央沟
中央沟

额叶
静脉陷窝
上矢状窦
枕叶

额叶
静脉陷窝
上矢状窦
顶叶

桥静脉
额中静脉
额外侧静脉
顶外侧静脉
顶中静脉

图 2.9 大脑半球及浅表皮层引流静脉和静脉陷窝的上面观。皮层静脉汇入静脉陷窝下方的上矢状窦。皮层静脉的游离部分在硬膜下腔从皮层走行至上矢状窦。

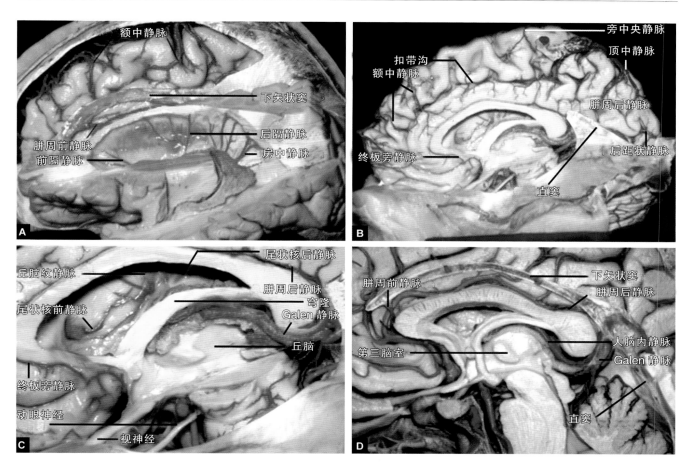

图 2.10　(A)移除大脑镰上部后大脑镰下部包含下矢状窦的外侧中线观,下矢状窦在扣带回相邻的胼胝体上方走行。(B)下矢状窦和小脑幕处的 Galen 静脉汇合进入直窦。(C)大脑内静脉汇入 Galen 静脉的近面观。(D)下矢状窦汇合 Galen 静脉的近面观。

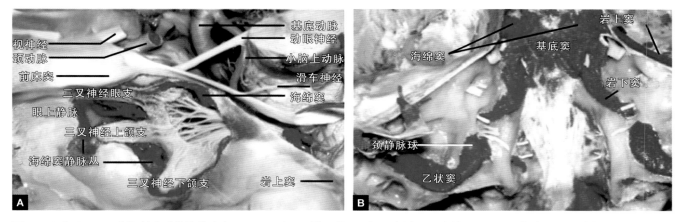

图 2.11A 和 B　(A)移除硬脑膜的海绵窦侧面观,显示三叉神经节、眼支、上颌支和下颌支,可见眼上静脉汇入海绵窦的下部,岩上窦与海绵窦的下后缘相连。(B)上面观,可观察到颅底及顶部的海绵窦,向后与基底窦延续。岩上窦位于岩嵴上方的硬脑膜缘,岩下窦位于岩嵴下方并汇入颈静脉球区。

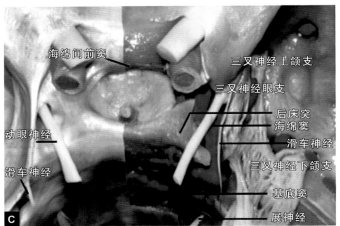

海绵间前窦
动眼神经
滑车神经
C
三叉神经上颌支
三叉神经眼支
后床突
海绵窦
滑车神经
三叉神经下颌支
基底窦
展神经

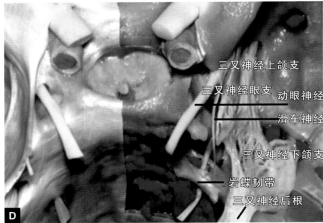

三叉神经上颌支
动眼神经
滑车神经
三叉神经下颌支
岩蝶韧带
三叉神经后根
D

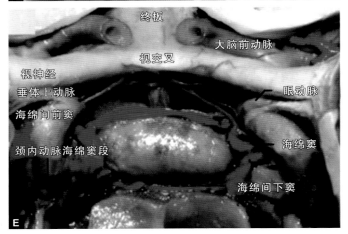

终板
大脑前动脉
视交叉
视神经
垂体上动脉
眼动脉
海绵间前窦
颈内动脉海绵窦段
海绵窦
海绵间下窦
E

图 2.11C~E （C、D）移除右侧硬脑膜的蝶鞍上面观，可见海绵窦通过海绵前间窦连接左右，基底窦沿斜坡向后方走行。（E）前面观，示蝶鞍旁的海绵窦经海绵间前窦和海绵间下窦连接左右。

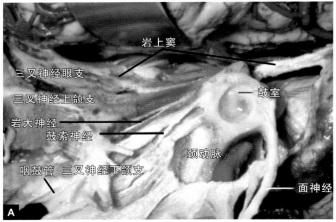

岩上窦
三叉神经眼支
三叉神经上颌支
岩大神经
鼓索神经
咽鼓管 三叉神经下颌支
A
鼓室
颈动脉
面神经

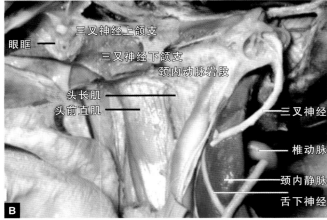

眼眶
三叉神经上颌支
三叉神经下颌支
颈内动脉岩段
头长肌
头前直肌
三叉神经
椎动脉
颈内静脉
舌下神经
B

图 2.12 颅底、乙状窦、颈静脉球侧面观，在上颈部的乳突和颈内静脉内。岩上窦位于硬脑膜瓣内，紧贴岩上嵴向后走行至横窦和乙状窦交汇处。（待续）

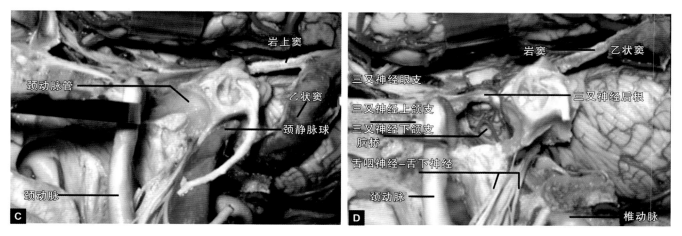

图 2.12(续)

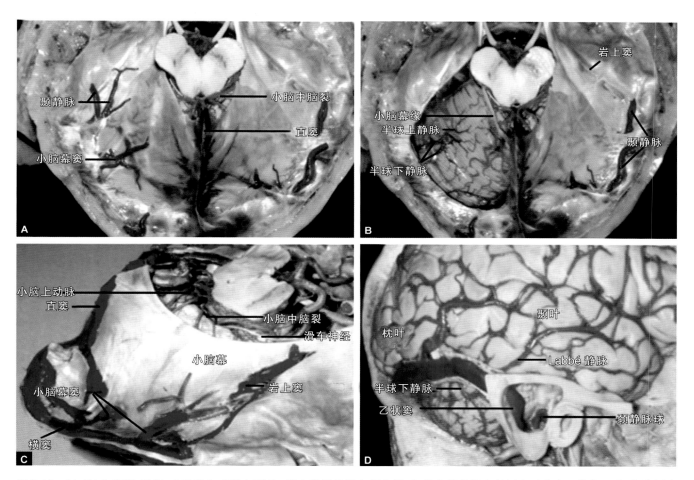

图 2.13　(A、B)小脑幕、横窦、小脑窦和直窦上面观。岩上窦沿岩嵴上部走行,与其末端的横窦相汇合而成为乙状窦。(C)移除硬脑膜外膜后的小脑幕侧面观,示直窦、小脑幕窦、横窦和岩上窦的静脉血液。(D)侧面观,显示横窦、乙状窦和颈静脉球的连接和走行情况。

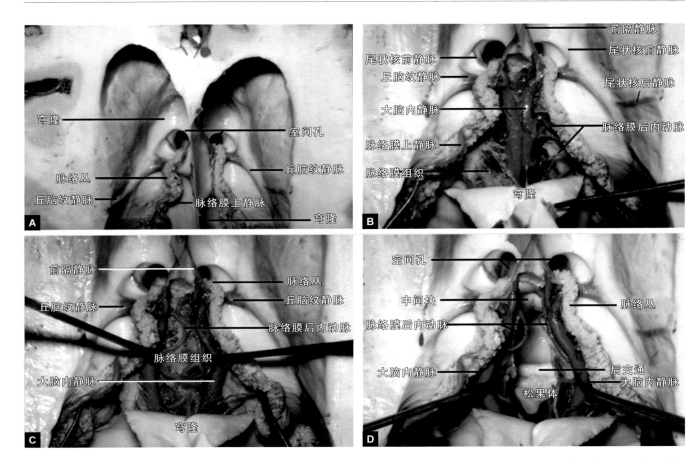

图 2.14　(A、E)双侧脑室前角上面观,显示主要的脑室内静脉系统。丘脑纹静脉在丘脑和尾状核之间走行,然后进入室间孔。脉络膜上静脉随脉络丛至室间孔。隔膜和尾状核的小静脉注入这些大静脉,在第三脑室形成大脑内静脉。(B~D)移除隔膜和上中间帆后,可在第三脑室见到大脑内静脉,可更好地理解它们与侧脑室静脉的交汇。(待续)

和中脑的脚间池、脚池、环池和四叠体池。四叠体池前部静脉引流结构注入中脑周围的 Rosenthal 基底静脉。四叠体池周围的静脉引流结构注入大脑内静脉、Galen 静脉和 Rosenthal 基底静脉。前穿质位于视交叉和视束连接处的外侧,Rosenthal 基底静脉起于前穿质下方。基底静脉起于眶额静脉、侧裂深静脉和钩回静脉的分支结合处。外侧裂的大脑中深静脉从外侧穿行到内侧,与作为 Rosenthal 基底静脉起点的大脑前静脉连接。基底静脉向后走行于中脑周围、颞叶内侧与在脚池和环池内的中脑之间,直到在四叠体池与 Galen 大静脉或大脑内静脉汇合 (图 2.17 和图 2.18)。这两条基底静脉只在 Galen 静脉处相互交通,因此手术结扎基底静脉具有非常大的风险。

静脉结构的大规模汇合处出现在四叠体池内的切迹区后部。大脑内静脉和基底静脉在中线汇合成 Galen 静脉(图 2.19)。距状沟的前距状静脉从枕叶由后、向前走行,并与基底静脉近端相连,此连接处恰好

是这些静脉连接 Galen 静脉的终点。最后进入并汇合在四叠体池的大静脉是来自于后颅窝的蚓上静脉和小脑中脑裂静脉。

后颅窝与窦

窦

横窦与小脑幕窦

横窦起自窦汇,与上矢状窦和直窦相连,横窦接受下矢状窦与 Galen 静脉的血液以及小枕窦的少量血液。大多数情况下,右侧横窦较明显,与上矢状窦相连;左侧横窦较小,与直窦相连。因此,右侧横窦和右颈内静脉主要收集上矢状窦和皮层的血液,而左侧横窦和左颈静脉大部分收集直窦以及引流深部中枢神经结构的大脑内静脉和基底静脉的血液。在一项对

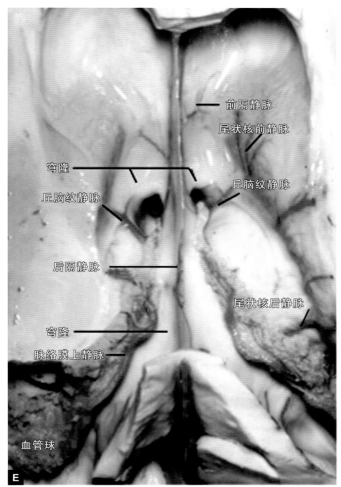

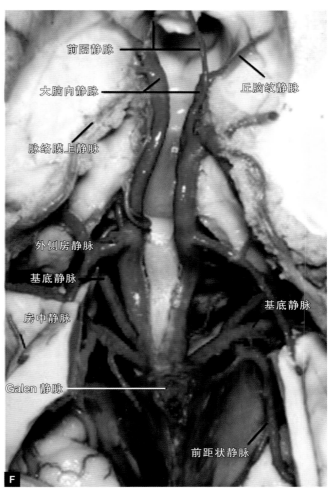

图 2.14(续) (F)整个第三脑室和大脑内静脉进入四叠体池内与脑池静脉汇合成 Galen 静脉图。

189 例行血管造影的患者回顾性调查中，右侧横窦呈优势的情况占 41%，而两侧横窦呈均衡和左侧横窦呈优势的情况分别占 38% 和 19%[3]。

横窦从窦汇横向走行，并经小脑幕后侧缘沿枕骨小沟走行，然后向前转至颞骨岩部。在岩嵴正后方，横窦离开小脑幕附着处，接受岩上窦血液，最后止于乙状窦（图 2.20）。横窦通常直接或间接在小脑幕窦汇合处接受外侧颞叶和枕叶皮层静脉的属支血液（图 2.21）。Labbé 静脉通常用这种方式汇入横窦。位于星点下半部下方的乙状窦是识别人字缝、顶乳突缝和枕乳突缝三者交汇处的骨性标志，且横窦通常终止于此处。

在前、后面观和侧面观中，横窦从窦汇转向侧面时首先会取下行路径，然后大部分会沿小脑幕缘水平走行，最后在接近岩嵴时开始下行，最终汇合于乙状窦。

枕窦与边缘窦

枕窦和边缘窦以儿童较为多见。枕窦是硬脑膜静脉小通路，起于窦汇中线，向下走行于小脑镰缘内。枕窦可根据下行路径分为两个边缘窦，边缘窦包绕枕骨大孔的各边。各边缘窦向前与颈静脉球和颈内静脉相连。此外，各边缘窦与椎内、椎外静脉丛有吻合，故其可作为儿童在直立姿势时主要的静脉出路。

前、后面观可见，枕窦从中线汇合处向下走行，然后分成两个边缘窦，两个边缘窦侧向偏离并稍向下至颈静脉球。侧面观可见，枕窦从汇合处向下前方走行，然后边缘窦稍向上前方走行至颈静脉球。

乙状窦

乙状窦是横窦连接岩上窦之后的横窦前部延续。

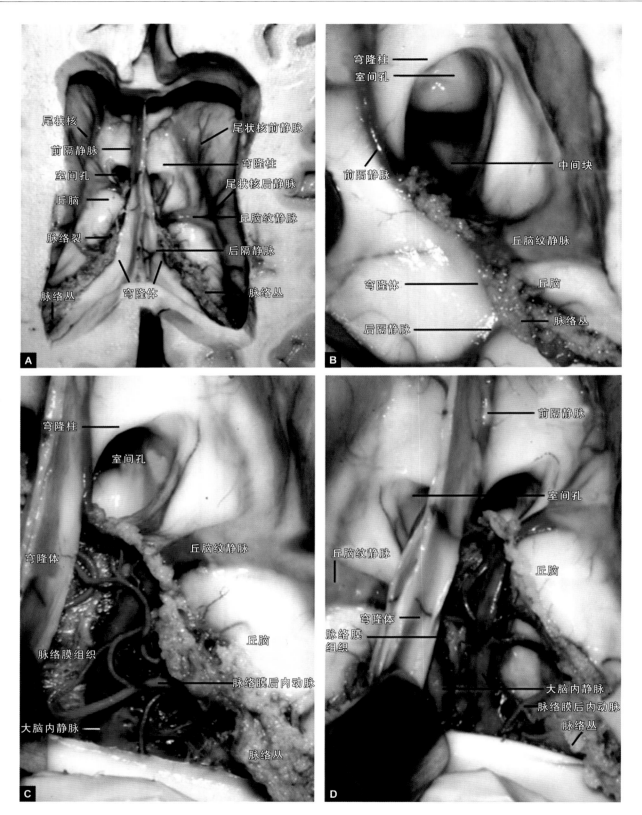

图 2.15 (A、B)侧脑室双侧前角及汇合于室间孔的脑室静脉组的上面观。(C、D)侧脑室经脉络裂入路进入第三脑室的近面观,显示第三脑室顶的大脑内静脉。

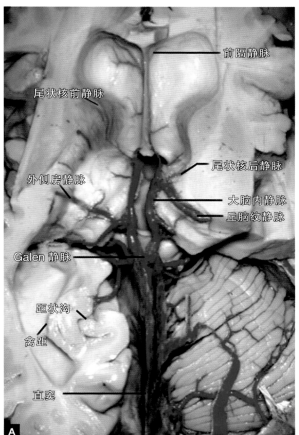

前隔静脉

尾状核前静脉

尾状核后静脉

外侧房静脉

大脑内静脉

丘脑纹静脉

Galen 静脉

距状沟

禽距

直窦

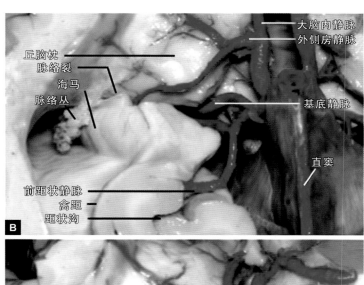

丘脑枕

脉络裂

海马

脉络丛

前距状静脉

禽距

距状沟

大脑内静脉

外侧房静脉

基底静脉

直窦

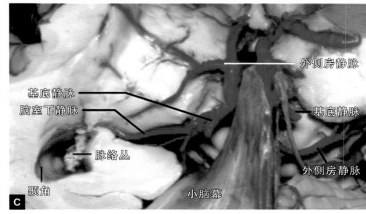

基底静脉

脑室下静脉

脉络丛

颞角

外侧房静脉

基底静脉

外侧房静脉

小脑幕

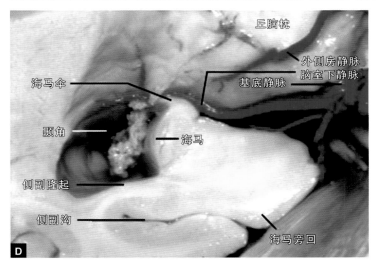

海马伞

颞角

侧副隆起

侧副沟

丘脑枕

外侧房静脉

脑室下静脉

基底静脉

海马

海马旁回

图 2.16 （A、B）侧脑室和第三脑室的静脉上面观，可见这些静脉在四叠体池内与外侧房静脉、距状静脉和 Rosenthal 基底静脉汇合成 Galen 静脉。（C、D）侧脑室中庭和颞角后部及其静脉引流情况的近面观。

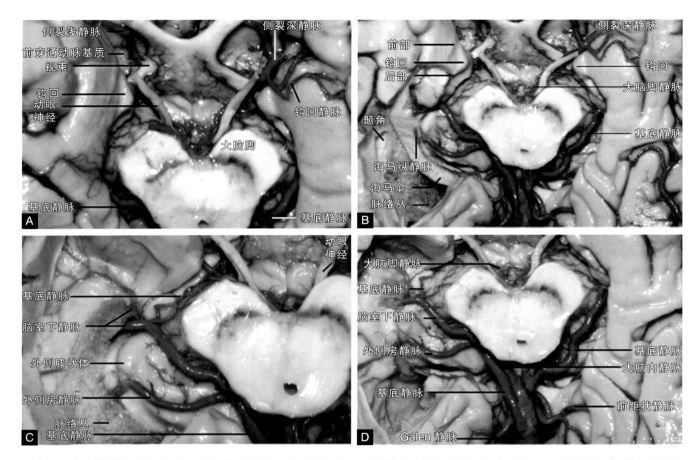

图 2.17　中脑层面的脑底下面观。侧裂深静脉形成脑池静脉组,脑室下静脉在脚池和环池中注入 Rosenthal 基底静脉,终止于四叠体池内的 Galen 静脉。

这条大静脉向下急转,并经颞骨内一个称为乙状沟的凹陷稍向内侧走行。乙状窦穿过枕乳突缝后止于颈静脉球,乙状窦在此连接小岩下窦,在颅骨处汇合成颈内静脉。在乙状窦和颈静脉球的汇合处有一个上突,上突向前延展至内耳结构。这样使乙状窦、颈静脉球和颈内静脉呈"乙"状(或"S"形)(图 2.12 和图 2.13)。

　　侧面观清楚可见具有这些结构的乙状窦。由水平的横窦过渡到较垂直下行的乙状窦可作为星点位置的标志。垂直段然后向前先转为较短的水平段,再与颈静脉球汇合,此处可见其在球的上方稍微向上。前后面观无法观察到乙状窦的"S"形特征。反而,随着乙状窦向内侧下行至颈静脉球,可观察到一个由垂直走向近乎水平的圆滑弯曲。

　　乙状窦自小脑和脑干结构外侧下行,并向前走行至耳蜗和半规管。手术时暴露并向前松动乙状窦(乙状窦前入路),可由脑干前外侧的结构制造出一条廊道,当绕过内耳结构时就可进入廊道了。穿过乙状窦后侧的廊道(乙状窦后入路)可进入小脑及桥小脑角(CPA)结构。

颈静脉球

　　颈静脉孔周围的区域是一条重要神经及静脉结构出颅的主要通路。同样的,颈静脉孔有着重要的神经血管解剖关系。颈静脉孔从前向后可分为 3 个解剖间室:岩静脉间室、颈内静脉间室或神经间室以及乙状窦间室。岩静脉间室形成一个小汇合处,可接受来自椎静脉丛的静脉属支、舌下神经管、岩下窦和一根沿岩斜裂走行的静脉的血液。乙状窦间室包含乙状窦。颈静脉内间室或神经间室位于这前两个间室之间,含有第IX~XI颅神经。岩静脉间室和乙状窦间室由

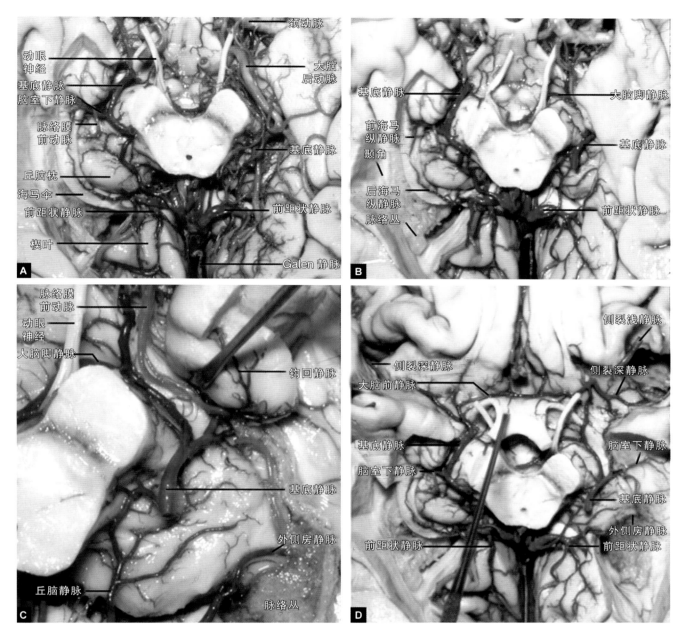

图 2.18　中脑层脑底下面观示脑池静脉组。近面观示形成 Rosenthal 基底静脉的多条小静脉, Rosenthal 基底静脉止于 Galen 静脉。

一条静脉小管道桥接。颈静脉孔处的静脉结构共同形成颈静脉球。颈静脉球形态似球形, 可像气球般向内耳结构上方鼓起, 由此得名(图 2.13)。因此, 颈静脉球的前端和后端分别经岩下窦和岩上窦与海绵窦相连, 且颈静脉球也与乙状窦相连。颈静脉球经海绵窦和直窦接受中枢神经结构的血液, 经上矢状窦和横窦接受

皮层引流静脉血液。颈静脉球的下方与颈内静脉延续, 可作为静脉进出颅腔的主要通路。

从侧面观, 颈静脉球被视为乙状窦水平转向时与岩下窦和垂直向颈内静脉的交汇处, 此交汇处上方通常呈球形。从前、后面观言, 颈静脉球则被视为乙状窦向下内侧弯曲时与垂直向颈内静脉的交汇处。在儿童

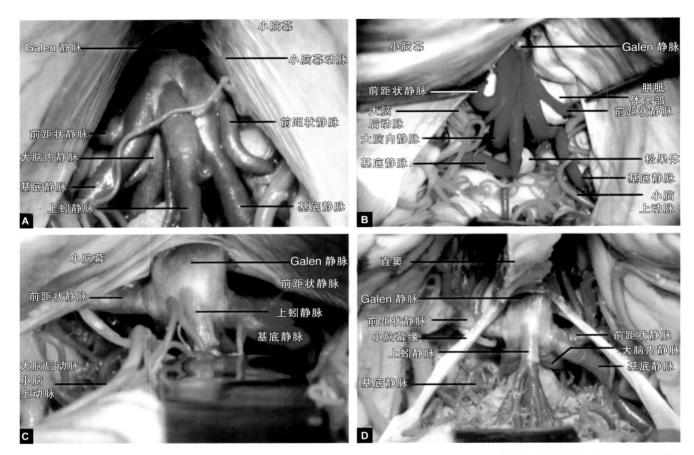

图 2.19 经幕下小脑上入路的 Galen 静脉汇中线观。蚓上静脉由小脑下方发出，与注入 Galen 静脉的其他静脉汇合。Galen 静脉注入小脑幕中线上部的直窦。

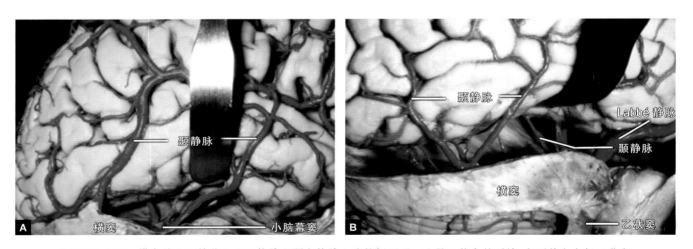

图 2.20A 和 B 横窦从上面接收 Labbé 静脉和颞底静脉血液的侧面观。这是乙状窦的延续，向下前方走行于乳突。

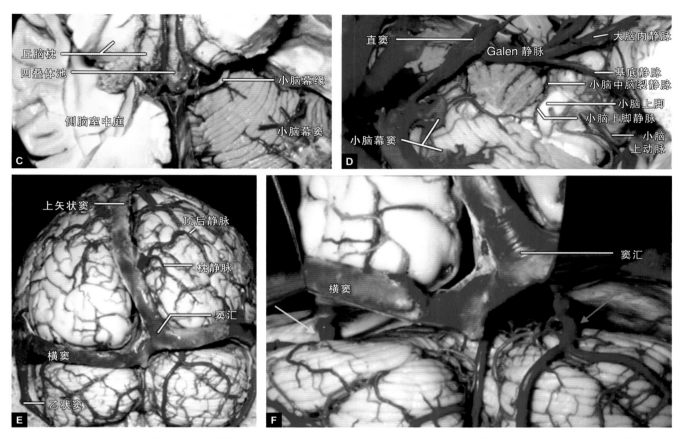

图 2.20C~F (C)移除小脑幕的上面观,可见大脑半球上方的小脑幕窦注入横窦。(D)移除硬脑膜的侧面观,示 Galen 静脉和直窦汇合成横窦,且小脑幕窦注入横窦。(E、F)上矢状窦、窦汇和双侧横窦的后面观。

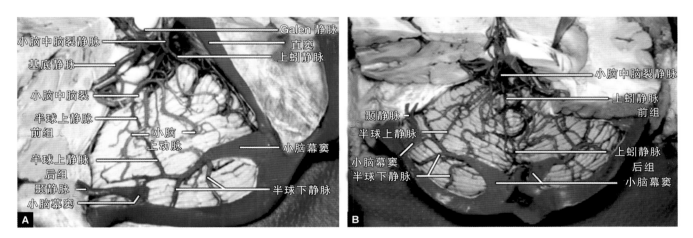

图 2.21A 和 B 摘除小脑幕左半部和硬脑膜的小脑幕区上面观。此处内外侧小脑幕窦以及其与横窦的相连处清晰可见。

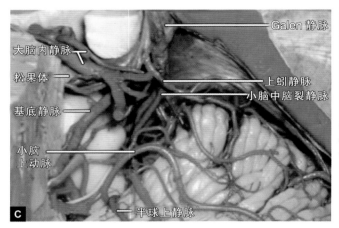
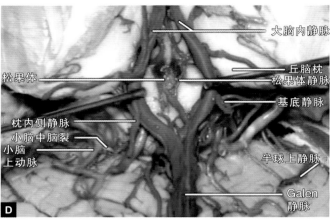

图 2.21C 和 D 四叠体池的 Galen 静脉系统及其于幕上、幕下静脉连接处的近面观。

中,当枕窦从窦汇向下内侧走行时,枕窦可能会在颈静脉球处交汇。

后颅窝静脉

后颅窝静脉是一组对引流小脑和脑干极其重要的小静脉。后颅窝静脉引流可分为浅静脉、深静脉、脑干静脉和桥静脉。

浅静脉

浅静脉引流小脑半球的血液,根据其所引流的小脑表面部位可分为小脑幕面、岩面和枕下面。小脑幕面由蚓上静脉引流,蚓上静脉位于中线,其旁边是位于更外侧的半球上静脉。岩面由半球前静脉引流。枕下面由居于中线的蚓下静脉和外侧的半球下静脉引流。蚓上静脉注入前方的 Galen 静脉和后方的窦汇(图 2.22)。小脑中脑裂静脉是一条向蚓上静脉供血的主要分支。半球上静脉前支注入蚓上静脉和小脑中脑裂静脉(图 2.23)。半球上静脉后支形成多组桥静脉,直接注入窦汇、横窦、小脑幕窦或岩上窦。枕下面由居中的蚓下静脉和位于外侧的半球下静脉引流,这些静脉还汇合形成桥静脉注入小脑幕窦和横窦。岩面朝向桥小脑角和小脑延髓角。岩面由半球前静脉引流,位于岩面嘴侧的小静脉形成小脑脑桥裂静脉,位于尾侧的小静脉形成小脑延髓裂静脉,它们均注入岩上窦。

深静脉与脑干静脉

深静脉和脑干静脉均是难见于血管造影中的小

吻合静脉。它们均沿小脑、脑干和第四脑室之间的脑裂走行。虽然已命名的分支众多,但本章不做详细介绍(图 2.24 和图 2.25)。

桥静脉

注入岩窦的桥静脉是后颅窝手术中最大且最常需要处理的静脉。岩上静脉可是一条单一的大静脉,或者是一束穿行三叉神经根入脑区并进入小脑幕和岩上窦的小静脉(图 2.26)。岩下静脉也可能是一条较大的静脉,或者是一束穿行于第Ⅸ~Ⅹ颅神经之间区域并注入岩下窦的小静脉(图 2.27)。如果必须牺牲一些静脉以确保另一条静脉,那么这条岩上或岩下静脉主干则必须格外小心保留。当牵拉小脑半球时还可能会撕破这些静脉,应注意防止其损伤。

血管造影

上述众多的命名静脉结构均可见于脑血管造影。某些较小的结构仅见于继发性病理扩张。静脉结构的影像必须在注射造影剂后,设定时间以对适当的静脉期显影。某些静脉结构无法从标准的前、后面观和侧面观较好地观察,在血管造影过程中稍微改变成像角度可更好地对这些静脉结构显影。以下是一些正常脑血管造影片,从不同角度显示主要的静脉结构(图 2.28 至图 2.33)。由于某些正常静脉解剖结构可能更难见于标准血管造影片,所以笔者已列出 3 张异常脑血管造影片以更好地对这些结构显影(图 2.34 至图 2.36)。

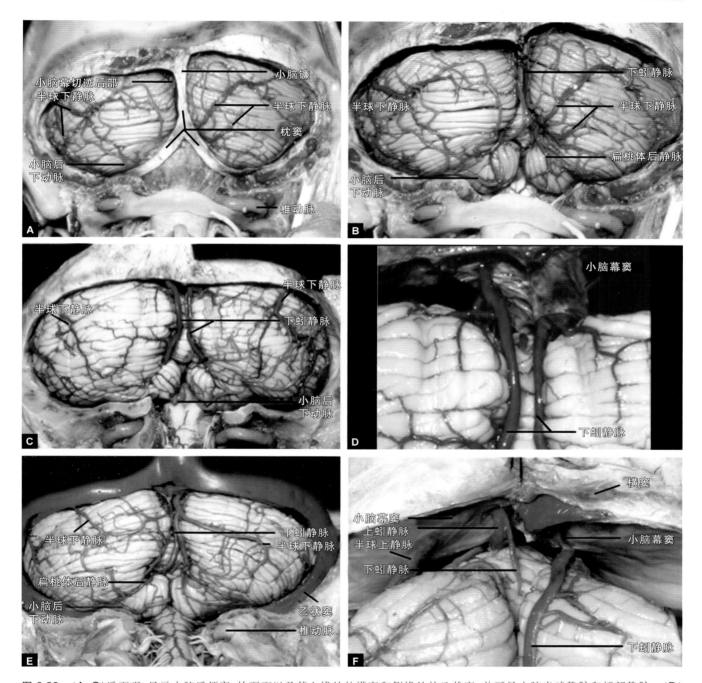

图 2.22 (A~C)后面观,显示小脑后颅窝、枕下面以及其上缘处的横窦和侧缘处的乙状窦,并可见小脑半球静脉和蚓部静脉。(D)近面观,显示从下方进入小脑幕窦的蚓部静脉。(E)硬脑膜已被移除,再次观察到半球静脉和蚓部静脉进入小脑幕窦。(F)幕下面的近面观,显示半球上静脉从中线侧向进入小脑幕面,蚓部静脉更深入内侧。

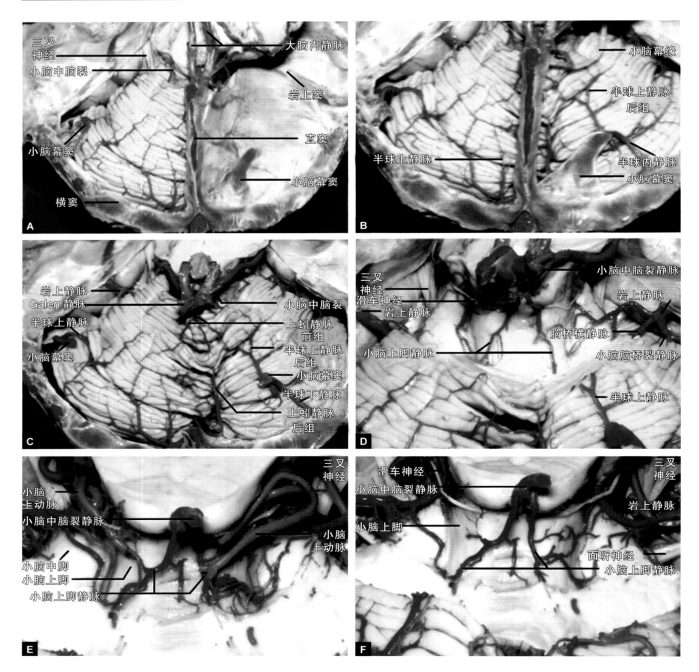

图 2.23 （A~D）小脑的小脑幕面上面观，可见半球上静脉和上蚓静脉于小脑前缘处汇合。(E、F)小脑枕下面前部及小脑中脑裂静脉的上面近面观。

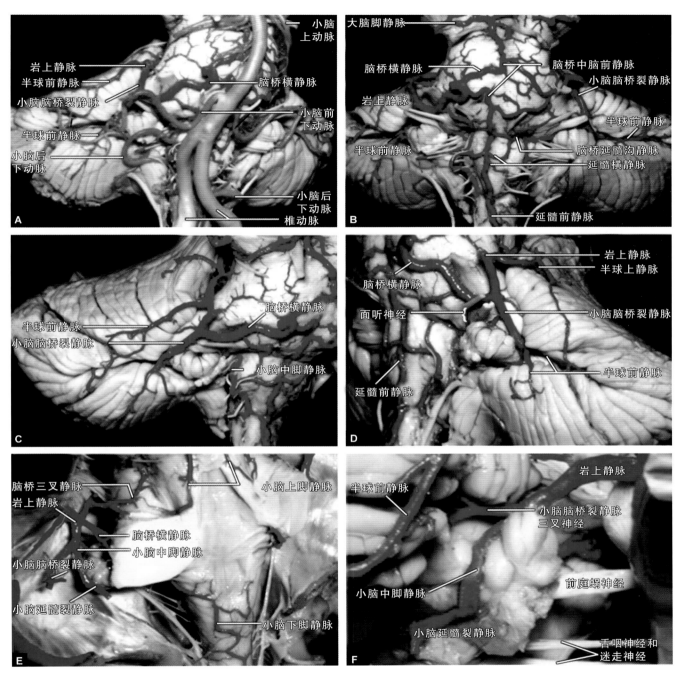

图 2.24　（A~D）脑干和小脑岩面的前面观。较大的静脉已被标记。虽然所有静脉的走行路径可变，但是较大静脉的位置较固定。(E、F)脑桥中脑池和小脑延髓池及其吻合静脉的近面观。这些静脉通过小脑幕面相连，窦则通过架在脑干与静脉窦之间间隙的桥静脉相连。

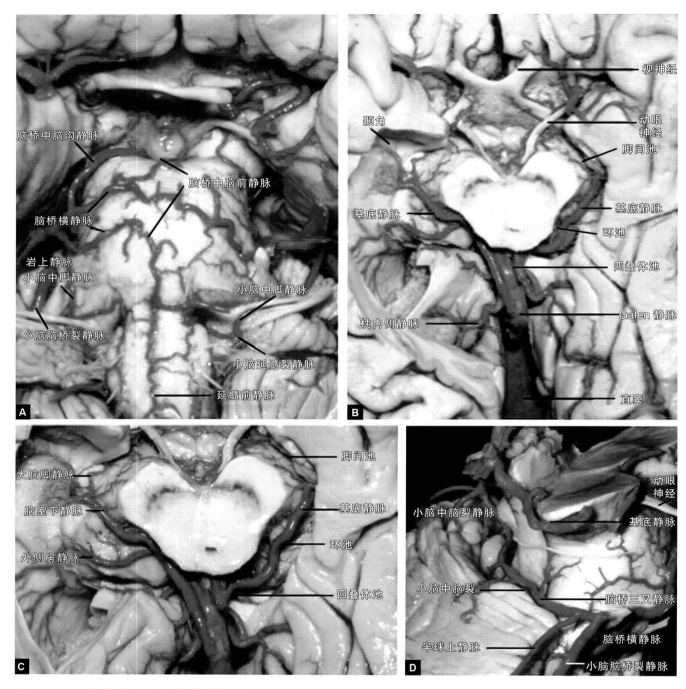

图 2.25 (A)脑干与小脑及脑干深静脉相关的主要脑干裂隙的前面观。(B、C)中脑及周围脑池和中脑静脉的内面观。(D)中脑、脑桥及邻近小脑和主要脑裂引流静脉的侧面观。

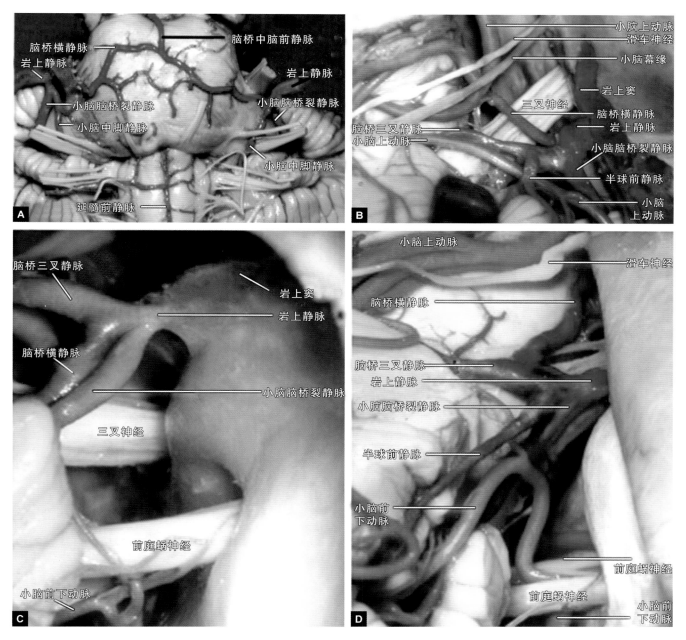

图 2.26 (A)脑桥延髓面及其与脑干深静脉和岩上桥静脉相连的前面观。(B~F)近面观,示三叉神经池及覆盖在三叉神经上面的桥静脉汇合成岩上桥静脉,然后进入硬脑膜内的岩上窦。(待续)

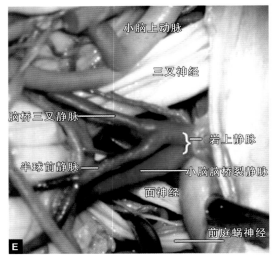

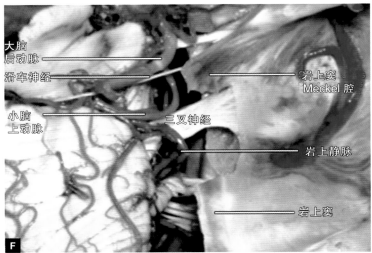

图 2.26(续)

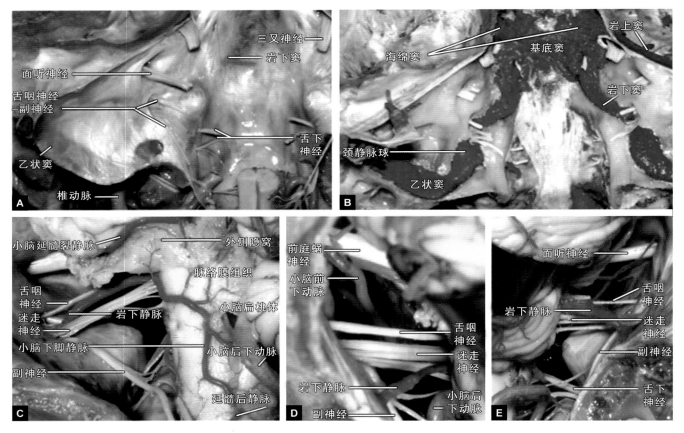

图 2.27　(A)硬脑膜完整的颅底上面观。(B)移除硬脑膜示颅底硬脑膜静脉窦。(C~E)脑桥延髓池和后组颅神经的近面观,显示下桥静脉、岩下静脉及与其伴行的舌咽神经、迷走神经进入颈静脉孔和颈静脉球以及颈内静脉球连接处。

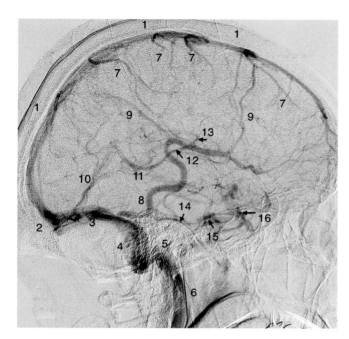

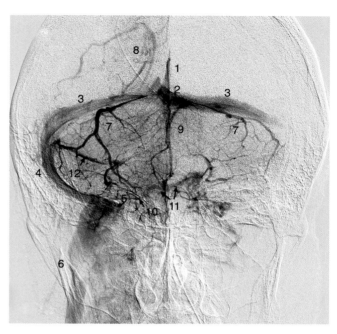

图 2.28　正常侧位脑血管造影的静脉晚期像。1.上矢状窦;2.窦汇;3.横窦;4.乙状窦;5. 颈静脉球;6.颈内静脉;7.皮层浅静脉;8.Labbé 静脉;9.双 Trolard 静脉;10.直窦;11. Galen 静脉;12.大脑内静脉;13.静脉角;14.岩上窦;15.海绵间后窦;16.海绵间前窦。

图 2.29　后颅窝正常前后位血管造影的静脉期像。1.直窦;2.窦汇;3.横窦;4.乙状窦;5. 颈静脉球;6. 颈内静脉;7.小脑半球静脉;8.枕静脉和枕底静脉;9.蚓下静脉;10.岩下窦;11.海绵窦;12.岩上窦。

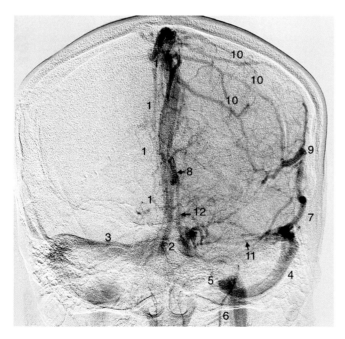

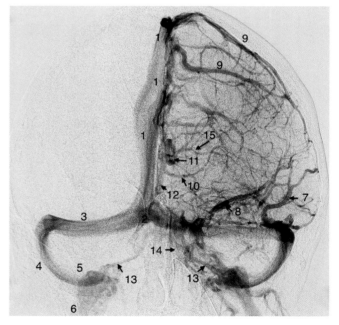

图 2.30　正常前后位血管造影的静脉晚期像。1.上矢状窦;2.窦汇;3.横窦;4.乙状窦;5.颈静脉球;6.颈内静脉;7.Labbé 静脉;8.大脑内静脉;9.外侧裂浅静脉;10.皮层浅静脉;11.岩上窦;12.直窦。

图 2.31　幕上和幕下的正常前后位血管造影的静脉像。1.上矢状窦;2.窦汇;3.横窦;4.乙状窦;5.颈静脉球;6.颈内静脉;7.Labbé 静脉;8.枕底静脉;9.皮层浅静脉;10.Rosenthal 基底静脉;11.大脑内静脉;12.直窦;13.岩下窦;14.海绵窦;15.丘脑纹静脉。

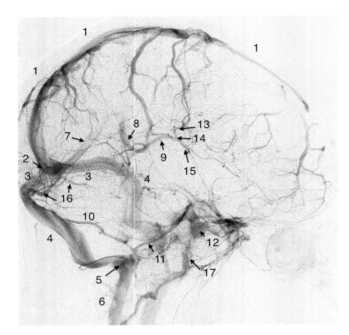

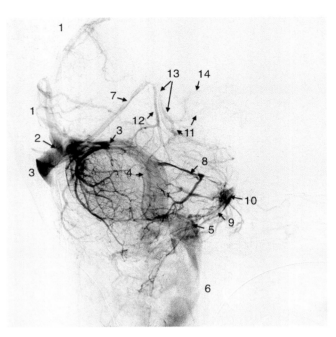

图 2.32   幕上和幕下的正常右侧斜位血管造影的静脉期像。1.上矢状窦；2.窦汇；3.横窦；4.乙状窦；5.颈静脉球；6.颈内静脉；7.直窦；8.Galen 静脉；9.大脑内静脉；10.岩上窦；11.岩下窦；12.海绵窦；13.丘脑纹静脉；14.静脉角；15.隔前静脉；16.小脑半球上静脉；17. 基底静脉窦。

图 2.33   后颅窝的正常右侧斜位血管造影的静脉期像。1.上矢状窦；2.窦汇；3.横窦；4.乙状窦；5. 颈静脉球；6.颈内静脉；7.直窦；8.岩上窦；9.岩下窦；10.海绵窦；11.Rosenthal 基底静脉；12.前距状静脉；13.Galen 静脉；14.大脑内静脉。

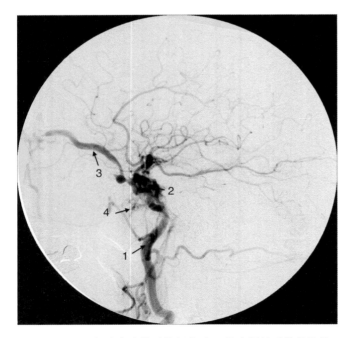

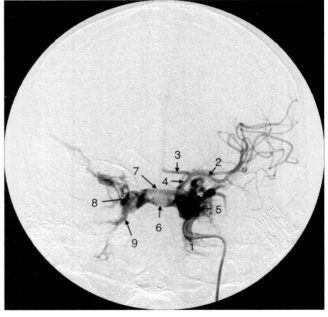

图 2.34   经颈内动脉造影后的侧位脑血管造影的动脉早期像，显示海绵窦充盈，存在颈动脉海绵窦瘘（CCF）伴眼上静脉（SOV）扩张。1. 颈内动脉颈段；2.海绵窦；3. 眼上静脉；4. 翼腭静脉丛。

图 2.35   前后位脑血管造影的动脉早期像，显示同侧海绵窦充盈并通过海绵间窦充盈对侧海绵窦。1.颈内动脉岩段；2.大脑中动脉 M1 段；3.大脑前动脉 A1 段；4.颈内动脉远端的末段；5.同侧海绵窦；6.海绵间下窦；7.海绵间前窦；8.对侧海绵窦；9.岩下窦。

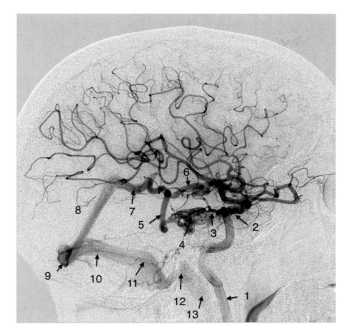

图 2.36　经颈内动脉造影后的侧位血管造影的动脉中期像，显示大脑深静脉和直窦充盈，存在硬脑膜动静脉瘘（dAVF）以小脑幕动脉（Bernasconi-Cassinari 动脉）供血为主。1.颈内动脉；2.海绵窦段颈内动脉；3.扩张的 Bernasconi-Cassinari 动脉；4.硬脑膜动静脉瘘病灶；5.Rosenthal 基底静脉扩张；6.大脑内静脉；7.Galen 静脉；8.直窦；9.窦汇；10.横窦；11.乙状窦；12.颈静脉球；13.颈内静脉。

小结

　　大脑、小脑和脑干的静脉是既重要又富有变化的结构，必须以最谨慎的态度处理。切实了解脑静脉解剖结构可使施术者通过显微方法和血管内治疗方法安全地驾驭大脑并处理异常的静脉解剖结构。如果可能的话，应保留大脑及脑干的静脉，因为牺牲它们可能会导致意想不到或灾难性的后果。

（范柯夏　匡永勤　顾建文　译）

参考文献

1. Borden N. 3D Angiographic Atlas of Neurovascular Anatomy and Pathology. New York: Cambridge University Press; 2007.
2. Rhoton A. Cranial Anatomy and Surgical Approaches. Schaumburg, Illinois: Lippincott, Williams and Wilkins; 2003.
3. Durgun B, Ilglt ET, Cizmeli MO, et al. Evaluation by angiography of the lateral dominance of the drainage of the dural venous sinuses. Surg Radiol Anat. 1993;15:125-30.

第3章 显微外科手术器械概述

Asterios Tsimpas,Jacques J Morcos

引言

1922 年瑞典 Carl Nylen 和 Gunnar Holmgren 公司发明的第一台双目手术显微镜堪称现代医学的里程碑之一,神经外科、耳鼻喉科、眼科、整形外科等[1]显微手术相关学科的发展由此逐渐进入了全新的时期。随着科技的发展,Zeiss 公司于 1953 年制造了第一台商用手术显微镜(OPMI-1)应用于中耳手术。1957 年 Theodore Kurze 将手术显微镜引入神经外科。由于在手术视野照明和放大等方面的优势,手术显微镜很快被全球的神经外科医师所接受,它不仅提高了传统神经外科疾病的手术治疗效果,而且还极大拓展了神经外科所能涉及的疾病谱。

手术显微镜的广泛应用又催生了多种精细的手术器械的发展和改良。本章简要介绍目前应用在神经外科的显微手术器械,重点探讨血管显微外科的器械的原理及应用技巧。

手术显微镜

手术显微镜的引入开创了神经外科新的纪元,它不但扩展了神经外科的治疗范围,改善了患者的预后,更使神经外科诸多亚专业开始发展,如血管神经外科、颅底神经外科等。

手术显微镜的基本功能有两个:放大手术视野和照明。通过调整手上或脚上的控件,手术视野可被放大 40 多倍。大多数显微镜需手动调焦,但有些新型显微镜已具备自动聚焦功能。视野放大使切口更小,避免了损伤细小的结构,并能更彻底地止血,尤其是在狭小的空间操作时,同时手术时间也大大缩短,减小了麻醉的风险。内置的卤素光源或氙光源提供了更好的照明,这些光线甚至强到了能造成组织热损伤的地步,因此没必要把光照亮度开到最大,新型的显微镜可在显微镜移动过程中自动调节光照强度。

手术显微镜有多个关节,可 180°转动,能适应坐位、仰卧位和俯卧位的手术。通常有三套目镜,其中有一套可自由装卸,可放在主镜的左或右侧,主要用于颅脑的手术。在应用显微镜操作前需调整好平衡和各目镜。大多数新型显微镜有自动平衡功能,只需按动按钮即可调好平衡,甚至还能在术中调试新的平衡。

绝大多数显微镜底部安有轮子,可推到多个房间使用。此外,还有一种安置在天花板上的显微镜,这种显微镜可节约手术室的地面空间,其缺点也显而易见,造价昂贵且不能在其他房间使用。

最新的显微镜配有摄像镜头,能够捕捉高清照片或摄制高清手术录像。这些图像可存在显微镜内置硬盘或拷贝到其他地方,还可刻录 DVD 或蓝光光碟。

现代科技已将显微镜打造得更加多元。操作显微镜可类似于操作机舱,只要按下一个按钮,患者信息和影像资料立即可在术中呈现,更高精度的术中导航信息可整合到视野中。通过口服或静脉染色剂可使肿瘤或血管在显微镜下更为准确地显现[2]。

吲哚菁绿(ICG)技术代表了最新的血流显像技术,尽管某些情况下 DSA 仍是最终诊疗手段,但 ICG 已经逐步取代了许多常规术中血管显像技术。ICG 摄像成像能将许多亚毫米级的血管显现,这一点在动脉瘤手术中尤为重要,因为这可使术者发现某些未完全夹闭的动脉瘤或者被闭塞的小血管[3,4]。当然该技术的主要缺点是仅能显现术野中暴露的血管,不能评估

"远隔部位"的血管。随着软件的不断升级,将来能通过 ICG 进行血流动力学的分析,如血流流向、灌注顺序等,就像彩色多普勒一样。

患者口服 5-氨基乙酰丙酸后,通过特殊的蓝光照明能够使肿瘤的边缘在显微镜下显像[5-7]。这在恶性肿瘤如多形性胶质母细胞瘤的手术中帮助很大,这种荧光显像辅助手术在欧洲某些国家已经可开展。在美国该技术仍在 FDA 的认证过程中。

与传统手术方式相比,显微镜显然为术者提供了更好的手术视界,但由于其造价昂贵、机动性差,人们一直在探索更为便携的显微手术系统。近日有一种头戴式的显微镜已投入市场,该装置既具有显微镜的视野放大和照明优点,又便于携带,已在某些神经外科中心应用,然而更多的神经外科医生仍在对其应用前景不断观望。

在我们看来,手术显微镜的一个关键部分是口含控件(图 3.1)。术者可通过嘴唇或牙齿操作这个简单的电磁设备。通过轻轻咬合该控件可使显微镜关节松动,并在 X、Y、Z 轴自由移动,但不能转动。这种操作可使术者身体和显微镜同步移动而不至于丢失焦点手术区。让我们觉得惊讶的是,为什么这个装置并没有广泛普及。

手术座椅

许多神经外科手术耗时较长。即使最有经验的神经外科医师也难免在术中感到精疲力竭。任何能缓解疲劳的措施都有助于术者更好地发挥,因此一个舒适的座椅非常必要。除了支撑腰臀,对手臂的支持也不容忽视,座椅扶手的高度和弧度应使肩关节和肘关节充分放松(图 3.2)。对每个人来说,肘的放置都有一个"舒适点",放置太高会使肩部耸起挤压颈部,太低则会使操作时需分散力量来提拉手臂自身重量,找到这个能使手臂远、近关节均匀着力的点可将手臂的疲劳降至最低。舒适操作的最终要义是使术者仅以手指及腕关节用力,手臂处于放松状态,这样可有效提高手术操作精度,减少手的抖动。这些想法其实都可通过前面提到的口含控件实现(图 3.3)。

手术器械的机械原理

涉及显微器械的设计和制造的高深的力学原理和人体工学原理都不是本书能够展现的。这里只想讨论一些简单的机械原理,希望能够帮助外科医生更了解手上的工具并能更好地发挥它们的效用,本章的科学原理仅限于中学水平。

最好的显微器械是术者手指的延伸,一个最简单的事实是,术者握持器械需要不止是一根手指,也不止是一个接触点。刚性的器械在操作时可看成一个杠杆,杠杆的基本元素包括一个支点、阻力或负荷、动力。依据两种力的着力点和支点这三点的关系,器械

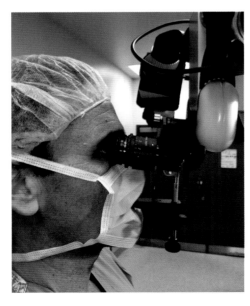

图 3.1 口含控件位于目镜下方并与之平行,可轻松含在口中。

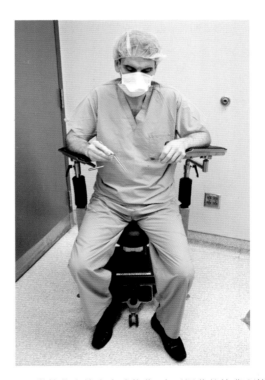

图 3.2 显微镜的座椅应多功能化,有可调节的椅背和扶手。

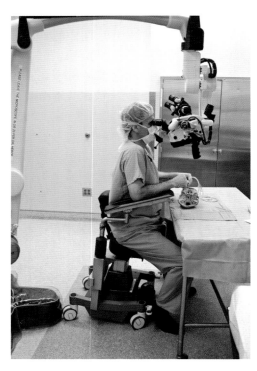

图3.3　术者颈部应尽量保持自然,腰椎有依靠,扶手使肩部自然放松,使腕关节和手指能专致于长时间的显微操作。

可简单分为三类(表3.1)。杠杆工作的基本原理是能量守恒。只要坐的离支点足够远,一个儿童能将跷跷板另一侧的成人翘起,因为儿童做的功(体重×力臂)和成人被翘起所需的功(体重×力臂)相等,儿童所付出的是压下跷跷板所需的距离更长。两个着力点垂直运动距离与着力点与支点水平距离成比例,因此无论对于哪种类型的杠杆,以下原理均适用(参考表3.1):

动力× 动力臂(动力力矩)= 阻力 × 阻力臂(阻力力矩)

或者

动力/阻力 = 阻力臂/动力臂

三种杠杆的分类如下。

第 1 类(支点在动力点和阻力点中间),根据阻力臂与动力臂的长短关系又可分为 1a 和 1b。

对于 1a,De 比 Dr 大。这类器械支点往往位于器械内部(如剪刀样关节),这样可获得机械优势(MA = De/Dr),用较小的力抵抗较大的力。在血管搭桥手术中使用 Castrovieja 持针器持针穿过很厚的大隐静脉壁就属于此类情况:手的驱动力(Fe)较小,同时抖动也在针尖处被最小化。使用这类器械的缺点是手指运动距离较长。

1b 类杠杆,De 比 Dr 小,MA 小于 1。这类器械往往是单轴的,支点位于术者的手指上,一般是食指的指间关节,拇指用力(Fe)。显微刮匙、显微刀、蛛网膜刀、环形刮匙、显微剥离器等均属此类器械。由于这些器械杠杆作用弱,动力臂(手指之间的距离)短,阻力臂(手指到器械顶端)长,机械优势低,一般用来分离

表3.1　自然界和手术器械中的杠杆

杠杆的类型	定义	人体例子	常见例子	手术器械	机械原理
1a	支点在中间,距离阻力点较近	无	跷跷板 铁锹 老虎钳(2×)	剪刀(2×) 持针器(2×) 动脉瘤夹夹持器(2×) 咬骨钳(2×)	De>Dr Fe<Fr MA>1
1b	支点在中间,距离动力点较近	枕 –C1 –C2 关节 (伸展头部时)	跷跷板 船桨	显微刮匙 显微刀片 显微剥离子 某些动脉瘤夹(Perneczky)(2×)	De<Dr Fe>Fr MA<1
2	阻力点在中间	膝关节(起立时)	独轮手推车 订书机 核桃钳子(2×)	缝皮器	De>Dr Fe<Fr MA>1
3	动力点在中间	肘关节(弯曲时)	钓竿 大嘴钳子(2×)	吸引器(用作牵引时) 镊子(2×) 大部分动脉瘤夹(Yasargil, Sugita)(2×)	De<Dr Fe>Fr MA<1

注:2x,由支点相同的两个杠杆组成;Fe,动力(术者所付出的力);De,动力臂,动力点与支点之间的距离;Fr,阻力或负荷(所需克服的力);Dr,阻力臂,阻力点与支点之间的距离;MA,机械优势 = De/Dr = Fr/Fe。通俗来讲,机械优势就是利用支点位置,通过较小的力量来克服较大力量的度,当机械优势大于 1 时,机械优势越大所需的动力就越小,当机械优势小于 1 时,所需的动力比阻力要大。

不坚硬和有弹性的组织。在使用过程中,术者往往会不自觉地寻找更好的支点以获得大的机械优势,把 1b 类杠杆转换为 1a 类杠杆。例如颈椎手术时用骨膜剥离器寻找靠近前端的支点撬动多余的骨头边缘。

第 2 类杠杆阻力点位于支点和动力点之间,Dr 比 De 小,MA>1,这类杠杆的手术器械较少,显微器械基本没有这类杠杆,阻力点位于器械中间在实际情况中基本不会出现。

第 3 类杠杆动力点位于支点和阻力点之间,De 比 Dr 小,MA 永远小于 1,这类杠杆的特点是输入功并未被放大输出反而输出功更小,可理解为"低效率的器械"。而且手指操作时小的位移会变成器械尖端大的移动,例如分离侧裂时的情况。这种手指移动的放大很实用,但也存在缺陷:动力消耗大,易造成术者手指的疲劳,手指的抖动会被放大。这就是为什么使用第 3 类器械需要更多地集中注意力。也是为什么有些医师选择"锐性分离"侧裂,因为显微剪刀是 1a 类杠杆。另一个例子是在颞浅–大脑中动脉吻合时用 10-0 缝线缝合血管,在第 3 类杠杆显微镊(图 3.4)和 1a 类杠杆显微持针器(图 3.5)之间,大多数医师会毫不犹豫地选择持针器,持针器持针反复穿过血管壁时更为稳健。但是也有有经验的术者喜欢选择显微镊持针缝合,因为手指的运动距离较小,手术速度更快,使其放大手指抖动的劣势被娴熟的手术技巧抵消。

枪状镊

显微器械往往都是常规器械的"缩微版",枪状镊和吸引器是神经外科医师用得最多的显微器械。枪状镊前端偏离手柄位置,使在狭小空间操作时术者的手不会阻挡视线(图 3.6 和图 3.7),术者以拇指和食指握持手柄,只需轻柔施压镊的前端即可夹持,并在手指放松后前端回弹的力量较小,不致引起器械抖动、移位。不同厂家生产的枪状镊前端回弹的力量不同 (图 3.8),薄的尖头的镊子往往回弹力较小, 其尖端可用来剪切。回弹力较大的镊子用来钝性分离出组织界面,如分离侧裂或分离肿瘤与周围脑组织界面。当用以分离时需特别注意避免血管特别是静脉的损伤。某些厂家的双极电凝镊回弹力较小, 因而不能用于钝性分离。另一些双极电凝镊选取最轻的材料制作,恰恰在用于钝性分离时使术者更为费力,因为最佳的分离动作需要器械本身具有一定的重量感。轻质与回弹力小的双极电凝可能是术者体验过的最差的组合。

镊子的手柄一般是直的,外表面有齿状槽以便于握持,或者像 Albert Rhoton 教授[8]提出的呈圆柱形,便于旋转。

枪状镊有多种长度规格(图 3.9),短镊用于表浅脑组织手术。使用能发挥作用、不影响视线的最短的一把双极电凝镊的基本原则基于两个原理。一是术者的手术可依靠在颅骨上休息,二是由于第 3 类杠杆会放大术者手指的误操作,阻力臂越长这种放大作用越大。当然越深的手术需选择越长的镊子,对于脑干腹侧手术、经蝶垂体瘤手术、斜坡手术、前颅底手术,以及通过管腔的脊髓手术,应尽量选择细而长的枪状镊。

枪状镊的尖端有不同的形状、大小和材质。虽然尖

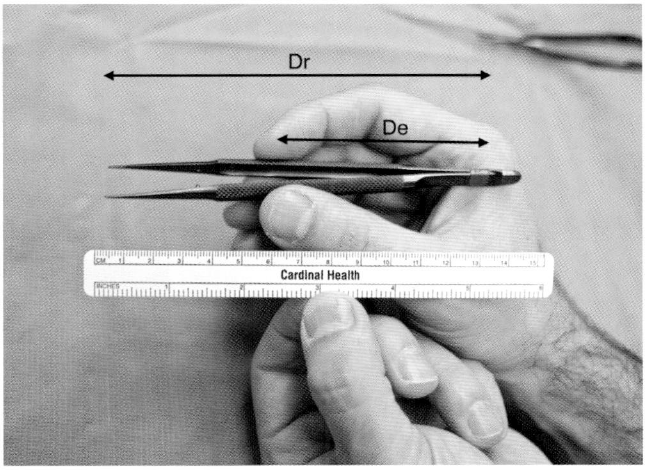

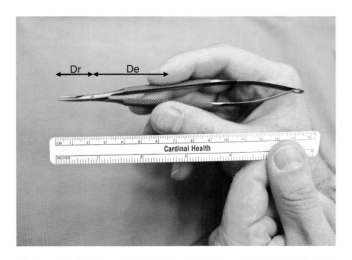

图 3.4 术者手持一把显微镊(第 3 类杠杆)。在这个典型的例子中,注意 De/Dr = 7/13 = 0.54,拇食指 1mm 的动作产生尖端大概 2mm 的移动。

图 3.5 术者手持一把持针器(1a 类杠杆)。在这个典型的例子中,注意 De/Dr = 4.5/2 = 2.25。拇食指 1mm 的动作产生尖端大概 0.5mm 的移动。

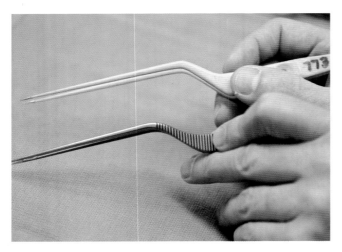

图 3.6　两类枪状镊,上面的是包有绝缘材料的双极电凝,张开的力量较大,下面的金属枪状镊尖端张开力量较小,用于分离。

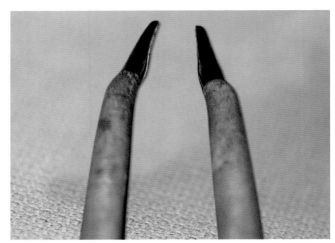

图 3.7　近景观察一种枪状双极电凝镊,其尖端向内弯曲,可更精确地进行点状接触并获得更好的视野。

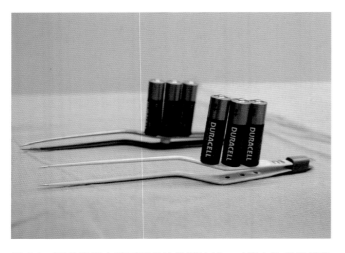

图 3.8　两种张开力量不同的枪状镊比较,三颗电池不能使黄色的镊子闭合,同样重量下蓝色的那把已经闭合。

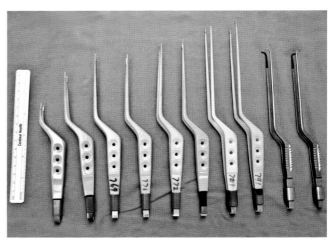

图 3.9　一套不同长度的双极电凝镊。一个基本的原则是无论手术的任何阶段都应使用能发挥作用的最短的一把双极电凝镊。尖端的角度用以电灼死角里的出血点。

端往往是直的,但弯曲的尖端在某些情况下可能更有用,如术者需围绕致密组织死角使用(图 3.9)。对于双极电凝镊,尖端应尽量薄(0.5~1mm 宽),尖端内侧面尽量光滑,这样可更好地点状接触、电凝。当用于抓持或分离组织时应选用内侧面呈锯齿状的镊子。用于破碎肿瘤组织时应选用尖端呈环状的镊子,当需要抓提肿瘤的硬质囊壁时尽量选用尖端呈"鼠齿"样的镊子。

显微剪刀

显微剪刀同样多种多样,其尖端更为精致且更易损伤,如操作错误、剪切硬质材料或组织后。同前述枪状镊一样,显微剪刀也有直的或弯的尖端(图 3.10),其手柄也分为直的和圆形的。使用时剪切动作应轻柔,用尖端的 1/3 或 1/2 剪切。显微剪刀有多种形状、长度,用于不同的组织。表浅组织最好选用短而直的显微剪刀,靠近脑干的手术、颅底手术、经蝶手术应选取枪状的剪刀,长的、成角的显微剪刀在垂体瘤手术中切开硬膜时使用。

日本同行在显微器械的设计中非常有创意。Kamiyama 曾设计了一款尖端向一边弯曲的显微剪刀,在剪切蛛网膜时更为实用。该剪刀尖端在剪切力面弯曲而不是向其他剪刀尖端与剪切面垂直方向弯曲。

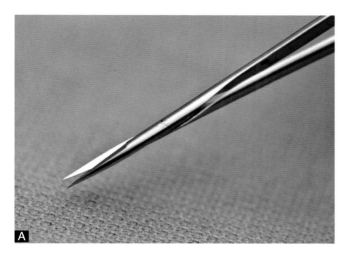
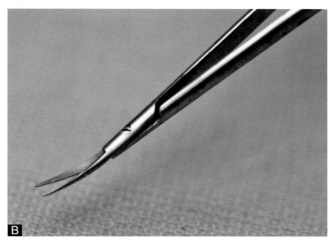

图 3.10　直头显微剪刀(A)和弯头显微剪刀(B)。

单极电凝与双极电凝镊

组织电凝止血是每个手术的关键步骤,不仅是因为止血最大程度减少了患者失血,更因为彻底止血后术野更为干净,手术能获得更为有效及安全的结果。组织热灼止血的概念早已存在,几千年前人们已开始用热水、热油或烧热的金属烧灼组织止血[9,10]。

Harvey Cushing 在 1926 年在波士顿 Peter Bent Brigham 医院担任外科主任的时候联合哈佛物理学家 William Bovie 制作了第一台用于手术的电凝装置[11]。目前最广泛使用的单极电凝装置就是 Bovie 单极电凝,其工作原理是一台电流发生器产生高功率电流传递到 Bovie 笔的尖端, 再传导到局部组织产生切或凝的效果,电流通过人体传递到粘在患者身上的导电胶片上,再回到电流发生器完成整个电流环路[12]。Bovie 单极电凝目前广泛应用于各个外科领域止血。在神经外科中该器械用于脊柱手术时骨的分离以及开颅时头皮切开和止血。

高密度电流在体内传播对神经组织是有害的。因此 Leonard Malis 在 20 世纪 50 年代后期设计了双极电凝装置,其基本概念是将"火花隙"发生器和外科手术镊相结合[6,13,14]。这其实是 40 年代 James Greenwood 提出的两点电凝理论的进一步发展[15]。双极电凝镊在两个尖端之间产生电流并只在电凝尖端之间的组织, 不需要导电凝胶片,其是通过脚踏板启动。双极电凝对于小血管和神经组织的止血非常有效。由于不会产生通过全身的电流和对周围组织无损伤,双极电凝在深部使用时明显比单极电凝更为安全。一旦双极电凝两个尖端直接接触,只产生微小的电流而并不产生凝血作用。双极电凝另一个优势是只需较小的功率即可产生与单极电凝相同的止血效果,电凝输出功率可随意调节。

但是用双极电凝烧灼干燥组织会将组织烧焦,减弱凝血效果, 并且造成组织黏附于双极电凝尖端,进而操作时牵拉导致组织出血更多。新型的双极电凝尖端包裹 Teflon 材料可减少这种粘连。一旦发生粘连,不要用尖锐器械如刮片式手术刀刮除黏附的焦痂,而是用湿的海绵轻轻擦掉以便保护皮层。

焦痂形成的问题在应用双极电凝的初期就已被注意到,同时神经外科医生们也注意到即使进入液体或脑脊液中双极电凝仍能发挥电凝作用, 因而 1972 年 King 和 Worpole[16]将一根输液管连接于双极电凝手柄外侧持续冲洗双极电凝的尖端,用以防止焦痂的形成,但该方法仅使双极电凝安装输液管的一根尖端不再形成焦痂,另一根仍然会形成焦痂,如果将灌流管安于手柄内侧能更好地避免两根尖端形成焦痂。几年后 Dujovny 及其同事又设计了一种可根据术者需求调控的冲洗方法[17]。目前通常使用的冲洗液为生理盐水,需要指出的是电流会导致生理盐水这种离子溶液电离、发热,进而导致周围组织损伤,从这个角度上来说甘露醇更适合作为冲洗液,因甘露醇不会电离损伤周围组织,电流只在两个尖端之间的组织中传递。甘露醇用于冲洗的上述优点已在实际应用中得到验证[18]。

目前已有公司将冷却技术应用于双极电凝的尖端制作,使其不再粘连(至少减少粘连)。不管应用何种类型的双极电凝,有经验的术者都能通过自身动作的掌控来更好地电凝,如短暂的点击烧灼、轻柔的张开和闭合尖端、尽量减少尖端之间直接金属接触等。

我们在血管手术中应用这些技巧受益匪浅,特别是在处理白质深部微小的 AVM 的供血动脉时。

另一种双极电凝的改良是,扩大的颅底入路或神经内镜手术中需要的能通过狭长通道的细长的双极电凝和显微剪刀。双极电凝增强安全性和有效性的研究还在进行中。

吸引器

选择合适的吸引器在神经外科手术中也很重要。适当的吸引出血、脑脊液、肿瘤囊液等能保持术野干净,加快手术进度,减少因视野不清晰造成的误操作。同时选择适当大小的吸引器,透过脑绵片吸引组织可达到牵引的作用,从而避免了使用硬质牵引器造成的损伤。这在破裂动脉瘤的手术中尤为重要,因为出血后的脑组织往往会肿胀。

我们喜欢用一截非乳胶材质的软管接在金属吸引器头和相对较硬的吸引管之间(图 3.11),这样可较好地减少吸引管造成的张力,在耗时长的手术中尤为实用。

术者应用拇指和食指像持笔一样握持金属吸引器头,这样可使术者的左手倚靠在术区旁而不至于阻挡视线(图 3.11)。吸引器头尾端有一个泪滴状的孔,术者的拇指可在其上移动、封堵来调节吸力。对于有经验的术者这个封堵侧孔的操作会变成习惯性的本能操作。

金属吸引器头也有多种大小和形状规格(图 3.12),

一般来说,在表浅部位操作时最好用短的吸引器头,接近 Willis 环时选用中等长度的吸引器头,靠近脑干或垂体的操作选用长的吸引器头。吸引器的内径从 3~12F 不等(3F=1mm),3F 吸引器头内径仅 1mm,即使最大吸力也不足以吸走术野内的出血和脑脊液,多用于血管搭桥手术。我们通常在钻孔时和狭小的角落中操作时用 5F,处理蛛网膜间隙和蛛网膜时用 7F,大块切除肿瘤时用 9F。10~12F 吸引器头通常用于清除血肿、头皮止血或者脊髓暴露及被认为不适合显微外科手术的。

吸引器头可是刚性的或韧性的,刚性的吸引器用于开颅和切皮,硬膜以内的操作最好选用有一定韧性的,术者可随时塑形以适应不同的需求,有一定角度的吸引器头特别适合在经蝶手术中使用。

吸引器头有许多种类型。Frazier 和 Dandy 吸引器及其各种变异型吸引器都是刚性的,易对脑组织和血管造成损伤,主要用于硬膜外的操作。Yasargil 吸引器、Rhoton 吸引器以及 Merz 吸引器都是韧性的,头端圆钝,不会造成组织剪切,适合在硬膜以内操作时使用[19,20]。我们经常使用的吸引器头端呈铃铛样膨大,可用来推开组织(图 3.12)。

Fukushima 设计了一种头端内径小于管腔内径的吸引器,其优点是被吸引的物体不会堵管。这种吸引器外观丑陋;但因其有一个比先前描述的吸引器更尖锐的边缘,其有特定的使用人群。有经验的术者喜欢在视界很小的不需要牵拉的角落里操作时使用这种吸引器,如在基底动脉尖操作时。

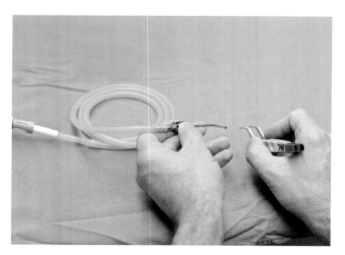

图 3.11　非乳胶材质的软管连接有一定韧性的吸引器头,使吸引器的灵活性大大增强。

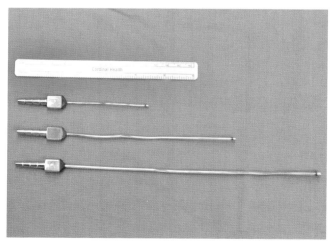

图 3.12　标有刻度的不同长度、管径的吸引器头,术者喜欢用前端圆钝的吸引器头来分离组织。

最初的 Yasargil 吸引器操作原理与其他吸引器不大相同，这种吸引器由台下的护士控制吸力而不是靠术者的拇指来调控[20]，这样做的好处是术者的拇食指及关节保持固定姿势而不至于长时间操作后疲劳及造成虎口的疼痛。还有一些吸引器的设计也致力于使吸引器符合虎口的生理特点，缓解疲劳，甚至还有吸引器头端可更换的配件。

当需要精细的磨除时，如神经耳科手术、侧颅底手术，吸引器连接于磨钻旁，这样可以边磨边吸，保持视野干净，并减少磨除产生的热量传导。

缝针与缝线

正确的组织缝合是切口愈合、减少瘢痕的最基本步骤。一般来说，外科医生会选择能保持切口对合的最细的缝线，尽量减少组织内异物的残留，使感染的风险最低。缝线外包装会标明缝线的直径，"0"的数量越多表示线越细，同时线的张力也越低（表 3.2）。在血管神经外科中，医生一般选用 6-0 到 10-0 的缝线（直径 0.02~0.1mm）。

手术室一般会准备多种规格的缝线，每种缝线又可选择多种针。缝线可由可吸收的与不可吸收的材料制

作，并可因编织方法不同分为单丝、多丝及多股编织型。

可吸收缝线由动物胶原或合成多聚物制成，使切口暂时对合直至组织愈合能够承受正常张力，缝线的外包裹材料决定了其被吸收的时间。相应的，不可吸收缝线由自然纤维如蚕丝、合成多聚物或金属制成，不会被水解或酶解，能提供切口边缘永久的对合。不可吸收缝线在组织内可产生轻微的异物反应并逐渐被包裹形成假囊。在血管神经外科中只选用不可吸收缝线。修补大血管如颈内动脉外膜时选用 6-0 聚丙烯缝线，小流量颅外血管到颅内血管的搭桥（如颞浅-大脑中动脉吻合）时缝合血管一般选用 10-0 聚酰胺多聚物缝线，桡动脉或大隐静脉移植修补时选用 9-0 或 8-0 聚酰胺多聚物缝线。

单丝缝线直接为一根丝组成，其优点是光滑，进入组织时不会锯伤组织造成多余的损伤，打结也更容易，但是某些材料的单丝缝线有一定记忆效应，结容易松动造成切口开裂，操作不小心会拉断线或结不够紧。多丝和多股编织型的缝线在打结的时候往往更容易，打出的结也更紧，但它们并不适合应用于血管手术，因为不光滑的边缘会扩大血管壁上的针眼，造成血液漏出。这些缝线更易于感染，其原因是细菌会在编织的丝线里定植。

缝针可直可弯，外科手术中弯针用的更多。其弧度从 1/4 弧到 5/8 弧，在显微手术中 1/4 弧到 3/8 弧的弯针更常使用（图 3.13）。缝针的刃包括三角切削刃、三角反切削刃、圆锥形刃等多种设计，切削刃和反切削刃的针用于缝合皮肤和筋膜、韧带等坚韧组织，圆锥形刃的针穿过后针眼最小，可用于血管修复和显微手术。

针的强度取决于使用次数和材质的抗损能力。脆弱的针易弯曲导致组织不必要的损伤。所以选择正确的针对组织缝合相当重要。除了直针可徒手操作外，弯针都需在持针器的帮助下操作。两种力量在针穿过组织的过程中起作用：推的力和旋转的力。腕关节的旋转才是使针穿过组织时使其损伤最小的关键。持针器也有多种选择，大多数持针器前端咬合面呈锯齿状，表面附有碳化钨颗粒，能稳稳地夹住针[21]。咬合面过于光滑在缝合时会造成针旋转移位，但锯齿状的咬合面会损失针，尤其是反复夹持后。最好的持针器咬合面是金刚石粉材质制成的，夹持紧密且对针的损伤小。操作时应夹持在针的中点向后的 1/2~3/4 段内，避免夹持针孔附近，这里是针最脆弱的地方（图 3.13）。持针器和缝针的大小应匹配，否则针会很易损坏。

表3.2　基于美国药典(USP)的缝线命名表

USP 命名	胶原 直径(mm)	合成可吸收 直径(mm)	不可吸收 直径(mm)	美国线径标准
11-0			0.01	
10-0	0.02	0.02	0.02	
9-0	0.03	0.03	0.03	
8-0	0.05	0.04	0.04	
7-0	0.07	0.05	0.05	
6-0	0.1	0.07	0.07	38~40
5-0	0.15	0.1	0.1	35~38
4-0	0.2	0.15	0.15	32~34
3-0	0.3	0.2	0.2	29~32
2-0	0.35	0.3	0.3	28
0	0.4	0.35	0.35	26~27
1	0.5	0.4	0.4	25~26
2	0.6	0.5	0.5	23~24
3	0.7	0.6	0.6	22
4	0.8	0.6	0.6	21~22
5		0.7	0.7	20~21
6			0.8	19~20
7				18

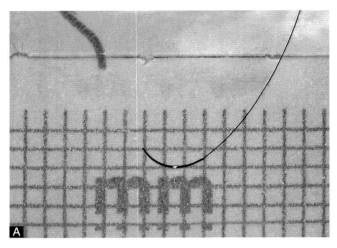
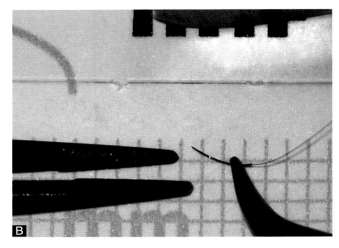

图 3.13   (A) 10-0 Ethilon 缝线和 1/4 弧的针是小动脉–动脉吻合时医师最常选择的针线。(B) Castroviejo 弯头持针器夹持针的后 1/2~3/4 部位，以及头部是金刚石粉显微镊(第 3 类杠杆)。

大部分持针器形状像剪刀，在手指环一段有棘轮锁，张开、闭合动作由腕掌关节和拇、中指的掌指关节完成。此外，整个器械的轴其实是前臂的延伸。这种类型的持针器实际上并不适用于显微手术的精细操作。西班牙眼科医生 Ramon Castroviejo 设计了一种新型显微持针器，这种器械手柄为扁的弧形，手柄内侧有闭合锁定装置[22]，用拇指和食指握住弧形手柄，中指托住器械，靠近端及远端指间关节的活动操作器械，这种器械实际上是手指的延伸。缩短力臂和运动幅度从而减少针的摆动达到更精细的缝合。我们不提倡使用可选的锁闭机构，因为开闭过程会中断运动的流畅性并会误导针导致组织的医源性损伤。图 3.14 展示的是血管吻合搭桥手术的常用器械。

Castroviejo 持针器有直头和弯头多种规格，神经外科医生更倾向于弯头持针器，这种持针器使术者更容易直视针尖的操作，并能更好地把腕关节旋转的力转化为针旋转前进的力，这是因为相对于弯头有更大的旋转半径。这在吻合时尤其是深部吻合操作时非常实用。

剥离器

显微剥离器是在精细结构如脑干、颅神经、血管等部位精细手术中使用的器械。Albert Rhoton Jr 在显微剥离器设计中起到关键作用，以至于该器械被命名为 Rhoton 显微剥离器[8]。整套显微剥离器械中包括不同大小和角度的圆刀、脑压板、显微刮匙、神经钩和圆头剥离子 (图 3.15)。

圆刀用于将神经组织和血管从肿瘤组织剥离，如脑桥小脑角手术、脑膜瘤手术等。手术时使用刀刃切割肿瘤与需保护组织的分界，同时平直的刀背保护周围组织。脑压板用于分离侧裂以及分离肿瘤与蛛网膜边界以及动脉瘤颈。可能每个显微神经外科医生都对 6 号 Rhoton 剥离子非常熟悉。显微刮匙在肿瘤手术中非常实用，特别是在将肿瘤或神经从颅骨以及颅底的孔、隙中剥离的时候。颅底手术需将颅骨磨得像蛋壳一样薄，此时需用刮匙小心地将骨的小碎片刮出。

神经钩在颅脑和脊髓手术时都可使用，例如用于轻轻牵拉肿瘤包膜，以及在前路颈椎手术中将后纵韧带与硬膜剥离。同时在盲角探查时小钩也是有用的工具。

圆头剥离子可向刮匙一样在微血管减压手术中

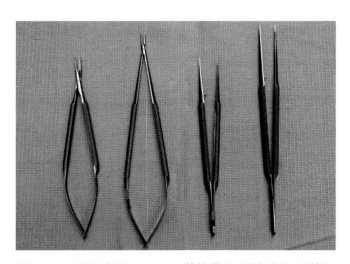

图 3.14   两种长度的 Castroviejo 持针器和两种长度的显微镊。

将颅神经和血管剥离,还可用于寻找动脉瘤颈。由于其是钝性器械,可在狭小空间里探查时不用担心损伤血管分支和神经根。

所有剥离器械的手柄都是圆形的,以便在拇、食指间转动[8]。它们没有枪状的轴可精确地通过宽的弧来防止尖端运动,所以使用时需要充分地暴露。

血管夹及其夹持器

对于血管神经外科医师来说,动脉瘤夹是非常重要的工具。第一例成功的动脉瘤夹闭手术由 Walter Dandy 于 1937 年完成[23],是一例颈内动脉动脉瘤压迫动眼神经的患者,术中使用一枚短的银夹,这也开启了动脉瘤夹不断发展改良的篇章。Dandy 的动脉瘤夹在使用后即定形保持闭合状态,随后可在张开以便必要时取出的动脉瘤夹也出现了。众多血管神经外科医师研发了各种形状、大小以及不同尖端形状及不同夹持原理的动脉瘤夹。Drake 在动脉瘤夹的底端添加了一个精巧的圆环,使动脉瘤夹可夹闭动脉瘤的同时不至于夹闭小的血管和神经,如在夹闭基底动脉顶端动脉瘤时不夹到大脑后动脉[24]。

在神经外科进入显微镜手术时代后,对动脉瘤夹和其夹持器械提出了新的要求,不阻挡视线的更细更小的动脉瘤夹应运而生,使在深部狭窄空间的操作更加得心应手。1977 年 Yasargil 及其同事发明了一种新的反向打开、夹持力更大的环形夹[25]。1984 年 Sugita 等人设计了一种枪状的动脉瘤夹和枪状的夹持器,使手术的视野更加开阔[26]。此后,各种各样的动脉瘤夹不断出现,包括能够重新塑形适合夹闭复杂形态的动脉

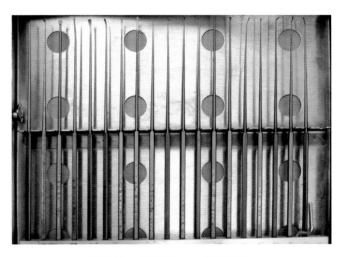

图 3.15　全套 Rhoton 剥离器械。

瘤的瘤夹,能够更好地保护穿支血管的瘤夹。

动脉瘤夹夹持器属于 1a 类杠杆,有多种大小、形状规格。Alan Crockard 曾经设计过一种枪柄式带可旋转轴的夹持器,用于经口、经斜坡入路的椎基底动脉瘤夹闭[27]。这种夹持器目前已很少使用。目前的夹持器都类似于显微剪刀的形状,是术者手指的延伸。非枪状的夹持器用于表浅部位动脉瘤的夹闭,秉承用能发挥作用的最短的器械操作的理念。枪状夹持器用于深部狭小部位动脉瘤夹闭。夹持器尖端可能是直的、上弯、下弯或侧弯,甚至可能是有关节的,能侧弯到任意角度的。大多数夹持器前端张开可完美夹持动脉瘤夹根部,夹持器闭合就会张开动脉瘤夹。像 Castroviejo 持针器一样,夹持器轴上可能会设计有锁扣,但有些医生并不欣赏这种设计,认为这个设计在医生流畅的夹闭操作的关键时刻会给医生带来不必要的干扰。

动脉瘤夹分为临时和永久的,迷你和标准的(图3.16)。临时和永久性是配套的。有些厂家用不同颜色来区分,临时夹用于临时阻断血液流入动脉瘤以降低术中动脉瘤破裂的风险。临时夹还可夹闭破裂动脉瘤载瘤血管近端及远端。临时夹能夹闭血管管腔而不损伤血管内膜细胞。一般来说,往往在分离动脉瘤的最后阶段使用临时阻断夹,以减少血管缺血时间。使用多个临时夹可能会阻挡术者的视线,术前应有详细的规划。一般的原则是尽量在离视线远的地方使用临时夹而在近的地方使用枪状夹,自深而浅地使用

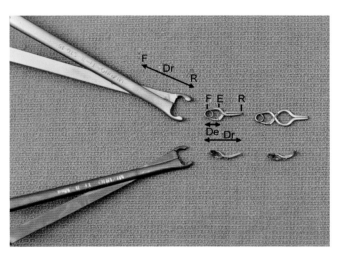

图 3.16　Sugita 临时动脉瘤夹(金色)及永久动脉瘤夹(银色)和夹持器以及迷你动脉瘤夹(正常大小背部为绿色,迷你夹背部为紫色)。图示标记可展示正常夹持器(1a 类杠杆)和临时动脉瘤夹(第 3 类杠杆)的机械性能。F,支点;E,动力点;R,阻力点;De,动力臂;Dr,阻力臂。

临时夹以保持视野良好。辨别临时夹的方法是它们是金色的。

相比较而言，永久阻断夹的夹闭力量更大，能夹扁动脉瘤壁。推荐在夹闭动脉瘤前详细分析瘤颈的三维图像以及预测夹闭后瘤颈的情况。因为圆的周长 C = π × d（π = 3.14），一个扁的动脉瘤瘤颈的宽度应为 π × d / 2 = 1.5 d 左右，所以选取的瘤夹大小应至少在动脉瘤直径的 1.5 倍左右。分离动脉瘤、暴露其周围足够的空间的步骤必须细致、到位，这样才能将术者在术前预计的夹闭方案付诸实施。有些复杂动脉瘤可能需要试夹闭的步骤（Yasargil 预夹闭），以便更好地观察周围结构。

大多数动脉瘤夹属于第 3 类杠杆，因此瘤夹的不同部位夹持的力量是不同的（力臂长短不同）。在其他参数不变的情况下，术者用力点离支点越近（动力臂越短），夹闭的力量也越大，这就是为什么瘤夹尖端夹持的力量往往是最小的。此外，动脉瘤夹的交叉形设计使其在远端较近端更容易张开。综合这两个因素，使动脉瘤夹在夹闭动脉瘤后近端夹闭力量较大而远端较小，在厚壁的动脉瘤夹闭后可能出现远端松脱的情况。目前已有多种方法来克服动脉瘤夹的这个缺陷，如使用两个包裹夹并列夹闭瘤颈，瘤夹内侧面做成锯齿状有助于增加摩擦力防止瘤夹脱落。然而医师对动脉瘤形态、血流动力学情况的理解和具体分析其实才是最重要的。

由 Axel Perneczky 推广的另一类动脉瘤夹颠覆了传统的动脉瘤夹和夹持器的概念[28]，最早他设计这套动脉瘤夹用于锁孔手术。夹持器仍是 1a 类杠杆，但并非剪刀样的设计，而更像铁钳，捏手柄可使夹持器前面的头张开，夹持器的头放在瘤夹的内面而不是外面，相应的动脉瘤夹背侧是一个半环，可卡在夹持器头部的外面，这种瘤夹属于 1b 类杠杆而不是第 3 类杠杆，张开半环时瘤夹也保持张开。虽然这种动脉瘤夹的设计较传统 Yasargil 和 Sugita 动脉瘤夹不安全，但是在锁孔手术狭小的空间里更为实用。

Sundt 和 Nofzinger 曾在 1967 年设计了一种带膜的动脉瘤夹。这种瘤夹内面附着特氟纶膜，用于夹闭水疱样动脉瘤及存在载瘤血管缺陷如管壁撕裂的动脉瘤等[29]。这在很多夹闭手术中非常有用。在这些手术中如果没有这种带膜的动脉瘤夹，可自行制作，将网状硬质材料裁剪后塑形在血管周围，再用动脉瘤夹夹闭动脉瘤。

小结

显微外科医生对手术的精细程度的要求越来越高，显微外科仍处于不断变革中。良好的运用手术器械对于提高手术技巧十分重要。通过本章希望大家能够更好地运用相应的器械。

（杨涛　匡永勤　顾建文　译）

参考文献

1. NYLEN CO. The microscope in aural surgery, its first use and later development. Acta Oto-Laryngologica Supplement. 1954;116:226-40.
2. Uluc K, Kujoth GC, Baskaya MK. Operating microscopes: past, present, and future. Neurosurg Focus. 2009;27(3):E4.
3. Raabe A, Nakaji P, Beck J, et al. Prospective evaluation of surgical microscope-integrated intraoperative near-infrared indocyanine green videoangiography during aneurysm surgery. J Neurosurg. 2005;103(6):982-9.
4. Dashti R, Laakso A, Niemelä M, et al. Microscope integrated indocyanine green video-angiography in cerebrovascular surgery. Acta Neurochirurgica-Supplement. 2011;109: 247-50.
5. Stummer W, Stocker S, Wagner S, et al. Intraoperative detection of malignant gliomas by 5-aminolevulinic acid-induced porphyrin fluorescence. Neurosurgery. 1998;42(3): 518-25;discussion 525-6.
6. Bogaards A, Varma A, Collens SP, et al. Increased brain tumor resection using fluorescence image guidance in a preclinical model. Lasers Surg Med. 2004; 35(3):181-90.
7. Widhalm G, Wolfsberger S, Minchev G, et al. 5-Aminolevulinic acid is a promising marker for detection of anaplastic foci in diffusely infiltrating gliomas with nonsignificant contrast enhancement. Cancer. 2010;116(6): 1545-52.
8. Rhoton AL Jr. Operative techniques and instrumentation for neurosurgery. Neurosurgery. 2003;53(4):907-34; discussion 934.
9. Vender JR, Miller J, Rekito A, et al. Effect of hemostasis and electrosurgery on the development and evolution of brain tumor surgery in the late 19th and early 20th centuries. Neuros Focus. 2005;18(4): e3.
10. Malis LI, Electrosurgery. Technical note. J Neurosurg. 1996; 85(5):970-5.
11. Voorhees JR, Cohen-Gadol AA, Laws ER, et al. Battling blood loss in neurosurgery: Harvey Cushing's embrace of electrosurgery. J Neurosurg. 2005;102(4):745-52.
12. Bulsara KR, Sukhla S, Nimjee SM, et al. History of bipolar coagulation. Neurosurg Rev. 2006;29(2):93-6;discussion 96.
13. Dujovny M, Dujovny N, Gundamraj NR, et al. Bipolar coagulation in neurosurgery. Surg Neurol. 1998;49(3):328-32.
14. Malis LI. Electrosurgery and bipolar technology. Neurosurgery. 2006;58(1 Suppl):ONS1-12; discussion ONS1-12.

15. Greenwood J. Two-point coagulation. A new principle and instrument for applying coagulation current in neurosurgery. Am J Surg. 1940;50:276-80.
16. King TT, R Worpole. Self-irrigating bipolar diathermy forceps. Technical note. J Neurosurg. 1972;37(2):246-7.
17. Dujovny M, Vas R, Osgood CP. Bipolar jeweler's forceps with automatic irrigation, for coagulation in microsurgery. Plast Reconstruc Surg. 1975;56(5):585-7.
18. Sakatani K, Ohtaki M, Morimoto S, et al. Isotonic mannitol and the prevention of local heat generation and tissue adherence to bipolar diathermy forceps tips during electrical coagulation. Technical note. J Neurosurg. 1995;82(4):669-71.
19. Rhoton AL, Jr. Merz W. Suction tubes for conventional and microscopic neurosurgery. Surg Neurol. 1981;15(2):120-4.
20. Yasargil, MG. Instrumentation and Equipment. In: M.G. Yasargil (Ed). Microneurosurgery.. New York: Thieme Medical Publishers, Inc; 1996.pp. 12-25.
21. Ethicon. Wound Closure Manual. 2005. Somerville, NJ: Ethicon, Inc.
22. Castroviejo R. A new needle holder. Transactions of the American Ophthalmological Society. 1951:331-2.
23. Dandy WE. Intracranial aneurysm of the internal carotid artery cured by operation. Ann Surg. 1938;107(5):654-9.
24. Fox JL. Vascular clips for the microsurgical treatment of stroke. Stroke. 1976;7(5):489-500.
25. Yasargil MG, Vise WM. Bader DC. Technical adjuncts in neurosurgery. Surg. Neurol. 1977;8(5):331-6.
26. Sugita K, Kobayashi S, Inoue T, et al. Characteristics and use of ultra-long aneurysm clips. JNeurosurg. 1984;60(1):145-50.
27. Crockard HA, Koksel T, Watkin N, et al. Transoral transclival clipping of anterior inferior cerebellar artery aneurysm using new rotating applier. Technical note. JNeurosurg. 1991; 75(3):483-5.
28. Perneczky A, Fries G. Use of a new aneurysm clip with an inverted-spring mechanism to facilitate visual control during clip application. Technical note. JNeurosurg. 1995; 82(5):898-9.
29. Sundt TM, JD Nofzinger. Clip–grafts for aneurysm and small vessel surgery. Part 1. Repair of segmental defects with clipgrafts: laboratory studies and clinical correlations. Part 2. Clinical application of clip–grafts to aneurysms: technical considerations. JNeurosurg. 1967;27:477-89.

第4章 血管内材料的概述

Lissa Peeling, David Fiorella

血管内治疗史

"据本文作者目前掌握的知识,最少引起刺激的异物是金属丝。如果金属丝大量地盘绕在动脉瘤内,会吸引纤维蛋白,效果等同于用小棒搅拌新采集的血液,导致附着物聚集并最终充满动脉瘤管腔。金属丝可经细小导管输送,应注意防止金属丝尾端遗留在微创伤口,避免金属丝进入动脉腔内。"[1-3]

以上论述来自于 C·H·Moore 博士在 1864 年对一名丧生于胸部枪伤的水手的尸检摘录。在尸检过程中,Moore 博士在死者升主动脉内发现一枚弹头,弹头嵌在纤维蛋白中。不久以后,Moore 博士用 26 码(约 317cm)长的金属线圈对一名胸主动脉瘤患者进行治疗。在他那个时代,他就正确地认识到了潜在的并发症,他的理论至今仍在应用。例如,他认为未被完全填塞的动脉瘤仍然有出血的风险,并且认为填塞线圈的动脉瘤的远端血管栓塞可能是由线圈的脱出部分衿或线圈形成的血栓所致。他建议使用纤细的金属丝,"这样可降低血流往复造成的搅动"[2]。这名患者最终死于脓毒症。尽管如此,尸检结果("瘤腔被填塞,大部分是纤维蛋白凝块,包裹并嵌入金属丝线圈,紧密地附着在周围的瘤壁")仍让 Moore 博士感到鼓舞。他这样描述道:"前期获得的结果与原理的要义惊人的一致,并且是对优势的充分肯定"[3]。

血管内神经外科的先驱们在极有限的资源条件下,为通向现代血管内治疗技术的道路作出了卓有远见和令人吃惊的贡献。虽然许多引证将 20 世纪 60 年代划为血管内神经外科的新纪元[4],但在更早的 18 世纪末叶,许多医生提出的基本原理为该领域的发展提供了理论基础[5]。尽管当时的技术在精细程度和复杂程度上无法与现代技术相比,但在设计构想方面已远超那个时代的医学理念。

18 世纪末,E·Herne、Phillips 和 Velpeau 开展了包括将异物导入动脉瘤以诱导血栓形成的一系列步骤的试验。由于缺乏足够的影像学检查方法来诊断颅内动脉瘤,他们将大部分研究集中在主动脉以及近端颈动脉和外周动脉。Phillips 在尝试不用当时的传统的医疗技术治疗动脉瘤病例时说道:"我想设计出一种在动脉血管壁激发炎症的模式,这种炎症可导致血液凝固并最终闭塞动脉"[3]。

他们的针体材料导入疗法失败后,便开展了一系列动脉瘤的药物治疗,如使用氯化钾、醋、乙醇、氯化锌、明胶、氯化钠及麦角碱盐等。虽然当时这些疗法很快都因结果不可靠而被放弃,但其中的一些药剂(如乙醇和明胶)至今仍被采用[2]。

随着对电的深入了解,一种新的被称为电血栓形成术或电针术的治疗方法付诸实施[5]。这些技术几经反复,尽管人们尽了很大的努力,但它们从未被认为是有确切疗效的治疗方法。

Moore 及其同事将各种材料作为异物填入动脉瘤,从马鬃到伞状结构的金属丝。这些想法颇具创意。他们使用连通动脉的套管针将试验器械轻松地送入异常的血管系统。

一个主要的进步发生在 1927 年,当时 Egas Moniz 博士开始使用血管内碘造影剂进行脑血管造影术。他的第一个成功的病例是一名 20 岁患垂体瘤的患者,脑血管造影结果不仅揭示了其脑血管的解剖结构,也显示了瘤体导致的血管移位[6]。

近年来，具有里程碑意义的特色材料包括 Serbinenko 的可脱卸球囊、Engleson 的可变刚度微导管以及 Guglielmi 的电解可脱卸弹簧圈（GDC）系统[7,8]。

如想了解更多血管内神经外科的历史资料，请参考本章末的参考文献[3-11]。最初的探索激励着以往的研究，也为未来勾画了可期的梦想。

本章内容并非血管内神经外科材料纲要，而是一篇全面的综述。导引导管、血管鞘、连接器具、扭转装置等材料的使用，以及培训、熟悉和成功操作的内容，是脑血管内治疗途径的基本材料和基础，均不在此讨论。

液体栓塞剂

应用液体栓塞剂栓塞治疗脑动静脉畸形（AVM）和硬脑膜动静脉瘘（dAVF），为 AVM 和 dAVF 的治疗带来了变革[12]。液体栓塞剂主要用于这些疾病的治疗，也偶尔用于其他目的如中枢神经系统肿瘤的术前栓塞[13]。

乙烯-乙烯醇共聚物

乙烯-乙烯醇（EVOH）是一种共聚物，自 1999 年在欧盟范围内被批准用于栓塞颅内和外周血管系统疾病[14]。EVOH 是一种无黏着力的，不溶于水的共聚物，将其溶解在加入了钽粉末的二甲亚砜（DMSO）溶剂中，可制成不透射线的悬液，悬液中含有（35%重量/体积）的微粉化钽，应将悬液置于振荡器上混匀，以防止钽沉淀[16]。悬液在使用前应机械搅匀至少 20 分钟。一旦混合完成后，与注射开始时之间的间隔时间过长，就会出现钽沉降而导致不理想的显影效果。应注意的是，在外科切除术中使用单极电灼时，钽粉有产生电弧的危险[17-19]。

溶于 DMSO 的 EVOH 有三种浓度的制备品：①Onyx 18（黏度为 18cP，厘泊为黏度单位，1000cP=1Pa·s）；②Onyx 34（黏度为 34cP）；③Onyx HD-500（黏度为 500cP）[16,20]。EVOH 浓度越低，黏度就越低，注射时液态栓塞剂就能渗透到更深的部位。大多数的栓塞治疗选用 Onyx 18。Onyx 34 因其具有较高的黏度而用于高流量动静脉瘘的治疗。第三种浓度的 Onyx HD-500 仅用于人道主义目的，适用于标准弹簧圈栓塞术难以治疗的宽颈动脉瘤[21-23]。

曾有报道指出，输注 DMSO 会导致即刻的中到重度血管痉挛及血管坏死[12,20,24,25]。现在的观点是，通过控制注入量及速度可防止此类并发症的发生[12,16]。DMSO 在使用后通过肺清除[26]。

虽然与其他栓塞剂如氰基丙烯酸丁酯（NBCA）类似，但是 EVOH 有其重要的特性和潜在的优势。氰基丙烯酸盐类制剂的特性决定了其易发生微导管黏滞的风险，而 EVOH 具有凝聚性而非黏附性，这种风险较少发生[12,14,27]。尽管如此，EVOH 在微导管头端周围的近心段血管形成的闭塞塑形体仍可能导致微导管移除困难，其后果是在移除导管时发生严重的血管损伤和血管破裂。当 EVOH 接触到血液、生理盐水或造影剂这些液体时，DMSO 开始弥散并启动该聚合物沉淀，这一过程始于表层，内核保持液态，最终（几分钟到数小时）形成软质凝聚团[16,28]，这使其具有岩浆般的流动特性，这个特性使 Onyx 具有一种固有的优势，即允许延长注射时间并更容易控制注射过程[15]。使 Onyx 在近端闭塞塑形体形成的最初阶段仍然能够向前流动，这被称为阻断和前推技术：当导管头端出现反流后，采用间隔 1~2 分钟缓慢多次少量的方法注射 Onyx。通常 Onyx 可逐渐通过近端闭塞体中心的流动液体前进浸入病灶深部，长时间的注射过程为使用血管造影检查注射过程中的栓塞情况、大容量的注射以及更深入的浸透病灶提供了时机。同一部位可多次反复注射，使通过单支供血动脉注射 Onyx 栓塞血管畸形成为可能。

脑 AVM 采用 Onyx 或 NBCA 栓塞治疗后的组织病理学变化现已得到研究[25]。Natarajan 等人发现，Onyx 比 NBCA 更易通过细小直径的血管。按等剂量制剂造成的炎症衡量，得到有趣的结果是，仅在使用 Onyx 的样本中发现了异物巨细胞产生的慢性炎症。此外，按研究中得到的栓塞再通率结果判断，Onyx 与 NBCA 分别为 18.2% 和 0%，Onyx 的栓塞持久性受到质疑。为获得美国食品及药物管理局（FDA）批准使用 Onyx 而设计的一项多中心随机对照等效性试验结果表明[14]，Onyx 与 NBCA 相比并不处于劣势，研究的主要结果是 Onyx 组有 96% 的患者 AVM 体积缩小超过 50%，而 NBCA 组有 85% 的患者 AVM 体积缩小超过 50%。最近的研究显示，53.9% 的 AVM 患者得到完全栓塞，34.6% 的 AVM 患者得到次全栓塞，表明可通过一次或多次栓塞达到根治 AVM 的目的[15]。采用现行的栓塞术使 AVM 的完全闭塞率达到 8.3%~18.6% 并且使大多数患者 AVM 体积缩小达到 86%~99%[27,28]。尽管如此，Onyx 与 NBCA 一样仍缺乏长期持久性和有效性的证据[16,28,29]。

在大量 Onyx 注入 AVM 病灶时，Onyx 对射线的高不透过性，既是潜在的缺点，也可看作是优点。高密度的 Onyx 塑形体会遮蔽残余 AVM 病灶和局部血管的解剖结构，并且会在 CT 图像中造成大量的条纹伪影而导致无法评估周围脑组织[15]。同样，如果在 Onyx 栓塞后准备施行放射外科手术，因 Onyx 导致的影像失真会让放射治疗计划面临挑战[30]。

丙烯酸树脂基黏接剂

尽管研制出了多种栓塞剂，最常用于脑血管畸形的还是丙烯酸树脂基黏接剂，其有两种类型：异丁基-2-氰基丙烯酸酯(IBCA)和氰基丙烯酸丁酯(NBCA)。因 IBCA 对动物致癌的可能性，该试剂不再生产，NBCA 就成为市场上唯一的丙烯酸树脂基黏接剂[31]。

NBCA 是一种黏附性的液性单体试剂，遇到阴离子溶液会迅速发生聚合反应[20,32,33]，引起血管内皮炎症、纤维变性并最终导致管腔闭塞。NBCA 在脑血管系统能到达的深度主要取决于其聚合的速率以及注射的速度。少量的乙碘油(碘化油、乙碘油) 与 NBCA 混合能降低 NBCA 的黏度，能使 NBCA 更深入和均匀地浸透病灶，乙碘油与 NBCA 混合还能提供不透射线的特性[14,31,32]。其他试剂，包括冰醋酸，可与 NBCA 混合，油性混合物可进一步增长聚合时间。冰醋酸被认为能通过中和血液的弱碱性环境降低聚合速率，导致聚合物链接提前终止[32,34]。

使用 NBCA 的优势在于栓塞剂固有的流动性。输送 NBCA 的血流导向微导管，可控制其到达更靠近末梢和曲折的血管，能避免血管穿孔和蛛网膜下隙出血(SAH)的风险[35]。与微粒相比较，NBCA 更持久、更牢固。NBCA 也可经血管快速地注入病灶内，注射时间一般不超过 1 分钟。

使用 NBCA 的不利方面包括需要一定经验，保证在使用栓塞剂时高度掌控病灶渗透过程，避免不需要的静脉闭塞发生。微导管内或供血动脉发生过早的聚合会使渗透不理想。由于 NBCA 具有的黏附特性，最应避免的风险当属导管滞留，导管滞留会造成移除损伤甚至无法移除[20,35]。快速的聚合速率使得在同一供血动脉的注射期间无法实现利用血管造影监测栓塞的程度和静脉引流情况[14]。

乙醇

乙醇是主要用于外周介入放射治疗的液体栓塞剂，治疗如外周动静脉畸形和肝肾血管瘤等疾病。Yakes 等人发表了关于应用未稀释的纯乙醇(98%的无水乙醇)作为栓塞剂栓塞治疗 17 例脑 AVM 的论文[36]，可能缘于乙醇显著的渗透性，7 例取得疗效，但同时有

2 例患者死亡，17 例中的 8 例患者出现并发症。

乙醇是一种高效的栓塞剂，能轻易地让接触到的血管形成急性血栓。一旦接触到乙醇，内皮将从血管壁剥脱，暴露内弹力膜，在未再通的情况下，会导致血管硬化。尽管有着积极高效的作用机制，乙醇尚未常规应用于敏感的神经结构。因其高度的渗透性及灭活正常组织的能力，在使用乙醇时需要更多的经验及超选择性导管的定位。另外，在使用乙醇时应注意乳浊化作用对血管显影的影响。Yakes 等将乙醇与甲泛葡胺粉混合，结果发现乙醇会降低甲泛葡胺的效果，他们治疗高流动性血管畸形的技术是先注入非乳浊化剂，然后在总体流量降低时再注入低乳浊化的乙醇[36]。这要求术者具有在常规基础上更准确地掌控试剂的能力。

乙醇栓塞引起急性血栓时会导致病灶周围严重的脑水肿，术前术后需要地塞米松或有时需要甘露醇治疗。乙醇还可能诱发心肺衰竭，在栓塞时需要精心、系统地监测[36,37]。

微粒栓塞剂

多种微粒栓塞剂被使用了多年，如马鬃、丝线、明胶海绵、微纤维胶原蛋白材料(胶原)、聚乙烯醇和栓塞微球体。这些微粒被用于治疗包括 AVM、肿瘤及其他来源的出血等不同的疾病。随着前文提及的液态栓塞剂越来越多地被使用，微粒栓塞剂逐渐淡出，因液态栓塞剂的栓塞更持久并且能够通过更细小的、更小创伤的微导管输送。

聚乙烯醇(PVA)和栓塞微粒球

最初的 PVA 粒子，形状不规则，粒子大小变化大，动脉闭塞水平与粒子大小的相关性差，从而导致不一致和不均匀的栓塞，还可导致微导管堵塞。此外，较大的和不规则的粒子可造成过早的近端大血管闭塞，阻断从此部位进行进一步栓塞血管畸形。PVA 粒子能诱发血管腔炎症反应，从而有助于血管栓塞，但炎症可导致血管壁受损从而有可能导致粒子外渗和栓塞的血管再通[38]。

标准化微球体不具有 PVA 粒子的不规则性。这些微球体具有的亲水性、微多孔态和可压缩性可保证在靶血管远端渗透时更高的一致性。鉴于其高渗透率，会更深地进入到血管床，故在替代 PVA 粒子时应选用较大的微球体。粒子的规格越小或渗透率越高，产生并发症的危险越显著。根据手术的需要，有各种直径的粒子供选择[20]。根据栓塞的需要选择不同规格的粒

子,是选用这类栓塞剂的关键。虽然大多数粒子栓塞通常不会危及生命,但远端栓塞和更标准的栓塞之间存在的结果差异还是应引起重视的。使用更小的、更具渗透性的粒子可产生失明、组织坏死、脑神经功能缺损等并发症[39-41]。

导管选择

≤500μm PVA 粒子,能够使用与输送液体栓塞剂相同的微导管。>500μm 的粒子需要更大直径的微导管以避免内粒子聚集和导管闭塞,这些更大直径的微导管有 Rapid Transit 微导管(Cordis Neurovascular,佛罗里达州迈阿密市)、Prowler Plus 微导管(Cordis Neuromuscular)、Excelsior 1018 微导管(Boston Scientific,马萨诸塞州纳提克)和 Renegade 微导管(Boston Scientific)。柔韧性差和较高刚性的微导管在进入靶血管时会更困难[10,35]。

准备

在注射前,必须将可透射线的 PVA 粒子悬液与高浓度非离子造影剂混合,以便透视可见,并且为了粒子能在微导管腔内流动,应该通过注射器使用生理盐水冲洗微导管腔。同样,导管应在注射的间隔,进行透视导引下的冲洗,避免不需要的粒子注入。

缺点

PVA 粒子属暂时性栓塞剂,在 2 周时其再通率达12%~100%[20,36,41]。这类粒子不适于对持久性要求较高的血管闭塞术(如 DAVF、AVM),特别是在有更可靠、更持久的栓塞剂时。

可脱卸球囊

俄罗斯外科医生 Fedor Serbinenko 博士被认为是第一个使用不可脱卸血流导向球囊导管的人。他的研究可追溯到 1962 年,并在 1969 年 12 月使用硅胶球囊治疗 1 例颈动脉海绵窦瘘[8]。不久,Dubrun 和 Hieshima 接着推广使用可脱卸球囊治疗直接型颈动脉海绵窦瘘(CCF),闭塞巨大颅内动脉瘤的近端动脉,并最终使用可变刚性导管闭塞颅内动脉瘤[42-44]。

可脱卸球囊可由乳胶或硅胶制成各种尺寸、形状。球囊依据气阀原理保持长时间的膨胀状态,当放置在血管内可闭塞血管。各种球囊自研制并逐步发展以来,有着不同的脱卸原理。可脱卸球囊明显的优势在于放置的快速性、较低廉的成本及能够持久地闭塞大血管(3~10mm)。但因其在放置时不够精确难以控制,使可脱卸球囊的使用受到一定限制。

现在已不再使用的 Dubrun 球囊,是乳胶材质,用手工方式系在导管上。乳胶线保持了球囊与导管的连接,当球囊脱卸时收紧,实质上承担阀门的功效。

Hieshima 球囊在设计上有些不同。这种球囊由硅胶制成,有一当被安放在导管时可打开的阀门结构。因为硅胶具有半透性,充填在球囊内的造影剂混合液应与血液的渗透性相匹配。在血液与造影剂混合液因渗透关系导致球囊收缩或过度膨胀时,球囊有大小变化的风险。由于存在许多争议,这些球囊已从市场上消失。法国 Balt 公司生产的 Gold 球囊,是目前市场上唯一的产品,目前还未获得在美国使用的批准。

可脱卸弹簧圈

在研究使用弹簧圈之前,最重要的考虑因素是制作材料。这种置于人体内的材料必须具有生物适应性,不会引起系统性宿主反应。可供选择的材料包括镍钛合金、铂、镍、铱、钨或合成金属,最常见的是铂钨合金。后来的可脱卸弹簧圈结合了分布在其全长的聚酯纤维,以达到提高弹簧圈促凝性的能力。这类聚酯纤维弹簧圈因硬度比纯铂线圈更高,所以不适合于动脉瘤栓塞,它们适合在高流量的情况下使用,如血管闭塞术、瘘闭塞术,如果使用柔软的弹簧圈可能会轻易地被血流冲走[46,47]。

规格

就弹簧圈而言,有四种重要的测量数据。第一种是制造弹簧圈的原始线材的直径 D_1,直径范围 0.00175~0.003mm,这个直径范围在决定弹簧圈的硬度方面至关重要。构成弹簧圈的下一步骤是将线材缠绕在不同直径的心轴上。第二种是心轴的直径 D_2。D_2 是历史上的弹簧圈组分型的根据,如 $T_{10} = 0.010$,由数个 D_2 直径制成弹簧圈。最后,如果放置时不受限制,就会得到最终形状弹簧圈的直径 D_3,直径范围从 2~20mm,弹簧圈的长度为 1~50cm。最终形状弹簧圈的直径和长度是包装标签上的关键信息,为介入手术时的弹簧圈选择提供依据[45]。

形状

弹簧圈有三种结构。最基本的结构是线状材料,线状材料线缠绕在不同直径的心轴上形成第二种结构,第二种结构可被塑形为第三种结构,如螺旋形、复杂形和球形。复杂形弹簧圈是成篮线圈,从微导管释放到动脉瘤腔内后成篮状(图 4.1A 和 B)。有两种充填篮状结构的策略。传统的方法是用不同的长度、柔软度和直径的螺旋圈或 2D 圈填充动脉瘤的中心部位(图 4.2)。现在设计的充填方法是先后用更小的复杂形 3D 圈形成同心篮来填充动脉瘤。需要特别注意的是,目前没有证据表明,在填充密度和临床效果方面,复杂形弹簧圈优于标准螺旋形弹簧圈[45]。

硬度

　　动脉瘤内弹簧圈的放置效果可能因线圈的柔软或者说硬度的减少而改善。弹簧圈的硬度可部分由前文所述的基本直径估算。D_1 和 D_2 对弹簧圈的硬度均有显著的影响。D_1 与硬度成四次方的正比关系,D_2 与硬度成三次方的反比关系。其他诸如金属强度或弹簧圈强度,对生产商而言一般都保持相当稳定,对硬度公式的影响不大。这就表明,基础线状材料越细弹簧圈越软。也就是说,0.003 规格的基础线状材料制成的弹簧圈在其他条件一致的条件下,比 0.00175 规格基础线状材料制成的弹簧圈的硬度高 800%。反之,第二结构或称为 D_2 越小弹簧圈硬度越高。D_2 也是增加弹簧圈填充体积或减少弹簧圈填充量的一个重要因素,D_2 与弹簧圈填充体积成线性相关。因此,具有较大 D_2 的弹簧圈不仅柔软,还有较大的填充体积。D_3 在弹簧圈硬度关系上与 D_2 类似[45]。

脱卸原理

　　可脱卸弹簧圈被安放在推送丝上,操作者操作推送丝,通过微导管输送弹簧圈进入动脉瘤。弹簧圈一旦到达动脉瘤合适的部位,就应从推送丝脱卸下来。在弹簧圈从推送丝上脱卸之前,应将其彻底地从微导管中推出。达到这一步有多种标记。所有的动脉瘤栓塞微导管都有两个标记,一个在导管头端,一个在距头端 3cm 处。推送丝在靠近脱卸区近端也有相应的不透射线标记。不同厂家的弹簧圈有他们自己的近端标记和导管定位标记,以确保将弹簧圈完全导入动脉瘤并适宜脱卸。

　　各种弹簧圈的脱卸机制随弹簧圈的不同而各有差异。传统的 GDC 是通过电池驱动的电流发生器产生 2mA 的直流电电解后完成脱卸。脱卸区是未绝缘的不锈钢推送导丝的部分区段,该区段会在电流作用下分离[48]。前几代的弹簧圈以脱卸过程历时冗长为特点,特别是当电流在弹簧圈团中耗散功率时更甚。现在的新型弹簧圈包括了在脱卸区的附加绝缘体,可使脱卸过程更快完成。新型换代弹簧圈的系统在脱卸过程上相较于原始的 GDC 速度显著提高,许多都可瞬间脱卸(图 4.3)。

耐久性

　　使用弹簧圈栓塞术治疗动脉瘤最值得关注的问题是耐久性。动脉瘤弹簧圈栓塞后再通、弹簧圈压缩或动脉瘤再生长的风险已有文献详尽描述。已知的会造成再通的因素有动脉瘤初始大小、栓塞术后首次血管造影结果和已达到的填塞密度。填塞密度仍然是动脉瘤再通的重要决定因素,与再通率负相关。据报道,小动脉瘤的再通率为 5%~20%,而巨大动脉瘤高达 50%,再通的动脉瘤需重新治疗的占很大的比例[49-52]。尽管现行方法采取尽可能用更多的弹簧圈填塞动脉瘤来防止再通,但再通仍然是动脉瘤弹簧

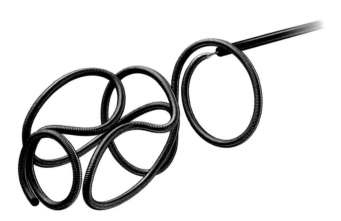

图 4.1A　Stryker 的可脱卸成篮弹簧圈(由 Stryker 公司提供)。

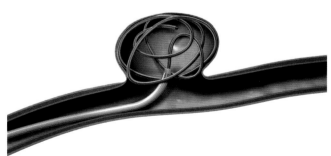

图 4.1B　Boston Scientific 的 360°GDC 成篮弹簧圈 (由 Boston Scientific 公司提供)。

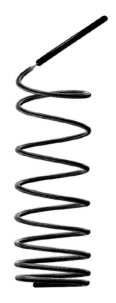

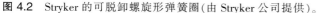

图 4.2　Stryker 的可脱卸螺旋形弹簧圈(由 Stryker 公司提供)。

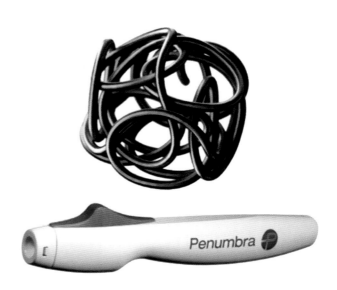

图 4.3　Penumbra 的 3D 可脱卸弹簧圈和解脱手柄 (由 Penumbra 公司提供)。

圈栓塞术潜在的并发症。当对填塞弹簧圈的动脉瘤进行组织学检查时，发现即使在血管造影显示完全闭塞的动脉瘤内，相邻弹簧圈依然会留有微小开放的空间间隙。而且动脉瘤瘤颈部可能会出现内皮化，但常常是内皮化不完全，甚至没有内皮化[53,54]。鉴于这些原因，希望新的动脉瘤弹簧圈技术能获得长效耐久的闭塞效果。

聚乙醇-聚乳酸弹簧圈

用于缝合和移植的生物可吸收聚合物材料也被用于覆盖薄铂金弹簧圈。聚乙醇-聚乳酸(PGPLA)共聚物能刺激细胞组织再生并起到脚手架的作用。理论上，PGPLA 能引起强烈的组织反应,刺激动脉瘤内更快速血栓化和形成持久的动脉瘤内瘢痕[49,51,55]。目前可用的有三种不同的生物活性弹簧圈。Matrix 电解脱弹簧圈系统(MDC, Boston Scientific 公司)是薄铂金弹簧圈，覆盖有 90%聚乙醇酸交酯和 10%聚乳酸物，连接一不锈钢输送钢丝[51]。Cerecyte 弹簧圈(Micrus Endovascular 公司, 加利福尼亚州森尼维尔市) 与 Matrix 电解脱弹簧圈的不同在于聚乙醇酸分布在弹簧圈的一级螺旋腔内而不是在表面[49]。Nexus 弹簧圈(Microtherapeutics 公司,加利福尼亚州尔湾市)与 Matrix 弹簧圈及 Cerecyte 弹簧圈的不同在于其由内核为铂金弹簧圈缠以许多自弹簧圈内向外伸展的 PGPLA 纤维构成。尽管有了这些改良，弹簧圈在有了 PGPLA 附着物后，仍未能在栓塞

术后取得显著的动脉瘤持久闭塞效果[49]。

水凝胶弹簧圈(Hydrocoil)

水凝胶弹簧圈栓塞系统 (HES, Microvention 公司)由铂金弹簧圈外部覆盖水凝胶(一种亲水丙烯酸聚合物)构成。当水凝胶与血液接触并相互作用后,水凝胶的聚合链便会解开，水凝胶膨胀并在 20 分钟后达到最大体积。因体积膨胀的原因,用相对少的水凝胶弹簧圈填塞就能达到或超过裸弹簧圈闭塞动脉瘤所达到的填塞密度水平。这一理论上的优势可能不会立即达到，继发的延迟膨胀可能产生 "高风险-高回报" [54,56-58]。人类和动物的回顾性研究显示,使用水凝胶弹簧圈在填塞密度上有优势,同时可降低再通率。最近的 HELPS 研究也证实了水凝胶弹簧圈能降低再通率[59-61]。

可推送或可注射弹簧圈

可推送或可注射弹簧圈是预装在透明塑料投射管内或直接装在微导管内的不可脱卸弹簧圈。随后这类弹簧圈使用 3mL 注射器注射生理盐水释放或使用弹簧圈推送器或导丝推送释放。这类弹簧圈比可脱卸弹簧圈价廉,同样也可被快速释放。这就使这类弹簧圈十分适合需要大量栓塞物的栓塞术。但因可推送或可注射弹簧圈释放后不可回收,使这类弹簧圈的安全性和精确性均低于可脱卸弹簧圈[46]。

可推送弹簧圈

市场上有各种形状、尺寸和长度的带纤维和不带纤维可推送弹簧圈。这种弹簧圈的优势在于,在装入微导管后,可使用连接在微导管上的注射器注射释放,也可使用推送丝以达到更精确、可控的释放。这类弹簧圈可被迅速释放,血栓形成能力强,是载瘤动脉闭塞术和瘘治疗的理想材料。

支架

球囊扩张支架

大型(>4mm)支架:对于主动脉弓上近端血管病变,球囊扩张支架是理想的装置。由于胸腔提供保护以及颈部缺乏生理性移动,此血管病变不需要自膨胀支架。目前能够得到的大型球囊扩张支架包括 Herculink 支架(Abbott Vascular Devices 公司,加利福尼亚州圣克拉拉市)、Omnilink 支架(Abbott Vascular 公司,加利福尼亚州圣克拉拉市)、Express 支架(Boston Scientific 公司)、Racer 支架(Medtronic 公司)、Palmaz Genesis 支架(Cordis Neurovascular 公司)以及 Palmaz 镀钴和铬支架(Cordis Neurovascular 公司)。

小型(2.5~4.0mm)支架

非药物洗脱支架:随着技术的进步,与大型球囊扩张支架相比,非药物洗脱支架或裸金属不锈钢支架的柔韧性获得提升,这让支架在神经血管内手术时更容易被放置在颅内血管。目前可选用支架的包括 Driver 支架和 S660 支架(Medtronic 公司)、Multilink Vision 支架、Minivision 支架、Zeta 支架和 Pixel 支架(Abbott 公司)、Express-2 支架和 Liberte 支架(Boston Scientific 公司)。Neurolink 支架(Guidant 公司)是一种专用于脑动脉粥样硬化(ICAD)的球囊扩张支架,目前已不再使用。

药物洗脱支架

使用裸金属支架治疗冠状动脉粥样硬化后出现迟发型支架术后再狭窄(ICR)并发症的比例较高。因 ICR 病理过程导致的血管内膜增生在患者中的比例为 20%~40%,而使用药物洗脱支架发生 ICR 的比例显著下降至 6%~8%[62]。这类支架释放抗增生药物(紫杉醇)或抗肿瘤药(雷帕霉素亦称西罗莫司、他克莫司、依维莫司)以防止平滑肌细胞增殖[62]。

自膨胀支架

大型自膨胀支架

大型自膨胀支架大多用于颅外颈动脉。由于颈部的生理性移动产生的力量,球囊扩张支架可能会压裂、变形、狭窄,故大型自膨胀支架就常常被用于颅外颈动脉狭窄的治疗。不同厂商的支架设计各不相同,最显著的概念上的差异主要与支架的网孔设计有关。这类支架有些是更传统的"闭合式"网孔(又称闭环)设计,如颈动脉的 Wallstent 支架、X-act 支架和 Nex 支架;另一些是"开放式"网孔(又称开环)设计,这种设计将网孔间的许多连接柱去掉,如 Precise 支架、Exponent 支架、Protégé 支架和 Acculink 支架。开放式网孔设计的好处在于有较大的网孔面积,可增加柔韧性和改善顺应性,但是也常增加了小的斑块穿过网孔脱落血管内[63]。闭合式网孔设计的支架的优势在于有较小的网孔面积,适用于附着有活动性斑块的颈动脉狭窄患者的治疗。回顾性的研究发现,植入闭合式网孔支架的栓塞并发症在统计学上的发生率显著较低,即使有些并发症被认为是在使用了远端保护装置发生的[64-66]。

小型自膨胀支架

Neuroform 支架:Neuroform 支架(Boston Scientific 公司)于 2002 年开始使用为辅助治疗宽颈大动脉瘤。这种支架是小型自膨胀支架,柔韧性好,即使是在非常迂曲的脑血管内也可经微导管安全地输送和放置。这种低剖面、细支柱、开放式网孔设计的支架具有较低的径向力,可减小引起血管壁损伤的机会(图 4.4)。较大的网孔面积设计可使微导管能轻易地穿过网孔进入动脉瘤腔。支架的功能是支撑动脉瘤内栓塞的弹簧圈团,防止弹簧圈进入载瘤动脉[67-70]。自膨胀支架用于辅助动脉瘤弹簧圈治疗的影响因素是多方面的。需要关注的包括:①已有报道的内膜增生并发症,特别是与生物活性弹簧圈或水凝胶弹簧圈同时使用时;②对动脉瘤破裂和蛛网膜下隙出血患者使用支架,在围术期需要抗血小板药物治疗;③一旦导管过早滑出将给动脉瘤栓塞术增加了复杂性[67,71]。

Enterprise 支架

Enterprise 支架(Cordis Neurovascular 公司)是另一种用于动脉瘤栓塞术的小型自膨胀支架。虽然与

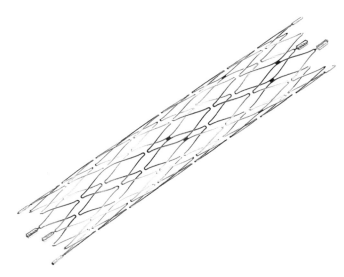

图 4.4　Boston Scientific 的 Neuroform 自膨胀支架（由 Boston Scientific 公司提供）。

Neuroform 支架相似,但还是有其不同的特点。在理论上,Enterprise 支架的泪滴形闭合式网孔设计较 Neuroform 支架的开放式网孔设计在防止弹簧圈脱落上有优势。此外,当 Enterprise 支架释放不超过 70% 时,如果支架位置不理想,可回收并重新释放[72]。

Wingspan 支架

　　Wingspan 支架(Boston Scientific 公司)最初是作为治疗脑动脉粥样硬化的器械而出现在市场的。除了更大的径向力外,其设计与 Neuroform 支架类似。支架配有的球囊对动脉起预扩张的作用(图 4.5)(Gateway PTA 球囊导管,Boston Scientific 公司)。随后通过病变释放支架,达到防止血管成形术后的血管回弹并避免出现血管夹层或内皮损伤[73]。

Solitaire 支架

　　Solitaire 支架(eV3 公司)是另一种小型、柔韧、自膨胀镍钛合金支架,闭合式网孔设计,为支架辅助动脉瘤弹簧圈栓塞术而生产。Solitaire 支架主要的优点是它在 100% 释放后仍可完全回收,它的释放方式类似于安装在 0.016 推送丝上的弹簧圈,因此需要解脱(eV3 公司)[74]。

覆膜支架

　　覆膜支架由 Parodi 自 20 世纪 90 年代早期率先用于治疗腹部动脉瘤。从那时开始,覆膜支架就一直用于包括血管损伤、外周动脉瘤、移植血管闭塞及闭塞动脉症等外周血管系统的多种病变[75]。在神经血管范围内的应用主要限于近心端颅内血管(动脉瘤和假性动脉瘤)以及颅外血管[76-80]。

　　可使用的覆膜支架有许多种,有着不同的设计、不同的大小和不同的膜。既有球囊扩张式覆膜支架(Jostent Graftmaster 覆膜支架,Abbott Vascular Devices 公司,加利福尼亚州圣克拉拉市),又有自膨胀式覆膜支架(Symbiot 覆膜支架,Boston Scientific 公司;Wallstent 覆膜支架,Boston Scientific 公司;Viabahn 覆膜支架,WL Gore and Associates 公司)。这些不锈钢支架大多包含一个多微孔的聚四氟乙烯(PTFE),PTFE 被认为是引起强烈炎性反应并由此导致支架内狭窄或闭塞的原因[81]。由于这类支架的耐久性和性能不确切,故只在孤注一掷的几乎无其他可选择余地的临床情况下使用,如颈动脉破裂出血[82]。

血流导向支架(又称血流导向装置)

　　大约 20 年前进行的动物研究表明,颅内动脉瘤可通过在病变血管腔内放置多孔筛状管(支架)得到成功治疗。这一研究和支架辅助弹簧圈治疗动脉瘤的研究一起,揭示了支架不仅起到支持动脉瘤内的弹簧圈团的作用,还在载瘤动脉重建上有许多优势。血流导向支架能使血流恢复正常流向从而改变动脉瘤内的血流;支架能改变载瘤动脉-动脉瘤复合体以及动脉瘤血流流入区的解剖结构;最后,为动脉瘤颈的新

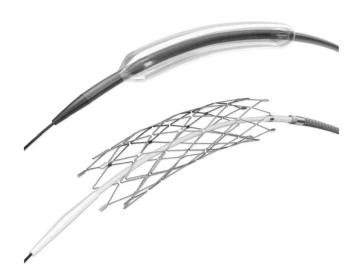

图 4.5　Wingspan 自膨胀支架和 Gateway PTA 球囊导管(由 Stryker Neurovascular 公司提供)。

生内膜增生提供刺激和脚手架[86-89]。这类柔韧、自膨胀、圆筒状编织网样装置即所谓的血流导向支架代表了动脉瘤栓塞治疗模式的重大变革。血流导向有在生理上将动脉瘤隔绝在载瘤动脉之外的能力,提供多孔支架通过动脉瘤颈,在不借助弹簧圈栓塞的情况下即能让血流恢复到正常状态[89]。这类装置尤其能很好地适用于在解剖结构上不宜采用传统弹簧圈栓塞或手术夹闭的复杂动脉瘤,如大型或巨大型宽颈动脉瘤、梭形动脉瘤或圆周动脉瘤[90-92]。

Pipeline 支架

2011 年 4 月 6 日,Pipeline 支架(PED,eV3 公司)获得 FDA 批准用于宽颈的颈内动脉动脉瘤治疗。相对于市场上能得到的神经血管支架的金属表面积 6.5%~9%,PED 的金属表面积达到 30%~35%。这一数值还可继续增加,增加的程度取决于输送时施加在推送丝上的张力。此外,多个 PED 重叠在一起可达到表面积更致密和长度更长。虽然表面积非常大,仍有足够的孔隙以保证分支血管或穿支血管的通畅[87]。PED 是一圆筒状编织网样装置,含 48 条各自独立的编有铂和钴铬的微丝,这些微丝直径在 28 到 33μm 之间。这种装置被填压在输送鞘内,连接在输送丝上。在收缩状态下,这种装置是它正常结构长度的 2.5 倍[86,93]。目前证据显示,PED 用于特定的动脉瘤的治疗是安全、耐久和有效的[94]。Nelson 等报道了最近 PITA 试验(应用 PED 治疗颅内动脉瘤的试验)的结果,显示载瘤动脉重建后 180 天动脉瘤完全闭塞率为 100%,这一比率远超标准的动脉瘤弹簧圈栓塞术的闭塞率[93]。此外,还发现 PED 植入后不会出现高比率的支架内狭窄或血栓。

PED 也有其局限性。使用这种装置需对患者施用双联抗血小板药物,这就使对于急性 SAH(蛛网膜下隙出血)患者有一定禁忌。PED 结构的网孔太小使 PED 放置后再想通过弹簧圈栓塞治疗动脉瘤变得不可实现。PED 对于特定的分叉部动脉瘤的疗效依然未确定。载瘤动脉发出重要穿支动脉的动脉瘤可能是使用 PED 的潜在限制,但有病例显示,通过审慎地操作,这类穿支动脉仍可保持通畅[86,94,95]。

球囊辅助弹簧圈栓塞动脉瘤

球囊相较于柔韧的神经血管自膨胀支架的优势是:①可靠的载瘤动脉保护;②可靠的载瘤动脉显像;③为栓塞时动脉瘤破裂提供保护;④临时性的、非植入装置;⑤改善微导管通道,可重进入微导管,稳定微导管;⑥增加填塞密度;⑦提供动态的载瘤动脉保护。

潜在的不利包括放置球囊、充盈和排空球囊会增加耗时。耗时可由采用单次球囊充盈时高效、快速释放多个弹簧圈的技术来减少,这还可带来一个益处,就是在球囊必需排空时可得到稳定的弹簧圈聚合团。充盈的球囊在理论上有脑缺血的风险,但充盈的球囊保持在 5~10 分钟可有很好的耐受性[96]。虽然球囊辅助可获得较高的填塞密度,但弹簧圈团的长期耐久性还是应关注。如果球囊辅助弹簧圈栓塞动脉瘤(BAC)术中有弹簧圈脱出,那么就应该在手术的最后一个步骤放置支架,给弹簧圈团提供额外的支撑[97,98]。

不可脱卸式高顺应性球囊

在美国最常用的两种高顺应性球囊为 Hyperglide 和 Hyperform(eV3 公司)。两种球囊的导管都配有 0.010 的微导丝以封闭导管头端的远端孔。制备的用于注入球囊的造影剂和生理盐水混合液被直接注入球囊腔让球囊膨胀。高顺应性球囊的好处在于虽经受数次的膨胀,但球囊排空时远端导管的外形不会改变。导管周围的压缩物具有低的可预知的剖面。膨胀的球囊柔软、能减少损伤,具有可塑性;同时具有球囊的高顺应性特质。

Hyperform 球囊是一种顺应性的球囊,呈球形,两种规格(4mm×7mm 和 7mm×7mm)。这类球囊常用于分叉部动脉瘤和顶端动脉瘤。Hyperglide 球囊(规格有 4mm × 10mm、15mm、20mm、30mm)外形更接近圆筒状,最常用于旁动脉瘤。两种球囊可组合使用,以获得更广泛和更复杂的动脉瘤颈重塑形[97]。

栓子保护和回收装置

栓子保护装置

由各种装置提供的三种远端保护机制:

1.远端安放的滤网;

2.用带导丝的球囊阻断前向血流,随后强力冲洗吸出栓子;

3.用装有球囊的导引导管暂时闭塞近端致前向血流逆流。

滤网

远端滤网不仅起到栓子保护的作用,还可作为颈动脉成形术和支架植入术的导丝。通常有输送和回收两种导管。当滤网通过粥样硬化斑块到达远端颈内动脉并释放时，压缩状态的滤网就会展开，这样就可捕获血管成形术和释放支架产生的栓子。滤网上的细孔能保证血液和造影剂的持续流动，从而可进行血管造影成像。最后，滤网会被回收，这样被收集的栓塞物就不会流散。现有多种远端滤网，在结构上、放置和回收机制上都不相同。即使使用了滤网，还是可能会出现栓塞并发症，特别是当微栓子通过滤网细孔时[99]。因滤网的使用可导致显著的血管损伤，故在特别迂曲的主动脉弓和靶血管或严重粥样硬化等情形下应被限制使用 [100,101]。目前可选用的滤网有 Angioguard（Cordis Neurovascular 公司）、Filterwire EX （Boston Scientific 公司）、Trap（Microvena 公司，明尼苏达州白熊湖市）、Neuroshield 和 Accunet （Abbott 公司）以及 Spider FX（eV3 公司，明尼苏达州普利茅斯市）。

远端闭塞

另一种远端保护形式是远端闭塞球囊。这是一种配有 0.014 保护导丝（GuardWire, Medtronic 公司，加利福尼亚州圣罗莎市）的球囊，球囊被放在保护导丝的远端的近侧部。操作完成前将膨胀的球囊放置在需要治疗病变的远端[100]。支架植入后，通过保护导丝导引抽吸导管到此区域并经抽吸导管冲洗和吸出此区域的栓子。

近端闭塞

第三种栓子保护方法是使用装有球囊的导引导管闭塞病变的近端血管以暂时阻断前向血流。Parodi 抗栓子导管 （ArteriA 公司，加利福尼亚州旧金山市）是这类保护装置的一种，这种装置由一个导引导管与安装在导管远端的球囊的构成。当导引导管到达适当的位置后，外部闭塞球囊膨胀以阻断前向血流。7F 内径的导引导管是到达颈动脉分叉和病变部位的通路，导引导管内腔是血管成形囊球和支架的通道。导引导管的侧孔与股静脉的血管鞘相通，建立一个临时的动脉-静脉分流，从而导致颈动脉血液逆流。

迄今为止，使用不同远端保护装置得到的结果差异的数据有限[99,102,103]。实际上，是否应该批准使用远端保护装置还存在争议并有待确定[104]。

回收装置

"鹅颈"式抓捕器

Amplatz"鹅颈"式抓捕器（Microvena 公司，明尼苏达州白熊湖市）是一连接在导丝上的简单套环，可很容易通过微导管[105]，其具有在血管内捕获有害异物的能力。如异物的游离缘被套环套捕，则抓捕操作非常容易。这种装置通过推进微导管并部分超过套环以收紧套环和套住靶目标[106,107]。

"鳄口"式回收装置

"鳄口"式回收装置的作用原理与"鹅颈"式抓捕器相似，与后者简单的套环不同的是，其是在导丝上连接四个小夹片。这种装置也可通过微导管，当微导管部分越过夹片时，可关闭夹片以抓住靶目标，可用来回收线圈、支架，甚至血栓栓子[108-110]。

篮状装置

Neuronet 回收装置（又称及时回收装置）是由带有可塑形铂金头端的导丝和连接在导丝最末端的自扩张篮状结构构成。篮状结构和微导管可作为一个整体一起移动以抓捕选中的异物[111]。

急性脑卒中的干预

治疗缺血性卒中的血运重建方法多年来一直在发展。包括多种药物，更积极地通过神经介入方法来机械清除血栓。随着灌注成像模式的进展，可对每一患者制订个体化治疗方案。

机械血栓清除

急性缺血性卒中的最通常治疗方法是静脉滴注组织型纤溶酶原激活剂（IV t-PA）。文献报道的 IV t-PA 血管再通率为 30%~50%[112]。如果是大血管闭塞，再通率会非常低，且再闭塞率可高达 17%[113-115]。这些不理想的结果导致了机械性血栓清除装置和治疗策略的发展。这类装置不仅对脑循环血运重建积极有效，还延长了所选择的患者从症状发生到治疗的时间窗。

MERCI 取栓装置

MERCI 取栓装置于 2004 年获得 FDA 批准用于急性缺血性卒中治疗。该装置的构造包括一个柔韧的镍钛合金导丝和在其末端由五个螺旋圈形成的螺丝锥，也被称为 MERCI 取栓器 （图 4.6A 和 B）。另外两个组件是 MERCI 微导管和 MERCI 球囊导引导管。首先，由股动脉途径导入外径 8 或 9F 的 MERCI 球囊导引导管，一旦球囊导管进入选定的血管内，三个导管沿微导丝前行，其中一个是中号导管（4.2 或 5.3F），一个是三轴支持的远端通道导管,另一个是微导管。然后微导丝交换为取栓器。MERCI 取栓器先置于血栓的远端,然后充盈球囊导管的球囊,缓慢稳稳地拉动取栓器,开始卷住血栓块,此时需保持远端通道导管在同一位置。接着,随着血栓块向近端移动,远端通道导管、微导管和取栓器向球囊导引导管移动,此时应通过球囊导管积极抽吸。取栓器可重新进入球囊导管内,整个步骤可按需要反复多次[112,116-118]。MERCI(脑缺血机械血栓清除)和多个 MERCI 试验表明,该装置不但对已使用 t-PA 溶栓的患者是安全的, 而且对不适合溶栓的患者也是安全的,并在症状发生 8 小时内使用是有效的[119-123]。

Penumbra 装置

Penumbra 再灌注装置（又称 Penumbra 血栓抽吸装置)由三个部件构成:一个再灌注导管、分离器和血栓移除环(图 4.7A 和 B)。当股动脉通道建立并全身肝素化后, 在透视引导下将一个 6F 标准导引导管置入病变区域。Penumbra 再灌注导管通过导丝前移并位于血栓近端。这些导管有不同的尺寸,这样可将直径尽量大的导管用于给定的动脉。在动脉能安全承受的情况下使用尽量大一些的导管很重要,因为随着导管直径尺寸的下降,装置的吸力也会显著下降。一旦再灌注导管到位, 通过再灌注导管将导丝替换为 Penumbra 分离器。然后抽吸泵启动,在积极抽吸的同时,分离器被用于破碎血栓。理想的状态是血栓存在于动脉的直段,因分离器在弯曲的部位或有分支部位有导致动脉穿孔的危险[112]。Penumbra 脑卒中试验[124] 报道的结果指出,Penumbra 装置对于出现症状 8 小时之内的脑大血管的急性缺血性闭塞的血运重建是安全和有效的。

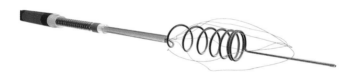

图 4.6A 应用于机械血栓清除术的放置在球囊导管内的 MER-CI 取栓装置(Concentric Medical 公司提供)。

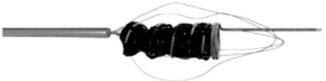

图 4.6B 缠缠了血栓的 MERCI 取栓装置 （Concentric Medical 公司提供)。

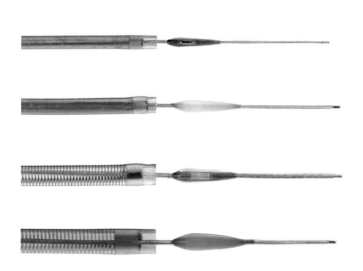

图 4.7A Penumbra 分离器, 作为 Penumbra 再灌注装置一部分,有不同的规格以适应不同直径的血管。

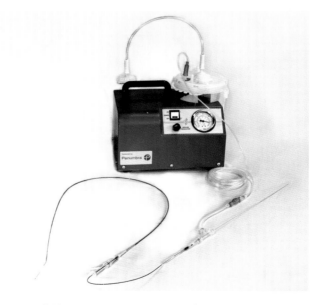

图 4.7B 带抽吸泵的 Penumbra 治疗脑卒中系统(Penumbra 公司提供)。

支架辅助血运重建

虽然只取得初步的成果，但使用颅内自膨胀支架（Wingspan，Enterprise，Solitaire）治疗急性脑缺血已是一个趋势，通常是和其他的装置和药物一起使用。使用支架辅助血运重建的不利方面是术后需使用抗血小板药或抗凝药[125,126]。有关安全性和有效性的数据仍悬而未决[112,118]。在美国，这类装置未获批准用于急性脑卒中的治疗。

闭合装置

已确知的使用闭合装置的益处包括快速、充分的止血，早日下床活动，更少的淤伤和较高的患者满意度。对于机械压迫在疗效和安全性方面的担心包括对于增强的炎症反应可能会使患者处于局部性或全身性的炎症反应以及下肢缺血[127]。随着血管内治疗和诊断的操作越来越多地被使用，让股动脉保持非纤维化是必要的，因这一通道可能日后会再次用到。

目前市场上有多种动脉穿刺点闭合装置：Angioseal STS Platform（St. Jude Medical 公司，明尼苏达州圣保罗市）、Vasoseal（Datascope 公司，新泽西州蒙特维尔市）、Percolse 和 StarClose（Abbott Vascular 公司，加利福尼亚州圣克拉拉市）、Duett（Vascular Solutions 公司，明尼苏达州明尼阿波里斯市）。所有的这些装置采用了不同的机制和结构。这些装置科被划分为血管内（Angioseal 或 PerClose）或血管外（StarClose 或 Duett）两类。有的释放止血密封剂，如 Angioseal 使用牛胶原蛋白，而另一些放置止血夹，如 StarClose。

Angioseal 由血管内的锚和血管外的胶原蛋白海绵靠一种自紧缝合线连接。动脉切开部位被夹在这两个组件之间以获得机械止血和胶原蛋白激发凝血止血效果。这些组件都是生物可吸收材料。

StarClose 为一镍钛合金夹，施用在动脉切开部位止血。这种闭合装置保持在血管外部，防止内皮暴露于外物。

尽管做了大量的试验，Meta 分析和低质量的随机对照试验，仍然有争议的是，还没有令人信服的证据表明任何一种这类装置明显地优于单纯的机械压迫方法[127-131]。

（黄海东　张天　蒋玲莉　译）

参考文献

1. Moore CH, Murchison C. On a new method of procuring the consolidation of fibrin in certain incurable aneurisms: with the report of a case in which an aneurism of the ascending aorta was treated by the insertion of wire. Med Chir Trans. 1864;47:129-49.

2. Schechter DC. Flashbacks: electrical treatment of aneurysms. Pacing Clin Electrophysiol. 1979;2(2):234-45.

3. Siddique K, Alvernia J, Fraser K, et al. Treatment of aneurysms with wires and electricity: a historical overview. J Neurosurg. 2003;99(6):1102-7.

4. Agner C, Dujovny M. Historical evolution of neuroendovascular surgery of intracranial aneurysms: from coils to polymers. Neurol Res. 2009;31(6):632-7.

5. Lanzino G, Kanaan Y, Perrini P, et al. Emerging concepts in the treatment of intracranial aneurysms: stents, coated coils, and liquid embolic agents. Neurosurg. 2005;57(3): 449-59; discussion-59.

6. Agner C, Dujovny M. Cerebral arterial aneurysms: the early period of neuroendovascular therapy. Neurol Res. 2009;31(6):560-7.

7. Guglielmi G. History of the genesis of detachable coils. A review. J Neurosurg. 2009;111(1):1-8.

8. Wolpert SM. In re: Serbinenko FA. Balloon catheterization and occlusion of major cerebral vessels. J Neurosurg. 1974;41:1974. AJNR Am J Neuroradiol. 2000;21(7):1359-60.

9. Guglielmi G, Vinuela F, Dion J, et al. Electrothrombosis of saccular aneurysms via endovascular approach. Part 2: Preliminary clinical experience. J Neurosurg. 1991;75(1): 8-14.

10. Purdy PD, Batjer HH, Samson D. Management of hemorrhagic complications from preoperative embolization of arteriovenous malformations. J Neurosurg. 1991;74(2): 205-11.

11. Richling B. History of endovascular surgery: personal accounts of the evolution. Neurosurg. 2006;59(5 Suppl 3):S30-8; discussion S3-13.

12. Murayama Y, Vinuela F, Ulhoa A, et al. Nonadhesive liquid embolic agent for cerebral arteriovenous malformations: preliminary histopathological studies in swine rete mirabile. Neurosurg. 1998;43(5):1164-72.

13. Kim LJ, Albuquerque FC, Aziz-Sultan A, et al. Low morbidity associated with the use of NBCA liquid adhesive for preoperative transarterial embolization of central nervous system tumors. Neurosurg. 2006;58(7):98-103.

14. Loh Y, Duckwiler GR. A prospective, multicenter, randomized trial of the Onyx liquid embolic system and N-butyl cyanoacrylate embolization of cerebral arteriovenous malformations. Clinical article. J Neurosurg. 2010;113(4):733-41.

15. Katsaridis V, Papagiannaki C, Aimar E. Curative embolization of cerebral arteriovenous malformations (AVMs) with Onyx in 101 patients. Neuroradiol. 2008;50(7):589-97.

16. Natarajan SK, Ghodke B, Britz GW, et al. Multimodality treatment of brain arteriovenous malformations with microsurgery after embolization with onyx: single-center

experience and technical nuances. Neurosurg. 2008;62(6):1213-25; discussion 25-6.

17. Gore P, Theodore N, Brasiliense L, et al. The utility of onyx for preoperative embolization of cranial and spinal tumors. Neurosurg. 2008;62(6):1204-11; discussion 11-2.

18. Malek AM, Higashida RT, Phatouros CC, et al. Treatment of an intracranial aneurysm using a new three-dimensional-shape Guglielmi detachable coil: technical case report. Neurosurg. 1999;44(5):1142-4; discussion 4-5.

19. Smith SJ, Thomas A, Ashpole RD. Intra-operative combustion of Onyx embolic material. Br J Neurosurg. 2009;23(1):76-8.

20. Linfante I, Wakhloo AK. Brain aneurysms and arteriovenous malformations: advancements and emerging treatments in endovascular embolization. Stroke. 2007;38(4):1411-7.

21. Simon SD, Eskioglu E, Reig A, et al. Endovascular treatment of side wall aneurysms using a liquid embolic agent: a US single-center prospective trial. Neurosurg. 2010;67(3):855-60; discussion 60.

22. Simon SD, Lopes DK, Mericle RA. Use of intracranial stenting to secure unstable liquid embolic casts in wide-neck sidewall intracranial aneurysms. Neurosurg. 2010;66(3 Suppl Operative):92-7; discussion 7-8.

23. Molyneux AJ, Cekirge S, Saatci I, et al. Cerebral Aneurysm Multicenter European Onyx (CAMEO) trial: results of a prospective observational study in 20 European centers. AJNR Am J Neuroradiol. 2004;25(1):39-51.

24. Chaloupka JC, Vinuela F, Vinters HV, et al. Technical feasibility and histopathologic studies of ethylene vinyl copolymer (EVAL) using a swine endovascular embolization model. AJNR Am J Neuroradiol. 1994;15(6):1107-15.

25. Natarajan SK, Born D, Ghodke B, et al. Histopathological changes in brain arteriovenous malformations after embolization using Onyx or N-butyl cyanoacrylate. Laboratory investigation. J Neurosurg. 2009;111(1):105-13.

26. Murugesan C, Saravanan S, Rajkumar J, et al. Severe pulmonary oedema following therapeutic embolization with Onyx for cerebral arteriovenous malformation. Neuroradiol. 2008;50(5):439-42.

27. Xu F, Ni W, Liao Y, Gu Y, et al. Onyx embolization for the treatment of brain arteriovenous malformations. Acta Neurochir (Wien). 2011;153(4):869-78.

28. Pierot L, Januel AC, Herbreteau D, et al. Endovascular treatment of brain arteriovenous malformations using onyx: results of a prospective, multicenter study. J Neuroradiol. 2009;36(3):147-52.

29. Jahan R, Murayama Y, Gobin YP, et al. Embolization of arteriovenous malformations with Onyx: clinicopathological experience in 23 patients. Neurosurg. 2001;48(5):984-95; discussion 95-7.

30. Shtraus N, Schifter D, Corn BW, et al. Radiosurgical treatment planning of AVM following embolization with Onyx: possible dosage error in treatment planning can be averted. J Neurooncol. 2010;98(2):271-6.

31. Brothers MF, Kaufmann JC, Fox AJ, et al. N-Butyl 2-cyanoacrylate-substitute for IBCA in interventional neuroradiology: histopathologic and polymerization time studies. AJNR Am J Neuroradiol. 1989;10(4):777-86.

32. Gounis MJ, Lieber BB, Wakhloo AK, et al. Effect of glacial acetic acid and ethiodized oil concentration on embolization with N-butyl 2-cyanoacrylate: an *in vivo* investigation. AJNR Am J Neuroradiol. 2002;23(6):938-44.

33. Bakar B, Oruckaptan HH, Hazer BD, et al. Evaluation of the toxicity of onyx compared with n-butyl 2-cyanoacrylate in the subarachnoid space of a rabbit model: an experimental research. Neuroradiol. 2010;52(2):125-34.

34. Spiegel SM, Vinuela F, Goldwasser JM, et al. Adjusting the polymerization time of isobutyl-2 cyanoacrylate. AJNR Am J Neuroradiol. 1986;7(1):109-12.

35. n-BCA Trail Investigators. N-butyl cyanoacrylate embolization of cerebral arteriovenous malformations: results of a prospective, randomized, multi-center trial. AJNR Am J Neuroradiol. 2002;23(5):748-55.

36. Yakes WF, Krauth L, Ecklund J, et al. Ethanol endovascular management of brain arteriovenous malformations: initial results. Neurosurg. 1997;40(6):1145-52; discussion 52-4.

37. Cho SK, Do YS, Kim DI, et al. Peripheral arteriovenous malformations with a dominant outflow vein: results of ethanol embolization. Korean J Radiol. 2008;9(3):258-67.

38. Davidson GS, Terbrugge KG. Histologic long-term follow-up after embolization with polyvinyl alcohol particles. AJNR Am J Neuroradiol. 1995;16(4 Suppl):843-6.

39. Bendszus M, Monoranu CM, Schutz A, et al. Neurologic complications after particle embolization of intracranial meningiomas. AJNR Am J Neuroradiol. 2005;26(6):1413-9.

40. Carli DF, Sluzewski M, Beute GN, et al. Complications of particle embolization of meningiomas: frequency, risk factors, and outcome. AJNR Am J Neuroradiol. 2010;31(1):152-4.

41. Senturk C, Cakir V, Yorukoglu K, et al. Looking for the ideal particle: an experimental embolization study. Cardiovasc Intervent Radiol. 2010;33(2):336-45.

42. Debrun G, Lacour P, Vinuela F, et al. Treatment of 54 traumatic carotid-cavernous fistulas. J Neurosurg. 1981;55(5):678-92.

43. Hieshima GB, Grinnell VS, Mehringer CM. A detachable balloon for therapeutic transcatheter occlusions. Radiology. 1981;138(1):227-8.

44. Masaryk TJ, Perl J 2nd, Wallace RC, et al. Detachable balloon embolization: concomitant use of a second safety balloon. AJNR Am J Neuroradiol. 1999;20(6):1103-6.

45. White JB, Ken CG, Cloft HJ, et al. Coils in a nutshell: a review of coil physical properties. AJNR Am J Neuroradiol. 2008;29(7):1242-6.

46. Daugherty WP, Kallmes DF, Cloft HJ, et al. MicroNester coils as an adjunct to endovascular embolization. World Neurosurg. 2010;73(4):390-4.

47. Halbach VV, Dowd CF, Higashida RT, et al. Preliminary experience with an electrolytically detachable fibered coil. AJNR Am J Neuroradiol. 1998;19(4):773-7.

48. Guglielmi G, Vinuela F, Sepetka I, et al. Electrothrombosis of saccular aneurysms via endovascular approach. Part 1: Electrochemical basis, technique, and experimental results. J Neurosurg. 1991;75(1):1-7.

49. Geyik S, Ertugrul O, Yavuz K, et al. Comparison of bioactive coils and bare platinum coils for treatment of intracranial aneurysms: a matched-pair analysis. J Neurosurg. 2010;112(4):709-13.

50. Mehra M, Hurley MC, Gounis MJ, et al. The impact of coil shape design on angiographic occlusion, packing density and coil mass uniformity in aneurysm embolization: an in

vitro study. J Neurointerventional Surg. 2011;3:131-6.

51. Murayama Y, Tateshima S, Gonzalez NR, et al. Matrix and bioabsorbable polymeric coils accelerate healing of intracranial aneurysms: long-term experimental study. Stroke. 2003;34(8):2031-7.

52. Raymond J, Guilbert F, Weill A, et al. Long-term angiographic recurrences after selective endovascular treatment of aneurysms with detachable coils. Stroke. 2003;34(6): 1398-403.

53. Bavinzski G, Talazoglu V, Killer M, et al. Gross and microscopic histopathological findings in aneurysms of the human brain treated with Guglielmi detachable coils. J Neurosurg. 1999;91(2):284-93.

54. Ding YH, Dai D, Lewis DA, et al. Angiographic and histologic analysis of experimental aneurysms embolized with platinum coils, Matrix, and HydroCoil. AJNR Am J Neuroradiol. 2005;26(7):1757-63.

55. Bendszus M, Bartsch AJ, Solymosi L. Endovascular occlusion of aneurysms using a new bioactive coil: a matched pair analysis with bare platinum coils. Stroke. 2007;38(10):2855-7.

56. Berenstein A, Song JK, Niimi Y, et al. Treatment of cerebral aneurysms with hydrogel-coated platinum coils (HydroCoil): early single-center experience. AJNR Am J Neuroradiol. 2006;27(9):1834-40.

57. Gunnarsson T, Tong FC, Klurfan P, et al. Angiographic and clinical outcomes in 200 consecutive patients with cerebral aneurysm treated with hydrogel-coated coils. AJNR Am J Neuroradiol. 2009;30(9):1657-64.

58. Cloft HJ. HydroCoil for Endovascular Aneurysm Occlusion (HEAL) study: 3-6 month angiographic follow-up results. AJNR Am J Neuroradiol. 2007;28(1):152-4.

59. Deshaies EM, Adamo MA, Boulos AS. A prospective single-center analysis of the safety and efficacy of the hydrocoil embolization system for the treatment of intracranial aneurysms. J Neurosurg. 2007;106(2):226-33.

60. Lim YC, Kim BM, Shin YS, et al. Structural limitations of currently available microcatheters and coils for endovascular coiling of very small aneurysms. Neuroradiol. 2008; 50(5):423-7.

61. White PM, Lewis SC, Gholkar A, et al. Hydrogel-coated coils versus bare platinum coils for the endovascular treatment of intracranial aneurysms (HELPS): a randomised controlled trial. Lancet. 2011;377(9778):1655-62.

62. Akin I, Schneider H, Ince H, et al. Second- and third-generation drug-eluting coronary stents: Progress and safety. Herz. 2011;36(3):190-7.

63. Muller-Hulsbeck S, Schafer PJ, Charalambous N, et al. Comparison of carotid stents: an *in-vitro* experiment focusing on stent design. J Endovasc Ther. 2009;16(2):168-77.

64. Bersin RM. Does carotid stent design influence outcomes? Catheter Cardiovasc Interv. 2008;72(6):863-6.

65. Bosiers M, de Donato G, Deloose K, et al. Does free cell area influence the outcome in carotid artery stenting? Eur J Vasc Endovasc Surg. 2007;33(2):135-41; discussion 42-3.

66. Hart JP, Peeters P, Verbist J, et al. Do device characteristics impact outcome in carotid artery stenting? J Vasc Surg. 2006;44(4):725-30; discussion 30-1.

67. Fiorella D, Albuquerque FC, Deshmukh VR, et al. In-stent stenosis as a delayed complication of neuroform stent-supported coil embolization of an incidental carotid terminus aneurysm. AJNR Am J Neuroradiol. 2004;25(10): 1764-7.

68. Fiorella D, Albuquerque FC, Deshmukh VR, et al. Usefulness of the Neuroform stent for the treatment of cerebral aneurysms: results at initial (3-6-mo) follow-up. Neurosurg. 2005;56(6):1191-201; discussion 201-2.

69. Vendrell JF, Costalat V, Brunel H, et al. Stent-assisted coiling of complex middle cerebral artery aneurysms: initial and midterm results. AJNR Am J Neuroradiol. 2011;32(2):259-63.

70. Wajnberg E, de Souza JM, Marchiori E, et al. Single-center experience with the Neuroform stent for endovascular treatment of wide-necked intracranial aneurysms. Surg Neurol. 2009;72(6):612-9.

71. Tumialan LM, Zhang YJ, Cawley CM, et al. Intracranial hemorrhage associated with stent-assisted coil embolization of cerebral aneurysms: a cautionary report. J Neurosurg. 2008;108(6):1122-9.

72. Higashida RT, Halbach VV, Dowd CF, et al. Initial clinical experience with a new self-expanding nitinol stent for the treatment of intracranial cerebral aneurysms: the Cordis Enterprise stent. AJNR Am J Neuroradiol. 2005;26(7):1751-6.

73. Yavuz K, Geyik S, Saatci I, et al. WingSpan Stent System in the endovascular treatment of intracranial aneurysms: clinical experience with midterm follow-up results. J Neurosurg. 2008;109(3):445-53.

74. Klisch J, Clajus C, Sychra V, et al. Coil embolization of anterior circulation aneurysms supported by the Solitaire AB Neurovascular Remodeling Device. Neuroradiol. 2010; 52(5):349-59.

75. Hershberger RC, Aulivola B, Murphy M, et al. Endovascular grafts for treatment of traumatic injury to the aortic arch and great vessels. J Trauma. 2009;67(3):660-71.

76. Layton KF, Kim YW, Hise JH. Use of covered stent grafts in the extracranial carotid artery: report of three patients with follow-up between 8 and 42 months. AJNR Am J Neuroradiol. 2004;25(10):1760-3.

77. Maras D, Lioupis C, Magoufis G, et al. Covered stent-graft treatment of traumatic internal carotid artery pseudoaneurysms: a review. Cardiovasc Intervent Radiol. 2006;29(6):958-68.

78. Riesenman PJ, Mendes RR, Mauro MA, et al. Endovascular exclusion of an external carotid artery pseudoaneurysm using a covered stent. Cardiovasc Intervent Radiol. 2007;30 (5):1025-8.

79. Tiewei Q, Ali A, Shaolei G, Feng L, et al. Carotid cavernous fistulas treated by endovascular covered stent grafts with follow-up results. Br J Neurosurg. 2010;24(4):435-40.

80. Tsai YH, Wong HF, Weng HH, et al. Stent-graft treatment of traumatic carotid artery dissecting pseudoaneurysm. Neuroradiology. 2010;52(11):1011-6.

81. Smith TP, Alexander MJ, Enterline DS. Delayed stenosis following placement of a polyethylene terephthalate endograft in the cervical carotid artery. Report of three cases. J Neurosurg. 2003;98(2):421-5.

82. Roh JL, Suh DC, Kim MR, et al. Endovascular management of carotid blowout syndrome in patients with head and neck cancers. Oral Oncol. 2008;44(9):844-50.

83. Geremia G, Haklin M, Brennecke L. Embolization of experimentally created aneurysms with intravascular stent

devices. AJNR Am J Neuroradiol. 1994;15(7):1223-31.

84. Turjman F, Acevedo G, Moll T, et al. Treatment of experimental carotid aneurysms by endoprosthesis implantation: preliminary report. Neurol Res. 1993;15(3):181-4.

85. Wakhloo AK, Schellhammer F, de Vries J, et al. Self-expanding and balloon-expandable stents in the treatment of carotid aneurysms: an experimental study in a canine model. AJNR Am J Neuroradiol. 1994;15(3):493-502.

86. Fiorella D, Woo HH, Albuquerque FC, et al. Definitive reconstruction of circumferential, fusiform intracranial aneurysms with the pipeline embolization device. Neurosurg. 2008;62(5):1115-20; discussion 20-1.

87. Kallmes DF, Ding YH, Dai D, et al. A new endoluminal, flow-disrupting device for treatment of saccular aneurysms. Stroke. 2007;38(8):2346-52.

88. Sadasivan C, Cesar L, Seong J, et al. Treatment of rabbit elastase-induced aneurysm models by flow diverters: development of quantifiable indexes of device performance using digital subtraction angiography. IEEE Trans Med Imaging. 2009;28(7):1117-25.

89. Trager AL, Sadasivan C, Seong J, et al. Correlation between angiographic and particle image velocimetry quantifications of flow diverters in an *in vitro* model of elastase-induced rabbit aneurysms. J Biomech Eng. 2009;131(3):034506.

90. Kamran M, Yarnold J, Grunwald IQ, et al. Assessment of angiographic outcomes after flow diversion treatment of intracranial aneurysms: a new grading schema. Neuroradiology. 2011;53(7):501-8.

91. Kulcsar Z, Ernemann U, Wetzel SG, et al. High-profile flow diverter (silk) implantation in the basilar artery: efficacy in the treatment of aneurysms and the role of the perforators. Stroke. 2010;41(8):1690-6.

92. Pierot L, Cognard C, Anxionnat R, et al. Remodeling technique for endovascular treatment of ruptured intracranial aneurysms had a higher rate of adequate postoperative occlusion than did conventional coil embolization with comparable safety. Radiology. 2011;258(2):546-53.

93. Nelson PK, Lylyk P, Szikora I, et al. The pipeline embolization device for the intracranial treatment of aneurysms trial. AJNR Am J Neuroradiol. 2011;32(1):34-40.

94. Lylyk P, Miranda C, Ceratto R, et al. Curative endovascular reconstruction of cerebral aneurysms with the pipeline embolization device: the Buenos Aires experience. Neurosurgery. 2009;64(4):632-42; discussion 42-3; quiz N6.

95. Fiorella D, Kelly ME, Albuquerque FC, et al. Curative reconstruction of a giant midbasilar trunk aneurysm with the pipeline embolization device. Neurosurg. 2009;64(2):212-7; discussion 7.

96. Spiotta AM, Bhalla T, Hussain MS, et al. An analysis of inflation times during balloon-assisted aneurysm coil embolization and ischemic complications. Stroke. 2011;42(4):1051-5.

97. Fiorella D, Woo HH. Balloon assisted treatment of intracranial aneurysms: the conglomerate coil mass technique. J Neurointervent Surg. 2009;1:121-31.

98. Pierot L, Cognard C, Spelle L, et al. Safety and Efficacy of Balloon Remodeling Technique during Endovascular Treatment of Intracranial Aneurysms: Critical Review of the Literature. AJNR Am J Neuroradiol. 2011;24.

99. El-Koussy M, Schroth G, Do DD, et al. Periprocedural embolic events related to carotid artery stenting detected by diffusion-weighted MRI: comparison between proximal and distal embolus protection devices. J Endovasc Ther. 2007;14(3):293-303.

100. Kasirajan K. What is the latest in inventory for carotid stenting and cerebral protection? Perspect Vasc Surg Endovasc Ther. 2005;17(2):135-41.

101. Siewiorek GM, Eskandari MK, Finol EA. The Angioguard embolic protection device. Expert Rev Med Devices. 2008;5(3):287-96.

102. Atkins MD, Bush RL. Embolic protection devices for carotid artery stenting: have they made a significant difference in outcomes? Semin Vasc Surg. 2007;20(4):244-51.

103. Iyer V, de Donato G, Deloose K, et al. The type of embolic protection does not influence the outcome in carotid artery stenting. J Vasc Surg. 2007;46(2):251-6.

104. Mohammadian R, Sohrabi B, Mansourizadeh R, et al. Unprotected carotid artery stenting: complications in 6 months follow-up. Neuroradiology. 2011;9. [Epub ahead of print].

105. Nazarian GK, Myers TV, Bjarnason H, et al. Applications of the Amplatz snare device during interventional radiologic procedures. AJR Am J Roentgenol. 1995;165(3):673-8.

106. Fiorella D, Albuquerque FC, Deshmukh VR, et al. Monorail snare technique for the recovery of stretched platinum coils: technical case report. Neurosurg. 2005;57(1 Suppl):E210; discussion E210.

107. Koseoglu K, Parildar M, Oran I, et al. Retrieval of intravascular foreign bodies with goose neck snare. Eur J Radiol. 2004;49(3):281-5.

108. Henkes H, Lowens S, Preiss H, et al. A new device for endovascular coil retrieval from intracranial vessels: alligator retrieval device. AJNR Am J Neuroradiol. 2006; 27(2):327-9.

109. Hussain MS, Kelly ME, Moskowitz SI, et al. Mechanical thrombectomy for acute stroke with the alligator retrieval device. Stroke. 2009;40(12):3784-8.

110. Kerber CW, Wanke I, Bernard J, Jr., et al. Rapid intracranial clot removal with a new device: the alligator retriever. AJNR Am J Neuroradiol. 2007;28(5):860-3.

111. Hasegawa S, Manabe H, Takemura A, et al. Rescue use of endovascular snare for acute basilar artery embolic occlusion resistant to balloon angioplasty and fibrinolysis therapy. Minim Invasive Neurosurg. 2005;48(1):53-6.

112. Khalessi AA, Natarajan SK, Orion D, et al. Acute stroke intervention. JACC Cardiovasc Interv. 2011;4(3):261-9.

113. Intracerebral hemorrhage after intravenous t-PA therapy for ischemic stroke. The NINDS t-PA Stroke Study Group. Stroke. 1997;28(11):2109-18.

114. Alexandrov AV, Grotta JC. Arterial reocclusion in stroke patients treated with intravenous tissue plasminogen activator. Neurology. 2002;59(6):862-7.

115. del Zoppo GJ, Poeck K, Pessin MS, et al. Recombinant tissue plasminogen activator in acute thrombotic and embolic stroke. Ann Neurol. 1992;32(1):78-86.

116. Devlin TG, Baxter BW, Feintuch TA, et al. The MERCI Retrieval System for acute stroke: the Southeast Regional Stroke Center experience. Neurocrit Care. 2007;6(1):11-21.

117. Goldemund D, Mikulik R. Reperfusion therapies for acute ischemic stroke. Curr Treat Options Neurol. 2010;12(2):

155-66.

118. Grunwald IQ, Wakhloo AK, Walter S, et al. Endovascular stroke treatment today. AJNR Am J Neuroradiol. 2011; 32(2):238-43.

119. Nogueira RG, Liebeskind DS, Sung G, et al. Predictors of good clinical outcomes, mortality and successful revascularization in patients with acute ischemic stroke undergoing thrombectomy: pooled analysis of the Mechanical Embolus Removal in Cerebral Ischemia (MERCI) and Multi MERCI Trials. Stroke. 2009;40(12):3777-83.

120. Nogueira RG, Schwamm LH, Hirsch JA. Endovascular approaches to acute stroke, part 1: Drugs, devices, and data. AJNR Am J Neuroradiol. 2009;30(4):649-61.

121. Nogueira RG, Yoo AJ, Buonanno FS, et al. Endovascular approaches to acute stroke, part 2: a comprehensive review of studies and trials. AJNR Am J Neuroradiol. 2009;30 (5):859-75.

122. Shi ZS, Loh Y, Walker G, et al. Endovascular thrombectomy for acute ischemic stroke in failed intravenous tissue plasminogen activator versus non-intravenous tissue plasminogen activator patients: revascularization and outcomes stratified by the site of arterial occlusions. Stroke. 2010;41(6):1185-92.

123. Smith WS, Sung G, Saver J, et al. Mechanical thrombectomy for acute ischemic stroke: final results of the Multi MERCI trial. Stroke. 2008;39(4):1205-12.

124. Penumbra Pivotal Stroke Trial Investigators. The penumbra pivotal stroke trial: safety and effectiveness of a new generation of mechanical devices for clot removal in intracranial large vessel occlusive disease. Stroke. 2009; 40(8):2761-8.

125. Levy EI, Mehta R, Gupta R, et al. Self-expanding stents for recanalization of acute cerebrovascular occlusions. AJNR Am J Neuroradiol. 2007;28(5):816-22.

126. Zaidat OO, Wolfe T, Hussain SI, et al. Interventional acute ischemic stroke therapy with intracranial self-expanding stent. Stroke. 2008;39(8):2392-5.

127. Jensen J, Saleh N, Jensen U, et al. The inflammatory response to femoral arterial closure devices: a randomized comparison among FemoStop, AngioSeal, and Perclose. Cardiovasc Intervent Radiol. 2008;31(4):751-5.

128. Das R, Ahmed K, Athanasiou T, et al. Arterial Closure Devices Versus Manual Compression for Femoral Haemostasis in Interventional Radiological Procedures: A Systematic Review and Meta-Analysis. Cardiovasc Intervent Radiol. 2011;34(4):723-38.

129. Koreny M, Riedmuller E, Nikfardjam M, et al. Arterial puncture closing devices compared with standard manual compression after cardiac catheterization: systematic review and meta-analysis. JAMA. 2004;291(3):350-7.

130. Upponi SS, Ganeshan AG, Warakaulle DR, et al. Angioseal versus manual compression for haemostasis following peripheral vascular diagnostic and interventional procedures–a randomized controlled trial. Eur J Radiol. 2007;61 (2):332-4.

131. Veasey RA, Large JK, Silberbauer J, et al. A randomised controlled trial comparing StarClose and AngioSeal vascular closure devices in a district general hospital--the SCOAST study. Int J Clin Pract. 2008;62(6):912-8.

第 5 章

神经系统血管性疾病的影像学进展

Lisa M Tartaglino, Richard JT Gorniak, Dinesh K Sharma

引言

在过去的 20 年里，CT 及 MRI 技术的快速发展增加了无创检查技术在适合进行血管内治疗的中枢神经系统病变的诊断和治疗评估中的应用。具有实时工作站的多排 CT(MDCT)扫描仪的应用，使 CT 血管造影(CTA)成为许多医疗机构评估以急性蛛网膜下隙出血(SAH)为表现的可疑动脉瘤的首选诊断方法，它可完整地描述动脉瘤的形态以及追踪观察相关的并发症。在急性脑缺血的情况下，使用 CT 和(或)MRI 的无创成像技术在对缺血组织的初步评估中发挥着重要的作用，有助于指导选择或排除患者进行更积极地干预。新的四维技术，尤其是在磁共振血管造影(MRA)中，增加了的时间分辨率，提高了评估脑和脊髓脊椎的动静脉短路病变的能力。本章将介绍可能需要血管内介入治疗的中枢神经系统常见病的无创影像学表现。

急性动脉栓塞

除了临床表现，神经影像学是疑似急性动脉栓塞患者确定治疗方案的关键因素。采用组织型纤溶酶原激活物(TPA)行静脉(IV)溶栓和动脉血管内介入治疗，能有效预防与急性栓塞相关的神经系统并发症及潜在致命后果。然而，这些治疗本身可能引起与颅内出血相关的并发症，因此至关重要的是在干预前应确定患者是否患有如脑出血、大面积梗死或者瘤卒中等对 TPA 溶栓或机械除栓禁忌的疾病。无论是 MRI 或 CT 都可做到这一点，但 CT 在急性卒中检查中更常

用，原因并不是因为 CT 对出血或梗死的检测优于 MRI，而是因为在急性卒中检查中缩短检查时间更为重要。CT 已被广泛应用，CT 仪器常常位于或靠近急诊科。CT 平扫(NCCT)基本上没有禁忌证，CT 检查可既便捷又快速，不需要像 MRI 那样消耗时间去筛选检查，如起搏器、脊髓刺激器、金属异物等禁忌物，这对于急性脑卒中的处理具有显著的优势。如果 MRI 也能快速得到结果，那么 MRI 也可应用[1]。

虽然 CT 平扫是卒中成像的主要方法，但它具有显著的局限性。急性脑卒中的 CT 影像学表现(表 5.1)也许不易察觉，如一个高密度的血管影(图 5.1)，或灰白质分界消失(图 5.2A)。由于梗死灶在 CT 平扫上可能是不易察觉的甚至是不能显示的，因此 CT 主要是用来排除出血或其他禁忌证，而不是明确诊断梗死。MRI 对急性脑梗死可提供额外的信息(表 5.2)。为了提高采集速度，急性脑卒中的 MRI 检查常常对标准的脑检查程序进行简化，但最少应该包括轴位弥散像，T_2 FLAIR 像和 T_2 加权像。对于急性出血，MRI 的敏感性

表5.1 急性脑卒中的CT的重要影像学表现

出血
存在占位或者血管性水肿
高密度血管影
梗死—
灰白质分界不清
细胞毒性水肿
脑沟消失
梗死面积(大面积梗死:>1/3 大脑中动脉供血区域,或者>100mL)
未发现异常

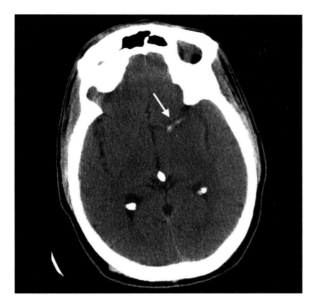

图 5.1　CT 平扫显示左侧内颈动脉末端和左侧 M1 段有一个高密度影,提示此处血栓形成(箭头)。

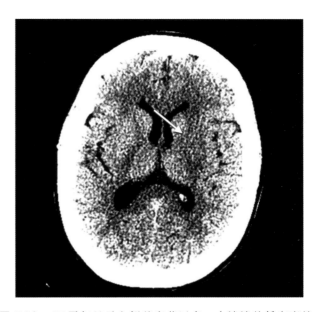

图 5.2A　CT 平扫显示左侧基底节区有一个淡淡的低密度灶,伴左侧内囊和豆状核之间灰白质分界消失。在缩小窗宽的 CT 图像上可清晰显示急性梗死灶(箭头)。

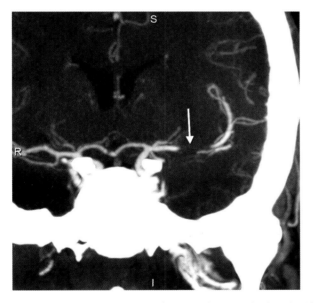

图 5.2B　CTA 的冠状位 MIP 图像显示左侧 M1 段闭塞,更远端 MCA 分支通畅。

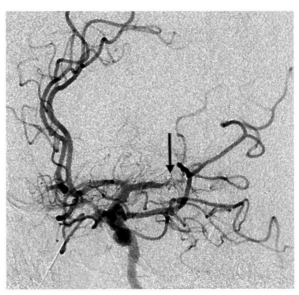

图 5.2C　左颈内动脉血管造影与图 CTA 相一致,显示左侧 M1 段闭塞。

表5.2　急性脑卒中的MRI的重要影像学表现

出血:脑实质出血的最佳显示是 T₂ 像

　　　　蛛网膜下隙出血的最佳显示是 FLAIR 像

占位或血管性水肿的最佳显示是 FLAIR 像

形成血栓的血管在 FLAIR 像上表现为高信号血管,或在 T₂

　　像上表现"开花征"伪像

梗死的最佳显示是 DWI 像

梗死面积(大面积梗死:>1/3 大脑中动脉供血区域,或者>

　　100mL)

与 CT 相似, 但对于亚急性或陈旧性出血 MRI 则更为敏感[1]。弥散加权成像(DWI)对于检测急性脑梗死,虽然不是最好的,但非常敏感,尤其是对小的或后颅窝的梗死[2]。DWI 可对梗死与偶尔见到的小的可逆的弥散异常进行鉴别。

除了评估是否是治疗的禁忌证外,如果可以动脉(IA)溶栓或机械碎栓,那么确定致病血凝块的位置是必要的。CTA 显示近端大脑中动脉(MCA)或颈动脉血栓的患者,TPA 静脉溶栓后急性血管再通率很低[3]。评估近端 MCA 血凝块的 PROACT II 试验研究表明,对于 MCA 闭塞导致的急性缺血性脑卒中, 在最初的 6 小时内采用重组尿激酶原(r-proUK)动脉溶栓治疗可在 90 天内显著改善临床预后[4]。对于椎基底动脉血栓的动脉溶栓治疗还没有被很好地研究[5]。然而,鉴于基底动脉闭塞患者的预后较差,溶栓治疗被经常尝试,并超过前循环使用的时间窗[6]。尽管目前对机械技术的评估研究显示其作用比较有限,但作为一种替代或辅助, 机械技术仍被用来清除颅内主要动脉的血栓[7]。在 MERCI 和 Multi MERCI 试验中,M1 和单独的 M2 段闭塞患者,机械血栓清除术后有较高的血管再通率和良好的临床预后[8]。Penumbra 系统也被用于大血管的血栓清除术[9,10]。

　　这些可治疗的血栓可通过诊断性脑血管造影确定,类似的信息也可从无创性的 CTA 检查中迅速获得(图 5.2B 和 C)。应用无创性检查来确定可治疗的血栓, 可使一些没有介入手术指征的患者避免有创的 DSA 检查。CTA 由于它的快速便捷而在上述情况被普遍使用。唯一的限制是需要在急性期对 CTA 的数据进行后处理,但通常 CT 技术人员可进行多平面重组成像和最大密度投影成像(MIP)[11],这些 MIP 图像可清晰地显示颅内主要动脉。MRA 也可用来评估近端血管血栓[12],但同样如前面 MRI 所受的限制一样,MRA 的使用也受到一些限制, 然而 MRA 不需要造影剂是在一些患者中使用的一个重要因素。

　　除了确定闭塞部位,血管成像还可提供额外的预后信息。在一项研究中,如果 CTA 显示近端颅内动脉闭塞患者具有好的侧支循环, 比如 MCA 闭塞段的远端全部血管重建血运,则是良好预后的一个信号[13]。

　　灌注成像检查是急性脑卒中评估中的一个更具实验性的影像技术,但对于评估是否需要进行介入干预也是很有帮助的。虽然 CT 和 MR 灌注成像是基于相似理论和提供类似的信息,但 MR 灌注成像可覆盖整个脑而目前 CT 方法只覆盖脑的一部分。另一方面,CT 灌注成像更容易获得,具有较少的禁忌证和具有绝对定量的潜力。必须注意的是,恰当地使用 CT 灌注成像检查以防止患者接受不必要的高剂量辐射[14]。

　　CTA 或 MRA 可显示一个动脉的闭塞部位,而灌注成像可显示闭塞动脉产生的生理变化,这提供了根据患者的特定生理情况来制订个体化治疗,而不是基于人群的治疗时间窗。脑梗死的病理生理学是复杂的,有多种影响脑组织存活的因素,包括动脉闭塞的部位、脑血管储备能力、脑灌注压和侧支循环的丰富程度。在急性脑卒中的情况下使用灌注成像是为了把可能挽救的缺血组织周围的"半暗带"从无法挽救的梗死"核心"区分出来,这部分缺血组织如果疏通闭塞血管是可能得到补救的,而如果不治疗就会转变为梗死[15](图 5.2D 和 E)。这种影像学上的"不匹配"被认为是决定干预风险或受益的一个重要因素,有利于更好地选择患者, 有可能延长干预的时间窗 [目前在前循环, 静脉溶栓的时间窗为 4.5 小时(ECASS,III),动脉

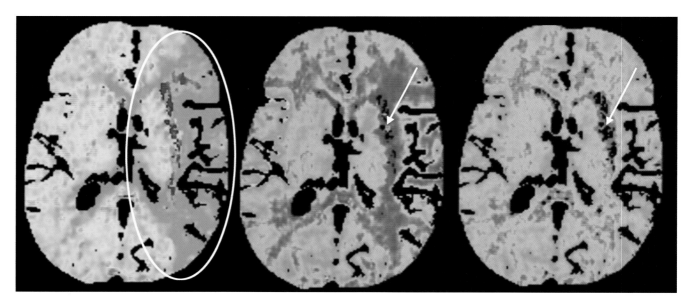

图 5.2D　CT 灌注(MTT、CBF 和 CBV)显示出非常低的 CBF 和 CBV,与 CT 平扫显示的左侧基底节区的低密度区的梗死"核心"区(白色箭头)相一致。左侧 MCA 供血区域(白色圆圈)有一个大面积的延长的 MTT,伴 CBF 降低的周围"半暗带"。

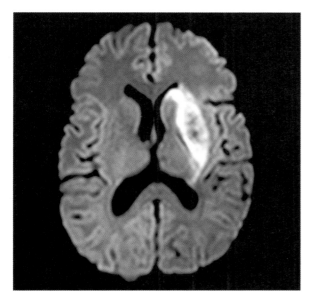

图 5.2E 介入后 DWI 显示左侧大脑中动脉再通后，梗死仅限于梗死"核心"区。

溶栓的时间窗为 6 小时，机械栓子清除术的时间窗为 8 小时[16,17]。然而，一个 Meta 分析文章提供证据显示基于"不匹配"的延迟溶栓并没有明显改善临床预后[18]。使用灌注成像已被列入一些试验（DIAS，DIAS2，DEDAS，DEFUSE，EPITHET，MR RESCUE）的部分评估标准，但有关于灌注成像在临床决策中的作用的证据还很少[2,19]。

采用灌注成像应用的一个主要问题是产生灌注图像的复杂性。不像 CTA，灌注成像检查产生多个参数图，主要包括平均通过时间（MTT）、峰值时间（TTP）、脑血容量（CBV）、脑血流量（CBF），这些都来源于动态 CT 或 MR 图像的后处理。这些图是用来确定梗死"核心"区面积和危险区总面积。"半暗带"是危险区总面积减去核"核心"区面积。这些图是由动态 CT 或 MR 成像后使用计算机模型后处理后获得，此技术基于指示剂稀释方法，类似于应用 Swan-Ganz 导管的热稀释技术。这些图的精确度取决于与采集原始图像相关的许多因素，如患者的移动、适当的造影剂团注，以及单个患者获得的数据如何与计算模型的固有假设相符合，如从血管内造影剂泄漏从而缺乏造影剂、适当的动脉输入功能选择、团注延迟以及离散效应。

从该过程中产生的图通常被称为灌注成像，它们描述了相关生理参数的变化。MTT 图对上游的动脉狭窄或闭塞最敏感[20]，其与局部灌注压大致成反比。TPP 也能敏感反应由上游狭窄造成的团注的造影剂通过

延迟。MTT 常被作为梗死危险面积的标记，然而由于其敏感性，MTT 或 TPP 可能过高评估了危险面积。MTT 异常的区域有可能并未发展为梗死。尤其有问题的是使用简单的目测来观察这些图。对侧半球的 145% 阈值增加了特异性[21]（假设对侧没有病变）。在梗死发生的最初阶段，单独 CBV 评估可能会被误解，因为此时作为大脑自身调节一部分的血管扩张会导致 CBV 增加（图 5.3）。但 CBV 对梗死具有相对特异性，低的 CBV 区域（CBV<2mL/100g 或 CBV 比值<0.68）可能已经梗死或将发展为梗死。CBF 图似乎是最理想的单个参数，因为 CBF 是"真正的"灌注（即每 100 毫升体积的脑每分钟通过多少毫升血液）。但是脑血流量轻度降低的区域可能永远不会发展为脑梗死，良性血量减少的区域将面临风险被过高地估计。CBF 比值<0.32 被建议是梗死"核心"区的评估指标，而在 0.32~0.44 之间则是"半暗带"的评估指标[22]。最近，有研究表明，通过使用相对的与对侧半球相比的 45% CBF 阈值[23]，或通过软件计算 CBF 减少 70%~85%[24]，CBF 比 CBV 能更准确地确定急性脑梗死"核心"区。

另一个提供灌注信息是开源是 CTA 源图像。根据扫描仪类型，CTA 源图能提供与 CBV（老的扫描仪）或 CBF（更新、更快的扫描仪）类似的数据（图 5.4）[25]。CTA 的源图像的一个优点是它们提供了全脑覆盖，而 CT 动态灌注图像是覆盖代表性的部分脑（图 5.5A 和 B）。

灌注成像有一定的局限性，其中一个问题是后期处理软件的变化。虽然每一个供应商都使用相似的方法，但供应商之间的方法仍然有区别[26]。一个供应商的软件所确定的阈值和另一个供应商的软件可能是不一样的[24]。最近的一项 Meta 分析发现，CT 和 MR 灌注存在广泛的阈值上的差异[27]。另一个问题是典型的 CT 灌注成像没有完全覆盖整个大脑，但新的 CT 扫描仪可能会减少这样的问题。但 CBF 减少的持续时间是影响最终的梗死结果的另一个混杂因子。定义什么是显著的不匹配也存在问题，是通过简单的目测[28]来确定，还是通过完全自动化的技术[29]来确定也是一个问题。另外，通常在典型的不匹配模型中没有梗死部位的变化。如果有一个"半暗带"位于脑运动区也许比位于非功能区更重要。目前有一些"核心"-"半暗带"模型效用的讨论，建议梗死"核心"区的大小是梗死最重要的预后评估指标[30]。

除了梗死，在其他病变中灌注成像也能有一些发现，但如果没有足够有用的病史，这些发现可能有点令人困惑。灌注成像能显示癫痫发作患者非对称高灌

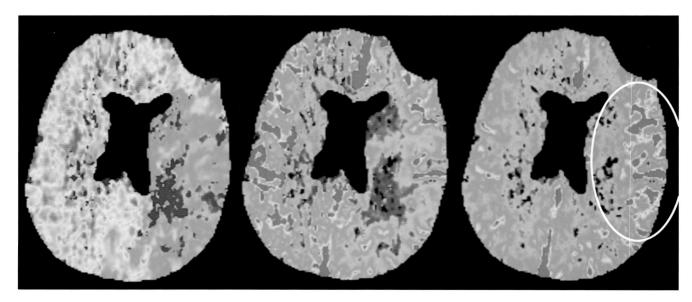

图 5.3 左侧 M1/M2 段血栓患者的 CT 灌注成像(MTT、CBF 和 CBV)显示,左侧 MCA 供血区域 MTT 延长,与血管舒张相关的自动调节相匹配的左侧 MCA 供血区域的大部分皮质 CBV 增加(白色圆圈)。

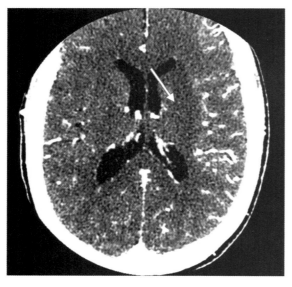

图 5.4 CTA 源图像(16 层 CT 扫描仪)也显示梗死灶(与图 5.2 为同一患者)。

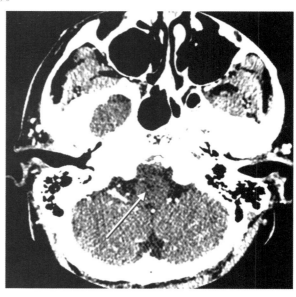

图 5.5A 展示检测非常小的脑干梗死灶的能力,由于这个位置在 CT 上显示非常困难,故 CT 不易发现梗死灶,但 MR 弥散成像可清晰显示梗死灶。

注,如果此结果与患者的症状无关,就可被误解定性为对侧灌注不足(图 5.6A 和 B)。同样的,当先前闭塞的血管发生再通时,可表现为 CBF 和 CBV 增加的缺血后高灌注[31]。这些情况如果不考虑患者的症状(例如有无脑卒中病史),则可能会得出对侧低灌注这样一个错误的结论。

综上所述,应该在对脑卒中进行静脉或动脉干预前行 CT 或 MR 检查,以排除禁忌证,尽管 CT 因为它

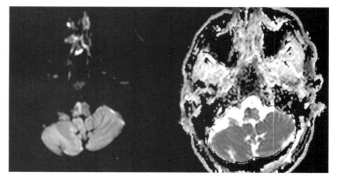

图 5.5B 梗死灶在 MRI(DWI 和 ADC)中被确认。

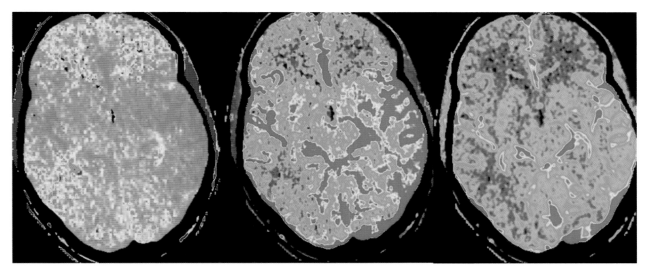

图 5.6A　CT 灌注成像（MTT、CBF 和 CBV）显示患有脑转移瘤并继发癫痫的患者在左颞枕区 CBF 和 CBV 增加以及 MTT 减少。

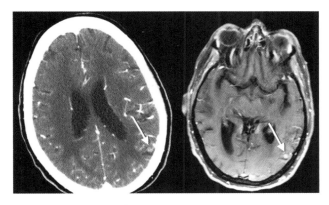

图 5.6B　CTA 源图像与增强 MRI 随后的脂肪抑制 T₁ 像显示一个小的转移灶。

的相对快速和有效性而更常用，但 MRI 与 CT 相比，可明确诊断临床怀疑的梗死。CTA 或 MRA 的血管成像是非常有用的，在 DSA 检查前，可通过它们来确定血栓的存在和位置，从而判断是否需要动脉干预。尽管灌注成像被视为卒中成像中一个更具实验性的技术，但 CT 或 MRI 灌注成像是急性脑卒中评估的常用方法。虽然许多论文涉及这一方面内容，但并没有一个明确的共识关于使用哪个图或图的组合，或者使用目测观察还是使用绝对参数值或患侧/对侧参数比值，是判断梗死的"核心"区和"半暗带"的最好选择。此外，由于用于生成灌注图的软件没有标准化，定量参数的变化独自依靠后处理软件，故至少在某种程度上限制了从一个软件平台的研究转换为另一个软件平台进行研究。

颈动脉狭窄

颈动脉疾病是导致脑梗死的常见病因。虽然颈动脉狭窄的血管内治疗还存在争议[32]，但颈动脉支架植入术仍普遍应用于对颈动脉内膜剥脱术具有高风险的患者[33]。颈动脉狭窄的测量是决定干预是否有益的一个关键因素。尽管 DSA 作为狭窄的测量方法被用于北美症状性颈动脉狭窄手术试验（NASCET)[34]，但无创成像方法已迈入颈动脉狭窄评估的前沿。

超声是最普遍使用的筛选技术，但依赖操作者以及不同机构所采用速度标准的差异而对其的应用有一定的限制[35]。超声检测颈动脉的主要标准是以血流速度为依据，而不是像血管造影所采用的直接测量。其他可限制颈动脉超声应用情况包括颈动脉高分叉的不完全显像和高密度的钙化斑[36]。

MRA 也常用于颈动脉狭窄的评估。MRA 有各种各样的方法，包括二维时间二维飞跃（2D TOF）法、3D TOF 法以及造影剂增强（CE）法。虽然常用的方法是 2D TOF（图 5.7A），但是它会受到运动伪影的限制以及当血管被定向在一个平面时湍流区域存在的信号缺失的限制。对于高度狭窄，TOF 法和 CE 法都可准确地确定颈动脉狭窄的存在，但对于中度狭窄，CE 法 MRA 更为敏感[37]。CE 法 MRA 的另一个优点是可显示颈总动脉（CCA）的起始部、主动脉弓以及 2D TOF 法不能很好评估的区域。但是 CE 法 MRA 并不比未增强的 2D TOF 法更精确地确定颈动脉≥70% 的狭窄[38]。非常

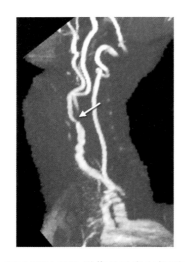

图 5.7A 2D TOF MRA MIP 图像显示在左侧颈内动脉起始部有一血流缺口。因 MRA 会过高估计狭窄程度,故血流缺口并不一定表明完全闭塞,但却可提示存在血流动力学上的显著狭窄。

重要的是,肾功能受损患者的肾源性系统性纤维化应该被关注。

CTA 类似于 DSA,基于造影剂充盈血管腔,但 CTA 是无创(图 5.7B 和 C)。CTA 本质上是一个体积的研究,可在任何平面上重建,CTA 可显示血管腔狭窄的程度、狭窄的形态和斑块的构成(包括血栓、溃疡和钙化)。NASET 测量或者简单的直径测量都可通过 CTA 的测量工具来获得数据。另外,后处理技术可使

用横截面面积来测量狭窄,它可更好地表达不规则斑块的血流动力学变化[39],较直径测量更具一致性[40]。CTA 的测量受限于一些因素,如致密钙化斑块或者不适当的窗口技术。而且合适的团注时间是必要的,因为过早或者过晚都会引起图像伪影。

除了测量狭窄,无创成像也能对增加颈动脉内膜剥离术风险的因素进行评估,如颈内动脉(ICA)颈段的上部分狭窄,颈总动脉在锁骨下方,严重串联病变,或对侧颈动脉闭塞。不利于支架植入术的因素包括不规则的溃疡斑块、动脉迂曲、致密钙化以及在主动脉弓上的广泛的动脉粥样硬化[41,42]。另外,颈动脉极端成角被认为对颈动脉血管成形术和颈动脉支架植入术具有影响[43]。

虽然狭窄的测量是决定手术效果的主要因素,但斑块的成分,作为一个没包含进 NASCET 的因素可能对预后产生影响。薄纤维帽或者斑块内出血与更大风险的破裂相关,这些可被 MRI 检测到[42]。

颈动脉夹层

检测 ICA 的动脉粥样硬化狭窄的类似方法也可用来检测颈动脉或椎动脉夹层。夹层可有各种不同形态,包括轻度不规则、壁内血肿、狭窄、假腔和(或)假性动脉瘤(图 5.8)。虽然治疗夹层的首选方法是药物,但是对于患者患有高度狭窄、大型假性动脉瘤或有反复发作症状可通过血管内治疗的方法来减轻狭窄和

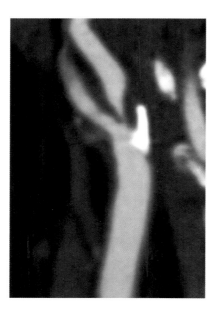

图 5.7B CTA 重建的斜位像显示,在 MRA 显示的血流缺口在左侧颈内动脉造影上狭窄约 80%。

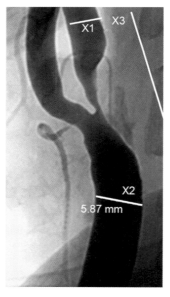

图 5.7C 相似的结果被左颈总动脉造影确认。

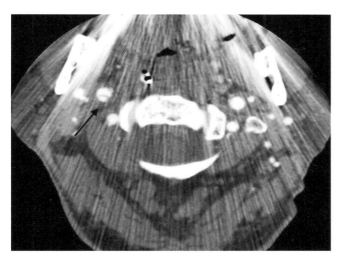

图 5.8　CTA 轴位图像显示一个右侧颈内动脉夹层。

闭塞假性动脉瘤。

　　MRA 和 CTA 都可用于评估与夹层相关的血管腔不规则。脂肪抑制的 T_1 像提供了一个更敏感评估血管壁血肿的方法(图 5.9A 和 B)。最初伴随壁内血肿的夹层与邻近的组织是相对等信号，随着血液产物转化成高铁血红蛋白，血肿几天内转变成 T_1 像上高信号[44]。尽管血管壁血肿通常是不易发现的，但血管壁血肿能被 CTA 发现。CTA 具有更高的空间分辨率的优点，这使它在评估椎动脉时特别有用[45]。

支架置入后的追踪观察

　　一旦一个颈动脉支架被植入，就会有再狭窄的风

险。相对于 CTA，MRA 处于不利地位，因在 MRA 中由于金属支架引起的法拉第效应而导致支架内的信号缺失(图 5.10A)。使用 TOF 和 CE 技术的 MRA 比其他技术能更容易显示某些支架[46]。CTA 通常显示很少的支架伪影，可很好地显示血管腔狭窄(图 5.10B)[47,48]。当支架存在时，在 CTA 上必须采用适当的窗宽和窗位，以便更好地评估狭窄[49]。

蛛网膜下隙出血的评估

　　非外伤性 SAH 大约占所有卒中的 5%，其 85% 是由颅内动脉瘤引起，其次是中脑周围非动脉瘤出血(PMH)，占 10%[50]。相对于其他类型的卒中，SAH 发生在年轻患者的比例较大，约 50% 的患者年龄小于 55 岁[51]。

　　如果在症状出现的最初 12 个小时内，与金标准腰椎穿刺相比，CT 平扫对疑似 SAH 的诊断敏感性约 98%，应作为 SAH 初步评估的关键方法[52]。然后，随着时间推移敏感性会逐渐降低。除了在大脑基底池和脑沟密度增加的典型模式外(图 5.11)，出血模式、存在脑实质血肿和动脉瘤壁钙化常常用来预测疑似动脉瘤的位置 (图 5.12)。尽管 MR 的 FLAIR 序列对急性 SAH 敏感，但特异性较差，因为在 FLAIR 上蛛网膜下隙信号的增加也可以是任何病因 (如癌扩散或脑膜炎)导致的蛋白增加的表现。此外，在颅底和脑干的流动伪影与急性蛛网膜下隙出血表现相似。在发生 SAH

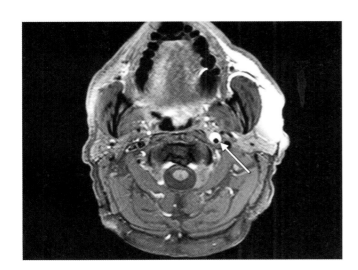

图 5.9A　脂肪抑制 T_1 图像显示在左侧颈内动脉壁上 T_1 高信号提示为夹层。

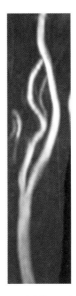

图 5.9B　2D TOF MRA MIP 图像显示，在夹层部位，左侧颈内动脉造影图像的口径没有变化，通过管腔成像未能发现夹层。

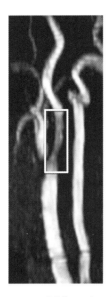

图 5.10A 2D TOF MRA MIP 图像显示，左侧颈内动脉支架部位信号缺失（白方框），但血管腔可见。

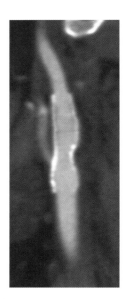

图 5.10B CTA 重建的斜位像能很好显示支架和血管腔，并可见一个约 20% 的狭窄引起的小腰。

后最初的 12 小时后，CT 的敏感度随时间推移而逐渐降低，但 MRI 通常对亚急性和慢性 SAH 更敏感[53]。

动脉瘤的检测

一旦自发性 SAH 被确诊并怀疑动脉瘤的存在，就应该开始影像学检查来寻找出血来源。在 20 世纪 80 年代后期，螺旋 CT 采集被引入来替代轴向采集，并诞生了 CTA，可应用二维和三维技术在任意平面来评估颅内血管。作为分辨率的一个限制因素的探测器尺寸一直不断减少，目前最先进的扫描仪的探测器尺寸为

0.4~0.75mm 大小。探测器的数量也在不断增加使其覆盖面增加和采集迅速。三维旋转血管造影仍然被认为是金标准[54,55]，多排扫描仪的广泛应用以及快速的扫描时间使许多机构将无创成像的 CTA 作为检测颅内动脉瘤和制订治疗计划的首选检查方法（图 5.13）。CTA 检查时危重患者通常不需要镇静，CTA 可能是反应相邻的骨性标志和钙化以及它们与颅内血管关系的最佳方法。最后，CTA 的使用不会导致导管造影引起的暂时和持久的 1.8% 的神经功能缺损风险[56]。

随着过去 20 年的技术发展，CTA 检测动脉瘤的

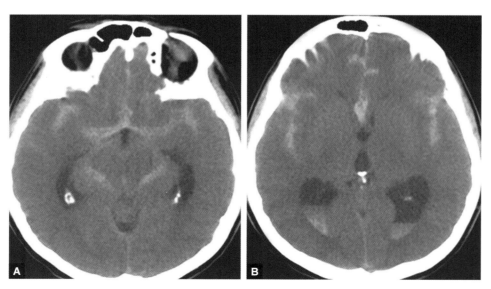

图 5.11 CT 平扫的轴位图像显示，SAH 的典型表现即基底池和侧裂池密度增加，并且存在脑室出血和脑积水。

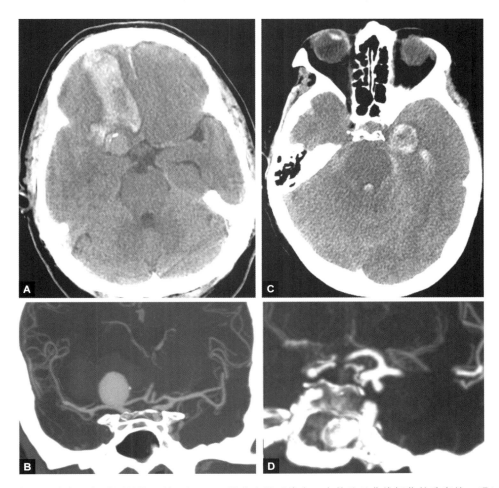

图 5.12　(A)CT 平扫显示右侧下额叶局灶性血肿,无 SAH。沿着血肿后缘有一个前壁呈曲线钙化的致密灶。(B)此患者的 CTA 的冠状位二维 MIP 图像确认了颈内动脉末端的疑似动脉瘤。(C) 另一个患者的 CT 平扫的轴位图像显示,SAH 伴内侧颞叶局灶性血肿,随后被(D)确认为后交通动脉瘤(动脉瘤的好发部位)。(D)CTA MIP 图像。

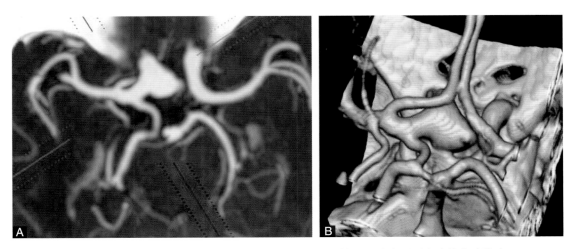

图 5.13　CTA 的 MIP 和容积再现(VR)图像显示,在垂体上动脉水平颈内动脉的动脉瘤。

技术也有所改善。White[57]对 1988—1998 年间使用单个探测器的 CTA 与 DSA 的初步对比研究进行了 Meta 分析发现,动脉瘤大小不同检出率也不同,动脉瘤>4mm 的检出率为 96%,而动脉瘤≤4mm 的检出率仅有 61%。如果使用 4~16 层的多层螺旋 CT(MD-CT)扫描仪,那么小于 3~4mm 的动脉瘤检出率可提高到 74%~94.8%,而超过 3~4mm 的动脉瘤检出率高达 92%~100%[58-64]。多项研究结果显示,64 层螺旋 CT 扫描仪对甚至更小动脉瘤的检出率接近 DSA 的检出率[55,65,67]。64 层扫描仪的更快速的 CTA 数据采集,减少了患者运动的影响,使造影剂完全集中在动脉期而静脉显影很少(图 5.14)。此外,动脉瘤太小、静脉显影、动脉瘤在颅底位置和邻近的骨结构(特别是眼周或海绵窦区的动脉瘤[55,58,68])等因素可能对检出率和全面评估形态学有一定的限制。后交通动脉(PCom)的动脉瘤偶尔也会与动脉圆锥混淆,从而导致假阳性或假阴性结果[69]。各种骨减影技术的出现,提高了颅底和海绵窦区的分辨率,为区分骨和血管找到一些希望,但辐射剂量可能是一个问题[70,71]。最新的双能 CT 扫描仪的 CTA,最初设计用于心脏成像,可无需进行复杂的图像配准进行提取碘图像,初步的研究显示使用相对较低的辐射剂量能得到优质图像质量的结果[72]。

虽然对于微小动脉瘤总的检出率并不让人满意,但是在急性 SAH 情况下,出血责任动脉瘤的检出率接近 100%,甚至是小于 3mm 的动脉瘤[58,65,69,73,74]。CTA 除

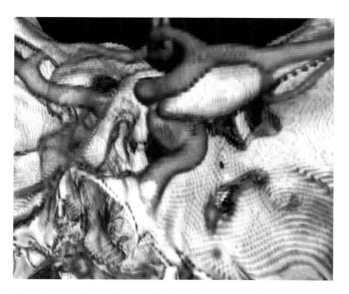

图 5.14 64 层 CT 的 CTA 的容积再现(VR)图像显示,因海绵窦无静脉显影,使颈内动脉海绵窦段动脉瘤清晰可见。

了能检出出血责任动脉瘤,还能观察到有助于动脉瘤治疗计划制订的其他关键特征,包括尺寸、位置、形态、与周围血管的关系以及颈/体比值,但颈/体比值常被轻度高估[58,60,69]。Hoh 等[73]进行的一个大型前瞻性研究发现,86%的 SAH 患者可单独凭借 CTA 检查来作出动脉瘤血管内栓塞术或外科夹闭术的决定。Papke 等进行的另一项研究结果显示,93%靶动脉瘤的弹簧圈的栓塞程度被正确评估,敏感性、特异性、阳性和阴性预测值分别为 94%、92%、96%和 88%。众多研究表明了类似的效果,利用 CTA 作为治疗选择的基础检查比率为 60%~100%[65,67,74,76]。

CT 原始数据首先被重建为亚毫米重叠的轴位源图像,这些数据可被扫描仪直接生成标准的二维和三维图像,或其被转移到实时三维工作站来从生成附加的自定义图像。最常见的附加的后处理的图像类型是 MIP 图像和(或)容积再现(VR)图像。由于没有一种类型的图像可对一个特定动脉瘤给出与治疗相关的所有信息,轴向源数据,MIP 和 VR 图像是一个补充,所有类型的图像通常都需要被评估,从而可对任何特定动脉瘤进行最完整的分析。而个人喜好有所不同,在我们的机构 MIP 图像被用于进行动脉瘤尺寸和颈/体比值以及任何狭窄的测量,因为它们不易受到伪像或窗宽/窗位的影响而导致图像失真。相反,VR 图像提供了一个较好的三维形态的透视图像,并包含相邻结构和血管的关系(图 5.15)。

作为一种无创检查,虽然 3D TOF MRA 经常被用于风险较高的患者来评估动脉瘤的进展,但很少用于急性 SAH。动脉瘤的整体检测最依赖的是任何检测方式的空间分辨率。目前 1.5T 的 MRA 扫描仪的 TOF MRA 技术尚未达到 CTA 的分辨率。尽管 MRA 针对 5mm 动脉瘤或更大的动脉瘤与 CTA 的检出率基本相同,都为 100%,但对小于 5mm 动脉瘤检出率却没有 CTA 高[77,78]。3T 扫描仪的使用提高了空间分辨率,敏感性已被证明与 CTA 相似[79,80]。由于 MRA 成像技术比 CTA 需要更长的时间,患者更容易移动,故 MRA 往往限用于有疼痛、烦躁或处于急性期脑病的患者。另一些限制因素可能使 MRA 更少应用于急性期,如需要安全检查、流动伪像、不同血液制品的信号强度变化。MRA 潜在的优点包括应用范围超过 CTA 或作为 CTA 检测和制订治疗计划的补充,包括 MRA 通常不需要造影剂、血管图像不受颅底骨伪像或静脉显影影响。

不言而喻,无创成像清楚地确立了其在可疑动脉

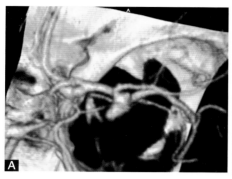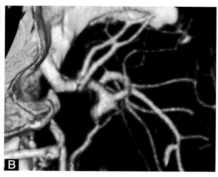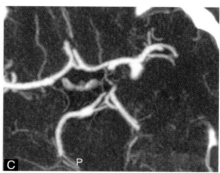

图 5.15　一个 MCA 动脉瘤的 CTA 的容积再现（VR）图像（A、B）清晰显示动脉瘤的宽颈及其与邻近血管之间的空间关系，VR 图像比 MIP 图像（C）更清晰。

瘤性 SAH 的评价中的作用，在 CTA 或 MRA 检查结果阴性或形态细节不充分的情况下仍然需要 DSA。此外，责任动脉瘤的检测几乎都能被发现，而小的未破裂动脉瘤则可能会遗漏。这对临床的影响似乎取决于这些未破裂动脉瘤是否存在于另一个动脉瘤导致 SAH 的情况，对比于一个从未发生 SAH 的孤立的未破裂动脉瘤的情况，与后者相比，前者的未破裂动脉瘤可能发生长大及未来发生破裂的概率增加[81,82]。新生动脉瘤的风险会增加，故对 SAH 患者要持续监测，不仅是监测已治疗的动脉瘤，还要监测未破裂动脉瘤或新生动脉瘤[83,84]。

治疗后评估：栓塞、夹闭以及支架

随着动脉瘤被检出，许多因素决定患者是否需要栓塞、夹闭或观察。血管内栓塞术的作用在逐渐增加，特别是在国际蛛网膜下隙动脉瘤试验（ISAT）之后，目前已成为一个标准的首选手术方法。ISAT 对比研究了栓塞和夹闭长期的发病率和死亡率，结果显示，虽然栓塞的发病率和死亡率均降低，但与夹闭相比，栓塞发生不完全闭塞率和复发率均较高[85,86]。此外，弹簧圈会发生压缩，甚至发生在弹簧圈致密填塞的动脉瘤。总体而言，弹簧圈栓塞后的动脉瘤有 20% 发生再通，其中一半需要再次治疗[87-89]。动脉瘤弹簧圈栓塞后随访是标准做法。如前所述，随访也意味着对相关的未破裂动脉瘤或新生动脉瘤进行监测，对已有过一次 SAH 的患者更应严密监测。

虽然 MRA 与 CTA 相比，较少用于动脉瘤的术前计划中，但 MRA 是动脉瘤栓塞术后评估的一个主要的无创影像学检查方法。在 CTA 中铂弹簧圈团的高衰减导致局部的线束状硬化伪影，使动脉瘤以及邻近血管及脑组织显示不清，这使 CTA 不适合作为动脉

瘤栓塞术后的评估方法，但在 MR 和 MRA 上，动脉瘤弹簧圈栓塞后仅有相对小的局部磁场失真和极小的相邻信号降低。使用非常短的回波时间（TE）的 MRA 技术可进一步减少弹簧圈团伪影，并可更好地显示弹簧圈内或周围的异常血流，也能更好地显示载瘤动脉以及邻近血管。对栓塞后动脉瘤的残余评估主要应用 MRA 源图像（图 5.16），MIP 图像也可起更多的辅助作用，但需要两者共同进行完整的评估。增强（CE）MRA 是否比非增强 MRA 更有评估价值存在着争论[90]。Kwee 等[90]对多个研究进行 Meta 分析，以 DSA 作为标准，对 TOF MRA 与 CE MRA 进行对比研究发现，TOF MRA 与 CE MRA 的敏感性分别为 83.3% 和 86.6%，特异性分别为 90.6% 和 91.9%。在一些研究中，残余血流或再通血流在 MRA 上比在 DSA 上更常被发现[91]，但是没有使用当前的三维旋转血管造影（3D RA）技术。Kaufman 等[92]最近的一项研究，对 DSA 与在 8 天内完成的 TOF MRA 和 CE MRA（1.5T 和 3TMR 仪）进行对比，以 Roy[93]建立的动脉瘤弹簧圈栓塞后残余的分类系统作为残余分类标准，结果为三种方法没有统计学显著差异，整体对动脉瘤残余检测的敏感性为 85%~90%，但 CE MRA 对较大的 3 类或 4 类残余敏感性更好。关于推荐的随访频率和时间还有争议，数据表明，术后 6 个月随访可能是一个关键的评价点，因为此时动脉瘤被弹簧圈填塞效果最佳，不太可能再通或再出血，但位于基底动脉顶端或大小超过 10mm 的动脉瘤可能有变化，从而增加了术后 6 个月动脉瘤再通的可能性[87,94]。

这也可能是有益的，在血管内栓塞后立即行 MRA 检查，作为后续 MRA 随访的对照，看看是否在随访中 MRA 会恰当地描述局部解剖。在支架辅助弹簧圈栓塞的情况下这一点尤为重要，因为颅内支架能产生血管

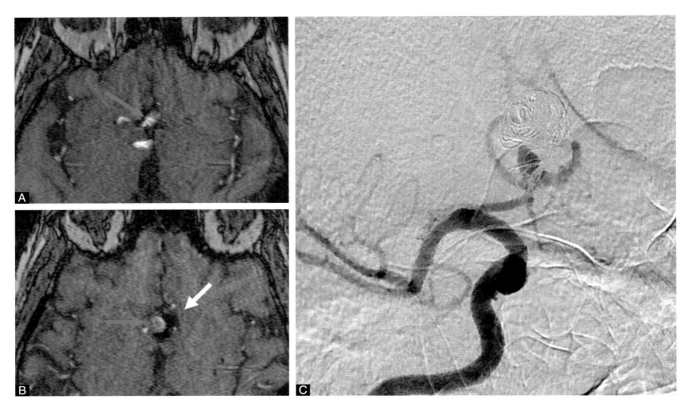

图 5.16　前交通动脉瘤栓塞 4 个月后复发。左侧是 3D TOF MRA 的两个源图像,显示在低信号的弹簧圈团(白色箭头)内有血流相关的高信号(红色箭头)。右侧是同一患者的 DSA 图像,确认动脉瘤复发,可看到弹簧圈团位于动脉瘤囊的上方。

腔缩小的伪像,而对缩小伪像与狭窄的鉴别非常困难(图 5.17)。此外,支架伪像也能使弹簧圈团附近的血流显示不清[95]。

正如任何装置在 MR 中的图像,伪像往往依赖于装置所使用的材料,镍钛合金支架的血管腔失真明显好于不锈钢支架。CE MRA 也许对血管腔形态的显示略好[96]。CTA 对在邻近弹簧圈团区域的支架评价作用有限, 但如本章其他地方讨论的,CTA 对评估支架是

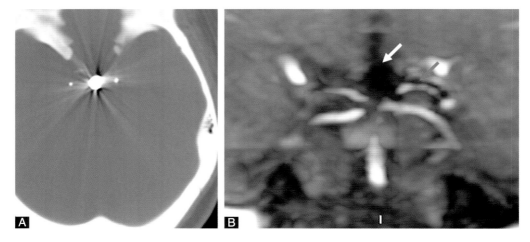

图 5.17　支架辅助弹簧圈栓塞术后。(A)左侧图像是 CT 平扫的骨窗像,显示放置在基底动脉瘤内的弹簧圈,两边的小高密度为支架的两端,并支架位于大脑后动脉(PCA)的在近端。(B)右侧图像是 3D TOF MRA 源图的薄层冠状位重建图像,在任何角度没有观察到弹簧圈团内血流(白色箭头)。请注意左侧 PCA 内支架的低密度边缘(红色箭头),虽然在基底动脉顶端和 PCA 有血流缺失,但 DSA 检查均未发现狭窄(未显示)。

否通畅发挥重要作用。在大多数情况下,DSA 和 3D RA 仍然是合并动脉瘤弹簧圈栓塞随访和相关的颅内支架通畅的最可靠方法。

动脉瘤的夹闭术后评估也仍是使用 DSA/3D RA 最可靠。新出血、新梗死、脑积水和占位效应的评估可采用 CT 或 MR,但对于使用与 MR 兼容的动脉瘤夹患者,MR 被考虑作为可选的技术用来评估更细微的异常情况,这些异常往往伴随有用常规 CT 平扫无法解释的临床症状。MR 对于动脉瘤夹闭术后的评估仍然具有局限性,因为不论是否使用可减少伪像的动脉瘤夹构成材料或优化技术,颅内金属动脉瘤夹一定会导致局部信号失真[97]。

动脉瘤夹闭术后 CTA 图像仍然保持高度的物质依赖,与钛合金相比钴合金更容易造成伪影[98]。CTA 图像具有很好的品质,与 DSA 相比,CTA 对小的残余的动脉瘤有更高的敏感性和特异性(图 5.18)[99]。许多优化 CTA 的技术还尚未克服 CTA 对非钛合金夹的局限性。随着数字减影技术的进展以及新的双能 CT 扫描仪的出现,也许在未来有可能克服这些限制。

中脑周围 SAH(中脑周围非动脉瘤性 SAH)

最近 Agid 等人[100]对 193 例最初造影和 CTA 均为动脉瘤阴性的自发性 SAH 患者急性回顾性研究发现,在头部 CT 图像上约一半患者有特征性的中脑周围 SAH(PMH)模式,出血被特征性地见于桥前池或脚间池(图 5.19)。蛛网膜下隙血液也可扩散到环池和鞍上池,脑室内出血没有特征性。尽管静脉来源被怀疑但病因仍未不确定[101]。在典型的 PMH 情况下,许多人提倡 CTA 得出阴性结果后没有必要再行进一步的影像学检查[100,102,103]。与动脉瘤性 SAH 截然相反,PMH 不会增加 SAH 的重复发生率,并且具有一个良好预后以及正常的预期寿命[104,105]。

勿庸置疑,当初始 CT 图像与典型的 PMH 不符合时,DSA 或 CTA 检查阴性结果的患者应该被随访。对于仅有 PMH 的那些患者,CTA 也许不足以排除其他出血原因,特别是当血管炎被怀疑时。CTA 检测血管炎的能力是有限的,约 50% 的病例在 CTA 检查中出现假阴性而在 DSA 检查中被确诊[100]。这很容易理解,因为 CTA 的分辨率小于 DSA,远端及小血管异常很可能被 CTA 漏诊,MRA 更是如此。事实上,即使血管异常被血管造影检查确定,但将血管炎与血管痉挛或颅内动脉粥样硬化相鉴别是非常困难的,更不用说 CTA 或 MRA。典型的血管炎的表现往往不能被见到,即使在有临床和实验室证据的血管炎的患者中[106]。

蛛网膜下隙出血后血管痉挛

一旦破裂的动脉瘤经栓塞或夹闭手术后,动脉瘤性 SAH 患者仍然容易出现由于脑血管痉挛所致的严重神经系统并发症,脑血管痉挛的典型高峰期为出血后的 6~8 天。SAH 患者的症状性血管痉挛发生率为 17%~40%,大约 50% 的患者发展为脑梗死[107]。为了预防梗死,血管痉挛的早期诊断是必要的,诊断后可进行药物治疗或对于严重痉挛可进行动脉血管成形术和(或)动脉灌注血管扩张剂。

如果出现类似脑梗死的影像,也许是动脉干预的

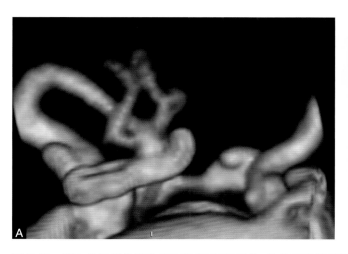

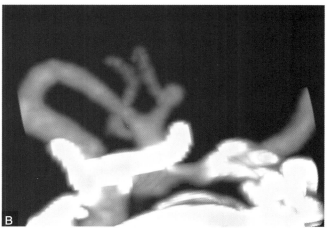

图 5.18 CTA 的同样角度的 VR 和 3D MIP 图像,是几年前应用钛夹行前交通动脉瘤夹闭术的患者,图像显示动脉瘤夹的伪影很少,并可清晰见到动脉瘤夹上方的小的复发动脉瘤。

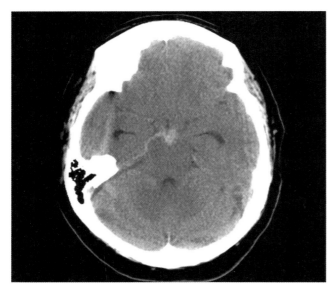

图 5.19　CT 平扫轴位图像显示一个特征性的中脑周围 SAH 累及脚间池，而血管造影检查未发现动脉瘤。

适应证，血管痉挛的位置必须被确定的。经颅多普勒超声（TCD）是常用的一种床旁检测 SAH 后血管痉挛的方法。大脑中动脉痉挛时，TCD 具有较高的阳性预测值，但 TCD 不适用于其他脑动脉[108,109]。DSA 是检测血管痉挛的金标准，但无创的 CTA 也能快速显示血管痉挛的部位和形态[110]。CTA 虽然有用，但有一定的局限性，如检测近端血管痉挛的敏感性高于远端分支以及 CTA 可能受限于动脉瘤夹或栓塞材料所致的条纹伪影（图 5.20）。一项 Meta 分析显示，CTA 检测血管痉挛有 79.6% 敏感性和 93.1% 特异性[111]。此外，并不是所有的脑血管痉挛患者都有临床症状[112]。

与栓塞性梗死不同，灌注成像可显示脑灌注区域的改变。当远端血管痉挛或条纹伪影影响显示时，灌注成像结合 CTA 可提供更多的信息，并可预示痉挛在生理上的严重程度。一项 Meta 分析显示，CT 灌注有一个 74.1% 敏感性和 93% 特异性[111]。一篇关于 SAH 后血管痉挛的临床问题的论文显示，MR 灌注加权成像（PWI）和 DWI 不匹配的脑区域有较高的梗死率（37%），如匹配则为（4%），这也表明，如果动脉干预后痉挛程度有所降低，那么梗死率也会降低[113]。

颅内出血

自发性颅内出血（ICH）又可进一步分为原发性和继发性。原发性 ICH 常见于由于高血压或淀粉样血管病造成的小血管损伤后的自发性破裂，上述原因占到 ICH 病因的 78%~88%。继发性 ICH 可发生于一些潜在的异常，如肿瘤或血管畸形[114]。在紧急情况下，无创性的成像有助于识别少数重要的适合血管内和（或）外科干预的血管源性疾病。对于急性 ICH，CT 平扫一直是首选的检查方法，因为其对出血的高敏感性和特异性，并具有采集简便、速度快、有效性、无禁忌证等优点。在 CT 平扫中，典型的血肿是一种圆形高密度肿块，测量范围为 60~80HU（亨氏单位）。Delgado 等人[115]连续观察 623 例患有自发性 ICH 并接受了 CTA 检查（多层扫描仪）的成年患者，将 CTA 结果与 DSA 和外科手术结果相比较，发现 14.6% 的 CTA 显示血管源性疾病并具有 96% 敏感性、99% 特异性。因此，他们设计了一个评分系统称为继发性 ICH 评分（SIHS），这个评分基于一些临床特征，包括年龄（18~45 =2，46~70 =1，>70=0）、性别（F=1t，M=0）、CT 平扫（高概率=2，不确定=1，低概率=0）和未知的高血压或抗凝（有=1，没有=

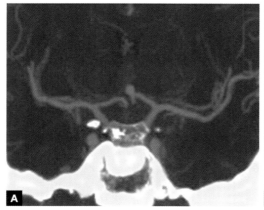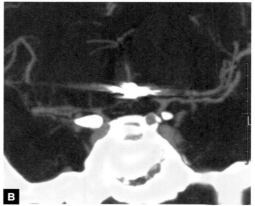

图 5.20　CTA 的冠状位 MIP（栓塞前，栓塞后）。(A)栓塞前 CTA 显示左侧 A1 和 A2 交界处动脉瘤，并无动脉狭窄。(B)栓塞后 CTA 显示出弹簧圈团的伪影以及多处脑血管痉挛。

0)。在 CT 平扫中,高概率被定义为可观察到邻近血管或钙化或硬脑膜静脉窦/引流静脉密度增高;低概率的定义是出血位置在基底节区、丘脑、脑干;中介概率被定义为高或低概率的标准都不符合。在一个对 845 例患者进行联合的回顾性和前瞻性研究中,那些评分≤2 分有一个非常低(3%)的血管源性疾病发生率,而那些评分>2 分的,血管性疾病发生率为 33.9%[116],这个数据似乎可找出那些有潜在的血管性病因的自发性 ICH 患者,并可帮助指导决定是否需进一步行 CTA 或 DSA 检查(图 5.21)。

潜在血管源性疾病能引起继发性 ICH 并可适合血管内或外科干预,包括脑动静脉畸形、动静脉瘘(AVF)、外周或细菌性动脉瘤和静脉血栓形成。其他病因如引起原发性 ICH 的高血压和淀粉样血管病,或引起继发性 ICH 的肿瘤,都非常普通,故在本章中不做进一步讨论。多层螺旋 CT 观察到可能有低风险的潜在血管病变的 ICH 患者,如果需要,MR 通常是下一步最好的影像学检查。在这种背景下,MR 可检测到潜在的肿瘤或海绵状血管瘤以及可提示淀粉样血管病或高血压的远端微出血。

动静脉畸形和硬脑膜动静脉瘘

动静脉畸形(AVM)的构成包括快速血流并扩大的供血动脉、一个在病变组织缺乏毛细血管的动静脉短路的血管巢、扩大的动脉化的早期引流静脉。硬脑膜动静脉瘘(AVF)包括颈动脉海绵窦瘘(CCF),是动脉和静脉之间直接连接,之间无血管巢,最常位于硬脑膜。对 AVM 或 AVF 治疗前完整的评估,包括需要确定供血动脉(S)和引流静脉(S)以及 AVM 畸形血管巢的大小、位置和形态。识别出浆果状和发育异常的动脉瘤以及它们的形态是非常重要的,因为这些往往是出血源[117]。DSA 和 3D RA 一直是 AVM 和 AVF 治疗前评估的标准检查方法。虽然 MRI、MRA 和 CTA 可作出诊断,但是标准 MR、MRA 和 CTA 缺乏时间分辨率,因此并不能满足复杂的前期治疗计划。有时候,适合于放射治疗的小型 AVM,可由 MR 或 CT 定位[118,119]。MRI 和 MRA 在异常位置可显示流空效应提示动静脉短路和动脉化血流(图 5.22),但不是完全识别静脉及血管巢的最优方法[120]。血管异常信号是非特异性的,可是缓慢流动的血流或者血凝块,在增强中也是这样,在血管内栓塞术后信号的变化更加复杂。使用时间分辨 MRA 的新技术可明显提高 MR 对 AVM 的评价效果[121-123]。最近的一项研究表明,DSA 与 Spetzler-Martine 分级具有良好的一致性[124]。

CTA 比 MRI 和 MRA 有更高的空间分辨率,是在急性脑出血时检测 AVM 的最好方法[115,116]。CTA 只能显示血管增强。CTA 能最佳显示静脉团注造影剂后增强的动脉相,但是 CTA 不能在某个时间点依靠血流来辨别动脉和动脉化的静脉。这不像 MR,MR 可通过流空效应或 MRA 可通过血流相关的增强来检测异常部位的快速血流。标准 CTA 很难对 AVM 的供血动脉和引流静脉进行鉴别[125]。在脑实质,如果不能对 AVM 的静脉结构和动脉化静脉进行鉴别,那就有可能会造成脑发育性静脉异常与 AVM 的混淆。由于时间限制、患者心输出量不足,或者使用探测器数量较少的扫描仪

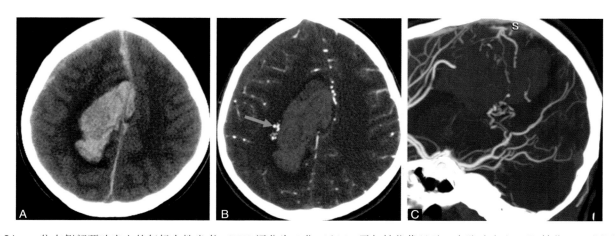

图 5.21 一位右侧额顶叶出血的年轻女性患者,SIHS 评分为 5 分。(A)CT 平扫轴位像显示一个脑叶出血。(B)轴位 CTA 源图像显示一条沿着出血右侧边缘的异常血管(红色箭头)。(C)CTA 矢状 MIP 图像发现一个 AVM,供血动脉为右侧 PCA(如图所示)和 ACA 远端(未显示)。

而引起静脉显影,从而导致对比不明显,这时情况会变得更糟。但在栓塞治疗后,CTA 有一个优势,它可更容易从残留病灶中分辨出栓塞材料[119,125]。直到现在,CTA 时间分辨技术虽然有用但会产生显著的辐射暴露[126,127]。一些最新 CT 扫描仪的新技术可在可承受的辐射剂量内进行动态 CTA 数据采集[128,129],并维持一个

有效的采集区域。

标准的 CTA 对硬脑膜 AVF 进行评估一直非常困难,因为硬脑膜的静脉解剖多变,且邻近颅骨,容易产生假阴性结果。如果软脑膜上的异常血流相关的增强不能被其他影像证实,那么 TOF MRA 检查源图像可能是有帮助的[130](图 5.23)。相关的静脉闭塞和出

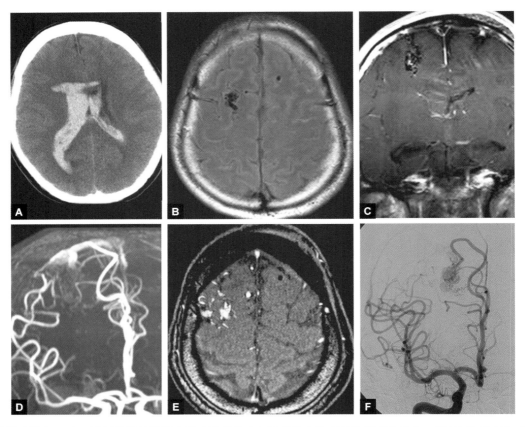

图 5.22　动静脉畸形(AVM)。(A)CT 平扫显示右额叶脑实质小血肿并破入脑室导致脑室内出血。(B)轴位 FLAIR 成像。(C)冠状位 T_1 加权像显示右额叶异常流空信号。(D)MIP 像。(E)3D TOF MRA 的轴位源图像证实 AVM。(F)DSA 早期动脉期。请注意,结合 (D)可发现 ACA 供血分支、畸形血管巢和动脉化的皮层引流静脉,但标准的 MRA 序列在相同的图像上缺乏时间分辨率。

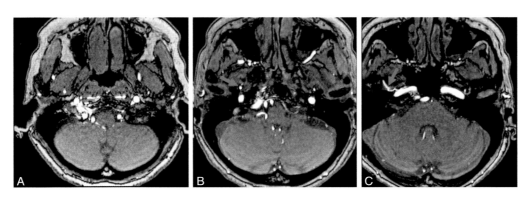

图 5.23　3 张 3D TOF MRA 源图像显示一个有硬脑膜 AVF 和搏动性耳鸣患者颞骨岩部的异常血管。可见一个扩张的脑膜中动脉(箭头),其部分作为 AVF 的供血动脉。

血等并发症也可提示为 AVF。随着 MRA 时间分辨序列的常规应用[131,132]以及双能 CT 和时间分辨 CTA 的进展,DVAF 在未来的无创检查上可能会具有更好的特征性。

CCF 可能是一种可用标准 CTA、MR 和 MRA 确诊的特殊类型 AVF[133-135]。MRA 上海绵窦异常血流相关的增强或 CTA 的早期动脉相上海绵窦充盈,都高度提示为 CCF。扩张的眼上静脉是第二征象,眼球突出或扩大的同侧海绵窦也是诊断的依据(图 5.24)。当使用多普勒超声(DU)发现眼上静脉呈逆转动脉化血流模式时,DU 对疑似的 CCF 进行确认是可靠的。虽然实际的解剖信息是有限的,但独特的血流动力学信息被用于 CCF 治疗后的追踪随访[136]。

硬脑膜静脉窦血栓形成

硬脑膜静脉窦血栓形成(DVST)可仅成像一个静脉血栓结构,ICH 或非动脉瘤性 SAH 通常在皮质表面。在 CT 平扫上,急性硬脑膜静脉窦血栓或皮质静脉血栓最初可见到高密度"束带征"(图 5.25)[137]。当涉及上矢状窦(SSS),可看到其窦壁轻度突出。随着静脉流出阻塞、静脉高血压的发展,导致皮层和皮层下脑组织水肿,在 CT 平扫上表现为低密度的皮质和受影响的静脉结构引流的组织局部肿胀。最初,血浆渗漏进入间质内导致血管性水肿。随后由于细小动脉压力升高,静脉梗死导致细胞毒性水肿加重。在影像上,静脉梗死不在典型的动脉血管分布区,可能是多发的,据报道静脉血栓形成病例的 10%~50% 发生了静脉梗死[138]。静脉梗死有可能伴有出血(图 5.26)。增强 CT 往往显

示了一个硬脑膜静脉窦内充盈缺损与增强的窦壁,即所谓的"空三角征"。明显的硬脑膜静脉窦的侧支静脉可能引起硬脑膜静脉窦边缘轻度模糊。CT 静脉造影(CTV)显示类似的充盈缺损和细节信息更可靠,其敏感性和特异性接近 100%[139]。静脉注射造影剂的最佳 CTV 成像期是静脉期。

在非增强 MRI 上,硬脑膜静脉窦正常的流空信号消失应高度怀疑 DVST。硬膜窦内血凝块的信号强度高度依赖于血凝块的"年龄"。虽然硬膜窦内出血表现不同于脑实质,但仍然有一些规律可循。最初,瞬变的氧合血红蛋白可在 T_1 加权(T_1W)图像显示为等信号和在 T_2 加权(T_2W)图像上显示为高信号,并代替正常的流空信号。随着氧的耗尽,脱氧血红蛋白在 T_1 加权图像上仍然是等信号,但在 T_2 加权图像信号明显变低,与标准 MR 序列的流空信号相像(5.27A 和 B)。梯度回波序列对脱氧血红蛋白特别敏感,当怀疑有静脉血栓时,其有助于确诊。随着亚急性期高铁血红蛋白的进展,T_1 加权图像首先变成高信号,随后 T_2 加权图像也变成高信号,这是在 MRI 能被显示的最常见阶段[140]。增强 MR 成像类似于增强 CT 成像,通常会表现出静脉窦内充盈缺损和厚的模糊强化窦壁。磁共振静脉造影(MRV)可通过 2D TOF(图 5.27C 和 D)或相位对比(PC)的技术来成像。MRV 可显示静脉窦怀疑病变位置呈缺乏正常血流相关的增强。这应该与脑 MRI 以及验证静脉窦缺失的假设的源数据有关,静脉窦缺失通过模拟静脉窦血流减少或消失来达到。MRA 另外一个缺陷是,TOF MRA 可将 T_1 加权高信号的亚急性期血凝块误认为是血流的信号,但如果

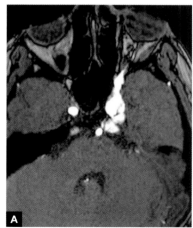
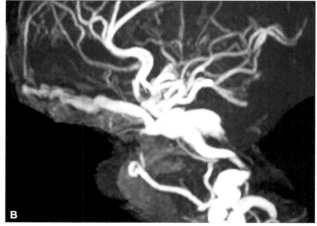

图 5.24　一个左侧 CCF 患者的 3D TOF 源图像和 MIP 图像。注意左侧扩大的海绵窦伴异常动脉化血流。矢状位 MIP 图像显示动脉化的海绵窦和显著血流相关增强的扩张的眼上静脉,正常的眼上静脉一般不会显影。

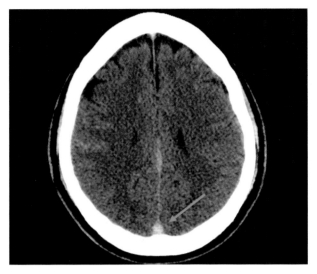

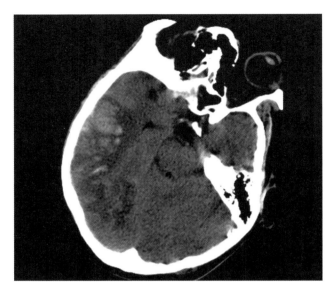

图 5.25 CT 平扫轴位图像显示一个典型的上矢状窦高密度 "束带征"。另外注意的是,右额叶几条脑沟中有轻度的 SAH。

图 5.26 CT 平扫显示右颞叶静脉出血。

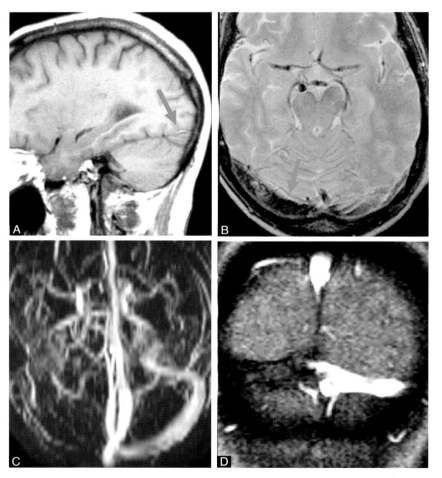

图 5.27 右侧横窦急性血栓形成的患者 MRI 和 MR 静脉造影(MRV)。(A)矢状位 T₁ 加权图像显示在右侧横窦的等信号灶(箭头),同时也证实了这个窦(不是发育不全)的解剖上的大小。(B)轴位 T₂ 加权像显示明显低信号(箭头)的脱氧血红蛋白,类似于正常流空效应。(C)TOF MRV 的 MIP 图像显示右侧横窦无血流相关增强。(D)冠状位 2D TOF MRV 图像验证了相比于左侧横窦,右侧横窦(箭头)的血流缺失。

有这个问题，应通过相关的标准 MRI 来避免这个缺陷。

正如预期的那样，MRI 对脑实质静脉高压的变化是高度敏感的（相对于 CT）。随着静脉压升高，脑实质水肿表现为 T_2 高信号。水肿通常是血管源性，故在 DWI 上并不表现为弥散受限[141]。当静脉梗死发生时，弥散受限的面积或梗死面积通常远小于在 T_2 图像上显示的非梗死而仅因静脉高压导致的脑组织水肿的面积。由于静脉淤血继续增加，小的皮质静脉破裂导致最常见的 ICH，在 MRI 上最先显示往往是在其"急性"脱氧血红蛋白阶段，此时不管静脉窦血凝是几天还是几周。

最后，当出血和水肿存在于丘脑尤其是双侧丘脑时，应怀疑有不太常见潜在的破坏性类型的静脉血栓

存在，这代表静脉高压或梗死存在于深静脉系统（图 5.28）。

脊髓动静脉病变

虽然有各种的分类存在，脊髓动静脉病变广义上可分为 AVM 和 AVF，并且在此基础上可根据部位进一步细分[142]，无创成像在其初步诊断中起主要作用。硬脊膜 AVF（SDAVF）是目前在成人中遇到的最常见的脊髓短路病变，是仅有的几种可治疗的脊髓病变之一。SDAVF 的供血动脉是一个供应相邻的神经根和脊膜的脊髓脊神经根动脉，但不一定发生在脊髓中最常发生的胸腰椎部。SDAVF 引起的静脉压力增高及相关正常静脉流出梗阻，导致高压性坏死性脊髓病变[143]，即所谓的"Foix-Alajouanine 综合征"（又称亚急性坏死性

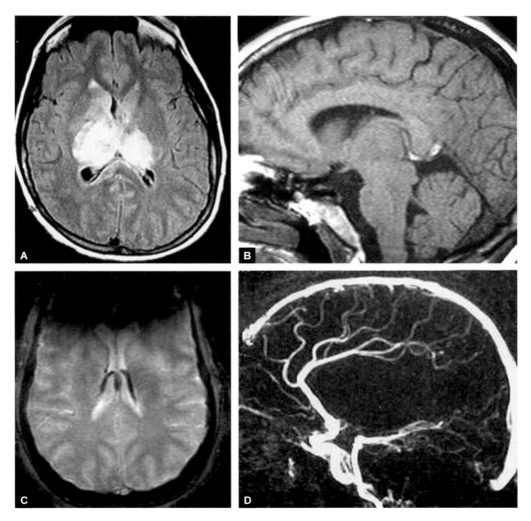

图 5.28　患有深静脉血栓患者的 MRI 和 MR 静脉造影（MRV）。(A)轴位 FLAIR 像显示双侧丘脑水肿。(B)矢状位 T_1 加权图像显示在 Galen 静脉和部分大脑内静脉为高信号。(C)梯度回波序列轴位像显示了在大脑内静脉明显的低信号。(D)正中矢状位 2D PC MRV 图像显示了在所有中线结构的血流。注意，在深静脉系统血流缺失，其中包括了大脑内部静脉、Galen 静脉和直窦。

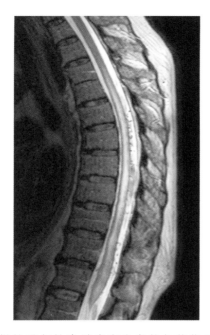

图 5.29 慢性进行性脊髓病变患者的矢状位 T$_2$ 像显示，SDAVF 所致的高压性坏死性脊髓病变即所谓的 "Foix-Alajouanine 综合征" 表现为通过大部分胸髓的高信号病变。在更下的脊髓可见到肿胀和背侧表面的异常流空效应。

脊髓炎）。急性脊髓出血是罕见的，如果有可能提示有一个真的软膜动静脉畸形[144]。

　　一个有慢性进行性脊髓病变的患者，如果在 MR 上多个胸椎水平脊髓存在 T$_2$ 高信号应高度怀疑是 SDAVF。扩张的静脉可被看到在脊髓背侧表面，其在 T$_2$ 像呈流空效应（图 5.29），增强后被看到的可能性更大[145]，但增强后看到的是不一样的信号。对于脊髓 AVM，在 MR 上可显示髓内流空效应或出血。SDAVF 的瘘口位置和脊髓 AVM 的供血动脉很难被发现，但无创的 CE MRA 和时间分辨 MRA（图 5.30）有较高的成功率来确定动静脉短路的位置，从而减少随后 DSA 的辐射剂量和造影剂负荷[146-150]。CTA 对动静脉短路位置的定位也有一定的成功率（图 5.31）[151]，但时间分辨 CTA 在目前脊髓可承受的辐射剂量内是不可行的。最后，虽然脊髓血管畸形的无创成像可指导血管内治疗或外科手术，但 DSA 是全面评估脊髓血管畸形复杂血管构筑的金标准。

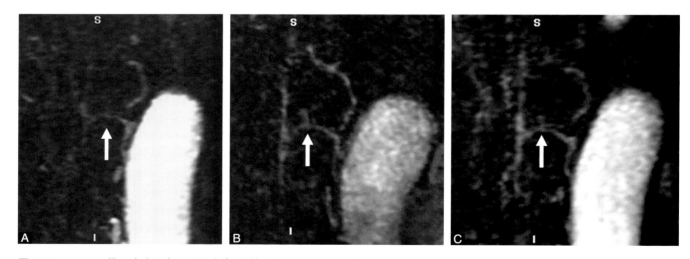

图 5.30 SDAVF 供血来自左侧 T4 腰动脉，在第 1 次 DSA 的首次检测中未被发现。以上来源于时间分辨 MRA 的 3 个连续的图像显示一个左侧 T4 腰动脉供血的非常小的瘘（箭头）并逐步充盈。下面的 2 个图像从随后的 DSA 证实左侧 T4 腰动脉供血的瘘。

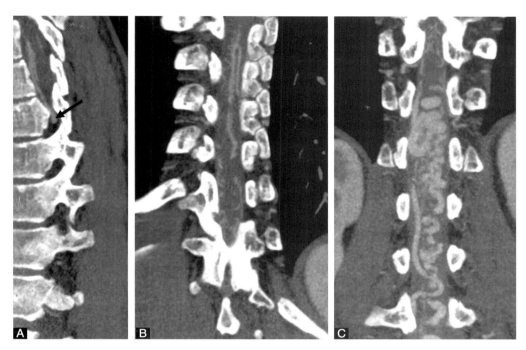

图 5.31　软膜 AVM 患者的胸椎 CTA 的 3 个 MIP 图像。(A)显示通过左侧 T8 神经孔的左侧 T8 供血动脉(箭头)。(B)Adamkavitz 动脉(根前大动脉)。(C)软膜 AVM。

（余思逊　杨春敏　张天　译）

参考文献

1. Latchaw RE, Alberts MJ, Lev MH, et al. Recommendations for imaging of acute ischemic stroke: a scientific statement from the American Heart Association. Stroke. 2009;40: 3646-78.
2. Schellinger PD, Bryan RN, Caplan LR, et al. Evidence-based guideline: The role of diffusion and perfusion MRI for the diagnosis of acute ischemic stroke: report of the therapeutics and Technology Assessment Subcommittee of the American Academy of Neurology. Neurology. 2010:75: 177-85.
3. Bhatia R, Hill MD, Shobha N, et al. Low rates of acute recanalization with intravenous recombinant tissue plasminogen activator in ischemic stroke: real-world experience and a call for action. Stroke. 2010;41:2254-58.
4. Furlan A, Higashida R, Wechsler L, et al. Intra-arterial prourokinase for acute ischemic stroke. The PROACT II study: a randomized controlled trial. Prolyse in Acute Cerebral Thromboembolism. JAMA. 1999;282:2003-11.
5. Powers WJ. Intra-arterial thrombolysis for basilar artery thrombosis: trial it. Stroke. 2007;38:704-6.
6. Schellinger PD and Hacke W. Intra-arterial thrombolysis is the treatment of choice for basilar thrombosis: pro. Stroke. 2006;37:2436-37.
7. Baker WL, Colby JA, Tongbram V, et al. Neurothrombectomy devices for the treatment of acute ischemic stroke: state of the evidence. Ann Intern Med. 2011;154:243-52.
8. Shi Z, Loh Y, Walker G, et al. Clinical outcomes in middle cerebral artery trunk occlusions versus secondary division occlusions after mechanical thrombectomy: pooled analysis of the Mechanical Embolus Removal in Cerebral Ischemia (MERCI) and Multi MERCI trials. Stroke. 2010;41: 953-60.
9. Roth C, Mielke A, Siekmann R, et al. First experiences with a new device for mechanical thrombectomy in acute basilar artery occlusion. Cerebrovasc Dis. 2011;32:28-34.
10. Kulcsár Z, Bonvin C, Pereira VM, et al. Penumbra system: a novel mechanical thrombectomy device for large-vessel occlusions in acute stroke. AJNR Am J Neuroradiol. 2010;31:628-33.
11. Lev MH, Farkas J, Rodriguez VR, et al. CT angiography in the rapid triage of patients with hyperacute stroke to intra-arterial thrombolysis: accuracy in the detection of large vessel thrombus. J Comput Assist Tomogr. 2001;25:520-8.
12. Schellinger PD, Fiebach JB, Hacke W. Imaging-based decision making in thrombolytic therapy for ischemic stroke: present status. Stroke. 2003;34:575-83.
13. Miteff F, Levi CR, Bateman GA, et al. The independent predictive utility of computed tomography angiographic collateral status in acute ischaemic stroke. Brain. 2009;132:2231-8.
14. Wintermark M, Lev MH. FDA investigates the safety of brain perfusion CT. AJNR Am J Neuroradiol. 2010;31:2-3.
15. Astrup J, Siesjö BK, Symon L. Thresholds in cerebral ischemia-the ischemic penumbra. Stroke. 1981;12:723-25.

16. Schlaug G, Benfield A, Baird AE, et al. The ischemic penumbra: operationally defined by diffusion and perfusion MRI. Neurology. 1999;53:1528-37.

17. Paciaroni M, Caso V, Agnelli G. The concept of ischemic penumbra in acute stroke and therapeutic opportunities. Eur Neurol. 2009;61:321-30.

18. Mishra NK, Albers GW, Davis SM, et al. Mismatch-based delayed thrombolysis: a meta-analysis. Stroke. 2010;41:e25-33.

19. Provenzale JM, Shah K, Patel U, et al. Systematic review of CT and MR perfusion imaging for assessment of acute cerebrovascular disease. AJNR Am J Neuroradiol. 2008;29:1476-82.

20. Wintermark M, Fischbein NJ, Smith WS, et al. Accuracy of dynamic perfusion CT with deconvolution in detecting acute hemispheric stroke. AJNR Am J Neuroradiol. 2005;26:104-12.

21. Wintermark M, Flanders AE, Velthuis B, et al. Perfusion-CT assessment of infarct core and penumbra: receiver operating characteristic curve analysis in 130 patients suspected of acute hemispheric stroke. Stroke. 2006;37:979-85.

22. Schaefer PW, Roccatagliata L, Ledezma C, et al. First-pass quantitative CT perfusion identifies thresholds for salvageable penumbra in acute stroke patients treated with intra-arterial therapy. AJNR Am J Neuroradiol. 2006;27:20-5.

23. Bivard A, McElduff P, Spratt N, et al. Defining the extent of irreversible brain ischemia using perfusion computed tomography. Cerebrovasc Dis. 2011;31:238-45.

24. Kamalian S, Kamalian S, Maas MB, et al. CT cerebral blood flow maps optimally correlate with admission diffusion-weighted imaging in acute stroke but thresholds vary by postprocessing platform. Stroke. 2011;42:1923-28.

25. Sharma M, Fox AJ, Symons S, et al. CT angiographic source images: flow-or volume-weighted? AJNR Am J Neuroradiol. 2011;32:359-64.

26. Zussman B, Boghosian G, Gorniak R, et al. The relative effect of vendor variability in computed tomography perfusion (CTP) results: a method-comparison study. AJR Am J Roentgenol. 2011;197(2):468-73.

27. Dani K, Thomas R, Chappell F, et al. CT and MR perfusion imaging in ischemic stroke: Definitions and thresholds. Ann Neurol. 2011:70(3):384-401.

28. Campbell BCV, Christensen S, Foster SJ, et al. Visual assessment of perfusion-diffusion mismatch is inadequate to select patients for thrombolysis. Cerebrovasc Dis. 2010;29:592-6.

29. Galinovic I, Brunecker P, Ostwaldt A, et al. Fully automated post processing carries a risk of substantial overestimation of perfusion deficits in acute stroke magnetic resonance imaging. Cerebrovasc Dis. 2011;31:408-13.

30. Wechsler LR. Imaging evaluation of acute ischemic stroke. Stroke. 2011;42:S12-5.

31. Lui YW, Tang ER, Allmendinger AM, et al. Evaluation of CT perfusion in the setting of cerebral ischemia: patterns and pitfalls. AJNR Am J Neuroradiol. 2010;31:1552-63.

32. Bonati LH, Fraedrich G. Age modifies the relative risk of stenting versus endarterectomy for symptomatic carotid stenosis—a pooled analysis of EVA-3S, SPACE and ICSS. Eur J Vasc Endovasc Surg. 2011;41:153-58.

33. Mas J, Chatellier G, Beyssen B, et al. Endarterectomy versus stenting in patients with symptomatic severe carotid stenosis. N Engl J Med. 2006;355:1660-71.

34. Barnett HJ, Taylor DW, Eliasziw M, et al. Benefit of carotid endarterectomy in patients with symptomatic moderate or severe stenosis. North American Symptomatic Carotid Endarterectomy Trial Collaborators. N Engl J Med. 1998;339:1415-25.

35. Jahromi AS, Cinà CS, Liu Y, et al. Sensitivity and specificity of color duplex ultrasound measurement in the estimation of internal carotid artery stenosis: a systematic review and meta-analysis. J Vasc Surg. 2005;41:962-72.

36. Back MR, Rogers GA, Wilson JS, et al. Magnetic resonance angiography minimizes need for arteriography after inadequate carotid duplex ultrasound scanning. J Vasc Surg. 2003;38:422-30.

37. Debrey SM, Yu H, Lynch JK, et al. Diagnostic accuracy of magnetic resonance angiography for internal carotid artery disease: a systematic review and meta-analysis. Stroke. 2008;39:2237-48.

38. Babiarz LS, Romero JM, Murphy EK, et al. Contrast-enhanced MR angiography is not more accurate than unenhanced 2D time-of-flight MR angiography for determining > or = 70% internal carotid artery stenosis. AJNR Am J Neuroradiol. 2009;30:761-68.

39. Zhang Z, Berg M, Ikonen A, et al. Carotid stenosis degree in CT angiography: assessment based on luminal area versus luminal diameter measurements. Eur Radiol. 2005;15:2359-65.

40. Bucek RA, Puchner S, Haumer M, et al. CTA quantification of internal carotid artery stenosis: application of luminal area vs luminal diameter measurements and assessment of inter-observer variability. J Neuroimaging. 2007;17:219-26.

41. Roubin GS, Iyer S, Halkin A, et al. Realizing the potential of carotid artery stenting: proposed paradigms for patient selection and procedural technique. Circulation. 2006;113:2021-30.

42. Maldonado TS. What are current preprocedure imaging requirements for carotid artery stenting and carotid endarterectomy: have magnetic resonance angiography and computed tomographic angiography made a difference? Semin Vasc Surg. 2007;20:205-15.

43. Naggara O, Touzé E, Beyssen B, et al. Anatomical and technical factors associated with stroke or death during carotid angioplasty and stenting: results from the endarterectomy versus angioplasty in patients with symptomatic severe carotid stenosis (EVA-3S) trial and systematic review. Stroke. 2011;42:380-8.

44. Fiebach J, Brandt T, Knauth M, et al. [MRI with fat suppression in the visualization of wall hematoma in spontaneous dissection of the internal carotid artery]. Rofo. 1999;71:290-3.

45. Flis CM, Jäger HR, Sidhu PS. Carotid and vertebral artery dissections: clinical aspects, imaging features and endovascular treatment. Eur Radiol. 2007;17:820-34.

46. Frölich AMJ, Pilgram-Pastor SM, Psychogios MN, et al. Comparing different MR angiography strategies of carotid stents in a vascular flow model: toward stent-specific recommendations in MR follow-up. Neuroradiology. 2011;53:359-65.

47. Watarai H, Kaku Y, Yamada M, est al. Follow-up study on in-stent thrombosis after carotid stenting using multidetector CT angiography. Neuroradiology. 2009;51:243-51.

48. Nolz R, Wibmer A, Beitzke D, et al. Carotid artery stenting and follow-up: Value of 64-MSCT angiography as complementary imaging method to color-coded duplex sonography. Eur J Radiol. 2011;[Epub ahead of print]

49. Lettau M, Sauer A, Heiland S, et al. Carotid artery stents: in vitro comparison of different stent designs and sizes using CT angiography and contrast-enhanced MR angiography at 1.5T and 3T. AJNR Am J Neuroradiol. 2009;30:1993-7.

50. van Gijn J. Rinkel GJ. Subarachnoid hemorrhage: diagnosis, causes and management. Brain. 2001;124(2):249-78.

51. van Gijn J, Kerr RS, Rinke GJ. Subarachnoid hemorrhage. Lancet. 2007;369:306-18.

52. van der Wee N, Rinkle GJ, Hasan D, et al. Detection of Subarachnoid hemorrhage on early CT: is lumbar puncture still needed after a negative scan? J Neurol Neurosurg Psychiatry. 1995;58(3):357-9.

53. Noguchi K, Ogawa T, Seto H. Subacute and chronic subarachnoid hemorrhage: diagnosis with fluid-attenuated inversion-recovery MR imaging. Radiology. 1997;203(1):257-62.

54. van Rooij WJ, Sprengers ME, de Gast AN, et al. 3D Rotational angiography: the new gold standard in the detection of additional intracranial aneurysms. AJNR Am J Neurorad. 2008;29:976-9.

55. McKinney AM, Palmer CS, Truwit CL, et al. Detection of aneurysms by 64-section multidetector CT angiography in patients acutely suspected of having an intracranial aneurysm and comparison with digital subtraction and 3D rotational angiography. AJNR Am J Neurorad. 2008;29(3):594-6.

56. Cloft HJ, Joseph GI, Dion JE. Risk of cerebral angiography in patients with subarachnoid hemorrhage, cerebral aneurysm, and arteriovenous malformations. A meta-analysis. Stroke. 1999;30:317-20.

57. White PM, Wardlaw JM, Teasdale EM, et al. Can noninvasive imaging accurately depict intracranial aneurysms? A systemic review. Radiology. 2000;217:361-70.

58. Yoon DY, Lim KJ, Choi CS, et al. Detection and characterization of intracranial aneurysms with 16-channel multidetector row CT angiography: a prospective comparison of volume-rendered images and digital subtraction angiography. AJNR Am J Neuroradiol. 2007;28:60-7

59. Dammert S, Krings T, Moller-Hartmann W, et al. Detection of intracranial aneurysms with multislice CT: comparison with conventional angiography. Neuroradiology. 2004;46:427-34.

60. Wintermark M, Uske A, Chalaron M, et al. Multislice computerized tomography angiography in the evaluation of intracranial aneurysms: a comparison with intra-arterial digital subtraction angiography. J Neurosurg. 2003;98(4):828-36.

61. Jayaraman MV, Mayo-Smith WW, Tung GA, et al. Detection of intracranial aneurysms: multidetector row CT angiography compared with DSA. Radiology. 2004;230:510-8.

62. Teksam M, McKinney A, Casey S, et al. Multi-section CT angiography for detection of cerebral aneurysms. AJNR Am J Neurorad. 2004;25:1485-92.

63. Tipper G, U-King-Im JM, Price SJ, et al. Detection and evaluation of intracranial aneurysms with 16-row multislice CT angiography. Clin Radiol. 2005;60:565-7246.

64. Chen W, Yang, Y, Xing W, et al. Sixteen-row multislice computed tomography in the diagnosis and characterization of intracranial aneurysms: comparison with conventional angiography and intraoperative findings. J Neurosurg. 2008;108(6):1184-91.

65. Agid R, Lee SK, Willinsky RA, et al. Acute subarachnoid hemorrhage using 64-slice multidetector CT angiography to "triage" patients' treatment. Neuroradiology. 2006;48:787-94.

66. Pozzi-Mucelli F, Bruni S, Doddi M, et al. Detection of intracranial aneurysms with 64 channel multidetector row computed tomography: comparison with digital subtraction angiography. Eur J Radiol. 2007;64:15-26.

67. Li Q, Lv F, Li Y, et al. Evaluation of 64-section CT angiography for detection and treatment planning of intranial aneurysms by using DSA and surgical findings. Radiology. 2009;252(3):808-15.

68. Anderson GB, Steinke DE, Petruk KC, et al. Computed tomographic angiography versus digital subtraction angiography for the diagnosis and early treatment of ruptured intracranial aneurysms. Neurosurgery. 1999;45(6):1315-20.

69. Lubicz B, Levivier M, Francois O, et al. Sixty-four-row multisection CT angiography for detection and evaluation of ruptured intracranial aneurysms: interobserver and intertechnique reproducibility. AJNR Am J Neurorad. 2007;28:1949-55.

70. Romijn M, Gratama van Andel HAF, van Walderveen MA, et al. Diagnostic accuracy of CT angiography with matched mask bone elimination for detection of intracranial aneurysms: Comparison with digital subtraction angiography and 3D rotational angiography. AJNR Am J Neurorad. 2008;29:134-9.

71. Tomandi BF, Hammen T, Klotz E. Bone-subtraction CT angiography for the evaluation of intracranial aneurysms. AJNR Am J Neurorad. 2006;27:55-9.

72. Zhang LJ, Wu SY, Nui JB, et al. Dual-Energy CT Angiography in the Evaluation of Intracranial Aneurysms: Image Quality, Radiation Dose, and Comparison With 3D Rotational Digital Subtraction Angiography. AJR Am J Roentgenol. 2010;194(1):23-30.

73. Hoh BL, Cheung AC, Rabinod JD, et al. Results of a prospective protocol of computed tomographic angiography in place of catheter angiography as the only diagnostic and pretreatment planning study for cerebral aneurysms by a combined neurovascular team. Neurosurgery. 2004;54(6):1329-42.

74. Westerlaan HE, Gravendeel J, Fiore D, et al. Multislice CT angiography in the selection of patients with ruptured intracranial aneurysms suitable for clipping or coiling. Neuroradiology. 2007;49(12):997-1007.

75. Papke K, Kuhl CK, Fruth M, et al. Intracranial aneurysms: Role of multidetector CT angiography in diagnosis and endovascular therapy planning. Radiology. 2007; 244(2):532-40.

76. Matsumoto M, Sato M, Nakano, et al. Three-dimensional computerized tomography angiography-guided surgery of acutely ruptured cerebral aneurysms. J Neurosurg. 2001;94:718-27.

77. Mallouhi A, Felber S, Chemelli A, et al. Detection and characterization of intracranial aneurysms with MR angiography: comparison of volume-rendering and maximum-intensity-projection algorithms. AJR Am. J. Roentgenol. 2003;180:55-64.

78. White PM, Teasdale EM, Wardlaw JM, et al. Intracranial aneurysms: CT angiography and MR angiography for detection-prospective blinded comparison in a large patient cohort. Radiology. 2001;219:739-49.

79. Li MH, Cheng YS, Li YD, et al. Large cohort comparison between three-dimensional Time-of-flight magnetic resonance and rotational digital subtraction angiographies in intracranial aneurysm detection. Stroke. 2009;40(9):3127.

80. Nael K, Villablanca JP, Mossaz L, et al. 3-T contrast enhance MR angiography in the evaluation of suspected intracranial aneurysm: Comparison with MDCT angiography. AJR Am J Roentgenol. 2008;190:389-95.

81. The International Study of Unruptured Intracranial Aneurysms Investigators. Unruptured intracranial aneurysms–risk of rupture and risks of surgical intervention. N Engl J Med. 1998;339:1725-33.

82. Van der Schaaf IC, Velthuis BK, Wermer MJ, et al. New detected aneurysms on follow-up screening in patients with previously clipped intracranial aneurysms: compar- ison with DSA and CTA at the time of subarachnoid hemorrhage. Stroke. 2005;36(8):1753-8.

83. Wermer MJH, van der Schaaf IC, Velthuis BK, et al. Follow-up screening after subarachnoid haemorrhage: frequency and determinants of new aneurysms and enlargement of existing aneurysms. Brain. 2005;128:2421-9.

84. Sprengers ME, van Rooij WJ, Sluzewski M, et al. MR angiography follow-up 5 years after coiling: frequency of new aneurysms and enlargement of untreated aneurysms. AJNR Am J Neurorad. 2009;30:303-7.

85. Molyneaux A, Kerr R, Stratton I, et al. International Subarachnoid Aneurysm Trial (ISAT) of neurosurgical clipping versus endovascular coiling in 2,143 patients with ruptured intracranial aneurysms: a randomized trial. Lancet. 2002;360:1267-74.

86. Molyneaux AJ, Kerr RS, Yu LM, et al. International Subarachnoid Aneurysm Trial (ISAT) of neurosurgical clipping versus endovascular coiling in 2,143 patients with ruptured intracranial aneurysms: a randomized comparison of effects on survival, dependency, seizures, rebleeding, subgroups and aneurysm occlusion. Lancet. 2005;366:809-17.

87. Van Rooij WJ, Sluzewski M. Opinion: Imaging follow-up after coiling intracranial aneurysms. AJNR Am J Neuroradiol. 2009;30:1646-71.

88. Gunnarsson T, Tong FC, Klurfan P, et al. Angiographic and clinical outcomes in 200 consecutive patients with cerebral aneurysm treated with hydrocel-coated coils. AJNR Am J Neuroradiol. 2009;30:1657-64.

89. Renowden SA, Benes V, Bradley M, et al. Detachable coil embolisation of ruptured intracranial aneurysms: a single center study, a decade experience. Clin Neurol Neurosurg. 2009;111:179-88.

90. Kwee TC, Kwee RM. MR angiography in the follow-up of intracranial aneurysms treated with Guglielmi detachable coils: systematic review and metaanalysis. Neuroradiology. 2007;49:703-13.

91. Yamada N, Hayashi K, Murao K, et al. Time-of-flight MR angiography targeted to coiled intracranial anurysms is more sensitive to residual flow than is digital subtraction angiography. AJNR Am J Neuradiol. 2004;25(7):1154-7.

92. Kaufmann TJ, Huston J, Cloft HJ, et al. A Prospective Trial of 3T and 1.5T Time-of-Flight and Contrast-Enhanced MR Angiography in the Follow-up of Coiled Intracranial Aneurysms. AJNR Am J Neuroradiol. 2010;31:912-8.

93. Roy D, Raymond J, Bouthillier A, et al. Endovascular treatment of ophthalmic segment aneurysms with Guglielmi detachable coils. AJNR Am J Neuroradiol. 1997;18:1207-11.

94. Ferns SP, Sprengers ME, van Rooij WJ, et al. LOTUS Study Group. Late reopening of adequately coiled intracranial aneurysms: frequency and risk factors in 400 patients with 440 aneurysms. Stroke. 2011;42(5):1331-7.

95. Wallace RC, Karis JP, Partovi S, et al. Noninvasive imaging of treated cerebral aneurysms, Part 1: MR angiographic follow-up of coiled aneurysms. AJNR Am J Neuroradiol. 2007;28:1001-8.

96. Lovblad KO, Yilmaz H, Chouiter A, et al. Intracranial aneurysm stenting: follow-up with MR angiography. J Magn Reson Imaging. 2006;24:418-22.

97. Gonner F, Lovblad KO, Heid O, et al. Magnetic resonance angiography with ultrashort echo times reduces the artifact of aneurysm clips. Neuroradiology. 2002;44:755-8.

98. Van der Schaaf I, van Leeuwen M, Vlassenbroek A, et al. Minimizing clip artifacts in multi CT angiography of clipped patients. AJNR Am J Neuradiol. 2006;27:60-6.

99. Dehdashti AR, Binaghi S, Uske A, et al. Comparison of multislice computerized tomography angiography and digital subtraction angiography in the postoperative evaluation of patients with clipped aneurysms. J Neurosurg. 2006;104:395-403.

100. Agid R, Andersson T, Almquist H, et al. Negative CT angiography findings in patients with spontaneous subarachnoid hemorrhage: When is digital subtraction angiography still needed? AJNR Am J Neuradiol. 2010;31:696-705.

101. Rinkel GJ, van Gijn J, Wijdicks EF. Subarachnoid hemorrhage without detectable aneurysm: a review of the causes. Stroke. 1993;24:1403-9

102. Kershenovich A, Rappaport ZH, Maimon S. Brain computed tomography angiographic scans as the sole diagnostic examination for excluding aneurysms in patients with perimesencephalic subarachnoid hemorrhage. Neurosurgery. 2006;59(4):798-801.

103. Velthius BK, Rinkel GJ, Rames IM, et al. Perimesencephalic hemorrhage exclusion of vertebral basilar aneurysms with CT angiography. Stroke. 1999;30:1103-9.

104. Rinkel GJ, Wijdicks EF, Vermeulen M, et al. Outcome in perimesencepalic (non aneurysmal) subarachnoid hemorrhage: a follow-up in 37 patients. Neurology. 1990;40:1130-2.

105. Greebe P, Rinkel GJ. Life expectancy after perimesencephalic subarachnoid hemorrhage. Stroke. 2007;38:1222-4.

106. Kendall B. Cerebral Angiography in vasculitis affecting the nervous system. Eur Neurol. 1984;23(6):400-6.

107. de Oliveira JG, Beck J, Ulrich C, et al. Comparison between clipping and coiling on the incidence of cerebral vasospasm after aneurysmal subarachnoid hemorrhage: a systematic review and meta-analysis. Neurosurg Rev. 2007;30:22-30; discussion 30-1.

108. Lysakowski C, Walder B, Costanza MC, et al. Transcranial Doppler versus angiography in patients with vasospasm due to a ruptured cerebral aneurysm: A systematic review. Stroke. 2001;32:2292-98.

109. Fontanella M, Valfrè W, Benech F, et al. Vasospasm after SAH due to aneurysm rupture of the anterior circle of Willis: value of TCD monitoring. Neurol Res. 2008;30:256-61.

110. Chaudhary SR, Ko N, Dillon WP, et al. Prospective evaluation of multidetector-row CT angiography for the diagnosis of vasospasm following subarachnoid hemorrhage: a comparison with digital subtraction angiography. Cerebrovasc Dis. 2008;25:144-50.

111. Greenberg ED, Gold R, Reichman M, et al. Diagnostic accuracy of CT angiography and CT perfusion for cerebral vasospasm: a meta-analysis. AJNR Am J Neuroradiol. 2010;31:1853-60.

112. Dankbaar JW, Rijsdijk M, van der Schaaf IC, et al. Relationship between vasospasm, cerebral perfusion, and delayed cerebral ischemia after aneurysmal subarachnoid hemorrhage. Neuroradiology. 2009;51:813-19.

113. Vatter H, Güresir E, Berkefeld J, et al. Perfusion-diffusion mismatch in MRI to indicate endovascular treatment of cerebral vasospasm after subarachnoid haemorrhage. J Neurol Neurosurg Psychiatry. 2011;82:876-83.

114. Qureshi AI, Tuhrim S, Broderick JP, et al. Spontaneous intracerebral hemorrhage. N Engl J Med. 2001;344:1450-60.

115. Delgado Almamondoz JE, Schaefer PW, Forero NP, et al. Diagnostic accuracy and yield of multidetector CT angiography in the evaluation of spontaneous intraparenchymal cerebral hemorrhage. AJNR Am J Neuradiol. 2009;30:1213-21.

116. Delgado Almamondoz JE, Schaefer PW, Goldstein JN, et al. Practical scoring system for the identification of patients with intracerebral hemorrhageal highest risk of harboring an underlying vascular etiology: The secondary intracerebral hemorrhage score. AJNR Am J Neuradiol. 2010;31:1653-60.

117. Kim EJ, Halim AX, Dowd CF, et al. The relationship of coexisting extranidal aneurysms to intracranial hemorrhage in patients harboring brain arteriovenous malformations. Neurosurgery. 2004;54:1349-57.

118. Kondziolka D, Lunsford LD, Kanal E, et al. Stereotactic magnetic resonance angiography for targeting in arteriovenous malformation radiosurgery. Neurosurgery. 1994;35:585-90.

119. Sanelli PC, Mifsud MJ, Stieg PE. Role of CT Angiography in guiding management decisions of newly diagnosed and residual arteriovenous malformations. AJR Am J roentgen. 2004;183:1123-2681.

120. Tanaka H, Numaguchi Y, Konno S, et al. Initial experience with helical CT and 3D reconstruction in therapeutic planning of cerebral AVMs: comparison with 3D time-of-flight MRA and digital subtraction angiography. J Comput Assist Tomogr. 1997;21(5):811-7.

121. Gauvit JY, Leclerc X, Oppenheim C, et al. Three-dimensional dynamic MR digital subtraction angiography using sensitivity encoding for the evaluation of intracranial arteriovenous malformations: a preliminary study. AJNR Am J Neuroradiol. 2005;26:1525-31.

122. Griffiths PD, Hoggard N, Warren DJ, et al. Brain arteriovenous malformations: assessment with dynamic MR digital subtraction angiography. AJNR Am J Neuroradiol. 2000;21:1892-9.

123. Taschner CA, Gieseke J, Le Thuc V, et al. Intracranial arteriovenous malformation: time-resolved contrast-enhanced MR angiography with combination of parallel imaging, keyhole acquisition, and k-space sampling techniques at 1.5 T. Radiology. 2008;246:871-9.

124. Hadizadeh DR, von Falkenhausen M, Gieske J, et al. Cerebral arteriovenous malformation: Spetzler-Martin classification at subsecond-temporal-resolution four-dimensional MR angiography compared with that of DSA. Radiology. 2008;246(1):205-13.

125. Tartaglino LM, DeLara FA, Rosenwasser RH, et al. Evaluation of arteriovenous malformations with CT angiography. Radiology. 1996;201(P):306.

126. Matsumoto M, Kodama N, Endo Y, et al. Dynamic 3D-CT Angiography. AJNR Am J Neuroradiol. 2007;28:299-304.

127. Yang CY, Chen, YF, Lee CW, et al. Multiphase CT angiography versus single-phase CT angiography: comparison of image quality and radiation dose. AJNR Am J Neuroradiol. 2008;29:1288-95.

128. Brouwer PA, Bosman T, van Walderveen MAA, et al. Dynamic 320-Section CT Angiography in Cranial Arteriovenous Shunting Lesions. AJNR Am J Neuroradiol. 2010;31:767-70.

129. Willems PW, Taeshineetanakul P, Schenk B, et al. The use of 4D-CTA in the diagnostic work-up of brain arteriovenous malformations. Neuroradiology. 2011 [Epub ahead of print].

130. Kwon BJ, Han MH, Kang HS, et al. MR imaging findings of intracranial dural arteriovenous fistulas: relations with venous drainage patterns. AJNR Am J Neuroradiol. 2005;26(10):2500-7.

131. Meckel S, Maier M, San Millan Ruiz D. et al. MR angiography of dural fistulas: Diagnosis and follow-up after treatment using a time-resolved 3D contrast technique. AJNR Am J Neuroradiol. 2007;28:877-84.

132. Akiba H, Tamakawa M, Hyodoh H, et al. Assessment of dural arteriovenous fistulas of the cavernous sinuses on 3D dynamic MR angiography. AJNR Am J Neuroradiol. 2008;29:1652-7.

133. Hirai T, Korogi Y, Hamatake S, et al. Three-dimentional FISP imaging in the evaluation of carotid cavernous fistula: comparison with contrast-enhanced CT and spin-echo MR. AJNR Am J Neuroradiol. 1998;19:253-9.

134. Coskun O, Hamon M, Catroux G, et al. Carotid-cavernous fistulas: Diagnosis with spiral CT angiography. AJNR Am J Neuroradiol. 2000;21:712-6.

135. Chen CC, Chang PC, Shy C, et al. CT angiography and MR angiography in the evaluation of carotid-cavernous sinus fistula prior to embolization: A comparison of techniques. AJNR Am J Neuroradiol. 2005;26:2349-56.

136. Duan Y, Liu X, Zhou X, et al. Diagnosis and follow-up study of carotid cavernous fistulas with color Doppler ultrasonography. J Ultrasound Med. 2005;24:739-45.

137. Wasay M, Azeemuddin. Neuroimaging of the cerebral Venous thrombosis. J Neuroimaging. 2005(2);15:118-28.

138. Chiras J, Dubs M, Bories J. Venous infarctions. Neuroradiol. 1985;27:593-600.

139. Linn J, Ertl-Wagner B, Seelos KC, et al. Diagnostic value of multidetector-row CT angiography in the evaluation of thrombosis of the cerebral venous sinuses. AJNR Am J Neuroradiol. 2007;28(5):946-52.

140. Ferro JM, Canhao P, Stam J, et al. Prognosis of cerebral vein and dural sinus thrombosis; results of the International Study on Cerebral Vein and Dural Sinus thrombosis (ISCVT). Stroke. 2004;35:664-70.

141 Stam J. Thrombosis of the Cerebral Veins and Sinuses. N Engl J Med. 2005;352(17):1791-8.

142. Kim LJ, Spetzler RF. Classification and surgical management of spinal arteriovenous lesions: arteriovenous fistulae and arteriovenous malformations. Neurosurgery. 2006;59(5): S3195-201.

143. Hurst RW, Kenyon LC, Lavi E, et al. Spinal dural arteriovenous fistula. The pathology of venous hypertensive myelopathy. Neurology. 1995;45:1309-13.

144. Krings T, Geibprasert S. Spinal dural arteriovenous fistulas. AJNR Am J Neuroradiol. 2009;30:639-48.

145. Gilbertson JR, Miller GM, Goldman MS, et al. Spinal dural arteriovenous fistulas: MR and myelographic findings. AJNR Am J Neuroradiol. 1995;16:2049-57.

146. Saraf-Lavi E, Bowen BC, Quencer RM, et al. Detection of spinal dural arteriovenous fistulae with MR imaging and contrast-enhanced MR angiography: sensitivity, specificity, and prediction of vertebral level. AJNR Am J Neuroradiol. 2002;23:858-67.

147. Mull M, Nijenhuis RJ, Backes WH, et al. Value and limitations of contrast-enhanced MR angiography in spinal arteriovenous malformations and dural arteriovenous fistulas. AJNR Am J Neuroradiol. 2007;28:1249-58.

148. Luetmer PH, Lane JI, Gilbertson JR, et al. Preangiographic evaluation of spinal dural arteriovenous fistulas with elliptic centric contrast-enhanced MR angiography and effect on radiation dose and volume of iodinated contrast material. AJNR Am J Neuroradiol. 2005;26:711-8.

149. Ali S, Cashen TA, Carroll TJ, et al. Time-resolved spinal MR angiography: Initial clinical experience in the evaluation of spinal arteriovenous shunts. AJNR Am J Neuroradiol. 2007;28:1806-10.

150. Meckel S, Maier M, San Millan Ruiz D, et al. MR angiography of dural arteriovenous fistulas: Diagnosis and follow-up after treatment using a time-resolved 3D contrast-enhanced technique. AJNR Am J Neuroradiol. 2007;28:877-84.

151. Si-Jia G, Meng-Wei Z, Xi-Ping L, et al. The clinical application studies of CT spinal angiography with 64-detector row spiral CT in diagnosing spinal vascular malformations. Eur J Radiol. 2009;71(1):22-8.

第 6 章

前循环动脉瘤的显微外科手术和血管内治疗

Aditya S Pandey, Augusto Elias, Cormac Maher, B Gregory Thompson, Neeraj Chaudhary, Joseph J Gemmete

前循环动脉瘤的自然病史、解剖和文献

每年发生蛛网膜下隙出血（SAH）的患者有 3.5 万，出血导致灾难性的神经系统损害给个人及社会造成了严重后果和负担[1]。前循环动脉瘤占所有颅内动脉瘤的 75%~85%，其好发部位为后交通动脉（PCom）和前交通动脉（ACom）[2]。动脉瘤的大小、长宽比例、存在赘生物情况、吸烟史、家族史、高血压等决定了无症状患者动脉瘤破裂风险的大小[3]。国际未破裂颅内动脉瘤研究组（ISUIA）报道了最大宗未破裂动脉瘤自然病史的前瞻性研究的结果[4]。前循环动脉瘤 5 年累积破裂率在所有的动脉瘤大小范围均高于后循环/PCom 动脉瘤：直径 7mm 以下动脉瘤为 2.5%vs0%；直径 7~12mm 为 14.5%vs2.6%；直径 13~24mm 为 18.4%vs14.5%；直径 25mm 以上为 50%vs40%[4]。在前循环动脉瘤患者中，有 SAH 病史患者同无症状患者相比，具有较高的破裂率，比值约 1.5%vs0%[4]。

Dashti 等人 2007 年分享了显微手术治疗颅内动脉瘤经验，报道了 SAH 患者颅内血管各部位动脉瘤发病率及平均大小：A1 段为 52% 与 7mm；ACom 为 77% 与 7mm；A2 段为 60% 与 7mm；A3 段为 52% 与 6mm；ACA 远端为 38% 与 4mm；MCA 近端为 30% 与 6mm；MCA 分叉部为 51% 与 10mm；MCA 远端为 23% 与 8mm[5-8]。虽然此报道没有对未破裂动脉瘤的预后进行评估，但研究结果表明起源于 ACA 的动脉瘤更容易破裂，甚至是瘤体直径较小者。这些动脉瘤在 ISUIA 研究中代表性不足，可能会导致破裂率减少以及大直径动脉瘤的破裂率减少[9]。

ISUIA 研究中 ACA 动脉瘤所占比例较小，具有较高的破裂出血倾向。Rosenwasser 等人也报道，较大比例的前循环动脉瘤破裂者，瘤体直径均小于 7mm。未破裂动脉瘤的治疗，应综合考虑具体患者的风险因素以及动脉瘤的血管构筑，而不能仅凭动脉瘤的大小而定。

颅内前循环动脉瘤根据起源分支命名，因此理解颈内动脉（ICA）、大脑中动脉（MCA）和大脑前动脉（ACA）血管段命名方法极为重要。ICA 分为颈段、岩段、横段、海绵窦段、眼段、交通段以及脉络膜段。MCA 可分为水平段（ICA 末端至岛阈）、岛叶段（岛阈至环状沟）、岛盖段（环状沟至皮质）和皮质段。ACA 可分为 A1 段（ICA 至 ACom）、ACom 段、A2 段（ACom 至胼胝体膝部）、A3 段（胼胝体膝部以上的 ACA 远端[4]）以及 A4 段（胼胝体体部以上）。据报道，ACom 和 MCA 分叉部动脉瘤约占所有颅内动脉瘤的 30% 和 20%[10]。由于社区医院逐步开展血管内治疗，Coon 等收集三级中心的数据来评估各部位颅内动脉瘤所占比率的变化，发现眼动脉旁和 MCA 分叉部动脉瘤占所有颅内动脉瘤的比率增加，分别为 10%~25% 和 12%~21%[10]。

血管内治疗方法的出现，使一些曾经被认为显微手术能导致严重并发症的复杂型动脉瘤得到了治疗。血管内治疗方法使动脉瘤隔绝在循环外，同时减少康复时间。国际蛛网膜下隙动脉瘤试验（ISAT）对比研究了血管内弹簧圈栓塞和显微手术治疗破裂动脉瘤（两种方法都可以治疗的动脉瘤）的效果[11]，结果显示血管内栓塞治疗较显微手术相对降低了死亡率（22.6%）[11]。Barrow 神经病学研究所（BNI）的一项类似试验也得到了相似的结论：开颅夹闭术的死亡率为 33.7%，弹簧圈栓塞的死亡率为 23.2%[12]。虽然血管内治疗方法在

颅内动脉瘤治疗领域发挥越来越重要的作用，仍有20%~30%栓塞后患者复发或需要进一步随访或再次治疗[13]。显微手术经受住了时间的考验，仍然是治疗年轻宽颈动脉瘤患者的一个可行的选择。显微手术和血管内治疗方法的选择，应根据具体患者及动脉瘤的血管构筑而定。

前循环动脉瘤血管内栓塞术概述

在进行血管内动脉瘤栓塞术前，需要对主动脉弓解剖、载瘤动脉及动脉瘤的血管构筑情况进行详细研究，这是选择合适的操作路径和工具、减少操作时间的关键。所有行单纯动脉瘤血管内弹簧圈栓塞的患者，术中有可能需要支架置入或球囊重塑形技术来辅助治疗，因此术前需要患者确认并同意。在作者的医院，所有动脉瘤手术采用气管插管全麻（GETA）、监测体感诱发电位（SSEPS）、脑电图（EEG）和脑干听觉诱发电位（BAER），可在术中对患者的神经功能状况进行评估。

患者和家属必须了解血管内栓塞术相关的潜在风险：出血、感染、卒中、肾衰竭、肢体功能障碍、动脉瘤复发、手术失败和死亡。血管内治疗的主要风险是血栓栓塞和术中动脉瘤破裂而导致灾难性的后果，术中动脉瘤破裂的发生率小于1%~2%[14]。所有手术患者术前服用阿司匹林和氯吡格雷。此外，所有患者术中肝素化维持活化凝血时间为正常的2.5倍，术前进行阿司匹林及氯吡格雷抗血小板分析来测定抗血小板活性程度[15,16]。如果氯吡格雷效果不佳，则替换为普拉格雷（60mg 口服，维持剂量为每日 10mg）。在作者的医院，作者回顾性研究了服用氯吡格雷疗效抵抗或过敏患者替代应用普拉格雷治疗的效果，结果显示安全有效[16,17]。原发性对氯吡格雷无疗效的患者，单独使用普拉格雷 60mg 均可立即达到抗血小板活性疗效，服用普拉格雷患者未发现颅内出血或脑梗死发作。通过抗凝和双重抗血小板药物治疗，使血栓栓塞的发生率降至 1%~3%的极低水平。如果患者术中未放置支架，那么作者建议给予阿司匹林 81mg 口服治疗 7 天；如果患者应用支架辅助弹簧圈治疗，那么需要服用阿司匹林和氯吡格雷治疗 3 个月，然后单独服用阿司匹林 81mg/d 并维持终生。

SAH 患者在手术开始时给予亚治疗量肝素，然后一旦大部分动脉瘤被弹簧圈栓塞后应给予全量充分抗凝。如果弹簧圈栓塞术中发生弹簧圈部分攀脱入载瘤动脉内，需继续抗凝治疗 24 小时并开始服用阿司匹林，以防止血栓事件发生。对于需要放置血管内支架的 SAH 患者，作者采用入院当日即给予阿司匹林 325mg 和氯吡格雷 300mg（术前持续 6~12 小时间断给药），同时行阿司匹林和氯吡格雷血清浓度测定，评估抗血小板效果[18]，然后行支架辅助弹簧圈栓塞治疗。所有 SAH 患者术后需住神经重症监护室（NICU）全程监测治疗直至度过 14 天血管痉挛期，其余未破裂动脉瘤患者术后仅需住 NICU 监察治疗 24 小时后出院。

建立血管通路时，应用显微穿刺工具和超声引导技术，可降低腹股沟穿刺的并发症发生率。对于应用双重药物治疗的患者应该使用单壁穿刺针，穿透双血管壁针应该被限制使用[19]。通常作者在动脉瘤栓塞术中采用 6F 的 Argon 或 Pinnacle 血管鞘、6F（内径为 0.070）导引导管[20]、SL-10 微导管和 synchro-14 微导丝（Stryker 公司）。栓塞动脉瘤时，先置入 1 个成篮弹簧圈，然后再置入多个充填弹簧圈，放置最后一个弹簧圈后，先用 synchro-14 微导丝置入至微导管头端，然后再撤出微导管。置入导丝可伸直导管，防止撤出微导管时带出弹簧圈，并造成动脉瘤内弹簧圈团变形。

通常作者将微导管置入动脉瘤的中心处，使放置的弹簧圈在瘤内易成形，还能有效防止微导管退入载瘤动脉。对于较大的动脉瘤，栓塞时作者首先放置一枚大的成篮弹簧圈，然后类似于俄罗斯套娃方式由外向内放置弹簧圈，小的软弹簧圈最后放置于动脉瘤颈部，使动脉瘤完全闭塞。

栓塞动脉瘤需要放置支架时，通常采用 jailing 技术（支架稳定微导管技术），具体方法文献中已有详细描述[21]。作者将输送支架微导管插至动脉瘤远端血管较直部分，然后将支架送入输送支架微导管内，再将输送弹簧圈微导管置入动脉瘤内，随后将一个合适大小的弹簧圈的部分放置在动脉瘤内，再放置支架使支架跨过动脉瘤颈。这种方法能确保整个栓塞过程中微导管被稳定在动脉瘤内，防止微导管退入载瘤动脉。

对于非分叉处的侧壁宽颈动脉瘤的治疗，作者经常使用整体交换的高顺应性 HyperGlide 球囊（eV3 公司），如果动脉瘤颈部远端血管微导管到位困难，则改用低顺应性 gateway 球囊（Boston Scientific Neurovascular 公司）并使用扭转能力更好的 synchro-14 微导丝（Boston Scientific Neurovascular 公司）来对动脉瘤颈部进行球囊重塑形。

作者比较喜欢使用 6F 血管鞘（Cook 公司）与双 Y 阀，使微导管和球囊可分别导入。此外，作者还通过双侧腹股沟穿刺,分别置入两个导引导管,利用这种技术,作者通常将 1 个 5F 和 1 个 6F 导引导管置入到靶血管。

在路图下,先将球囊到位并跨过动脉瘤颈部,然后微导管被置入动脉瘤内,然后充盈球囊并跨过动脉瘤颈部以暂时阻断瘤颈和载瘤动脉,随后在动脉瘤内放置第一个弹簧圈,再排空球囊来测试动脉瘤内弹簧圈的稳定性。如果观察到弹簧圈有移动(意味着动脉瘤内弹簧圈成篮不稳定),则暂不解脱弹簧圈;如果观察到弹簧圈没有移动,再充盈球囊,解脱弹簧圈。然后进行血管造影,如此重复多次,直到动脉瘤内不再有造影剂充盈或动脉瘤内已被弹簧圈团致密填塞。

球囊作为放置弹簧圈时横跨动脉瘤颈部的临时的壁,可使弹簧圈卷曲于瘤体内。对于宽颈动脉瘤伴有 SAH 的患者使用弹簧圈栓塞时,该技术非常有用,可避免植入支架和抗血小板药物的使用。

前循环动脉瘤显微外科手术概述

开颅夹闭动脉瘤的显微外科技术有一些适用的共同原则。在接下来的段落中,作者将集中讨论这些手术的原则和细节。前循环动脉瘤自然病史及治疗相关的风险必须被熟悉,以使个体患者受益最大化。

显微外科手术夹闭动脉瘤颈部的并发症发生率和死亡率是与手术医生的经验和专业知识、患者年龄和合并的疾病有关。显微手术的风险,包括但不限于出血、感染、卒中、嗅觉丧失、癫痫发作、脑积水、手术失败和死亡。这些风险以及颅内动脉瘤的自然病史数据必须与患者及其家属讨论使他们能够作出明智的决定。一些未破裂动脉瘤患者即使知道未破裂动脉瘤可能对他们的健康产生较小风险,但仍然需要治疗处理,这与他们知道动脉瘤随时可能破裂的心理影响有关。当患者发生 SAH 时,作出手术治疗的决定则变得简单,这些患者必须被尽可能快的手术,以避免动脉瘤再破裂而可能导致死亡[22]。

术前准备程序标准化可降低手术过程中发生错误的概率[23]。核查清单已成为作者手术处理的标准程序:患者被带到手术室单元,术者,护士及麻醉团队正确识别患者以及履行核查程序。当患者完成消毒铺单后进行第二次核查程序,此时患者的姓名、出生日期、外科手术名称、手术部位、术前应用抗生素、影像学和实验室检查、在手术过程中潜在事件以及潜在的血液损失应由护理,术者和麻醉团队所有成员进行回顾核

查。核查完成后形成一个核查报告,以识别有待改进的地方。

决定行显微手术夹闭还是血管内栓塞治疗动脉瘤,需依靠多因素分析:年龄、合并的其他疾病、神经系统情况、颅内出血或脑肿胀的存在、动脉瘤的血管构筑以及患者及其家庭的意愿。作者一般的做法是血管内栓塞治疗窄颈动脉瘤,显微手术治疗宽颈动脉瘤。

手术操作

脑血管造影是评价动脉瘤的血管构筑的金标准,而 CTA 和 MRA 可清楚地识别脑动脉瘤,三维脑血管造影是一个能显示手术中所需影像的理想方法。从外科医生的角度评价三维图像至关重要,使我们能够理解动脉瘤体和载瘤动脉相关的赘生物。此外,CTA 还可显示动脉瘤壁内钙化情况和评估载瘤动脉与前床突位置关系。大多数的情况下,脉络膜前动脉(AchA)动脉瘤和 PCom 动脉瘤夹闭时无需磨除前床突,但是有些情况下前床突覆盖这些动脉的起始部,那么就需要磨除前床突,或者需要暴露 ICA。

患者给予气管插管全身麻醉,仰卧位、根据具体治疗的动脉瘤选择相应的合适头位。所有的受压部位给予填充保护,防止受压引起周围神经病变。头部稍微允许适当前后角度调整,使外侧裂扁平;这也可使额叶塌陷,从而暴露 ACA。可利用 Mayfield 头架将头固定在这个位置,在 Mayfield 头架应用之前,麻醉师通常采用术前用药对头架固定期间潜在的高血压进行预防治疗。头架固定点注射利多卡因可防止头部固定相关自主反应的发生。

一些外科医生喜欢放置腰大池引流,而另一些医生则利用甘露醇和呋塞米 (1g/kg 甘露醇或 20~40mg 呋塞米)进行渗透性利尿,以减轻脑组织肿胀,从而最大限度减少分离侧裂时的脑组织的压迫。由颧骨起始曲线延伸到中线画翼点入路皮肤切口标记。外耳道予干仿填塞避免消毒液渗漏造成鼓膜损伤。作者使用最小头部局部备皮技术及应用 duraprep 消毒液进行皮肤准备。所有的 PCom 动脉瘤患者进行脑电图、体感诱发电位和脑干听觉诱发电位监测。

应用 1% 利多卡因和肾上腺素皮下注射减少头皮出血,10 号刀片切开皮肤和筋膜到达眶缘,切口必须表浅或深至颞筋膜层,以防损伤面神经额支。整个肌皮瓣抬高可安全保障额神经。钻孔位置是在翼点、颧骨上方和上颞线后方。使用开颅器行额颞开颅术,掀起骨瓣并取出,剪开硬脑膜,应用 4-0 Neurolon 缝线

进行硬脑膜悬吊。对于蝶骨嵴和前颅底骨突起的,采用 M-8 号钻头研磨平坦,使表面平行于眶顶,研磨深度应达到眶动脉于额颞硬脑膜反折处。

在硬膜切开前立即准备吸引系统和显微镜,以预防继发于硬膜切开后跨壁压变化时潜在的动脉瘤破裂风险。麻醉医生也应该随时备有 6~12mg 腺苷,以备术中动脉瘤破裂,寻找出血点时供临时心脏骤停下治疗所用[24,25]。作者个人赞成使用 Sugita 吸引系统。准备好术中需用的临时和永久性动脉瘤夹。动脉瘤颈的宽度在夹闭过程中可扩大 30%,因此应选择大于动脉瘤颈至少 30% 的动脉瘤夹。

在显微镜下,嗅束与视神经伴行,在额叶眶面应采用锐性分离视神经。打开颈动脉池释放脑脊液,以使脑组织进一步塌陷,剥离动脉瘤近端动脉和一段无穿支血管的动脉准备临时夹闭,然后从周围血管结构和脑组织中分离出整个动脉瘤,这样可采用最少数量的动脉瘤夹来夹闭动脉瘤,并可防止意外的夹闭穿支血管或残留部分动脉瘤。

临时阻断夹放置在较大的动脉瘤颈部,预防术中破裂和让动脉瘤囊变软。临时阻断时,患者需要使用异丙酚来导致暴发抑制。硫喷妥钠也可被使用,但已停止生产,因为这种药物具有争议的应用于监狱里的死刑犯。Lavine 等人(1997)表明戊巴比妥、依托咪酯和异丙酚具有暴发抑制和脑保护作用,使得脑缺血率从 45.5% 减少到 15.8%[26]。作者采用 5 分钟的临时阻断,然后继以 5 分钟再灌注,反复重复这一过程,直至动脉瘤被完全隔绝于循环外[24]。在某些情况下,可应用一个注射针头穿刺入动脉瘤并抽吸缩小动脉瘤,以使动脉瘤更适合夹闭。

动脉瘤夹闭后利用血管超声波的传入和传出作用来确定载瘤动脉是否通畅。吲哚菁绿(ICG)荧光血管造影也可使用,然而,在显微镜下观察其观察区域是有局限性的,ICG 荧光血管造影不一定能观察到动脉瘤的后壁残留[27]。此外,脑血流通过时间不能被充分评估,因此术中 ICG 血管造影对于复杂动脉瘤并不理想。作者建议术中造影作为夹闭后评价脑动脉瘤的金标准,它可测量脑血流通过时间,评价动脉瘤残留,也可判断是否需要调整动脉瘤夹。而术后造影虽有助于评估动脉瘤是否夹闭完全,但因手术切口已经关闭,无法进行调整动脉瘤夹来处理残留动脉瘤。

应用纤维蛋白人工硬脑膜(TISSEEL,Baxter Medical 公司)严密缝合硬脑膜至水密封状态。原位放回骨瓣,用钛板和螺钉将其固定于颅骨。若额窦开放,予骨膜修补。分层缝合颞浅筋膜、帽状腱膜,可用订皮机缝合头皮。术后应用抗生素 24 小时,患者在神经重症监护室(NICU)进行术后治疗和评估。

随访

动脉瘤弹簧圈栓塞术后 6 个月进行脑血管造影随访,同时行脑 MRI 检查和 Willis 环的增强 3D MOTSA(三维薄块多层重叠采集扫描)检查,如果脑血管造影和增强 3D MOTSA 具有很好的相关性,那么在术后 12 个月、24 个月、48 个月和 5 年继续行增强 3D MOTSA 检查随访[28]。如果上述两种检查无明显相关性,作者在术后 12 个月、24 个月及 5 年,分别继续行血管造影检查随访。如果患者因动脉瘤复发再次行栓塞治疗,随访周期则另行计算。显微手术治疗和其他未治疗的动脉瘤患者继续行 CTA 或 Willis 环的增强 3D MOTSA 检查随访,但动脉瘤夹闭患者术后 5 年需进行脑血管造影检查,判断是否存在新发或复发动脉瘤。

床突旁和眼动脉瘤

因复杂的解剖位置和周围重要的神经血管结构,ICA 床突旁动脉瘤的显微外科手术是一重大挑战课题。ICA 床突旁部分起至 ICA 海绵窦段远端,终止于 PCom 水平。床突段动脉瘤是那些位于硬膜环近端和远端之间的动脉瘤,而眼段动脉瘤则位于眼动脉起始部和 PCom 起始部之间。床突段动脉瘤可指向内侧、下外侧或后侧。它们能表现为 SAH 或引起视神经受压的相关症状。

眼动脉瘤可向内上方突出造成视神经压迫。眼动脉瘤通常 95% 来源于 ICA 硬膜内部分,5% 为硬膜外[29]。

治疗

血管内治疗

床突旁和眼动脉瘤的治疗越来越多地采用血管内治疗的方法,这与其显微外科手术的高并发症相关。为了成功应用弹簧圈栓塞动脉瘤,导引导管的位置和支持是非常重要的。作者更倾向于使用柔韧性高、易通过迂曲血管而保持其内腔直径和形状能力的远通道导引导管(DAC,Stryker 公司)或 Neuron 导引导管(Penumbra 公司)进行动脉瘤弹簧圈栓塞治疗[20]。微导管头端塑形对维持其在动脉瘤内位置方面非常重要。Kwon 等(2010)报道,指向上方的动脉瘤,头端采用 S 形的微导管(86%)更容易到位,而指向内侧的动脉瘤,头端采用猪尾形微导管进入动脉瘤(86%)更容易[30]。

Park 等人(2003)报道了一系列血管内治疗床突旁动脉瘤的结果[31],治疗和再治疗的总体并发症发生率为 8.3%,而死亡率为 0%。73 例患者中 12 例出现动脉瘤内弹簧圈明显压缩,导致 3 例患者采用显微手术再次治疗,9 例患者接受血管内弹簧圈栓塞动脉瘤的再次治疗。对于宽颈动脉瘤,球囊和支架的辅助可能是必要的。床突旁动脉瘤的血管内治疗似乎是一种安全有效的治疗方法,但继发于血管内治疗的视力减退已有报道,这也许与血栓栓塞事件造成视网膜缺血相关或与弹簧圈团的占位效应压迫视神经相关。Turner 等人(2008)报道 6 例床突旁巨大动脉瘤弹簧圈栓塞术后延迟的视力减退并直到术后 35 天,他们推测术后动脉瘤内血栓形成以及动脉瘤周围炎症可能是诱发因素[32]。为此,对于大的床突旁动脉瘤,应用血流导向装置(Pipeline 栓塞装置或 Silk 支架)治疗可代替弹簧圈栓塞治疗,这样的技术可防止动脉瘤进一步扩大、可能的动脉瘤闭塞,从而有可能防止视神经损伤[33]。

关键点

此处的动脉瘤,使用血管远端导引导管的支持和微导管塑形可获得稳定的动脉瘤内位置。

此处较大的动脉瘤治疗具有视力损害的风险。

血流导向装置是床突旁颈内动脉瘤的血管内治疗的发展方向。

显微外科手术

床突旁动脉瘤的显微外科技术的改进降低了手术相关并发症的发病率,这主要归因于床突区的解剖的精细化。对于大或巨大的床突旁动脉瘤,作者建议应做好紧急情况下闭塞 ICA 的准备,因此在显微外科手术之前应行球囊闭塞试验(BTO)。

对于这个区域内所有的手术治疗,作者均行同侧颈部解剖同侧 ICA 为临时夹闭或结扎做准备。这一步完成后再进行开颅手术,磨平蝶骨嵴,从上方切开视神经和 ICA 覆盖的硬脑膜,充分暴露视神经及 ICA 并予以保护,使重要结构得以保护,研磨的骨性标志得以识别。连续的生理盐水冲洗金刚钻头,磨除前床突及视神经管顶部,连续的生理盐水冲洗可减少磨除前床突和视神经管时热损伤视神经的可能性。硬膜内切开前床突和视神经管顶部,可松解视神经,便于夹闭

下内侧方向的动脉瘤。在硬膜环近端或远端切开,分离暴露动脉瘤颈,临时夹闭后,切开动脉瘤体,确认后再行最终夹闭。使用激素保护视神经损伤是否有效,目前仍没有得到验证[34]。

在某些情况下,血管内技术可为动脉瘤夹闭前提供一个临时的载瘤动脉球囊闭塞。另一种技术是逆向抽吸减压(RSD)用于缩小瘤体,在 CCA、ECA 和动脉瘤远端的 ICA 放置临时阻断夹,抽吸预先放置在 ICA 内的导管,导致动脉瘤的减压和变软[35]。Eliava 等人(2010)报道,利用 RSD 技术处理巨大、大动脉瘤获得 90.4% 成功率将动脉瘤完全夹闭,并且 83.1% 患者 GOS 评分 4~5 分[35]。

床突旁水泡状动脉瘤可通过夹闭、包裹、各种材料包裹后夹闭、血管搭桥(bypass)后孤立等方法来治疗。小的床突旁动脉瘤行夹闭治疗致死率、致病率较低,并且可同时行视神经管开放、镰状韧带切开,解除视神经压迫[36]。Beretta 等人(2004)报告了他们的床突旁动脉瘤夹闭术的经验:15.7% 术后相关并发症发生率和 9.75% 的永久性并发症的发生率[37]。床突旁动脉瘤和眼动脉瘤显微外科手术的困难度是由动脉瘤的解剖位置决定的。

关键点

应该暴露颈部,以近端控制 ICA。

对于大动脉瘤、水泡状动脉瘤,考虑必要时有可能会闭塞载瘤动脉,故术前应该进行球囊闭塞试验。

逆向抽吸减压(RSD)可在不切开动脉瘤囊的情况下使大的床突旁动脉瘤缩小并变软。

后交通动脉瘤

PCom 发自于 ICA 交通段,位于眼动脉远端约 9mm 及 ICA 分叉近端 9mm 处[38]。然后向后内侧走行,与大脑后动脉 P1 段连接。PCom 长约 12mm,具有重要的穿支动脉分别供应:第三室、后穿质、视束、垂体柄和视交叉[39]。丘脑前穿支也来自 PCom,供应丘脑、下丘脑和内囊。最大的穿支通常是乳头体动脉[40]。

PCom 变异包括持续性胚胎型起源、漏斗、发育不良和缺如。胚胎型 PCom 表现为动脉直径大于 P2 段并作为后循环的主要供应。在这种情况下,胚胎型 PCom 受损时可导致大脑后动脉分布区的脑组织梗死。有报道单侧胚胎型 PCom 的变异率为 4%~29%,双侧为 1%~9%[41]。

基于 ISAT 的数据,PCom 动脉瘤的发生率是 25%,占所有 ICA 动脉瘤的 50%[42]。PCom 动脉瘤颈部可从几个位置发出:完全位于 PCom(真正的 PCom 动脉瘤)、部分位于 ICA 和部分位于 PCom,以及完全位于 ICA[41]。Yasargil 教授描述了 PCom 动脉瘤的不同指向及相应临床症状:前外侧(隐匿型 PCom 动脉瘤)、上外侧、上后外侧以及下后外侧(伴动眼神经损伤)[41]。未破裂 PCom 动脉瘤通常会出现急性动眼神经麻痹,这是由于其对神经的压迫效应,必须立即处理,防止即将发生的破裂和增加动眼神经损伤恢复的概率。Chen 等人认为对于 PCom 动脉瘤伴动眼神经损害患者,显微减压术比血管内栓塞治疗更有利于神经功能的恢复[43]。

治疗

血管内治疗

PCom 动脉瘤的血管内治疗相对较简单(图 6.1)。然而,PCom 若是宽颈或与载瘤动脉成锐角,则使血管内栓塞难度增加。宽颈动脉瘤未破裂的情况下可用支架辅助弹簧圈栓塞治疗;在动脉瘤破裂出血患者,球囊重塑形是比较常用的技术。另外,可采用首先弹簧圈填充动脉瘤顶部,防止急性期再次破裂,继以急性期后的支架辅助弹簧圈栓塞治疗的两阶段治疗方法[44]。

关键点

PCom 有相当多的解剖变异,包括持续性胚胎型起源、漏斗、发育不良和缺如。

对于 PCom 动脉瘤,血管内治疗和显微外科手术在技术上均是可行的。

显微外科手术

PCom 动脉瘤的显微手术方法通常比较简单,并发症较少。然而,当动脉瘤的大小、指向,与前床突及动眼神经关系密切时,可能导致手术风险增加。因此 PCom 动脉瘤夹闭不应该被作为一个简单的手术。通常采用标准翼点入路,彻底分离侧裂。除非 PCom 动脉瘤嵌入颞叶内,否则不应切除颞叶。通过 CTA 或非减影的血管造影评估前床突和动脉瘤颈的位置关系,因为 PCom 动脉和前床突极为贴近会妨碍临时夹闭,如果发生这种情况,可暴露动脉瘤颈或必须进行近端 I-CA 临时阻断准备。应用高速金刚钻头在持续冲洗下磨除前床突,直至有足够空间进行临时夹闭操作。Park 等人报道,通常将前床突尖部磨除到距离动脉瘤颈 4.4mm 的位置[45]。

应由 ICA 内侧面向外侧面进行分离,多数情况下,需锐性分离瘤体和动眼神经、小脑幕,防止放置永久阻断夹时动脉瘤破裂。在未切开瘤体时放置阻断夹,可能会使原本就与瘤体粘连的动眼神经进一步损伤。根据 Leipzig 等(2005)报道,处理 PCom 动脉瘤时,因术中破裂概率较高,应考虑放置临时阻断夹[31]。必须保证 PCom 的通畅,可经吲哚菁绿血管造影、术中常规血管造影或超声证实。如果 PCom 动脉瘤颈部

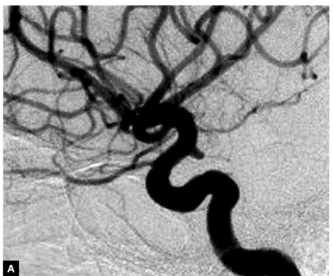
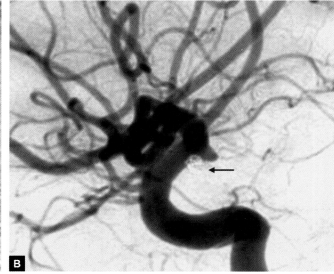

图 6.1　PCom 动脉瘤的血管内治疗相对简单。

发生撕裂,需闭塞载瘤动脉,原穿支供血的脑干和丘脑可由对侧 P1 段的穿支供血,可通过术中血管造影证实。

脉络膜前动脉瘤

脉络膜前动脉(AchA)是硬膜内 ICA 的最后一个主要分支,通常平均直径为 0.5~2mm。在大多数情况下 AchA 呈单支,然而,Yasargil 和 Rhoton 报道,20% 的病例呈双支。AchA 由 ICA 后外侧壁发出,向外侧走行,继而转向后内侧,沿视束下方延伸入脉络膜裂(侧脑室系统内的脉络丛附着点),通过脉络膜裂进入侧脑室颞角。AchA 起始部至颞角的血管段称为脑池段,在脑室内的血管段称为脉络丛段。

AchA 的近端分支供应视束、大脑脚、钩回,而远端分支供应丘脑前部和内囊后支[46]。AchA 损伤可导致偏瘫、偏身感觉缺失和同侧偏盲,然而,症状的严重程度可能会有所不同,取决于其他侧支血管代偿供血情况[47]。

Lehecka 等认为 AchA 动脉瘤可被分为 4 组:上外侧动脉瘤, 位于 AchA 和 ICA 末端之间;前外侧动脉瘤,位于 AchA 起始部,故 AchA 发自于动脉瘤;后外侧动脉瘤,位于 AchA 下方;以及双支 AchA 起始部之间的动脉瘤[48]。此处动脉瘤可能会与海马钩回粘连,但多数情况下因瘤体较小而未粘连于海马钩回。

治疗

血管内治疗

因瘤体往往较小,瘤颈部常发出载瘤动脉等原因, 使 AchA 动脉瘤的血管内治疗技术难度增大。在 AchA 上外侧或起源于双分支之间的动脉瘤,因非常容易分辨 AchA 起始部与动脉瘤颈,故血管内治疗是相对安全的。前外侧及后外侧的动脉瘤,因通过三维脑血管造影能很容易地确定瘤体的指向并能分辨 AchA 起始部与动脉瘤起始部,故三维脑血管造影是血管内治疗的成功的关键。作者通过三维全脑血管造影来获得弹簧圈放置的最佳工作位,然而最佳工作位因 X 线球管转动角度的限制而不能获得,因此作者通常采取改变头部的位置并进行重复的三维血管造影来获得最佳二维工作位。支架和球囊辅助可用于宽颈动脉瘤,但是这些技术在 AchA 起源于动脉瘤颈部时,作用都是不确切的。作者不赞成使用球囊突入动脉瘤

内来保护由动脉瘤颈部发出的载瘤动脉的起始部。

关键点

弹簧圈栓塞的工作位,必须分辨出动脉瘤的瘤颈和 AchA 的起始部。

上外侧的动脉瘤或双支 AchA 起始部之间的动脉瘤,因 AchA 起始部和动脉瘤单独起源,更有利于血管内栓塞治疗。

显微外科手术

显微外科手术是治疗 AchA 动脉瘤极好的选择。通常采用额下入路,然而作者喜欢采用翼点入路并切除蝶骨嵴。用显微手术剪刀锐性分离外侧裂,暴露到深部直到显示 M2 分支。在血管顶部轻柔扩展,使侧裂在正确平面打开,这种扩展从深部到更表浅,以完全打开侧裂。(脑压板牵开侧裂,轻柔暴露血管顶部,进一步向内分离,完全打开侧裂。)作者的目标是暴露 ICA 的前外侧表面,避免增加发自 ICA 后外侧的动脉瘤瘤体的张力。动脉瘤体部可与海马钩回粘连,所以尽量避免使颞叶回缩的所有操作。

应该识别出 ICA 近端、A1 段和 M1 段的无穿支区域,此位置准备为放置临时阻断夹,来控制术中可能的动脉瘤破裂。在 SAH 的情况下,作者同样在锐性分离瘤体周围的蛛网膜粘连之前放置临时阻断夹。作者认为临时夹闭动脉瘤不应超过 5 分钟,然后至少 5 分钟的重新建立循环。弧形夹放置在相对于 ICA 斜角位置,通常需要将动脉瘤从载瘤动脉上隔绝。在夹闭前后均行血管超声检查来确保 AchA 通畅。如果动脉瘤体<5mm, 吲哚菁绿血管造影也许有助于从多个方向显示动脉瘤。

关键点

当 AchA 动脉瘤与海马钩回粘连时, 应尽量避免颞叶回缩。

当动脉瘤由 ICA 的后外侧面发出时,初始分离应保持在 ICA 前内侧面。

夹闭动脉瘤颈后,必须确保 AchA 通畅,如损伤可能导致偏瘫、偏身感觉缺失和同侧偏盲。

颈内动脉末端动脉瘤

ICA 末端动脉瘤(ICAT-AN)起源于颈内动脉分出 ACA、MCA 的位置,占颅内动脉瘤的 2%~9%,且常见

于青少年。该处是血管终末段,血流相关的血管壁应力巨大。多数患者表现为 SAH,15%~20%的患者出现额叶脑实质内血肿或脑室内出血。

Lehecka 等(2009)按照动脉瘤体的指向,把该部位动脉瘤分为三个不同的类别[49]:指向后方的动脉瘤嵌于 ICA 末端下面的穿支血管内并凸向脚间池内;指向前方的动脉瘤嵌入眶额部并向前凸出,该动脉瘤可覆盖 ICA 的末端和 ACA;第三种类型是指向上方的动脉瘤,凸入额下皮质。

治疗

血管内治疗

窄颈 ICA 末端动脉瘤(体/颈比>1.5)可通过前述方法行血管内弹簧圈栓塞治疗。ICAT-AN 无症状患者可通过三种途径接受血管内治疗,如果 ACom 和双侧 A1 段足够宽大,可经对侧 ICA 插管到达同侧 M1 段及 A1 段来源的动脉瘤颈部,然后动脉瘤颈部放置球囊或在 M1 段–A1 段跨越动脉瘤颈部放置支架辅助弹簧圈栓塞动脉瘤。根据动脉瘤颈和载瘤动脉的三维解剖情况,也可采用另一途径,即经同侧 ICA–M1 段或 ICA–A1 段放置球囊或支架辅助弹簧圈栓塞动脉瘤。另外,如果动脉瘤颈宽并包含 M1 段和 A1 段的近端,那么可放置"Y"形支架辅助弹簧圈栓塞动脉瘤。在解剖学上,ICA 末端指向前方的动脉瘤由于与 ICA 末端成锐角,微导管进入动脉瘤十分困难。

关键点

ICA 末端指向前方的动脉瘤由于与 ICA 末端成锐角,微导管进入动脉瘤十分困难,此时在 ICA 远端放置引导管可支撑微导管和微导丝之间产的扭力,有助于微导管进入动脉瘤内。

显微外科手术

作者不推荐在年轻患者和 SAH 患者中使用支架辅助治疗。对于宽颈动脉瘤,应首选显微外科手术治疗,动脉瘤破裂致脑实质内大血肿或硬膜下血肿的患者,也应首先考虑显微外科手术治疗。

显微外科手术治疗 ICA 末端动脉瘤的标准入路为经翼点(SAH 患者采用扩大翼点)入路。SAH 患者采用扩大入路,可更好地暴露动脉瘤颈及便于清除血肿。接下来磨除蝶骨嵴至蝶骨平台或眶顶。必须注意不要牵拉额叶,因为此类动脉瘤常常向前突入额下皮

质。任何类型的操作均可能会导致动脉瘤意外的破裂而产生灾难性后果。在侧裂的外侧显微分离以确认 M2 段分支。利用由内向外技术直接剥离血管上粘连的蛛网膜。在 M1 段前外侧面,可清晰见到 ICA 前外侧面,确认 AchA 及 PCom,并松解粘连的蛛网膜,在 ICA 末端或远端可见到内侧豆纹动脉(MLA)。

AchA 远端无穿支的 ICA 血管段是准备临时夹闭的位置。剥离动脉瘤体黏附的蛛网膜,使瘤体游离于额叶下方,夹闭有蛛网膜黏附的动脉瘤,会增加术中破裂的概率。动脉瘤夹闭与黏附的圆顶增加术中破裂的概率。伴有 SAH 的患者,动脉瘤可能与额下皮质严重粘连,作者建议沿动脉瘤体切开软脑膜,分离瘤体和软脑膜,分离彻底后,额叶回缩。

接下来,锐性分离眶额区的粘连,显露额叶内侧面的视束,进一步暴露 A1 段远端、视交叉及终板结构。切开终板,释放脑脊液,使脑组织进一步塌陷。明确 A1 段远端、M1 段和 ICA 后,如果发生动脉瘤破裂,放置临时阻断夹,可进一步细致分离动脉瘤颈及瘤体。作者建议对于较大的动脉瘤,可行载瘤动脉远近端临时阻断,对动脉瘤穿刺减压以明确瘤颈大小。

在动脉瘤夹闭过程中,需要良好暴露内侧豆纹动脉(MLA)、外侧豆纹动脉(LLA)、AchA 和 Huber 回返动脉(RAH),若将之意外夹闭,可能会导致脑缺血及功能受损。夹闭 ICA 动脉瘤可能会损伤这些穿支,因而具有一定风险性和挑战性。在动脉瘤最终夹闭前,作者使用术中超声明确大的穿支、ICA、A1 段及 M1 段血流情况。选择尽可能小的动脉瘤夹,动脉瘤夹的基底部沿着 M1 段走行,防止动脉瘤夹挤压 A1 段和 M1 段血管。在动脉瘤颈部放置动脉瘤夹后,再次使用超声明确周围血管血流情况有无改变。虽然静脉解剖变异较大,但在动脉瘤夹闭后,大量的静脉出血,常常意味着基底静脉损伤,应使用止血材料压迫止血。

大脑实质内血肿可经侧裂入路或通过额中回和额上回的经皮层入路,以避免损伤优势半球 Broca 区。脑实质内血肿伴明显肿胀时,在动脉瘤夹闭前需清除部分血肿减压。在清除血肿及放置动脉瘤夹前应采用高渗脱水或脑室引流,以使脑组织塌陷。

关键点

在未完全分离额下区和动脉瘤体时,切忌不要牵拉额叶。

始终在 M1 段和 ICA 前外侧面操作,避免意外地损伤动脉瘤。

ICA 末端动脉瘤应解剖游离穿支血管，避免意外的夹闭穿支血管。

大脑中动脉瘤

近 20% 的脑动脉瘤位于 MCA 分叉部。MCA 从近端到远端，可分为以下几段：蝶骨段（从 ICA 末端延伸到岛阈）、岛叶段（从岛阈到环状沟）、岛盖段段（从环状沟到侧裂表层）和皮质段[50]。MCA 主要有四种分支模式：单干型、两分叉型、三分叉型及四分叉型。最常见的是在主段的两分叉型发出上下支，约占人群比例的 64%~90%，其次为上下支加角支的三分叉型。上支向额叶走行，下支向相邻的颞叶走行。

M1 段发出大多数起源于 M1 段下面的外侧豆纹动脉，供应深部灰质核团。M1 段也发出早期的额支和颞支，通常称为颞极动脉、颞前动脉、颞中动脉和眶额动脉[51-53]。

根据 ISUIA 的调查结果，MCA 动脉瘤约占无 SAH 病史的未破裂颅内动脉瘤总数的 22.7%，是动脉瘤破裂致 SAH 的第三位常见原因[54-56]。85% 的 MCA 动脉瘤起源于 MCA 分叉部，10%~15% 来源于 M1 段，它们往往来自于 M1 段上壁（与额支或颞支相关）或下壁（与外侧豆纹动脉相关）[55,57]。M2–M4 段动脉瘤较罕见，病因与感染或炎症有关，瘤体常为梭形而不是囊状[58]。Rinne 及其同事的一项研究发现，11% 的 MCA 动脉瘤患者在对侧存在镜像动脉瘤；此外，这些患者并发胼周动脉瘤的概率增加[59]。

SAH 是 MCA 动脉瘤破裂最常见临床表现，约 40% 的患者可并发脑实质内血肿[60,61]。大的动脉瘤可对颞叶造成占位效应，与癫痫发作密切相关[62,63]。虽然与颅内动脉瘤相关的血栓栓塞事件较罕见，但其经常出现在 MCA 动脉瘤患者中[64]。

治疗

血管内治疗

MCA 分叉部动脉瘤的往往是宽颈的，并累及一个或多个分支血管（图 6.2），因此血管内治疗时分支血管闭塞的风险增加，弹簧圈栓塞时通常需要球囊重塑形和（或）支架辅助。三维血管造影成像能够帮助术者了解复杂的解剖结构，使我们能够治疗这些病变。血栓栓塞是早期文献报道的最常见的并发症，见于大多数宽颈动脉瘤。宽大的瘤颈部，增加了形成血栓的弹簧圈团在载瘤动脉内的暴露面积，从而增加血栓栓塞事件的概率[65]。最近的许多文献已证明，对于 MCA 分叉部动脉瘤有一个高的技术成功率和低的并发症发生率，这可能与技术进步、抗血小板药物、仪器设备和患者的选择有关[66,67]。

作者建议对伴有 SAH 的动脉瘤行血管内治疗，对于年龄大于 60 岁并合并其他疾病的未破裂 MCA 动脉瘤患者，血管内治疗是最佳选择。而年轻健康的未破裂 MCA 动脉瘤患者则应优先选择显微外科手术。

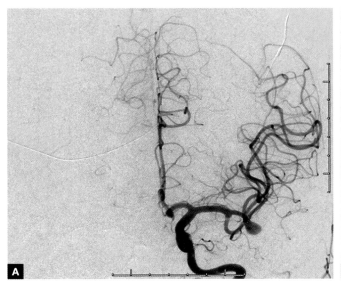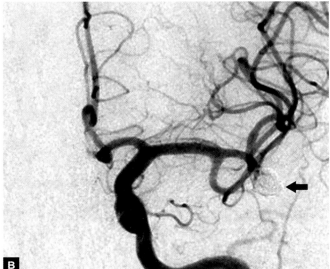

图 6.2　MCA 分叉部动脉瘤常为宽颈并累及一个或多个血管分支，可见弹簧圈团呈偏心分布。

关键点

MCA 分叉部动脉瘤往往是宽颈并累及一个或多个分支血管，故血管内治疗存在技术上的挑战。

为了成功应用弹簧圈栓塞动脉瘤，通常需要球囊重塑形和支架辅助。

年轻健康的未破裂 MCA 动脉瘤患者应优先选择开颅夹闭术。

显微外科手术

三维脑血管造影对于评估载瘤动脉和动脉瘤颈的关系是十分重要的。相应的血管搭桥后孤立动脉瘤即重建血管结构的方法应该是梭形动脉瘤的最佳治疗方法。

如前面所述，应用一个扩大的翼点入路开颅手术并保持最佳的脑组织塌陷。根据动脉瘤在 MCA 不同节段的位置，选择侧裂切开的方向。位于 M1 段并伴有早期额支的动脉瘤往往是宽颈，并且早期额支常发自于动脉瘤颈，这些动脉通指向上方并凸入额叶，可从外侧裂侧面开始直到 MCA 分叉部进行分离暴露此动脉瘤。ICA 末端延续的 M1 段下方及侧面是动脉瘤近端控制的部位。M1 段的近段血管需仔细分离显露外侧豆纹动脉，以备临时夹闭阻断之需。锐性分离动脉瘤体与额叶。如果动脉瘤体和额叶粘连，可行动脉瘤体周围软脑膜下环形切开以预防动脉瘤术中破裂。

来源于外侧豆纹动脉和早期颞支的动脉瘤指向下方并凸入颞叶。在这种情况下，可由内向外打开侧裂，在没有对瘤体操作的情况下使额叶回缩。分离瘤体时应避免损伤外侧豆纹动脉，因其损伤可能导致内囊梗死。MCA 分叉部动脉瘤通常指向侧裂或指向外侧凸入颞叶，同样的由内向外打开侧裂技术可获得近端控制。M1 远端应充分游离以确认外侧豆纹动脉，以便在无穿支的血管段放置临时阻断夹。

关键点

来自 M1 段并与早期额支相关动脉瘤通常指向上方、凸入额叶，由外向内分离侧裂是避免额叶回缩的最佳方法。

早期颞支相关的动脉瘤、外侧豆纹动脉相关动脉瘤和 MCA 分叉部动脉瘤常凸入颞叶，应该由内向外分离侧裂以避免颞叶回缩。

大脑前动脉近端、前交通动脉和大脑前动脉远端的动脉瘤

ACA 和 ACom 是颅内动脉瘤发生率最高的部位，大多数研究报道其发生率约占颅内动脉瘤总数的 30%。文献中报道 ACA 与 ACom 连接处存在多种变异类型，这些变异增加了血管造影的评估难度。常见 ACom 的变异类型包括：一侧 A1 段发育不良、一侧 A1 段缺如、单支 ACA（只有一个 A2 段给双侧大脑半球供血）、一侧 A2 段优势供血（优势 A2 段供应两个半球；另一 A2 段发育不良，为细小分支）和三支（又称三倍体）A2 段（第三支 A2 段是内侧巨大动脉）[68-70]。大约 80% 的 ACom 动脉瘤发生在 A1 段不对称情况下[71,72]。

ACA 近端 A1 段的走行与其长度和优势供血状况是不一致的，其有时会卷曲于额叶下方[29]。从 A1 段、A2 段近端和 ACom 发出上下方向穿支血管，这些穿支血管供应视交叉、视神经、下丘脑、透明隔、前连合的内侧部分、穹隆和基底节的前部分[70,73]。邻近 ACom 的 A1 段动脉瘤与内侧豆纹动脉、近端皮质支起始部或血管"开窗"关系密切[74]。这类动脉瘤最常位于一些穿支血管的起始部（55.6%），并且这些穿支血管往往附着于动脉瘤体。A1 段动脉瘤另一些常见部位是 A1 段本身（21%），其次是 A1 "开窗"的近端血管（15.8%）和 A1 段皮质分支起始部（5.3%）[75]。

ACom 复合体区域一个重要的向外侧走行的穿支动脉，被称为 Heubner 回返动脉[76]。该动脉在动脉瘤手术夹闭或血管内弹簧圈栓塞时应予以注意保留，因为它是供应内囊前肢、尾状核、壳核和终板旁回的重要动脉[77]。ACom 动脉瘤破裂出血常进入第三脑室后部，一种解释此现象的假说为终板穿孔通常是进入第三脑室的路径，但是该文献中的证据是相互矛盾的[78]。Yasargil 指出，"在手术中尚未观察到终板直接穿孔"，认为眶额皮质可能是血液进入脑室系统的路径[79]，这已被其他显微血管神经外科医生证实，需锐性分离才能经终板进入第三脑室。Scholtes 等人认为，嘴板与终板在前连合的连接部可能是动脉瘤破裂出血进入第三脑室的途径[80]。鉴于这些动脉瘤的位置与第三脑室和下丘脑关系紧密，局部出血可引起精神状态异常，包括混乱、记忆失真甚至昏迷[81]。此外，下丘脑功能障碍可产生心动过缓、尿崩症、抗利尿激素分泌和视觉障碍[82]。

ACA 远端动脉瘤占颅内动脉瘤总数的3%~6%[83,84]，这些通常发生在胼周动脉和胼缘动脉连接处。在这个位置上的动脉瘤典型特征为小尺寸，宽颈和瘤颈部附近有分支发出。大约50%的 ACA 远端动脉瘤破裂后可形成脑实质内血肿。

治疗

血管内治疗

A1 段近端动脉瘤由于邻近有前面所述的穿支血管，故血管内治疗面临技术上的挑战。导引导管技术的进步，使导引导管远端能到达并稳定在 ICA 的海绵窦段，从而使 ACA 近端和远端的动脉瘤的血管内栓塞成为可能。由于 ACom 复合体的复杂的解剖结构，故需要三维血管成像来明确动脉瘤颈及载瘤动脉情况。特殊情况下，可采用球囊辅助弹簧圈及双微导管技术进行血管内治疗 ACA 动脉瘤。

指向前方的窄颈 ACom 动脉瘤非常适合血管内栓塞治疗，具有非常低的复发率（图 6.3）。相反，指向下方的 ACom 动脉瘤很难进行成功栓塞治疗，栓塞后也容易复发[85]。"X"形支架辅助弹簧圈栓塞治疗常用于复杂的宽颈 ACom 动脉瘤，此技术的成功率符合学习曲线分布，不能由缺乏经验的医师尝试使用。Cherian 等（2011）报道了 103 例进行 ACom 动脉

瘤血管内栓塞治疗的自发性 SAH 患者的治疗结果，成功率为98%以及小于1%的临床相关并发症的发生率，6 个月的随访血管造影显示动脉瘤复发率仅为2.9%[86]。

血管内栓塞治疗 ACA 远端动脉瘤极具挑战性，因为这些动脉瘤往往体积小，微导管可操作性差（图6.4）[87]。较小的动脉瘤往往有较高的与术中破裂和血栓栓塞事件相关的并发症的发生率[88]。在 A2 段分叉部动脉瘤通常是窄颈的，易于血管内栓塞，而在分叉部附近的胼缘动脉侧壁动脉瘤往往是宽颈的，栓塞难度较大[89]。对于破裂出血的患者，作者建议宽颈动脉瘤采用显微外科手术治疗，但在某些情况下采用支架辅助弹簧圈栓塞也是可行的。在将来，对于载瘤动脉无重要穿支动脉的动脉瘤可采用 Pipeline 栓塞装置（PED）治疗。

关键点

由于 ACom 复合体的复杂解剖结构，故需要三维血管成像来明确动脉瘤颈及载瘤动脉情况。

指向下方的 ACom 动脉瘤给弹簧圈栓塞带来更多的挑战，具有非常高的血管内治疗的失败率及动脉瘤复发率。

ACA 远端动脉瘤常较小且为宽颈，对于伴有 SAH 的患者，可适当放宽显微外科手术指征。

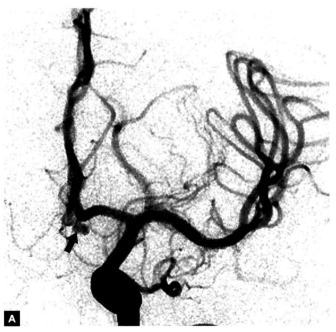
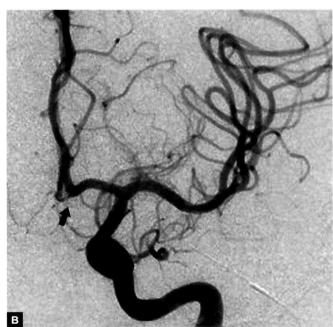

图 6.3 指向前方的窄颈 ACom 动脉瘤非常适合血管内栓塞治疗，具有非常低的复发率。

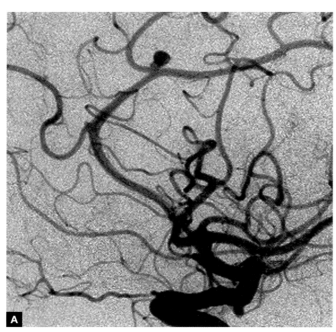
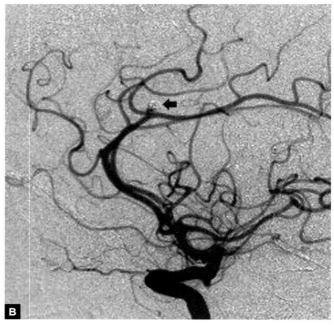

图 6.4 弹簧圈栓塞治疗 ACA 远端动脉瘤极具挑战性,因为这些动脉瘤往往体积小,微导管可操作性差。

显微外科手术

A1段动脉瘤:ACA 动脉瘤的显微外科手术因动脉瘤在 ACA 的部位不同而采取不同的方法,A1 段动脉瘤是指发生于 ICA 末端和 ACom 之间的 ACA 的动脉瘤。A1 段动脉瘤与内侧豆纹动脉或 Heubner 回返动脉近端关系密切。作者采用前文所述的同侧标准翼点入路手术治疗 A1 段动脉瘤。A1 段动脉瘤常突入前穿质并附着于额叶,因此作者认为应减少额叶塌陷程度,应从侧裂的外侧向内侧分离侧裂,确认 M1 和 A1 段,然后在 A1 段前方或视神经上方的内侧面确认 A1 段远端以及对侧 A1 段。在夹闭动脉瘤颈部时,A1 近端无穿支血管段应该被选择放置临时阻断夹,ICA 远端的分叉部也可考虑作为放置临时阻断夹的位置。在额叶回缩前,作者切除直回以使动脉瘤体与额叶分离,应用小牵开器显露切除直回后的手术视野,清晰辨认动脉瘤体和周围的穿支血管解剖。使用较小的动脉瘤夹来防止损伤周围穿支血管。对于小的动脉瘤被夹闭时,可同时夹闭一些正常的 A1 段。水泡状或梭形动脉瘤可用环状 Sundt 夹夹闭或行载瘤动脉闭塞。如果对侧 A1 供应双侧 A2,动脉瘤未包绕穿支血管,可完全夹闭动脉瘤侧 A1 段。

ACom动脉瘤:ACom动脉瘤可按瘤体的指向分类,指向前方为向前指向前颅底,指向下方为向下突

出到视交叉,指向上方为向上突出在纵裂内双侧 A2 段之间,指向后方为向后指向枕部[90]。使用翼点入路可到达 ACom 复合体区域;前纵裂入路也可用于除位于纵裂内的所有 ACom 动脉瘤。对于大动脉瘤,可采用 Jane 开颅术,眶上入路,去除眶内侧壁,扩大前颅底手术显露视野,而无需增加额叶塌陷程度[91]。

无论 ACom 动脉瘤是什么指向,作者均采用动脉瘤的优势 A1 段侧入路,头部向对侧旋转 30°~40°并向外侧倾斜。这样可很好地暴露 ICA 末端并可从额下区显露 A1 段。然后从额叶内侧分离视束,锐性分离粘连的蛛网膜。最大限度分离侧裂并分开额叶和颞叶,使额叶和颞叶以最小的力量回缩。打开颈动脉池,暴露 ICA、A1 和 M1 段。软脑膜下切开直回(额叶内侧到嗅束)暴露 A1–A2 连接处并很好地显示对侧 A2 段。此外,从前方打开纵裂使额叶轻微回缩,暴露双侧 A2段,然后探查到动脉瘤颈。使用两个牵开器分别牵开外侧和内侧额叶,分离显露 ACom 动脉瘤。

游离双侧 A1 段远端以备临时阻断夹闭,因该部位无穿支血管存在。打开终板进一步释放脑脊液,防止额叶的进一步回缩。清晰辨认 Heubner 回返动脉以及其他穿支血管,在临时阻断下分离动脉瘤,防止动脉瘤术中破裂。一旦瘤体同周围组织游离,在临时阻断下放置永久动脉瘤夹。再次申明,微小动脉瘤夹闭范围应包括部分正常血管组织。

A3和A4段动脉瘤：ACA 远端动脉瘤给神经血管外科医生提出了挑战，它们往往体积较小，宽颈并深入纵裂内。最常见的 ACA 远端动脉瘤发生在 A3 段，分为胼周动脉和胼缘动脉的分叉处。A3 段动脉瘤通常被称为胼周动脉瘤，占所有颅内动脉瘤的 2%~7%[92]。事实上，位于胼胝体顶部的 ACA 远端动脉瘤破裂出血可沿着胼胝体波及扣带回和扣带沟。A3 段位于胼胝体膝部，而胼周动脉的分支 A4 和 A5 段以及胼缘动脉位于胼胝体体部。患者体位为中立位，头稍微屈曲。冠状缝前冠状切开头皮，从而便于双侧额部入路手术。作者通常采用右侧入路，如果动脉瘤体指向右侧则改为左侧入路。手术范围向前应延伸到前颅底，切除额窦后壁，从而允许进入纵裂远端。中线结构的基底部硬脑膜应呈弧形剪开。避免损伤回流静脉以防止静脉性脑梗死和脑肿胀。在显微镜下，靠近扣带回位置牵开额叶显露胼周动脉。深部填塞小棉花球，促进脑组织自回缩。应用 CTA 和 3D DSA 技术了解动脉瘤相对于的胼胝体膝和冠状缝的位置情况。辨认 A2 段远端或胼周动脉近端十分重要，可为动脉瘤夹闭提供近端控制。胼周动脉在胼胝体表面走行，直到分为 A3 段和胼缘动脉。为了使脑组织塌陷，可通过胼胝体前端进入脑室系统释放脑脊液。在临时阻断下，分离动脉瘤体，夹闭动脉瘤。应用传入和传出的血管超声来确定载瘤动脉通畅。术中应用脑血管造影或吲哚菁绿血管造影来确定动脉瘤被完全与脑血管隔绝，即动脉瘤被完全夹闭。

（张俊海　黄海东　匡永勤　译）

参考文献

1. King MD, Laird MD, Ramesh SS, et al. Elucidating novel mechanisms of brain injury following subarachnoid hemorrhage: an emerging role for neuroproteomics. Neurosurgical Focus. 2010;28(1):E10.

2. Loumiotis I, Wagenbach A, Brown RD, et al. Small (< 10 mm) incidentally found intracranial aneurysms, Part 2: treatment recommendations, natural history, complications, and short-term outcome in 212 consecutive patients. Neurosurgical Focus. 2011;31(6): E4.

3. You SH, Kong DS, Kim JS, et al. Characteristic features of unruptured intracranial aneurysms: predictive risk factors for aneurysm rupture. J of Neurology, Neurosurgery, and Psychiatry. 2010;81(5):479-84.

4. Wiebers DO, Whisnant JP, Huston J 3rd, et al. Unruptured intracranial aneurysms: natural history, clinical outcome, and risks of surgical and endovascular treatment. Lancet. 2003;362(9378):103-10.

5. Dashti R, Hernesniemi J, Lehto H, et al. Microneurosurgical management of proximal anterior cerebral artery aneurysms. Surgical Neurology. 2007;68(4):366-77.

6. Dashti R, Hernesniemi J, Niemela M, et al. Microneurosurgical management of distal middle cerebral artery aneurysms. Surgical Neurology. 2007;67(6):553-63.

7. Dashti R, Hernesniemi J, Niemela M, et al. Microneurosurgical management of middle cerebral artery bifurcation aneurysms. Surgical Neurology. 2007;67(5):441-56.

8. Dashti R, Hernesniemi J, Niemela M, et al. Microneurosurgical management of proximal middle cerebral artery aneurysms. Surgical Neurology. 2007;67(1):6-14.

9. Dashti R, Hernesniemi J, Niemela M, et al. Microneurosurgical management of proximal anterior cerebral artery aneurysms. Surg Neurol. 2007;68(4):366-77.

10. Coon AL, Paul AR, Colby GP, et al. Comparison of tertiary-center aneurysm location frequencies in 400 consecutive cases: decreasing incidence of posterior communicating artery region aneurysms. Surgical Neurology International. 2011;2:152.

11. Molyneux AJ, Richard SC Kerr, Ly-Mee Yu, et al. International subarachnoid aneurysm trial (ISAT) of neurosurgical clipping versus endovascular coiling in 2143 patients with ruptured intracranial aneurysms: a randomised comparison of effects on survival, dependency, seizures, rebleeding, subgroups and aneurysm occlusion. Lancet. 2005;366(9488):809-17.

12. McDougall CG, Spetzler RF, Zabramski JM, et al. The Barrow Ruptured Aneurysm Trial. J Neurosurg. 2012;116 (1):135-44.

13. Pandey AS, Koebbe C, Rosenwasser RH, et al. Endovascular coil embolization of ruptured and unruptured posterior circulation aneurysms: review of a 10-year experience. Neurosurgery. 2007;60(4):626-36; discussion 636-7.

14. Brisman JL, Niimi Y, Song JK, et al. Aneurysmal rupture during coiling: low incidence and good outcomes at a single large volume center. Neurosurgery. 2005;57(6):1103-9; discussion 1103-9.

15. Pandya DJ, Fitzsimmons BF, Wolfe TJ, et al. Measurement of antiplatelet inhibition during neurointerventional procedures: the effect of antithrombotic duration and loading dose. J Neuroimaging. 2010;20(1):64-9.

16. Leslie-Mazwi TM, Chandra RV, Oh DC, et al. Novel use of prasugrel for intracranial stent thrombosis. J Neurointerv Surg; 2011.

17. Grdinic A, Vojvodic D, Djukanovic N, et al. PCI and clopidogrel: antiplatelet responsiveness and patient characteristics. Acta Cardiol. 2011;66(3):333-40.

18. Bodily KD, Cloft HJ, Lanzino G, et al. Stent-assisted coiling in acutely ruptured intracranial aneurysms: a qualitative, systematic review of the literature. AJNR Am J Neuroradiol. 2011;32(7):1232-6.

19. Cilingiroglu M, Feldman T, Salinger MH. et al. Fluoroscopically-guided micropuncture femoral artery access for large-caliber sheath insertion. J Invasive Cardiol. 2011;23(4):157-61.

20. Chaudhary N, Pandey AS, Thompson BG, et al. Utilization of the Neuron 6 French 0.053 inch inner luminal diameter guide catheter for treatment of cerebral vascular pathology: continued experience with ultra distal access into the cerebral vasculature. J Neurointerv Surg; 2011.

21. Hong B, Patel NV, Gounis MJ, et al. Semi-jailing technique for coil embolization of complex, wide-necked intracranial aneurysms. Neurosurgery. 2009;65(6):1131-8; discussion 1138-9.

22. Yasui T, Kishi H, Komiyama M, et al. Rebleeding of ruptured intracranial aneurysms in the acute stage. No shinkei geka. Neurological Surgery. 1994;22(12):1119-22.

23. van Klei WA, Hoff RG, van Aarnhem, et al. Effects of the Introduction of the WHO "Surgical Safety Checklist" on In-Hospital Mortality: A Cohort Study. Ann Surg; 2011.

24. Luostarinen T, Takala RS, Niemi TT, et al. Adenosine-induced cardiac arrest during intraoperative cerebral aneurysm rupture. World Neurosurg. 2010;73(2):79-83; discussion e9.

25. Lavine SD, Masri LS, Levy ML, et al. Temporary occlusion of the middle cerebral artery in intracranial aneurysm surgery: time limitation and advantage of brain protection. J Neurosurg. 1997;87(6):817-24.

26. Lavine SD, Masri LS, Levy ML, et al. Temporary occlusion of the middle cerebral artery in intracranial aneurysm surgery: time limitation and advantage of brain protection. Neurosurgical Focus. 1997;2(6): p. e4.

27. Oda J, Kato Y, Chen SF, et al. Intraoperative near-infrared indocyanine green-videoangiography (ICG-VA) and graphic analysis of fluorescence intensity in cerebral aneurysm surgery. J Clin Neurosci. 2011;18(8):1097-100.

28. Majoie, CB, Sprengers ME, van Rooij WJ, et al. MR angiography at 3T versus digital subtraction angiography in the follow-up of intracranial aneurysms treated with detachable coils. AJNR. American Journal of Neuroradiology. 2005;26(6):1349-56.

29. Parlato C, di Nuzzo G, Luongo M, et al. Anatomical variant of origin of ophthalmic artery: case report. Surgical and Radiologic Anatomy. 2011;33(3):275-8.

30. Kwon BJ, Im SH, Park JC, et al. Shaping and navigating methods of microcatheters for endovascular treatment of paraclinoid aneurysms. Neurosurgery. 2010;67(1):34-40; discussion 40.

31. Park HK, Horowitz M, Jungreis C. et al. Endovascular treatment of paraclinoid aneurysms: experience with 73 patients. Neurosurgery. 2003;53(1):14-23; discussion 24.

32. Turner RD, Byrne JV, Kelly ME, et al. Delayed visual deficits and monocular blindness after endovascular treatment of large and giant paraophthalmic aneurysms. Neurosurgery. 2008;63(3):469-74; discussion 474-5.

33. Nelson PK, Lylyk P, Szikora I, et al. The pipeline embolization device for the intracranial treatment of aneurysms trial. AJNR Am J Neuroradiol. 2011;32(1):34-40.

34. Yu-Wai-Man P, Griffiths PG. Steroids for traumatic optic neuropathy. Cochrane Database Syst Rev. 2011(1):CD006032.

35. Eliava SS, Filatov YM, Yakovlev SB, et al. Results of microsurgical treatment of large and giant ICA aneurysms using the retrograde suction decompression (RSD) technique: series of 92 patients. World Neurosurg. 2010;73(6): 683-7.

36. Kanamaru K, Araki T, Hamada K, et al. Neck clipping of paraclinoid small aneurysms. Acta Neurochir Suppl. 2011;112:97-9.

37. Beretta F. The paraclinoid aneurysms and the distal dural ring: a new classification. J Neurosurg Sci. 2004;48(4):161-75.

38. Gibo H, Lenkey C, Rhoton AL Jr. Microsurgical anatomy of the supraclinoid portion of the internal carotid artery. J Neurosurg. 1981;55(4):560-74.

39. Alvarez H, Rodesch G, Garcia-Monaco R, et al. Embolisation of the ophthalmic artery branches distal to its visual supply. Surg Radiol Anat. 1990;12(4):293-7.

40. Pedroza A, Dujovny M, Artero JC, et al. Microanatomy of the posterior communicating artery. Neurosurgery. 1987; 20(2):228-35.

41. Golshani K, Ferrell A, Zomorodi A, et al. A review of the management of posterior communicating artery aneurysms in the modern era. Surg Neurol Int. 2010;1:88.

42. Molyneux A, Kerr R, Stratton I, et al. International Subarachnoid Aneurysm Trial (ISAT) of neurosurgical clipping versus endovascular coiling in 2143 patients with ruptured intracranial aneurysms: a randomised trial. Lancet. 2002;360(9342):1267-74.

43. Chen PR, Amin-Hanjani S, Albuquerque FC, et al. Outcome of oculomotor nerve palsy from posterior communicating artery aneurysms: comparison of clipping and coiling. Neurosurgery. 2006;58(6):1040-6; discussion 1040-6.

44. Waldau B, Reavey-Cantwell JF, Lawson MF, et al. Intentional partial coiling dome protection of complex ruptured cerebral aneurysms prevents acute rebleeding and produces favorable clinical outcomes. Acta neurochirurgica. 2012;154(1):27-31.

45. Park SK, Shin YS, Lim YC, et al. Preoperative predictive value of the necessity for anterior clinoidectomy in posterior communicating artery aneurysm clipping. Neurosurgery. 2009;65(2):281-5; discussion 285-6.

46. Friedman JA, Pichelmann MA, Piepgras DG, et al. Ischemic complications of surgery for anterior choroidal artery aneurysms. J Neurosurg. 2001;94(4):565-72.

47. Pavol M, Goldberg E, Mohr JP, et al. Severe aphasia following infarction in the territory of the left anterior choroidal artery. Cerebrovascular Diseases. 2011;32(2): 197-8.

48. Lehecka M, Dashti R, Laakso A, et al. Microneurosurgical management of anterior choroid artery aneurysms. World Neurosurg. 2010;73(5):486-99.

49. Lehecka M, Dashti R, Romani R, et al. Microneurosurgical management of internal carotid artery bifurcation aneurysms. Surg Neurol. 2009;71(6):649-67.

50. Gibo H, Carver CC, Rhoton AL Jr, et al. Microsurgical anatomy of the middle cerebral artery. J Neurosurg. 1981;54 (2):151-69.

51. Rosner SS, Rhoton AL Jr, Ono M, et al. Microsurgical anatomy of the anterior perforating arteries. J Neurosurg. 1984;61(3):468-85.

52. Umansky F, Milisavljevic MM, Kovacevic MS, et al. The perforating branches of the middle cerebral artery. A microanatomical study. J Neurosurg. 1985;62(2):261-8.

53. Grand W. Microsurgical anatomy of the proximal middle cerebral artery and the internal carotid artery bifurcation. Neurosurgery. 1980;7(3):215-8.

54. Unruptured intracranial aneurysms—risk of rupture and risks of surgical intervention. International Study of Unruptured Intracranial Aneurysms Investigators. N Engl J Med. 1998;339(24):1725-33.

55. Sundt TM Jr, Kobayashi S, Fode NC, et al. Results and complications of surgical management of 809 intracranial

aneurysms in 722 cases. Related and unrelated to grade of patient, type of aneurysm, and timing of surgery. J Neurosurg. 1982;56(6):753-65.

56. Kassell NF, Torner JC, Haley EC Jr, et al. The International Cooperative Study on the Timing of Aneurysm Surgery. Part 1: Overall management results. J Neurosurg. 1990;73 (1):18-36.

57. Hosoda K, Fujita S, Kawaguchi T, et al. Saccular aneurysms of the proximal (M1) segment of the middle cerebral artery. Neurosurgery. 1995;36(3):441-6.

58. Stoodley MA, Macdonald RL, Weir BK. Surgical treatment of middle cerebral artery aneurysms. Neurosurg Clin N Am. 1998;9(4):823-34.

59. Rinne J, Hernesniemi J, Niskanen M, et al. Analysis of 561 patients with 690 middle cerebral artery aneurysms: anatomic and clinical features as correlated to management outcome. Neurosurg. 1996;38(1):2-11.

60. Tokuda Y, Inagawa T, Katoh Y, et al. Intracerebral hematoma in patients with ruptured cerebral aneurysms. Surg Neurol. 1995;43(3):272-7.

61. Raps EC, Rogers JD, Galetta SL, et al. The clinical spectrum of unruptured intracranial aneurysms. Arch Neurol. 1993; 50(3):265-8.

62. Tanaka K, Hirayama K, Hattori H, et al. A case of cerebral aneurysm associated with complex partial seizures. Brain Dev. 1994;16(3):233-7.

63. Miele VJ, Bendok BR, BatjerHH. Unruptured aneurysm of the middle cerebral artery presenting with psychomotor seizures: case study and review of the literature. Epilepsy Behav. 2004;5(3):420-8.

64. Fisher M, Davidson RI, Marcus EM. Transient focal cerebral ischemia as a presenting manifestation of unruptured cerebral aneurysms. Ann Neurol. 1980;8(4):367-72.

65. Regli L, Uske A, N. de Tribolet. Endovascular coil placement compared with surgical clipping for the treatment of unruptured middle cerebral aneurysms: a consecutive series. J Neurosurg. 1999;90(6):1025-30.

66. Murayama Y, Nien YL, Duckwiler G, et al. Guglielmi detachable coil embolization of cerebral aneurysms: 11 years' experience. J Neurosurg. 2003;98(5):959-66.

67. Doerfler A, Wanke I, Goericke SL, et al. Endovascular treatment of middle cerebral artery aneurysms with electrolytically detachable coils. AJNR Am J Neuroradiol. 2006;27(3):513-20.

68. Alpers BJ, Berry RG, Paddison RM. Anatomical studies of the circle of Willis in normal brain. AMA Arch Neurol Psychiatry. 1959;81(4):409-18.

69. Nathal E, Yasui N, Suzuki A, et al. Ruptured anterior communicating artery aneurysm causing bilateral abducens nerve paralyses—case report. Neurologia medico-chirurgica. 1992; 32(1):17-20.

70. Perlmutter D, Rhoton AL Jr. Microsurgical anatomy of anterior cerebral anterior communicating recurrent artery complex. Surgical Forum. 1976;27(62):464-5.

71. Wilson G, Riggs HE, Rupp C. The pathologic anatomy of ruptured cerebral aneurysms. J Neurosurg. 1954;11(2): 128-34.

72. VanderArk GD, Kempe LC. Classification of anterior communicating aneurysms as a basis for surgical approach. J Neurosurg. 1970;32(3):300-3.

73. Rosner SS, Rhoton AL Jr, Ono M, et al. Microsurgical anatomy of the anterior perforating arteries. J Neurosurg. 1984;61(3):468-85.

74. Dunker RO, Harris AB. Surgical anatomy of the proximal anterior cerebral artery. J Neurosurg. 1976;44(3):359-67.

75. Lee JM, Niemelä M, Hernesniemi J, et al. Surgical management of anterior cerebral artery aneurysms of the proximal (A1) segment. World Neurosurg. 2010;74 (4-5):478-82.

76. Gomes F, Dujovny M, Umansky F, et al. Microsurgical anatomy of the recurrent artery of Heubner. J neurosurg. 1984;60(1):130-9.

77. Ostrowski AZ, Webster JE, GurdjianES. The proximal anterior cerebral artery: an anatomic study. Arch Neurol. 1960;3:661-4.

78. Ryu CW, Kim SJ, Lee DH. et al. Extravasation of intracranial aneurysm during computed tomography angiography: mimicking a blood vessel. J Comput Assist Tomogr. 2005; 29(5):677-9.

79. Yasargil MG. Microsurgical anatomy of the basal cisterns and vessels of the brain, diagnostic studies, general operative techniques and pathological considerations of the intercranial aneurysms. New York: Thieme; 1984.

80. Scholtes F, Signorelli F, Bojanowski MW. Rupture of anterior communicating artery aneurysms during computed tomography angiography: description of the pathway for intraseptal and intraventricular hemorrhage. J Neurosurg. 2011;115(3):617-20.

81. Alexander MP, Freedman M. Amnesia after anterior communicating artery aneurysm rupture. Neurology. 1984; 34(6):752-7.

82. McMahon AJ. Diabetes insipidus developing after subarachnoid haemorrhage from an anterior communicating artery aneurysm. Scott Med J. 1988;33(1):208-9.

83. Huber P, Braun J, Hirschmann D, et al. Incidence of berry aneurysms of the unpaired pericallosal artery: angiographic study. Neuroradiology. 1980;19(3):143-7.

84. Lehecka M, Dashti R, Lehto H, et al. Distal anterior cerebral artery aneurysms. Acta Neurochir Suppl. 2010;107:15-26.

85. Birknes JK, Hwang SK, Pandey AS, et al. Feasibility and limitations of endovascular coil embolization of anterior communicating artery aneurysms: morphological considerations. Neurosurgery. 2006;59(1):43-52; discussion 43-52.

86. Cherian MP, Pranesh MB, Mehta P, et al. Outcomes of endovascular coiling of anterior communicating artery aneurysms in the early post-rupture period: a prospective analysis. Neurol India. 2011;59(2):218-23.

87. Pandey A, Rosenwasser RH, Veznedaroglu E. Management of distal anterior cerebral artery aneurysms: a single institution retrospective analysis (1997-2005). Neurosurgery. 2007;61(5):909-16; discussion 916-7.

88. Iskandar A, Nepper-Rasmussen J. Endovascular treatment of very small intracranial aneurysms. Interventional neuroradiology: Journal of Peritherapeutic Neuroradiology, Surgical Procedures and Related Neurosciences. 2011;17(3): 299-305.

89. Keston P, White PM, Horribine L, et al. The endovascular management of pericallosal artery aneurysms. J Neuroradiol. 2004;31(5):384-90.

90. Hernesniemi J, Dashti R, Lehecka M, et al. Microneuro-

surgical management of anterior communicating artery aneurysms. Surg Neurol. 2008;70(1):8-28; discussion 29.

91. Kaplan MJ, Jane JA, Park TS, et al., Supraorbital rim approach to the anterior skull base. Laryngoscope. 1984;94 (9):1137-9.

92. Lehecka M, Dashti R, Hernesniemi J, et al. Microneurosurgical management of aneurysms at A3 segment of anterior cerebral artery. Surg Neurol. 2008;70(2):135-51; discussion 152.

第 7 章
后循环动脉瘤的显微外科手术和血管内治疗

Rani Nasser, Todd Miller, Ajit S Jada, David Altschul, Richard Zampolin, Eugene S Flamm,
Allan Brook, David S Gordon

引言

约 15% 的颅内动脉瘤起源于后循环[1,2]，与起源于前循环的动脉瘤相比，后循环动脉瘤破裂风险更高，而且发生的手术并发症较多[3,4]。尽管神经外科技术和手术技巧在不断进步，后循环动脉瘤仍是最具有挑战性的颅内疾病。脚间池和后颅窝的解剖结构复杂且密集，术野深在，相邻结构功能重要，使后循环动脉瘤手术治疗难度极大。传统手术策略联合颅底手术入路改善了外科处理方法。血管内技术的快速发展显著地降低了手术并发症的发生率，使以前治疗术后有严重的神经系统后遗症的动脉瘤能得到安全有效的治疗[5]。

类似前循环动脉瘤，后循环动脉瘤多发于动脉的分叉处或转折处，且多指向血流动力学剪切力最大的方向。半数以上的动脉瘤位于脚间池内或邻近脚间池，其中基底动脉顶端为最好发部位[6]。椎动脉（VA）和小脑后下动脉（PICA）的动脉瘤较少见，占所有颅内动脉瘤的 1.8%~3%[7]。PICA 走行曲折，其远端易形成动脉瘤[8]。小脑前下动脉（AICA）的动脉瘤更为少见，不到所有颅内动脉瘤的 2%[9]。夹层动脉瘤与梭形动脉瘤绝大部分都位于椎-基底动脉（VB）系统[10,11]。

开颅手术处理策略

大部分前循环动脉瘤都可通过翼点入路进行处理，但后循环动脉瘤的外科手术治疗要求熟悉多种手术入路（图 7.1）。手术入路的选择取决于靶动脉瘤的特定位置。基于头-尾轴将后循环动脉瘤的血管和解剖分为三个部分，从而选择相应的治疗模式[2,12,13]。手术

入路的选择需要我们详尽理解后颅窝的神经血管解剖关系[12,13]。与其他神经外科手术一样，良好的显露是后循环动脉瘤手术处理的基本原则。脚间池与后颅窝的显露受到颅底外部骨结构限制，且手术路径受神经、血管及骨质结构的阻碍。穿支动脉必须在术中予以保留，并且术中应尽量减少对颅神经的骚扰；同时，尽可能减少对脑组织的牵拉。所有操作必须严格遵守神经血管外科处理原则，包括近端血管阻断、充分显露流入及流出的血管结构、为动脉瘤颈的锐性分离及夹闭提供足够的操作空间。

颅内血管神经外科必须遵循一定的基本原则，违背这些原则可能导致手术失败。

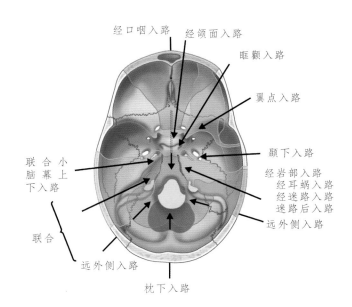

图 7.1　后循环动脉瘤手术入路，其中经口咽和经颌面入路应用较少。图片来源：经 Barrow Neurological Institute 授权使用（修正后）。

（1）体位——患者体位固定后，必须检查头部的位置是否合适。颈部不能有张力。保证静脉回流通畅，尤其对于蛛网膜下隙出血（SAH）的患者。头部旋转的角度是否有利于动脉瘤颈在术区的显露。患者必须固定在手术床上，以获得最大程度的移动手术床的能力，所有身体受压部位必须用护垫保护好。

（2）开颅——骨窗设计需尽可能靠近颅底，以为动脉瘤颈的分离及夹闭提供最大程度的暴露和手术操作空间[14]。在打开硬膜前确认骨窗是否足够可为术者节约时间，并保证术者在进行深部操作时能够集中注意力。

（3）耐心——硬膜打开之后，广泛打开可及的脑池是减少对脑组织牵拉的最好办法。通过打开的脑池缓慢引流脑脊液（CSF），能够使脑组织的张力达到最大程度的降低，并减少术中操作所需要的牵拉。通过应用甘露醇或者在必要时进行腰大池引流，也可达到降低脑组织张力的目的。

（4）精细分离蛛网膜——所有解剖结构都要保持无张力状态。蛛网膜分离不充分将导致脑组织张力过高，同时会导致动脉、静脉或颅神经损伤。

（5）精细分离动脉瘤——术者必须掌握所有穿支动脉走行的三维解剖结构。邻近动脉瘤或自动脉瘤发出的所有穿支动脉需要完整的解剖游离，以确保不会被动脉瘤夹夹闭或因夹闭导致其扭曲。

（6）手术方案——术前必须制订详细的手术方案，并根据术中情况的发展进行动态调整。做好应对所有潜在风险的准备，有助于在术中遭遇动脉瘤破裂时进行处置。

（7）检查骨瓣——在还纳骨瓣前仔细检查骨瓣及骨窗缘。开放的窦和气房必须严密修补封闭。

另外，作者认为神经电生理监测对于后颅窝手术中进行神经保护是重要的辅助手段。动作诱发电位、体感诱发电位及脑干听觉诱发电位可与脑电图（EEG）监测一并作为常规监测技术应用，颅神经肌电监测可选择性应用。在术中分离困难或术中动脉瘤破裂时，可临时夹闭载瘤动脉，在这种情况下，神经电生理监测的作用是不可取代的。

多普勒超声（DU）检查与吲哚菁绿血管成像（ICG）可用于确认正常血管的通畅度以及动脉瘤闭塞程度。ICG 仅能用于观察术者可直视区域的血管结构，而术中经导管血管造影可用于观察术者视野以外的血管结构。

上 1/3 区动脉瘤的外科处理：基底动脉顶端、大脑后动脉和小脑上动脉的动脉瘤

解剖

基底动脉（BA）分叉部位于后穿质与斜坡之间的小脑幕切迹的前方[15]。分叉部位置可有变异，位置低者可位于脑桥中脑连接部下方 1.3mm，而位置较高者可达乳头体平面[15,16]。双侧的大脑后动脉（PCA）分别沿同侧大脑脚外侧面、钩回内侧和动眼神经上方走行[17]。PCA 可分为四段[16,18,19]。对于非胚胎型 PCA，自基底动脉分叉部到后交通动脉（PCom）连接部的 PCA 被称为 P1 段。P1 段的分支相对恒定，包括丘脑穿支动脉、脉络膜后内动脉、四叠体动脉以及供应大脑脚和中脑顶盖的穿支动脉[18]。PCom 连接部到中脑背侧的 PCA 段为 P2 段。P2 段之后至距状裂前缘为 P3 段。P4 段的分支主要供应皮质表面[13,17]。大多数的重要穿支血管是由基底动脉顶端和 P1 段发出的。

双侧的小脑上动脉（SCA）分别在中脑腹侧靠近基底动脉顶端处发出，大多数通常向外侧走行于动眼神经的下方[20]。在罕见情况下，SCA 可自 PCA 近端发出并走行于动眼神经上方[19]。SCA（以单干的方式）分为头干和尾干，偶尔 SCA 也（以双干的方式）分别发出头干和尾干。SCA 是供应脑干及小脑脚的穿支血管的主要来源。SCA 发出后向后外侧走行，在脑桥中脑连接部环绕脑干，走行于滑车神经、三叉神经之间[13,20]，进入小脑中脑裂，然后发出小脑前动脉供应齿状核及小脑深部白质[20]。其后的分支主要供应小脑幕表面、蚓部及枕下面的部分小脑半球。SCA 可分为四段：脑桥中脑前段、脑桥中脑外侧段、小脑中脑段、皮质段[20]。

基底动脉顶端、大脑后动脉及小脑上动脉的动脉瘤

后循环动脉瘤最常见位置是 BA 顶端[6]。该部位的动脉瘤常常指向 BA 的长轴方向[21]。此处的动脉瘤多与血管解剖变异相关，例如 PCom 发育不全或 PCA 直接发自于颈内动脉（胚胎型 PCA）[22]。后循环的巨大动脉瘤多数发生于 BA 顶端[23]。指向后方的动脉瘤和基底动脉顶端巨大动脉瘤的手术风险最高[23]。

PCA 的动脉瘤较为少见，约占所有颅内动脉瘤的 1%[24]。Drake 与 Amacher 曾报道 PCA 动脉瘤最常见的位置是 PCom 与 PCA 连接处之后的第一个大的血管

分支发出处。但是动脉瘤也可发生于 PCA 的任何部位。PCA 和小脑幕缘的解剖关系与夹层动脉瘤的形成相关[10]。PCA 远端动脉瘤往往比 PCA 的其他位置动脉瘤大[19,25]。

SCA 的动脉瘤更为少见，仅占颅内动脉瘤的 0.2%[26,27]，多数发生于 SCA 从 BA 发出部位的血管弯曲处，该部位的最大血流冲击力方向是沿着 BA 朝向 SCA 发出处[20]。SCA 远端动脉瘤亦可发生，但非常罕见。

上 1/3 区动脉瘤的手术入路

颞下入路

Drake 创立并推广了由颞下入路抵达 BA 顶端的术式。颞下入路的优势包括便于控制近端血管，可显露穿支血管，并且是夹闭该区域动脉瘤的最适合路径（图7.2）。其劣势主要有：必须对颞叶进行牵拉，可能会损伤静脉及继发梗死，对侧血管结构显露不佳[24,28]。

（1）在手术台上，患者取仰卧位并旋转一侧肩膀；或取侧卧位，头旋转90°并侧屈，使术者视线与中颅窝底平行。

（2）腰大池置管引流有利于脑组织的松弛，并可减少术中对颞叶牵拉造成的损伤。

（3）皮肤切口起自颧弓根部位至外耳道（EAM）前数厘米，以暴露颞骨的鳞部；颞肌随皮瓣一起翻开。

（4）随后进行开颅，骨窗下缘与中颅窝底齐平；所

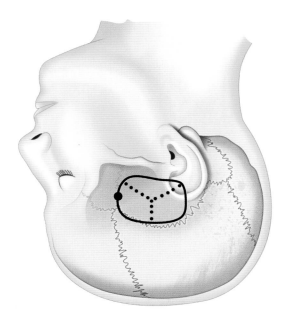

图 7.2　颞下入路，图中标明了骨窗及硬膜打开方式。图片来源：经 Barrow Neurological Institute 授权使用（修正后）。

有开放的气房必须用骨蜡密封。

（5）在下方切开硬膜，仔细辨认 Labbé 静脉并予以保护，以避免静脉性脑梗死。

（6）在腰大池引流的辅助下，轻柔地牵开颞叶，在滑车神经后部切开小脑幕。

- 缝合固定小脑幕有利于扩大显露。
- 进一步扩大切开小脑幕缘，有利于对后颅窝（更多的尾侧）的显露[24,28]。

（7）辨认同侧动眼神经、SCA 和 PCA，循 SCA 和 PCA 可找到 BA 分叉部近端主干，术中进行近端血管控制的部位为 SCA 开口下方的远端 BA 主干。

- 仔细游离动脉瘤颈部的穿支动脉，锐性分离动脉瘤颈以便于夹闭动脉瘤。

翼点入路

Yasargil 已证明翼点入路是 BA 顶端动脉瘤手术的一个有效的入路（图7.3和图7.4）。翼点入路的优势包括对颞叶牵拉较小；对侧解剖结构显露良好；引起动眼神经、滑车神经麻痹风险较小；可同时处理并存的同侧前循环动脉瘤；对指向外侧的动脉瘤处理更加安全。而该入路的劣势包括到达 BA 顶端的入路较狭窄，受视神经、颈内动脉（ICA）及 PCom 阻碍；穿支血管显露不佳可能导致非常大的风险；翼点入路受到 BA 分叉部水平面与后床突的解剖关系限制[29]。

（1）在手术台上，患者取仰卧位，头偏向对侧15°~45°。

（2）手术早期即可开放脑池引流脑脊液，故多数情况下不需要行腰大池引流。

（3）皮肤弧形切口起自颧弓根部，不超过外耳屏前1cm，弧形向中线延伸，不超过发际线。

（4）翼点开颅方法：蝶骨嵴磨除到与前颅窝底齐平，以获得最大限度的 ICA 暴露。

（5）硬脑膜弧形切开，翻向蝶骨及额部。包绕 ICA、视神经及动眼神经的蛛网膜间隙是抵达脚间池的潜在间隙，必须仔细充分解剖分离。

（6）该入路有三条途径：

- 位于视神经与 ICA 之间的视神经–ICA 间隙；
- 位于 PCom 与 ICA 之间的 ICA 后两侧间隙[30]；
- 位于 PCom 与动眼神经之间的 ICA 后两侧间隙[16]。

（7）最常应用的间隙是 ICA 后部间隙。与视神经–ICA 间隙相比，动眼神经–ICA 间隙可提供更宽阔的解剖空间。

（8）侧裂必须广泛分离。分离颞部的桥静脉使术中对颞叶牵拉更加安全，并为外侧的解剖分离提供更

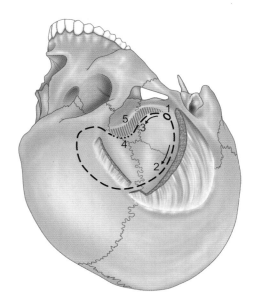

图 7.3 翼点入路。(1)于颞弓根部钻骨孔;(2)和(3)骨窗切除方向;(4)从蝶骨嵴分离皮瓣;(5)蝶骨和颞骨磨除到与前颅窝底和中颅窝底齐平,以获得最近的路径和最大限度的显露范围。图片来源:经 Barrow Neurological Institute 授权使用(修正后)。

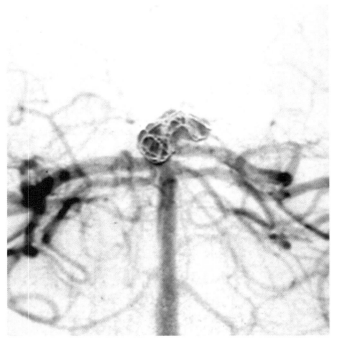

图 7.4A 基底动脉顶端动脉瘤弹簧圈栓塞术后 6 个月后的正位血管造影显示动脉瘤复发。

好的视野。游离 ICA 周围的蛛网膜后,可向内侧或外侧牵开以增加显露。

(9)沿 PCom 跨过 Liliequist 膜可抵达 PCom 与同侧 PCA 连接部,继而沿 P1 段内侧抵达 BA 分叉部。

● 磨除后床突可扩大术野,尤其是在 BA 分叉部较低的情况下。动眼神经可作为同侧 SCA 的解剖标记,沿 SCA 可抵达基底动脉末端主干,以便在必要的时候进行近端血流控制。

(10)再次强调,所有可见的邻近动脉瘤颈的穿支血管必须在夹闭前仔细游离。

(11)关颅前,仔细检查骨窗边缘。额窦入口需用保留血供的肌瓣修补以避免脑脊液漏及其并发症。

眶颧入路

联合眶颧骨性结构切除的翼点入路可提供更宽阔的前方和下方手术空间,使术者可到达距离 BA 顶端更近的部位(图 7.5)[12,31-34]。术者可经与翼点入路相同的路径到达脚间池。但是眶颧入路可更加广泛地打开蛛网膜,以便对术区深部进行更有效的解剖游离。此入路尤其适合于位于后床突上方并指向前方的 BA 顶端动脉瘤[12,33,35]。

(1)皮肤切口跨中线到达对侧瞳孔中线,以充分显露眶上外侧壁及颞弓。

(2)颞肌筋膜可经筋膜间切开或筋膜下切开,以保留面神经额支。

(3)筋膜被颞弓分为上下两层,浅部筋膜向上延续成为眶骨膜。

● 眶骨膜需从眶壁细致剥离,并使用棉片保护眶内容物,避免眶内容物在之后的骨切开术中受损。

● 颞肌翻向下方,行颅骨切开术。

(4)作者偏好于分两步进行颅骨切开术与眶颧骨切开术,但亦有部分作者建议同步进行[32,35]。

● 额颞部骨瓣去除后,抬起额部前外侧的硬膜与颞部前方的硬膜。

● 以摆动锯进行眶颧骨切除术,分别游离眶上外侧壁、眶顶及颞弓并整块取下。

● 第一步在颞下颌关节前方、颞弓根前方切开颞弓。

● 第二步在眶壁内自眶下裂切开至上颌骨外侧。

● 第三步沿眶缘,由眶上神经外侧矢向切开至眶顶。

● 第四步沿第三步向外侧切开,经过眶顶、眶外侧壁到达眶下裂[36]。

● 在眶颧骨切除术的每一步,必须保护好硬膜及眶内容物[33]。

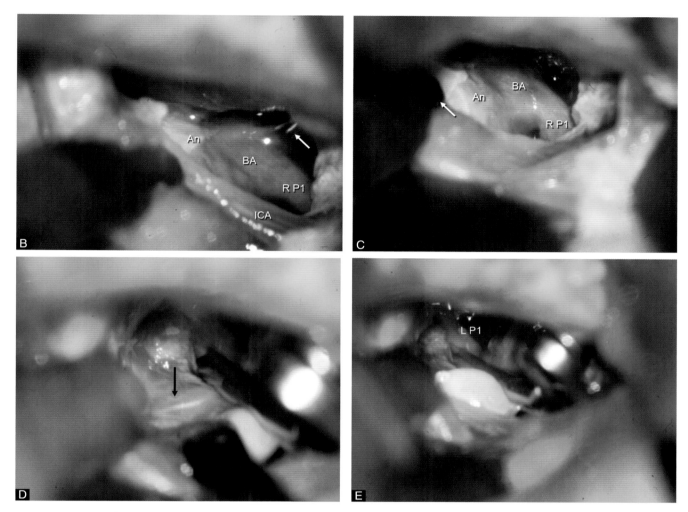

图 7.4B~E　（B）右侧翼点入路通过颈内动脉后间隙到达基底动脉顶端。注意：动脉瘤向腹侧蛛网膜下隙突出（箭头）。（C）颈内动脉向内侧牵开（箭头）以获得更大的头端及对侧的显露。（D）动脉瘤已被夹闭。通过瘤体（箭头）可看到弹簧圈。（E）调整显微镜角度以确认对侧 P1 段是否通畅。ICA，颈内动脉；An，动脉瘤；BA，基底动脉顶端；P1，大脑后动脉 P1 段。

联合入路及扩大显露的方法

　　采用联合入路可部分克服上述各种入路的限制。向颞部扩大的翼点入路，联合或不联合眶颧骨切除术，可使翼点入路有效地增加了颞下入路的优势，从而能够采用多种路径处理更加复杂的病变。

　　评估 BA 顶端与鞍背、后床突及斜坡的解剖关系，是制订后循环上 1/3 区的动脉瘤手术计划必须考虑的重要因素。靠近头端的动脉瘤埋藏于脚间池深部，眶颧入路可提供充分的前下方显露，是其最佳的手术入路。对于靠近尾端的动脉瘤，磨除后床突、鞍背及斜坡前部可获得最接近的显露路径[37]。亦有报道在 BA 顶端复杂动脉瘤且位置较低的情况下，经海绵窦入路可能有利于经外侧路径，以获得对基底动脉主干中部的

控制[38-41]。在采用颞下入路时，联合 Kawase 描述的前方岩骨切除术[42]，可更有效地到达 BA 近端。

中 1/3 区动脉瘤的外科处理：小脑前下动脉和基底动脉主干中部的动脉瘤

解剖

　　BA 主干发出的分支和穿支动脉向橄榄核及脑桥供血。主要分支动脉包括脑桥延髓动脉、脑桥外侧动脉及后外侧动脉[43]。穿支动脉主要发自于 BA 主干的后方与后外侧。AICA 是其最大的分支动脉。

　　AICA 在多数情况下以单干形式（72%）自基底动脉发出，亦可以双干（26%）或三干（2%）形式发出[43]。

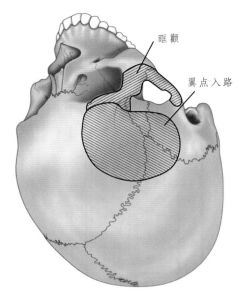

图 7.5 眶颧入路。联合眶颧骨性结构切除的翼点入路可为上 1/3 区动脉瘤的手术提供更宽阔的前方和下方手术空间。图片来源：经 Barrow Neurological Institute 授权使用（修正后）。

AICA 与 PICA 亦可由相同主干发出。AICA 通常在桥延沟水平发出，向延髓头端发出穿支，继而环绕脑桥走行与展神经下方，与面神经或前庭蜗神经复合体关系密切。AICA 通常在靠近面神经或前庭蜗神经复合体部位分叉，形成头干和尾干。头干沿小脑中脚外侧发出分支，而尾干供应小脑的岩面、部分绒球以及 Luschka 孔（第四脑室外侧孔）平面的脉络丛。AICA 在终止前发出迷路动脉、回返穿通动脉和供应面神经及前庭蜗神经的分支动脉[43,44]。类似 PCA 与 SCA，AICA 亦分为四段：脑桥前段、脑桥外侧段、绒球小结叶段和皮质段[43,45]。其中，根据小脑前下动脉与内听道的关系，脑桥外侧段可进一步分为内听道前段、内听道段与内听道后段[13,15]。

小脑前下动脉和基底动脉主干的动脉瘤

起源于 AICA 的动脉瘤较为罕见，在所有颅内动脉瘤中其比例不足 2%[9,46]。AICA 动脉瘤可分为三种类型：近端、内听道段、远端[9,47]。近端动脉瘤起源于 BA–AICA 连接部、AICA 的内听道前段、AICA 分叉部或 AICA–PICA 共干的开口部。内听道动脉瘤起源于 AICA 的内听道段，根据 Yamakawa 及其同事提出的分型系统，可进一步划分亚型。该分型系统的依据是动脉瘤的位置与内听道的关系[25]，而该解剖关系决定了术中需要去除内听道顶部的范围[48]。AICA 远端动脉瘤

通常位于脑桥小脑角（CPA）内，起源于内听道后段的头端，并与展神经、面神经、前庭蜗神经关系密切。BA 主干及 AICA 的动脉瘤多数发生在 BA 较为迂曲的条件下，因 BA 迂曲可导致脑桥分支与 AICA 发出部的血流压力增加所致。动脉瘤多位于 BA 凸面，并指向 BA 长轴[49]。BA 主干动脉瘤常常累及穿支血管，并可能起源于延长扩张型血管[50]。

中 1/3 区动脉瘤的手术入路

经岩部入路

经岩部入路可进入脑桥腹外侧及 BA 主干中部，并可使术中对小脑的牵拉最小化（图 7.6）[35]。但是该入路的空间较为狭窄。去除更多的颞骨岩部可扩大显露，但并发症亦相应增加，因此激进的岩部切除术仅适用于最复杂的 BA 主干动脉瘤[42,51]。该入路造成术区颅神经受损的风险较高。尽管该入路易于进行近端及远端血管控制，但动脉瘤体常阻碍瘤颈的显露，使术中对瘤颈的分离与夹闭较为困难[52]。在大多数医院，经岩部入路的手术是由耳鼻喉科医生完成，包括作者所在的医院。腰大池引流脑脊液对于手术有所帮助，并且术中必须进行面神经功能检测。

（1）患者取仰卧位，头偏 90°，同侧肩膀旋转并向足端牵拉固定。体重较大或颈部旋转受限的患者可取侧卧位。

（2）以外耳道为中心取弧形皮肤切口，皮瓣设计应充分暴露中颅窝底、外耳道后方及乳突。如果需联合乙状窦后入路，切口可向后方扩大。

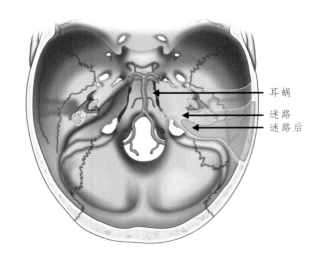

图 7.6 经岩部入路。逐步去除岩部的骨质可改善对中 1/3 区动脉瘤外侧方路径的显露。图片来源：经 Barrow Neurological Institute 授权使用（修正后）。

（3）行乳突切开术,并根据显露需要磨除颞骨岩部。

● 迷路后入路需去除半规管骨质,同时保留听力。该入路的术野最为狭窄,因此常联合颞下及乙状窦后入路,以切开小脑幕并游离乙状窦(下文将讨论)。

● 经迷路入路可改善对病变腹侧的暴露,但需牺牲同侧的听力。该入路需移除半规管并暴露内听道。去除面神经周围骨质,但保留面神经管。

● 经耳蜗入路可获得后外侧路径的最大的腹侧显露(图 7.7)。该入路需分离外耳道,游离并移开面神经,之后磨除耳蜗。磨除岩尖可扩大术野显露。然而,该入路极易导致面神经损伤[52]。

（4）在上述入路中,乙状窦周围骨质的磨除范围需到达颈静脉球的乙状窦起源部。

（5）扩大显露

● 联合小脑幕上下入路,切开小脑幕以扩大显露并便于操作(图 7.8)。

● 延长后正中及下外侧的切口,以更充分地显露枕下结构。

● 充分显露横窦、乙状窦后硬脑膜及颞底硬脑膜。

● 咬骨钳去除窦脑膜角处的骨质以便于显露岩上窦。

● 乙状窦前的硬脑膜线型切口起自颈静脉球处并延伸至岩上窦,与乙状窦平行。

● 平行中颅窝底由前至后切开颞后部硬脑膜。

● 结扎岩上窦后,可切开小脑幕内侧到小脑幕裂孔,注意保留第 IV 颅神经。

● 乙状窦后颅骨切除与小脑幕切开后,可向内侧牵开乙状窦,从而获得较好的外侧通道并可沿上外侧至下内侧方向进行解剖。Labbé 静脉引流至横窦,术中必须予以保护。

（6）在窦汇和对侧静脉回流系统通畅的情况下,乙状窦可结扎。这需要在诊断性血管造影下进行验证。为确保安全结扎,亦可暂时阻断乙状窦后进行静脉压力测定[53,54]。

（7）仔细分离颅神经与蛛网膜的粘连,以保证动脉瘤的分离和夹闭能安全进行。

（8）骨缺损处可移植自体脂肪组织,以预防术后脑脊液漏。在关颅时,作者常应用硬膜黏合剂,并使用钛网进行颅骨重塑。

乙状窦后入路

乙状窦后入路的应用于中 1/3 区仅限于内听道段及 AICA 远端的动脉瘤[9,55]。与经岩部入路相比,神经外科医生对本入路较为熟悉,且此入路的并发症更少。但是乙状窦后入路对腹侧面暴露极为受限,术中对小脑的牵拉严重,且不易进行近端血流控制。因此,乙状窦后入路不推荐应用于 BA 主干及 AICA 开口部的动脉瘤。

（1）患者平卧位,头偏一侧并向地面屈曲。

（2）矢状位的皮肤线型切口位于乳突后约 3cm。

（3）枕下颅骨切除以充分暴露同侧横窦、横窦-乙状窦结合部及乙状窦。

（4）沿乙状窦走行打开硬脑膜,并在横窦-乙状窦结合部上方及乙状窦下方做侧切口。

（5）开放小脑延髓侧池,立即引流脑脊液,降低脑组织张力。

（6）向内侧牵开小脑。

（7）内听道段和 AICA 远端的动脉瘤需广泛分离第 VII 或 VIII 复合体周围蛛网膜和(或)去除内听道顶部。另外,根据动脉瘤的大小和形态,载瘤动脉闭塞术可能是唯一可行的术式[56]。

中 1/3 区的动脉瘤手术并发症较多,颅神经麻痹、脑干缺血、脑脊液漏均为常见的并发症[9]。神经电生理监测应常规应用。所有潜在的可能导致脑脊液漏的出口必须严密闭合。

下 1/3 区动脉瘤的外科处理:小脑后下动脉、椎动脉和椎-基底动脉连接处的动脉瘤

椎动脉和小脑后下动脉解剖

椎动脉(VA)自寰椎横突孔穿出,在入颅前沿寰椎后弓上面的动脉沟弯曲向后内侧走行,然后穿过寰枕后膜及硬脑膜后,由枕骨大孔进入后颅窝[57]。入颅后,走行于小脑延髓侧池,在舌下神经根下方并沿着延髓向前内侧弯曲走行至桥延沟处,然后在斜坡下方与对侧 VA 汇合形成 BA[57]。随年龄的增加,VA 的血管迂曲度增加,致使 VA-BA(VB)连接处位置多变。左侧 VA 多为优势侧[58]。少数情况下,一侧 VA 可能延续为 PICA,而对侧 VA 延续成为 BA[59]。

PICA 是椎动脉最大分支,在小脑的动脉中解剖结构最为多变[8,60]。PICA 可分为五段。延髓前段是指 PICA 自 VA 发出后,在脑干的腹侧靠近下橄榄核处向后走行,经舌下神经根到达延髓外侧缘[8]。在 PICA 起自于 VA 的位置更靠近端和外侧的情况下,延髓前段可缺如。延髓外侧段由下橄榄核的外侧缘走行至舌咽神经、迷走神经、副神经根。延髓扁桃体段由延髓外侧

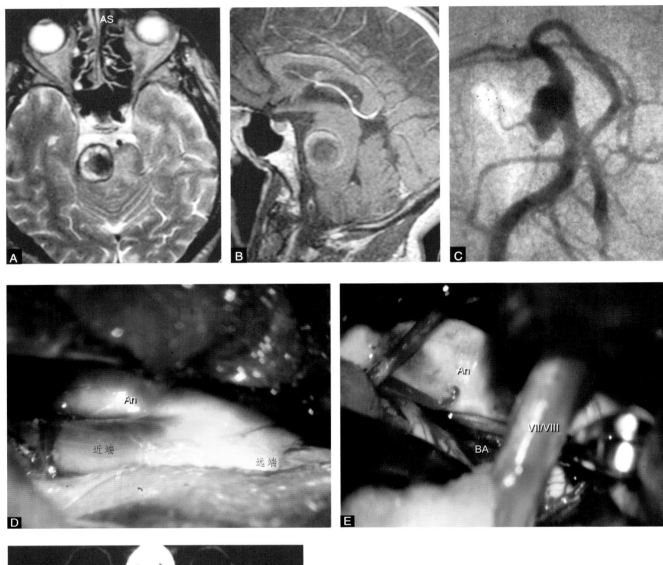

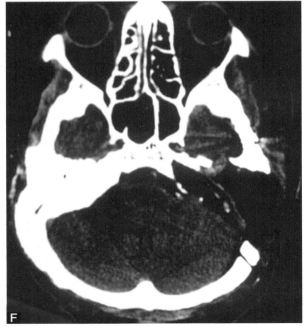

图 7.7 (A)轴位 T$_2$ 像、(B)矢状位 T$_1$ 像和(C)斜位血管造影图像显示,基底动脉主干中部的巨大动脉瘤伴部分血栓形成,已造成脑桥受压及局部水肿。(D) 动脉瘤夹闭前和(E)经左侧耳蜗入路动脉瘤夹闭后的术中图像,该入路可使腹侧显露最大化,但图 7.7E 的基底动脉(BA)显露不清晰。(F)术后 CT 可清晰显示岩部骨质的切除范围。An,动脉瘤;AS,主动脉瓣狭窄;BA,基底动脉;Ⅶ/Ⅷ,面神经/前庭蜗神经。

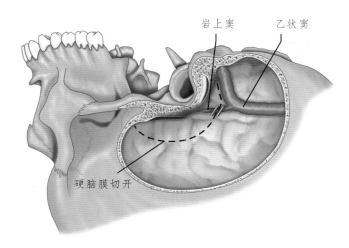

岩上窦　乙状窦

硬脑膜切开

图 7.8　联合小脑幕上下入路。去除乙状窦后和乙状窦前的颞部骨质，以便于切开小脑幕，从而为抵达后颅窝提供较为宽阔的入路。图片来源：经 Barrow Neurological Institute 授权使用（修正后）。

段之后向后内方走行至小脑扁桃体下方，然后在沿着小脑扁桃体内侧上升前形成一个尾袢[8]。扁桃体上段由小脑扁桃体内侧向上走行，然后在后髓帆下方形成一个头袢。该段从小脑蚓部、扁桃体、小脑半球之间走行，并在穿出这些部位之前发出分支供应脉络膜组织和脉络丛[8]。皮质段发出内侧支与外侧支供应小脑蚓部、扁桃体及小脑半球的枕下面[8,61]。

　　PICA 供应脑干的重要穿支总是起源于延髓前段、延髓外侧段及延髓扁桃体段[8]，故在处理 PICA 近端动脉瘤术中必须注意保留这些穿支血管。

小脑后下动脉、椎动脉和椎-基底动脉连接处的动脉瘤

　　PICA 的动脉瘤占所有颅内动脉瘤的 0.49%~3%[7,46,61,62]，并多起源于 PICA 起始处，PICA 远端动脉瘤较罕见[63]。PICA 起始处动脉瘤常常伴有一个凸向上方的弯曲 VA 段[64]。VA 与 VA–BA 连接处的血管开窗[65,66]可能会增加动脉瘤的发生率[67-70]。VA 的动脉瘤更易呈梭形或延长扩张形[71]。

下 1/3 区动脉瘤的手术入路

枕下外侧入路

　　在 PICA 起源于 VA 颅内段中部和近端的情况下，枕下外侧入路足以处理 VA 和 PICA 起始处的动脉瘤[7,72]。起源更靠近腹侧和头端的动脉瘤可通过远

外侧入路（下文将讨论）来扩大显露。乙状窦后入路多用于处理中 1/3 区动脉瘤，亦可通过对解剖入路进行调整，从而用于处理下 1/3 区动脉瘤。该入路的优势是术者对该入路较为熟悉且更加有效，而该入路最主要的劣势是需要牵拉小脑以及不易在早期获得对近端血管的控制。

　　（1）患者取侧俯卧位（公园椅位），颈部屈曲，同时头向地面旋转 45°，以使同侧枕下区域位于手术的最高点。

　　（2）取旁正中直行皮肤切口以显露同侧枕下区域。

　　（3）行单侧枕下颅骨切除术（或颅骨切开术），骨窗可延续至枕骨大孔。

　　（4）锐性打开枕大池以引流脑脊液。

　　（5）向头端牵开小脑半球及扁桃体以暴露 VA 颅内段。

　　（6）沿 VA 向远段寻找动脉瘤，或沿 PICA 由远端向近端寻找动脉瘤。术中可能损伤舌咽神经、迷走神经、副神经，对蛛网膜下隙的解剖需仔细进行，以免造成颅神经损伤。

远外侧入路

　　动脉瘤最具有优势的入路，包括 PICA 起始处、PICA 近端及 VA–BA 连接处的动脉瘤（图 7.9）[61,71,73]；该入路可充分显露腹侧结构，并使对脑组织牵拉最小化。在硬脑膜打开之前即可通过 VA 颅外段获得近端控制。术中可能会损伤同侧后组颅神经。患者取侧卧位，颈部屈曲并向地面侧曲，同时头向健侧轻度旋转；这样可增加颅颈交界区的暴露，便于术者可沿同侧 VA 走行方向观察硬膜内结构。可采用几个体位，通常采用侧卧位和 3/4 俯卧位，同侧肩膀向足端牵引并绑扎固定，同时要避免损伤臂丛神经。

　　（1）几个皮肤切口被采用来暴露小脑半球枕下面、枕骨大孔及 C1 后弓。"曲棍球球棍"式皮肤切口外侧缘起自乳突尖下方，内侧缘沿颈后正中线向下延伸至 C3-C5 棘突，内、外侧缘连接于上项线水平[52,71]。

　　（2）胸锁乳突肌及椎旁肌肉整层被翻开，沿着上项线留一肌筋膜袖套以便于缝合[52,71]。

　　• C1 侧块是重要的可触及的定位标记。

　　• VA 由 C1 横突孔穿出，在需要的情况下，可在 C1-C2 之间或枕下三角处寻找到 VA 的硬膜外段。

　　• 椎静脉丛的出血可用止血材料、填塞压迫或双极电凝进行止血。

　　（3）行单侧的枕下颅骨切除术，延伸至枕骨大孔，并移除 C1 后弓。

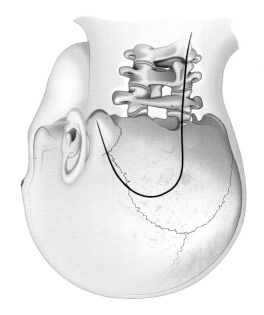

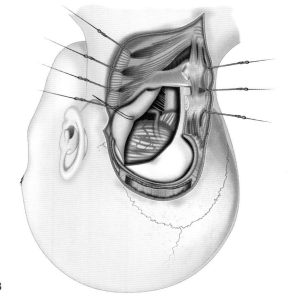

A　　　　　　　　　　　　　　　　　　　　　　B

图 7.9　远外侧入路。(A)皮肤切口及(B)硬膜切开方式,该入路能够最大程度获得对下 1/3 区动脉瘤的显露。图片来源:经 Barrow Neurological Institute 授权使用(修正后)。

・去除乙状窦周围骨质。

(4)枕髁的后内侧及颈静脉结节可磨除,以增加腹外侧面的显露[54,74]。

(5)硬膜切开的基底部位于外侧,沿上颈椎的同侧硬膜边缘向下方切开。

(6)打开枕大池及小脑延髓侧池以引流脑脊液。

(7)可切开齿状突韧带以增加近端的腹侧显露。确认 VA 硬膜内段的近端,并向远端寻找动脉瘤。

・术前血管造影应确认 PICA 起始部的 VA 硬膜内段的近端位置,以评估在处理 PICA 起始部动脉瘤时是否需进行 VA 硬膜外段的控制。

(8)再一次强调,所有穿支血管必需予以保留。

(9)作者补充:硬膜应以自体脂肪组织及纤维蛋白黏合剂严密闭合。术后腰大池引流有助于防止脑脊液漏。

枕下中线入路

标准的枕下中线入路可用于处理大部分起源于 PICA 延髓扁桃体段或更远端部位的动脉瘤。

(1)患者取俯卧位,头部正中并屈曲,以增加颅颈交界区的暴露。

(2)沿后正中线切开椎旁肌肉。

(3)行枕下颅骨切除术,骨窗延伸至枕骨大孔。

・在少数必要的情况下,可移除 C1 后弓以辅助

向上的解剖分离。

(4)硬膜以"Y"形切开。

(5)打开枕大池以引流脑脊液。

・在小脑延髓裂确认 PICA,并向远端找到动脉瘤[13]。

・仔细操作以避免损伤延髓扁桃体段的穿支血管。

扩大显露:较大或复杂的动脉瘤需要更广泛的术野显露,可通过去除更多的外侧颅骨或联合入路以达到扩大显露的目的。远外侧入路可通过移除乙状窦周围的骨质至颈静脉球并磨除颈静脉结节,可增加腹侧的显露[54,74],逐步磨除同侧的枕髁亦可改善腹侧下方的解剖路径。但是枕髁的磨除尽量避免超过 50%,否则需行枕颈融合术[35,75]。在少数必需的情况下,可采用远外侧入路联合小脑幕上下经岩部入路,以使椎基底动脉系统的暴露最大化,包括从硬膜入口处直至岩尖部位[52,76]。

辅助技术

搭桥手术

后循环的梭形动脉瘤、夹层动脉瘤及巨大动脉瘤难以直接行动脉瘤闭塞术。在侧支循环不够满足代偿

需要、血管远端的复杂动脉瘤或动脉瘤上有重要穿支发出等情况下,常需在血管结构被破坏之前行搭桥手术以补充血供。对于后循环来说,可采用颅外-颅内(EC-IC)搭桥手术或颅内-颅内(IC-IC)搭桥手术[77-80]。低流量 EC-IC 搭桥手术可选择颞浅动脉(STA)或枕动脉(OA)作为供血动脉,但血管长度及血管内径是其主要限制因素[79,81,82]。高流量搭桥手术多选择颈外动脉作为供血动脉,并需要移植一段大隐静脉[83,84]。亦可选择椎动脉颅内段或颅外段作为供血动脉[77,85]。直接的 IC-IC 搭桥手术包括 SCA-PCA 及 PICA-PICA 侧-侧吻合术式[77,78,80]。在载瘤动脉长度足够的情况下,亦可在切除动脉瘤后行两端血管的端-端吻合术。动脉瘤发出的血管可在切断后通过端-侧吻合术移植到载瘤动脉的近端,以便于完全闭塞动脉瘤[77]。搭桥的血管保持在无张力的状态,是血管搭桥手术必须满足的条件。IC-IC 搭桥手术中不便于进行侧-侧吻合的情况下,可选择桡动脉作为移植血管[77]。

血管搭桥技术难度大,但在经验丰富的术者操作下,该技术被证实是确切有效的[77,78,80,83,86]。非闭塞性高流量搭桥手术可降低继发于脑缺血的手术并发症[87-89]。术中使用定量的血流探头可用于确认供体动脉与受体动脉是否匹配[90,91]。根据要求确定搭桥的血管是否通畅。因此,无论是在外科手术中还是血管内操作过程中,载瘤血管的闭塞可在确认搭桥的血管通畅性之后立刻进行。

深低温停循环技术

后循环巨大动脉瘤的自然病史显示其 5 年死亡率和严重致残率接近 40%~45%,因此在可行的情况下需手术治疗[3],但是手术难度巨大,并发症严重(图 7.10)[23]。采用深低温停循环技术能够避免术中动脉瘤破裂的风险,使动脉瘤变得柔软,使显微解剖操作更加安全[92-95]。Ponce 等进行了至今为止的最大样本的研究发现,深低温停循环技术可导致重并发症,其死亡率和永久的相关并发症发生率可达 32%[95]。因此,该技术仅在缺乏其他有效治疗方式的情况应用。

动脉瘤切开术

Flamm 最早报道了一系列采用动脉瘤内抽吸减压以处理巨大动脉瘤的方法[96],继而该技术被推广用于处理流入和流出血管结构显示不清的复杂动脉瘤。该技术要求在临时阻断动脉瘤近端血管或动脉瘤孤立后,应用连接真空吸引器的 21G 针头插入动脉瘤内进行抽吸减压,使动脉瘤变得松弛,以便于进行解剖分离和夹闭(图 7.11)。

伴有瘤内血栓或瘤颈部动脉粥样硬化的大动脉瘤常需要程度更大的减压,才能为放置动脉瘤夹提供充分的空间。在这种情况下,在夹闭之前,常需要广泛切开动脉瘤并采用显微切除和(或)超声吸引以去除动脉瘤内容物[97]。

显微外科与血管内治疗对比

在过去的 10 年里,后循环动脉瘤进行夹闭手术的比例逐渐降低,而行血管内弹簧圈栓塞术的比例逐渐升高, 部分原因是 "国际未破裂动脉瘤研究(ISUIA)" 发现后循环动脉瘤显微外科手术的并发症发生率显著高于预期[98]。选择夹闭手术或者血管内弹簧圈栓塞术,该决定取决于患者的临床表现、动脉瘤的位置和形态以及外科医生的经验。夹闭手术的历史更长,其临床疗效持久可靠,且年轻患者的手术并发症较少。同样,Hunt-Hess 分级较低和合并内科疾病较少的患者经外科治疗的预后较好。截至 2011 年被认为适于显微外科夹闭的动脉瘤为宽颈动脉瘤、有异常分支血管的动脉瘤或梭形动脉瘤,这些动脉瘤的血管内治疗难度很大[4]。除非技术上无法完成,后循环的动脉瘤通常采用血管内治疗方法。随着血管内治疗的经验积累和技术进步,更多的后循环动脉瘤可通过血管内技术治疗,而采用显微外科夹闭术治疗的后循环动脉瘤比例会进一步下降[99]。随着弹簧圈栓塞、支架辅助弹簧圈栓塞和血流导向技术的发展,血管内治疗技术可处理绝大部分的后循环动脉瘤,并且比开颅手术有更低的死亡率和并发症发生率。

血管内治疗

动脉瘤的血管内治疗与开颅夹闭术的手术目的是一致的:预防未破裂动脉瘤出血和(或)避免 SAH 之后的再次破裂出血;其次的目的是避免早期的卒中或其他潜在并发症,这已经被相关文献证实。有时候,血管内治疗的手术指征在有些方面仍比较模糊,必须仔细评估。但不幸的是,由于相关文献缺乏且研究人群与结论多不一致,故血管内治疗适应证选择的循证医学证据仍非常缺乏。在任何干预手段之前,患者有权利被告知最新的技术手段、风险、获益以及动脉瘤的自然病史[100]。

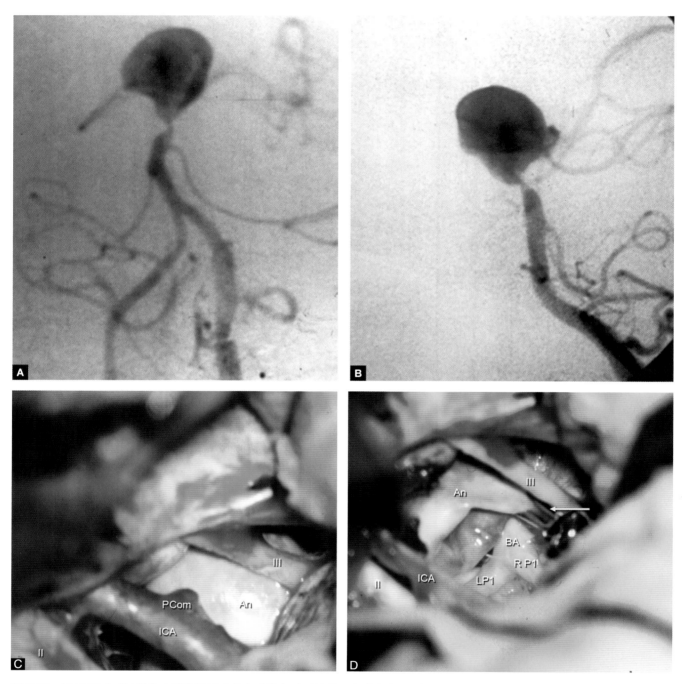

图 7.10 (A)正位和(B)侧位血管造影显示基底动脉主干远端的巨大动脉瘤。注意:图中显示基底动脉主干中部延长扩张和动脉瘤流入血管狭窄。(C)夹闭前和(D)夹闭后(箭头),在深低温停循环下经右侧翼点入路在进行动脉瘤夹闭。注意:图像中显示动脉瘤体有动脉粥样硬化征象。Ⅱ,视神经;Ⅲ,动眼神经;ICA,颈内动脉;PCom,后交通动脉;An,动脉瘤;BA,基底动脉顶端;P1,大脑后动脉P1 段。

解剖特点

后循环动脉瘤均以其起源的实际血管来命名,这是后循环动脉瘤独有的特点。而前循环的动脉瘤多起源于颈内动脉发出分支动脉处。譬如"后交通动脉瘤"

是口语化的表达方式并可能引起歧义,因为在大多数病例中动脉瘤并没有起源于后交通动脉本身。相反,包括 BA、PICA、AICA、SCA 和 PCA 在内的后循环动脉,动脉瘤都实际发源于其被命名的血管。在这种情况下,外科医生必须行载瘤动脉的近端和远端闭塞的

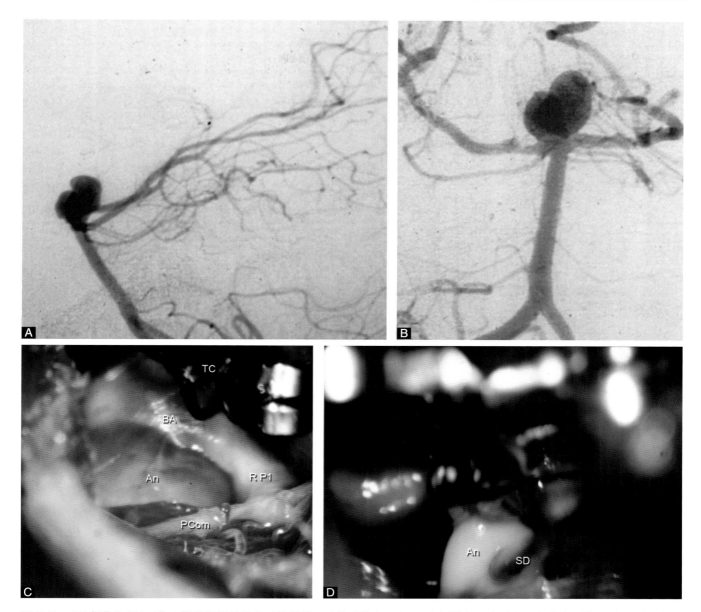

图 7.11　(A)侧位和(B)正位血管造影显示基底动脉顶端双叶状动脉瘤。(C) 经右侧翼点入路到达基底动脉顶端,一个临时阻断夹 (TC)放置于基底动脉主干远端。(D) 在临时阻断基底动脉情况下使用 21G 注射器针头(SD)进行动脉瘤内抽吸减压,为动脉瘤的分离和放置永久性动脉瘤夹提供了有利的条件。PCom,后交通动脉;An,动脉瘤;BA,基底动脉顶端;P1,大脑后动脉 P1 段;TC,临时阻断夹;SD,21G 注射器针头。

动脉瘤孤立术,除此之外的可选治疗方法很少。 此类治疗的并发症主要与载瘤动脉供血的脑区有关,以及与动脉瘤远端血管是否有侧支循环血流以确保载瘤动脉可安全闭塞有关。必须评估每个患者的动脉瘤的自然病史、后循环动脉瘤外科手术相关风险以及血管内治疗的相关风险(主要与后循环动脉的小血管直径及血管迂曲的走行有关)。

　　后循环动脉瘤可依据以下特点进行评估:动脉瘤的起源血管及其与邻近脑组织及血管的关系,动脉瘤的几何结构、颈体比,动脉瘤体与载瘤动脉的大小比,载瘤动脉与动脉瘤颈的夹角是否超过 180°,是否瘤体内有血栓,是囊状还是梭形。破裂风险及治疗相关的并发症的发生率取决于以上因素。

　　与动脉瘤的外科夹闭手术有多种技术相比,动脉瘤的血管内栓塞治疗同样有多种材料和技术可供选择。

血管内治疗方案概述

（1）载瘤动脉闭塞——阻止顺行血流，增加侧支循环的逆行血流。

（2）弹簧圈栓塞动脉瘤体。

（3）球囊辅助弹簧圈栓塞。

（4）支架辅助弹簧圈栓塞——包括"Y"形多支架技术或平行多支架技术，"冰淇淋"技术，开放式网孔设计或闭合式网孔设计支架。

（5）球囊与支架联合辅助弹簧圈栓塞。

（6）液体栓塞剂——NBCA 和 Onyx（图 7.12 和图 7.13）。

（7）血流导向支架——不应用弹簧圈栓塞而仅置入血流导向支架，血管内支架表面内皮化而进行载瘤动脉重建。

（8）对载瘤动脉肌层或内膜的基因学治疗或药物治疗——以修复并预防动脉瘤生长和发展的新技术。

破裂动脉瘤的处理必须遵循临床规范及处理原则。为达到良好的临床预后，必须理解各种设备的安全性，如何临床干预效果最大化并知道如何预防并发症。对伴有 SAH 的患者而言，支架的使用是最尖锐的问题。心脏病学的血管内治疗经验明确指出支架植入后需接受抗血小板治疗，而抗血小板治疗会增加 SAH 患者急性期临床治疗的风险[91]。应用支架必须慎重，仅在对预后至关重要和没有其他安全替代措施的情况

下才选择应用支架。作者期待有带膜、可降解或低致栓性的支架可供临床应用后能够降低风险。更好的抗血小板药物的应用可能使临床医生更易于处理这类患者。

基底动脉顶端动脉瘤的血管内治疗

BA 顶端动脉瘤约占颅内动脉瘤总数的 7%[101]，但在后循环动脉瘤中，其比例超过 50%[102]。BA 顶端的脑组织和血管解剖决定了血管内治疗是该部位动脉瘤最为直接的治疗方法，而外科手术治疗则更为复杂。Eskridge 等认为，对于不适合外科夹闭的破裂的 BA 顶端动脉瘤而言，采用可脱卸弹簧圈（GDC）进行血管内栓塞术与保守治疗的破裂动脉瘤的自然病史相比，可有效降低并发症的发生率及死亡率[103]。对于其他部位的动脉瘤，最佳的血管内治疗策略是由动脉瘤基本形态特征（动脉瘤形状、颈体比、动脉瘤颈与载瘤动脉的相对关系等）决定的。

尽管瘤内部分血栓形成的动脉瘤难以外科手术处理，但此类的动脉瘤的血管内弹簧圈栓塞治疗后多会出现弹簧圈团压缩、动脉瘤复发、血流再通并动脉瘤生长以及继发破裂等情况[104]。随着动脉瘤大小和复杂性增加，或形态学特征不太适于弹簧圈栓塞治疗的情况下，血管内治疗的难度显著增加。近 10 年来，球囊及支架辅助栓塞技术的发展使更多的复杂病变能够实现完全栓塞。动脉瘤破裂情况下，使用球囊或支

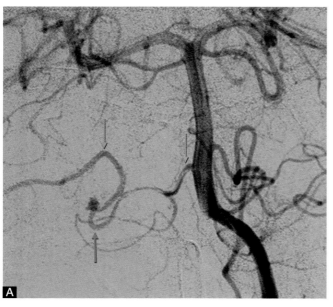
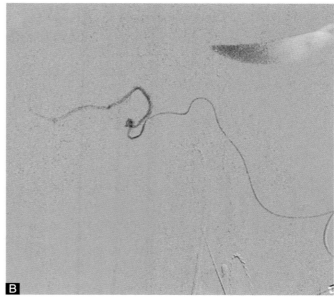

图 7.12A 和 B   （A）右侧 AICA 动脉瘤破裂导致 SAH（Grade 3）。（B）无法应用弹簧圈进行栓塞，故采用 Onyx 以进行动脉瘤远端和近端的闭塞。

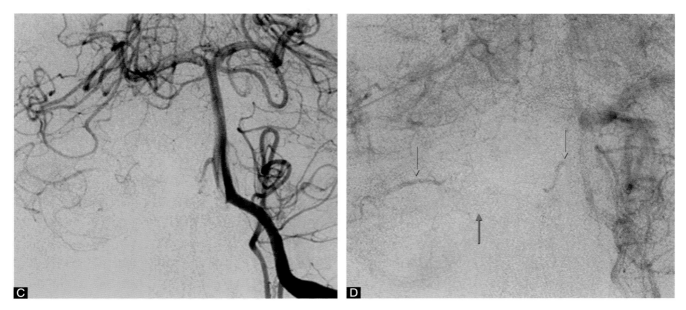

图 7.12C 和 D　术后血管造影显示动脉瘤(红箭头)闭塞，AICA 近端血流保留和远端由侧支血量代偿(蓝箭头)。注意：强调同时进行远端和近端的闭塞以避免再次出血的重要性。

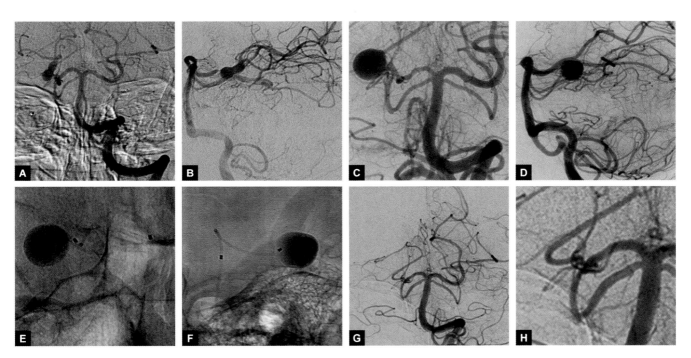

图 7.13　(A、B)最初的血管造影显示 PCA 的夹层动脉瘤。(C、D)3 个月后随访血管造影显示动脉瘤显著增大。(E、F)将微导管放置于动脉瘤近端，远端血流消失，此种情况下应用 Onyx 进行栓塞不会出现远端皮层血管闭塞。(G、H)术后血管造影显示动脉瘤被 Onyx 完全闭塞，右侧 PCA 的近端保持通畅。

架辅助栓塞后在急性期应用抗血小板药物可能会增加风险,因此如何决定是否使用球囊或支架是十分复杂的。近年来,较早的临床资料显示血流导向技术和载瘤动脉重建技术在处理最复杂的动脉瘤方面具有良好的效果[105]。

BA顶端动脉瘤的处理策略取决于瘤颈的方向、大小以及邻近的血管结构。其处理策略如下。

由基本处理策略开始:具体如下。

弹簧圈栓塞动脉瘤:已有成熟的技术标准,需达到致密填塞使瘤体完全不显影(图7.14),这样可加快自愈过程(血栓形成与机化)和促进血管内皮生长来覆盖动脉瘤颈和弹簧圈团[106]。

球囊辅助技术:在BA顶端动脉瘤较大并为宽颈,或PCA起自于动脉瘤颈,或变异的SCA起自于BA顶端或PCA等情况下,为达到瘤体致密填塞并避免闭塞载瘤动脉的目的,经常需要应用球囊辅助技术[107]。CARAT研究表明,动脉瘤继发破裂的发生率随着动脉瘤填塞程度的下降而显著上升,此结果说明了动脉瘤完全闭塞的重要性。

对于一侧或双侧PCA起源于瘤颈的BA顶端复杂动脉瘤,有选择地对相关血管进行球囊重塑形技术能够防止弹簧圈凸入PCA。球囊充盈可导致向重要脑实质供血的动脉闭塞,故在球囊充盈前必须检查活化凝血时间(ACT)并确保其维持在合适的水平,以避免发生血栓栓塞事件。一般认为合适的ACT水平应是正常值的两倍(在250~350之间)。如果术前造影显示有必要进行瘤颈重塑形,有些学者建议需提前进行抗血小板治疗。

球囊重塑形主要采用两种技术:第一种是在跨动脉瘤颈处放置未充盈的球囊后,再向动脉瘤体内放置第二根微导管;第二种技术是首先向动脉瘤体内放置微导管,然后再将球囊微导管跨动脉瘤颈放置,又称为"jailing"技术[108]。

在采用以上两种技术时,球囊需在仔细排空所有气泡后谨慎充盈至合适的程度(充盈程度取决于载瘤动脉的大小),然后根据术者的喜好和经验放置一个或多个弹簧圈;随后的动脉瘤的弹簧圈栓塞在短暂的球囊充盈期间完成。术中需间断排空球囊以确认没有弹簧圈凸入载瘤动脉。最近经常报道的另外一项技术是在一次球囊充盈期间进行多个弹簧圈的填塞[107]。

对于双侧PCA均起源于瘤颈的BA顶端的宽颈动脉瘤而言,可采用"接吻球囊"技术,即在每一侧

PCA至BA内分别放置一个球囊并同时充盈,以达到最佳的载瘤动脉重塑形和弹簧圈填塞的效果[109]。该技术要求同时在双侧椎动脉置入导管,因此对于血管迂曲或血管硬化的患者而言,该技术的应用受到较大限制。在某些病例中可采用"cork-in-the-bottle"技术,即在BA内放置一个球囊(通常为较大、顺应性好的球囊),该球囊充盈后,其顶端恰好可堵塞动脉瘤颈和同时保护双侧PCA,并且在随后的放置弹簧圈过程中,可稳定放置于动脉瘤体内的微导管头端[108]。该技术可能在充盈球囊期间导致丘脑穿支动脉闭塞,因此需在术中权衡应用抗凝治疗与总的闭塞时间这两个因素。

在应用球囊辅助栓塞技术处理BA顶端的复杂动脉瘤时,较长时间或反复充盈球囊将会增加缺血、血栓栓塞事件及血管夹层的风险[106,110]。但是Shapiro等进行的Meta分析并未得出应用球囊重塑形技术与单纯的动脉瘤栓塞术相比可导致较多的血栓栓塞事件或医源性动脉瘤破裂的结论[111]。由于目前临床资料有限,仍难以确认球囊辅助技术会增加手术风险;但有一点是比较明确的,在需要应用较长时间、更加复杂的球囊辅助技术的时候,必须根据临床病例资料权衡该技术与其他可选择的技术手段的利弊。

单支架植入技术:在对宽颈动脉瘤进行弹簧圈栓塞时,为保持载瘤动脉通畅,除了球囊重塑形技术之外,支架辅助栓塞技术可达到同样的效果(图7.15)[112]。在进行放置血管内支架决策的时候,必须考虑载瘤动脉的几何学形态。当动脉瘤位于血管弯曲处的凸面时,由于载瘤动脉的迂曲形态,动脉瘤形成的原因可能主要与血流的剪应力相关,而放置支架之后,血管的弯曲度可能发生变化,从而降低血流对动脉瘤的剪应力。而当动脉瘤位于载瘤动脉弯曲处的凹面时,血流动力的向量并非直接冲击动脉瘤顶端[113]。从技术层面而言,在迂曲或管径较小的血管内(譬如SCA或PCA的远端)输送支架的操作难度较大,但目前支架的柔韧性已变得越来越好,允许在这些往往很难进入的血管内输送。

支架的固有物理学特性决定了其应用的效果[114]。开放式网孔设计和闭合式网孔设计支架各有其利弊[115,116]。开放式网孔设计是最早被批准用于临床,经过长时间的实践证明其效果是可靠的,但一个令人担忧的技术问题是在急转弯血管周围的支架框架会开放,这使弹簧圈更易疝入载瘤动脉内。闭合式网孔设计支架更易于放置,但在放置后再次通过导管可能有

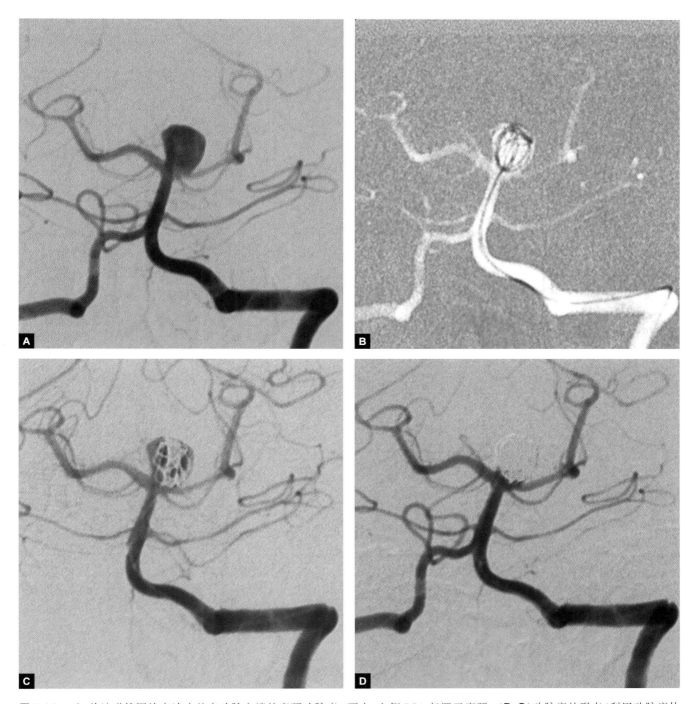

图 7.14　(A)单纯弹簧圈栓塞治疗基底动脉末端的宽颈动脉瘤。要点:左侧 PCA 起源于瘤颈。(B、C)动脉瘤的形态(利用动脉瘤体的宽度)将允许早期的弹簧圈成篮以形成横跨动脉瘤颈部的结构,可有效地防止后续弹簧圈凸入载瘤动脉内。(D)应用这个基本技术完成了治疗的主要目的即保持载瘤动脉通畅并闭塞动脉瘤。

一些困难。闭合式网孔设计支架在辅助弹簧圈栓塞动脉瘤后经常会出现延迟的移位到更大的血管内("瓜子效应"),但关于其报道较少,这可能是因为支架与载瘤动脉相比尺寸过大所致。自从 FDA 批准以来,这两种类型支架的应用彻底改变了宽颈动脉瘤的治疗

理念,即宽颈动脉瘤能够通过血管内技术进行安全有效的治疗[117]。随后,动脉瘤颈的桥接装置的应用技术推广将进一步增加了血管内治疗的安全性[118]。

血管内治疗方案:逆行"经循环或经 Willis 环"的支架放置技术是指导管(球囊、支架)由前循环经通畅

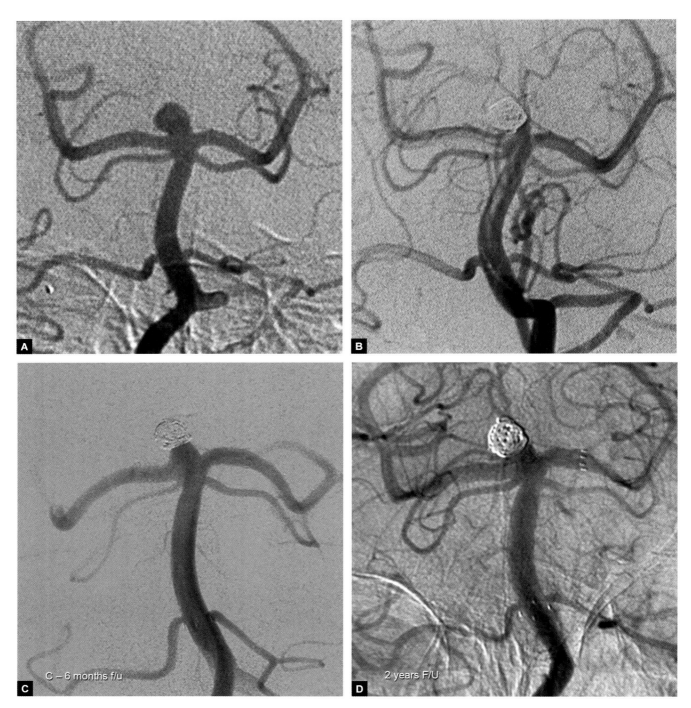

图 7.15 (A、B)基底动脉末端动脉瘤弹簧圈栓塞术后出现蛛网膜下隙出血。(C)6 个月时随访血管造影发现动脉瘤颈明显生长增大。策略:一枚 Neuroform 支架被放置在基底动脉和左侧 PCA 内并跨越动脉瘤颈,以改变进入动脉瘤的血流动力学。(D)支架植入术后 2 年随访血管造影显示动脉瘤稳定且无明显生长增大,拟计划行 5 年的随访血管造影。

的 PCom 逆行进行后循环的技术,该技术通常用于 BA 顶端的宽颈动脉瘤。这往往使支架可水平放置并有利于支架在解剖上桥接动脉瘤颈。经循环技术对于某些 SCA 动脉瘤的血管内治疗也非常有用,尤其是在标准的顺行路径存在技术困难或无法实施的情况下[110,119]。

多支架和"Y"形支架技术:经循环的导管支架技术可更符合解剖学地将支架跨动脉瘤水平放置,但在多数情况下,其路径常过于狭窄或不能够被输送支架或导管。另外一个可应用于 BA 的宽颈动脉瘤的技术是"Y"形支架技术(沿着第一个放置支架的内壁并穿过网孔放置第二个支架)[120]。在放置多个支架的情况下,对于 PCA 和 BA 而言,选择合适的支架尺寸至关重要。该技术可能增加血管内皮损伤的风险,因此从理论上讲,多重支架技术增加了血栓事件的风险[120]。

冰淇淋技术

在上述的标准动脉瘤颈重塑形技术不可能实现时,冰淇淋技术是最后的选择或紧急救助的方法。该技术很少被应用,仅当 PCA 较细并无法到达时,该技术可能作为最后的手段被采用。冰淇淋技术是指将一枚支架的远端放置在动脉瘤体内为放置弹簧圈提供支撑的技术[121]。

血流导向技术——Pipeline 栓塞装置[122]

Pipeline 血流导向装置又称 Pipeline 栓塞装置(PED),是一个自膨胀支架,具有较小的网孔以允许较小的血流量通过[123]。因此,通常不需要再进行动脉瘤体的弹簧圈填塞,并可实现载瘤动脉重建的目的。对于夹层动脉瘤、宽颈动脉瘤或梭形动脉瘤,可考虑使用 PED[124]。另外,该技术也可用于治疗残余动脉瘤和较小的宽颈动脉瘤,特别是靠近颅底的深部动脉瘤。理论上讲,应用 PED 的术中动脉瘤破裂概率与动脉瘤内弹簧圈栓塞技术相比较小,因为 PED 在操作中与动脉瘤壁基本不接触。但是需谨慎避免过于热衷于该技术,因为目前暂时缺乏该技术的长期随访结果,尤其是在瘤体闭塞情况、血管内重塑形情况及动脉瘤出血概率等方面[125]。必须强调的是,在 2012 年 PED 仅被 FDA 批准用于成人的较大或巨大 ICA 岩段至垂体上动脉的血管段的宽颈动脉瘤[126]。

与其他血管内植入物相同,PED 及血流导向技术不推荐用于 SAH 急性期的破裂动脉瘤。抗血小板治疗方案尚未标准化。应用 PED 的并发症包括囊状动脉瘤的术中破裂、脑实质内出血、支架内血栓形成等。另

外,使用尺寸较小的 PED 可能导致贴壁性较差而形成内漏[127]。应用于宽颈动脉瘤血管内治疗的常规支架的金属覆盖率为 6%~9%。而 PED 的金属覆盖率为 30%~35%,可显著减少进入瘤体内的血流量。同时,采用该技术之前,必须考虑穿支和分支血管的堵塞问题。抗凝和抗血小板治疗亦有其副作用,对该类患者需动态的观察。

大脑后动脉瘤

PCA 动脉瘤常常是非常难以处理的,因为其近端的穿支动脉解剖结构和距状皮层功能区。同侧偏盲和下丘脑损伤是其可能的并发症,该问题必须详细地与患者及家属进行沟通。制订的治疗策略应该避免穿支血管的堵塞,并依赖于侧支血流以避免皮层梗死。不超过 P2 段的近端动脉瘤可进行弹簧圈栓塞,而 P2 段远端的动脉瘤多为夹层动脉瘤或感染性动脉瘤,其处理可选择进行动脉瘤孤立手术。在一项共 21 例患者的研究报道中,对于起源于 P2 段或其远端的动脉瘤,当动脉瘤的栓塞的选择无法安全完成时,采用载瘤动脉闭塞技术是相对安全的治疗策略[128]。

小脑上动脉瘤

SCA 动脉瘤的血管内治疗原则与其他动脉瘤相似,主要取决于解剖结构、瘤颈与瘤体的几何结构。无论是从 BA 起源或是从 PCA 起源的 SCA,对其的治疗均不存在技术上的困难。在一项单中心的研究中(共 2112 例患者),SCA 动脉瘤较少见,仅占所有治疗的颅内动脉瘤的 1.7%,占治疗的后循环动脉瘤的 11.1%[106];具有占位效应的动脉瘤在经血管内治疗后,其症状可以得到改善。此类患者大多数伴有 SAH 症状,约 42% 的患者为多发动脉瘤。对于小的 SCA 远端动脉瘤而言,载瘤动脉闭塞术是较为简易可行的策略,侧支循环多能够对血管闭塞后的脑区进行代偿,因此继发梗死较为少见。

小脑前下动脉瘤

AICA 直径细小且走行迂曲,当弹簧圈难以置入时,有时可选择液态栓塞材料进行动脉瘤和载瘤动脉的闭塞。有研究显示,对 AICA 动脉瘤进行血管内治疗,达到动脉瘤完全或部分闭塞的比例可达 78%,且

临床预后较好；在该研究中，所有治疗的 7 例动脉瘤均位于近端，且术后无神经系统并发症。AICA 动脉瘤术后可能出现的并发症包括单侧听力丧失及第Ⅶ颅神经损伤[129]。

小脑后下动脉瘤

PICA 动脉瘤较罕见，在所有颅内动脉瘤中其比例不足 0.5%（图 7.16 至图 7.19）。该部位动脉瘤特点是动脉瘤可发生于小脑后下动脉 5 个分段的各个部位，并按部位进行选择相应的治疗策略。大部分动脉瘤起源于延髓前段与延髓外侧段，对该部位动脉瘤进行手术治疗的相关风险主要是可能损伤供应延髓和颅神经的小动脉。因此，必须谨慎地尽最大可能避免造成 PICA 的近端血管闭塞，而这点主要取决于动脉瘤颈的大小和颈体比。如果不可能对动脉瘤体进行直接栓塞，那么可应用弹簧圈进行动脉瘤孤立。液态栓塞材料很少被应用，因为其可能会反流进入 VA 或 BA 或供应脑干的穿支动脉，还有可能造成来源皮层分支的远端侧支循环堵塞。球囊和支架仅在血管直径和走行情况允许球囊或支架进入 PICA 相关部位的情况下应

用。该位置动脉瘤的一个特征是可能造成脑干受压。动脉瘤体较大或瘤内血栓形成可能会造成占位效应和上段延髓或脑桥的炎性水肿[104]。

椎－基底动脉瘤

VA 动脉瘤常见的临床表现为 SAH，再出血和死亡的发生率较高。因此，为改善预后，有必要早期进行治疗[130]（图 7.20 和图 7.21）。VA 动脉瘤的血管内治疗策略包括：载瘤动脉弹簧圈闭塞、支架植入术、支架联合弹簧圈栓塞等[131,132]。在一组共 23 例患者的研究报道中[133]，所有动脉瘤均为梭形动脉瘤。对于夹层动脉瘤采用支架辅助弹簧圈栓塞的技术已被报道[134]。血管内治疗可获得较好的临床预后。

近端血管闭塞并非总是有效，因为夹层动脉瘤可从对侧 VA 到同侧的 PICA 的血流中获得流入血流；而能够保留血管通畅性的支架辅助栓塞和支架植入技术[135,136]是"最无效"的策略，其不能将夹层动脉瘤隔绝于循环外。在 Ahn 等[136]进行的一组共 13 例夹层动脉瘤的研究中，放置支架后有 10 例栓塞不完全，6~12 个月的随访发现 12 例动脉瘤中有 6 例仍未闭塞。另

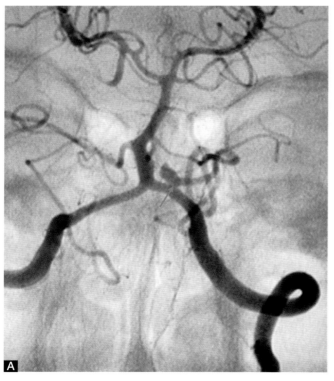
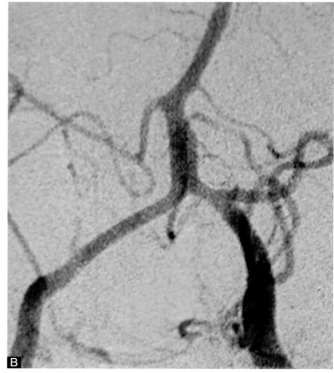

图 7.16   PICA 动脉瘤的弹簧圈栓塞术，PICA 延髓前段动脉瘤（红箭头）。(A)术前和(B)术后血管造影。开颅手术导致颅神经与脑干损伤的风险很高，血管内治疗是 PICA 近端动脉瘤的首选方案。必须积极处理脑积水。

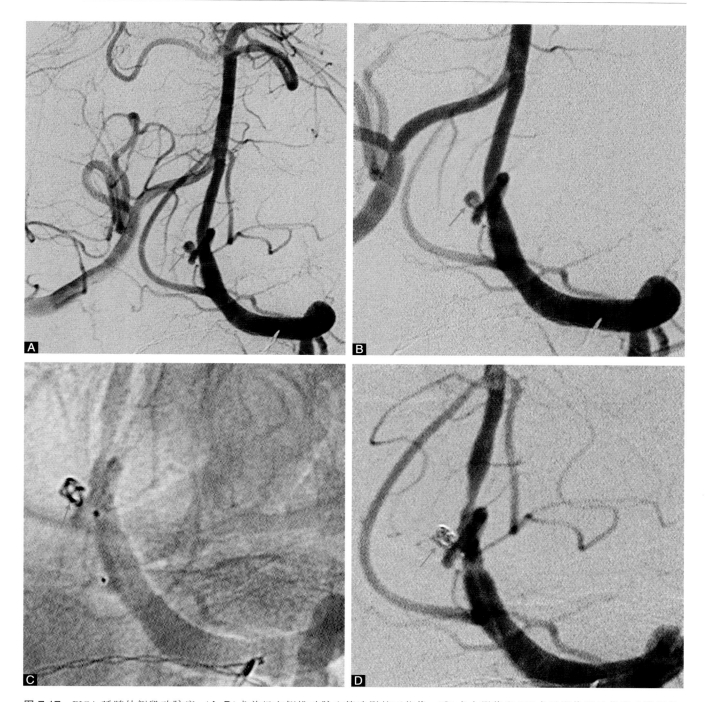

图 7.17　PICA 延髓外侧段动脉瘤。(A、B)术前经左侧椎动脉血管造影的正位像。(C)术中影像和(D)术后影像显示载瘤动脉通畅。

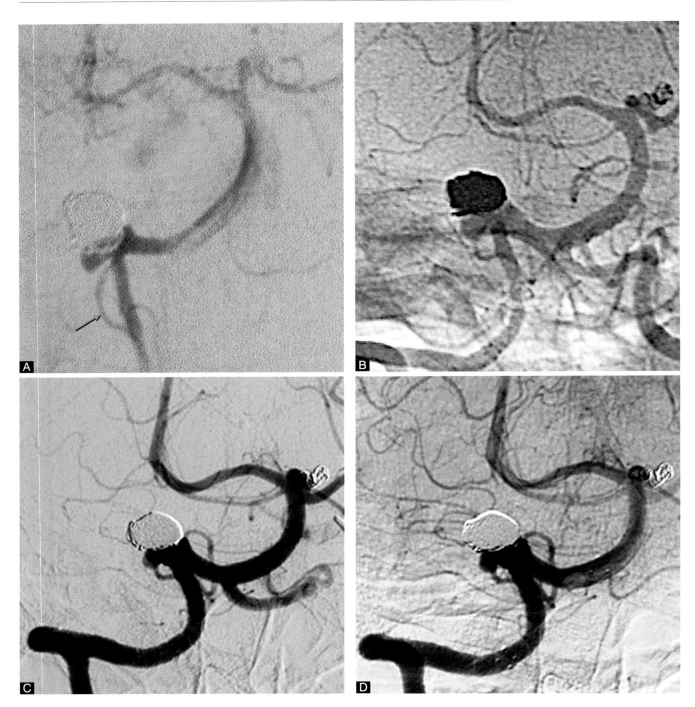

图 7.18   (A、B)右侧 PICA 动脉瘤弹簧圈栓塞术后出现瘤颈生长增大；右侧 PICA 直径较小(不足 1mm,箭头),使其内无法置入支架。(C、D)两枚 Neuroform 支架被放置在椎动脉和基底动脉下端的血管内,以改变原来进入动脉瘤内的喷流;5 年随访血管造影显示支架内血流通畅,动脉瘤颈稳定。 每幅图像均显示左侧 PCA 动脉瘤弹簧圈栓塞术后稳定无再生长。

外,必须进行抗血小板治疗亦可能是其主要的劣势。

　　Peluso 等建议在出血的急性期使用"内部弹簧圈孤立策略"技术作为治疗方案,该技术可增加对累及 PICA 的夹层动脉瘤进行血管内弹簧圈栓塞术的安全性[137]。在 Peluso 报道的 13 例患者中,有 12 例通过该技术获得了良好的临床预后和血管造影结果。在夹层动脉瘤起源于供血优势侧 VA 的情况下,球囊闭塞试

验对于判断来源于对侧 VA 或 PCom 的侧支血流代偿情况是非常有价值的。当患者处于非急性期和动脉瘤再次破裂出血的风险较低时,可考虑采取较为复杂的手术方案以保留载瘤动脉的通畅,包括支架辅助弹簧圈栓塞、单支架植入、支架内支架(重叠支架)植入、行外科搭桥手术和动脉瘤孤立术、联合手术,或保守治疗并密切随访[138]。血流导向支架可能是夹层动脉瘤治

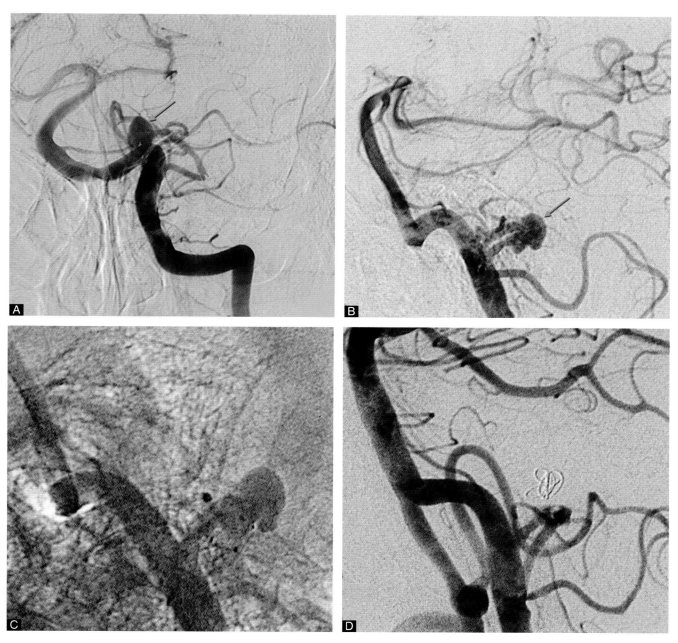

图 7.19　PICA 远端宽颈动脉瘤。(A、B) 经左侧椎动脉血管造影正位和侧位显示 PICA 远端的复杂宽颈动脉瘤 (箭头)。(C)术前影像与(D~F)显示一枚 Neuroform 支架(蓝箭头)被放置在左侧 PICA 和左侧椎动脉内并跨越动脉瘤颈,支架辅助弹簧圈栓塞术后动脉瘤近乎完全闭塞。(待续)

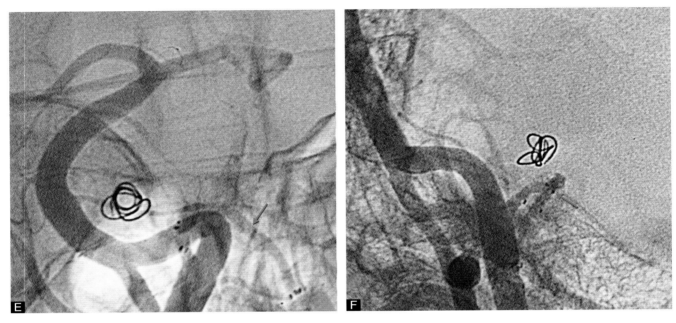

图 7.19(续)

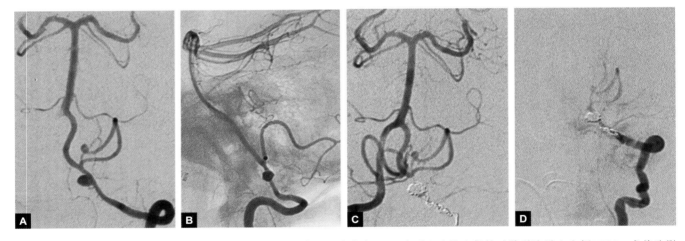

图 7.20 (A、B)正位和侧位血管造影分别显示左侧椎动脉夹层动脉瘤。(C)术后血流从右侧椎动脉逆流进入左侧 PICA。术前造影显示左侧 PICA 从对侧椎动脉获得血流,与术后造影一致。手术的主要目的之一就是要保留该血管的血供。(D)应用弹簧圈闭塞左侧椎动脉的破坏性治疗。要点:术中采用合适的技术手段和抗凝治疗并在术后继续进行抗血小板治疗,可降低术后闭塞血管远端的后循环栓子栓塞的风险。血管近端闭塞的范围取决于是否存在脊髓动脉。

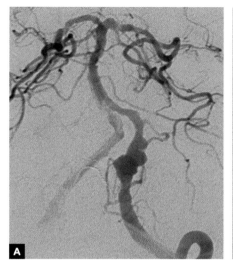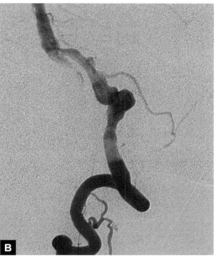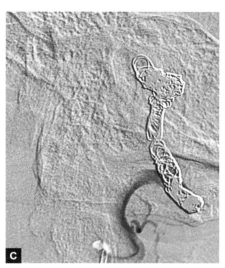

图 7.21　血管内弹簧圈栓塞治疗颅底部左侧椎动脉夹层动脉瘤。(A)术前经左侧椎动脉血管造影正位像。(B)术前经左侧椎动脉血管造影侧位像。(C)术后经左侧椎动脉血管造影侧位像。

疗的一个选择，其对载瘤动脉进行血管重建，从而可能导致动脉瘤囊内血栓形成[139]。在 111 例患者共 119 个动脉瘤的研究报道中，术后总体的复发率约为 13%。毫无疑问，PICA 起源于动脉瘤是椎基底动脉夹层动脉瘤(VBDA)术后复发的唯一独立风险因素；因此，有学者建议在处理该类破裂动脉瘤时，应该应用破坏性的治疗方式，包括闭塞 PICA；此时必须进行仔细评估侧支循环的代偿情况，因为在侧支循环代偿不足的情况下，可能会出现大面积的小脑梗死并需要进行后颅窝的去骨瓣减压术[139]。在侧支循环代偿不足的情况下，可能需要进行搭桥手术。对于此类患者，作者建议进行早期的血管造影随访，因为早期的再出血甚至可能发生在第一次治疗后的 4 天之内。

小结

后循环动脉瘤虽然较少见 (11.7% ISUIA 和 12% Ishibashi[3,140])，但在颅内动脉瘤中占有重要的比例。与同等大小的前循环动脉瘤相比，后循环动脉瘤破裂风险更高，而且无论是采取血管内治疗或显微外科手术，治疗相关的并发症发生率也更高。随着技术的快速发展，血管内治疗已逐渐取代显微外科手术而成为治疗后循环动脉瘤的首选方法。计划治疗动脉瘤的神经外科医生有必要进行血管内治疗技术方面的训练。但仍有一部分动脉瘤不适合接受血管内治疗，其中居于首位的是最初和反复的血管内治疗后仍多次复发

的动脉瘤，此类动脉瘤非常复杂，故要求血管神经外科医生熟练掌握开颅手术的技巧以备紧急之需。

（梁亮　黄海东　匡永勤　译）

参考文献

1. Wascher TM. Saccular aneurysms of the basilar bifurcation. In: Carter LP (Ed). Neurovascular Surgery. New York: McGraw-Hill; 1995. pp. 729-52.
2. Rhoton AL Jr. Aneurysms. Neurosurgery. 2002;51 (4 Suppl): S121-58.
3. Wiebers DO, Whisnant JP, Huston J 3rd, et al. Unruptured intracranial aneurysms: natural history, clinical outcome, and risk of surgical and endovascular treatment. Lancet. 2003;362 (9378):103-10.
4. Sanai N, Tarapore P, Lee AC, et al. The current role of microsurgery for posterior circulation aneurysm: A selective approach in the endovascular era. Neurosurgery. 2008;62(6):1236-49.
5. Pandey AS, Koebbe C, Rosenwasser RH, et al. Endovascular coil embolization of ruptured and unruptured posterior circulation aneurysms: review of a 10-year experience. Neurosurgery. 2007;60 (4):626-36.
6. Yasargil M. Vetebrobasilar aneurysms. In: Yasargil M (Ed). Micron-eurosurgery. New York: Thieme; 1984. pp. 232-95.
7. Hudgins RJ, Day AL, Quisling RG, et al. Aneurysms of the posterior inferior cerebellar artery. A clinical and anatomical analysis. J Neurosurg. 1983;58(3):381-7.
8. Lister JR, Rhoton AL Jr, Matsushima T, et al. Microsurgical anatomy of the posterior inferior cerebellar artery. Neurosurgery. 1982;10(2):170-99.

9. Gonzalez LF, Alexander MJ, McDougall CG, et al. Anterioinferior cerebellar artery aneurysms: surgical approaches and outcomes: a review of 34 cases. Neurosurgery. 2004; 55(5):1025-35.

10. Chang SW, Abla AA, Kakarla UK, et al. Treatment of distal posterior cerebral artery aneurysms: a critical appraisal of the occipital artery-to-posterior cerebral artery bypass. Neurosurgery. 2010;67(1):16-25.

11. Coert BA, Chang SD, Do HM, et al. Surgical and endovascular management of symptomatic posterior circulation fusiform aneurysms. J Neurosurg. 2007;106(5):855-65.

12. Nanda A, Vannemreddy PS, Vincent DA. Microsurgical and endoscopic approaches to the basilar bifurcation: quantitative comparison of combined pterional/anterior temporal and orbitozygomatic extended approaches. Skull Base. 2001;11(2): 93-7.

13. Rhoton AL Jr. The cerebellar arteries. Neurosurgery. 2000;47 (3 Suppl):S29-68.

14. Rhoton AL. The anterior and middle cranial base. In: MLJ A (Ed). Rhoton's Anatomy: Cranial Anatomy and Surgical Approaches. Illinois: Lippincott Williams and Wilkins; 2002. pp. 171.

15. Rhoton AL Jr. Tenorial incisura. Neurosurgery. 2000;47 (3 Suppl): S131-53.

16. Saeki N, Rhoton AL Jr. Microsurgical anatomy of the upper basilar artery and the posterior circle of Willis. J Neurosurg. 1977;46(5):563-78.

17. Ono M, Rhoton AL Jr, Barry M. Microsurgical anatomy of the region of the tentorial incisura. J Neurosurg. 1984; 60(2):365-99.

18. Rhoton AL Jr. The supratentorial arteries. Neurosurgery. 2002;51(4 Suppl):S53-120.

19. Zeal AA, Rhoton AL Jr. Microsurgical anatomy of the posterior cerebral artery. J Neurosurg. 1978;48(4):534-59.

20. Hardy DG, Peace DA, Rhoton AL Jr. Microsurgical anatomy of the superior cerebellar artery. Neurosurgery. 1980; 6(1):10-28.

21. Krings T, Geibprasert S, ter Brugge K. In: Krings T, Geibprasert S, ter Brugge K (Eds). Case-Based Interventional Neuroradiology. Thieme; 2011.

22. Rodríguez-Hernández A, Rhoton AL Jr, Lawton MT. Segmental anatomy of cerebellar arteries: a proposed nomenclature. Laboratory investigation. J Neurosurg. 2011; 115(2):387-97.

23. Lawton MT. Basilar apex aneurysms: surgical results and perspectives from an initial experience. Neurosurgery. 2002; 50 (1):1-8.

24. Drake CG, Amacher AL. Aneurysms of the posterior cerebral artery. J Neurosurg. 1969;30(4):468-74.

25. Scott BA, Weinstein Z, Pulliam MW. Computed tomographic diagnosis of ruptured giant posterior cerebral artery aneurysms. Neurosurgery. 1988;22(3):553-8.

26. Murtagh F, BG. CT localization of posterior fossa bleeding sites in subarachnoid hemorrhage. Surg Neurol. 1981; 16:211-7.

27. Matricali B, Seminara P. Aneurysm arising from the medial branch of the superior cerebellar artery. Neurosurgery. 1986;18(3):350-2.

28. Dumont AS, Oskouian RJ Jr, Chow MM, et al. Surgical management of unruptured basilar artery bifurcation aneurysms. Technical note. Neurosurg Focus. 2002;13 (3):e3.

29. Yasargil MG, Antic J, Laciga R, et al. Microsurgical pterional approach to aneurysms of the basilar bifurcation. Surg Neurol. 1976;6(2):83-91.

30. Tanaka Y, Kobayashi S, Sugita K, et al. Characteristics of pterional routes to basilar bifurcation aneurysm. Neurosurgery. 1995;36(3):533-8.

31. Yasargil MG, Fox JL. The microsurgical approach to intra-cranial aneurysms. Surg Neurol. 1975;3(1):7-14.

32. Aziz KM, Froelich SC, Cohen PL, et al. The one-piece orbitozygomatic approach: the MacCarty burr hole and the inferior orbital fissure as keys to technique and application. Acta Neurochir (Wien). 2002;144(1):15-24.

33. Hsu FP, Clatterbuck RE, Spetzler RF. Orbitozygomatic approach to basilar apex aneurysms. Neurosurgery. 2005; 56(1 Suppl):172-7.

34. Campero A, Martins C, Socolovsky M, et al. Three-piece orbitozygomatic approach. Neurosurgery. 2010;66(3 Suppl Operative): E119-20.

35. Bowles AP, Kinjo T, Al-Mefty O. Skull base approaches for posterior circulation aneurysms. Skull Base Surg. 1995; 45(4):251-60.

36. Sen C. General steps of the craniotomy and approach. In: CSC Chandranath Sen, Kalmon D Post (Eds). Microsurgical Anatomy of the Skull Base and Approaches to the Cavernous Sinus. New York: Thieme; 1997. pp. 163-89.

37. Drake CG. Management of aneurysms of posterior circulation. In: Youmans JR (Ed). Neurological Surgery. Philadelphia: Saunders; 1973. pp. 787-806.

38. Youmans JR. A comprehensive reference guide to the diagnosis and management of neurosurgical problems. In: Youmans J (Ed). Neurological Surgery. Philadelphia: Saunders; 1973.

39. Dolenc VV, Skrap M, Sustersic J, et al. A transcavernoustranssellar approach to the basilar tip aneurysms. Br J Neurosurg. 1987;1(2):251-9.

40. Krisht AF, Krayenbühl N, Sercl D, et al. Results of microsurgical clipping of 50 high complexity basilar apex aneurysms. Neurosurgery. 2007;60(2):242-50.

41. Figueiredo EG, Tavares WM, Rhoton AL Jr, et al. Nuances and technique of the pretemporal transcavernous approach to treat low-lying basilar artery aneurysms. Neurosurg Rev. 2010;33(2): 129-35.

42. Kawase T, Toya S, Shiobara R, et al. Transpetrosal approach for aneurysms of the lower basilar artery. J Neurosurg. 1985;63(6): 857-61.

43. Martin RG, Grant JL, Peace D, et al. Microsurgical relationships of the anterior inferior cerebellar artery and the facial-vestibulocochlear nerve complex. Neurosurgery. 1980;6(5):483-507.

44. Johnson JH Jr, Kline DG. Anterior inferior cerebellar artery aneurysms.Case report. J Neurosurg. 1978;48(3):455-60.

45. Atkinson WJ. The anterior inferior cerebellar artery; its variations, pontine distribution, and significance in the surgery of cerebello-pontine angle tumours. J Neurol Neurosurg Psychiatry. 1949;12(2):137-51.

46. Locksley HB, Sahs AL, Knowler L. Report on the cooperative study of intracranial aneurysms and subarachnoid

hemorrhage. Section II. General survey of cases in the central registry and characteristics of the sample population. J Neurosurg. 1966;24(5):922-32.

47. Pritz MB. Aneurysms of the anterior inferior cerebellar artery. Acta Neurochir (Wien). 1993;120(1-2):12-9.

48. Yamakawa H, Hattori T, Tanigawara T, et al. Intracanalicular aneurysm at the meatal loop of the distal anterior inferior cerebellar artery: a case report and review of literature. Surg Neurol. 2004;61(1):82-8.

49. Pisapia JM, Walcott BP, Nahed BV, et al. Cerebral revascularization for the treatment of complex intracranial aneurysms of the posterior circulation: microsurgical anatomy, techniques and outcomes. J Neurointerv Surg. 2011;3(3):249-54.

50. Lou M, Caplan LR. Vertebrobasilar dilatative arteriopathy (dolichoectasia). Ann N Y Acad Sci. 2010;1184:121-33.

51. Seifert V, Stolke D. Posterior transpetrosal approach to aneurysms of the basilar trunk and vertebrobasilar junction. J Neurosurg. 1996;85(3):373-9.

52. Lawton MT, VG, Spetzler RF. Surgical approaches to posterior circulation aneurysms. In: Winn HR, Meyer FB (Eds). Youmans Neurological Surgery. Philadelphia: Elsevier Inc; 2003. pp. 1971-2005.

53. Giannotta SL, Maceri DR. Retrolabyrinthine transsigmoid approach to basilar trunk and vertebrobasilar artery junction aneurysms. Technical note. J Neurosurg. 1988; 69(3):461-6.

54. Day JD, Fukushima T, Giannotta SL. Cranial base approaches to posterior circulation aneurysms. J Neurosurg. 1997;87(4):544-54.

55. Higuchi H, Yajima K, Nakazawa S. [A case of aneurysm of the left internal acoustic meatus. {author's transl}] No Shinkei Geka. 1978;6(4):401-4.

56. Bambakidis NC, Manjila S, Dashti S, et al. Management of anterior inferior cerebellar artery aneurysms: an illustrative case and review of literature. Neurosurg Focus. 2009;26(5):E612.

57. Rhoton AL Jr. The far-lateral approach and its transcondylar, supracondylar, and paracondylar extensions. Neurosurgery. 2000;47(3 Suppl):S195-209.

58. Fisher CM, Karnes WE, Kubik CS. Lateral medullary infarction—the pattern of vascular occlusion. J Neuropathol Exp Neurol. 1961;20:323-79.

59. Morris L. Non-union of the vertebral arteries: case report. Br J Radiol. 1962;35:496-8.

60. Kaplan HA, Ford DH. Arteria cerebella inferior posterior. The Brain Vascular System. Amsterdam: Elvesier; 1966. pp. 93-5.

61. Lewis SB, Chang DJ, Peace DA, et al. Distal posterior inferior cerebellar artery aneurysms: clinical features and management. J Neurosurg. 2002;97(4):756-66.

62. Bertalanffy H, Petermeyer M, Becker R, et al. Surgical management of aneurysms of the vertebral and posterior inferior cerebellar artery complex. In: Schmidek HH, Roberts DW (Eds). Schmidek and Sweet's Operative Neurosurgical Techniques, Indications, Methods, and Results. Philadelphia: Saunders Elsevier; 2006. pp. 1209-23.

63. Horiuchi T, Tanaka Y, Hongo K, et al. Characteristics of distal posteroinferior cerebellar artery aneurysms. Neurosurgery. 2003;53(3):589-95.

64. Ramina R, Buffon VA, Milano JB, et al. Distal posterior inferior cerebellar artery aneurysm: case report. Arq Neuropsiquiatr. 2005;63(2A):335-8.

65. Lasjaunias P, Braun JP, Hasso AN, et al. True and false fenestration of the vertebral artery. J Neuroradiol. 1980; 7(3):157-66.

66. Rieger P, Huber G. Fenestration and duplicate origin of the left vertebral artery in angiography. Report of three cases. Neuroradiology. 1983;25(1):45-50.

67. Mizukami M, Mine T, Tomita T. Fenestration of the vertebral artery (vertebral diastematoarteria). Coexistence of cerebral aneurysm and cerebral arteriovenous malformation. No To Shinkei. 1968;20(12):1271-6.

68. Kowada M, Takahashi M, Gito Y, et al. Fenestration of the vertebral artery: report of 2 cases demonstrated by angiography. Neuroradiology. 1973;6(2):110-2.

69. Nakajima K, Ito Z, Hen R, et al. Congenital anomalies of cerebral artery and intracranial aneurysm. No To Shinkei. 1976;28(2): 197-201.

70. Miyazaki S, Kamata K, Yamaura A. Multiple aneurysms of the vertebrobasilar system associated with fenestration of the vertebral artery. Surg Neurol. 1981;15(3):192-5.

71. D'Ambrosio AL, Kreiter KT, Bush CA, et al. Far lateral suboccipital approach for the treatment of proximal posteroinferior cerebellar artery aneurysms: surgical results and long-term outcome. Neurosurgery. 2004;55(1):39-50.

72. Tokimura H, Yamahata H, Kamezawa T, et al. Clinical presentation and treatment of distal posterior inferior cerebellar artery aneurysms. Neurosurg Rev. 2011;34(1): 57-67.

73. Horowitz M, Kopitnik T, Landreneau F, et al. Posteroinferior cerebellar artery aneurysms: surgical results for 38 patients. Neurosurgery. 1998;43(5):1026-32.

74. Bertalanffy H, Seeger W. The dorsolateral, suboccipital, transcondylar approach to the lower clivus and anterior portion of the craniocervical junction. Neurosurgery. 1991; 29(6):815-21.

75. Vishteh AG, Crawford NR, Melton MS, et al. Stability of the craniovertebral junction after unilateral occipital condyle resection: a biomechanical study. J Neurosurg. 1999;90 (1 Suppl): 91-8.

76. Baldwin HZ, Miller CG, van Loveren HR, et al. The far lateral/combined supra- and infratentorial approach. A human cadaveric prosection model for routes of access to the petroclival region and ventral brain stem. J Neurosurg. 1994;81(1):60-8.

77. Sanai N, Zador Z, Lawton MT. Bypass surgery for complex brain aneurysms: an assessment of intracranial-intracranial bypass. Neurosurgery. 2009;65(4):670-83.

78. Korja M, Sen C, Langer D. Operative nuances of side-to-side in situ posterior inferior cerebellar artery-posterior inferior cerebellar artery bypass procedure. Neurosurgery. 2010;67(2 Suppl Operative):471-7.

79. Zador Z, Lu DC, Arnold CM, et al. Deep bypasses to the distal posterior circulation: anatomical and clinical comparison of pretemporal and subtemporal approaches. Neurosurgery. 2010;66 (1):92-100.

80. Sughrue ME, Saloner D, Rayz VL, et al. Giant intracranial aneurysms: evolution of management in a contemporary surgical series. Neurosurgery. 2011;69(6):1261-70.

81. Sundt TM Jr, Piepgras DG. Occipital to posterior inferior cerebellar artery bypass surgery. J Neurosurg. 1978;48(6): 916-28.

82. Ausman JI, Diaz FG, de los Reyes RA, et al. Posterior circulation revascularization. Superficial temporal artery to superior cerebellar artery anastomosis. J Neurosurg. 1982;56(6):766-76.

83. Sundt TM Jr, Piepgras DG, Houser OW, et al. Interposition saphenous vein grafts for advanced occlusive disease and large aneurysms in the posterior circulation. J Neurosurg. 1982;56(2): 205-15.

84. Kawashima M, Rhoton AL Jr, Tanriover N, et al. Microsurgical anatomy of cerebral revascularization. Part II: posterior circulation. J Neurosurg. 2005;102(1):132-47.

85. Czabanka M, Ali M, Schmiedek P, et al. Vertebral artery-posterior inferior cerebellar artery bypass using a radial artery graft for hemorrhagic dissecting vertebral artery aneurysms: surgical technique and report of 2 cases. J Neurosurg. 2011;114(4):1074-9.

86. Lawton MT, Hamilton MG, Morcos JJ, et al. Revascularization and aneurysm surgery: current techniques, indications, and outcome. Neurosurgery. 1996;38(1):83-92.

87. Tulleken CA, van der Zwan A, van Rooij WJ, et al. High-flow bypass using nonocclusive excimer laser-assisted end-to-side anastomosis of the external carotid artery to the P1 segment of the posterior cerebral artery via the sylvian route. Technical note. J Neurosurg. 1998;88(5):925-7.

88. Langer DJ, Vajkoczy P. ELENA: Excimer Laser-Assisted Nonocclusive Anastomosis for extracranial-to-intracranial and intracranial-to-intracranial bypass: a review. Skull Base. 2005;15 (3):191-205.

89. van Doormaal TP, van der Zwan A, Verweij BH, et al. Giant aneurysm clipping under protection of an excimer laser-assisted non-occlusive anastomosis bypass. Neurosurgery. 2010;66(3): 439-47.

90. Amin-Hanjani S, Alaraj A, Charbel FT. Flow replacement bypass for aneurysms: decision-making using intraoperative blood flow measurements. Acta Neurochir (Wien). 2010;152(6):1021-32.

91. Bodily KD, Cloft HJ, Lanzino G, et al. Stent-assisted coiling in acutely ruptured intracranial aneurysms: a qualitative, systematic review of the literature. AJNR Am J Neuroradiol. 2011;32(7):1232-6.

92. Connolly ES Jr, Solomon RA. Hypothermic cardiac standstill for cerebral aneurysm surgery. Neurosurg Clin N Am. 1998;9(4): 681-95.

93. Lawton MT, Raudzens PA, Zabramski JM, et al. Hypothermic circulatory arrest in neurovascular surgery: evolving indications and predictors of patient outcome. Neurosurgery. 1998;43(1): 10-20.

94. Rothoerl RD, Brawanski A. The history and present status of deep hypothermia and circulatory arrest in cerebrovascular surgery. Neurosurg Focus. 2006;20(6):E5.

95. Ponce FA, Spetzler RF, Han PP, et al. Cardiac standstill for cerebral aneurysms in 103 patients: an update on the experience at the Barrow Neurological Institute. Clinical article. J Neurosurg. 2011; 114(3):877-84.

96. Flamm ES. Suction decompression of aneurysms. Technical note. J Neurosurg. 1981;54(2):275-6.

97. Sinson G, Philips MF, Flamm ES. Intraoperative endovascular surgery for cerebral aneurysms. J Neurosurg. 1996;84(1):63-70.

98. Unruptured intracranial aneurysms—risk of rupture and risks of surgical intervention. International Study of Unruptured Intracranial Aneurysms Investigators. N Engl J Med. 1998;339 (24):1725-33.

99. Lai L, Morgan MK. The impact of changing intracranial aneurysm practice on the education of cerebrovascular neurosurgeons. J Clin Neurosci. 2012;19(1):81-4.

100. Benes V 3RD, Mitchell P, Molyneux AJ, et al. Endovascular coiling in 131 patients with low complication rate justifies treating most unruptured intracranial aneurysms. Cen Eur Neurosurg. 2010;71(1):1-7.

101. Brisman MH, Bederson JB. Surgical management of subarachnoid hemorrhage. New Horiz. 1997;5(4):376-86.

102. Unruptured intracranial aneurysms—risk of rupture and risks of surgical intervention. International Study of Unruptured Intracranial Aneurysms Investigators. N Engl J Med. 1998;339(24): 1725-33.

103. Eskridge JM, Song JK. Endovascular embolization of 150 basilar tip aneurysms with Guglielmi detachable coils: results of the Food and Drug Administration multicenter clinical trial. J Neurosurg. 1998;89(1):81-6.

104. Ferns SP, van Rooij WJ, Sluzewski M, et al. Partially thrombosed intracranial aneurysms presenting with mass effect: long-term clinical and imaging follow-up after endovascular treatment. AJNR Am J Neuroradiol. 2010; 31(7):1197-205.

105. Lylyk P, Miranda C, Ceratto R, et al. Curative endovascular reconstruction of cerebral aneurysms with the pipeline embolization device: the Buenos Aires experience. Neurosurgery. 2009;64(4):632-42.

106. Peluso JP, van Rooij WJ, Sluzewski M, et al. Coiling of basilar tip aneurysms: Results in 154 consecutive patients with emphasis on recurrent hemorrhage and retreatment during mid- and long-term follow-up. J Neurol Neurosurg Psychiatry. 2008;79(6):706-11.

107. Fiorella D, Woo HH. Balloon assisted treatment of intracranial aneurysms: the conglomerate coil mass technique. J Neurointerv Surg. 2009;1(2):121-31.

108. Heller RS, Malek AM. Parent vessel size and curvature strongly influence risk of incomplete stent apposition in enterprise intracranial aneurysm stent coiling. AJNR Am J Neuroradiol. 2011;32(9):1714-20.

109. Bain M, Hussain MS, Spiotta A, et al. "Double-barrel" stent reconstruction of a symptomatic fusiform basilar artery aneurysm: case report. Neurosurgery. 2011;68(5):E1491-6.

110. Albuquerque FC, Gonzalez LF, Hu YC, et al. Transcirculation endovascular treatment of complex cerebral aneurysms: technical considerations and preliminary results. Neurosurgery. 2011;68 (3):820-9.

111. Shapiro M, Babb J, Becske T, et al. Safety and efficacy of adjunctive balloon remodeling during endovascular treatment of intracranial aneurysms: a literature review. AJNR Am J Neuroradiol. 2008;29 (9):1777-81.

112. Higashida RT, Smith W, Gress D, et al. Intravascular stent and endovascular coil placement for a ruptured fusiform aneurysm of the basilar artery. Case report and review of the literature. J Neurosurg. 1997;87(6):944-9.

113. Zenteno MA, Santos-Franco JA, Freitas-Modenesi JM, et al. Use of the sole stenting technique for the management of aneurysms in the posterior circulation in a prospective series of 20 patients. J Neurosurg. 2008;108(6):1104-18.

114. Krischek O, Miloslavski E, Fischer S, et al. A comparison of functional and physical properties of self-expanding intracranial stents [Neuroform3, Wingspan, Solitaire, Leo(+), Enterprise]. Minim Invasive Neurosurg. 2011;54 (1):21-8.

115. Santillan A, Greenberg E, Patsalides A, et al. Long-Term Clinical and Angiographic Results of Neuroform Stent-Assisted Coil Embolization in Wide-Necked Intracranial Aneurysms. Neurosurgery. 2011.

116. Gao X, Liang G, Li Z, et al. Complications and adverse events associated with Neuroform stent-assisted coiling of wide-neck intracranial aneurysms. Neurol Res. 2011;33(8): 841-52.

117. Chan TT, Chan KY, Pang PK, et al. Pipeline embolization device for wide-necked internal carotid artery aneurysms in a hospital in Hong Kong: preliminary experience. Hong Kong Med J. 2011;17(5):398-404.

118. van Rooij WJ, Sluzewski M. Perforator infarction after placement of a pipeline flow-diverting stent for an unruptured A1 aneurysm. AJNR Am J Neuroradiol. 2010; 31(4):E43-4.

119. Yashar P, Kan PT, Levy EI. Horizontal deployment of an intracranial stent via an antegrade approach for coil embolization of a basilar apex aneurysm: technical note. J Neurointerv Surg. 2011.

120. Thorell WE, Chow MM, Woo HH, et al. Y-configured dual intracranial stent-assisted coil embolization for the treatment of wide-necked basilar tip aneurysms. Neurosurgery. 2005;56(5):1035-40.

121. Gruber TJ, Ogilvy CS, Hauck EF, et al. Endovascular treatment of a large aneurysm arising from a basilar trunk fenestration using the waffle-cone technique. Neurosurgery. 2010;67(3 Suppl Operative):140-4.

122. Lylyk P, Miranda C, Ceratto R, et al. Curative endovascular reconstruction of cerebral aneurysms with the pipeline embolization device: the Buenos Aires experience. Neurosurgery. 2009;64(4):632-42.

123. Nelson PK, Lylyk P, Szikora I, et al. The pipeline embolization device for the intracranial treatment of aneurysms trial. AJNR Am J Neuroradiol. 2011;32(1):34-40.

124. Fischer S, Vajda Z, Aguilar Perez M, et al. Pipeline embolization device (PED) for neurovascular reconstruction: initial experience in the treatment of 101 intracranial aneurysms and dissections. Neuroradiology. 2011.

125. Deutschmann HA, Wehrschuetz M, Augustin M, et al. Long-Term Follow-Up after Treatment of Intracranial Aneurysms with the Pipeline Embolization Device: Results from a Single Center. AJNR Am J Neuroradiol. 2011.

126. Consoli A, Nappini S, Renieri L, et al. Treatment of two blood blister-like aneurysms with flow diverter stenting. Neurointerv Surg. 2011.

127. McAuliffe W, Wycoco V, Rice H, et al. Immediate and Midterm Results Following Treatment of Unruptured Intracranial Aneurysms with the Pipeline Embolization Device. AJNR Am J Neuroradiol. 2011.

128. Kashiwazaki D, Ushikoshi S, Asano T, et al. Endovascular treatment for aneurysms of the posterior cerebral artery: 12 years' experience with 21 cases. Acta Neurochir (Wien). 2011;153(11):2151-8.

129. Suh SH, Kim DJ, Kim DI, et al. Management of anterior inferior cerebellar artery aneurysms: endovascular treatment and clinical outcome. AJNR Am J Neuroradiol. 2011;32(1):159-64.

130. Kawanishi M, Nagasawa S, Ohta T, et al. Hemodynamics in an arterial union—simulation study on therapeutic unilateral vertebral artery occlusion. Neurol Res. 1996; 18(6):564-6.

131. Ecker RD, Hanel RA, Levy EI, et al. Contralateral vertebral approach for stenting and coil embolization of a large, thrombosed vertebral-posterior inferior cerebellar artery aneurysm. Case report. J Neurosurg. 2007;107(6):1214-6.

132. Iihara K, Murao K, Sakai N, et al. Outcome of carotid endarterectomy and stent insertion based on grading of carotid endarterectomy risk: a 7-year prospective study. J Neurosurg. 2006;105(4):546-54.

133. Lv X, Jiang C, Li Y, Wu Z. Clinical outcomes of ruptured and unruptured vertebral artery-posterior inferior cerebellar artery complex dissecting aneurysms after endovascular embolization. AJNR Am J Neuroradiol. 2010;31(7):1232-5.

134. Lv X, Li Y, Jiang C, et al. Endovascular treatment using stents for vertebral artery fusiform aneurysms. Neurol Res. 2010.

135. Mehta B, Burke T, Kole M, et al. Stent-within-a-stent technique for the treatment of dissecting vertebral artery aneurysms. AJNR Am J Neuroradiol. 2003;24(9):1814-8.

136. Ahn JY, Han IB, Kim TG, et al. Endovascular treatment of intracranial vertebral artery dissections with stent placement or stent-assisted coiling. AJNR Am J Neuroradiol. 2006;27(7):1514-20.

137. Peluso JP, van Rooij WJ, Sluzewski M, et al. Endovascular treatment of symptomatic intradural vertebral dissecting aneurysms. AJNR Am J Neuroradiol. 2008;29(1): 102-6.

138. Narata AP, Yilmaz H, Schaller K, et al. Flow Diverter Stent for Ruptured Intracranial Dissecting Aneurysm of Vertebral Artery. Neurosurgery. 2011.

139. Kim BM, Shin YS, Kim SH, et al. Incidence and risk factors of recurrence after endovascular treatment of intracranial vertebrobasilar dissecting aneurysms. Stroke. 2011;42(9):2425-30.

140. Ishibashi T, Murayama Y, Urashima M, et al. Unruptured intracranial aneurysms: incidence of rupture and risk factors. Stroke. 2009;40(1):316-6.

第 **8** 章

巨大动脉瘤的显微外科手术和血管内治疗

Gaurav Gupta, Rahul Singh, Pratik A Shukla, James K liu, Jesus Duffis, Chirag D Gandhi, Charles J Prestigiacomo

引言

颅内动脉瘤的治疗已经发展了许多年,当今的治疗方案越来越安全且疗效显著,明显降低了并发症的发生率和死亡率。这主要归功于更好地理解了动脉瘤自然病史、先进的数字影像技术、包括复杂颅底处理等显微外科技术的提高、安全的麻醉技术(脑保护、深低温停循环)和良好的围术期护理。规定治疗规范的关键为患者相关因素和动脉瘤相关因素。患者相关因素包括患者的年龄、合并其他疾病情况、个体喜好的治疗方案。动脉瘤相关因素包括解剖学、动脉瘤的大小和位置、颈体比、血管腔内的血栓或钙化、载瘤动脉和动脉瘤颈部的动脉粥样硬化、对邻近结构的占位效应、大脑血液循环、载瘤动脉的复杂的分支血管模式和附属穿支血管情况。尽管颅内巨大动脉瘤的治疗技术有明显提高,但其治疗仍然非常具有挑战性的,需要一个真正的多学科联合治疗。开放性脑血管手术和血管内治疗均是颅内巨大动脉瘤的极好的治疗方法。开放性脑血管手术包括使用和不使用血管搭桥的复杂颅底手术技术。血管内治疗包括使用或不使用支架或球囊辅助的可脱弹簧圈栓塞和最新应用的血流导向装置进行血管腔重建,以及使用液体栓塞系统。

流行病学和自然病史

巨大动脉瘤被定义为最大直径超过 25mm 的动脉瘤[1,2],其占所有动脉瘤的 2%~5%,好发于女性,其10%发生于儿童[3]。未治疗的巨大动脉瘤通常在 40~60 岁出现症状,2 年死亡率接近 60%~100%[4]。在确诊后的 5 年内,80%的未治疗的患者发生死亡或完全丧失劳动能力[5-7]。通常,34%~67%的巨大动脉瘤位于颈内动脉(ICA),11%~40%位于大脑前动脉(ACA)和大脑中动脉(MCA),13%~56%位于椎基底动脉[8]。最新的动脉瘤自然病史研究报道,巨大动脉瘤的每年破裂率在6%左右,而小动脉瘤破裂率则为 1%~3%[9-11]。据国际未破裂颅内动脉瘤研究实验(ISUIA)报道,巨大动脉瘤的破裂风险较高,尤其是后循环动脉瘤。无蛛网膜下隙出血(SAH)的病史、前循环动脉瘤大小在 25mm或以上的患者,5 年累积破裂率高达 40%。同样,对于后循环这类动脉瘤,累计 5 年出血率高达 50%[12]。

图 8.1 显示了作者所在单位的治疗规范流程图[13]。

病理生理

巨大动脉瘤分为三种类型:囊状、梭形及蛇形[13-15]。

囊状动脉瘤

它们是扩大的浆果状动脉瘤。有关这种巨大动脉瘤亚型的发病机制有两种理论。湍流、内皮损伤、动脉瘤壁瘢痕、持续异常的血管重建和瘤腔内血栓形成等导致动脉瘤扩大。另一种机制是动脉瘤壁的血管膜中的发芽毛细血管的频繁出血进入动脉瘤壁而导致动脉瘤增大[16]。在显微镜下,可见巨大动脉瘤壁缺乏肌层和弹性纤维层的退化[17]。

梭形动脉瘤

动脉粥样硬化或其他形式的退行性动脉中层坏死开始初步损伤动脉血管壁,并导致壁内血栓形成、纤维蛋白和脂质沉积以及巨噬细胞和成纤维细胞迁

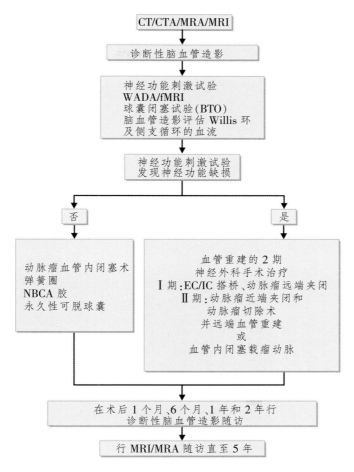

图 8.1　作者所在单位的治疗规范[13]。

移进入受损的动脉血管壁，最终胶原蛋白聚集并发生玻璃样变性，导致动脉管腔弹性降低并扩张，从而形成梭形动脉瘤。巨大的梭形动脉瘤已被证实与 Marfan 综合征（马方综合征）、Ehlers-Danlos 综合征（埃-当综合征）、弹力纤维性假黄瘤和巨细胞动脉炎有关。

蛇形动脉瘤

巨大蛇形动脉瘤是一个不规则的蛇形管道贯穿血栓而形成的动脉瘤，形似一个伴有引流血管的海绵状囊性结构[13]。蛇形动脉瘤内曲折的通道促使血流呈非层流形式流动，导致一个偏心性的血流，使沿着一侧血管壁的血流增加，随后沿着相邻的动脉壁的血流停滞，从而诱导血栓形成，最终血栓聚积促进动脉瘤形成。多达 60% 的巨大动脉瘤具有腔内血栓[4]。

临床表现

如果不治疗，大多数颅内巨大动脉瘤都会破裂[18]。大约 1/3 的患者的主要初始症状为 SAH，而另外 2/3 的患者因动脉瘤增大或动脉瘤破裂导致的脑实质血肿压迫周围的神经结构而表现为占位效应症状[19,20]。颅内动脉瘤初始破裂后，有 14%~18% 患者在 14 天内会发生再出血[5-7,21]。

前循环的巨大动脉瘤的占位效应一般表现为疼痛，眼外肌麻痹导致复视或视野缺损[22,23]。后循环巨大动脉瘤可出现脑干受压症状，如颅神经麻痹和（或）轻偏瘫。其他症状可能包括大脑皮质受压或出血前含铁血黄素沉积导致的癫痫发作和血栓栓塞相关的症状（TIA 或卒中）。由于室间孔、第三脑室、中脑导水管或第四脑室的阻塞，或者由于癫痫发作或意识丧失导致脑外伤后、车祸后或动脉瘤破裂引起的 SAH 后，患者也可表现为头痛或晕厥[22,24]。

影像学检查

尽管数字减影血管造影(DSA)仍然是金标准,但是脑部 CT 平扫通常作为首选检查方法,尤其是对于具有 SAH 的症状和体征、占位效应、颅神经病变的患者或有癫痫发作。脑部 CT 平扫还可显示出急性 SAH 和脑积水、脑室出血或脑实质血肿(也许需要通过脑室穿刺减压来紧急抢救生命)。CT 平扫在显示动脉瘤的特点方面也非常有用,如动脉瘤壁增厚、钙化,动脉瘤与前、后床突等颅底结构的解剖关系。CTA(图 8.2 和图 8.3)也是一种很好的非侵袭性检查方法,其能为动脉瘤的位置、形态、与骨性结构的解剖关系、动脉瘤内钙化或血栓和精细的脑血管结构等方面提供详细的信息。CTA(图 8.4)的三维重建对于动脉瘤的夹闭手术特别有用。对于表现为严重头痛和(或)出现占位效应和血栓栓塞事件的症状和体征的患者,通常进行 MRI 和 MRA 检查后也能发现巨大动脉瘤(图 8.2)。

DSA(图 8.5 和图 8.6)仍然是金标准,能显示出良好的三维解剖位置、动脉瘤的大小和形态(颈/体比值)、流入和流出区、腔内血栓、相邻的血管结构、穿支血管、远端脑组织的灌注和(或)其他颅内动脉瘤和颈动脉疾病。一个不均匀的显影伴不规则的边界可提示

动脉瘤腔内存在血栓。DSA 还具有通过球囊闭塞试验(BTO)了解侧支循环的能力,这或许在动脉瘤治疗分析方面非常重要(图 8.1)。

球囊闭塞试验

一个临时的 BTO 试验被用于来测试侧支循环的代偿供血能力。这样做的目的是,通过提供临时闭塞动脉的远段动脉是否存在缺血的证据,来评估患者对永久性动脉闭塞的承受能力。在这种技术中,BTO 试验前患者的神经系统检查及脑电图监测(EEG)被记录。在 DSA 中,一个测试的球囊被放置到目标动脉,并在 DSA 下充盈,从而暂时闭塞血管和阻断到远端血液循环的血流。在球囊充盈后的 30 分钟期间连续进行神经系统检查和 EEG 检查,降低平均动脉压到基础血压的 20%~30% 可诱导低血压下的 BTO 试验结果。通过 ^{99m}Tc SPECT 扫描来定性测量脑血流量(CBF),或者通过氙气 CT 或 CT 灌注成像定量测量 CBF,可增强 BTO 试验的预测价值。在神经系统检查中和(或)在电生理学监测中存在任何异常,表示 BTO 试验失败,表明该患者不适合行载瘤动脉闭塞术。在这种情况下,开放的外科手术与搭桥手术治疗可能是必要的。当在基础血压时 BTO 试验失败,则表明需行高流量搭桥手术;当在低血压时 BTO 试验失败,则表明可行低流量搭桥手术[13]。

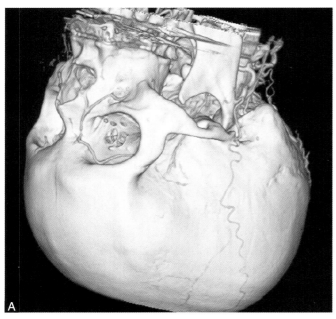
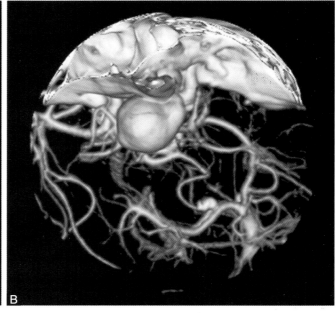

图 8.2 CTA:(A)三维重建,(B)左侧 ICA 巨大动脉瘤。

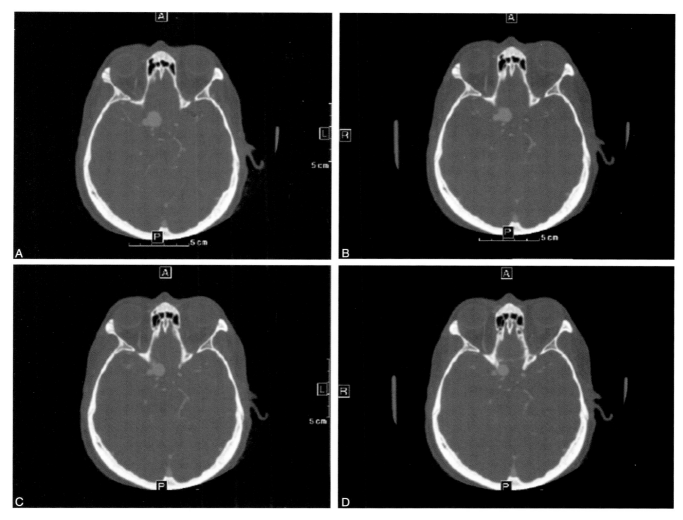

图 8.3 CTA 的 0.625mm 层厚的源图像。显示出动脉瘤和前床突的关系,这对于外科手术前制订手术计划包括像前床突磨除所需要的具体步骤是非常重要的。

治疗

巨大动脉瘤手术的主要目的是闭塞动脉瘤、重建载瘤动脉、神经结构减压、保留远端血流和保留神经系统功能。对巨大动脉瘤而言,没有单一的治疗模式。治疗动脉瘤的关键性问题在于:动脉瘤相关因素及患者相关的因素。动脉瘤相关因素包括解剖学、动脉瘤的大小和位置、颈体比、血管腔内的血栓或钙化、载瘤动脉和动脉瘤颈部的动脉粥样硬化、对邻近结构的占位效应、大脑血液循环、载瘤动脉的复杂的分支血管模式和附属穿支血管情况(图 8.4)。患者相关因素包括患者的年龄、合并其他疾病引起的神经功能缺损、动脉瘤是否破裂和动脉瘤破裂后的临床分级。其他相关因素包括颅内出血(ICH)或脑室内出血(IVH),手术和麻醉相关的风险,治疗团队的经验,治疗团队、患者或家属对治疗方式的选择。

开放性显微外科治疗

传统上,开放性显微神经外科治疗一直是治疗颅内巨大动脉瘤的首选方法。这些方法包括直接手术方法或间接手术方法。直接手术方法的主要治疗策略是直接夹闭动脉瘤颈[26,27]和重建动脉瘤颈,这可能需要通过近端控制载瘤动脉使动脉瘤有或没有临时闭塞或孤立来完成。此外,根据动脉瘤的形态,减少占位效应的动脉瘤内血栓清除术、夹闭术和血管重建术可能是必要的。间接手术方法主要适用于不能行夹闭的动脉瘤,主要包括载瘤动脉结扎术或动脉瘤切除术[26-28]、动

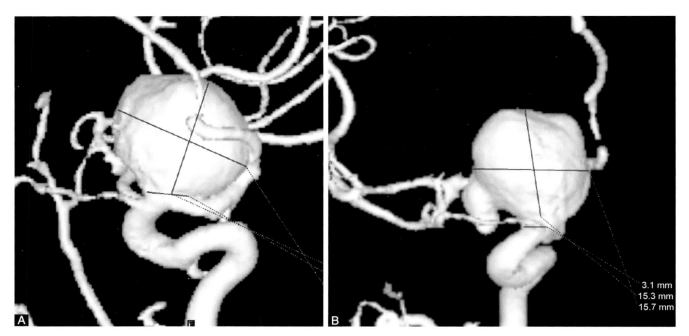

图 8.4 三维 CTA 在治疗计划中是非常有用的。根据 CTA 和三维重建影像,可确定动脉瘤的大小、长宽比和颈体比;有助于选择手术方法是行开颅夹闭手术,还是行血管内弹簧圈栓塞术;在术后随访中,有助于确定是否有弹簧圈压缩和动脉瘤再生长。

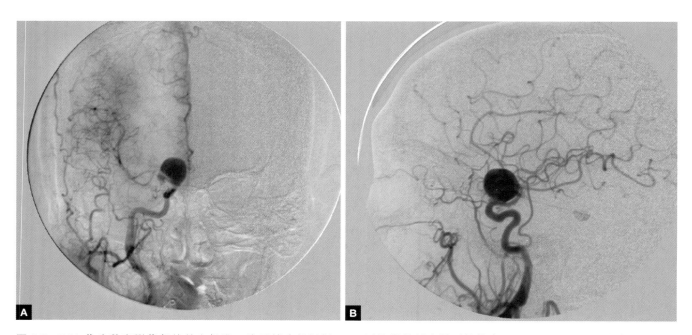

图 8.5 DSA 作为数字影像仍然是金标准。除了精确的解剖,DSA 还能提供侧支循环的信息。通过 DSA 可进行球囊闭塞试验(BTO)。(A)前后位,(B)侧位。

脉瘤包裹术[27,29]、动脉瘤孤立术[30]和颅外–颅内(EC–IC)搭桥术[26,29,31,32]。在 BTO 试验成功的情况下,近端载

瘤动脉结扎是唯一可行的方法,在某些情况下,需要联合开放手术和血管内治疗一起进行,包括血管

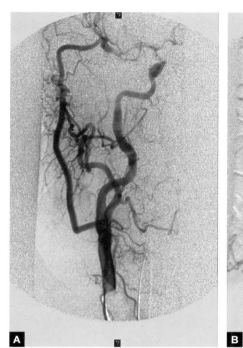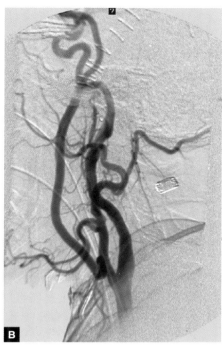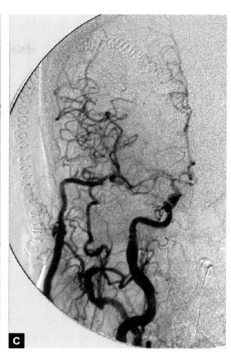

图 8.6　开颅术后 DSA。(A) ECA 到 MCA 搭桥并夹闭动脉瘤。(B) 搭桥血管的颈段,显示移植的大隐静脉与 ECA 吻合。(C) 搭桥血管的颅内段,显示移植的大隐静脉与 MCA (M3 段) 吻合。

内弹簧圈栓塞旁路血流和血管内闭塞载瘤动脉。

近端结扎

　　颈动脉结扎术是治疗动脉瘤的最初的外科手术方法之一[33]。Victor Horsley 爵士在 1885 年完成了第一例颅内近端结扎术,通过结扎 ICA 来阻断巨大动脉瘤的血液供应。近端结扎的原则是减少进入动脉瘤的血流,从而继发引起动脉瘤囊内压力降低。这种技术被用于无明确动脉瘤颈的巨大动脉瘤(梭形动脉瘤和延长扩张型动脉瘤)[34]。这种技术通过引起血流动力学改变及动脉瘤供血端压力中断导致动脉瘤血栓形成。然而,一些研究报道治疗颅内动脉瘤的颈动脉结扎术的并发症发生率和远端缺血性卒中的发生率高达 33%[35],从而限制了这种技术的使用。因此,所有患者术前必须行 BTO 来评估侧支循环情况,如果不这样做会导致不良的并发症和神经功能缺损[36-40]。因此,当显示通过 Willis 环、软脑膜的吻合支有足够的侧支血流进入远端血液循环时,或通过外科手术方法进行搭桥和血运重建时,这种技术才能被选择。在通过侧支循环或血运重建建立足够的远端血液灌注的情况下,可分别进行动脉瘤的近端和远端载瘤动脉夹闭,即行一个简单的动脉瘤孤立术。

显微外科夹闭术

　　一个巨大动脉瘤的成功夹闭需要一个明确定义瘤颈结构。然而,一些动脉瘤可能不具有理想的瘤颈结构。囊状巨大动脉瘤一般发生于血管分叉部或血管发出分支处,动脉瘤颈往往垂直于载瘤动脉。对载瘤动脉进行临时近端控制,可使动脉瘤变软、避免动脉瘤过早地破裂、清晰显示穿支血管和进行动脉瘤夹调整。动脉瘤夹应垂直于动脉瘤颈放置并与载瘤动脉平行,以减少载瘤动脉狭窄的概率。梭形巨大动脉瘤缺乏明确的瘤颈结构,通常需要从循环中隔绝动脉瘤并重建血管腔来夹闭重建。如此情况下,可使用有窗的动脉瘤夹(套环夹)创建一个开窗的管道来重定向血流。动脉瘤夹闭后,必须检查载瘤动脉及其流入和流出血管,因为动脉瘤夹可能会导致载瘤动脉扭曲或狭窄。夹闭时必须小心,不要夹闭邻近的穿支血管和流出血管。对于大和巨大动脉瘤的夹闭,通常使用几个短的脉瘤夹的效果要优于使用一个大的动脉瘤夹[43]。当巨大动脉瘤阻碍手术视野和夹闭重建时,大的动脉瘤夹是有用的[44]。首先,大的动脉瘤夹被放置在动脉瘤颈之上并贯穿整个动脉瘤体;然后,小的动脉瘤夹按从动脉瘤颈部下方至上方顺序被放置。如果在动脉瘤夹闭合过程中,破坏了斑块,导致血栓或钙化的栓子脱落,可能会引起远端血管血栓栓塞[45]。Batjer等报道,当血管壁的钙化阻碍动脉瘤夹的充分闭合时,可进行动脉内膜切除术来清除斑块[46]。

吲哚菁绿(ICG)血管造影被应用于动脉瘤夹闭和血管重建后。这可帮助外科医生评估动脉瘤术后效果和确定载瘤动脉和侧支血管通畅情况[47]。静脉注射染料后可清晰显示血管壁,管腔内的ICG染料被红外线滤光镜记录[48]。在ICG血管造影没有显示出血管狭窄或闭塞[48]而术中神经电生理监测(EEG/ SSEP)出现改变的情况下,可能需要行术中DSA检查。

动脉瘤切除术

对于巨大动脉瘤位于外科手术能够到达但有极大的技术难度的部位,如MCA、ACA和小脑后下动脉(PICA),可考虑行动脉瘤切除术[49]。所有血管的流出血流和分支血流被完全控制后,切除动脉瘤的病变血管并随后进行端-端的血管重建,保持了血液供应到远端血液循环[44,50]。

外科手术技术

巨大动脉瘤的最重要的外科手术技术包括:暴露广泛,近端和远端控制及合适的载瘤动脉夹闭重建且载瘤动脉无狭窄或扭曲。最合适的手术方法是使动脉瘤的起始部、流入和流出血管以及相邻的血管和神经结构最大限度地可视化。对于大多数的前循环动脉瘤,眶颧开颅手术仍然是主要的手术入路。对于后循环动脉瘤,可能会选择其他各种颅底入路,如眶颧入路、经岩骨入路(迷路后、乙状窦前、经迷路或经耳蜗)、远外侧或极外侧入路。根据动脉瘤的位置和形态,在某些情况下,可能需要联合上述的入路进行手术。

前循环巨大动脉瘤

对于前循环动脉瘤,翼点入路和眶颧入路是最常用的手术入路,其提供了从前颅窝底到前颅底的通路。眶颧翼点入路是通过翼点入路开颅,并将通过眼眶及颧骨的颅骨按顺序钻5个骨孔,然后将眶颧骨瓣锯下。这种入路被完成,通过切除眶上裂内侧的蝶骨小翼、前颅窝底的骨嵴、眶上缘上方和额骨下面的内板、中颅窝底下面的颞骨的鳞状部分和颧弓。同时,通过硬膜内或硬膜外进行前床突磨除术通常是必要的(图8.5)。这可以最大限度地暴露手术视野,允许以

较低的路径通过前颅窝到眼部、床突旁和垂体上部分。此外,眶颧入路允许以最小的脑组织牵拉通过一个直的路径到达中脑和大脑半球内部结构。眶颧翼点入路开颅术的相关并发症包括眶周青紫、搏动性突眼、额神经损伤、眼球内陷和失明。

其他不太常用的手术入路有纵裂入路,主要适用于位于胼周动脉或ACA远端血管段的巨大动脉瘤。

后循环手术入路

眶颧入路也可用于后循环的动脉瘤。为了确定合适的颅底入路,Lawton和Spetzler于1997年将基底动脉分为5个部分[51](上2/5被称为上基底区、中间的1/5被称为中间基底区、下2/5称为椎基底区),作为分类系统的基础进行分类。

"上基底区"的巨大动脉瘤应用改良的眶颧入路,进行前床突磨除术,以增加术中显示基底动脉的能力;并对上斜坡(后床突及鞍背)进行磨除,以建立一个外科通道来暴露下方的上、中基底区结合部,两侧的小脑上动脉和外侧的PCA;在此过程中岩骨被完整保留。

经岩骨入路是"中间基底区"巨大动脉瘤的理想手术入路。通过近端和远端控制来处理动脉瘤的手术策略决定了岩骨的切除范围。经迷路后入路,由于半圆形和耳蜗被保留,故听力不受影响。如果在经岩骨入路中前部需要更广泛的暴露,需要切除半规管,那么会导致听力丧失。经耳蜗入路可最大限度暴露脑干和斜坡,但需要切除耳蜗并从它的骨性面神经管内分离面神经,那么需要进行面神经管磨除,并可能需要进行随后的面神经转位。这导致的固有的并发症即面神经和前庭蜗神经功能障碍可能会相当严重,故应该在权衡每一种入路的相对风险/效益比后明智地选择适合的手术方式。

对于"中间基底区"到整个硬膜内椎动脉的区域可应用远外侧入路,这种入路适用于椎基底动脉中间区的巨大动脉瘤、椎动脉和PICA动脉瘤。这种入路本质上是一种改良的外侧枕下入路,包含切除C1的后弓,切除外侧枕骨大孔直到枕骨髁和切除枕骨髁的后1/3部分。必须小心保护舌下神经。

深低温停循环

临时深低温停循环是一种辅助疗法,可使动脉瘤塌陷以更好地显示动脉瘤的颈部和毗邻的结构,因而有助于动脉瘤颈的夹闭和减少术中操作过程中动脉

瘤破裂的风险[25]。通常巨大动脉瘤尤其是后循环的巨大动脉瘤是其应用的适应证。深低温停循环减少了神经元的代谢需求和增加了神经元对短暂性脑缺血的耐受性,因而具有脑保护作用[52,53]。所有这些大大降低了意外的穿支血管梗死的风险,并被证明是手术成功的关键因素[54]。在应用这种技术进行的两项不同的研究中,动脉瘤夹闭的成功率分别为62%(171例患者)[55]和97%(60例患者)[54];而未应用深低温停循环的动脉瘤近端动脉结扎术(如Hunterian结扎)的手术成功率仅有39%~49%[56,57],故深低温停循环大幅改善了动脉瘤的手术成功率。在讨论这种技术的死亡率和并发症发生率时,必须考虑到一个事实,即它仅适用于其他治疗方法已被证明无效并需要更积极的治疗干预措施的巨大动脉瘤[54]。该技术被报道具有平均17.6%的并发症发生率和8.8%的死亡率[55]。随着诊断和治疗方法的进步,深低温停循环的适应证被缩小,仅应用于严重复杂的病例。近年来深低温停循环的应用呈下降趋势[25,28]。

与完全的深低温停循环相比,亚低温(34.5℃~35.5℃)可被诱导进一步降低脑代谢。此外,动物模型的研究显示,低温能增加缺血耐受时间和抑制缺血引起的梗死和细胞凋亡[59]。但是它的使用是有争议的,因为它能增加凝血功能障碍、心律失常和免疫抑制的风险[60]。

血运重建

血管重建技术被用于防止动脉瘤的外科治疗过程中的脑缺血和相关的临床后遗症。Ausman和Piepgras等报道,20%~40%的巨大动脉瘤需要行搭桥[20,61]。在载瘤动脉闭塞后侧支循环不足以维持远端血流的情况下需要行搭桥。这可能是由于完全缺乏侧支循环或者是由于侧支循环不足以维持正常的灌注压[62-64]。BTO提示的脑血流量(CBF)不足,以及需要行动脉瘤近端动脉结扎术(Hunterian结扎)、动脉瘤孤立术和长时间的临时阻断是搭桥技术应用的适应证。

根据远端循环所需要的侧支循环和灌注压,选择低流量搭桥或高流量搭桥。这些选择包括颞浅动脉(STA)和枕动脉(OA),以增加MCA、PCA和SCA的血流。对于高流量搭桥,这些选择包括桡动脉移植或大隐静脉移植。

Surdell等[64]建议"低流量"(STA-MCA、STA-ACA、MMA-MCA或侧-侧吻合术)搭桥适用于在临床上通过BTO,但未通过核素灌注检测或未通过低血压时BTO或EEG检测的那些患者。

STA有一个2mm口径和15~30mL/min的初始流量,接受的动脉包括MCA、ACA、PCA和SCA。在需要保持最小的侧支血流和供应脑的小部分区域的血流情况下,STA被选择。STA有被容易获得的优势;然而它的低流率限制了它仅应用于需要小流量的情况下[64]。有研究报道,颅外-颅内搭桥术后平均随访55.8个月显示有96%的搭桥血管通畅[65]。

OA有一个2mm口径和15~30mL/min的初始流量,接受的动脉包括小脑前下动脉(AICA)和PICA。OA-PICA搭桥允许接受的动脉和供应的动脉有相似的口径。然而,OA的早期动脉分支使其手术分离困难,这限制了吻合接受的动脉口径和流量的选择。因手术分离AICA困难,故OA-AICA搭桥手术更具挑战性。

"高流量搭桥"(ECA-MCA、ICA-MCA和ICA-ICA吻合术)适用于在BTO期间出现神经系统症状,甚至在基础血压情况下和无侧支循环供血的那些患者。桡动脉、MCA的M2段或大隐静脉在大多数情况下被用于创建一个管道[64]。桡动脉是一个高流量搭桥的移植血管,其有一个3.5mm直径和40~70mL/min的流量[66,67]。使用桡动脉的搭桥主要应用于具有最小的侧支循环的ICA闭塞术。在获得桡动脉前,应该行Allen试验来证实一个完整的掌弓和足够的手灌注。作为移植血管,桡动脉要优于大隐静脉,因为在手术过程中的低流速或暂时阻断情况下,桡动脉不太可能形成血栓。这是因为它内衬动脉内皮细胞,因此能更好地处理与动脉血液相关的剪应力,并且它不具有静脉瓣和静脉曲张[67]。在缝合之前将移植血管放置在钙通道阻断剂溶液中可避免潜在的血管痉挛[67]。此外,压力扩张技术可用于治疗血管痉挛[67,68]。游离的动脉移植血管,如桡动脉移植血管,与带蒂的移植物相比具有较低的通畅率,可能是由于血管滋养管内的血流中断[69]。

大隐静脉移植血管被应用于需要足够大的血流动力学的接受血管,其有一个5mm直径[71]和70~140mL/min的初始流量[66]。它帮助侧支循环血流不足的患者建立高流量的侧支循环血流[70]。大隐静脉移植血管具有容易获得和无动脉粥样硬化的优点。然而,静脉内皮导致血管通畅率降低并继发湍流和血栓形成。此外,外科医生应该使用肝素生理盐水冲洗大隐静脉移植血管,以评估是否为静脉瓣的反向流动,从而确定移植血管的正确方向。大隐静脉移植血管壁较厚,可能会卡住缝合线或使缝合针弯曲,从而增加了技术困难;此外,较厚的肌肉层和动脉外膜增加了吻合处扭曲的风险[2,67]。

在Willis环的血管搭桥(即MCA-MCA、ACA-ACA或PICA-PICA搭桥)仅需要一个吻合口,避免了需要获得移植血管[72,73]。然而,该技术使两个分支血管在临时阻断期间有缺血的风险,但此种风险通常能被避免[72,73]。

Lawton 等[74]对 61 例患者的 63 根血管进行了血运重建手术,结果显示,重建血管的通畅率为 92%。在围术期有 1 例患者死亡,93% 的患者取得了良好的格拉斯哥预后评分(GOS),5% 的患者预后较差。Jafar 等[70]报道他们使用大隐静脉移植血管对颅内巨大动脉瘤患者进行血运重建术的经验,结果显示,30 例患者中 28 例重建血管通畅,1 例死于脑梗死,1 例出现同侧偏盲,1 例出现短暂性轻偏瘫。

在不适合行夹闭或血管内治疗的复杂动脉瘤患者中有 80% 的患者能够耐受 ICA 的闭塞或一侧椎动脉闭塞[75,76]。在作者所在的医院,作者使用选择性血运重建的方法,仅应用于需要增加血流的患者即是无法耐受 BTO[34,70,77-80]和缺乏侧支循环支持的患者。而在其他一些医院,血运重建术被常规应用于需要血管闭塞的患者[81-84]。BTO 评估的准确性有一定的限制,有研究报道,有一些患者尽管通过了 BTO,但不能耐受血管闭塞并出现较高的与卒中相关的并发症发生率和死亡率[81,84,85]。

颅内动脉瘤的血管内治疗

血管内技术已彻底改变了巨大动脉瘤的治疗方法(尤其是海绵窦段动脉瘤),与传统的开放性神经外科手术易导致高死亡率、高并发症发生率相比,目前的血管内技术已降低了这种侵袭性治疗的需求[86]。顺应性球囊和易于放置颅内支架的出现,促进了宽颈巨大动脉瘤治疗的进步[86,87]。血管内技术除了作为巨大动脉瘤的主要治疗方法外,也被用来作为开放性神经外科技术的辅助治疗方法。

血管内治疗的主要目标是为了防止 SAH,直接闭塞巨大动脉瘤和将动脉瘤排除于血液循环外。治疗巨大动脉瘤的各种血管内技术包括以下几种。

(1)直接弹簧圈栓塞动脉瘤并保留载瘤动脉(用弹簧圈或液体栓塞材料;应用或不应用球囊或支架辅助治疗)。

(2)应用易形成血栓的可脱弹簧圈或液体栓塞材料闭塞载瘤动脉。

(3)作为一个辅助技术或与开放性神经外科手术相结合即搭桥后闭塞载瘤动脉。

(4)应用血流导向装置和液体栓塞系统。

直接弹簧圈栓塞巨大动脉瘤是在动脉瘤腔内填塞易形成血栓的可脱弹簧圈或液体栓塞材料,这可能

需要球囊和(或)支架辅助栓塞。

尽管目前有许多不同种类的栓塞弹簧圈,但回顾大量文献发现,对比不同种类的栓塞弹簧圈以及技术是否有更好的手术结果,还缺乏证据[88]。传统上,裸铂金弹簧圈已被证实具有令人满意的动脉瘤闭塞效果。新的弹簧圈,其表面涂有生物活性的蛋白 [聚乙醇酸(PGA)、聚乙醇酸/聚乳酸(PGLA)]、PGLA/聚酰胺纤维/达克隆纤维或水凝胶,具有增加致密填塞率、稳定血凝块的形成和细胞增生的作用[89]。

如果造影剂无法进入动脉瘤提示栓塞成功。动脉瘤内的填塞弹簧圈能引起血栓形成和随后的内膜纤维化,从而使动脉瘤颈隔绝于载瘤动脉[89-91]。首先在动脉瘤内放置一个三维成篮弹簧圈,这个三维成篮弹簧圈特别适合于宽颈的巨大动脉瘤,其创建了一个篮状结构以便随后的小而软的弹簧圈填塞,从而可阻止弹簧圈凸入载瘤动脉[92]。

对于宽颈的巨大动脉瘤,可应用球囊重塑形技术,这种技术可使初始的弹簧圈在动脉瘤内保持稳定,直到更多的弹簧圈被填塞入动脉瘤,从而创建一个复杂的弹簧圈团以防止弹簧圈的部分祥凸入载瘤动脉。球囊辅助技术需要跨越动脉瘤颈放置一个球囊并间断的充盈球囊,充盈球囊以使在放置弹簧圈期间闭塞载瘤动脉,随后的排空球囊以恢复远端血流。尽管最初的研究认为球囊重塑形技术容易增加血栓栓塞事件而导致远端缺血,但最近的 Meta 分析结果驳回了这种理论[93]。市面上已有几种用于辅助弹簧圈栓塞的顺应性球囊。

位于血管分叉处的宽颈的巨大动脉瘤(如基底动脉瘤),在弹簧圈突出时可能带来更多的困难,可能会导致相邻分支的血栓形成。此外,对于此类动脉瘤,球囊重塑形技术因血管迂曲而难以实现,以及存在的技术上的困难如需要两个球囊来闭塞分叉血管[94]。前面提到的传统球囊可能对于侧壁动脉瘤非常有用,但对于此类动脉瘤可能不太适用。顺应性球囊(Balt B1™,Balt 公司,法国蒙莫朗西和 Hyperform™,Micro Therapeutics 公司,加利福尼亚州尔湾市)可改变它们的形状来适应血管的轮廓,也许可应用于此类动脉瘤,使用这种单个的可塑形球囊可达到双侧球囊闭塞的效果[95]。一个可脱卸的动脉瘤颈桥接装置(TriSpan™,Target Therapeutic 公司/ Boston Scientific 公司,加利福尼亚州弗里蒙特市)被设计来辅助弹簧圈栓塞这些血管分叉部的巨大动脉瘤,这种单个装置更容易在脑血管中操作并提供保护,不需要像球囊那样反复的充盈和排空,因此减少

了血栓栓塞事件的发生率[96,97]。其他不同的创新技术也同样被用于防止弹簧圈突入载瘤动脉，例如放置第二根微导管（即双微导管技术）进入动脉瘤可能有助于动脉瘤囊内弹簧圈的稳定，并防止其脱出，但这些技术可能非常困难，并且有增加血栓栓塞事件的风险[98]。

支架辅助弹簧圈栓塞巨大动脉瘤就是在载瘤动脉内放置一个支架跨越动脉瘤颈并垂直于动脉瘤，从而创造一个阻挡物防止弹簧圈脱出。这些支架包括 Neuroform 支架（Boston Scientific 公司，加利福尼亚州弗里蒙特市）和 Enterprise 支架（Codman 公司，马萨诸塞州雷纳姆市）。支架被放置后通过支架网孔将弹簧圈置入动脉瘤内。与球囊重塑形技术相比，该技术的优势在于可保持远端血流，并可在术后仍支撑动脉瘤内的弹簧圈。但是支架可能难以放置在迂曲的 Willis 环的动脉内；支架在血管内可能不稳定，并在填塞弹簧圈过程中有移位的可能。因此，特别是对未破裂动脉瘤，最初仅单独放置一个支架，在 3~6 个月即载瘤动脉内支架内皮化后再应用弹簧圈栓塞动脉瘤。有时在动脉瘤囊内弹簧圈团中弹簧圈部分祥突出后需要放置一个支架去保护。

行球囊或支架栓塞弹簧圈栓塞治疗的所有患者需要联合应用抗凝药物和抗血小板药物如阿司匹林、氯吡格雷和肝素，故限制其应用于急性 SAH 患者。

如果患者在支架置入前未应用抗血小板治疗方案，或者通过常规血小板聚集研究（阿司匹林即时验证，氯吡格雷即时验证）发现抗血小板效果不佳，那么可辅助静脉注射抗血小板药物（糖蛋白 Ⅱb/Ⅲa 抑制剂）来增强标准抗血小板治疗[99]。

血管内闭塞载瘤动脉

梭形动脉瘤、夹层动脉瘤、延长扩张型动脉瘤或大型动脉瘤因无明确的瘤颈结构而难以进行血管内治疗，因为与囊状动脉瘤累及较短的载瘤动脉相比，它们常累及一段较长的载瘤动脉。如果栓塞治疗无效，那么完全闭塞载瘤动脉有时是必要的，但是必须进行进一步的血管造影，以证实其有必要的侧支循环，从而防止医源性缺血性疾病[100]，必须进行刺激性的 BOT 并同时监测患者的神经功能状态[90,91]。载瘤动脉闭塞技术主要用于 ICA 的海绵窦段和眼段动脉瘤[101,102]、单侧或双侧椎动脉动脉瘤、基底动脉近端动脉瘤和 Willis 环远端动脉的动脉瘤[103,104]。可应用弹簧圈、液体栓塞剂或球囊来完全闭塞载瘤动脉[81,103]。闭塞后载瘤动脉及动脉瘤可完全形成血栓，通常在治疗后 1 年动脉瘤会逐渐缩

小以致其相应的症状也会减轻（即颅神经麻痹）[105]。当合并有 SAH 时，不建议使用这种技术，因为 SAH 常常引起血管痉挛，而闭塞载瘤动脉后引起来自同侧颈动脉血流减少，从而可引发不能被挽救的缺血性事件。如果侧支循环血流不足以供应远端灌注，那么可进行血运重建或搭桥手术。在这些情况下，也可使用球囊闭塞近端和远端动脉以孤立动脉瘤[106]。目前没有数据表明，载瘤动脉闭塞后可导致血管远端容易形成其他新发动脉瘤[107]。

使用液体栓塞系统治疗大和巨大动脉瘤

不透射线的液体栓塞系统（LES）现在被用于治疗大和巨大动脉瘤（图 8.7）[108,109]。Onyx HD-500（Onyx 液体栓塞系统，Micro Therapeutics 公司，加利福尼亚州尔湾市）被直接注入动脉瘤，在注射期间应该使用球囊来暂时封闭动脉瘤颈，以防止 Onyx 聚合前栓塞血管。此技术需要反复和长时间球囊扩张使它的使用仅限于 ICA 动脉瘤。必须小心地使用 Onyx，防止意外栓塞远端动脉或危险吻合造成严重的残疾。此技术也可在载瘤动脉内放置支架以重建血管腔[110]。此技术仍处于发展的初期阶段，其短期疗效和弹簧圈栓塞没有太大差别，但其可能会产生更多的并发症[109]。一项使用 Onyx 治疗巨大颅内动脉瘤的多中心研究（CAMEO）结果显示，动脉瘤的完全闭塞率为 64% 并且短期内没有再通（<1 年），并发症发生率和死亡率分别为 12.5% 和 9%，此结果可与外科手术相媲美[109]。

使用血流导向装置治疗大和巨大动脉瘤

最近，随着血流导向技术的发展，其能对血管内的血管进行重建，已被用于治疗大和巨大动脉瘤。Pipeline 栓塞装置（PED，eV3 公司，加利福尼亚州尔湾市）和 Silk 支架（Balt Montmorency 公司，法国），均为自膨胀支架，已被成功应用于此类疾病[111]。此种支架被置于载瘤动脉内并与动脉瘤垂直，从而减小进入动脉瘤的血流（图 8.8）。随着动脉瘤内血流的减缓及最终停滞，动脉瘤内血栓形成，并重建病变部分的载瘤动脉，使血流得以正常流通[112,113]。应用 Pipeline 栓塞装置治疗颅内动脉瘤（PITA）试验的结果显示，应用该技术治疗巨大动脉瘤是可行的且安全有效[114]。对于放置 Pipeline 支架的所有患者需要服用阿司匹林和氯吡格雷，对于伴有 SAH 并同时需要使用弹簧圈栓塞治疗的动脉瘤患者，应谨慎使用此装置[115]。

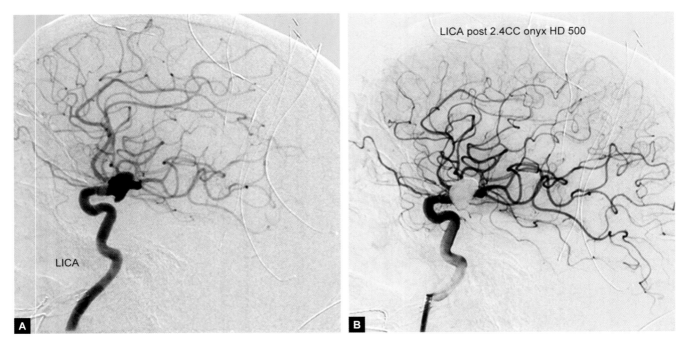

图 8.7 （A）左侧 ICA 动脉瘤。（B）左侧 ICA 动脉使用 HD-500（用量 2.4mL）栓塞术后。

当夹闭术后的血管造影显示动脉瘤内有造影剂充盈时，可行血管内弹簧圈栓塞治疗；同样，当血管内治疗后动脉瘤内有造影剂充盈时，可行夹闭手术。这对于巨大动脉瘤的患者尤为重要，因为其经常发生弹簧圈压缩和迁移。

主要的术中并发症包括操作过程中的脑血管意外（CVA）和动脉瘤破裂。弹簧圈脱落在载瘤动脉或血栓聚集而导致远端栓塞，从而发生 CVA，其平均发生率为 4%~5%。破裂主要继发于动脉瘤穿孔，可发现在 X 光透视下有造影剂外渗，但在患者出现生命体征变化或病情变化时应怀疑有破裂出血。一旦发生动脉瘤破裂，要立即评估患者的血流动力学、神经系统状态以及颅内压（如果术中有颅内压监测）的情况并及时处理。此时一定不要试图移除导致穿孔的弹簧圈，因为它可作为一个动脉瘤壁破口处的保护屏障。不管在术中的任何时刻，患者一旦进行了肝素化，一定要使用硫酸鱼精蛋白来中和它的作用。

巨大动脉瘤治疗后随访

巨大动脉瘤血管内治疗至少需要 5 年的随访。首先，在 3 个月、6 个月、1 年、2 年时要行脑血管造影。2 年后要每年进行一次 MRI 和 MRA。随访的影像要评估动脉瘤的闭塞情况、弹簧圈的压缩情况和占位效应。如果在任何一次血管造影发现有动脉瘤再通，就要在随后 6 个月或更早安排下一次造影。在这种情况下，可进行弹簧圈补充栓塞，必要时可应用支架和（或）球囊辅助栓塞。先前弹簧圈栓塞而延迟再通的巨大动脉瘤通常是部分形成血栓的分叉部动脉瘤，例如基底动脉顶端动脉瘤和 ICA 末端动脉瘤。

血管内技术有自己的固有局限性，它不能减轻巨大动脉瘤引起的占位效应。然而，最近的研究显示，弹簧圈闭塞的动脉瘤减少了血流动力学的脉动对邻近神经结构的影响[116,117]。巨大动脉瘤的血管内弹簧圈栓塞的另一个问题是弹簧圈的压缩。对填塞致密度（填塞弹簧圈的体积/动脉瘤的体积）的研究显示，填塞 25% 及以上的动脉瘤在后续的随访中更稳定[118]。一般巨大动脉瘤的填塞致密度为 10%，这常常导致动脉瘤再通以及逐渐增大。

动脉瘤的大小是与手术治疗效果关系最密切的因素，并且巨大动脉瘤较 5mm 的动脉瘤风险增加 4 倍[119]。总的来说，巨大动脉瘤在手术过程中发生的与操作相关的死亡率为 5%~15%，不过 70%~86% 的病例取得了令人满意的结果[3,14,20,23,56,58,61,120-124]。

治疗效果不佳与年龄的增长以及后循环的动脉

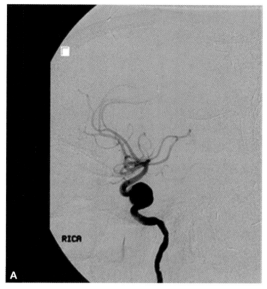 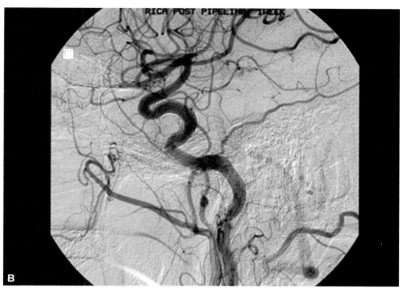

图 8.8 (A)左侧 ICA 动脉瘤。(B) 左侧 ICA 动脉瘤——Pipeline 血流导向支架(腔内修复术)。注意:载瘤动脉得到非常好的腔内重建。

表8.1 基于报道大于20例患者的文献来总结血管内治疗、外科手术和两者联合治疗的结果

方式	完全闭塞率	预后极好率	死亡率和并发症发生率	再次治疗率	再次破裂率
血管内治疗[127–132]	17%~62%	63%~75%	18%~49%	54%~82%	4%~7%
外科手术[9,25,70,133–142]	82%~100%	58%~100%	2%~57%	0~1%	0~3%
联合治疗[143–145*]	80%~100%	76%~87%	0~63%	0	0

*:基于报道包括 5~8 位患者而非大于 20 例患者的文献

相关,对比与前循环巨大未破裂动脉瘤 5%~13%的手术相关的并发症发生率和死亡率,基底动脉未破裂动脉瘤手术相关的并发症发生率和死亡率高达 50%[125]。预后不良多与患者有 SAH 和占位效应的症状相关。大量病例报道的最常见的手术并发症为缺血[14,56,120]。

据 Malisch 等的报道,血管内治疗巨大动脉瘤发生出血和再出血的概率约为 33%[126]。表 8.1 描述了基于至少 20 名患者的文献报道的结果,对巨大动脉瘤进行血管内治疗、外科手术和联合治疗的治疗结果的总结。

小结

未经治疗的巨大颅内动脉瘤的自然病程的发展是很可怕的。目前可选择的治疗方式,显微外科手术或血管内治疗常与过高的并发症发生率与死亡率相关。随着技术与材料的不断发展,血管内治疗的易用性和成功率一定会继续提高。显微外科技术的安全性

的不断提高和血管内外科神经放射学领域的持续发展,为巨大动脉瘤患者提供了安全、微创的治疗方式。现今对于巨大动脉瘤的治疗是一个真正的多模式的治疗方法,应根据每个动脉瘤的特征如大小和位置以及合并其他疾病情况等,选择显微外科手术或血管内治疗。

致谢

感谢 Pascal Jabbour 博士提供图 8.7 和图 8.8,感谢 Amit Chaudhary 学士对本文编辑的帮助。

(程林 黄海东 匡永勤 译)

参考文献

1. Locksley HB. Natural history of subarachnoid hemorrhage, intracranial aneurysms and arteriovenous malformations.

Based on 6368 cases in the cooperative study. J neurosurg. 1966;25(2): 219-39.

2. Morley TP, Barr HW. Giant intracranial aneurysms: diagnosis, course, and management. Clin Neurosurg. 1969; 16: 73-94.

3. Parkinson RJ, Eddleman CS, Batjer HH. Giant intracranial aneurysms: endovascular challenges. Neurosurgery. 2006; 59(5 Suppl 3):S103-12; discussion S3-13.

4. Atkinson J, Piepgras DG. Giant aneurysms: supratentorial. In: Carter LP, Spetzler RF, Hamilton MG (Eds). Neurovascular Surgery. 1995. New York; McGraw-Hill. pp. 815-28.

5. Barami K, Vladimir S. Hernandez, Fernando G. Diaz, Murali Guthikonda. Paraclinoid Carotid Aneurysms: Surgical Management, Complications, and Outcome Based on a New Classification Scheme. Skull base. 2003;13(1):31-41.

6. Batjer HH, Samson DS. Retrograde suction decompression of giant paraclinoidal aneurysms. Technical note. J Neurosurg. 1990;73(2): 305-6.

7. Batjer HH et al. Surgery for paraclinoidal carotid artery aneurysms. J Neurosurg. 1994; 80(4):650-8.

8. Sanai N, Lawton MT. Microsurgical management of giant intracranial aneurysms. In: H. Winn. (Ed). Youmans Neurological surgery. 6th edition. Philadelphia PA: Elsevier; 2011. pp. 3953-71.

9. Lawton MT, Spetzler RF. Surgical management of giant intracranial aneurysms: experience with 171 patients. Clin Neurosurg. 1995;42:245-66.

10. Juvela S, Porras M, Poussa K. Natural history of unruptured intracranial aneurysms: probability and risk factors for aneurysm rupture. Neurosurgical focus. 2000;8(5):379-87.

11. Unruptured intracranial aneurysms—risk of rupture and risks of surgical intervention. International study of unruptured intracranial aneurysms investigators. N Engl j med. 1998;339(24);1725-33.

12. Wiebers DO, Whisnant JP, Huston J 3rd, et al. Unruptured intracranial aneurysms: natural history, clinical outcome, and risks of surgical and endovascular treatment. Lancet. 2003;362(9378):103-10.

13. Christiano LD, Gupta G, Prestigiacomo CJ. Giant serpentine aneurysms. Neurosurg focus. 2009;26(5):E5.

14. Choi IS, C. David. Giant intracranial aneurysms: development, clinical presentation and treatment. Eur J Radiol. 2003;46(3):178-94.

15. Coley SC, Hodgson TJ, Jakubowski J. Coil embolization of giant serpentine aneurysms: report of two cases arising from the posterior cerebral artery. Br J Neurosurg. 2002;16(1):43-7.

16. Sutherland GR, Drake CG, Kaufmann JC. Extensive organization in a thrombosed giant intracranial aneurysm: case report. Clinical neuropathology. 1985;4(1):19-22.

17. Sekhar LN, Heros RC. Origin, growth, and rupture of saccular aneurysms: a review. Neurosurgery. 1981;8(2):248-60.

18. Sharma BS, Gupta A, Ahmad FU. Surgical management of giant intracranial aneurysms. Clin neurol neurosurg. 2008;110(7):674-81.

19. Lawton MT, Spetzler RF. Surgical strategies for giant intracranial aneurysms. Neurosurg Clin N Am. 1998;9(4): 725-42.

20. Ausman JI, Diaz FG, Sadasivan B. Giant intracranial aneurysm surgery: the role of microvascular reconstruction. Surg neurol. 1990;34(1):8-15.

21. Khurana VG, Piepgras DG, Whisnant JP. Ruptured giant intracranial aneurysms. Part I. A study of rebleeding. J Neurosurg. 1998;88(3):425-9.

22. Pia HW, Zierski J. Giant cerebral aneurysms. Neurosurg Rev. 1982;5(4):117-48.

23. Lownie SP. Drake CG, Peerless SJ. Clinical presentation and management of giant anterior communicating artery region aneurysms. J Neurosurg. 2000;92(2):267-77.

24. Busse O, Grote E. Recurrent cerebral embolization from a carotid bifurcation aneurysm. Acta neurochirurgica. 1982; 62(3-4):203-6.

25. Sughrue ME, Saloner D, Rayz VL. Giant intracranial aneurysms: evolution of management in a contemporary surgical series. Neurosurg. 2011;69(6):1261-71.

26. Aletich VA, Debrun GM, Monsein LH. Giant serpentine aneurysms: a review and presentation of five cases. AJNR Am J Neuroradiol. 1995;16(5):1061-72.

27. Segal HD, McLaurin RL. Giant serpentine aneurysm. Report of two cases. J Neurosurg. 1977;46(1):115-20.

28. Odom GL, Tindall GT. Carotid ligation in the treatment of certain intracranial aneurysms. Clin Neurosurg. 1968;15: 101-16.

29. Suzuki S, Takahashi T, Ohkuma H. Management of giant serpentine aneurysms of the middle cerebral artery—review of literature and report of a case successfully treated by STA-MCA anastomosis only. Acta Neurochir (Wien). 1992;117(1-2):23-9.

30. Otsuka G, Miyachi S, Handa T. Endovascular trapping of giant serpentine aneurysms by using Guglielmi detachable coils: successful reduction of mass effect. Report of two cases. J Neurosurg. 2001;94(5):836-40.

31. Ammerman B, Smith DR. Giant fusiform middle cerebral aneurysm: successful treatment utilizing microvascular bypass. Surgical Neurology. 1977;7(5): 255-7.

32. Greene KA, Anson JA, Spetzler RF. Giant serpentine middle cerebral artery aneurysm treated by extracranial-intracranial bypass. Case report. J Neurosurg. 1993;78(6): 974-8.

33. Polevaya N, Kalani YS, Gary KS. The transition from hunterian ligation to intracranial aneurysm clips: a historical perspective. Neurosurgical Focus. 2006; 20(6):E3.

34. Drake CG, Peerless SJ, Ferguson GG. Hunterian proximal arterial occlusion for giant aneurysms of the carotid circulation. J Neurosurg. 1994;81(5):656-65.

35. Scott M, Skwarok E. The treatment of cerebral aneurysms by ligation of the common carotid artery. Surg Gynecol Obstet. 1961;11354-61.

36. Tomasello F, Albanese V, Cioffi FA. Giant serpentine aneurysms: a separate entity. Surg Neurol. 1979;12(5):429-32.

37. Sadik AR, Budzilovich GN, Shulman K. Giant Aneurysm of Middle Cerebral Artery: A Case Report. J Neurosurg. 1965; 22:177-81.

38. Terao H, Muraoka I. Giant aneurysm of the middle cerebral artery containing an important blood channel. Case report. J Neurosurg. 1972;37(3):352-6.

39. Ammerman BJ, Smith DR. Giant fusiform middle cerebral aneurysm: successful treatment utilizing microvascular bypass. Surg Neurol. 1977;7(5):255-7.

40. Sugita K, Kobayashi S, Takemae. Giant aneurysms of the vertebral artery. Report of five cases. J Neurosurg. 1988; 68(6):960-6.

41. Lawton MT, Spetzler RF. Surgical strategies for giant intracranial aneurysms. Neurosurgery clinics of North America. 1998;9(4):725-42.

42. Anson JA, Lawton MT, Spetzler RF. Characteristics and surgical treatment of dolichoectatic and fusiform aneurysms. J Neurosurg. 1996;84(2):185-93.

43. LP Carter, Spetzler RF, Hamilton MG. Neurovascular surgery. 1995. New York; McGraw-Hill.

44. Spetzler RF, Riina HA, Jr, Lemole GM Giant aneurysms. Neurosurgery. 2001;49(4):902-8.

45. Symon L, Vajda J. Surgical experiences with giant intracranial aneurysms. J Neurosurg. 1984;61(6):1009-28.

46. Batjer HH, Purdy PD, Samson DS, et al. Giant intracranial aneurysms. In: RH Wilkins, S. Rengachary (Eds). Neurosurgery. New York:McGraw-Hill;1995. pp. 2361-76.

47. Raabe A, Nakaji P, Beck J. Prospective evaluation of surgical microscope-integrated intraoperative near-infrared indocyanine green videoangiography during aneurysm surgery. J Neurosurg. 2005;103(6):982-9.

48. Hanel RA, Spetzler RF. Surgical treatment of complex intracranial aneurysms. Neurosurgery. 2008;62(6 Suppl 3): 1289-97.

49. Hadley MN, Spetzler RF, Martin NA, et al. Middle cerebral artery aneurysm due to Nocardia asteroides: case report of aneurysm excision and extracranial-intracranial bypass. Neurosurgery. 1988;22(5):923-8.

50. Ceylan S, Karakuş A, Duru S, et al. Reconstruction of the middle cerebral artery after excision of a giant fusiform aneurysm. Neurosurgical review. 1998;21(2-3):189-93.

51. Lawton MT, Daspit CP, Spetzler RF. Technical aspects and recent trends in the management of large and giant midbasilar artery aneurysms. Neurosurgery. 1997;41(3): 513-20.

52. Spetzler RF, Hadley MN, Rigamonti D, et al. Aneurysms of the basilar artery treated with circulatory arrest, hypothermia, and barbiturate cerebral protection. J Neurosurgery. 1988;68(6):868-79.

53. Lawton MT, Spetzler RF. Surgical management of giant intracranial aneurysms: experience with 171 patients. Clinical neurosurgery. 1995;42:245-66.

54. Ausman JI, Malik GM, Tomecek FJ, et al. Hypothermic circulatory arrest and the management of giant and large cerebral aneurysms. Surgical neurology. 1993;40(4):289-98.

55. Lawton MT, Raudzens PA, Zabramski JM, et al. Hypothermic circulatory arrest in neurovascular surgery: evolving indications and predictors of patient outcome. Neurosurgery. 1998;43(1):10-20.

56. Drake CG. Giant intracranial aneurysms: experience with surgical treatment in 174 patients. Clinical neurosurgery. 1979;26:12-95.

57. Solomon RA, Smith CR, Raps EC. Deep hypothermic circulatory arrest for the management of complex anterior and posterior circulation aneurysms. Neurosurgery. 1991;29(5): 732-7; discussion 737-8.

58. Mack WJ, Ducruet AF, Angevine PD. Deep hypothermic circulatory arrest for complex cerebral aneurysms: lessons learned. Neurosurgery. 2007;60(5):815-27; discussion 815-27.

59. Todd MM, Warner DS. A comfortable hypothesis reevaluated. Cerebral metabolic depression and brain protection during ischemia. Anesthesiology. 1992;76(2):161-4.

60. Sessler DI. Complications and treatment of mild hypothermia. Anesthesiology. 2001;95(2):531-43.

61. Piepgras DG, Khurana VG, Whisnant JP. Ruptured giant intracranial aneurysms. Part II. A retrospective analysis of timing and outcome of surgical treatment. J Neurosurg. 1998;88(3): 430-5.

62. Peerless SJ, Ferguson GG, Drake CG. Extracranial-intracranial (EC/IC) bypass in the treatment of giant intracranial aneurysms. Neurosurg Rev. 1982;5(3):77-81.

63. Spetzler RF, Selman W, Carter LP. Elective EC-IC bypass for unclippable intracranial aneurysms. Neurol Res. 1984;6(1-2): 64-8.

64. Surdell DL, Hage ZA, Eddleman CS. Revascularization for complex intracranial aneurysms. Neurosurgical focus. 2008;24(2):E21.

65. Failure of extracranial-intracranial arterial bypass to reduce the risk of ischemic stroke. Results of an international randomized trial. The EC/IC Bypass Study Group. N Engl J Med. 1985;313(19):1191-200.

66. Liu JK, Kan P, Karwande SV. Conduits for cerebrovascular bypass and lessons learned from the cardiovascular experience. Neurosurgical focus. 2003;14(3):e3.

67. Sekhar LN, Bucur SD, Bank WO. Venous and arterial bypass grafts for difficult tumors, aneurysms, and occlusive vascular lesions: evolution of surgical treatment and improved graft results. Neurosurgery. 1999;44(6):1207-23; discussion 1223-4.

68. Sekhar LN, Kalavakonda C. Cerebral revascularization for aneurysms and tumors. Neurosurgery. 2002;50(2):321-31.

69. Dietl CA, Benoit CH. Radial artery graft for coronary revascularization: technical considerations. Ann Thorac Surg. 1995;60(1):102-9.

70. Jafar JJ, Russell SM, Woo HH. Treatment of giant intracranial aneurysms with saphenous vein extracranial-to-intracranial bypass grafting: indications, operative technique, and results in 29 patients. Neurosurgery. 2002;51(1): 138-44.

71. Ausman JI, Diaz FG, Vacca DF. Superficial temporal and occipital artery bypass pedicles to superior, anterior inferior, and posterior inferior cerebellar arteries for vertebrobasilar insufficiency. J Neurosurg. 1990;72(4):554-8.

72. Kawashima M, Rhoton AL Jr, Tanriover N. Microsurgical anatomy of cerebral revascularization. Part II: posterior circulation. J Neurosurg. 2005;102(1):132-47.

73. Kawashima M, Rhoton AL Jr, Tanriover N. Microsurgical anatomy of cerebral revascularization. Part I: anterior circulation. J Neurosurg. 2005;102(1):116-31.

74. Lawton MT, Hamilton MG, Morcos JJ. Revascularization and aneurysm surgery: current techniques, indications, and outcome. Neurosurgery. 1996;38(1):83-92; discussion 92-4.

75. Dare AO, Chaloupka JC, Putman CM. Failure of the hypotensive provocative test during temporary balloon test occlusion of the internal carotid artery to predict delayed hemodynamic ischemia after therapeutic carotid occlusion. Surgical neurology. 1998;50(2):147-55; discussion 155-6.

76. Eckard DA, Purdy PD, Bonte FJ. Temporary balloon occlusion of the carotid artery combined with brain blood flow imaging as a test to predict tolerance prior to permanent carotid sacrifice. AJNR. 1992;13(6):1565-9.

77. Heros RC, Nelson PB, Ojemann RG. Large and giant paraclinoid aneurysms: surgical techniques, complications, and results. Neurosurgery. 1983;12(2):153-63.

78. O'Shaughnessy BA, Salehi SA, Mindea SA. Selective cerebral revascularization as an adjunct in the treatment of giant anterior circulation aneurysms. Neurosurgical focus. 2003;14(3):e4.

79. Parkinson RJ, Bendok BR, O'Shaughnessy BA. Temporary and permanent occlusion of cervical and cerebral arteries. Neurosurg Clin N Am. 2005;16(2):249-56.

80. Shaibani A, Khawar S, Bendok B. Temporary balloon occlusion to test adequacy of collateral flow to the retina and tolerance for endovascular aneurysmal coiling. AJNR. 2004;25(8):1384-6.

81. Larson JJ, Tew JM, Jr, Tomsick TA. Treatment of aneurysms of the internal carotid artery by intravascular balloon occlusion: long-term follow-up of 58 patients. Neurosurgery. 1995;36(1):26-30.

82. Mohit AA, Sekhar LN, Natarajan SK. High-flow bypass grafts in the management of complex intracranial aneurysms. Neurosurgery. 2007;60(2 Suppl 1):ONS105-22; discussion ONS122-3.

83. Origitano TC, al-Mefty O, Leonetti JP. Vascular considerations and complications in cranial base surgery. Neurosurgery. 1994;35(3):351-62; discussion 362-3.

84. Spetzler RF, Carter LP. Revascularization and aneurysm surgery: current status. Neurosurgery. 1985;16(1):111-6.

85. Sekhar LN, Patel SJ. Permanent occlusion of the internal carotid artery during skull-base and vascular surgery: is it really safe? Am J Otol. 1993;14(5):421-2.

86. Sluzewski M, Menovsky T, van Rooij WJ. Coiling of very large or giant cerebral aneurysms: long-term clinical and serial angiographic results. AJNR. Am J Neuroradiol. 2003;24(2):257-62.

87. Kessler IM, Mounayer C, Piotin M. The use of balloon-expandable stents in the management of intracranial arterial diseases: a 5-year single-center experience. AJNR. Am J Neuroradiol. 2005;26(9):2342-8.

88. Singer OC, Kurre W, Humpich MC. Risk assessment of symptomatic intracerebral hemorrhage after thrombolysis using DWI-ASPECTS. Stroke. 2009;40(8):2743-8.

89. Moyle H, Patel AB. Intracranial aneurysms: endovascular treatment. The Mount Sinai journal of medicine. 2010;77(3): 279-85.

90. Currie S, Mankad K, Goddard A. Endovascular treatment of intracranial aneurysms: review of current practice. Postgrad Med J. 2011;87(1023):41-50.

91. Bendok BR, Hanel RA, Hopkins LN. Coil embolization of intracranial aneurysms. Neurosurgery. 2003;52(5):1125-30; discussion 1130.

92. Cloft HJ, Joseph GJ, Tong FC. Use of three-dimensional Guglielmi detachable coils in the treatment of wide-necked cerebral aneurysms. AJNR. Am J Neuroradiol. 2000;21(7): 1312-4.

93. Shapiro M, Babb J, Becske T. Safety and efficacy of adjunctive balloon remodeling during endovascular treatment of intracranial aneurysms: a literature review. AJNR. Am J Neuroradiol. 2008;29(9):1777-81.

94. Moret J, Cognard C, Weill A. The "Remodelling Technique" in the Treatment of Wide Neck Intracranial Aneurysms. Angiographic Results and Clinical Follow-up in 56 Cases. Interv Neuroradiol. 1997;3(1):21-35.

95. Baldi S, Mounayer C, Piotin M. Balloon-assisted coil placement in wide-neck bifurcation aneurysms by use of a new, compliant balloon microcatheter. AJNR. Am J Neuroradiology. 2003;24(6):1222-5.

96. Raymond J, Guilbert F, Roy D. Neck-bridge device for endovascular treatment of wide-neck bifurcation aneurysms: initial experience. Radiology. 2001;221(2):318-26.

97. De Keukeleire K, Vanlangenhove P, Defreyne L. Evaluation of a neck-bridge device to assist endovascular treatment of wide-neck aneurysms of the anterior circulation. AJNR. Am J Neuroradiol. 2008;29(1):73-8.

98. Baxter BW, Rosso D, Lownie SP. Double microcatheter technique for detachable coil treatment of large, wide-necked intracranial aneurysms. AJNR. Am J Neuroradiol. 1998;19(6):1176-8.

99. Mounayer C, Piotin M, Baldi S. Intraarterial administration of Abciximab for thromboembolic events occurring during aneurysm coil placement. AJNR. Am J Neuroradiol. 2003;24(10):2039-43.

100. Lubicz B, Gauvrit JY, Leclerc X. Giant aneurysms of the internal carotid artery: endovascular treatment and long-term follow-up. Neuroradiology. 2003;45(9):650-5.

101. van der Schaaf IC, Brilstra EH, Buskens E. Endovascular treatment of aneurysms in the cavernous sinus: a systematic review on balloon occlusion of the parent vessel and embolization with coils. Stroke. 2002;33(1):313-8.

102. van Rooij WJ, Sluzewski M, Slob MJ. Predictive value of angiographic testing for tolerance to therapeutic occlusion of the carotid artery. AJNR. Am J Neuroradiology. 2005; 26(1):175-8.

103. van Rooij WJ M. Sluzewski. Endovascular treatment of large and giant aneurysms. AJNR. Am J Neuroradiol. 2009; 30(1):12-8.

104. Hauck EF, Welch BG, White JA. Stent/coil treatment of very large and giant unruptured ophthalmic and cavernous aneurysms. Surgical neurology. 2009;71(1):19-24; discussion 24.

105. de Gast AN, Sprengers ME, van Rooij WJ. Midterm clinical and magnetic resonance imaging follow-up of large and giant carotid artery aneurysms after therapeutic carotid artery occlusion. Neurosurgery. 2007;60(6):1025-9; discussion 1029-31.

106. Hoh BL, Putman CM, Budzik RF. Combined surgical and endovascular techniques of flow alteration to treat fusiform and complex wide-necked intracranial aneurysms that are unsuitable for clipping or coil embolization. J Neurosurg. 2001;95(1):24-35.

107. de Gast AN, Sprengers ME, van Rooij WJ. Long-term 3T MR angiography follow-up after therapeutic occlusion of the internal carotid artery to detect possible de novo aneurysm formation. AJNR. Am J Neuroradio. 2007;28(3):508-10.

108. Weber W, Siekmann R, Kis B. Treatment and follow-up of 22 unruptured wide-necked intracranial aneurysms of the internal carotid artery with Onyx HD 500. AJNR. Am J Neuroradiol. 2005;26(8):1909-15.

109. Molyneux AJ, Cekirge S, Saatci I. Cerebral Aneurysm Multicenter European Onyx (CAMEO) trial: results of a prospective observational study in 20 European centers. AJNR. Am J Neuroradiol. 2004;25(1):39-51.

110. Mawad ME, Cekirge S, Ciceri E. Endovascular treatment of giant and large intracranial aneurysms by using a combination of stent placement and liquid polymer injection. J Neurosurg. 2002;96(3):474-82.

111. Leonardi M, Cirillo L, Toni F. Treatment of intracranial aneurysms using flow-diverting silk stents (BALT): a single centre experience. Interv Neuroradiol. 2011;17(3):306-15.

112. Hampton T, Donal Walsh, Christos Tolias. Mural destabilization after aneurysm treatment with a flow-diverting device: a report of two cases. J Neurointervent surg. 2011;3(2):167-71.

113. Wong GK, Kwan MC, Ng RY. Flow diverters for treatment of intracranial aneurysms: current status and ongoing clinical trials. J Clin Neurosci. 2011;18(6):737-40.

114. Nelson PK, Lylyk P, Szikora I. The pipeline embolization device for the intracranial treatment of aneurysms trial. AJNR. Am J Neuroradiol. 2011;32(1):34-40.

115. McAuliffe W, Wenderoth JD. Immediate and Midterm Results Following Treatment of Recently Ruptured Intracranial Aneurysms with the Pipeline Embolization Device. AJNR. Am J Neuroradio. 2011.

116. Vargas ME, Kupersmith MJ, Setton A. Endovascular treatment of giant aneurysms which cause visual loss. Ophthalmology. 1994;101(6):1091-8.

117. Gobin YP, Viñuela F, Gurian JH. Treatment of large and giant fusiform intracranial aneurysms with Guglielmi detachable coils. J Neurosurg. 1996;84(1):55-62.

118. Sluzewski M, van Rooij WJ, Slob MJ. Relation between aneurysm volume, packing and compaction in 145 cerebral aneurysms treated with coils. Radiology. 2004;231(3): 653-8.

119. Khanna RK, Malik GM, Qureshi N. Predicting outcome following surgical treatment of unruptured intracranial aneurysms: a proposed grading system. J Neurosurg. 1996;84(1): 49-54.

120. Barrow DL, Cawley CM. Surgical management of complex intracranial aneurysms. Neurology India. 2004;52(2): 156-62.

121. Colpan ME, Spetzler RF. Virtual endoscope-assisted intracranial aneurysm surgery: evaluation of fifty-eight surgical cases. Minim Invasive Neurosurg. 2007;50(1):27-32.

122. Gewirtz RJ, Awad IA. Giant aneurysms of the anterior circle of Willis: management outcome of open microsurgical treatment. Surgical neurology. 1996;45(5):409-20; discussion 420-1.

123. Salary M, Quigley MR, Jr, Wilberger JE. Relation among aneurysm size, amount of subarachnoid blood, and clinical outcome. J Neurosurg. 2007;107(1):13-7.

124. Sundt TM, Jr, Pipgras DG, Fode NC. Giant intracranial aneurysms. Clin Neurosurg. 1991;37:116-54.

125. Solomon RA, Fink ME, Pile-Spellman J. Surgical management of unruptured intracranial aneurysms. J Neurosurg. 1994;80(3):440-6.

126. Malisch TW, Guglielmi G, Viñuela F. Intracranial aneurysms treated with the Guglielmi detachable coil: midterm clinical results in a consecutive series of 100 patients. J Neurosurg. 1997;87(2):176-83.

127. Higashida RT, Halback VV, Dormandy B. Endovascular treatment of intracranial aneurysms with a new silicone microballoon device: technical considerations and indications for therapy. Radiology. 1990;174(3 Pt 1):687-91.

128. Gruber A, Killer M, Bavinzski G. Clinical and angiographic results of endosaccular coiling treatment of giant and very large intracranial aneurysms: a 7-year, single-center experience. Neurosurgery. 1999;45(4):793-803; discussion 803-4.

129. Sluzewski M, Menovsky T, Van Rooij WJ. Coiling of very large or giant cerebral aneurysms: long-term clinical and serial angiographic results. AJNR Am J Neuroradiol. 2003; 24(2):257-62.

130. Murayama Y, Viñuela F, Ishii A. Initial clinical experience with matrix detachable coils for the treatment of intracranial aneurysms. J Neurosurg. 2006;105(2):192-9.

131. Jahromi BS, Mocco J, Bang JA. Clinical and angiographic outcome after endovascular management of giant intracranial aneurysms. Neurosurgery. 2008;63(4):662-74; discussion 674-5.

132. Henkes H, Fischer S, Weber W. Endovascular coil occlusion of 1811 intracranial aneurysms: early angiographic and clinical results. Neurosurgery. 2004;54(2):268-80; discussion 280-5.

133. Cantore G, Santoro A, Guidetti G. Surgical treatment of giant intracranial aneurysms: current viewpoint. Neurosurgery. 2008;63(4 Suppl 2):279-89; discussion 289-90.

134. Hauck EF, Wohlfeld B, Welch BG. Clipping of very large or giant unruptured intracranial aneurysms in the anterior circulation: an outcome study. J Neurosurg. 2008;109(6): 1012-8.

135. Kattner KA, J. Bailes, T. Fukushima. Direct surgical management of large bulbous and giant aneurysms involving the paraclinoid segment of the internal carotid artery: report of 29 cases. Surg Neurol. 1998;49(5):471-80.

136. Lawton MT. Basilar apex aneurysms: surgical results and perspectives from an initial experience. Neurosurgery. 2002;50(1):1-8; discussion 8-10.

137. Samson D, Batjer HH, Kopitnik TA Jr. Current results of the surgical management of aneurysms of the basilar apex. Neurosurgery. 1999;44(4):697-702; discussion 702-4.

138. Sharma BS, Gupta A, Ahmad FU. Surgical management of giant intracranial aneurysms. Clin Neurol Neurosurg. 2008; 110(7):674-81.

139. Xu BN, Sun ZH, Romani R. Microsurgical management of large and giant paraclinoid aneurysms. World Neurosurg. 2010;73(3):137-46.

140. Sano H. Treatment of complex intracranial aneurysms of anterior circulation using multiple clips. Acta Neurochir Suppl. 2010;107:27-31.

141. Ausman JI, Diaz FG, Sadasivan B. Giant intracranial aneurysm surgery: the role of microvascular reconstruction. Surg Neurol. 1990;34(1):8-15.

142. Kodama N, Suzuki J. Surgical treatment of giant aneurysms. Neurosurg Rev. 1982;5(4):155-60.

143. Arnautovic KI, Al-Mefty O, Angtuaco E. A combined microsurgical skull-base and endovascular approach to giant and large paraclinoid aneurysms. Surg Neurol. 1998; 50(6):504-18; discussion 518-20.

144. Hacein-Bey L, Connolly ES Jr, Mayer SA. Complex intracranial aneurysms: combined operative and endovascular approaches. Neurosurgery. 1998;43(6):1304-12; discussion 1312-3.

145. Ponce FA, Albuquerque FC, McDougall CG. Combined endovascular and microsurgical management of giant and complex unruptured aneurysms. Neurosurg Focus. 2004;17 (5):E11.

液体栓塞剂在颅内动脉瘤治疗中的应用

第 **9** 章

Peter G Campbell, Richard Z Dalyai, Pascal M Jabbour, Aaron S Dumont, L Fernando Gonzalez, Robert H Rosenwasser, Stavropoula I Tjoumakaris

引言

颅内动脉瘤血管内治疗是应用微创的方法治疗一些脑血管疾病的一种革命性进步。随后出版的国际蛛网膜下隙动脉瘤试验(ISAT)和国际未破裂颅内动脉瘤研究组(ISUIA)研究结果使血管内技术成为治疗颅内动脉瘤的一种常规方法[1,2]。快速发展的神经介入技术已发展出多种类型弹簧圈、球囊辅助弹簧圈和支架辅助弹簧圈,这些技术拓宽了能通过血管内治疗方法治疗动脉瘤的类型[3]。

近期,Onyx,一种乙烯-乙烯醇(EVOH)共聚物和钽粉混合并溶于二甲亚砜(DMSO)的液体栓塞剂(eV3公司,加州尔湾市),被用来治疗宽颈的侧壁颅内动脉瘤。2005 年 7 月,Onyx 第一次作为液体栓塞剂用于动静脉畸形(AVM)的治疗[4]。在 2007 年年末,美国食品药品监督管理局(FDA)允许在颅内动脉瘤介入治疗中应用 OnyxHD-500[5]。

一系列的研究报道了这种新技术的安全性和有效性。迄今为止,OnyxHD-500 已被证实是一种可选择用于既往弹簧圈栓塞治疗失败的宽动脉瘤治疗的安全栓塞剂。

专门用来治疗动脉瘤的液体栓塞剂可能比弹簧圈栓塞有更多的益处。Onyx 的固有特性为栓塞提供如下优势:改善动脉瘤囊的完全闭塞或次全闭塞率,通过球囊重塑形技术重建瘤颈和载瘤动脉,比铂弹簧圈更易促进动脉瘤瘤颈的新生内皮化[6]。在目前的医学文献中,一些前瞻性研究揭示 Onyx 栓塞颅内动脉瘤的临床和血管造影结果,为 Onyx 栓塞颅内动脉瘤的适用性和耐久性提供了证据(表 9.1)。

Onyx 液体栓塞剂

Onyx 是一种非黏性液体栓塞剂,含有 EVOH 共

表9.1 急性脑卒中的CT重要影像学表现

作者	年度	栓塞剂	治疗动脉瘤例数	6~12 个月闭塞率	死亡率	发病率
Mawad ME 等[7]	2002	Onyx 500	11	100%	9%	9%
Molyneux AJ 等[8]	2004	Onyx 500	97	79%	2%	8%
Lubicz B 等[9]	2005	Onyx 34	41	68%	3%	7%
Weber W 等[10]	2005	Onyx 500	22	91%	0	0
Cekirge HS 等[11]	2006	Onyx 500	100	93%	3%	8%
Piske RL 等[6]	2009	Onyx 500	84	85%	3%	7%
Simon SD 等[12]	2010	Onyx 500	13	85%	0	8%
Liang G 等[13]	2011	Onyx 34	5	100%	0	0
Tevah J 等[14]	2011	Onyx 500	38	87%	0	8.3%
Dalyai RT 等[15]	2011	Onyx 500	21	100%	4.7%	23.8%

聚物并且混合着钽。它装在随时可用的小瓶中,用之前需要放置在振荡器上 20 分钟,确保钽粉充分地混合[16]。不同浓度的 EVOH 共聚物溶于 DMSO,随着EVOH 的浓度增加,液体栓塞剂的黏度也相应增加。起初,6.0%、6.5%和 8.0%浓度的 EVOH 分别产生了 18、20 和 34cP 黏度的 Onyx[16]。因此,Onyx 起初的产品配方是 Onyx18、Onyx20 和 Onyx34[16]。自 2007 开始,高浓度的 OnyxHD-500 被生产。制备 OnyxHD-500 用的EVOH 共聚物浓度是 20%,专用于治疗颅内动脉瘤。将 DMSO 注入一种液体介质后,DMSO 会弥散开并最终从肺泡呼出[17],这可使 EVOH 和(或)钽粉混合物最终沉淀在血管腔中,并最终导致血管闭塞[18]。沉淀发生是以一种向心性的方式,产生一个内核保持液态的软质凝聚团。因此,Onyx 通过血管,就像缓慢流动的火山熔岩[16]。低浓度的 Onyx18 更适合远端血管畸形的治疗,因为更低黏度的 Onyx 会使栓塞剂弥散得更加容易。而高浓度的 Onyx34 用于栓塞近端动脉,譬如高血流的AVM。OnyxHD-500 的黏度最高,因此最适合颅内动脉瘤的栓塞,其通过最小的弥散距离来填充动脉瘤。

其他液体栓塞剂

在过去的 10 年里,也研究了其他几种液体栓塞剂在颅内动脉瘤血管内栓塞治疗中应用[19-24]。在 2002年,Klisch 等报道了在狗模型中成功应用 2-聚乙烯水化羟乙基-甲基丙烯酸酯(2-P-HEMA)作为液体栓塞剂来于治疗宽颈动脉瘤[21]。随后另一个研究报道应用N-正丁基-2-氰基丙烯酸盐黏合剂(NBCA)在有或无弹簧圈辅助的情况下治疗兔颈动脉的动脉瘤模型[24]。近年来,许多动物实验对结合了复合血管内皮生长因子(rhVEGF)的 pH 反应性丙烯酸盐壳聚糖(aCHN)和PPODA-QT 进行了研究[22,23]。迄今为止,所有这些栓塞剂都没有经过人体试验,OnyxHD-500 是唯一的一个被 FDA 批准可用于人的颅内动脉瘤血管内治疗的液体栓塞剂。

病例选择

在本文作者的医疗机构,Onyx 栓塞的病例选择首先基于动脉瘤的形态[15]。这类动脉瘤具有一些常规治疗困难的造影特征,如瘤颈宽于 4mm 和体/颈比值小于 2 就被认为属于这种类型。不适合手术治疗的动脉瘤或弹簧圈栓塞术后复发的动脉瘤患者通常被认为

可使用一种液体栓塞剂进行血管内栓塞治疗。而且形态小和不规则的动脉瘤,尤其是在床突段的动脉瘤患者更适合此种方法。

栓塞技术

所有未破裂动脉瘤患者在手术前 10 天每天都会服用 75mg 氯吡格雷以及 81mg 阿司匹林。急性 SAH患者在经过神经介入医师的评价后,在手术开始前,通过鼻胃导管给予 600mg 氯吡格雷。

所有患者在气管内全麻及按每千克体重静脉推注 100U 抗凝剂肝素后进行手术。手术过程中,活化凝血时间(ACT)始终维持在患者基础值的 2~2.5 倍。所有血管内治疗的操作都在进行持续的神经生理监测下实施,这些监测包括脑干诱发电位(BAER)、躯体感觉诱发电位(SSEP)和脑电图(EEG)。

Onyx 栓塞剂需要至少经过 20 分钟的干燥,加热并震荡。通过 0.038 导丝引导将 6F 导引导管置于近端颈内动脉(ICA)内,放置一个能兼容 DMSO 的球囊,后续准备用稀释的肝素造影剂充盈球囊并使球囊的中部覆盖动脉瘤瘤颈部。4mm×30mm Hyperglide 球囊(eV3 公司,加州尔湾市)是本文作者所在医疗机构最常用的球囊。随后使用 DMSO 兼容微导管进入动脉瘤内。Rebar-14 微导管(eV3 公司,加州尔湾市)和 Echelon-10 微导管 (eV3 公司,加州尔湾市)是本文作者常选用的微导管。下一步,随着球囊持续的充盈,通过微导管缓慢注射造影剂以确保有效封闭,这种关键的方法可证实造影剂在动脉瘤中淤滞,也便于估算使动脉瘤能够完全闭塞的球囊的充盈量,同时也可避免栓塞剂的渗漏[11]。在此时将球囊排空,然后用生理盐水冲洗微导管,再有 DMSO 灌满微导管腔。然后,小心注入Onyx,速度维持在 0.2mL/2min,使栓塞剂流向微导管末端,随着再注入 0.15mL 的 Onyx 并完全替代微导管腔的 DMSO 后,充盈球囊。此时,在双平面的透视并持续显像的情况下,保持球囊充盈,使用 Onyx 充填动脉瘤囊。根据神经监测的稳定性持续保持球囊充盈,使Onyx 在球囊周围被压薄,因此可确保动脉瘤充分持久地闭塞,并且减少动脉瘤复发的风险。为了保证动脉瘤充分闭塞,本文作者给予 10 分钟的稳固时间,确保在球囊排空后动脉瘤塑形完全固化。然后充盈球囊施于一种反对抗力后,轻柔快速移除微导管。

本文作者近期报道了 21 例病例[15],结果显示,从导管插入到移除的操作时间为 25~120 分钟不等,平

均时间为 56 分钟；在透视下的平均时间为 75 分钟；使用 Onyx 的总量为 0.2~8.4mL，平均为 1.2mL，Onyx的量与动脉瘤大小相关。

术后护理

本文作者用 OnyxHD-500 治疗的患者术后护理类似于支架辅助弹簧圈治疗。患者在神经重症监护室监测 24 小时，如果没有并发症，随后可出院回家。患者应用双联抗血小板药物（氯吡格雷 75mg/d 和阿司匹林 81mg/d）治疗 8 周。随后，单独应用阿司匹林 81mg/d 并维持终生。所有患者都进行短期或长期的血管造影和 MRI 检查。在术后第一个 5 年内，每 6 个月进行一次 MRA 检查，然后一年一次。所有患者都被建议在术后半年和术后 5 年行（DSA）脑血管造影检查。根据介入医师的判断，对动脉瘤复发的影像学和临床的关注，可能导致更频繁的血管造影随访。

病例展示

病例1

患者，女性，53 岁，1989 年在外院行左前额开颅切除 AVM，来本文作者所在医院随访。2006 年，为了彻底治疗残留 AVM，该患者进行了伽马刀放射治疗。2011 年，该患者返回来行 5 年期随访血管造影检查（图 9.1），结果显示在左侧颈内动脉床突段有一 5.6mm 动脉瘤。此患者使用 OnyxHD-500 治疗，最终达到 100%的动脉瘤闭塞，同时远端脑血管保持通畅（图 9.1）。

病例 2

患者，女性，69 岁，因新近发作的头痛来就诊。MRA 结果显示一个 4mm 的右侧垂体上动脉动脉瘤，呈宽颈、形状不规则，并被脑动脉造影证实。患者主诉近期

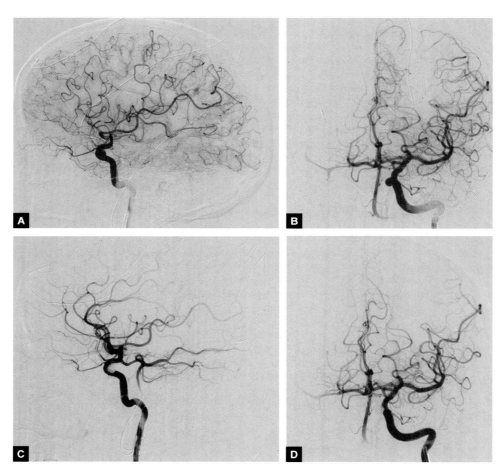

图 9.1 （A）侧位和（B）前后位的血管造影图像显示，一名 53 岁女性患者患有左侧颈内动脉床突段有一 5.6mm 动脉瘤。（C）侧位和（D）前后位，使用 OnyxHD-500 栓塞后动脉瘤完全闭塞。

出现"人生中最剧烈头痛"(图9.2)。基于患者的年龄，动脉瘤的近端位置和形状不规则，选择OnyxHD-500作为治疗方案。在应用0.3mL Onyx治疗后，动脉瘤100%被闭塞(图9.2)。

病例3

患者，女性，53岁，因定点疼痛来就诊，进一步检查发现在左侧颈内动脉有一个19mm的动脉瘤(图9.3)。注入OnyxHD-500后动脉瘤100%被填充。由于这种动脉瘤的尺寸大以及瘤颈宽可能会导致栓塞的风险，故决定放置一个Enterprise支架给Onyx塑形体提供支撑以预防其进入载瘤动脉。

病例4

患者，女性，85岁，因进行性失明来就诊。检查发现一个14mm的左侧眼动脉动脉瘤(图9.4)。经过Onyx治疗后，最后一次的DSA检查显示动脉瘤完全闭塞。

讨论

Onyx是颅内AVM和动脉瘤栓塞治疗中很重要的一种液体栓塞剂[18]。低黏度的Onyx18和Onyx34最常被用在AVM的栓塞治疗中，而高黏度的OnyxHD-500被用来治疗颅内动脉瘤[25]。Onyx类型主要的区别就是共聚物的浓度不同，共聚物浓度增加使黏度增加，使Onyx反流至大动脉的可能性减小。目前在美国，OnyxHD-500被认为是一种人道的液体栓塞剂，可以不经过FDA的认证，用来治疗颅内侧壁的囊状动脉瘤，这种动脉瘤的瘤颈宽≥4mm或者体/颈比值小于2，并且不适用于外科夹闭的方式来治疗[5]。

回顾文献发现，报道使用OnyxHD-500治疗动脉瘤得到显著疗效方面的文献较少并且提供数据有限(表9.1)。使用液体栓塞剂治疗颅内动脉瘤的临床研究在1999年被首次报道[8]。Mawad等使用Onyx治疗了11例患有大或巨大动脉瘤患者，结果为6个月后

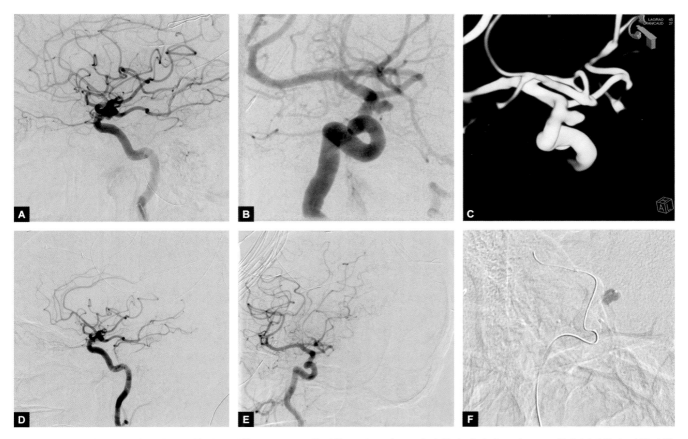

图9.2 (A)侧位和(B)前后位的血管造影图像以及(C)三维图像显示，一名69岁女性患者患有一个4mm的右侧垂体上动脉动脉瘤。(D)侧位和(E)前后位的术后图像显示，使用OnyxHD-500栓塞后动脉瘤完全闭塞。(F)在Onyx栓塞材料注射前，术中进行"密封试验"。

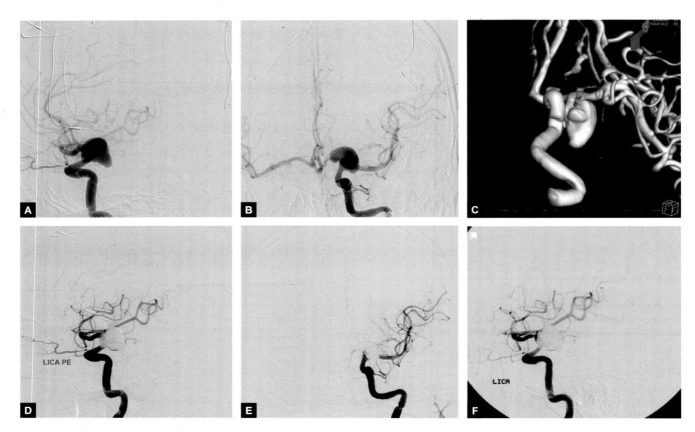

图 9.3　(A)侧位和(B)前后位的血管造影图像以及(C)三维图像显示,一名 53 岁女性患者患有一个 19mm 的左侧颈内动脉动脉瘤。(D)侧位和(E)前后位的术后图像显示,使用 OnyxHD-500 栓塞后动脉瘤完全闭塞。(F)4 个月血管造影随访显示持续的闭塞。

动脉瘤闭塞率达到 100%[7]。2004 年,Molyneux 等报道了一个多中心使用 Onyx 栓塞治疗颅内动脉瘤的结果[8],在术后第 12 个月,完全或次全闭塞的动脉瘤超过 90%,整体闭塞率达到 79%[8]。2005 年,41 例动脉瘤患者接受 Onyx 治疗,其中 30 例是大或巨大动脉瘤,他们的完全闭塞率分别为 63% 和 57%[9]。Weber 等使用 OnyxHD-500 治疗了 22 例颅内动脉瘤患者,其中 19 例为大或巨大动脉瘤[10],结果显示,中期随访(平均时长为 13 个月)时动脉瘤完全闭塞率为 91%。Cekirge 等报道了至今最大的样本试验的结果,小于 10mm 动脉瘤的再通率为 0,大于 10mm 的动脉瘤再通率为 36%,相关的发病率和死亡率分别为 8% 和 3%[11]。Piske 等人完成的另一组大样本研究中包含了 84 个病例,其中 6 个月血管造影随访时,动脉瘤完全闭塞率达到 84.6%[6]。近年来由 Thomas Jefferson 神经介入小组在美国完成的最大样本的研究中有 21 例患者[15],其中有 3 例急性 SAH 患者,结果发现,90% 的患者实现了完全的闭塞,11 例患者的血管造影随访显示的再通率为 0,造影随访的平均时间是 8.9 个月,23.8% 的患者

有一过性并发症但都没有发展为永久性,其中有 1 例患者死亡,这例患者是 V 级 SAH 患者,他死于继发的重要神经功能障碍,与手术无关。

优点

关于弹簧圈栓塞的这些研究中使用有效性作为评价指标具有一定局限性,相对于有效性,弹簧圈栓塞后再通率可能是更有优势的评价指标,这些研究中的再通率在 17%~90% 之间[26-28]。使用液体栓塞剂治疗有其他的一些经验上和理论上的益处。Onyx 作为一种液体,可将动脉瘤腔 100% 填充;当配合球囊重塑形术,Onyx 可形成一个覆盖动脉瘤瘤颈部的持续和光滑的表面,诱导更大比例的新生内皮化。但弹簧圈仅能够填充 30%~40% 的动脉瘤瘤腔,并很少有新生内皮化[6]。此外,液体栓塞剂随着时间的推移,不仅不太可能压缩,还因为液体更容易流入到一些小的空间而引出一个更好的闭塞结果[12]。

所有这些研究中有一个共性就是在随着随访时间的延长,动脉瘤会逐步闭塞。由于 Onyx 被认为比其

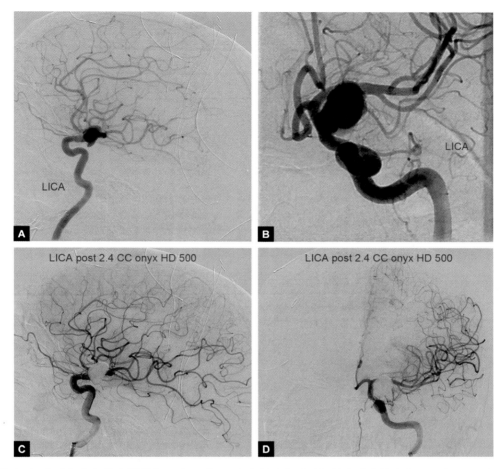

图 9.4　(A)侧位和(B)前后位的血管造影图像显示,一名 85 岁女性患者因进行性失明来检查发现一个 14mm 的左侧眼动脉动脉瘤。(C)侧位和(D)前后位图像显示,最后一次的 DSA 检查显示动脉瘤完全闭塞。

他栓塞剂或材料能够诱导更强的新生内皮化反应,故在文献中报道的所有大样本的研究发现,动脉瘤栓塞后随着时间的延长,动脉瘤逐步的完全闭塞率非常高[25,29]。Stuffert 及其同事在兔弹性蛋白酶动脉瘤模型中研究了 Onyx 栓塞的效果[30],结果发现所有的动脉瘤(n=10)都完全闭塞,并且在 6 个月后血管造影随访结果也是完全闭塞。此外还发现在治疗后 3 个月,在所有动脉瘤瘤颈部都观察到有新生的内膜层,这也说明了在临床中完全动脉瘤闭塞后的持久性。

　　就像前面提到的,Onyx 在颅内动脉瘤血管内治疗中不仅可单独使用,也可与弹簧圈联合使用[15,31]。这种联合技术可用于那些已使用过弹簧圈治疗的动脉瘤,也可用于那些首次进行球囊封闭试验失败的动脉瘤,或者瘤颈过宽导致球囊脱出进入动脉瘤的情形。弹簧圈可提供一个金属框架,有利于球囊膨胀后进行的Onyx 闭塞。尽管研究报道有限,但是使用这种联合技术治疗的动脉瘤在进行血管造影随访时并没有显示

明显的高复发率。

　　2010 年,Simon 及其同事基于动脉瘤体积模型软件对各种弹簧圈和液体栓塞剂进行对比花费的回顾研究后发现[3],当在两组动脉瘤大小、形状、填塞密度和栓塞材料等方面是标准的可比较的情况下,较大外径的螺旋弹簧圈、水凝胶弹簧圈和液体栓塞剂如Onyx,相对于标准的、球状的或生物活性的弹簧圈的性价比更好。此外还发现随着动脉瘤的体积增大,花费却更少。

　　OnyxHD-500 的液体制剂可用于这些类型动脉瘤的血管内治疗,包括那些无法治疗或用常规的开颅手术或者弹簧圈栓塞很难治疗的动脉瘤。除了宽颈和不规则形状的动脉瘤,那些巨大的、假性的、外伤后的或感染的(细菌性)动脉瘤也可使用 Onyx 来治疗[32-36]。

缺点

　　相对于弹簧圈栓塞而言,液体栓塞剂显著的缺点

是需要慎重考虑。最可能导致严重后果的缺点是其不可逆性，因为液体栓塞剂既不能重新定位也不能回收。此外，术后有可能发生颈内动脉狭窄或栓塞，这可能与使用 Onyx 栓塞术引出的内皮增生高发生率有关[29]。大或巨大动脉瘤栓塞必须要使用球囊保护，但这种技术可能不适用于血管非常迂曲的情况或者那些发生在 Willis 环远端的动脉瘤，因为 Willis 环远端的动脉瘤在膨胀球囊时可能有载瘤血管破裂的风险[12]。

OnyxHD-500 由于其固有的液态形式，可能导致其塑形不稳定，这样就会给患者增加了额外的血栓栓塞风险。目前文献中介绍了两种不稳定类型，Simon 等也做了进一步总结[37]。第一种不稳定类型是 Onyx 塑形体会部分迁移进入载瘤血管，这种类型更容易发生在瘤颈过宽的动脉瘤。第二种不稳定类型是 Onyx 塑形体的一小串或"尾巴"突入载瘤血管，并且随着每一次血管的搏动而搏动。当确认有 Onyx 塑形体突入后应该用支架覆盖动脉瘤颈来治疗，这样可防止整个 Onyx 塑形体突入到载瘤血管（第一种类型）或者是将 Onyx 的小尾巴夹在支架和血管壁之间（第二种类型）。在 Simon 治疗的 4 个病例中，通过支架防止了由于 Onyx 塑形体的不稳定性而产生的长期神经系统后遗症。

最后，血管内动脉瘤栓塞术可能在邻近皮层结构中产生占位效应，导致一过性或永久的并发症，这种并发症更常见于用弹簧圈或液体栓塞剂治疗的大或巨大动脉瘤。文献中有少量报道了通过外科手术成功切除 Onyx 塑形体以减轻引起占位效应的脑水肿。Van Loock 等应用超声吸引捕获技术安全移除了一个后交通巨大动脉瘤的 OnyxHD-500 塑形体[38]。

小结

OnyxHD-500 似乎是一种治疗各种动脉瘤安全有效的血管内治疗方法，无论是作为难以通过其他血管内技术或外科手术治疗的动脉瘤的可选择的治疗方法，还是作为常规治疗方法的辅助治疗方法。在患者数量充足的情况下，从动脉瘤填塞密度、术中破裂和复发率方面衡量，这种方法可能是一种比弹簧圈栓塞更好的治疗方法[6]。然而，随着神经血管技术的快速发展，OnyxHD-500 治疗的临床结果需要与新的自膨胀支架辅助弹簧圈和血流导向技术的治疗效果进行对照。目前，OnyxHD-500 仍然是在血管内神经外科

医生可选择材料中的一种有价值的栓塞剂。

（赵凯 黄海东 杨涛 译）

参考文献

1. Molyneux A, Kerr R, Stratton I, et al. International Subarachnoid Aneurysm Trial (ISAT) of neurosurgical clipping versus endovascular coiling in 2143 patients with ruptured intracranial aneurysms: a randomised trial. Lancet. 2002; 360(9342):1267-74.
2. Rosenorn J, Eskesen V, Schmidt K. Unruptured intracranial aneurysms: an assessment of the annual risk of rupture based on epidemiological and clinical data. Br J Neurosurg. 1988;2(3):369-77.
3. Simon SD, Reig AS, James RF, et al. Relative cost comparison of embolic materials used for treatment of wide-necked intracranial aneurysms. J Neurointerv Surg. 2010;2(2):163-7.
4. FDA U. (2005). [online] Available from http://www.fda.gov/MedicalDevices/ProductsandMedicalProcedures/DeviceApprovals and Clearances. [Accessed 2005].
5. FDA U. (2007). [online] Available from http://www.fda.gov/MedicalDevices/ProductsandMedicalProcedures/DeviceApprovalsandClearances. [Accessed 2005].
6. Piske RL, Kanashiro LH, Paschoal E, et al. Evaluation of Onyx HD-500 embolic system in the treatment of 84 wide-neck intracranial aneurysms. Neurosurgery.2009;64(5): E865-75; discussion E875.
7. Mawad ME, Cekirge S, Ciceri E, et al. Endovascular treatment of giant and large intracranial aneurysms by using a combination of stent placement and liquid polymer injection. J Neurosurg. 2002;96(3):474-82.
8. Molyneux AJ, Cekirge S, Saatci I, et al. Cerebral Aneurysm Multicenter European Onyx (CAMEO) trial: results of a prospective observational study in 20 European centers. AJNR Am J Neuroradiol. 2004;25(1):39-51.
9. Lubicz B, Piotin M, Mounayer C, et al. Selective endovascular treatment of intracranial aneurysms with a liquid embolic: a single-center experience in 39 patients with 41 aneurysms. AJNR Am J Neuroradiol. 2005;26(4):885-93.
10. Weber W, Siekmann R, Kis B, et al. Treatment and follow-up of 22 unruptured wide-necked intracranial aneurysms of t he internal carotid artery with Onyx HD 500. AJNR Am J Neuroradiol. 2005;26(8):1909-15.
11. Cekirge HS, Saatci I, Ozturk MH, et al. Late angiographic and clinical follow-up results of 100 consecutive aneurysms treated with Onyx reconstruction: largest single-center experience. Neuroradiology. 2006;48(2):113-26.
12. Simon SD, Eskioglu E, Reig A, et al. Endovascular treatment of side wall aneurysms using a liquid embolic agent: a US single-center prospective trial. Neurosurgery. 2010;67 (3):855-60; discussion 860.
13. Liang G, Li Z, Gao X, et al. Using Onyx in endovascular embolization of internal carotid artery large or giant aneurysms. Eur J Radiol. 2011.
14. Tevah J, Senf R, Cruz J, et al. Endovascular treatment of

complex cerebral aneurysms with onyx hd-500((R)) in 38 patients. J Neuroradiol. 2011;38(5):283-90.

15. Dalyai RT, Randazzo C, Ghobrial G, et al. Redefining Onyx HD 500 in the Flow Diversion Era. Int J Vasc Med. 2012;2012:435490.

16. Wong GKC, Yu SCH, Zhu XL, et al. Use of Onyx (a patented ethylene-vinyl alcohol copolymer formulation) embolization of cerebral arteriovenous malformations in Hong Kong: initial experience. Hong Kong medical journal = Xianggang yi xue za zhi / Hong Kong Academy of Medicine. 2009;15(5):359-64.

17. Pamuk AG, Saatci I, Cekirge HS, et al. A contribution to the controversy over dimethyl sulfoxide toxicity: anesthesia monitoring results in patients treated with Onyx embolization for intracranial aneurysms. Neuroradiology. 2005;47(5):380-6.

18. Loh Y, Duckwiler GR. A prospective, multicenter, randomized trial of the Onyx liquid embolic system and N-butyl cyanoacrylate embolization of cerebral arteriovenous malformations. Clinical article. J Neurosurg. 2010;113(4):733-41.

19. Barnett BP, Hughes AH, Lin S, et al. In vitro assessment of EmboGel and UltraGel radiopaque hydrogels for the endovascular treatment of aneurysms. J Vasc Interv Radiol. 2009;20(4):507-12.

20. Kerber CW, Pakbaz RS, Hasteh F, et al. 1-Hexyl n-cyanoacrylate compound (Neucrylate & amp;trade; AN), a new berry aneurysm treatment. II. Rabbit implant studies: technique and histology. Journal of Neurointerventional Surgery. 2012;4(1):50-7.

21. Klisch J, Schellhammer F, Zitt J, et al. Combined stent implantation and embolization with liquid 2-polyhydroxyethyl methacrylate for treatment of experimental canine wide-necked aneurysms. Neuroradiology. 2002;44(6):503-12.

22. Pan H, Zimmerman T, Zakhaleva J, et al. Embolization of a common carotid aneurysm with rhVEGF coupled to a pH-responsive chitosan in a rat model. J Neurosurg. 2010;112(3):658-65.

23. Riley C, Preul MC, Bichard WD, et al. In Vivo Experimental Aneurysm Embolization in a Swine Model with a Liquid-to-Solid Gelling Polymer System: Initial Biocompatibility and Delivery Strategy Analysis. World neurosurg. 2011.

24. Suh DC, Kim KS, Lim SM, et al. Technical feasibility of embolizing aneurysms with glue (N-butyl 2-cyanoacrylate): experimental study in rabbits. AJNR Am J Neuroradiol. 2003;24(8):1532-9.

25. Ayad M, Eskioglu E, Mericle RA. Onyx: a unique neuroembolic agent. Expert Rev Med Devices. 2006;3(6):705-15.

26. Fiorella D, Albuquerque FC, McDougall CG. Durability of aneurysm embolization with matrix detachable coils. Neurosurgery. 2006;58(1):51-9; discussion 51-9.

27. Hayakawa M, Murayama Y, Duckwiler GR, et al. Natural history of the neck remnant of a cerebral aneurysm treated with the Guglielmi detachable coil system. J Neurosurg. 2000;93(4):561-8.

28. Murayama Y, Nien YL, Duckwiler G, et al. Guglielmi detachable coil embolization of cerebral aneurysms: 11 years' experience. J Neurosurg. 2003;98(5):959-66.

29. Murayama Y, Vinuela F, Tateshima S, et al. Endovascular treatment of experimental aneurysms by use of a combination of liquid embolic agents and protective devices. AJNR Am J Neuroradiol. 2000;21(9):1726-35.

30. Struffert T, Roth C, Romeike B, et al. Onyx in an experimental aneurysm model: histological and angiographic results. J Neurosurg. 2008;109(1):77-82.

31. Cekirge HS, Saatci I, Geyik S, et al. Intrasaccular combination of metallic coils and onyx liquid embolic agent for the endovascular treatment of cerebral aneurysms. J Neurosurg. 2006;105(5):706-12.

32. Eddleman CS, Surdell D, DiPatri A, et al. Infectious intracranial aneurysms in the pediatric population: endovascular treatment with Onyx. Child's nerv syst. 2008;24(8):909-15.

33. Liang G, Li Z, Gao X, et al. Using Onyx in endovascular embolization of internal carotid artery large or giant aneurysms. Eur J Radiol. 2011.

34. Medel R, Crowley RW, Hamilton DK, et al. Endovascular obliteration of an intracranial pseudoaneurysm: the utility of Onyx. J Neurosurg Pediatr. 2009;4(5):445-8.

35. Reig AS, Simon S, Mericle RA. Embolization of a giant pediatric, post-traumatic, skull base internal carotid artery aneurysm with a liquid embolic agent. J Neurosurg Pediatr. 2009;4(5):449-52.

36. Zhao PC, Li J, He M, et al. Infectious intracranial aneurysm: endovascular treatment with onyx case report and review of the literature. Neurol India. 2010;58(1):131-4.

37. Simon SD, Lopes DK, Mericle RA. Use of intracranial stenting to secure unstable liquid embolic casts in wide-neck sidewall intracranial aneurysms. Neurosurgery. 2010;66 (3 Suppl Operative):92-7; discussion 97-8.

38. Van Loock K, Menovsky T, Voormolen MH, et al. Microsurgical removal of Onyx HD-500 from an aneurysm for relief of brainstem compression. Case report. J Neurosurg. 2010;113(4):770-3.

第 10 章 脑动脉瘤的生物力学

M Haithem Babiker, Justin R Ryan, L Fernando Gonzalez, David H Frakes

血流动力学在动脉瘤形成、发展、破裂和治疗中的作用

动脉瘤的形成受多种因素影响，重要因素包括基因、血管壁的力学和构成成分、脑血管系统的血流动力学环境[1]。目前认为，血流动力学因素在动脉瘤的发生和发展中尤为重要，虽然动脉瘤的确切发病机制仍未能阐明，但血管壁与血流动力学因素之间复杂的相互作用被认为介导了这一过程，如血管壁表面剪应力等。早期研究显示血管壁表面剪应力会诱导血管壁内皮细胞和平滑肌细胞发生形态学改变[2-4]，久而久之则引起动脉瘤的发生和发展。

当动脉瘤壁不能承受血管内的血流动力的压力时，动脉瘤就会破裂[5]。因此，目前认为动脉瘤内的血流动力学环境对于动脉瘤的破裂也有重要意义。然而，目前对于血流动力学是动脉瘤破裂的独立危险因素还没有一致意见。多种假说都表明有三种主要的血流动力学危险因素：①低的动脉瘤壁表面剪应力导致动脉瘤壁结构变弱；②高的动脉瘤壁表面剪应力导致动脉瘤壁破坏性重塑形；③高的动脉瘤壁压力。但既往的研究未能对动脉瘤囊内压力进行测量[6]。因此，动脉瘤破裂主要由囊内压力促发目前缺乏数据支持[5]，许多学者将目光聚焦于动脉壁表面剪应力对于动脉瘤壁的长期影响。

血管内治疗是通过将动脉瘤排除于血液循环之外从而防止其破裂，可通过血管内弹簧圈栓塞术将多枚弹簧圈置于动脉瘤囊内而实现，从而有望阻隔动脉瘤，阻止血液流入囊内，血管内支架植入术通过在受累血管动脉瘤入口处置入支架也同样可以实现。有效的血管内治疗可促进瘤颈处的血管重塑，从而将动脉瘤封闭于血流之外。瘤囊内血栓形成是整个过程中的重要环节，而封闭动脉瘤以切断瘤囊内血流这一即时治疗目标可更直接地获得良好的预后。因此，瘤囊内血流作为一种重要的血流动力学因素，可用来评估治疗效果的相对好坏。当然还有其他因素来评估动脉瘤的血流动力学。这里将讨论最常用的血流动力学因素和方法。另外，关于血管壁表面剪应力对于动脉瘤发生、发展和破裂的影响机制也会得到更透彻的研究。

血流动力学因素

动脉瘤的流入血流

动脉瘤的流入血流，即动脉瘤内的血流（以 mL/s 为单位）是指每单位时间通过动脉瘤（动脉瘤颈部）的血液容积。到目前为止，这是评估血管内治疗最常用的血流动力学方法，动脉瘤的流入血流减少会导致囊内血流淤滞。一些临床和实验室研究发现囊内血流淤滞与血栓形成密切相关[7-9]。

动脉瘤囊内压力

动脉瘤囊内压力是指垂直于动脉瘤壁的单位面积上的压力（以 mmHg 为单位），血液产生的侧压力有助于维持动脉瘤的形状。图 10.1A 是动脉瘤囊内压力的图示。

动脉瘤囊内动压力与静压力相加为囊内压力，动压力是指血液流经囊内时的压力，静压力指血液淤滞

或动脉瘤壁硬化时的囊内压力。

血管壁表面剪应力

血管壁表面剪应力（WSS）是血液流动产生的对于血管内壁的作用力，方向平行于血管长轴，也称为黏滞应力，WSS 与血液黏度及动脉瘤壁血流加速度成正比。图 10.1B 是囊内血管壁表面剪应力的图示。目前发现 WSS 过高会影响血管活性物质的释放，如一氧化氮（NO）等，这些物质对内皮和平滑肌细胞的功能都有影响。NO 的升高会促发血管壁的生物学适应性应答，以扩大血管并最终将 WSS 降至正常生理水平[5,10-12]。WSS 过高导致 NO 升高，后者促发包括内皮细胞破坏及动脉瘤壁退行性变在内的破坏性重塑形效应[5,11,13]。

血流淤滞或缓慢处 WSS 低，在这些部位由动脉瘤壁产生的 NO 低于基础水平。血液淤滞合并低 NO 水平促进动脉瘤壁附近红细胞、血小板的聚集，从而对管壁内膜产生破坏，并引起白细胞与纤维蛋白浸润[14-16]。久而久之，这个炎症过程使动脉瘤壁变弱并破坏瘤壁的完整性。尽管 WSS 数值是重要的血流动力学因素，但还有研究表明，沿血管壁及环绕心动周期的 WSS 变化也会影响血管重塑形[13,17]。

其他血流动力学的评估方法与描述

动能（KE）是评估动脉瘤血流动力学的又一方法。KE 是指动脉瘤囊内血液循环的能量，与动脉瘤内血流速度的平方成正比。与 KE 类似的指标是均方根（RMS）速度，但 RMS 速度的大小提供了内在空间归一化，可用于不同大小的动脉瘤之间的比较。

定性的血流动力学参数包括血流复杂性，指动脉瘤囊内的血流模式，分为简单模式和复杂模式[7,8]。前者由单漩涡的血流结构组成，后者由多个不同血流区域及多漩涡的血流结构组成。

血流冲击区是血流动力学的又一因素，指在来源于载瘤血管的高速血流改变方向或分散开前受其影响的动脉瘤壁区域。血流冲击区与高 WSS 区相关[18]。

评估和测量动脉瘤的血流动力学的技术

实验室和计算工具提供了动脉瘤血流动力学以及不同的血管内治疗对血流动力学影响的重要见解。这些年，活体内动脉瘤血流动力学测量的技术已有了长足发展，但仍以定性为主，在这一部分，我们将总结并评估和测量动脉瘤血流动力学的主要技术。

活体内技术

人体内技术

目前人体内评估动脉瘤血流动力学的技术有数字减影血管造影（DSA）、经颅多普勒超声（TCD）、相位对比法-MRI（PC-MRI）等。DSA 是评估动脉瘤血流动力学最常用的临床工具，其通过注射造影剂显影来评价，即通过微导管将造影剂直接注入载瘤动脉后流入动脉瘤囊内来进行目测评估。图 10.2 提供了 DSA 图像的一个例子。DSA 的一个缺点是其仅主要对动脉瘤的流入血流进行定性评估。已经有学者提出建立通过

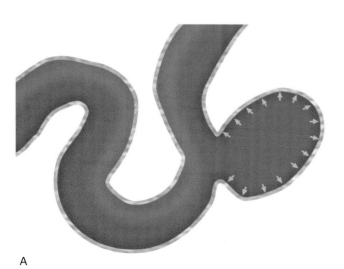

A

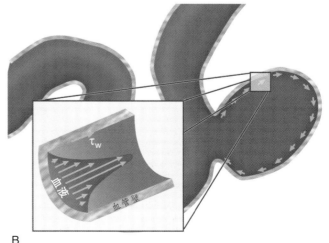

B

图 10.1　(A)动脉瘤内压力的图解。(B)动脉瘤壁表面剪应力的图解。

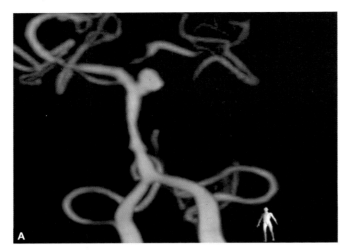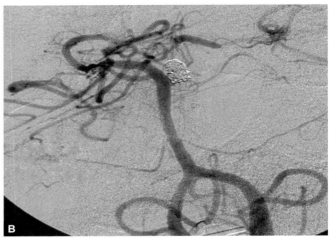

图 10.2　弹簧圈栓塞动脉瘤的 DSA 图像。

对 DSA 影像上的造影剂的流动来定量评估血流的数学模型[19,20]，但这些模型只能依赖于动脉瘤血流动力学的间接测量。

非侵袭性测量技术如 TCD、PC-MRI，最近被使用来定量评估动脉瘤的血流动力学[21]，但这些方法也有一定的缺陷。一个缺陷是 TCD 和 PC-MRI 的空间分辨率不足以对脑血管的血流动力学进行评估。此外，治疗用的金属支架和弹簧圈引起的图像伪影使 PC-MRI 不能对治疗后的动脉瘤的血流动力学进行评估。最后，TCD 的评估结果取决于检验者的技能和测量技术[21]。

由于当前人体内技术的局限性，关于脑动脉瘤血流动力学的大多数知识都来源于动物模型、实验和计算机的研究。

动物模型

动物模型主要用于研究流体动力学和组织学[13]。应用弹力蛋白酶诱导或通过外科手术来建立脑动脉瘤动物模型，然后应用 DSA 或经微导管测量的方法来定量评估动脉瘤的血流动力学[22,23]。

活体外技术

过去活体外实验研究了血流动力学在动脉瘤发生发展和破裂中的作用以及各种血管内治疗方法对动脉瘤的血流动力学的影响[24-27]。活体外技术通常包括：①动脉瘤和载瘤动脉的理想化构建模型或患者特异性物理模型；②物理模型与流动循环的连接；③使用光学成像或经微导管测量方法来定量评估流体动力学。

理想化动脉瘤模型提供了对多种血管内装置或血管几何形态的改变导致流体动力学变化的基本理解，但理想化动脉瘤模型的流体动力学研究在极大程度上受简化几何学的影响，而患者特异性模型提供了更为真实的体内动脉瘤血流动力学的特征。

过去，患者特异性模型来自于人的尸检动脉[28]。近来通过模拟体内影像数据及快速原型技术来构建脑动脉瘤物理模型[29]。在这个过程中，三维血管造影或 CT 成像数据首先被用来构建动脉瘤与载瘤动脉计算机模型，然后计算机模型被转换成物理模型（图10.3）。构建物理模型有几种方法。一种方法是一个失芯建模过程，在这个过程中，通过快速原型技术并使用不溶解材料来打印动脉瘤芯，芯的周围用透明材料塑形，然后去除芯（图 10.3）。透明建模材料有很多种，其中硅橡胶最常用[30]。

物理模型连接在一个流动循环中，模拟血液的溶液通过微型搏动泵在其中循环，经微导管测量动脉囊内的流速和压力。但是经微导管测量为侵入性且为动脉瘤内的整体的流动特点提供信息有限。一个实验的方法选择是使用粒子图像测速仪（PIV）。PIV 是一个光学定量液体流动技术，流动液体中的粒子由激光照射，并通过高分辨率相机拍摄流动粒子的图像。图 10.3D 为一个 PIV 系统显示的动脉瘤内粒子的图像。然后通过心动周期内不同时间点的图像数据可计算出瞬时流速。图 10.3E 显示 PIV 系统测量流速的一个图像。在这个模型中可置入多种的血管内装置以调查对动脉瘤血流动力学的影响，如图 10.3E 和图 10.4 所示。

计算机技术("在硅之中"指经由电脑模拟之意)

计算流体动力学(CFD)是目前最常用的动脉瘤的血流动力学建模技术。CFD 是采用数值方法和算法对流速控制的 Navier-Stokes 方程(注:流体力学中描述黏性牛顿流体的方程)求解的方法。这种计算方法被用来模拟心血管系统中的血流[31]。模拟脑动脉瘤血流动力学的方法一般包括:①建立动脉瘤及载瘤动脉的计算机模型;②将模型离散为数十万到数百万的网格单元;③利用一组模型入口、壁和出口的界定条件来模拟血流。

CFD 模拟的计算模型的图像数据通过与体外方法相同的技术而获得。模型则离散成作为大量数值计算控制量的小网格单元(图 10.5A)。使用文献描述的流速和波形[32]或活体内数据[21]作为模型的入口和出口的界定条件,然后在高性能计算机上进行模拟。图 10.5B 所示为 1 例患者特异性 CFD 模拟。

计算机流体动力学较动脉瘤血流动力学模型的体外技术有几方面优势。一个主要的优势在于计算流体力学可进行大样本研究。此外,CFD 可进行流体模拟,包括实际血管壁的顺应性[33]。最近,CFD 也运用于模拟血管内弹簧圈栓塞术或支架植入术对于治疗后的动脉瘤流体力学的影响[34,35]。但是支架和弹簧圈的复杂的几何形状给计算方法带来了困难,这也是体外技术相对于 CFD 的主要优势。

影响颅内动脉瘤血流动力学因素

影响动脉瘤的血流动力学因素有动脉瘤的类型、几何特征和动脉瘤囊壁结构特性。动脉瘤的外在因素有血流条件和载瘤动脉的几何形状。虽然每一个因素对动脉瘤血流动力学的影响都被大量的计算进行研究[36-42],但由于这些因素间复杂的相互作用,目前仍很难甚至不可能用任何一个特定的因素来描述动脉瘤的血流动力学特征。不过对于与特定因素相关的普通流动特性及某些因素对于动脉瘤血流动力学影响程度研究已获得了有价值的信息。

动脉瘤的几何特征

动脉瘤的形状和大小各不相同。动脉瘤的几何形状各不相同,在某种程度上它们的血流动力学轮廓也各不相同,因此动脉瘤的血流动力学也各异。这种复杂的多样性使我们很难了解动脉瘤的几何形状对血流动力学的影响。为了便于处理分析,许多流体动力学研究着重于临床上与破裂相关的特定几何特征的对照研究[39,41,43]。但是必须指出,这种倾向于破裂动脉瘤的几何特征必须在大样本的人群研究中得到证实。

动脉瘤的大小指数

过去把动脉瘤体的大小作为动脉瘤破裂的危险因素[44-46]。但近年来,动脉瘤大小作为破裂危险因素的说法一直颇有争议[47-49]。一些初步研究也提出了许多

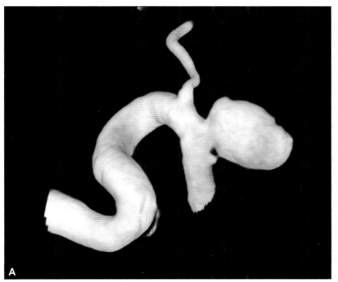
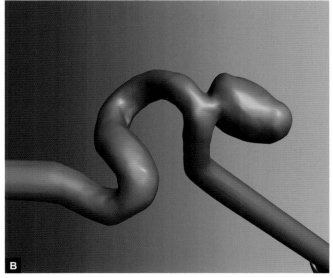

图 10.3A 和 B　(A)来自于 CT 图像数据的动脉瘤分割图。(B)计算机模型。

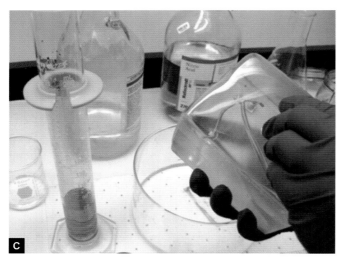

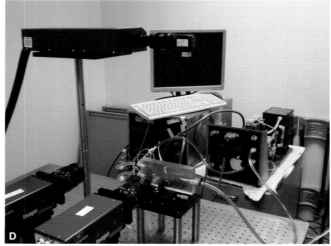

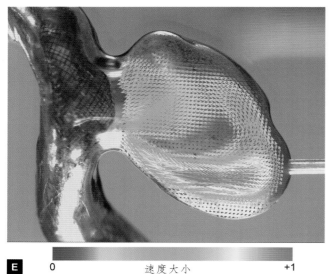

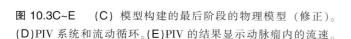

图 10.3C~E　(C) 模型构建的最后阶段的物理模型（修正）。(D) PIV 系统和流动循环。(E) PIV 的结果显示动脉瘤内的流速。

可能与动脉瘤破裂相关性更高的指标，如动脉瘤体高度与颈宽度比（AR）、动脉瘤体高度与载瘤动脉大小比（SR）等[39,50,51]。

　　一些学者对与每一个上述指标相关的血流动力学进行了更深入的流体动力学研究。在一项 17 个动脉瘤的体内研究中，Ujiee 等研究了不同瘤体大小动脉瘤的流动模式。研究结果表明，在某些情况下，小动脉瘤与大动脉瘤有着相似的流动模式。具体来说，窄颈的小动脉瘤与宽颈的大动脉瘤流动模式相似[43]，因此，作者认为瘤体大小作为动脉瘤流动模式指标意义不大。其他学者也得出过类似的结论[52]。但是，Ujiee 等认为 AR 与动脉瘤流动模式更具相关性[43]。他们的研究结果表明，低 AR（<1.6）动脉瘤流动模式较简单，

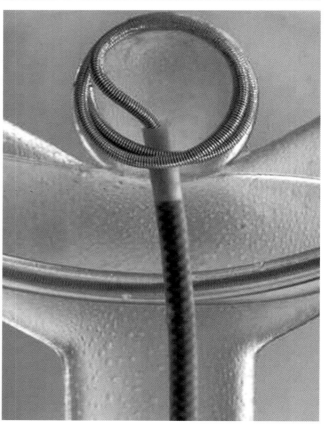

图 10.4　球囊辅助弹簧圈栓塞一个理想化的分叉部动脉瘤模型。

较高 AR（>1.6）动脉瘤流动模式更复杂[43]。Shijoma 等人的独立研究也证实了 AR 和 WSS 之间的相关性，具有较高 AR 的动脉瘤与较低 AR 的动脉瘤相比 WSS 值更低。Xiang 和 Tremmel 等人还研究了 SR 对动脉瘤血流模式的影响[39,41]，他们的计算机模型研究均表明高 SR 的动脉瘤流程模式更复杂而 WSS 值更低。

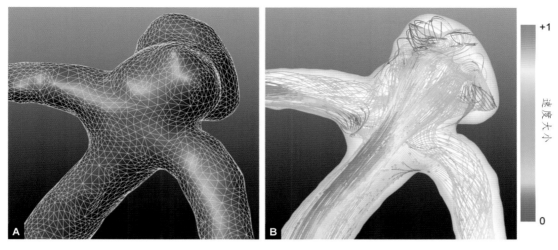

图 10.5　(A)分叉部动脉瘤计算机模型的表面网格。(B)CFD 的模拟结果显示血流追踪的模拟。

还有一些关于破裂动脉瘤形状的研究[39,53,54]。例如发现用于描述动脉瘤完整球形偏离程度的非球面指数(NSI)与动脉瘤的破裂有关[39]。但与形状相关的参数难以计算,临床实践中不作为常规考虑。

动脉瘤类型:侧壁和分叉部动脉瘤

因载瘤动脉几何形态的不同可将大部分脑动脉瘤分为侧壁型和分叉型。过去,两种动脉瘤都有相应的流动模式。例如侧壁型动脉瘤通常为涡流模式,载瘤动脉的血液通过瘤颈下游部分流入动脉瘤,在动脉瘤囊内形成单漩涡或多漩涡;分叉部动脉瘤通常为喷流模式,其中载瘤动脉的单一喷流冲击动脉瘤体,然后在动脉瘤囊中分散成单个或多个涡流。图 10.6 所示为通过 CFD 模拟这些血流模式。

目前普遍认为尽管两种动脉瘤的几何形态很好分辨,但它们的血流动力学很难区别。Szikora 等人研究发现动脉瘤分型作为流动模式指标的意义不大,而是流动模式与动脉瘤长轴(颈体轴)与载瘤动脉主轴之间的夹角关系密切[55]。不包括分叉部动脉瘤在内,这个夹角小于 45°者为喷流模式,而大于 45°者为涡流模式。

载瘤动脉的几何形态

载瘤动脉的几何形态在很大程度上影响动脉瘤的发展。脑动脉瘤好发于动脉分叉处和弯曲处,而非血管直行处[1,56,57]。Meng 等人的一项研究表明,载瘤动脉的弯曲度对侧壁动脉瘤的血流动力学有很大影响[58],他们发现,直行血管与弯曲血管的血流动力学特征截

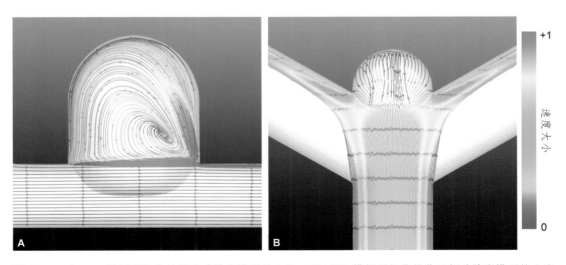

图 10.6　(A)CFD 模拟理想化的侧壁动脉瘤模型的血流。(B)CFD 模拟理想化的分叉部动脉瘤模型的血流。

然不同,动脉瘤位于直行血管处时,载瘤动脉的血流冲力直接向流出血管,使动脉瘤内为涡流模式;而血管弯曲处的动脉瘤,载瘤动脉的血流冲力直接向动脉瘤壁下游,使动脉瘤内产生冲击喷流。随着载瘤动脉弯曲度的增加,血流冲击强度会增大,冲击区域也会增宽[58]。

脑动脉瘤的血管内治疗

血管内弹簧圈栓塞术

血管内弹簧圈栓塞术是通过将金属弹簧圈置入动脉瘤囊内从而阻断动脉瘤血流。若手术成功,弹簧圈栓塞术会导致囊内血流淤滞,继而引起血栓形成[7-9]。久而久之,血栓形成促进动脉瘤颈血管重塑形,最终将动脉瘤排除于血流循环之外。若手术失败,动脉瘤会复发,在某些类型的动脉瘤常有高达50%的复发率[59]。动脉瘤复发可能是因为载瘤动脉的余流流进动脉瘤内[60]。

目前弹簧圈栓塞对于动脉瘤的流入血流的影响还不明确,也没有术后活体内定量评估动脉瘤血流动力学的方法,而常规进行的动态的血管造影通常是通过目测来评估的。但是定性目测为完全栓塞的动脉瘤的流入血流可能多种多样。其他活体内定量技术(在本章前面已讨论)也对术后动脉瘤的流入血流的测量无效。

计算流体动力学的研究已揭示了弹簧圈栓塞术对血流动力学影响的一些发现。然而,这些研究大多都对弹簧圈的几何形状作出了自己的假设。例如,Byun等人为了研究在动脉瘤囊内置入弹簧圈的功效而使用一个大球体来代表弹簧圈[61]。Schirmer等人使用弯管模拟弹簧圈进行研究,发现弹簧圈方向与动脉瘤的流入血流密切相关[62]。还有一些研究使用多孔介质模型来研究弹簧圈填塞密度对动脉瘤的血流动力学的影响[63,64]。

最近,有学者提出模拟实际弹簧圈置入机制和在结构上精确放置的弹簧圈几何形状来建模的方法[34,65]。Morales等人使用CFD模拟实际弹簧圈的几何结构,发现近30%高填塞密度(定义为弹簧圈占动脉瘤体积的百分比)的动脉瘤的流入血流速下降可高达90%,在如此高的填塞密度下流速的下降与弹簧圈构型无关。然而,当填塞密度低于25%时,流速的降低则依赖于弹簧圈构型[34]。换句话说,当填塞密度小于25%时,线圈放置特定的填塞密度的差别会导致动脉瘤的流

入血流速度不同程度地降低。

尽管弹簧圈栓塞治疗的模型已有所改进,但目前仍未建立计算的解决方案,也还没有提出任何经过实验数据验证的方法。对于实际弹簧圈栓塞治疗的模拟仍处于研究的初期阶段。

Babiker等人在一项PIV体外研究中使用瘤颈大小不同的理想化分叉部动脉瘤来定量栓塞术后动脉瘤的流入血流[27]。实验结果如图10.7所示。这个研究发现,当填塞密度相似时,与宽颈动脉瘤相比,窄颈动脉瘤术后动脉瘤的流入血流减少得更多。此外,作者认为,对于给定的一系列的弹簧圈放置,动脉瘤的流入血流在置入该系列的最后一个弹簧圈(这也往往是最小的弹簧圈)时减少得最多。但是还需要通过逼真的解剖模型的足够统计样本来进一步证实这一结果。

血管内支架植入术

在所有脑动脉瘤血管内治疗方法中,弹簧圈栓塞术最为常用。但对于宽颈动脉瘤,弹簧圈栓塞术通常难度很大,且往往是效果不佳的。在低AR的动脉瘤囊中弹簧圈难以稳定,操作较为困难,也经常导致瘤囊不完全填塞,继而引起动脉瘤复发[66]。动脉瘤的生长也有助于瘤颈进一步扩大并可致弹簧圈团突出到载瘤动脉中,从而导致严重的并发症。将多孔的自膨胀支架置于动脉瘤开口处以支撑弹簧圈,从而可实现低AR动脉瘤的弹簧圈栓塞术[67]。Neuroform支架和Enterprise支架都是此类支架。

尽管在支架辅助弹簧圈栓塞术中主要考虑的是对弹簧圈支撑的问题,但有一些研究表明,支架置入本身也会引起动脉瘤血流动力学的改变。Tateshima等人在3个特异性患者的侧壁动脉瘤模型中置入Neuroform支架后,用PIV测量到动脉瘤内流速下降超过64%[68]。Canton等人将Y形支架置于一个逼真的脑动脉瘤模型中后,也通过PIV测量到动脉瘤内涡流和剪应力的大幅下降[69]。

支架引起的血流干扰

以前有研究表明,单独使用高孔隙率支架可改变治疗的血管和动脉瘤的血流特征,这是因为支架会干扰血流,其中包括载瘤动脉内靠近血管壁的支架撑开区域的流量分流。这些靠近血管壁的血流干扰可引起沿载瘤血管壁的WSS发生变化,其可能是支架术后再狭窄的重要原因之一[70,71],在动脉瘤开口处的支架也可引起血流干扰,这些血流干扰会使更加复杂

的干扰血流进入动脉瘤囊内，从而可降低动脉瘤内流速[72]。

不同支架植入技术对动脉瘤的流入血流的影响

治疗脑动脉瘤有很多种支架植入技术，其中支架内重叠支架技术尤为常用，多个高孔隙率支架彼此重叠，如图 10.8A 所示，通过增加金属覆盖率从而减少瘤口处支架的孔隙[73]。额外的支架还可关闭瘤口开放的大孔隙，从而阻止喷流流入动脉瘤囊内。临床已有研究报道使用重叠支架能得到了良好的效果[73]。计算机模型研究也发现通过植入多个支架可大大降低动脉瘤内的流速[74]。

动脉末端分叉附近的动脉瘤也可通过多种不同的支架植入技术予以治疗，包括将两个高孔隙率支架以两个支架平行或互相交叉的 Y 形植入的多支架技术（图 10.8B）[75-77]。计算机技术和实验研究都发现支架植入的结构不同，动脉瘤的流动特征也截然不同[78,35]。

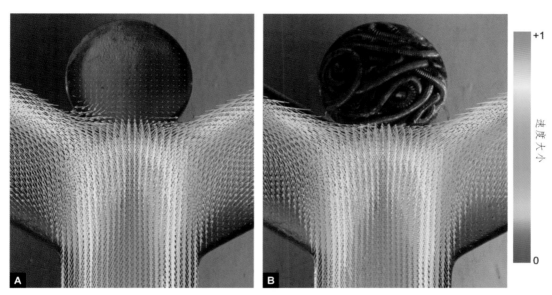

图 10.7 （A）理想化的动脉瘤模型弹簧圈栓塞后的流速数值向量（使用 PIV 测量）。（B）理想化的动脉瘤模型弹簧圈栓塞前的流速数值向量。

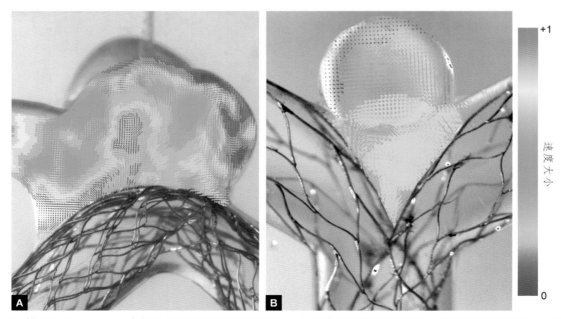

图 10.8 （A）使用 3 个 Enterprise 支架进行重叠支架放置治疗的一个动脉瘤结构的流动向量，使用 PIV 测量流速。（B）使用 2 个 Enterprise 支架进行 Y 形支架放置治疗的一个理想化的动脉瘤模型的流速数值向量。

低孔隙率支架对动脉瘤血流动力学的影响

支架的孔隙率对动脉瘤血流动力学的影响已有据可查。已有研究证明，与高空隙率支架相比，低孔隙率支架可更好地降低动脉瘤的流入血流[79]。然而，由于受多种因素的影响，如支架较硬而不能被置于迂曲的脑血管中，所以最初使用低孔隙率支架治疗脑动脉瘤十分复杂。最近，柔韧性好的低孔隙率颅内支架，如Pipeline栓塞装置（PED）等已应用于临床，但对于这些装置的效果仍缺乏共识。早期临床研究表明，使用低孔隙率支架效果很好[80]，但也有学者担心低孔隙率支架植入后会影响穿支和侧支血管的通畅性。另外，已有研究报道，术后可能会发生少见的动脉瘤的灾难性延迟破裂[81]，这种现象可用术后动脉瘤内压力升高来解释。Cebral等人近期进行了一项计算机研究，他们应用PED治疗巨大动脉瘤，术后发现动脉瘤内压力显著增高[82]，压力增加在很大程度上是由于支架置入后载瘤动脉内血流阻力增加；作者的结论是，低孔隙率支架可能引起在动脉瘤闭塞前的血管内支架狭窄，从而增加跨动脉瘤的压力梯度，进而增加动脉瘤破裂的风险。

（林龙 刘恩渝 杨涛 译）

参考文献

1. Lasheras JC. The biomechanics of arterial aneurysms. Annual Review of Fluid Mechanics. 2007;39:293-319.
2. Kamiya A, Ando J, Shibata M, et al. Roles of fluid shear stress in physiological regulation of vascular structure and function. Biorheology. 1988;25(1-2):271-8.
3. Lüscher TF, Tanner FC. Endothelial regulation of vascular tone and growth. Am J Hypertens. 1993;6(7 Pt 2):283S–93S.
4. Stehbens WE. Etiology of intracranial berry aneurysms. J Neurosurg. 1989;70(6):823-31.
5. Sforza DM, Putman CM, Cebral JR. Hemodynamics of cerebral aneurysms. Annu Rev Fluid Mech. 2009;41:91.
6. Paál G, Ugron A, Szikora I, et al. Flow in simplified and real models of intracranial aneurysms. International Journal of Heat and Fluid Flow. 2007;28:653-64.
7. Ujiie H, Tachibana H, Hiramatsu O, et al. Effects of size and shape (aspect ratio) on the hemodynamics of saccular aneurysms: a possible index for surgical treatment of intracranial aneurysms. Neurosurgery. 1999;45(1):119-29.
8. Geremia G, Haklin M, Brennecke L. Embolization of experimentally created aneurysms with intravascular stent devices. Am J Neuroradiol. 1994;15(7):1223-31.
9. Rayz VL, Boussel L, Lawton MT. et al. Numerical modeling of the flow in intracranial aneurysms: prediction of regions prone to thrombus formation. Ann Biomed Eng. 2008;36:1793-804.
10. Krex D, Schackert H, Schackert G. Genesis of cerebral aneurysms–an update. Acta Neurochirurgica. 2001:143(5):429-49.
11. Sho E, Sho M, Singh TM, et al. Blood flow decrease induces apoptosis of endothelial cells in previously dilated arteries resulting from chronic high blood flow. Arteriosclerosis, Thrombosis, and Vascular Biology. 2001;21:(7)1139-45.
12. Metaxa E, Meng H, Kaluvala SR. Nitric oxide-dependent stimulation of endothelial cell proliferation by sustained high flow. Am J Physiol. 2008;295(2):H736-42.
13. Meng H, Wang Z, Hoi Y, et al. Complex hemodynamics at the apex of an arterial bifurcation induces vascular remodeling resembling cerebral aneurysm initiation. Stroke. 2007;38(6):1924-31.
14. Crompton MR. Mechanism of growth and rupture in cerebral berry aneurysms. Br.Med J. 1966;1(5496):1138-42.
15. TM. Griffith. Modulation of blood flow and tissue perfusion by endothelium-derived relaxing factor. Exp Physiol. 1994;79(6):873-913.
16. Moncada S, Palmer RM, Higgs EA. Nitric oxide: physiology, pathophysiology, and pharmacology. Pharmacol Rev. 1991:43(2):109-42.
17. Dardik A, ChenL, FrattiniJ, et al. Differential effects of orbital and laminar shear stress on endothelial cells. J Vasc Surg. 2005:41(5):869-80.
18. Cebral JR, Mut F, Weir J, et al. Association of hemodynamic characteristics and cerebral aneurysm rupture. Am J Neuroradiol. 2010;32:264-70.
19. Sadasivan C, Lieber BB, Gounis MJ, et al. Angiographic quantification of contrast medium washout from cerebral aneurysms after stent placement. Am J Neuroradiol. 2002;23(7):1214.
20. Tenjin H, Asakura F, Nakahara Y, et al. Evaluation of intra-aneurysmal blood velocity by time-density curve analysis and digital subtraction angiography. Am J Neuroradiol. 1998;19(7):1303.
21. Rayz VL, Boussel L, Acevedo-Bolton G, et al. Numerical Simulations of Flow in Cerebral Aneurysms: comparison of CFD results and in vivo MRI measurements. J Biomech Eng. 2008;130(5):051011.
22. Sadasivan C, Cesar L, Seong J, et al. Treatment of rabbit elastase-induced aneurysm models by flow diverters: development of quantifiable indexes of device performance using digital subtraction angiography. IEEE Trans Med Imaging. 2009;28(7):1117-25.
23. Sorteberg A, Sorteberg W, RappeA, et al. Effect of Guglielmi detachable coils on intraaneurysmal flow: experimental study in canines. Am J Neuroradiol. 2002;23(2):288-94.
24. Charonko J, Karri S, Schmieg J, et al. In Vitro, time-resolved PIV comparison of the effect of stent design on wall shear stress. Ann Biomed Eng. 2009;37(7):1310-21.
25. Cantón G, Levy DI, Lasheras JC. Hemodynamic changes due to stent placement in bifurcating intracranial aneurysms. J Neurosurg. 2005;103(1):146-55.
26. Tateshima S, Viñuela F, Villablanca JP, et al. Three-dimensional blood flow analysis in a wide-necked internal carotid artery-ophthalmic artery aneurysm. J Neurosurg. 2003;99(3);526-33.

27. Babiker MH, Gonzalez LF, AlbuquerqueF, et al. Quantitative effects of coil packing density on cerebral aneurysm fluid dynamics: an in vitro steady flow study. Ann Biomed Eng. 2010;38(7);2293-301.

28. Gailloud P, Muster M, Piotin M, et al. In vitro models of intracranial arteriovenous fistulas for the evaluation of new endovascular treatment materials. Am J Neuroradiol. 1999; 20(2):291-5.

29. Chueh JY, Wakhloo AK, Gounis MJ. Neurovascular modeling: small-batch manufacturing of silicone vascular replicas. Am J Neuroradiol. 2009;30(6):1159-64.

30. Geoghegan PH, BuchmannNA, Spence CJT, et al. Fabrication of rigid and flexible refractive-index-matched flow phantoms for flow visualisation and optical flow measurements. Experiments in Fluids. 2012.

31. Taylor CA, Draney MT. Experimental and computational methods in cardiovascular mechanics. Annual Review of Fluid Mechanics. 2004;36(1):197-231.

32. Ford MD, Alperin N, Lee SH, et al. Characterization of volumetric flow rate waveforms in the normal internal carotid and vertebral arteries. Physiological Measurement. 2005;26(4):477-88.

33. Dempere-Marco L, Oubel E, Castro M, et al. CFD analysis incorporating the influence of wall motion: application to intracranial aneurysms. Med Image Comput Comput Assist Interv. 2006;9(Pt 2):438-45.

34. Morales HG, Kim M, Vivas EE, et al. How do coil configuration and packing density influence intra-aneurysmal hemodynamics? Am J Neuroradiol. 2011;32(10):1935-41.

35. Appanaboyina S, Mut F, Löhner R, et al. Simulation of intracranial aneurysm stenting: techniques and challenges. Computer Methods in Applied Mechanics and Engineering. 2009;198(45-46):3567-82.

36. Shojima M. Magnitude and role of wall shear stress on cerebral aneurysm: computational fluid dynamic study of 20 middle cerebral artery aneurysms. Stroke. 2004;35:2500-05.

37. Castro M, Putman C, Cebral J. Patient-specific computational fluid dynamics modeling of anterior communicating artery aneurysms: a study of the sensitivity of intra-aneurysmal flow patterns to flow conditions in the carotid arteries. Am J Neuroradiol. 2006;27(10):2061.

38. Torii R, Oshima M, Kobayashi T, et al. Fluid-structure interaction modeling of blood flow and cerebral aneurysm: significance of artery and aneurysm shapes. Computer Methods in Applied Mechanics and Engineering. 2009;198 (45-46):3613-21.

39. Xiang J, Natarajan SK, Tremmel M, et al. Hemodynamic-morphologic discriminants for intracranial aneurysm rupture. Stroke. 2011;(42)1:144.

40. Valencia A, Morales H, Rivera R, et al. Blood flow dynamics in patient specific cerebral aneurysm models: the relationship between wall shear stress and aneurysm area index. Medical Engineering and Physics. 2008:30(3):329-40.

41. Tremmel M, Dhar S, Levy EI, et al. Influence of intracranial aneurysm-to-parent vessel size ratio on hemodynamics and implication for rupture: results from a virtual experimental study. Neurosurgery. 2009;64(4):622-30.

42. Mantha AR, Benndorf G, Hernandez A, et al. Stability of pulsatile blood flow at the ostium of cerebral aneurysm. J Biomech. 2009;42(8):1081-7.

43. Ujiie H, Tachibana H, Hiramatsu O, et al. Effects of size and shape (aspect ratio) on the hemodynamics of saccular aneurysms: a possible index for surgical treatment of intracranial aneurysms. Neurosurgery. 1999;45(1):119-29.

44. Wiebers DO, Whisnant JP, Huston J 3rd. Unruptured intracranial aneurysms: natural history, clinical outcome, and risks of surgical and endovascular treatment. The Lancet. 2003;362(9378):103-10.

45. Rinkel GJE, Djibuti M, Algra A, et al. Prevalence and risk of rupture of intracranial aneurysms: a systematic review. Stroke. 1998;29:251-6.

46. Juvela S, Porras M, Poussa K. Natural history of unruptured intracranial aneurysms: probability of and risk factors for aneurysm rupture. J Neurosurg. 2000;93(3):379-87.

47. Forget Jr TR, Benitez R, Veznedaroglu E, et al. A review of size and location of ruptured intracranial aneurysms. Neurosurgery. 2001;49(6):1322-5.

48. Carter BS, Sheth S, Chang E, et al. Epidemiology of the size distribution of intracranial bifurcation aneurysms: smaller size of distal aneurysms and increasing size of unruptured aneurysms with age. Neurosurgery. 2006;58:217-23.

49. Beck J, Rohde S, Berkefeld J, et al. Size and location of ruptured and unruptured intracranial aneurysms measured by 3-dimensional rotational angiography. Surg Neurol. 2006;65(1):18-25.

50. Ujiie H, Tamano Y, Sasaki K, et al. Is the aspect ratio a reliable index for predicting the rupture of a saccular aneurysm? Neurosurgery. 2001;48(3):495-502.

51. Millan RD, Dempere-Marco L, Pozo JM, et al. Morphological characterization of intracranial aneurysms using 3-d moment invariants. IEEE Transactions on Medical Imaging. 2007;26:1270-82.

52. Cebral JR, Castro MA, Burgess JE, et al. Characterization of cerebral aneurysms for assessing risk of rupture by using patient-specific computational hemodynamics models. Am J Neuroradiol. 2005;26(10):2550.

53. Dhar S, Tremmel M, Mocco J, et al. Morphology parameters for intracranial aneurysm rupture risk assessment. Neurosurgery. 2008;63(2):185.

54. Raghavan ML, Ma B, Harbaugh RE. Quantified aneurysm shape and rupture risk. J Neurosurg. 2005;5(13):22.

55. Szikora I, Paal G, Ugron A, et al. Impact of aneurysmal geometry on intraaneurysmal flow: a computerized flow simulation study. Neuroradiology. 2008;50(5):411-21.

56. Foutrakis GN, Yonas H, Sclabassi RJ. Saccular aneurysm formation in curved and bifurcating arteries. Am J Neuroradiol. 1999;20(7):1309-17.

57. Weir B. Unruptured intracranial aneurysms: a review. J Neurosurg. 2002;96(1):3-42.

58. Meng H, Wang Z, Kim M, et al. Saccular aneurysms on straight and curved vessels are subject to different hemodynamics: implications of intravascular stenting. Am J Neuroradiol. 2006;27(9):1861-5.

59. Murayama Y, Nien YL, Duckwiler G, et al. Guglielmi detachable coil embolization of cerebral aneurysms: 11 years' experience. J Neurosurgery. 2003;98(5):959-66.

60. Kaptain GJ, Lanzino G, Kassell NF. Subarachnoid haemorrhage: epidemiology, risk factors, and treatment options. Drugs Aging. 2000;17(3):183-99.

61. Byun HS, Rhee K. CFD modeling of blood flow following coil embolization of aneurysms. Med Eng Phy. 2004;26(9): 755-61.

62. Schirmer CM, Malek AM. Critical influence of framing coil orientation on intra-aneurysmal and neck region hemodynamics in a sidewall aneurysm model. Neurosurgery. 2010:67(6);1692.

63. Cha KS, Balaras E, Lieber BB, et al. Modeling the interaction of coils with the local blood flow after coil embolization of intracranial aneurysms. J Biomech Eng. 2007;129(6):873.

64. Mitsos AP, Kakalis NMP, Ventikos YP, et al. Haemodynamic simulation of aneurysm coiling in an anatomically accurate computational fluid dynamics model: technical note. Neuroradiology. 2007;50(4):341-7.

65. Dequidt J, Duriez C, Cotin S, et al. Towards interactive planning of coil embolization in brain aneurysms. In: Yang, Hawkes D, Rueckert D, Noble A, Taylor C (Eds). Medical Image Computing and Computer-Assisted Intervention, New York: Springer Berlin Heidelberg; 2009. pp. 377-85.

66. Akpek S, Arat A, Morsi H, et al. Self-expandable stent-assisted coiling of wide-necked intracranial aneurysms: a single-center experience. Am J Neuroradiol. 2005;26(5):1223-31.

67. Lylyk P, Cohen JE, Ceratto R, et al. Endovascular reconstruction of intracranial arteries by stent placement and combined techniques. J Neurosurg. 2002;97(6):1306-13.

68. Tateshima S, Tanishita K, Hakata Y, et al. Alteration of intraaneurysmal hemodynamics by placement of a self-expandable stent. J Neurosurg. 2009;111(1):22-7.

69. Cantón G, Levy DI, Lasheras JC. Hemodynamic changes due to stent placement in bifurcating intracranial aneurysms. J Neurosurg. 2005;103(1):146-55.

70. Moore JE, Berry JL. Fluid and solid mechanical implications of vascular stenting. Ann Biomed Eng. 2002;30(4):498-508.

71. Wentzel JJ, Gijsen FJ, Stergiopulos N. Shear stress, vascular remodeling and neointimal formation. J Biomech. 2003;36 (5):681-8.

72. Appanaboyina S, Mut F, Löhner R, et al. Simulation of intracranial aneurysm stenting: techniques and challenges.

Computer Methods in Applied Mechanics and Engineering. 2009;198(45-46):3567-82.

73. Ansari SA, Lassig JP, Nicol E, et al. Thrombosis of a fusiform intracranial aneurysm induced by overlapping Neuroform stents: Case report. Neurosurgery. 2007;60(5):E950.

74. Kim M, Levy EI, Meng H, et al. Quantification of hemodynamic changes induced by virtual placement of multiple stents across a wide-necked basilar trunk aneurysm. Neurosurgery. 2007;61(6):1305.

75. Cekirge HS, Yavuz K, Geyik S, et al. A Novel "Y" stent flow diversion technique for the endovascular treatment of bifurcation aneurysms without endosaccular coiling. Am J Neuroradiol. 2011;32(7):1262-8.

76. Cross DT, Moran CJ, Derdeyn CP, et al. Neuroform stent deployment for treatment of a basilar tip aneurysm via a posterior communicating artery route. Am J Neuroradiol. 2005:26(10);2578-81.

77. S. Sani S, Lopes DK. Treatment of a middle cerebral artery bifurcation aneurysm using a double neuroform stent "Y" configuration and coil embolization: technical case report. Neurosurgery. 2005;57(1):E209.

78. Babiker MH, Gonzalez LF, Ryan J, et al. Influence of stent configuration on cerebral aneurysm fluid dynamics. J Biomech. 2012;45(3):440-7.

79. Lieber BB, Stancampiano AP, Wakhloo AK. Alteration of hemodynamics in aneurysm models by stenting: influence of stent porosity. Ann Biomed Eng. 1997;25(3):460-9.

80. Nelson PK, Lylyk P, Szikora I, et al. The pipeline embolization device for the intracranial treatment of aneurysms trial. Am J Neuroradiol. 2011;32(1):34-40.

81. Fischer S, Vajda Z, Aguilar Perez M, et al. Pipeline embolization device (PED) for neurovascular reconstruction: initial experience in the treatment of 101 intracranial aneurysms and dissections. Neuroradiology. 2011;54(4):369-82.

82. Cebral JR, Mut F, Raschi M, et al. Aneurysm rupture following treatment with flow-diverting stents: computational hemodynamics analysis of treatment. Am J Neuroradiol. 2011;32 (1):27-33.

第 11 章　血流导向：脑动脉瘤治疗的新模式

L Fernando Gonzalez, Pascal M Jabbour, Stavropoula I Tjomakaris, Aaron S Dumont, Robert H Rosenwasser

引言

　　直到最近，脑动脉瘤的治疗仅限于两个治疗方法：一种方法是开颅动脉瘤夹闭术，由 Walter Dandy 于 1938 年创立且至今几乎未出现迭代；另一种方法是血管内治疗，由 Guido Guglielmi 于 20 世纪 90 年代创立，其方法是通过血管腔内输送弹簧圈或液体材料如 Onyx HD-500(eV3 公司，美国加州尔湾市)进入动脉瘤囊来治疗动脉瘤。

　　所有动脉瘤治疗的最终目标是从循环中隔绝动脉瘤来防止每年 1% 的动脉瘤破裂的风险。开颅夹闭动脉瘤能立刻从循环中隔绝动脉瘤。应用弹簧圈栓塞动脉瘤方法是铂金弹簧圈仅填塞动脉瘤体积约 30%，其余部分由弹簧圈间隙内形成的血栓和血凝块填塞。应用液体材料如 Onyx HD-500 栓塞动脉瘤方法是 Onyx 能填塞动脉瘤全部体积，但应用在大和巨大动脉瘤所产生的占位效应是需要考虑的重要因素[1]。

　　血流导向概念的本质是通过"重建"载瘤动脉来隔绝动脉瘤，而无需应用材料填塞动脉瘤囊本身的一个新的治疗动脉瘤方法。

　　血流导向支架的血流动力学和生物效应包括：①重新改变血流方向使其远离动脉瘤；②重新构建载瘤动脉的解剖，从而改变了载瘤动脉与动脉瘤联合部以及动脉瘤血流流入区的解剖；③刺激动脉内皮细胞和提供一个桥接的脚手架支持新生内膜生长并覆盖动脉瘤瘤颈部。

　　大动脉瘤、宽颈动脉瘤、梭形动脉瘤和以前已治疗过的动脉瘤，由于其经常需要多个操作程序或外科手术帮助，故常规血管内技术具有很高的失败率[2]，表明其治疗具有挑战性。

　　支架是一种血管内修复术，在靶血管内放置支架的目的是支撑弹簧圈，在血管成形术后保持和扩张动脉，或者通过支架改变动脉瘤血流动力学从而导致动脉瘤内血液滞留和促进血栓形成。这一过程的最终结果是，内皮将覆盖动脉的缺损部，从而从"根"上治愈动脉瘤。在这个特定的情况下，支架作为一个脚手架，为内皮细胞的生长提供支持，从而促进动脉缺损部的愈合。

　　放置血流导向支架后"重建"载瘤动脉立即开始并需要数周到数月才可能完成。从血管造影的角度来看，"重建"的演变过程是从动脉瘤内造影剂滞留到动脉瘤完全闭塞。

　　颅内支架的出现是支架技术发展中的自然而然的一步。支架技术最初应用于心脏方面，最初的支架是过于僵硬和输送非常困难的球囊扩张支架，随后出现了能在脑血管内非常容易输送和非常柔韧的自膨支架。Neuroform 支架(Stryker 公司，加州弗里蒙特市)已应用了 10 余年，在一些放置了 Neuroform 支架但没有填塞弹簧圈的动脉瘤患者中偶然出现了意料外的血栓[3]。组织学研究结果显示，Neuroform 支架的放置可作为支持内膜生长的脚手架，内膜生长在支架网孔之间[4]。

低孔隙率支架（又称密网支架）的初步经验

　　夹层动脉瘤和"水泡状"假性动脉瘤的治疗非常困难，尽管可外科手术治疗，但其具有较高的破裂率、再破裂率或生长率。治疗这些动脉瘤的困难是由于瘤囊太小而难以被夹闭，而且也不能提供足够大的空间来填塞弹簧圈，手术过程中的插入微导管[5]或进行相关操作时有动脉瘤破裂的风险。此外,这些动脉瘤的壁非常薄弱容易破裂,故限制了选择动脉瘤包裹的治疗方法[6]。治疗这些动脉瘤的一个可选择的方法是跨越动脉瘤放置支架,为新生内皮提供一个脚手架,从而最终治愈动脉瘤[7]。有研究报道,对 6 例"水泡状"夹层动脉瘤患者中的 3 例应用多支架重叠放置作为一个单独的治疗技术进行治疗,最终显示了极好的血管造影结果[8]。连续重叠放置多个高孔率支架(Neuroform,Stryker 公司,加州弗里蒙特市)能引起动脉瘤腔的涡流和瘤壁剪应力的减少。连续重叠放置多个支架将逐步降低支架的孔隙率[9]。

血流导向装置本质上是一个专门用于单独治疗动脉瘤的支架,其通过重新改变载瘤动脉的血流方向使其远离动脉瘤来产生效果,其减少了进入动脉瘤的血流量,从而减少了动脉瘤和载瘤动脉之间的血流交通[10],这将导致动脉瘤的血流淤滞,似乎可引起动脉瘤腔的血栓形成。总体而言,血流导向装置放置后动脉瘤腔是否形成血栓是未知的,这取决于多种因素。

设计中的两个重要概念是"孔率"和孔密度,"孔率"是指无金属区域的面积和总表面积之间的比率(无金属区域的面积/总表面积),孔密度是指每单位表面积的网孔的数量[10]。低孔率意味着动脉瘤颈的表面金属覆盖率较高,低孔率和高孔密度是治疗动脉瘤的血流导向装置的理想特性。覆膜支架对靶区域有 100% 的覆盖率 (0 的孔率) 和 0 的孔密度。例如,JoStent(Abbott 公司,Ill)覆膜支架,是一个球囊扩张支架,具有两层多孔金属骨架,中间有一层聚四氟乙烯(PTFE),它可完全闭塞动脉的病变区域并保持血管腔通畅,对于无穿支的动脉的病变区域是非常有用的,如治疗直接型 CCF 和医源性颈动脉损伤[11,12]。

动脉瘤的实验结果表明,低孔率支架较高孔率支架能引起动脉瘤内更多的血栓形成,但要权衡这些支架对动脉侧支血管和穿支血管的闭塞情况。

由于血流导向装置较以前的支架(作为辅助弹簧圈栓塞的支架,如闭合式网孔设计的 Enterprise 支架和开放式网孔设计的 Neuroform 支架,两个支架的孔率为 8%~10%)有更高的孔密度,故引起穿支血管的闭塞是一个主要问题。关于这个问题,动脉瘤发出的穿支血管的血流出现减少是已明确的[13]。Gonzalez 等对一个侧壁动脉瘤模型通过使用流体动力学来测量粒子成像速度(PIV),发现连续重叠放置多个 Neuro-form 支架(Stryker 公司,加州弗里蒙特市)后穿支血管的血流减少程度高达 38%。但使用一个单独 Neuro-

form 支架辅助弹簧圈栓塞治疗的 40 例患者的一个研究结果显示,无 1 例患者发生脑梗死,说明这种技术对侧支血管是安全的[14]。在生理学方面,从一个大的动脉到一个较小直径动脉的血流减少,原因是与脑功能自我调节相关的动脉侧和静脉侧之间的压力下降。

这个压力下降可被理解为,尽管小穿支血管的开口有损害,但通过一个小的虹吸作用使小穿支血管保持开放。从流体力学的观点来看,一项犬的组织学随访研究结果显示,只有在穿支血管的开口的管腔被堵塞超过 50% 时,才能导致穿支血管的闭塞[15]。Kallmes 对兔的临床前研究结果显示,将 Pipeline 栓塞装置(PED,eV3 公司)放置在锁骨下动脉和主动脉内,被覆盖的侧支动脉如椎动脉和腰动脉均保持通畅,这些血管的直径分别为 1.3 和 1.4mm[16]。尽管有体外证据显示被这些装置覆盖的穿支血管有血流通过,但最近的一个病例报告显示,一个 A1 段动脉瘤应用两个 PED 治疗后发生了脑梗死,穿支血管的堵塞可能是脑梗死发病的原因[17]。

眼动脉(图 11.1 至图 11.3)的情况值得特别关注。当眼动脉被血流导向装置覆盖后,它有一个来自颈外动脉的侧支代偿供血,由于颈外动脉的血流的对抗作用,产生了一个"血流平衡点"[18]。显然,眼动脉开口的更多的金属覆盖率可能会影响其血流。在临床研究

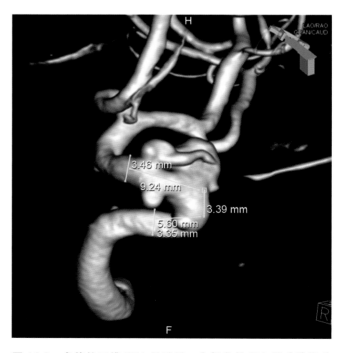

图 11.1　术前的三维 DSA 显示了一个复杂的 ICA 眼动脉段动脉瘤,伴另一个眼动脉起始部的动脉瘤。

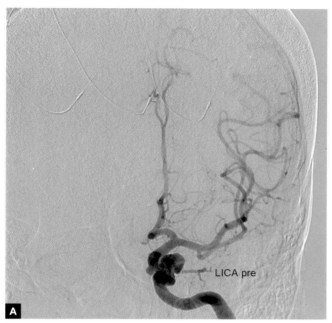
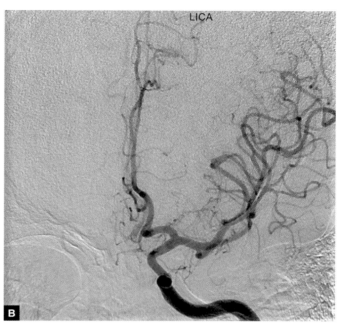

图 11.2　PED 术后 4 个月显示动脉瘤完全消失。

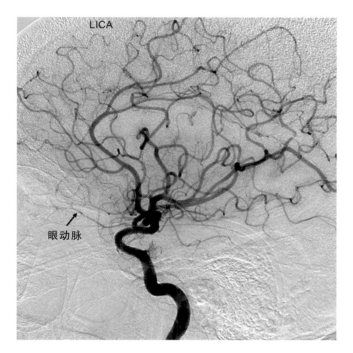

图 11.3　患者的眼动脉,未发现有动脉瘤。

塞,并伴有视网膜中央动脉急性血栓形成引起的视野缺损[20]。

关于侧支,对于梭形动脉瘤和当动脉瘤的载瘤动脉上有双向血流的侧支动脉如后交通动脉(PCom)时,一个额外的概念是重要的。当一个血流导向装置覆盖一根具有侧支循环的大血管开口时,可能会发生"内漏",这意味着动脉瘤囊仍然有来自侧支循环的血流充盈,但从放置支架的靶动脉造影时动脉瘤囊不显影,这可能会给我们一个假象。

血流导向装置的生物学

不同的支架设计提供不同的血流动力学变化,最终可导致动脉瘤血栓。Fiorella 等的描述在这个过程中的不同阶段,具体如下[18]。

(1)机械解剖学阶段:该装置被放置后立即起效,即改变进入动脉瘤的血流速度以及该区域的剪应力。

(2)生理学阶段:由于血液停滞,动脉瘤开始形成血栓。在这一阶段,由于动脉瘤血栓引发的炎性作用,可能会导致血栓日益加重。术后成像,例如 MRI 或 CTA 显示动脉瘤内存在血栓块。尽管应用抗血小板药物,但血栓形成的这个过程的发生和发展是完全不能控制的。

(3)生物学阶段:产生的内皮和新生内膜起到了

中,应用 1 个单 PED 时,没有发生主要的穿支血管闭塞[19]。但是当应用 2 个 PED 时,14 例患者中有 6 例发生眼动脉闭塞。当应用 3 个 PED 时,4 例患者中有 1 例发生眼动脉闭塞。应用 4 个 PED 时,1 例患者发生了眼动脉闭塞[19]。此外,有 1 例患者术后发生眼动脉闭闭合动脉瘤的开口部(瘤颈)的效果。Kallmes 对一个兔子模型的研究发现,动脉瘤颈部生长的新生内膜铺满了支架网孔。

(4)最终阶段:动脉瘤囊重塑形,应该分别发生在以下两种情况,即血管重建后以及血栓和动脉瘤壁被重新吸收时。重新吸收一般是从外围向中心逐渐开始吸收,此时占位效应引起的症状,如颅神经病变,应该开始消失。对一系列的巨大动脉瘤进行横断面(应用 MRI)研究发现,所有动脉瘤的占位效应逐渐完全的消失。

对接受血流导向装置治疗并伴有 SAH 患者的病理标本进行观察发现,有薄壁血栓形成,内部是较多的液体血液。

支架设计

Silk 支架(在美国未获批准使用)是一种自膨胀支架,由 48 根镍钛合金丝构成的密网孔的编织网,并附有不透射线的正弦形丝来确保支架放置时透视可见。与 PED 类似,其有不同的长度可供选择,最长为 40mm,长于最长的 PED;也有不同的直径可供选择,最大直径为 5mm,大于 PED 的最大直径。该支架的长度对动脉瘤的覆盖范围是有限的,故经常需要多支架重叠放置。

Pipeline 栓塞装置(PED)是一种由 25%铂金和 75%钴镍合金丝构成的编织网状结构,表面金属覆盖率达 35%,网孔孔径为 0.02~0.05mm²,每一个金属丝的尺寸为 28 和 33μm²。网孔孔径的大小是非常重要的,因为一旦植入 PED 后,PED 会前缩而导致孔径的改变。PED 具有较小的径向力,因此需要在动脉内有很好的贴壁性。有时候,为了在动脉内有很好的贴壁性,必须行球囊血管成形术。在大直径的动脉和小直径的动脉之间的过渡段远端部分易发生支架内狭窄[20]。

LEO 支架(在美国未获批准使用)是一种闭合式网孔设计的自膨胀支架,提供 35%~40%的金属覆盖率。该支架通过一个钩与输送系统连接,如果支架释放不超过 90%时,它可被重新回收。它是由镍钛合金丝编织而成,并附有两根不透射线的金属丝来确保支架的直径和长度在透视下可见。该支架结构比 PED 有更高的径向力[22],这有利于其在动脉内有很好的贴壁,防止其意外的、不良的过早释放。

血流导向装置的闭塞率

对于 PED 和 Silk 栓塞装置的使用,至今仅有系列的前瞻性研究报道(表 11.1)。在这些研究中的一个主

表11.1 血流导向支架临床研究

系列	患者例数	装置	患者来源
Lylyk, 2009	53	PED	单中心
Byrne, 2010	70	Silk	多中心
Lubicz, 2010	29	Silk	单中心
Szikora, 2010	19	PED	单中心
Nelson, 2011	31	PED	多中心

要问题是,该研究人群是非常多样的,包括不同动脉瘤直径的患者、以前治疗过的、以前植入过支架的和植入支架的数目不同的患者等。虽然由于血流导向作用,减少了载瘤动脉和动脉瘤之间的血流流通,还有在栓塞装置被植入后,动脉瘤内有一定程度的停滞和造影剂滞留,但动脉瘤立即闭塞是非常少见的。这个造影剂滞留被描述为"日蚀征",与长期动脉瘤的闭塞率不具有相关性[19](表 11.2)。

Pipeline

Lylyk[23]对 53 例患者进行研究发现,小动脉瘤(< 10mm)的立即闭塞率为 8%,在 6 个月时为 93%,在 12 个月时为 95%。Skizora[19]报道 19 例患者中的 18 例患者在 6 个月时随访造影发现动脉瘤完全闭塞。动脉瘤的治疗试验(PITA)结果显示[2],在 6 个月时随访造影发现动脉瘤完全闭塞率为 93%。如果使用弹簧圈辅助治疗,那么动脉瘤可立即完全闭塞[20]。

Silk

Byrne[24]报道了使用 Silk 装置(Balt 公司,法国蒙特默伦西;在美国未获批准使用)的 70 例患者的多中心研究结果显示,在 6 个月时 49%的动脉瘤闭塞,接近 28%的患者有不良反应。

Lubics[20]报道了患有 34 个动脉瘤的 29 例患者的治疗结果,4 例患者发生了可能与栓塞事件相关的缺血并发症,导致患者神经功能受损;血管造影随访 24 例患者,发现 69%的动脉瘤完全闭塞、27%的动脉瘤未

表11.2 血流导向装置的闭塞率

系列	立即闭塞率	6 个月的闭塞率	12 个月的闭塞率
Lylyk, 2009	8%	93%	94%
Byrne, 2010	10%		84%
Lubicz, 2010	15%	76%	
Szikora, 2010	17%	94%	
Nelson, 2011		93%	

完全闭塞。一些研究报道支架内狭窄的发生率为 3%~8%[2,20],但仅有少数患者出现症状。

Pumar 报道了 1 例患有大脑中动脉(MCA)梭形动脉瘤伴有部分血栓形成的患者,动脉瘤在 6 个月时体积明显缩小、在 12 个月时完全闭塞[25]。

对于以前应用 Silk 支架治疗 6 个月后动脉瘤未完全闭塞的患者[2],是否建议再放置 PED 呢?

在明确动脉瘤未闭塞的情况下,建议应该通过支架重叠方式再放置 PED。从外科手术的角度来看,在此种情况下需要停用抗血小板药物,故外科手术非常困难;并且对于已应用非自膨胀支架如 PED 的患者,如果夹闭时需要进行临时夹闭载瘤动脉阻断血流则是不可行的[26]。

并发症

手术并发症包括导丝致血管穿孔,急性靶血管闭塞、甚至破裂,需要外科手术结扎来横断血管[2]。

在术后第一个月内的围术期并发症的发生率为 1.4%~7%[23,24,27],最常见的并发症是可能由于血栓栓塞源或支架闭塞导致的缺血事件,导丝致血管穿孔和出血并发症。有研究报道,术后长达 2 年后发生了致命的缺血并发症[28,29]。

为了尽量减少血栓栓塞事件,抗血小板药物的使用是至关重要的。在阿司匹林和氯吡格雷不能使用的情况下,作者强烈建议使用的血小板抑制试验来决定合适的替代治疗方案。

出血性并发症应该被分为两种,一种是术中出血[2],另一种是术后因动脉瘤破裂引起的蛛网膜下隙出血(SAH)和脑实质出血(ICH)。

由于这种治疗的独特性,术后发生动脉瘤破裂是一个引人注目和令人担忧的问题。使用血流导向装置和密网支架[30]后动脉瘤的立即闭塞率仅有 8%~21%[19,20,23]。因此,对于大部分患者,动脉瘤破裂是一种潜在的威胁。虽然在小于 2mm 的非常小的动脉瘤中应用血流导向装置并使用抗血小板药物并未发生并发症[5],但因为应用血流导向装置后动脉瘤的立即闭塞率非常低,故血流导向装置不应该作为 SAH 患者的单独治疗方法[31]。出血是一个真正的问题,尤其是对于那些原发病变很少或没有出血风险的患者,例如没有或很少有症状的 ICA 海绵窦段动脉瘤患者[31]。Szikora[19] 报道了一个术后 5 小时发生致命的 SAH 患者,尸检发现一个血管造影未显示的较小动脉瘤可能发生了破裂出血。有研究报道,术后长达 150 天、仅使用阿司匹

林并血管造影显示动脉瘤完全闭塞的患者也发生了 SAH[21]。

Lubicz[20] 报道了一例患有一个 18mm 的眼动脉瘤的患者,成功治疗后 13 天因大量 SAH 返回医院,发现支架迁移进入动脉瘤,从而可能改变了血流动力学,引起动脉瘤破裂和 IPH(脑实质出血)。大于 18mm 并且长宽比(AR)大于 1.6 的动脉瘤具有出血的高风险。使用多个非密网支架重叠放置治疗的大和巨大动脉瘤,术后 SAH 的发生率接近 30%[30]。

有研究报道,ICA 海绵窦段动脉瘤,甚至已形成血栓,应用 Silk 支架治疗后动脉瘤破裂引起颈动脉海绵窦瘘(CCF)[21]。

病理学显示,动脉瘤壁变薄并伴有巨噬细胞浸润,提示有一个横跨动脉瘤壁并向外膜扩展的炎症反应。

长宽比(AR)大于 1.6 的动脉瘤被发现瘤颈具有低的剪应力[32]。就像在腹主动脉瘤中描述的那样[33],动脉瘤壁的低剪应力可引起血栓形成,因自我分解引起动脉瘤壁发展为坏死,并最终导致动脉瘤破裂。高长宽比(> 1.6)被认为是动脉瘤破裂的危险因素之一[21]。

Cebral 等[34] 利用计算流体动力学(CFD),对应用 PED 治疗后动脉瘤发生破裂的患者进行 PED 对血流动力学影响的研究,他们发现 PED 放置后动脉瘤囊内压力增加了 20~25mmHg,并发现 3 个破裂的动脉瘤的近端血管阻力增加,但这种变化并没有出现在 PED 治疗后动脉瘤未发生破裂的患者。

使用弹簧圈作为辅助治疗似乎提供在动脉瘤囊内的一个更有组织的和稳定的血凝块,故推荐对较大的动脉瘤使用弹簧圈辅助治疗,这样可防止动脉瘤壁的自我分解而可能导致灾难性的出血。此外,使用一个压力传感器并插入动脉瘤内,可用于检测血管导向装置应用后动脉瘤内压力升高的值,可能对使用弹簧圈圈作为辅助治疗有帮助。

我们难以认定应用血管导向装置是发生颅内出血的原因,但颅内出血与术中导丝致血管微穿孔、缺血性病变的出血性转化以及采用积极的抗血小板治疗相关。

技术的细节

毫无疑问,血管导向装置的使用有一个陡峭的学习曲线。这方面的证据是在这些装置的使用过程中,由于技术方面的问题而遇到不能完成操作的困难。在一个系列病例中,有 3 个装置未能被成功输送(表

11.3)[19]。非常迂曲的血管使这些装置的输送非常困难并容易导致动脉夹层。大部分的血管导向装置通过稳定输送导丝(向前压力)避免前进、微导管出鞘(导管回撤)的技术来释放,这种技术被称为"推-拉"技术。这种输送系统具有高阻力,通常需要一个大口径导管和长鞘来同轴导入。这种输送系统内的摩擦力可能会导致导管内壁的涂层损坏,引起潜在的异物栓塞血管。就是这些因素的存在,提供了发生血栓栓塞或动脉夹层(表11.4)的可能性。

引起动脉瘤血栓形成所需的装置的数量是未知的,但一般来说,装置的覆盖范围越大,进入动脉瘤的血流以及动脉瘤与载瘤动脉的血液交换的减少程度越高。大多数装置的不好的一面是有闭塞穿支血管和增加血栓形成的潜在风险。Szikora 的研究显示了动脉瘤的大小与使用 PED 之间的关系,使用 3 个或更多的 PED 的动脉瘤覆盖范围是使用一个或 2 个 PED 的 2 倍[19]。

严格的抗血小板治疗应该被保持和监测,因为大多数并发症是来源于一个可能的栓子的缺血。为了和动脉血管壁有非常好的贴壁性,选择合适的支架尺寸要非常重要的。如果贴壁性不好,可能会发生支架内血栓形成、支架内狭窄[27]和内漏。如果此支架没有足够

跨越动脉瘤的瘤颈部,那么能引起支架移位[23]和血流"喷射"进入动脉瘤,从而有可能导致动脉瘤破裂或载瘤动脉闭塞。为了防止发生上述的问题,有学者建议,合适的支架尺寸应该是瘤颈近端载瘤动脉和瘤颈远端的载瘤动脉直径的 1.5 倍(LIEBER 2010, 卒中)。

作者建议术前应该早期进行评估侧支循环和进行球囊闭塞试验,以防止由于技术复杂而闭塞载瘤动脉。

小结

血流导向装置专用于难以行弹簧圈栓塞治疗的动脉瘤、超过 10mm 的动脉瘤、瘤颈超过 5mm 的动脉瘤和以前治疗失败的梭形动脉瘤。一个特殊的考虑因素是,载瘤动脉重建后,动脉瘤囊逐渐形成血栓并最终闭塞,这一过程中动脉瘤的占位效应会压迫神经组织,并且发生的症状可能恶化。

血流导向技术是一种新技术,被广泛宣传并被寄予重大期望,2 年前在加拿大和欧洲被批准使用,最近刚在美国被批准使用。据估计,血流导向装置的应用已超过 2000 例,注册和使用纪录未发现有严重的并发症。这项技术提供了可喜的效果,但动脉瘤的闭塞时机和闭塞率似乎是不可预测的,并且缺血性和出血性的并发症发生率较高。

动脉瘤内形成血栓所需的装置的数量是未知的,多个装置的应用增加了血栓栓塞事件的发生率,并且多个装置也提高了血管阻力,有导致动脉瘤破裂的可能性。

在较大的动脉瘤或血流导向装置放置后动脉瘤内压力增加的情况下,使用弹簧圈辅助治疗应该可以作为一个选择。

此外,如果血流导向装置治疗未能闭塞动脉瘤,那么其应急及补充治疗的方法是有限的,开颅手术具有非常高的复杂性和风险,仅有的方法是再放置一个额外的血流导向装置。

时至今日,在清醒地分析动脉瘤的特点和其他的治疗选择后发现唯一治疗方法是血流导向装置,那么才能选择血流导向装置治疗。

长期随访对于得出新型疗法与传统疗法的对比结论是必要的。

表11.3　血管导向支架成功率

系列	技术成功率	支架/动脉瘤(s/a)
Lylyk, 2009	97%	1.5 s/a
Byrne, 2010	96%	1 s/a
Lubicz, 2010	90%	1.2 s/a
Szikora, 2010	95%	2.2 s/a
Nelson, 2011	87%	1.52 s/a

表11.4　血管导向装置的并发症

系列	早期并发症	晚期并发症	死亡率	随访
Lylyk, 2009	0		0 在 30 天	26 个月
Byrne, 2010	7%	14%**	8%	平均4个月
Lubicz, 2010	20%***	4%	15%	12 个月
Szikora, 2010	27%@		5.20%	24 个月
Nelson, 2011	3%	7%	0 在 30 天	12 个月

* 一名患者动脉瘤增加,并有颅内出血

** 载瘤动脉闭塞

*** 第 13 天发生 SAH

@ 5 小时后发生大量 SAH,第二个动脉瘤破裂?

(牛素桃　黄海东　赵凯　译)

参考文献

1. Van Loock K, Menovsky T, Voormolen MH, et al. Microsurgical removal of Onyx HD-500 from an aneurysm for relief of brainstem compression. Journal of Neurosurgery. 2010;113:770-3.
2. Nelson PK, Lylyk P, Szikora I, et al. The Pipeline embolization device for the intracranial treatment of aneurysms trial. AJNR Am J Neuroradiol. 2011;32:34-40.
3. Lylyk P, Ferrario A, Pasbón B, et al. Buenos aires experience with the neuroform self-expanding stent for the treatment of intracranial aneurysms. Journal of Neurosurgery. 2005;102:235-41.
4. Lopes DMD, Sani SMD. Histological postmortem study of an internal carotid artery aneurysm treated with the neuroform Stent. Neurosurgery. 2005;56:E416.
5. Kulcsar ZWSG, Augsburger LGAWIARD: Effect of flow diversion treatment on very small ruptured aneurysms. Neurosurgery. 2010;67:789-93.
6. Deshmukh VRMD, Kakarla UKMD, et al. Spetzler RFMD: long-term clinical and angiographic follow-up of unclippable wrapped intracranial aneurysms. Neurosurgery. 2006;58:434-42.
7. Benndorf G, Herbon U, Sollmann WP, et al. Treatment of a ruptured dissecting vertebral artery aneurysm with double stent placement: case report. AJNR Am J Neuroradiol. 2001;22:1844–8.
8. Gaughen Jr, Hasan D, Dumont AS, et al. The efficacy of endovascular stenting in the treatment of supraclinoid internal carotid artery blister aneurysms using a Stent-in-stent technique. AJNR Am J Neuroradiol. 2010;31:1132-8.
9. Cantón G, Levy DI, Lasheras JC, et al. Flow changes caused by the sequential placement of stents across the neck of sidewall cerebral aneurysms. Journal of Neurosurgery. 2005;103:891-902.
10. Sadasivan C, Cesar L, Seong J, et al. An original flow diversion device for the treatment of intracranial aneurysms: evaluation in the rabbit elastase-induced model. Stroke. 2009;40:952–8.
11. Kocer N, Kizilkilic O, Albayram, et al. Treatment of iatrogenic internal carotid artery laceration and carotid cavernous fistula with endovascular stent-graft placement. AJNR Am J Neuroradiol. 2002;23:442-6.
12. Archondakis E, Pero G, Valvassori L, Boccardi E, Scialfa G. Angiographic follow-up of traumatic carotid cavernous fistulas treated with endovascular stent graft placement. AJNR Am J Neuroradiol. 2007;28:342-7.
13. Gonzalez L. Quantitative effects of sequential stent placement on aneurysm inflow and flow through perforating side-branches. LINC Houston. 2010.
14. Lopes DK, Ringer AJ, Boulos AS, et al. Fate of branch arteries after intracranial stenting. Neurosurgery. 2003;52:1275-9.
15. Wakhloo A, Tio F, Lieber B, et al. Self-expanding nitinol stents in canine vertebral arteries: hemodynamics and tissue response. AJNR Am J Neuroradiol. 1995;16:1043-51.
16. Kallmes DF, Ding YH, Dai D, et al. A new endoluminal, flow-disrupting device for treatment of saccular aneurysms. Stroke. 2007;38:2346-52.

17. van Rooij WJ, Sluzewski M. Perforator infarction after placement of a pipeline flow-diverting stent for an unruptured A1 aneurysm. AJNR Am J Neuroradiol. 2010;31:E43-4.
18. Fiorella D, Lylyk P, Szikora I, et al. Curative cerebrovascular reconstruction with the pipeline embolization device: the emergence of definitive endovascular therapy for intracranial aneurysms. Journal of Neurointerventional Surgery. 2009;1:56-65.
19. Szikora I, Berentei Z, Kulcsar Z, et al. Treatment of intracranial aneurysms by functional reconstruction of the parent artery: The Budapest experience with the pipeline embolization device. AJNR Am J Neuroradiol. 2010;31:1139-47.
20. Lubicz B, Collignon L, Raphaeli G, et al. Flow-diverter stent for the endovascular treatment of intracranial aneurysms. Stroke. 2010;41:2247-53..
21. Kulcsar Z, Houdart E, Bonafe A, et al. Intra-aneurysmal thrombosis as a possible cause of delayed aneurysm rupture after flow-diversion treatment. AJNR Am J Neuroradiol. 2011;32:20-5..
22. Pumar JM, Blanco M, Vazquez F, et al. Preliminary Experience with Leo self-expanding stent for the treatment of intracranial aneurysms. AJNR Am J Neuroradiol. 2005;26:2573-7.
23. Lylyk PMD, Miranda CMD, Ceratto RMD, et al. Curative endovascular reconstruction of cerebral aneurysms with the pipeline embolization device: The Buenos aires experience. Neurosurgery. 2009;64:632-43.
24. Byrne JV, Beltechi R, Yarnold JA, et al. Early Experience in the treatment of intra-cranial aneurysms by endovascular flow diversion: a multicentre prospective study. PLoS ONE. 2010;5:e12492.
25. Pumar JM, Lete I, Pardo MI, et al. LEO Stent monotherapy for the endovascular reconstruction of fusiform aneurysms of the middle cerebral artery. AJNR Am J Neuroradiol. 2008;29:1775-6.
26. Bell RS, Bank WO, Armonda RA, et al. Can a self-expanding aneurysm stent be clipped? Emergency proximal control options for the vascular neurosurgeon. Neurosurgery. 2011;68:1056-62.
27. D'Urso PI, Lanzino G, Cloft HJ, et al. Flow diversion for intracranial aneurysms. Stroke. 2011;42:2363-8.
28. Fiorella D, Hsu D, Woo HH, et al. Very late thrombosis of a pipeline embolization device construct: case report. Neurosurgery. 2010;67:onsE313-4.
29. Klisch J, Turk A, Turner R, et al. Very late thrombosis of flow-diverting constructs after the treatment of large fusiform posterior circulation aneurysms. AJNR Am J Neuroradiol. 2011;32:627-32.
30. Pavlisa G, Ozretic D, Murselovic T, et al. Sole stenting of large and giant intracranial aneurysms with self-expanding intracranial stents—limits and complications. Acta Neurochirurgica. 2010;152:763-9.
31. Cloft HJ. Flow Diversion for Cerebral Aneurysms: A Cautionary Tale. AJNR Am J Neuroradiol:ajnr. 2010; 32(1):26.
32. Ujiie HMD, Tachibana HCE, Hiramatsu OCE, et al. Effects of size and shape (Aspect Ratio) on the hemodynamics of saccular aneurysms: a possible index for surgical treatment of intracranial aneurysms. Neurosurgery. 1999; 45:119.
33. Touat Z, Ollivier V, Dai J, et al. Renewal of mural thrombus

releases plasma markers and is involved in aortic abdominal aneurysm evolution. The American Journal of Pathology. 2006;168:1022-30.

34. Cebral JR, Mut F, Weir J, et al. Association of hemodynamic characteristics and cerebral aneurysm rupture. AJNR Am J Neuroradiol. 2011;32:264-70.

第 **12** 章 脑动静脉畸形的显微外科手术和血管内治疗

Gregory J Velat, Robert F Spetzler, Azam S Ahmed, Laura A Snyder, Felipe C Albuquerque

第一部分 显微外科手术技巧

Gregory J Velat, Robert F Spetzler

引言

颅内动静脉畸形(AVM)是一种需要应用多种治疗方式进行治疗的复杂血管病变。治疗方式包括保守观察、放射治疗、血管内栓塞和外科切除,这些治疗方式常常单独应用或联合应用。关于哪种治疗方式更适合颅内 AVM 一直存在争论,故进行了一项前瞻性的 ARUBA(一项未破裂脑 AVM 的随机试验)试验,该试验随机将患者分为保守治疗组和可能的最佳有创治疗组[包括血管内治疗、外科手术和(或)放射治疗][1]。

尽管血管内治疗、放射治疗和外科手术都有很大的进展,并成为大多数颅内 AVM 的主要治疗方式;但在进行推荐的治疗方案前要以个体化为基础进行全面的利弊评估。在计划手术干预前必须要考虑众多因素。首先必须完全确定 AVM 的固有特性(大小、位置和邻近重要的神经结构);必须评估患者的合并其他疾病情况和术前的神经功能状态;必须慎重地选择手术方式以更好地切除病变,同时尽量减少功能神经结构的医源性损伤;为降低正常灌注压突破出血的风险,还有许多术后因素也必须被处理。要成功的手术切除颅内 AVM,以上这些问题是必须要考虑的,同时要对手术的技巧进行讨论。

自然病史和临床表现

关于颅内 AVM 的自然病程已争论了很多年。其每年的出血率为 2%~4%[2,3]。Wilkins 分析了超过 1500 例颅内 AVM 的患者,评估出 AVM 每年的出血率和死亡率分别为 2%~3%和 1%[4]。该研究评估出已出过血的颅内 AVM 患者在第一年再出血的概率为 6%,此后回到基线水平;AVM 破裂后的并发症发生率和死亡率分别为 20%~30%和 10%~15%。

自发性出血是大多数颅内 AVM 最常见的临床表现,在 40%~70%患者中发生。出血的主要原因包括动静脉通道的破裂、相关供血动脉破裂或畸形血管巢内伴生动脉瘤破裂。畸形血管巢的大小也能影响出血的风险。小 AVM 的畸形血管巢内压力要比大 AVM 高,因此小 AVM 有更高的潜在出血的可能[5]。典型的出血发生在脑实质内,但出血也可发生在脑室系统和蛛网膜下隙。与颅内动脉瘤破裂不同的是,颅内 AVM 的破裂很少发生血管痉挛。第二大常见的临床表现是癫痫发作,在 10%~30%患者中发生。其他症状和体征包括头痛、可能由于占位效应压迫功能神经结构而导致的局灶性神经功能缺失或与盗血相关的相对低灌注。

患者因素

患者因素在决定是否对颅内 AVM 行外科手术治疗中起着重要的作用。年龄、临床表现、合并的内科疾病、功能状态和社会因素都需要考虑。年龄可能是最重要的因素,因为年龄因素决定了未来出血和初次诊断后再出血的风险。合并多种内科疾病的老年患者和偶然发现 AVM 的老年患者可采取保守治疗。相反,年轻的颅内 AVM 患者可能会面临更高的多次出血风险,故应该进行评估并治疗。AVM 破裂导致颅内出血的患者在手术切除 AVM 前要先稳定病情并尽可能恢复神经功能。在一些情况下,在选择如何治疗颅内

AVM 前,可先清除大的脑实质内血肿。神经外科医生在 AVM 患者初次出血后引起的神经功能缺损情况下要抵挡住快速切除 AVM 的诱惑,因为许多患者在经过一段时间后能得到恢复。在外科干预前还应该要考虑患者合并的内科疾病。不能控制的高血压可能会增加 AVM 破裂的风险或增加术中失血的风险。具有严重心脏疾病病史的患者应该在药物控制症状后,再手术切除 AVM。

术前影像学

对颅内 AVM 进行诊断和治疗,原则上要依靠影像学的结果。以出血、癫痫发作或新发神经功能缺损为主要临床表现的患者,应首先行非增强头部 CT 评估。颅内 AVM 的非增强头部 CT 的影像学表现包括扩张的血管结构、营养不良性钙化和急性出血;MRI 的典型影像学表现为扩张的静脉血管和血管流空影。随着 CT 血管造影(CTA)和 MR 血管造影(MRA)的发展,它们可进一步诊断和评估颅内 AVM。

脑血管造影仍是诊断 AVM 的金标准,它可辨别 AVM 复杂的血管构筑(图 12.1)。应该进行完整的 6 根血管造影,以全面评估颅外和颅内供血动脉的供血情况,还能发现颈外动脉和(或)椎动脉肌支的供血情况。AVM 的脑血管造影的典型影像学表现为畸形血管巢的造影剂滞留和引流静脉早期显影。如果发现有与供血动脉和(或)畸形血管巢相关的动脉瘤,表明 AVM

具有高风险。如果造影剂快速通过 AVM,伴很少甚至没有造影剂进入正常颅内血管,表明 AVM 具有盗血效应。一旦确定了所有的供血动脉和引流静脉,就可进行精确的 Spetzler-Martin 分级[6]。由于颅内 AVM 是动态变化的,血管造影应该在接近手术干预前的时间内进行。术前常规进行立体定向头颅 MRI 扫描将有助于 AVM 的手术切除。

AVM 的分级

学者们尝试根据颅内 AVM 外科手术切除后的临床结果,分析相关影响因素,从而产生了几种分级方法[6,7-11]。分析各种相关的影响因素包括 AVM 的大小、畸形血管巢的特征(紧密性与弥漫性),供血动脉的数量、位于功能区或深部的神经结构和静脉引流情况。

最著名的分级方法也许是 1986 年制定的 Spetzler-Martin 分级法[6]。该分级法根据 AVM 畸形血管巢大小、位置和引流静脉情况进行评分。畸形血管巢直径大的、位于功能皮层区的和有深部静脉引流的 AVM 将获得高的评分。AVM 评分从 I 到 V 级,V 级的 AVM 是神经外科医生遇到的最大最复杂的 AVM。该分级方法的有效性已得到了前瞻性的研究验证[12]。多项大型的回顾性研究也进一步确认了 Spetzler-Martin 分级法是非常有效的[9,13-18](表 12.1)。总的来说,低分级的(I 级和 II 级)AVM 的手术治疗具有相对较低的并发症发生率和死亡率,而 IV 级和 V 级 AVM 的手术并发症的发生率显著增加。但是 III 级 AVM 的手术并发症发生率变化较大,为 0~57%。

Barrow 神经病学研究所回顾分析了这些结果,这将有助于优化颅内 AVM 的治疗模式。I 和 II 级 AVM 可常规单独进行显微外科手术切除。对于 III 级 AVM 来说,由于手术切除前先进行血管内栓塞具有固有的风险,是否这样治疗还是持保留意见。当代的几个系列研究报道,显微外科手术切除前先进行 AVM 栓塞具有与栓塞直接相关的高并发症发生率[19-23]。IV 级和 V 级的 AVM 通常采取保守治疗,除非 AVM 仅有一根供血动脉或畸形血管巢内动脉瘤破裂,或表现与盗血相关的神经功能缺损症状并能被治疗,符合上述条件的病例,可考虑行显微外科手术和(或)血管内治疗。总的来讲,权威专家(RFS)不提倡对这些 AVM 进行不完全栓塞治疗或放射治疗,这可能导致 AVM 向高级别恶化发展[24]。

按照 I 、II 、IV 和 V 级 AVM 的相似治疗方式产生

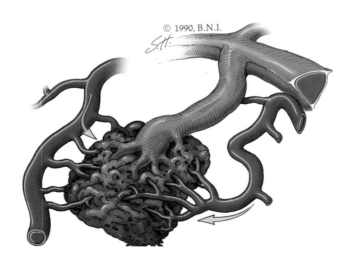

图 12.1 一个具有复杂血管构筑的典型颅内 AVM 示意图,显示 AVM 畸形血管巢由 2 根供血动脉供血,通过 1 根来源于 AVM 畸形血管巢上部的大引流静脉引流。来源:转载获得 Barrow Neurological Institute 许可。

表12.1 当代外科手术治疗颅内AVM的系列研究及相应并发症的发生率

参考文献	n	Spetzler–Martin 分级数目(%)					并发症发生率和死亡率		
		A		B	C		A	B	C
		I	II	III	IV	V	I ~ II	III	IV ~ V
Spetzler 和 Martin, 1986[6]	100	23(23)	21(21)	25(25)	15(15)	16(16)	2	16	29
Heros 等, 1990[15]	153	12(8)	35(23)	44(29)	41(27)	21(14)	早期:4	早期:11	早期:50
							晚期:4	晚期:0	晚期:21
Hamilton 和 Spetzler, 1994[12]	120	16(13)	24(20)	36(30)	32(27)	12(10)	早期:2.5	早期:3	早期:36
							晚期:0	晚期:3	晚期:20
Schaller 等, 1998[17]	150	33(22)	48(32)	44(29)	21(14)	4(3)	早期:21	早期:57	早期:64
							晚期:1	晚期:23	晚期:40
Hartmann 等, 2000[14]	124	12(10)	36(29)	47(38)	26(21)	3(2)	早期:29	早期:32	早期:76
							晚期:29	晚期:32	晚期:62
Natarajan 等, 2008[16]	28	2(7)	11(39)	8(29)	4(14)	3(11)	31	0	86
Davidson 和 Morgan, 2010[13]	529	98(19)	198(37)	169(32)	54(10)	10(2)	0.7	14	34
Lawton 等, 2010[9]	300	56(19)	123(41)	90(30)	29(10)	2(1)	20	30	35
Zhao 等, 2010[18]	40	NA	NA	5(12.5)	21(52.5)	14(35)	NA	0	早期:40
									晚期:30

NA:不能获得数据。

了改良的 Spetzler–Martin 三类分级法(图 12.2)[25]。改良的 Spetzler–Martin 分级法将 I 、II 级 AMV 分为 A 类,III 级 AVM 分为 B 类,IV 和 V 级 AVM 分为 C 类。每一类有相应不同的治疗模式。这个改良的评分系统不仅能预测患者的预后,还简化了治疗方式的选择。

神经外科麻醉注意事项

多个神经外科麻醉因素应该在围术期进行处理解决。要达到最佳的手术效果,一个有经验的神经外科麻醉团队是必不可少的,可依靠小心控制全身血压和爆发抑制来避免并发症。插管前应常规给予麻醉诱导剂,包括芬太尼和戊巴比妥,并给予短效的神经肌肉阻断药物,以避免颅内压增高。建立中央静脉通道和桡动脉通道,以提供术中足够的血管内通道和实时血压监测。手术切开前应检查血细胞比容。除非患者有癫痫发作表现,否则不需要常规预防性使用抗癫痫药物。所有切除 AVM 的患者都应该常规进行体感诱发电位和脑电图监测。在切除靠近运动区、内囊或脑干的皮质脊髓束的 AVM 时,要进行运动诱发电位(MEP)的监测。切除脑桥小脑角区(CPA)的 AVM 时,要进行脑干听觉诱发电位监测。

手术整个过程中应联合应用吸入麻醉剂和芬太尼来维持麻醉。当进行运动诱发电位监测时,应停止应用神经肌肉阻断剂。潮气末 CO_2 水平要控制在 25~30mmHg 以减少脑水肿。温和的降血压药物有利于减少术中失血。在回复骨瓣前要将潮气末 CO_2 水平升至正常水平以检查是否存在脑水肿。脑电图(EEG)证实的爆发抑制应该在手术切除 AVM 前应用戊巴比妥进行控制,以减少 AVM 周围半暗带正常神经元的医源性损伤概率。

应该尽力避免围术期的高血压,以减少正常灌注压突破的风险,特别是对于巨大颅内 AVM 的患者。作者推荐术后将患者的收缩压维持在 90~120mmHg,但应根据患者术前的基础血压进行校正。术后可考虑予以患者插管过夜,以更好地控制血压以及避免在咳嗽或麻醉复苏过程中导致的短暂性收缩压急剧增高。

体位及开颅术

患者的体位根据 AVM 的位置进行设计。大多数的幕上 AVM 可采用仰卧位,后颅窝的 AVM 应采用3/4 侧俯卧位或侧俯卧位。患者的头位摆放在合适的位置以要求减少脑组织牵拉和静脉高压。头位固定采用可透射线的 Mayfield 头架(Integra 公司,俄亥俄州辛辛那提市)严格固定在手术床上,头位要略高于心脏位置以减少静脉高压,应避免极度的颈前屈或旋转,要谨慎的采用坐位和半坐位以避免静脉空气栓塞的风险。

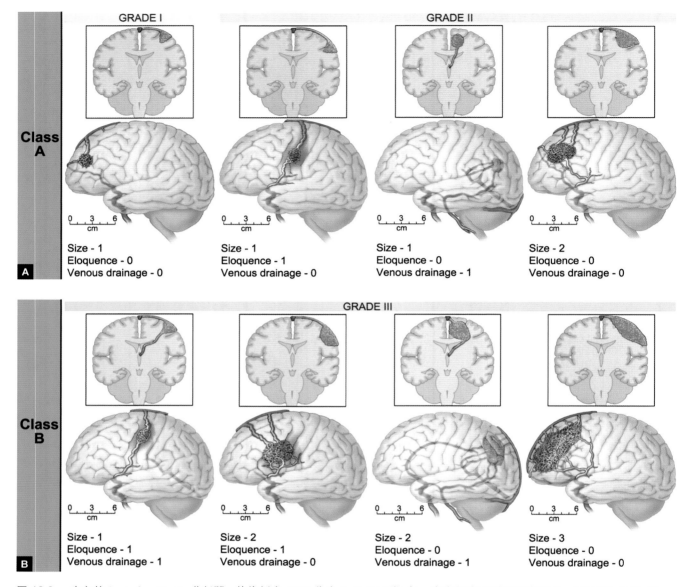

图 12.2　改良的 Spetzeler–Martin 分级[25]。其将颅内 AVM 分为 A、B、C 三类，每一类有相应不同的治疗模式。GRADE：分级；Class：分类；Size：大小；Eloquence：功能区；Venous drainage：静脉引流。来源：转载获得 the Journal of Neurosurgery 许可。（待续）

实时无框架的立体定向引导有助于外科医生精确定位 AVM 及其主要构成部分，以提高手术的安全性和准确性。开颅手术计划要在患者头皮上进行画线，确定所有的主要引流静脉、静脉窦和功能皮层结构。切口的设计要足够大，以便必要时进行扩大开颅术。神经外科医生可酌情使用局麻药，如果存在供血动脉或畸形血管巢内相关的动脉瘤，可考虑注射利多卡因或布比卡因但同时不使用肾上腺素。

打开头皮和软组织后，进行足够大的开颅手术。开颅中要确保不损伤硬脑膜，因为不慎损伤引流静脉可能会导致大出血和死亡。在大多数情况下，单钻一个骨孔就可满足开颅手术的需要。在老年患者常见的严重硬脑膜附着时，应该要多钻几个骨孔进行开颅手术。使用小的骨膜剥离子小心剥离骨瓣与硬脑膜之间的附着，避免损失其下的静脉。对于大的 AVM 可静脉滴注甘露醇或高渗盐水以使脑组织更松弛。

外科手术技术

尽快手术切除颅内 AVM 的技术性难点具有很大差异，但基本的外科手术技术可概括为 6 大原则。附带的手术视频显示很多下面的技术：

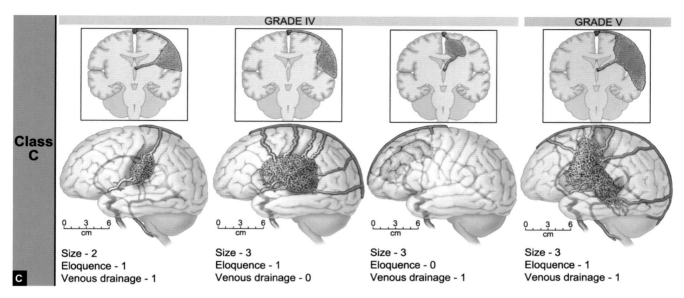

图 12.2(续)

（1）尽早识别供血动脉和引流静脉；

（2）沿畸形血管巢浅表周围锐性分离并阻断供血动脉；

（3）解剖深部畸形血管巢结构；

（4）最后处理引流静脉；

（5）细致的止血；

（6）用数字减影血管造影（DSA）进行确认。

安全的手术切除 AVM 最关键的是要对 AVM 的血管构筑有一个清晰的认识。在手术切除早期要区分畸形血管巢的供血动脉和正常脑组织的供血动脉，避免永久性的神经功能缺损。同样，在阻断供血动脉前先阻断主要的引流静脉的方法已被淘汰了，因为这样可能导致 AVM 破裂出血和弥漫性脑水肿。在表浅 AVM 病例中，打开硬脑膜就很容易识别主要的供血动脉和静脉。然而，当 AVM 伴有弥漫性的畸形血管巢或深部的结构时，处理起来非常困难。栓塞材料可帮助外科医生识别供血动脉蒂。显微镜下血管的特征性改变也有助于识别 AVM 的相关动脉和静脉。供血动脉的特点通常是小口径、具有较少的弹性蛋白和平滑肌细胞。动脉化扩张的引流静脉应该很好被识别。

相关的术前影像学研究，包括脑血管造影，可帮助识别这些结构。手术中实时应用显微镜集成的荧光血管造影已被证明有助于确定 AVM 的血管构筑。使用吲哚菁绿（ICG）血管造影得到的相对荧光时间关系，使神经外科医生容易区分供血动脉、引流静脉与正常皮层血管；给予静脉注射 ICG 染料后，AVM 畸形血管巢的供血动脉先着色，然后是引流静脉，最后是皮层（非动脉化）静脉。Barrow 神经病学研究所对该技术进行了前瞻性评价，证明该技术能快速有效地识别表浅 AVM 的供血动脉和引流静脉[26]。但由于通过狭窄的通道引起的 ICG 强度衰减，ICG 血管造影对于深部 AVM 的效果较差。

精细的不黏双极是有效手术切除 AVM 的关键。权威专家（RFS）在切除 AVM 中只使用 Spetzler-Malis 0.5mm 细的双极（DePuy 公司，维吉尼亚州华沙）。这样的双极具有优良的不黏技术，能提高对 AVM 构成成分的电凝效果。同时，0.5mm 细的双极尖端也是理想的锐性分离器，可减少手术过程中替换器械。无论是使用哪种类型的双极电凝，都必须要保持电凝尖端清洁和没有组织残骸。在需要使用双极进行大量电凝时，可使用第二套双极电凝，以便在器械护士清理第一套双极时候交替使用。

对供血动脉、引流静脉和 AVM 畸形血管巢应该进行锐性分离。通常 AVM 各部分上都覆盖有增厚的蛛网膜，特别是出过血的患者。供血动脉和扩张的引流静脉都是脆弱的结构，钝性分离时很容易被撕裂。为了减少术中的出血，在进行电凝和分离前，应该先进行解剖相关血管与周围蛛网膜。

供血动脉应该与 AVM 畸形血管巢四周进行解剖分离。使用微血管夹临时阻断有助于解剖出连接供血动脉和动脉化静脉的血管以便切断它们。在某些情况下，流量探头可帮助区分血流方向以辅助识别 AVM

相关血管。切除时应该紧贴 AVM 畸形血管巢，以减少对周围神经结构的损伤，特别是在涉及功能区皮层时。在切断供血动脉前都应该保留主要的引流静脉。如果静脉结构阻挡进一步的分离，也可切断，但必须要保留足够的引流通道。

深部分离颅内 AVM 是危险的，因为对深部供血动脉的控制可能非常困难。最难处理的是位于室管膜下区靠近脑室边缘的血管，因为这些血管容易回缩到更深的组织内，导致电凝止血困难。在这一步中，外科医生要小心仔细，并且有耐心来彻底止血，最后再切断静脉蒂。可应用微血管夹处理深部供血动脉。当所有的主要供血动脉蒂都被切断后，AVM 畸形血管巢应该会松弛并容易被压缩。

最后电凝烧灼分离引流静脉，连同畸形血管巢一起全切除。认真检查切除后的残腔以确保绝对止血，并在关颅前应该再次观察残腔。潮气末 CO_2 水平和诱导性低血压应该被逐渐恢复正常。术中或术后即刻进行血管造影来确认 AVM 被完全根除。

术后管理

颅内 AVM 切除术后主要关注点包括避免血压急剧增高以及患者的神经功能状态。如果计划要拔管，神经麻醉医生要采取措施避免瞬时的收缩压增高，收缩压增高通常由于过度咳嗽、恶心或 Valsalva 动作。根据我们的经验，在患者麻醉完全清醒后拔管更加安全，这样可避免上述情况的发生。

术中给予巴比妥类药物后出现爆发抑制，患者可能需要几个小时才能完全清醒。患者从麻醉中恢复过来时要进行完整的神经学检查。术后应该通过桡动脉的有创血压来严密监测收缩压，应将其控制在 90~120mmHg 并维持 24~48 小时，以防止正常灌注压突破出血。高级别（Ⅳ 或 Ⅴ 级）的 AVM 切除后，术后短期内可考虑给予巴比妥镇静以防止突破性出血。如果术后出血，辅助使用类固醇和高渗疗法结合严格控制血压以防止显著脑水肿 [27]。分期切除巨大的 AVM（Ⅳ 级和 Ⅴ 级）可能会降低正常灌注压突破出血的发生率 [28,29]。

幕上 AVM 和手术入路

大多数颅内 AVM 位于幕上。手术入路应提供对 AVM 最大暴露同时尽量减少对脑组织的牵拉和对皮层的横断。患者通常取仰卧位并用肩带固定以适应头位转动，同时减少对臂丛的牵拉。患者头位方向应该使得 AVM 与地面平行。无框架立体定向技术可使外科医生精确地将 AVM 置于开颅手术的中心。

浅表的凸面 AVM 应该选择以病变为中心的扩大开颅术。表浅的中线旁 AVM 的头位应该选择 AVM 的同侧面朝上，头部最大旋转，开颅术通常不用达到中线位置。枕叶的浅表 AVM，通常采用俯卧位或 3/4 侧俯卧位，开颅术应延伸到到矢状窦和横窦。颞叶 AVM 可经翼点入路或颞叶入路进行开颅手术。

位于外侧裂的 AVM 对外科手术切除来说是一个挑战，特别是当 AVM 位于优势半球侧时。过路供血血管必须尽可能予以保留，以防止发生重要皮层或皮层下结构缺血并发症。累及侧裂前部的 AVM 可选择翼点入路，患者头向对侧旋转 30°~45°。累及侧裂后部的 AVM 可选择以额颞区后部为手术入路中心，患者的头向对侧最大旋转（接近 90°），以便切除这些病变。

位于颞叶前内侧的 AVM 需要广泛分离外侧裂。颞叶中部的 AVM 可采取经颞下入路或经颞下回入路。

位于侧脑室三角区内侧和上部的 AVM 可采取经顶上小叶或纵裂楔前叶的经皮层入路。经顶上小叶入路具有良好的耐受性，并可以避免牵拉脑组织导致视觉皮层损伤风险。位于侧脑室三角区外侧和下部的 AVM 可采取经颞下入路或经颞下回的经皮层入路予以切除。

位于矢状窦旁累及额顶叶中部的表浅 AVM 可采取经纵裂入路。权威专家(RFS)推荐采用中线水平位，以便减少脑组织牵拉，同时使外科医生在处理病变时更自然地进行左右移动操作。患者取仰卧位颈部最大可能旋转（接近 90°）。采用仰卧位时，若患者颈部旋转达到受限位置仍不能满足手术要求，可选择侧卧位，病变侧向下，然后颈部向上侧倾斜 45°偏向对侧。

经对侧纵裂入路足以处理侧脑室周围深部的 AVM。采用该入路时，采取病变对侧朝下的头位，颈部轻微伸展并向病变侧曲 45°（图 12.3A）。通过胼胝体进入同侧侧脑室处理 AVM，可获得处理畸形血管巢的最佳角度（图 12.3B）。第三脑室后部或胼胝体压部的 AVM 采取经纵裂后部入路，并采取病变同侧朝下的头位，以便于脑回缩。

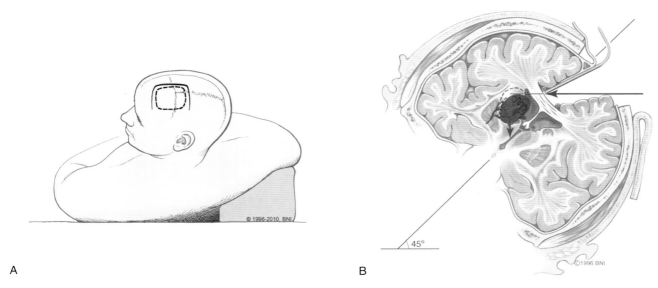

图 12.3　(A)经对侧纵裂入路处理脑室周围深部 AVM 时的患者体位。头部旋转约 90°同时颈部向病变同侧侧曲 45°，实线为皮肤切口线，虚线为颅骨切开线。(B)经对侧纵裂入路增加对病变的显露(虚线)，切除侧脑室深部 AVM 时的处理角度(长箭头)。由于对侧大脑半球因重力作用向下回缩而离开手术视野，使脑牵拉达到最小化。来源：转载获得 Barrow Neurological Institute 许可。

幕下 AVM 和手术入路

少数颅内 AVM 位于幕下(10%~18%)[30-33]，但与幕上 AVM 相比，幕下 AVM 出血发生率较高，因而更易出现出血症状[30,31,34,38]。其他常见症状包括占位效应引起的局灶性神经功能缺损和头痛。幕下 AVM 患者很少出现癫痫发作症状。幕下 AVM 可能会累及 3 个结构：小脑、脑干或两者均累及。这些病变往往靠近主要的运动束和感觉束、颅神经或者其相关核团、本体感觉通路和小脑深部核团。根据定义，所有幕下的 AVM 均具有的一个深部静脉引流组成成分。

治疗上，幕下 AVM 比幕上 AVM 更适合使用综合治疗，包括栓塞、显微外科手术和(或)放射治疗。由于大多数这些病变伴有出血表现，外科手术初步的目标应该是减轻占位效应和伴发的脑积水。在尝试对 AVM 治疗前，通常应给患者几周恢复时间，以稳定病情和改善神经功能。此延迟期间内必须通过术前脑血管造影检查来充分评估 AVM 血管构筑情况。任何相关的动脉瘤或高流量瘘，应该在手术切除 AVM 之前进行治疗，特别是如果认为它们可能是出血起源点时。一旦患者恢复良好和(或)神经功能改善到最佳时，可考虑进行手术切除 AVM。

与深部的病变相比，软脑膜表面的幕下 AVM 更适合手术切除。外科医生可判定术前是否需要进行血管内栓塞。如果某个病变从外科手术角度处理具有高风险，应该考虑保守观察或放射治疗。目前治疗幕下 AVM 的策略包括显微手术切除、血管内栓塞和放射治疗（表 12.2），并发症发生率和死亡率波动在 20%~50% 之间[30,33-38]。

处理幕下 AVM 的主要手术入路就是常用于处理后颅窝病变的那些入路(图 12.4)。患者通常取 3/4 侧俯卧位或俯卧位，也可采用坐位，但坐位会增加空气栓塞的风险。并且坐位手术时，外科医生需要将手保持伸直状态，其在手术过程中并不舒服。对于累及中线的 AVM，如小脑蚓部、小脑半球中线旁、延髓背侧和第四脑室，可采用枕下中线入路。根据 AVM 尾部的范围，必要时可以考虑切除 C1 椎板。大多数累及小脑半球、脑桥前外侧和延髓上部的侧方 AVM，通常采用乙状窦后入路进行开颅手术。累及前外侧延髓下部和枕骨大孔的 AVM，最好选择经标准枕下远外侧入路行开颅术。此入路非常适合术中进行无框架立体定向导航，特别是定位椎动脉以防止医源性损伤。权威专家（RFS）对于远外侧入路更喜欢使用旁正中直切口，这可最大限度减少软组织牵拉和术后患者的不适。

上述手术入路通常能显露大多数幕下的 AVM。其他的后颅窝手术入路需要根据病例进行选择。正中幕下小脑上入路有利于暴露中线顶盖板、小脑上部和松

表12.2　后颅窝AVM手术治疗的系列研究

参考文献	n	小脑 n(%)	脑干 n(%)	结合两者 n(%)	治疗	结果
Batjer 和 Samson, 1986[34]	32	26(81)	4(13)	2(6)	30 例(94%)行手术切除;14 例(47%)行分期手术切除;10 例(33%)残留 AVM 行再次手术切除;AVM 闭塞率 100%	手术并发症发生率和死亡率分别为 13%和 7%
Drake 等, 1986[30]	66	42(64)	15(23)	9(14)	行手术切除 51 例中的 47 例(92%)经脑血管造影证实 AVM 被完全切除	47 例(71%)结果极好或良好,9 例(14%)结果较差,10 例(15%)死亡
Solomon 和 Stein, 1986[38]	12	1(8)	4(33)	7(58)	行手术切除 9 例中的 8 例(89%)经脑血管造影证实 AVM 被完全切除;其他 3 例行放射治疗	6 例(50%)症状稳定或改善,6 例(50%)治疗后症状加重
Symon 等, 1995[33]	28(29 AVM)	24(83)	4(14)	1(3)	23 例(82%)行手术切除,其中 19 例(83%)经脑血管造影证实 AVM 被完全切除;2 例经再次手术切除获得完全切除	在行手术切除患者中,16 例(70%)结果良好,3 例(13%)发生轻微并发症,1 例(4%)发生严重并发症,2 例(9%)死亡,1 例(4%)失随访
Nozaki 等, 2006[37]	25	–	16(64)	9(36)	20 例(80%)行手术切除,其中 13 例(52%)被完全切除,2 例(8%)行单纯血管内栓塞,2 例(8%)行单纯放射治疗,1 例在治疗前死亡	10 例(72%)结果极好或良好(GOS4~5),5 例(20%)结果较差(GOS2~3),2 例(8%)死亡
Kelly 等, 2008*[36]	76	36(47)	33(43)	7(9)	24 例(32%)行手术切除±辅助治疗,14 例(18%)行单纯放射治疗,5 例(7%)行单纯血管内栓塞	3 例(13%)发生严重并发症,其中 1 例死亡,3 例(13%)发生可逆的轻微并发症
Da Costa 等, 2009[25]	98	71(72)	21(22)	6(6)	19 例(19%)行手术切除,21 例(21%)行放射治疗,其余患者行血管内栓塞	4 例(10%)行手术切除患者发生术后并发症,其中 1 例死亡,3 例(13%)行放射治疗患者出现辐射坏死症状

*:其中 48 例患者 AVM 的 Spetzler–Martin 分级为 Ⅲ~Ⅴ级。

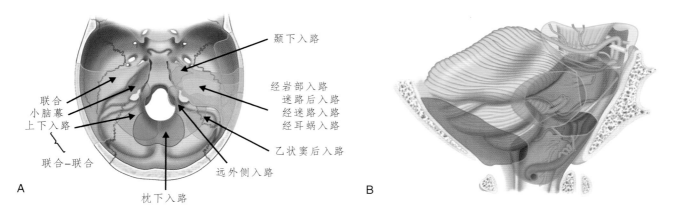

图 12.4　(A)用于切除后颅窝 AVM 的示意图。(B)脑干和小脑的旁矢状位示意图,相应的颜色标记显示各种入路的暴露范围。来源:转载许可来自 Barrow Neurological Institute(修改后)。

果体区;这个入路会受到颅骨和小脑幕切迹最大程度地限制。对于累及小脑幕切迹上方的 AVM,应优先选择经枕小脑幕入路,该入路能充足暴露 Galen 静脉系统。平行于直窦外侧缘切开小脑幕,可获得进入上蚓部、顶盖板和松果体区的手术通道。按照最小化脑组织牵拉的原则,患者可采取病变侧向下的 3/4 侧俯卧位。此入路相关的特定风险是牵拉枕叶导致视觉皮层损伤。向枕叶引流的粗大桥静脉应予以保留。累及中脑后外侧的 AVM 可通过极外侧小脑上入路分离小脑幕进行处理[39]。

中脑或脑桥 AVM 可单独使用幕上入路,也可幕上联合上述的传统幕下入路进行。眶颧入路并广泛暴露外侧裂适用于累及中脑前外侧和脚间池的 AVM。磨除后床突钻孔可改善视觉,但要小心操作避免动眼神经损伤。内侧小脑幕缘可向后分离至滑车神经入口处,以增加显露范围。

中脑外侧 AVM 可通过经典的颞下入路,使用"U"形或弧形切口,从颧弓根部向后上延伸至耳廓上数厘米。术前予以腰大池引流释放脑脊液有助于减少颞叶牵拉。抬起优势侧颞叶前要识别 Labbé 静脉并予以保护。开颅前予以高渗治疗有助于减少脑组织牵拉并达到足够暴露。该入路联合硬膜外岩骨前部切除,能增加脑桥中部区的尾部暴露。需要进行面神经监测时推荐这种入路。

乙状窦前入路联合乙状窦后入路和颞下入路开颅术,可用于同时累及幕上幕下的 AVM。经典的乙状窦后入路耳后直切口,可改良采用围绕耳朵弧形向前直至颧弓根部的切口。开颅手术可使用两个独立的骨瓣或者一个大的骨瓣,但要小心保护横窦和乙状窦。暴露时可结扎岩上窦,必要时可结扎非优势侧的横窦和乙状窦来增加暴露。

小结

手术切除颅内 AVM,需要仔细进行术前计划,细致的手术技术和谨慎的术后护理,以避免潜在的并发症。手术切除前,要仔细围绕患者 AVM 的自然病史和外科干预的相关风险进行风险收益分析,与患者及其家属进行沟通。手术入路应该遵循减少脑组织牵拉、外科医生舒适度及优化暴露的原则。

参考文献

1. Stapf C. The rationale behind "A Randomized Trial of Unruptured Brain AVMs" (ARUBA). Acta Neurochir Suppl. 2010;107:83-5.
2. Graf CJ, Perret GE, Torner JC. Bleeding from cerebral arteriovenous malformations as part of their natural history. J Neurosurg. 1983;58:331-7.
3. Ondra SL, Troupp H, George ED, Schwab K. The natural history of symptomatic arteriovenous malformations of the brain: a 24-year follow-up assessment. J Neurosurg. 1990;73:387-91.
4. Wilkins RH. Natural history of intracranial vascular malformations: a review. Neurosurg. 1985;16:421-30.
5. Spetzler RF, Hargraves RW, McCormick PW, et al. Relationship of perfusion pressure and size to risk of hemorrhage from arteriovenous malformations. J Neurosurg. 1992;76:918-23.
6. Spetzler RF, Martin NA. A proposed grading system for arteriovenous malformations. J Neurosurg. 1986;65:476-83.
7. Du R, Keyoung HM, Dowd CF, et al. The effects of diffuseness and deep perforating artery supply on outcomes after microsurgical resection of brain arteriovenous malformations. Neurosurgery. 2007;60:638-46.
8. Hernesniemi J, Keranen T. Microsurgical treatment of arteriovenous malformations of the brain in a defined population. Surg Neurol. 1990;33:384-90.
9. Lawton MT, Kim H, McCulloch CE, et al. A supplementary grading scale for selecting patients with brain arteriovenous malformations for surgery. Neurosurgery. 2010;66:702-13.
10. Luessenhop AJ, Rosa L. Cerebral arteriovenous malformations. Indications for and results of surgery, and the role of intravascular techniques. J Neurosurg. 1984;60:14-22.
11. Shi YQ, Chen XC. A proposed scheme for grading intracranial arteriovenous malformations. J Neurosurg. 1986;65:484-9.
12. Hamilton MG, Spetzler RF. The prospective application of a grading system for arteriovenous malformations. Neurosurgery. 1994;34:2-6.
13. Davidson AS, Morgan MK. How safe is arteriovenous malformation surgery? A prospective, observational study of surgery as first-line treatment for brain arteriovenous malformations. Neurosurgery. 2010;66:498-504.
14. Hartmann A, Stapf C, Hofmeister C, et al. Determinants of neurological outcome after surgery for brain arteriovenous malformation. Stroke. 2000;31:2361-4.
15. Heros RC, Korosue K, Diebold PM. Surgical excision of cerebral arteriovenous malformations: late results. Neurosurgery. 1990;26:570-7.
16. Natarajan SK, Ghodke B, Britz GW, et al. Multimodality treatment of brain arteriovenous malformations with microsurgery after embolization with onyx: single-center experience and technical nuances. Neurosurgery. 2008;62:1213-25.
17. Schaller C, Schramm J, Haun D. Significance of factors

contributing to surgical complications and to late outcome after elective surgery of cerebral arteriovenous malformations. J Neurol Neurosurg Psychiatry. 1998;65:547-54.

18. Zhao J, Yu T, Wang S, et al. Surgical treatment of giant intracranial arteriovenous malformations. Neurosurg. 2010;67:1359-70.

19. Hauck EF, Welch BG, White JA, et al. Preoperative embolization of cerebral arteriovenous malformations with onyx. AJNR Am J Neuroradiol. 2009;30:492-5.

20. Kim LJ, Albuquerque FC, Spetzler RF, et al. Postembolization neurological deficits in cerebral arteriovenous malformations: stratification by arteriovenous malformation grade. Neurosurgery. 2006;59:53-9.

21. Ledezma CJ, Hoh BL, Carter BS, et al. Complications of cerebral arteriovenous malformation embolization: multivariate analysis of predictive factors. Neurosurgery. 2006;58:602-11.

22. Taylor CL, Dutton K, Rappard G, et al. Complications of preoperative embolization of cerebral arteriovenous malformations. J Neurosurg. 2004;100:810-2.

23. Weber W, Kis B, Siekmann R, et al. Preoperative embolization of intracranial arteriovenous malformations with Onyx. Neurosurgery. 2007;61:244-52.

24. Han PP, Ponce FA, Spetzler RF. Intention-to-treat analysis of Spetzler-Martin grades IV and V arteriovenous malformations: natural history and treatment paradigm. J Neurosurg. 2003;98:3-7.

25. Spetzler RF, Ponce FA. A 3-tier classification of cerebral arteriovenous malformations. J Neurosurg. 2010.

26. Killory BD, Nakaji P, Gonzales LF, et al. Prospective evaluation of surgical microscope-integrated intraoperative near-infrared indocyanine green angiography during cerebral arteriovenous malformation surgery. Neurosurgery. 2009; 65:456-62.

27. Day AL, Friedman WA, Sypert GW, et al. Successful treatment of the normal perfusion pressure breakthrough syndrome. Neurosurgery. 1982;11:625-30.

28. Nishizawa S, Ryu H, Yokoyama T, et al. Intentionally staged operation for large and high-flow cerebral arteriovenous malformation. J Clin Neurosci. 1998;5 Suppl:78-83.

29. Spetzler RF, Martin NA, Carter LP, et al. Surgical management of large AVM's by staged embolization and operative excision. J Neurosurg. 1987;67:17-28.

30. Drake CG, Friedman AH, Peerless SJ. Posterior fossa arteriovenous malformations. J Neurosurg. 1986;64:1-10.

31. Garcia Monaco R, Alvarez H, Goulao A, et al. Posterior fossa arteriovenous malformations. Angioarchitecture in relation to their hemorrhagic episodes. Neuroradiology. 1990;31:471-5

32. Stein BM, Solomon RA. Surgical approaches to posterior fossa arteriovenous malformations. Clin Neurosurg. 1991; 37:353-71.

33. Symon L, Tacconi L, Mendoza N, et al. Arteriovenous malformations of the posterior fossa: a report on 28 cases and review of the literature. Br J Neurosurg. 1995;9:721-32.

34. Batjer H, Samson D. Arteriovenous malformations of the posterior fossa. Clinical presentation, diagnostic evaluation, and surgical treatment. J Neurosurg. 1986;64:849-56.

35. da Costa L, Thines L, Dehdashti AR, et al. Management and clinical outcome of posterior fossa arteriovenous malformations: report on a single-centre 15-year experience. J Neurol Neurosurg Psychiatry. 2009;80:376-9.

36. Kelly ME, Guzman R, Sinclair J, et al. Multimodality treatment of posterior fossa arteriovenous malformations. J Neurosurg. 2008;108:1152-61.

37. Nozaki K, Hashimoto N, Kikuta K, et al. Surgical applications to arteriovenous malformations involving the brainstem. Neurosurgery. 2006;58:(4 Suppl 2):ONS-270-8; discussion ONS-278-9.

38. Solomon RA, Stein BM. Management of arteriovenous malformations of the brain stem. J Neurosurg. 1986;64:857-64.

39. Vishteh AG, David CA, Marciano FF, et al. Extreme lateral supracerebellar infratentorial approach to the posterolateral mesencephalon: technique and clinical experience. Neurosurg. 2000;46:384-8.

第二部分　血管内技术

目前 AVM 栓塞治疗的一些观念

Azam S Ahmed, Laura A Snyder, Felipe C Albuquerque

引言

AVM 是一种血管病变,动脉和静脉之间通过畸形血管巢相连,由异常的薄壁血管取代了正常的毛细血管。这些高流量的病变引起一系列临床症状,包括破裂导致脑实质出血和蛛网膜下隙出血(SAH)、癫痫、神经功能障碍和头痛。每年出血风险为 2%~4%[1-5]。AVM 的治疗包括显微外科手术切除、放射外科治疗、栓塞治疗或上述方法的联合治疗。可采用 Spetzler-Martin 分级来评估显微外科手术的风险[6]。对于复杂的病变需要认真思考和分析每一步。在本章中,作者重点描述采用栓塞治疗 AVM 的评估和治疗过程。

治疗策略

最常用的治疗策略是显微手术切除 AVM 前先进行栓塞治疗,也有少数情况采取放射外科治疗前进行栓塞治疗,目的是减少 AVM 的动脉供血。血管内栓塞是显微手术切除和立体定向放射外科治疗的一种重要辅助手段。随着血管内技术的发展,血管内栓塞逐渐成为治疗 AVM 的一种独立手段。然而,目前血管内栓塞的目的不是治愈 AVM,而是为了提高手术切除 AVM 的安全性和降低放射外科的治疗体积。

最重要的第一步是决定一个 AVM 是否应该进行治疗,这个决定取决于 AVM 的自然病史、患者预期寿命以及治愈的可能性。评估患者的风险必须要权衡治疗的风险。Spetzler-Martin 分级以及一系列新的分级系统,能够对 AVM 的特点与显微手术切除相关的并发症发生率之间的关系进行评估[7,8]。立体定向放射外科也有类似的分级方法[9]。根据验证 Spetzler-Martin 分级有效性的前瞻性研究[6],发现 I ~ III 级的 AVM 发生手术并发症的风险较低,而IV ~ V 级的 AVM 具有较高的风险。因此,根据风险收益比,III 级或者更低分级的 AVM 更适合治疗。尽管有这些一般治疗原则,但每个 AVM 都需要考虑个体化情况。一些位置较好的IV级和 V 级 AVM 也具有可接受的治疗风险。此外,如果这些级别较高的 AVM 出现症状,特别是出现反复出血、难治性癫痫或进行性神经功能障碍,那么可对这些自然病史很差的 AVM 进行治疗。

评估栓塞辅助治疗的收益时必须要权衡额外血管内操作的风险。由于单独采用栓塞治疗很少能治愈 AVM,对低级别 AVM 而言,栓塞的风险可能超过手术切除的风险。对于较高级别 AVM 而言,是否进行栓塞治疗要取决于病变的大小和位置。

在开始治疗前应该制定明确的治疗策略,避免对 AVM 的不完全治疗。不完全的治疗可能造成比不治疗更高的出血风险[10,11]。这一事实产生了一句格言,即"一个受伤的 AVM 比未治疗的 AVM 更糟糕"。然而对于不能治愈的 AVM 进行部分治疗要考虑以下两种情况:高风险特征、缓解症状(下文讨论)。在这些情况下,处理高风险特征后,出血风险可能大大降低,无法忍受的症状可能得到缓解。

评估后如果患者同意治疗,就开始制定治疗计划。治疗可能包括血管内栓塞治疗,显微外科手术切除,放射外科治疗或联合治疗。每个患者的治疗方案都应该遵循个体化原则。

术前评估

术前评估患者的内科合并疾病情况,包括评估用药情况、心肺功能以及肾功能。患者出现造影剂肾病的危险因素包括基础肾功能不全、糖尿病、脱水状态、心功能衰竭和近来或持续应用具有肾毒性的药物,比如 72 小时内进行了药物治疗或应用了造影剂。这些患者需要进行生理盐水或碳酸氢钠扩容,以降低肾病的风险。一些研究认为,应用抗氧化剂也是有效的,比如 N-乙酰半胱氨酸。

栓塞治疗中抗凝治疗是至关重要的环节。但抗血小板药物应该在开始治疗前停药,除非必须给予抗血小板药物维持治疗(例如最近进行了支架植入术)。如果是后一种情况,栓塞治疗必须推迟到可安全停用抗血小板药物时。采用这种策略的基本原理是,抗凝和抗血小板作用可能在出血情况下被快速逆转。阿司匹林和氯吡格雷的抗血小板作用,通过持续的血小板输注仅能被部分逆转。

麻醉

栓塞时患者的麻醉可是全身麻醉或清醒镇静和局部麻醉。麻醉方法的选择往往反映手术者和医院的偏好。手术过程中选择全身麻醉可较好地控制血压,并提供没有运动干扰的高质量数字减影血管造影(DSA)图像。采用清醒镇静可降低麻醉风险,并可在术中评估神经功能状态。然而,这种情况下 DSA 图像的质量可能因为运动伪影而降低。此外,清醒镇静下患者可能突然运动,往往会造成灾难性的后果。

通常栓塞前静脉给予糖皮质(地塞米松 10mg)。常规不给予渗透剂。

在整个手术过程中和围术期,血压的控制都是至关重要的。通常血压应保持在低于正常范围。这是栓塞过程中的一个重要目标,因为减少 AVM 的血流可降低栓塞材料通过畸形血管巢进入引流静脉的可能性,尤其是在使用 N-丁基氰基丙烯酸酯(NBCA)进行栓塞时特别重要。采用 Onyx 胶栓塞时,回撤微导管可能需要强力牵拉,因而降低血压可能会减少出血量。

最后,栓塞术后低血压状态能降低正常灌注压突破引起出血的可能性。栓塞前低血压会减少正常脑组织的血流量。由于缺血,正常脑血管会最大程度扩张。AVM 栓塞治疗会让本来流经 AVM 的血流流向正常的脑组织。栓塞后正常脑血管受损的自动调节能力会得到逐渐恢复并恢复正常，这个过程会持续几天时间。在这个调整期间,正常脑血管具有较高的出血风险。

在手术过程中和围术期,许多因素都可能导致血压波动。在栓塞过程中,Onyx 的聚乙烯醇共聚物的载体二甲基亚砜(DMSO)会腐蚀血管内皮,因而可能给患者带来痛苦。在栓塞脑膜血管时,这个腐蚀效果更明显。因此在整个过程中有必要多与麻醉医生沟通,探讨栓塞计划和需要控制的血压目标值。

神经功能监测

脑电图(EEG)和体感诱发电位(SSEP)监测可随时提供神经生理信息。假阳性的结果可能导致提前终止栓塞,而假阴性的结果可能在并发症发生后仍然继续进行栓塞,并发症只有在术后检查才能确定。此外,通常来说,即使真正发生阳性改变时,导致的后果通常是不可逆的,监测并不能达到预期的预防目的。作者的经验是,早期波形的细微变化,如延迟增加或波幅减少,可作为发生不可逆变化的一个早期指示性预警,判断是否继续栓塞。当然,要想在常见的干扰波形变化中鉴别出有意义的细微变化,神经生理监测技术人员的经验水平起着重要作用。

抗凝治疗

在 AVM 栓塞的治疗中,抗凝问题是最重要的。股动脉放置血管鞘后检测基础活化凝血时间(ACT)以获得基线水平,然后静脉推注肝素(70U/kg)。5 分钟后评估 ACT,并每隔 1 小时重复一次。必须要推注肝素以使 ACT 达到和保持在 250~300 秒之间。若出现出血性并发症,应立即给予鱼精蛋白(50mg)中和肝素。根据 Onyx 反流的程度和预期回撤微导管的困难情况,微导管被移除之前也可给予鱼精蛋白。

AVM 的血管造影分析

AVM 的血管造影解剖,包括它的畸形血管巢、供血动脉蒂和引流静脉,都应被全面评估。应进行所有 6 根血管造影以评估 AVM 的所有潜在供血血管。血管造影时还应使用更快的帧速率(6 帧/秒),通过高流速辨别 AVM 血管构筑的造影特征。AVM 不仅可通过软脑膜血管供血,还可通过硬脑膜、脉络膜和穿支血管供血。评估每个动脉蒂及其供应的那部分畸形血管巢、引流静脉和高风险特征,是很重要的。一种规范化的方法对于辨认血流相关的动脉瘤是非常重要的,动

脉瘤既可邻近畸形血管巢,也可远离畸形血管巢。

高风险特征如畸形血管巢内的动脉瘤,应首先进行处理。同样重要的是,要确定每一根动脉蒂是供应畸形血管巢的还是供应正常脑组织的(过路供血)。确定过路血管是为了避免将其栓塞。在极少数情况下,如果过路血管供应非功能区脑组织,也是可以栓塞的。此外,特别注意是,还应评估来自颈外动脉和椎动脉的脑膜支的颅外供血动脉蒂,这些血管可提供更安全的栓塞路径。通常液体栓塞剂的渗透程度远远超过微导管血管造影显示的程度(图 12.5)。

畸形血管巢的重要特征包括它的大小和位置,以及供应畸形血管巢每一部分的每一根主要供血血管。从与病变动脉相关的代偿反应性血流量增加的畸形血管巢周围血管中区分出畸形血管巢也是非常重要的(图 12.5O 和 P)。不进行选择性微导管造影,几乎不可能确定哪根动脉供应 AVM 的哪一部分。在应用给定的造影剂注射后,AVM 的首先显影并造影剂浓聚的部分可作为此根供血动脉主要供血的 AVM 部分。然而,AVM 的部分畸形血管巢也许远离进行栓塞的供血动脉蒂。静脉引流途径应加以鉴别,通常情况下,如果它起始于畸形血管巢内,多次造影评估可能有助于确定引流静脉的起源位置。

栓塞治疗策略

AVM 栓塞治疗的基本原则是闭塞畸形血管巢而不栓塞正常的动脉和静脉。栓塞正常动脉可能会导致缺血性卒中,而栓塞静脉引流途径可能会导致出血。栓塞目标的定位是辅助治疗,如辅助显微手术切除和辅助立体定向放射外科治疗。在这样的目标下,血管内栓塞作为显微外科和放射外科的一种优秀辅助方式。在特定的情况下,它也许可治愈 AVM。但重要的是需要谨记部分栓塞可增加出血的风险。

切除手术前栓塞

治疗 AVM 最常见的策略是先进行血管内栓塞以减少 AVM 的动脉血供,然后再行显微手术切除。处理 AVM 的深部畸形血管巢的供血动脉对外科手术来说是巨大挑战,而切除手术前栓塞能最大程度提供好处。术前栓塞能减少手术切除技术方面的困难,缩短手术时间和减少失血。此外,AVM 血管内的栓塞材料还有助于确定 AVM 的显微解剖结构。栓塞的畸形血管巢周围水肿可帮助确定 AVM 的边界。但权衡收益时,要比较栓塞治疗额外增加并发症的风险和单纯手

术切除的风险。这样考虑对于低级别的 AVM 而言最为重要,因为其单纯手术切除的风险较低。因此,若栓塞治疗而额外增加并发症发生的风险就有些得不偿失了。

术前栓塞的时机和目标需要与外科医生共同确定。大的 AVM(>3cm)通常需要分期栓塞(图 12.5)。栓塞的动脉蒂数目,更重要的是栓塞后原 AVM 分流的血流重新回到正常脑组织的血流量,是栓塞后出血的重要危险因素。

AVM 血流的长期分流产生的竞争效应,损害了正常的脑血管自身调节能力。栓塞后,正常脑血管血流灌注增加,而其由于自身的调节功能受损,可能会出现正常灌注压突破,导致出血。栓塞后最佳的手术切除时机尚存在争议。有的外科医生喜欢间隔数天,而有的喜欢间隔数周。前者策略是为了在部分栓塞后以减轻出血的高风险,而后者的策略是为了适应血流动力学的变化。

放射外科治疗前栓塞

对某些 AVM 而言,如直径小于 3cm 的或涉及功能区或涉及大脑深部的,或患者具有内科并发症难以耐受外科手术的,放射治疗通常是一种较好的选择(图 12.6)。某些情况下,对于太大而不适合单纯行放射外科治疗的 AVM(通常是大于 3cm),可进行栓塞。

Gobin 等报道,对于手术耐受差或患者拒绝手术的,AVM 的闭塞率可达 87.8%[12]。76% 的 AVM 在栓塞后畸形血管巢缩小到可进行放射外科治疗,其余的 AVM 通过单纯栓塞被闭塞。

在这些情况下,放射外科治疗前栓塞的目的是将畸形血管巢体积减小(即"删除")到 10mL(直径 3cm)。如果栓塞后仅使畸形血管巢变"薄"而没有使总体积减小,那么栓塞并没有获得益处。因为栓塞有可能会导致多个部分重叠的 AVM 变"薄"而不是"删除"体积,故通过栓塞减少畸形血管巢体积也许比较困难。此外,不可能准确地预测作为栓塞路径的动脉蒂和栓塞的畸形血管巢组成成分之间的关系。虽然有缺点,但可通过微导管造影作为指导来预测栓塞的畸形血管巢组成成分。

高风险特征

虽然一些Ⅳ级和Ⅴ级 AVM 也有可能被治愈,但大多数这些复杂的 AVM 是无法治愈的。如果 AVM 不能通过栓塞、手术切除和放射治疗之间的任意组合方式治愈,那么有针对性的治疗 AVM 的高风险特征或破裂出血的来源,可对防止患者出血提供相当大的帮助,以使患者处于相对低的风险。动脉瘤样的扩张可存在于供血动脉(畸形血管巢前方)、畸形血管巢本身(畸形血管团内部),或扩张的引流静脉(静脉曲张,图

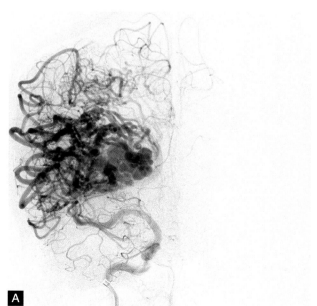
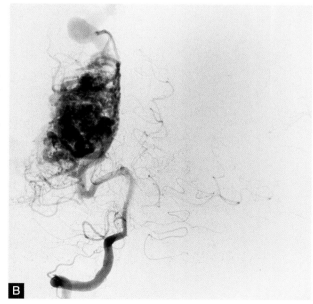

图 12.5A 和 B 患者,女性,47 岁,患有右枕部Ⅳ级 AVM,表现为顽固性头痛。(A)AVM 是由右侧 MCA 及(B)PCA 供血。畸形血管巢直径为 5cm。

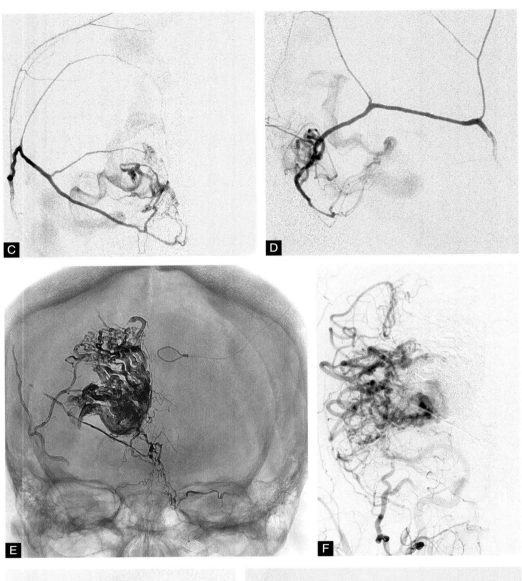

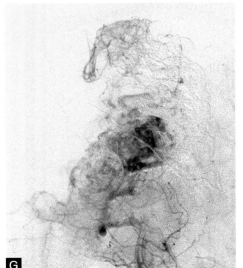

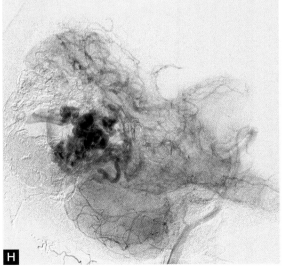

图 12.5C~H　(C、D)经右侧脑膜中动脉行微导管造影，发现仅有小部分畸形血管巢显影。(E)未减影的前后位图像和 (F)Onyx(1mL)栓塞后经右侧颈总动脉造影图像，显示一个比脑膜中动脉微导管造影畸形血管巢更大的 Onyx 塑形的畸形血管巢。(G、H)二期栓塞后，经左侧椎动脉造影的前后位及侧位图。

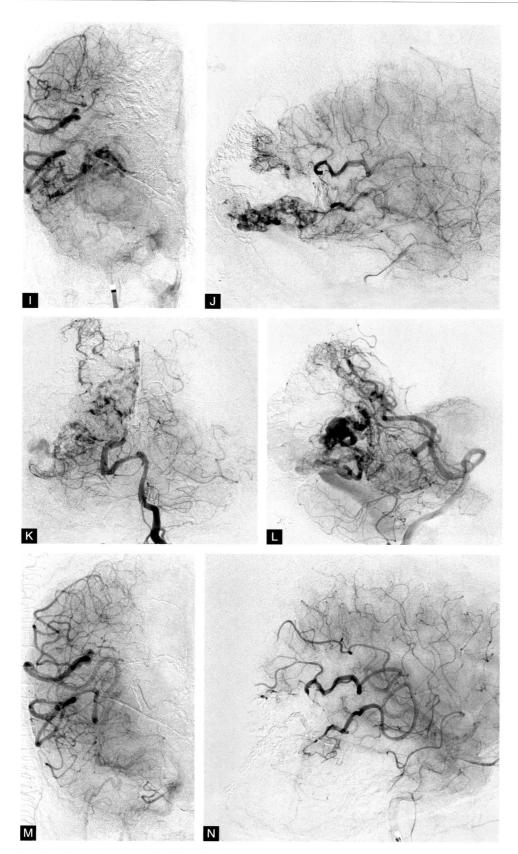

图 12.5I~N　(I、J) 三期栓塞后，经右颈内动脉造影的前后位及侧位图。(K、L) 三期栓塞后，经左侧椎动脉造影的前后位及侧位图；二期和三期栓塞后 AVM 畸形血管团进一步闭塞。(M、N) 手术切除后经右侧颈内动脉造影的前后位及侧位图。

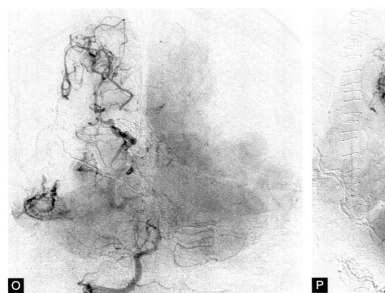
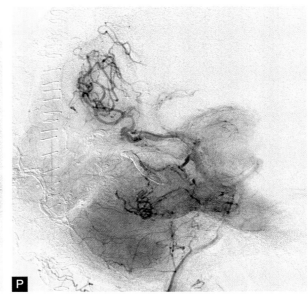

图 12.5O 和 P　经左侧椎动脉造影图像证实无 AVM 畸形血管团残留，无早期静脉显影，切除部位相邻动脉显示为动脉病理性改变。

12.7)[13]。畸形血管巢内的动脉瘤可能是假性的动脉瘤，特别是大的、迅速扩大的或者出血不久之后出现的动脉瘤。畸形血管团内和畸形血管团前方的动脉瘤都会增加出血风险，如果出血，它们最有可能是出血的来源[14]。如果发生与不能切除的 AVM 相关的多次出血事件，那么可能需要血管内介入来确定是否有畸形血管巢内动脉瘤。畸形血管巢内动脉瘤常常难以被发现，需要微导管插入动脉蒂进行造影检查。对于伴有多次出血的不能切除的 AVM，寻找畸形血管团内动脉瘤是特别重要的。对于不能手术切除的 AVM 患者，处理这些危险特征可能会将出血风险降低到可接受的范围。

缓解症状的治疗

　　AVM 通常表现为出血或癫痫发作症状，但也可表现为多种与畸形血管巢位置相关的症状，如进行性局灶性神经功能障碍、头痛和认知功能障碍。7%~48%的患者表现为头痛症状[15,16]；凸面的 AVM，特别是那些由脑膜支和大脑后动脉供血的 AVM 常引起头痛症状[17]。4%~8%的患者表现为与出血无关的进行性神经功能障碍症状[16,17]。这些症状可能与静脉压增高、脑血流灌注不足(盗血)或扩张的血管结构受压有关[15]。在这些情况下，治疗的目的是为了缓解严重的、顽固性的和药物难治控制的症状，因此栓塞部分畸形血管巢可能

导致相关出血风险增加也是可接受的。

治愈性栓塞

　　虽然通过栓塞只有 10% 的病例造影显示 AVM 被完全闭塞[18]，但仍可尝试通过栓塞来完全闭塞 AVM。这种策略可用于供血动脉蒂数量较少的小型 AVM。由于手术切除这些病变的手术并发症发生率和死亡率低，故决定是否对这些病变进行栓塞治疗常常难以抉择。因此，如果栓塞不能完全闭塞小的 AVM 并且仍需要手术切除治疗，那么就增加了患者额外的栓塞风险。在 Onyx 胶广泛使用前，就有许多关于通过栓塞成功治愈 AVM 的系列报道。因此，实际治愈率可能高于通常引用的数据。

动脉蒂的选择

　　在着手治疗 AVM 之前，了解 AVM 的整体血管构筑是非常重要的。虽然开始先处理最大的动脉蒂是很有诱惑力的，但往往需要更加谨慎，如果可能的话，首先从来源于颅外血管的动脉蒂开始栓塞。如果这些动脉蒂供应 AVM，那么通过它们进行栓塞是最安全的。由于这些坚固的血管被筋膜紧紧附在软组织上，在撤出微导管时可承受相当的力量，故使栓塞治疗后微导管保留的风险最小化。最坏的情况是损伤这个血管导致软组织血肿。与此相反的是，从蛛网膜下隙血管撤

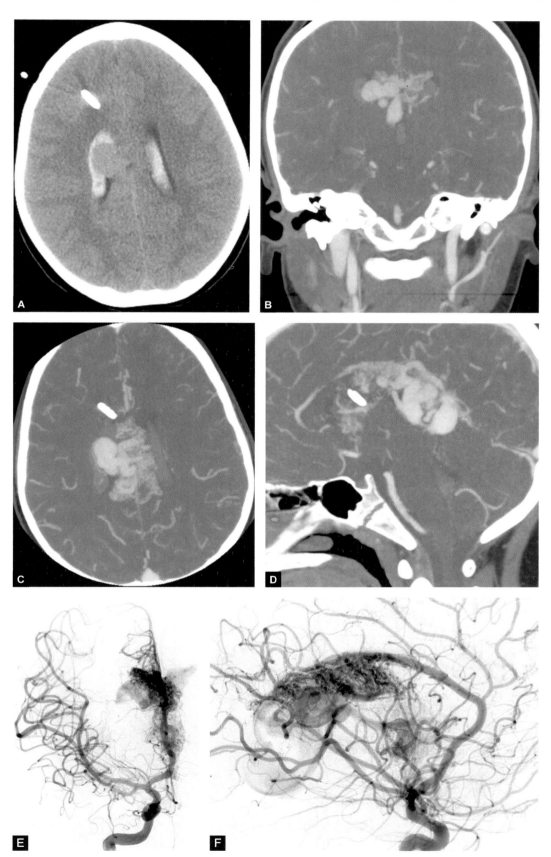

图 12.6A~F 患者,女性,7 岁,以突发头痛就诊,经检查发现有胼胝体 AVM 导致的脑室出血。(A) 未增强的头部 CT 显示脑室出血。(B~D)冠状位、轴位、矢状位 CT 血管造影显示 AVM 与中脑及脑室系统的关系。(E~H)分别经左侧和右侧颈内动脉造影的前后位和侧位像,显示胼胝体广泛的 AVM 并累及深部。(待续)

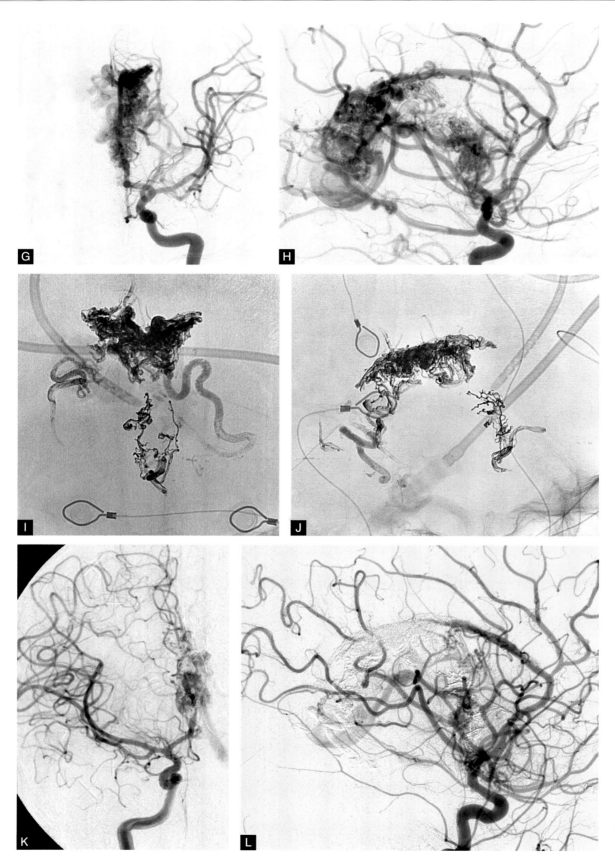

图 12.6G~L(续) (I)血管造影未减影的前后位图和(J)侧位图显示栓塞剂的塑形体。(K)栓塞后,经右侧颈内动脉造影的前后位及(L)侧位图,显示 AVM 畸形血管巢深部残留。

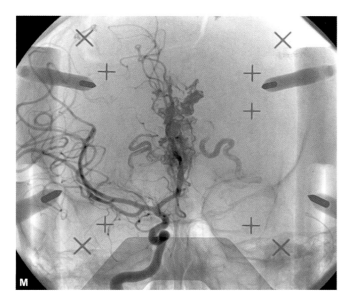

图 12.6M 通过带有头架和标记的血管造影制定伽马刀放射治疗计划。来源:转载许可来自 Barrow Neurological Institute。

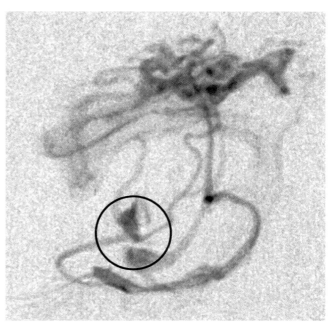

图 12.7 微导管造影显示了一个畸形血管巢前方的动脉瘤。来源:转载许可来自 Barrow Neurological Institute。

出微导管时的过程必须谨慎,因为这些血管是通过脆弱的软脑膜附在(不牢靠地)蛛网膜下隙,它们的破裂可导致蛛网膜下隙出血或脑实质出血和脑卒中。

进入动脉蒂有以下两个主要策略:微导丝引导和血流导向。在前者的技术中,应用微导丝(0.010in)引导微导管进入需要栓塞的动脉蒂。也可选择使用一个具有高度顺应性头端的血流导向微导管(漂浮微导管),通过动脉蒂内的血流来引导微导管进入选择的分支血管。后一种技术往往需要一些 0.008in 的微丝辅助引导。前一种技术非常适合于迂曲或小口径的动脉蒂和具有多个分支血管的动脉蒂,特别是如果希望进入的分支是两个分叉血管中较小者时。对于分支少的高流量的大动脉蒂,血流导向微导管能够很容易进入。

液体栓塞剂的应用

在手术切除前常使用许多栓塞剂来减少 AVM 的血流,这些栓塞剂包括无水乙醇、丝线和聚乙烯醇(PVA)颗粒/栓塞微球体。这些栓塞剂常常与高再通率相关或与高并发症发生率相关。现在通常应用液体栓塞剂来栓塞 AVM,这些栓塞剂包括 NBCA、溶于 DM-SO 的乙烯-乙烯醇(EVOH)共聚物即 Onyx。偶尔在处理 AVM 的高流量瘘或大动脉蒂时可使用弹簧圈。

尽管 NBCA 和 Onyx 都是液体栓塞剂,但其各自的组成部分的特性有很大不同。决定使用哪种栓塞剂需要考虑多种因素,常常是联合使用。程序主意者列举他们选择栓塞剂的多种影响因素,但总的来说,栓塞剂的选择还是根据术者个人的偏好。

液体栓塞剂 NBCA 是由单聚物组成,当它们接触离子时产生聚合和凝固。注射和聚合的速度对于实现栓塞的目标是至关重要的。注射速度应根据 NBCA 的渗透或反流情况不断地调整。这一过程往往需要丰富的经验,更像是一门艺术而不是科学。

根据 AVM 血流速度和期望的渗透,一些方法可用来延迟 NBCA 的聚合速率。如果微导管进入与其大小相似的一个分支动脉,即呈"楔形放置",那么就降低了其供血的部分畸形血管巢的血流量,因此延长了 NBCA 的聚合速率。NBCA 可与碘油或乙碘油混合,不仅赋予其不透过射线的特性,还能减慢聚合速率[19,20]。其他减慢聚合速率的方法包括通过低通气量来增加酸性环境或加入冰醋酸(更常用的方法)[21]。

使用 NBCA 的栓塞过程非常快速,它发生在数秒期间,而且往往需要不到 1 分钟的时间。这个栓塞迅速的特性,降低了辐射剂量,并可能减少麻醉的风险。这些栓塞的快速性,需要全面评估 AVM 的血管构筑,所期望的栓塞结果,哪些位置将是栓塞剂流动的危险位置。但是根据 NBCA 混合物的渗透或反流情况来快速调整注射速率需要相当丰富的经验。此外，当终止注射时必须迅速撤出微导管，以防止微导管黏附在聚合的 NBCA 上。因此，仅有短暂的极少量的反流是可以容忍的。栓塞剂通常通过单次注射进行栓塞。"夹心"或"推送"技术允许通过相同的导管多次注入 NBCA，在注射间隙追加含少量胶的葡萄糖溶液[22]，尽管该技术在理念上具有吸引力，但其实际应用并不安全。

Onyx 在许多方面不同于 NBCA，它具有自身的优点和缺点。随着载体 DMSO 扩散并发生凝固。这个过程的快速性取决于血流量。因此，微导管头端楔形放置往往有助于提高 Onyx 对畸形血管巢的渗透。Onyx 栓塞时间一般为数分钟，很少超过 1 小时。Onyx 可进行多次缓慢注射(0.1mL/min 或更少)，如果发生反流应停止注射。这个过程在微导管的头端产生"内核"现象，降低反流的可能性。Onyx 的非黏性性质将减少，但不能消除，微导管保留的可能性。通常情况下，由于反流而多次停顿的注射后，Onyx 开始渗透到 AVM 畸形血管巢。这个长时间的栓塞过程为患者提供了一个更高的辐射剂量，但它也允许一个较慢的栓塞节奏，栓塞停顿期间可进行分析，以更好地了解血管解剖结构。更好的分析方法暂停回流式栓塞或更好地了解解剖结构。类似于 NBCA 注射，一个微导管仅用于一个动脉蒂。导管回撤时最好使用连续轻柔的力量，而不是使用暴力。

使用 Onyx 栓塞的一个潜在缺陷是，EVOH 和钽的悬浮液沉淀。钽是一种 Onyx 的添加物，赋予栓塞剂黑色以及不透辐射性。如果其混合不均匀，Onyx 可不显影的，或更常见的是部分显影。

双导管技术

对于具有多个动脉蒂的大型 AVM，栓塞治疗可分期进行，或者可使用 Onyx 同时栓塞多个动脉蒂[23]。这样一种"平行"的方式可减小辐射剂量、造影剂剂量和手术时间。这种方法需要两个微导管同时进入所选择的动脉蒂，并且需要仔细观察所选择的动脉蒂与被栓塞畸形血管巢的组成部分之间的关系。Onyx 的反流处理类似于传统的单导管技术，但对栓塞材料是否进入引流静脉的判断来说是一个挑战。如果出现栓塞材料进入引流静脉，应停止两个微导管的 Onyx 推注。暂停后，通过两个微导管分别造影以确定反流的原因。或者一个常见的情况是，没有发现有静脉反流，那么可以继续通过两个微导管进行栓塞。根据我们的经验，这种方法提高了 AVM 栓塞治疗的完全闭塞率。有多个理论解释为什么这个方法提高了渗透。作者观察到，栓塞剂在注入的同时产生了对 AVM 两个部分的压力，这种压力可能会增加栓塞剂从其他微导管的反流的抵抗力。此外，这种方法大大降低了辐射剂量。

分期栓塞

大的 AVM 常分多个阶段中进行栓塞，以减少与血流动力学巨大变化相关的正常灌注压突破出血风险。栓塞的供血动脉蒂最佳数量和血流量减少的量取决于医生的偏好和经验。从操作过程的角度来看，具有多支供血动脉蒂的 AVM 易被 NBCA 栓塞，那是因为 NBCA 栓塞剂的迅速性。与此相反，由于 Onyx 增加了渗透性，具有少支供血动脉蒂的 AVM 易被 Onyx 栓塞。对于后者，因对比度或辐射的限制而可能会阻碍进一步的栓塞。分期栓塞之间的最佳时间间隔也取决于操作者或医院的偏好和经验。在我们医院，分期栓塞的时间间隔通常是 1~3 天，期间严密监测并控制血压(图 12.5)。

栓塞后的管理

AVM 栓塞术后患者管理需要密切关注细节。至关重要的是，为避免正常灌注压突破出血，应确保维持血压低于正常范围。出血的风险与栓塞供血动脉蒂的数目成正比，或者更重要的是，出血的风险与从畸形血管巢转移到正常脑血管的血流量成正比。在我们医院，Spetzler-Martin Ⅳ级和Ⅴ级的 AVM 患者在栓塞后保持气管插管 24 小时，以保持血压低于正常范围。使用降血压药物往往是有帮助的，如硝普钠或尼卡地平，有必要在短时间内立即控制血压。在栓塞结束后，立即行头部 CT 检查，当前的大多数血管造影机都带有平板 CT 功能，可使用它进行 CT 检查。如果有任何出血可能，都需要常规复查 CT。在 Onyx 栓塞后撤出微导管较为困难情况下，这一点尤为重要，因为撤管时可能引起显著的脑组织牵拉和血管系统扭曲，从而导致颅内出血。

切除时机

栓塞和手术切除之间的间隔长短取决于医疗机

构的理念。栓塞后数天内进行切除手术,降低正常灌注压突破出血的危险。延迟 1~3 周后行切除手术,可使血栓逐渐形成,使静脉引流更适应血流动力学变化。对于最佳切除时机的选择目前尚未达成共识。畸形血管巢栓塞的程度,特别是大型的 AVM,可能与出血风险相关。栓塞剂栓塞了引流静脉也增加了出血的风险。在我们医院,选择栓塞后短时间内进行切除手术,以减少出血风险。

并发症

缺血和梗死

液态栓塞剂反流到微导管头端的近端血管或过路血管内,将发生梗死。因此,监控反流情况尤为重要,因为只要有很小容积的栓塞剂反流就可能导致一个小的脑血管如穿支血管栓塞。

出血

在栓塞手术过程中,由于引流静脉闭塞,或血流动力学改变,或栓塞后撤除微导管,都可能导致出血。出血后的处理包括立即给予鱼精蛋白(50mg);降低收缩压到低于正常范围;如果出血源易于识别并且微导管可以到达,可直接栓塞出血源;应实施降低颅内压的一般措施如过度换气、给予甘露醇以及通过提高头部和给予利尿剂以降低中心静脉压。可应用现代双平板血管造影机附带的平板 CT 在血管造影上行头部 CT 扫描。根据这个扫描的结果,可以放置脑室外引流;如果有与 AVM 相关的严重占位效应,应考虑予以手术切除。

穿刺相关并发症

任何血管内操作后均可能发生穿刺相关并发症,包括腹股沟表浅血肿、腹膜后血肿、动脉夹层和动静脉瘘。这些不良事件增加了术后管理的复杂性,如果它们能被早期诊断,它们很少导致永久性的并发症或死亡。因此,仔细评估穿刺部位并反复进行神经血管检查是至关重要的。术后评估最好采用专门的护理单元,以便能熟练评估患者的神经血管情况。

小结

对于 Spetzler–Martin 分级 Ⅲ~Ⅴ 级的 AVM,栓塞治疗是显微手术切除 AVM 的一种有价值的辅助方法。对于位于深部并大于 3cm 的 AVM,栓塞治疗可能有助于缩小放射治疗的靶点。必须权衡栓塞的收益与其额外增加的风险。单独使用栓塞治愈 AVM 是少见的,同时这一策略的长期疗效尚不清楚。技术的进步,如头端可脱卸的微导管和栓塞剂的改进,将可能改善血管内栓塞治疗 AVM 的安全性和有效性。

（孔兵　张天　顾建文　译）

参考文献

1. Crawford PM, West CR, Chadwick DW, et al. Arteriovenous malformations of the brain: natural history in unoperated patients. J Neurol Neurosurg Psychiatry. 1986;49:1-10.
2. Fults D, Kelly DL, Jr. Natural history of arteriovenous malformations of the brain: a clinical study. Neurosurgery. 1984;15:658-62.
3. Graf CJ, Perret GE, Torner JC. Bleeding from cerebral arteriovenous malformations as part of their natural history. J Neurosurg. 1983;58:331-7.
4. Ondra SL, Troupp H, George ED, Schwab K. The natural history of symptomatic arteriovenous malformations of the brain: a 24-year follow-up assessment. J Neurosurg. 1990;73:387-91.
5. Wilkins RH. Natural history of intracranial vascular malformations: a review. Neurosurgery. 1985;16:421-30.
6. Spetzler RF, Martin NA. A proposed grading system for arteriovenous malformations. J Neurosurg. 1986;65:476-83.
7. Lawton MT, Kim H, McCulloch CE, et al. A supplementary grading scale for selecting patients with brain arteriovenous malformations for surgery. Neurosurgery. 2010;66:702-13.
8. Spetzler RF, Ponce FA. A 3-tier classification of cerebral arteriovenous malformations. Clinical article. J Neurosurg. 2011;114:842-9.
9. Wegner RE, Oysul K, Pollock BE, et al. A modified radio-surgery-based arteriovenous malformation grading scale and its correlation with outcomes. Int J Radiat Oncol Biol Phys. 2011;79:1147-50.
10. Han PP, Ponce FA, Spetzler RF. Intention-to-treat analysis of Spetzler-Martin grades IV and V arteriovenous malformations: natural history and treatment paradigm. J Neurosurg. 2003;98:3-7.
11. Miyamoto S, Hashimoto N, Nagata I, et al. Post-treatment sequelae of palliatively treated cerebral arteriovenous

malformations. Neurosurgery. 2000;46:589-94.

12. Gobin YP, Laurent A, Merienne L, et al. Treatment of brain arteriovenous malformations by embolization and radiosurgery. J Neurosurg. 1996;85:19-28.

13. Brown RD, Jr., Wiebers DO, Forbes GS. Unruptured intracranial aneurysms and arteriovenous malformations: frequency of intracranial hemorrhage and relationship of lesions. J Neurosurg. 1990;73:859-63.

14. Kim EJ, Halim AX, Dowd CF, et al. The relationship of coexisting extranidal aneurysms to intracranial hemorrhage in patients harboring brain arteriovenous malformations. Neurosurgery. 2004;54:1349-57.

15. The Arteriovenous Malformations Study Group. Arteriovenous malformations of the brain in adults. N Engl J Med. 1999;340:1812-8.

16. Mast H, Mohr JP, Osipov A, et al. "Steal" is an unestablished mechanism for the clinical presentation of cerebral arteriovenous malformations. Stroke. 1995;26:1215-20.

17. Martin NA, Vinters HV. Arteriovenous Malformations, Neurovascular Surgery. New York: McGraw-Hill; 1995.p. 875-903.

18. Vinuela F, Duckwiler G, Guglielmi G. Contribution of interventional neuroradiology in the therapeutic management of brain arteriovenous malformations. J Stroke Cerebrovasc Dis. 1997;6:268-71.

19. Brothers MF, Kaufmann JC, Fox AJ, Deveikis JP. n-Butyl 2-cyanoacrylate—substitute for IBCA in interventional neuroradiology: histopathologic and polymerization time studies. AJNR Am J Neuroradiol. 1989;10:777-86.

20. Spiegel SM, Vinuela F, Goldwasser JM, et al. Adjusting the polymerization time of isobutyl-2 cyanoacrylate. AJNR Am J Neuroradiol. 1986;7:109-12.

21. Gounis MJ, Lieber BB, Wakhloo AK, et al. Effect of glacial acetic acid and ethiodized oil concentration on embolization with N-butyl 2-cyanoacrylate: an in vivo investigation. AJNR Am J Neuroradiol. 2002;23:938-44.

22. Lasjaunias P, Berenstein A. Surgical Neuroangiography. Vol 2. Endovascular Treatment of Craniofacial Lesions. Berlin: Springer-Verlag, 1987, pp 1-56.

23. Lopes DK, Bagan B, Wells K. Onyx embolization of arteriovenous malformations using 2 microcatheters. Neurosurgery. 2010;66:616-8.

第 13 章 颅内闭塞性血管疾病

Stephen J Monteith, Ricky Medel, Muhammad S Ali, Pascal M Jabbour, Stavropoula I Tjoumakaris, L Fernando Gonzalez, Ciro G Randazzo, Robert H Rosenwasser, Aaron S Dumont

引言

颅内闭塞性血管疾病是一种引起卒中的显著风险因素。其发病率的变化取决于患者的种族、年龄和存在的其他危险因素,如糖尿病、高胆固醇血症、高血压和吸烟。9%~29%的卒中或短暂性脑缺血发作(TIA)患者被发现有颅内闭塞性脑血管疾病,尤其是亚洲、非洲或拉美裔血统的此类患者具有较高的风险[1,2]。

最近的研究结果已经使这些患者得到了最佳的和精细化的诊治。根据 WASID 的研究结果[1],从应用华法林转变为应用阿司匹林治疗这些患者。颅内-颅外(EC-IC)血管搭桥手术被证实没有给患者提供充分受益[3],因此最初的热情已下降。先进的成像技术在很大程度上改善了患者的适应证的选择,使外科搭桥血管重建术在近年来得以复兴,但其长期结果仍需要进一步研究证实。血管内技术治疗颅内闭塞性血管疾病正处于快速发展阶段,最终的结果是手术医生在治疗中可选择应用许多各种不同的器材,从而为每个患者提供最佳的个体化治疗方案。虽然这种技术进步提高了治疗水平,但在药物治疗失败后内科医生将面临着确定理想的介入治疗方案的挑战。

本章旨在对颅内血管闭塞性疾病的处置进行详细阐述,该类疾病包括动脉粥样硬化和烟雾病(MMD)。本章对外科手术和(或)血管内介入治疗适应证的变化,以及各种已用于治疗这些疾病的方法进行了讨论。本章节分为两个部分,首先是动脉粥样硬化疾病,其次是 MMD 的处置。

历史

在美国,每年约发生 90 万例卒中或 TIA。其中约 10%是由颅内动脉粥样硬化疾病引起的[2]。早在 1955 年,抗凝治疗这种疾病的作用就获得认可[4]。多年来,关于阿司匹林或华法林哪个对这种疾病的治疗更有效的争论一直存在。华法林-阿司匹林治疗症状性颅内疾病(WASID)试验是一项双盲、随机对照的多中心试验,对华法林(目标国际标准化比值 2.0~3.0)或阿司匹林(1300mg/d)的治疗效果进行对比,主要终点事件是缺血性卒中、颅内出血或非卒中的血管疾病引起的死亡[1];由于随机试验中与华法林相关的不良事件显著增加,故受试招募在完成 569 例患者后停止;不良事件中死亡的发生率在华法林组为 9.7%,与阿司匹林组为 4.3%(P=0.02);在出血和心肌梗死发生率上,华法林组在统计学上也显著高于阿司匹林组。由于华法林组在主要终点中并无显著受益(阿司匹林组为 22.1%和华法林组为 21.8%,P=0.83),故推荐使用阿司匹林治疗颅内动脉狭窄的患者[1]。在动脉狭窄超过 70%(被认为是"高风险")的患者中,虽然接受了药物治疗,但在 12 个月后约 23%的患者再一次发生了同侧缺血性卒中[1,5]。为了使这些药物治疗失败的所有患者得到有效治疗,需要不断进步的外科手术和血管内治疗来弥补药物治疗的缺点。

动脉粥样硬化——外科手术

Yasargil 在 1967 完成了第 1 例颅外-颅内 (EC-

IC)搭桥手术[6]。此后,该方法日益广泛地运用于治疗颈内动脉(ICA)和大脑中动脉(MCA)粥样硬化性疾病,但国际EC/IC搭桥试验[3]未能证明其能有效预防这些患者的脑缺血;对照组最佳治疗措施包括阿司匹林325mg,每日4次,以及降血压药物;30天的外科手术死亡率与严重卒中的发生率分别为0.6%和2.5%,搭桥术后血管通畅率是可接受的,为96%[3]。长期随访证实与药物治疗组相比,外科手术组致死性和非致死性卒中的发生率增加。支持者指出这个试验的程序存在问题,如患者的选择、方法以及缺乏对血流动力学进行评估的脑血流量(CBF)监测[7-9]。整体来说,否定性结果导致了搭桥手术开展的数量显著下降,但有一些外科医生在严格选择适应证的基础上继续开展手术,并获得了令人鼓舞的结果[10-12]。

具有异常的氧摄取分数才是真正的血流动力学不足,才能导致这些患者存在卒中高风险,对此要有正确的认识。那些具有正常的氧摄取分数的患者2年卒中发生率为5%,而氧摄取分数增加的患者发生率为26%[13-15]。为了更好地确定具有最佳手术适应证的患者,几个进一步的试验已进行。日本EC-IC搭桥试验(JET研究)于2002年完成了206例患者的受试招募,研究目标是确定STA-MCA搭桥对颅内动脉粥样硬化狭窄引起卒中的预防效果,他们发现外科手术组卒中再发生率显著低于药物治疗组($P=0.046$)[16]。

最近,Muroi等[7]对72例伴有血流动力学不足的动脉粥样硬化闭塞性疾病患者应用EC-IC搭桥手术进行治疗。术前所有患者接受H_2O^{15}正电子发射断层扫描(PET)或^{99m}Tc-HMPAO(六甲基丙二胺肟)单光子发射计算机断层扫描(SPECT)检查,并使用乙酰唑胺进行干预。乙酰唑胺作为一种强效血管扩张剂能增加CBF。光谱仪已被证明对血管的反应性较低,即使血管已经最大限度地扩张。氧摄取分数通过PET来测量。当血管扩张不充分时,大脑反应性地增加了对血液中氧的摄取量。在这项Muroi等[7]的研究中,按照国际EC-IC搭桥研究协议对轻微卒中的患者在3周到3个月内完成血运重建搭桥手术;平均随访34个月后发现,有10例再次发生脑卒中(15%),年脑卒中风险为5%。81%的患者在血运重建搭桥手术后脑血管的血流动力学得到改善。该研究还发现,那些术后脑血流动力学无改变或变得更糟的患者较那些脑灌注改善的患者更可能发生卒中或TIA(30%vs5%,$P<0.05$)。总体而言,77%的患者有效,9%的患者未受益,7%的患者效果差,7%的患者死亡。

美国的颈动脉闭塞外科手术研究(COSS),采用PET和SPECT检查对有症状的颅内动脉粥样硬化性疾病患者进行风险识别,从而确定EC-IC搭桥手术的效果。该研究的目的是,PET扫描测量的氧摄取分数增加的患者是否EC-IC搭桥术比药物治疗具有更好的结果[17]。这项结果还没有公布,但该研究已于2010年6月24日停止受试招募。初步数据已经在国际卒中会议上公布[18],139例患者被随机分为外科手术组和药物治疗组,研究结果显示,2年内同侧脑卒中的发生率在外科手术组为21%,而非外科手术组为23%($P=0.7279$),2年内外科手术组的搭桥血管通畅率为96%、氧摄取分数改善为1.109~1.258。该研究结论是,由于非外科手术组降低了再次发生脑卒中的风险,故整体上EC-IC搭桥手术在降低再次发生脑卒中的风险方面并没有提供获益。但应该记住的是,这项研究专门治疗的是颈动脉完全闭塞的患者而不一定是颅内闭塞疾病的患者。

EC-IC搭桥手术的技术细节可在其他文献中找到[19,20]。一般情况下,STA-MCA搭桥被认为用于药物治疗无效的慢性颅内血管闭塞性疾病。使用大隐静脉或桡动脉移植血管的高流量EC-IC搭桥已被使用,但通常是用于一根主要的血管发生急性闭塞的情况下,而不是用于增加由血流动力学不足引起的有症状的慢性闭塞性疾病患者的血流量。高流量搭桥具有较高的并发症发生率[21]。作者关于STA-MCA和EC-IC搭桥手术的技术总结如下。进行术前血管成像(包括选择性颈外动脉注射血管造影)检查以评估供体动脉和潜在的受体动脉。STA无论是额支还是顶支都可使用,但如果选择的STA分支直径小于0.8~1mm,那么手术将存在技术上的困难和潜在的较低的血管通畅率。患者仰卧体位,术侧肩膀旋转并抬高,使用多普勒超声精确地标出切口位置。作者还将外耳道上方6cm(Chater点)的点,作为潜在的开颅中心,这里一般有一个大的受体动脉走行(通常是角回的皮层分支动脉)。作者喜欢直接使用顶支尽可能在动脉上做垂直的线形切口;如果选择的额支,作者更喜欢做一个曲线切口,开始于耳朵垂直延伸至顶支上方(保存此血管作为备用血管或潜在的"双炮管"搭桥);沿颞上线上方向前弯曲,然后在皮瓣下方解剖额支血管。如果选择顶支,切口从动脉上方的远侧开始(如此处动脉受损,近侧部分仍然可使用于搭桥手术)。用剪刀和镊子将动脉镂空,留下一个外膜袖口。这个动脉的侧支动脉在距主血管一定的距离处被电凝并锐性切断。在此操作过程中作者使用了显微镜,但作者更喜欢高倍率放大镜和头灯照明。这个动脉用罂粟碱浸泡的棉片进行保护,直到需要使用它。如前面所述,在外耳道上方6cm处进行开颅,行Y形硬膜切开,寻找到皮层上的合适的M4段血管作为受体动脉,在手术显微镜下分离蛛网膜并游离出2cm长的动脉,将橡胶片放置在动脉下以便于观察。为防止在吻合时血液回流,沿着受体血管电凝并切断细小穿支非常重要。罂粟碱浸泡的棉片被放置在这段受体动脉上。一段2cm长的保留了外膜并清除了其他所有组织的供体动脉将被用于端-侧吻合术,然后清除这一段动脉的部分血管的外膜并在此处斜形切开,使用临时阻断夹并用27G钝头针注射肝素生理盐水来冲洗血管腔,将动脉斜形切开的足跟部的线性切口做成鱼嘴样。然后升高血压使患者处于爆发抑制状态。在MCA的受体动脉上放置临时阻断夹,对受体动脉的切口大小与供体动脉直径进行匹配,用10-0的缝线缝合,将血管的断端像脚跟和脚趾一样放置。采取间断或连续缝合的方式完成吻合术(图13.1)。显微多普勒(Microdoppler)、吲哚菁绿(ICG)血管造影和(或)术中数字减影血管造影(DSA)被用来确认移植血管的通畅性。稀释的罂粟碱溶液灌洗血管和吻合部位防止动脉痉挛。必须小心关颅,以确保关闭硬脑膜和颅骨时不压迫移植血管和吻合口。患者的血压应保持在正常血压状态并长期 (术前和术后)持续每日使用325mg阿司匹林。

从Yasargil[16]于1967年首先采用这样的治疗方法

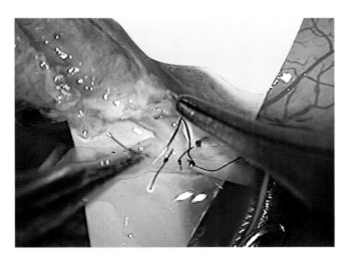

图 13.1 颞浅动脉(STA)-大脑中动脉(MCA)吻合术。在大脑皮层的受体动脉和STA上放置临时阻断夹,行动脉切开术、受体动脉和供体动脉吻合术,使用10-0缝线采取间断缝合的方式缝合血管的前壁。

以来的几十年里,这种治疗技术逐步得到了发展。最近,几个技术的发展可能会进一步改善治疗效果。杂交手术室的术中DSA为术中确认移植血管的通畅提供了保证。ICG血管造影[22]和准分子(excimer)激光辅助非闭塞性血管吻合术(ELANA)为脑血管神经外科医生提供额外的工具来提高微血管吻合的效果。虽然ELANA目前大多用于巨大动脉瘤搭桥手术,但它也可用于颅内动脉粥样硬化疾病[23,24]。这些技术发展已显著提高了移植血管的通畅率,但随后的临床结果仍有待确定。

对于药物治疗无效的颅内闭塞性血管疾病患者,并通过PET或CT灌注成像等影像学检查发现有血流动力学不足的情况下,对此作者一般会采用EC-IC搭桥手术。此外,对于因血管完全闭塞而不能使用血管内血管重建术的患者也需采用EC-IC搭桥手术。

动脉粥样硬化——血管内治疗

脑血管血管内技术的快速进步,导致其被更广泛地应用于颅内闭塞性血管疾病。早在1980年Sundt等人[25]就描述了运用经皮血管成形术治疗颅内动脉粥样硬化。经皮血管成形术的早期研究显示其并发症发生率相对较高,Gress等人[26]报道其治疗椎基底动脉缺血的并发症(围术期卒中或死亡)的发生率为28%。为了改善其治疗效果,除了发展专业技术外,还必须改进药物治疗方案。通常应用阿司匹林和氯吡格雷进行双重抗血小板治疗来减少血栓栓塞并发症的发生率。治疗方案一般包括术前应用阿司匹林和氯吡格雷,如果患者对治疗无反应,可应用有效的检测试验来检测两种药物的抗血小板作用[27]。

没有植入支架的血管成形术与双重抗血小板治疗已被有效应用[28-30]。Marks等[29]对120例患有124处颅内动脉狭窄的患者进行研究,平均随访时间为42.3个月,结果显示,血管成形术后平均狭窄率从术前的82.2%下降到术后的36.0%,随访发现在被治疗血管的供血区域,每年脑卒中发生率为3.2%;在血管成形术后30天内有3例卒中,4例死亡,围术期卒中和死亡的总体发生率为5.8%[29]。这项技术令人担忧的问题是,球囊充盈后可能会引起血管内膜破裂。如果发生这种情况,可能需要植入支架,以预防卒中或血管闭塞/再狭窄。各个系列研究报道的再狭窄率高达36%,故强调必须密切随访患者神经放射影像学的变化[31,32]。

随着冠状动脉支架成形术的广泛的成功应用,几名医生开始尝试应用球囊扩张裸金属支架来避免脑血管成形术后的血管再狭窄、夹层或闭塞[33,34]。由于此支架系统太硬使其很难通过颅内狭窄的血管,故一些医生尝试进行分期手术,即在一期血管成形术后约1个月再二期植入支架,这样使支架植入过程更安全和技术更容易,因为此时病变血管的直径更大,使微导丝和支架装置更容易通过[35]。但是这并不是目前常规采用的方式。

随着镍钛合金应用于制作支架,使自膨胀镍钛合金支架能够放置在颅内血管内成为可能,此类支架具有更好的柔韧性和更强的外部径向力,从而能保持血管开放。Neuroform 支架系统最初被用来辅助治疗颅内宽颈动脉瘤[36,37],但很快 Hahnel 及其同事发现它也能够对颅内动脉狭窄进行有效治疗[38]。Wingspan 支架装置于 2005 年被推出,其在技术上采用在放置支架之前先用球囊进行血管成形[39]。Fiorrella 等[40]报道了来自 5 个医疗机构的 158 例患者共 168 处颅内动脉粥样硬化的研究数据显示,9 例(5.7%)患者在围术期出现脑卒中且其中 4 例(2.5%)患者因脑卒中最终导致死亡;平均随访时间 14.2 个月,主要终点事件是支架植入术后 30 天内出现脑卒中或死亡,或是术后 30 天后出现同侧脑卒中。发生主要终点事件的患者占所有患者的 15.7%并占高分级(狭窄 70%~99%)患者的 13.9%。86%的术后不良事件是由于抗血小板治疗的中断(n=6)、支架再狭窄(n=12)以及两者都有(n=1)。其他研究也显示术后再狭窄率在 25%~35%之间[39,41,42]。这些患者大多数没有症状,但大约有 1/3 患者出现治疗侧缺血症状[39,41,42]。

当时支架植入术在高分级症状性颅内动脉狭窄中的作用仍不清楚。一项通过支架植入术和积极药物治疗来预防颅内动脉狭窄患者再次发生卒中的(SAMMPRIS)试验被用于直接评价支架植入术与药物治疗的效果[43]。症状性颅内闭塞性血管疾病患者被随机分为支架植入术加积极药物治疗组和积极药物治疗组。该试验于 2011 年 4 月 11 日被美国国立神经疾病和卒中研究所(NINDS)提前终止。该试验共入组 451 例患者(原计划为 764 例患者),接受了血管成形术和支架植入术治疗患者在入组后 30 天内的卒中或死亡的发生率为 14.8%,明显高于接受单纯药物治疗患者(5.8%)。积极药物治疗组 30 天内卒中或死亡的发生率较基于历史数据估计的发生率(10.7%)大幅降低,历史数据大部分采用的是标准的药物治疗方案。此外,接受了血管成形术和支架植入术治疗患者在入组后 30 天内的卒中或死亡的发生率较基于历史数据估计的发生率 5.2%~9.6%大幅提高。值得注意的是,该试验是强化药物治疗与药物治疗联合支架植入术治疗有症状患者的随机对照研究,它不解决药物治疗无效的患者采用血管成形术和支架植入术的有效性这一问题。

在实践中,目前医生们正在考虑应用血管内技术进行血运重建来治疗重度颅内闭塞性血管疾病患者(有症状的靶血管狭窄率为 70%~99%),尽管这些患者已给予最大量的药物治疗,但其仍有症状(图 13.2)。

烟雾病的脑血管重建术

烟雾病(又称 Moyamoya 病)是指颈内动脉(ICA)的远端血管慢性进行性闭塞并继发 Willis 环的血管闭塞,在脑缺血过程中引起代偿性侧支小血管在脑底异常扩张,在血管造影上具有明显的特征表现,形似"烟雾",由 Suzuki 和 Takaku 于 1969 年命名的[44]。本病发病率根据发病年龄变化呈双峰分布。在儿童,该病的自然病史特征是反复发作的脑缺血伴进行性的神经功能下降和随后的残疾。成人一般在病程的早期就得到诊断,同样有缺血症状,但他们发生出血的概率大约是儿童(出血相对少见)的 7 倍[45-47]。该病的发病机制不清楚,没有任何治疗能逆转原发病的病程。因此,治疗一直对症为主,药物治疗不能提供显著的长期效果[48]。自从 1975 年 Suzuki 等[49]报道了他们应用颈部交感神经切断术治疗此病的经验,外科手术干预就成为有症状患者的主要治疗方法。由于这项技术获得的远期疗效有限,故外科手术逐步将注意力集中到血管重建技术。

外科手术治疗分为直接血管重建术、间接血管重建术和联合手术三种方式。没有Ⅰ级证据来证明各种手术方法的疗效对比,决定应用何种手术方法往往是根据患者年龄、解剖和外科手术医生的经验。在儿童患者中,年龄是直接搭桥手术时可行性最强的预测因素,血管直径至少大于 0.6mm 是手术成功的必要条件[47]。儿童也在间接血管重建术治疗后有新生血管形成的倾向,有可能会超过直接血管吻合术的疗效[50]。因此,即使当直接搭桥手术可行时,经常也需要与间接血管重建术联合进行治疗。由于临时血管阻断、长时间的麻醉和高灌注的风险,直接搭桥手术在围术期具有较高的并发症发生率,但不同的医疗中心却有不同的结果[47,51,52]。

直接血管重建术

在 20 世纪 70 年代初期,首次进行颞浅动脉和大脑中动脉吻合术(STA-MCA)的直接搭桥手术治疗烟雾病取得了好的疗效[53]。该技术许多变化已被文献描述[54-57],该技术细节本章前面也已做描述,在此不重复(图 13.3)。Guzman 等[47]报道了一组 498 例成人和儿童患者的直接搭桥手术的结果,大多数患者在生活质量(QOL)上获得改善(71.2%)或稳定(23.6%),并伴随症状消失(1 年中 91.8%患者无 TIA),搭桥后 5 年再次卒中和出血的总体发生率降低到 5.5%[54],移植血管的总体通畅率为 99%(根据平均 18 个月的血管

造影随访结果),6%的患者出现严重的神经功能缺损(缺血性卒中为 3.0%,术后出血为 2.6%),3 例(2.3%)患者术后死亡。有研究报道,直接和间接的手术方式在并发症发生率和死亡率上无显著差异[54]。Fung、Thompson 和 Ganesan[52]进行文献回顾来确定了 1448 例患者,其中 27%接受了直接或联合手术治疗;在 1156 例有症状的患者中,51.2%症状完全消失,35.5%症状改善,10.5%保持稳定和 2.7%有恶化;卒中和可逆性缺血性神经功能缺损(RIND)的发生率分别为 4.4%和 6.1%;并且不同手术组之间的结果没有差异。

间接血管重建术

大量的用于间接血管重建的手术方法被报道,在 20 世纪 70 年代,Karasawa 及其同事[57]首先报道应用脑-肌肉血管融合术(EMS)来治疗烟雾病。所有这些方法都取决于血管再生能力,因此对老年患者或具有快速进展症状的患者效果不佳。但这种方法的优点是创伤小、手术时间短、无需临时血管阻断以及可同时进行多根血管供血区域的血运重建。

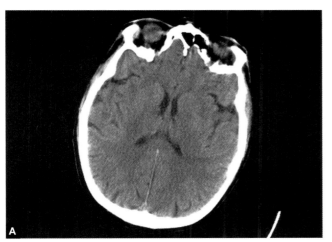

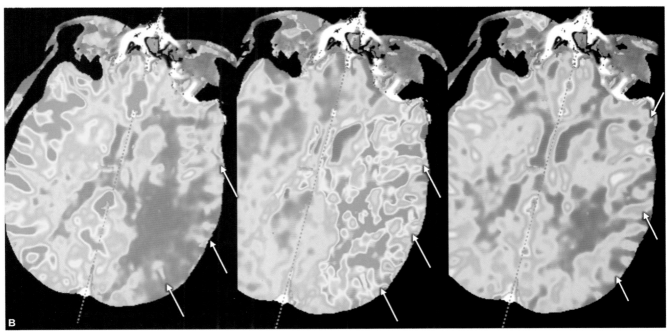

图 13.2A 和 B 应用血管成形术和支架植入术治疗药物治疗效果不佳的症状性左侧大脑中动脉(MCA)严重狭窄的患者。患者,男性,72 岁,最初表现为短暂的右上肢无力和失语,他开始服用阿司匹林,最后由于反复发作的症状而服用阿司匹林和氯吡格雷,随后他出现了急性右侧肢体偏瘫和表达性失语。(A)头部 CT 平扫未发现明确的急性大面积脑梗死。(B)CT 灌注成像显示,整个左侧 MCA 供血区域(白箭头)的 CBF 减少(左图)、平均通过时间(MTT)延长(中间图)和脑血容量相对正常(右图)。

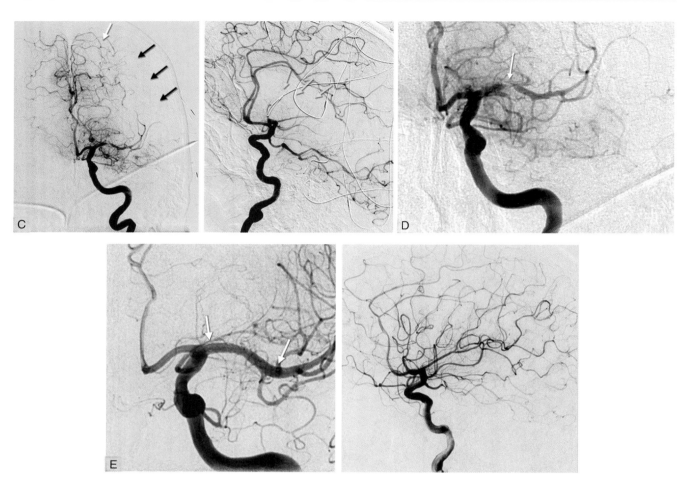

图 13.2C~E　(C)经左侧颈内动脉造影的脑血管造影的前后位像(左图)和侧位像(右图)显示,左侧 MCA 高分级狭窄伴左侧 MCA 供血区域的造影剂充盈减少(前后位像上黑箭头,侧位像上黄箭头),可见自大脑前动脉的软脑膜侧支循环血流(前后位像上白箭头,向左侧 MCA 供血区域提供一些代偿血供)。(D)前后位的放大像能更好的显示左侧 MCA 高分级狭窄(白箭头)。(E)血管成形术和支架植入术后,脑血管造影的前后位像(左图)显示左侧 MCA 的管腔恢复正常,白箭头所示的为支架的近端和远端;侧位像(右图)显示整个左侧 MCA 供血区域血流恢复。术后这个患者的无力和失语症状得到改善。

脑-肌肉血管融合术

　　脑-肌肉血管融合术(EMS,又称颞肌贴敷术)是指在建立一个保护脑膜中动脉(MMA)的硬脑膜瓣后直接将一部分颞肌贴敷在大脑皮层上,然后移除蛛网膜,肌肉被固定到相邻的硬脑膜边缘,最后在肌肉上方缝合硬脑膜并关颅。该手术需要在肌肉蒂部做一个小的开颅手术,但应小心操作,避免损伤动脉流入血流。Takeuchi 等[58]报道了 10 例患者在行 EMS 后超过 6~26 个月随访中患者症状全部消失或改善,术后并发症包括 3 例短暂的神经功能缺损和 1 例脓肿。该技术需要较大的开颅范围,可能会导致癫痫发作和占位效应,有研究报道由于移植组织过度增生而引起迟发性神经功能障碍[59]。目前,很少单独应用该手术方式,通

常与其他手术方式联合应用。

脑-肌肉-动脉血管融合术

　　1980 年,Spetzler 等[60]报道对 1 例患者拟行 STA-MCA 血管吻合术,但术中不能合很好地辨别受体动脉,故直接将 STA 缝合到蛛网膜上;该患者术后症状得到改善,术后血管造影发现有侧支血管形成。虽然在此病例上脑-肌肉-动脉血管融合术(EMAS)取得了成功,但一般认为该手术方法单独应用的证据不充分,通常与其他手术方法联合应用。

脑-硬脑膜-动脉血管融合术

　　Matsushima 及其同事[61]于 1981 年报道,脑-硬脑膜-动脉血管融合术(EDAS)是一种非常有效的间接

血管重建技术。其通过在感兴趣的区域选择一个主要的头皮动脉作为供体动脉,沿此动脉的走行做一个皮肤切口,随后做一个平行于此动脉的帽状腱膜切口,此动脉及其附着的帽状腱膜被小心地从下方筋膜上分离,有必要结扎和切断相关的分支血管。此动脉要保持连续性并且牵拉时要小心,如果需要可延长皮肤切口并分开下方的肌肉。在颅骨上钻几个孔后进行颅骨切开术,整个过程中注意不要损伤硬膜血管结构。在完成一个硬脑膜线性切口之后,将帽状腱膜与硬脑膜紧密缝合。为增加新生血管的形成,该手术方法还

可以有一些变化,包括建立一个反转的硬脑膜瓣、硬脑膜切开或建立多个硬脑膜瓣和去除蛛网膜(称为软脑膜血管融合术)[53,62-64]。放回颅骨并关闭其上覆的软组织,应确保不要压迫移植的血管结构。

关于 EDAS 与其他间接血管重建术的疗效比较,少数临床系列研究的报道显示了 EDAS 较 EMS 疗效更好[65,66]。Dusick、Gonzalez 和 Martin[67]报道了他们的经验,他们应用 EDAS 并联合颅骨钻孔术对 42 例患者的 63 个一侧大脑半球进行治疗,平均随访 14 个月,结果发现,95% 的患者症状得以控制,手术并发症的发

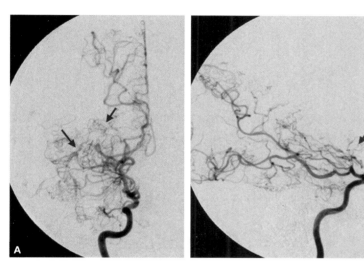

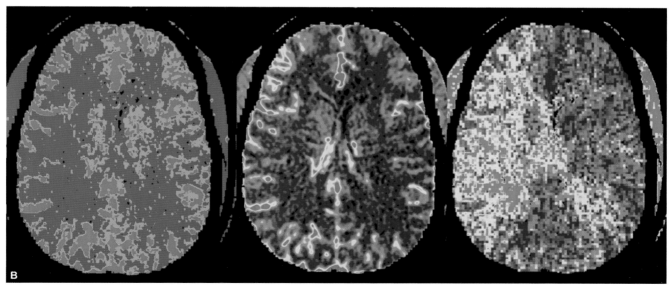

图 13.3A 和 B　颅外-颅内(EC-IC)搭桥手术治疗烟雾病。患者,女性,55 岁,表现为反复发作的左上肢无力和麻木,尽管她已服用阿司匹林进行药物治疗。(A)经右侧颈内动脉(ICA)造影的脑血管造影的前后位像(左图)和侧位像(右图)显示,左侧 ICA 床突上段的远端血管严重狭窄伴 M1 段和 A1 段近端血管闭塞,可见一些烟雾状侧支血管(黑箭头)。(B)CT 灌注成像显示,右侧大脑半球的 CBF 相对减少(左图)和脑血容量(CBV)正常或轻度减少(中间图)、MTT 延长(右图)。

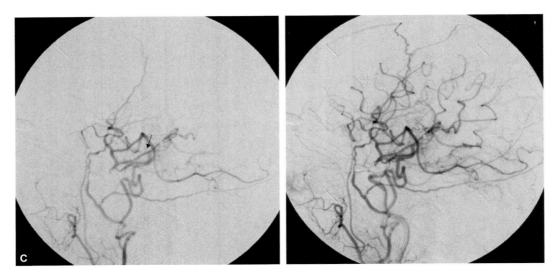

图 13.3C　STA-MCA 搭桥术后经右侧颈总动脉造影的脑血管造影的侧位像显示,STA 扩张,黑箭头所示的为吻合口处,搭桥血管为整个右侧 MCA 供血区域提供血供。术后这个患者的症状消失。

生率为 9.5%,仅有 1 例患者出现永久性的神经功能缺损。Scott 等[64]应用软脑膜血管融合术对 143 例患者进行了 271 处颅骨切开术,随访超过 1 年,结果发现,在 126 例患者中有 82% 具有独立生活能力;手术并发症包括 11 例卒中(占每侧治疗的大脑半球的 4%)、3 例严重 TIA、1 例急性和 3 例慢性硬膜下血肿(SDH),总体的并发症发生率在所有患者中为 12.6%、在所有手术中为 6.6%。Kim 及其同事[68]报道了他们对 410 例儿童患者进行双侧 EDAS 并联合其他间接血管重建术来重建大脑前动脉(ACA)供血区域血运的治疗结果,术后 96% 的患者症状得到改善,死亡率为 0.5%(2/410);关于手术并发症,13% 的患者出现缺血,但其中 67% 的患者在随访过程中完全恢复,其他术后并发症包括"伤口问题"(6%)、EDH(4%)、SDH(2%)、癫痫发作(1%)和颅内出血(0.5%)。鉴于该手术方法简单、安全,故该手术方法是治疗儿童烟雾病最常应用的手术方法之一[63]。

脑-硬脑膜-动脉-肌肉血管融合术

脑-硬脑膜-动脉-肌肉血管融合术(EDAMS)是一种功能强大的技术,其应用 STA、MMA 和颞深动脉(DTA)进行血管重建,因此其联合了所有的其他间接血管重建手术[63,69]。皮肤切口起自耳屏前的颧骨上方至发际线后方,必须使切口位于 STA 的顶支的后方并注意避免损伤此血管。像 EDAS 手术一样,STA 及其相关的帽状腱膜被解剖游离。翻转皮瓣,颞肌和筋膜用电灼切开后留下前后颞部袖口,然后使用骨膜剥离器将颞肌前部和骨膜从颅骨上剥离,翻转肌瓣并在

其上覆盖棉片以防止缺血。然后进行额颞顶大骨瓣开颅术,并小心保护 MMA 和先前解剖的血管。在 MMA 的两侧切开硬脑膜,建立一个折叠的叶片状硬脑膜瓣并直接覆盖在大脑皮层表面,然后将带有 STA 的帽状腱膜也覆盖在大脑皮层表面,再将颞肌固定在移植物上方至硬脑膜边缘。骨瓣必须进行塑形以防止血管蒂受压。

EDAMS 首次应用于 1984 年,被 Kinugasa 等报道[69],他们对 17 例患者(28 个一侧大脑半球)进行了治疗,平均随访时间超过 38 个月,结果发现,除 1 例患者外其他所有患者的症状得到改善(13 例)或稳定(3 例)。Kim 及其同事[70]报道了他们对 24 例患者进行 EDAS、EDAMS 或者 EDAMS 并联合 STA-MCA 搭桥术的治疗结果,并与 Fujita 等[65]报道的治疗结果进行对比,结果表明,接受 EDAMS 治疗与接受 EDAS 治疗的患者之间在血管再生程度方面并无明显差异,并且接受 EDAMS 治疗的患者并没有表现出更好的临床结果。Houkin 及其同事[71]报道了在成人和儿童患者中应用 STA-MCA 搭桥术和 EDAMS 治疗效果的对比结果,术后血管造影显示 100% 的儿童患者得到改善,但仅有 38% 的成人患者得到改善;相反的是,在接受直接搭桥术的患者中,90% 的成人患者得到改善,但仅有 68% 的儿童患者得到改善。因此,当决定对患者进行最佳个体化治疗时,上述的对比结果必须被考虑。

颅骨多点钻孔术

Endo 等[72]于 1989 年报道了 1 例儿科患者在接受

了额部钻孔脑室引流术之后，在这一区域出现了明显的新生血管；他们随后对另外 5 例患者进行颅骨钻孔术并联合应用 EMS 治疗，手术过程中包括行双侧额部颅骨钻孔，并随后行硬脑膜和蛛网膜切开。结果显示，所有患者的临床症状得到明显改善，术后血管造影显示有新生血管生成。Sainte-Rose 等[73]报道了应用颅骨多点钻孔术对 14 例儿童患者的 24 个一侧大脑半球进行治疗的结果发现，早在 3 个月内的 MR 灌注成像显示大脑皮层的灌注得到改善，此结果被随后的血管造影证实；未再出现缺血发作，并且具有最低的围术期并发症发生率（5 例出现帽状腱膜下血肿，仅 1 例需要行腰大池引流）。该手术的优势在于可在任何需要的区域进行操作并且操作简单，如果患者患有其他合并疾病不能进行全麻时，甚至可在局麻下进行手术。

大网膜移位术或移植术

大网膜移位术或移植术于 1973 年被首先提出，于 1978 年被 Karasawa 及其同事[74]应用于治疗 1 例失明和四肢瘫痪的烟雾病患者。手术方法是：一大块大网膜被分离后，将它的胃网膜血管与 STA 之间进行端-端吻合术，然后将大网膜覆盖在大脑皮层表面。该患者在超过 2 年的随访中症状得到改善。随后 Havlick 等[75]报道了应用该手术方法治疗 1 例 STA-MCA 搭桥术失败的患者，在这种情况下，他们将大网膜通过皮下隧道覆盖在大脑皮层表面，术后该患者症状也得到了改善。由于存在其他有效的手术方法，故该手术方法不常用，但可作为无法从其他手术方法中获益患者的一个治疗方法。

血管内血管重建术

血管内血管重建术对颅内动脉粥样硬化具有显著疗效和良好的预后[76]，但其很少应用于烟雾病的治疗。虽然有个别报道显示了血管成形术和支架植入术具有持久疗效[77,78]，但许多最近的报道都没有证实其长期有效性[79]。这在逻辑上与已知的烟雾病的病理生理进展过程一致。因此，当前血管内治疗主要应用于动脉瘤的治疗[80-85]，在需要急性血管重建的情况下，如果外科手术不可行时，可考虑行血管内血管重建术。

烟雾病患者治疗策略

对于烟雾病患者，可应用多种治疗策略来实现血管重建和随后的临床改善。成年患者更倾向于应用直接血管重建术进行治疗，因为其可从直接血管重建术中更多获益，不仅能改善缺血症状，还能减少出血的风险。相反，儿童患者因有形成新生血管的倾向，故单独应用间接血管重建术就可获得极好的疗效。重要的是，这些治疗方法是相互不排斥的，往往需要联合的手术方法以实现对特定患者的最佳疗效。

小结

对于高分级的颅内动脉粥样硬化性疾病患者，当前的药物治疗已显著改善了卒中的发生率。对于药物治疗效果不佳的患者，随着血管内技术的不断发展，其对高风险患者的疗效不断提高并明显减少了并发症和再狭窄的发生率。通过先进的神经成像技术来选择适合行外科手术的颅内动脉粥样硬化疾病的患者，使患者可从搭桥手术中最大受益。难治性烟雾病的外科手术治疗已得到公认，可应用直接血管重建术、间接血管重建术和联合的手术方式对患者进行个体化治疗。

（马原　刘恩渝　黄海东　译）

参考文献

1. Chimowitz MI, Lynn MJ, Howlett-Smith H, et al. Comparison of warfarin and aspirin for symptomatic intracranial arterial stenosis. N Engl J Med. 2005;352:1305-16.
2. Sacco RL, Kargman DE, Gu Q, et al. Race-ethnicity and determinants of intracranial atherosclerotic cerebral infarction. The Northern Manhattan Stroke Study. Stroke. 1995;26:14-20.
3. Anonymous. Failure of extracranial-intracranial arterial bypass to reduce the risk of ischemic stroke. Results of an international randomized trial. The EC/IC Bypass Study Group. N Engl J Med. 1985;313:1191-200.
4. Millikan CH, Siekert RG, Shick RM. Studies in cerebrovascular disease. III. The use of anticoagulant drugs in the treatment of insufficiency or thrombosis within the basilar arterial system. Proc Staff Meet Mayo Clin. 1955;30:116-26.
5. Kasner SE, Lynn MJ, Chimowitz MI, et al. Warfarin vs aspirin for symptomatic intracranial stenosis: subgroup analyses from WASID. Neurology. 2006;67:1275-8.
6. Yasargil M (Ed). Microsurgery applied to neurosurgery. Stuttgart: Thieme; 1969.
7. Muroi C, Khan N, Bellut D, et al. Extracranial-intracranial bypass in atherosclerotic cerebrovascular disease: report of a single centre experience. Br J Neurosurg. 2011;25:357-62.
8. Sundt TM, Jr. Was the international randomized trial of

extracranial-intracranial arterial bypass representative of the population at risk? N Engl J Med. 1987;316:814-6.

9. Garrett MC, Komotar RJ, Starke RM, et al. The efficacy of direct extracranial-intracranial bypass in the treatment of symptomatic hemodynamic failure secondary to athero-occlusive disease: a systematic review. Clin Neurol Neurosurg. 2009;111:319-26.

10. Caplan LR, Piepgras DG, Quest DO, et al. EC-IC bypass 10 years later: is it valuable? Surg Neurol. 1996;46:416-23.

11. Nussbaum ES, Erickson DL. Extracranial-intracranial bypass for ischemic cerebrovascular disease refractory to maximal medical therapy. Neurosurgery. 2000;46:37-42; discussion-3.

12. Yonekawa Y. [Operative neurosurgery: personal view and historical backgrounds (1). EC-IC bypass]. No Shinkei Geka. 2006;34:859-67.

13. Derdeyn CP, Videen TO, Grubb RL, Jr.,et al. Comparison of PET oxygen extraction fraction methods for the prediction of stroke risk. J Nucl Med. 2001;42:1195-7.

14. Grubb RL, Jr., Powers WJ. Risks of stroke and current indications for cerebral revascularization in patients with carotid occlusion. Neurosurg Clin N Am. 2001;12:473-87, vii.

15. Grubb RL, Jr., Powers WJ, Derdeyn CP,et al. The Carotid Occlusion Surgery Study. Neurosurg Focus. 2003;14:e9.

16. Ogasawara K, Ogawa A. [JET study (Japanese EC-IC Bypass Trial)]. Nippon Rinsho. 2006;64 Suppl 7:524-7.

17. Adams HP Jr., Powers WJ, Grubb RL Jr.,et al. Preview of a new trial of extracranial-to-intracranial arterial anastomosis: the carotid occlusion surgery study. Neurosurg Clin N Am. 2001;12:613-24.

18. Powers W, Clarke WR, Grubb RL, Jr, et al. Carotid Occlusion Surgery Study. Presented at the International Stroke Conference, February 9-11, 2011. Los Angeles, CA.

19. Newell DW. Superficial temporal artery to middle cerebral artery bypass. Skull Base. 2005;15:133-41.

20. Abdulrauf S. Cerebral revascularization-techniques in extracranial-to-intracranial bypass surgery. In: Abdulrauf S (Ed). Elsevier; 2011.

21. Sekhar LN, Natarajan SK, Ellenbogen RG, et al. Cerebral revascularization for ischemia, aneurysms, and cranial base tumors. Neurosurgery. 2008;62:1373-408; discussion 408-10.

22. Raabe A, Beck J, Gerlach R, et al. Near-infrared indocyanine green video angiography: a new method for intraoperative assessment of vascular flow. Neurosurgery. 2003;52:132-9; discussion 9.

23. Langer DJ, Van Der Zwan A, Vajkoczy P, et al. Excimer laser-assisted nonocclusive anastomosis. An emerging technology for use in the creation of intracranial-intracranial and extracranial-intracranial cerebral bypass. Neurosurg Focus. 2008;24:E6.

24. van Doormaal TP, van der Zwan A, Verweij BH, et al. Treatment of giant and large internal carotid artery aneurysms with a high-flow replacement bypass using the excimer laser-assisted nonocclusive anastomosis technique. Neurosurgery. 2008;62:1411-8.

25. Sundt TM, Jr., Smith HC, Campbell JK, et al. Transluminal angioplasty for basilar artery stenosis. Mayo Clin Proc. 1980;55:673-80.

26. Gress DR, Smith WS, Dowd CF, et al. Angioplasty for intracranial symptomatic vertebrobasilar ischemia. Neurosurgery. 2002;51:23-7; discussion 7-9.

27. Lee DH, Arat A, Morsi H, et al. Dual antiplatelet therapy monitoring for neurointerventional procedures using a point-of-care platelet function test: a single-center experience. AJNR Am J Neuroradiol. 2008;29:1389-94.

28. Marks MP, Marcellus ML, Do HM, et al. Intracranial angioplasty without stenting for symptomatic athero sclerotic stenosis: long-term follow-up. AJNR Am J Neuroradiol. 2005;26:525-30.

29. Marks MP, Wojak JC, Al-Ali F, et al. Angioplasty for symptomatic intracranial stenosis: clinical outcome. Stroke. 2006; 37:1016-20.

30. Wojak JC, Dunlap DC, Hargrave KR, et al. Intracranial angioplasty and stenting: long-term results from a single center. AJNR Am J Neuroradiol. 2006;27:1882-92.

31. Mori T, Mori K, Fukuoka M, et al. Percutaneous transluminal cerebral angioplasty: serial angiographic follow-up after successful dilatation. Neuroradiology. 1997;39:111-6.

32. Yokote H, Terada T, Ryujin K, et al. Percutaneous transluminal angioplasty for intracranial arteriosclerotic lesions. Neuroradiology. 1998;40:590-6.

33. Levy EI, Horowitz MB, Koebbe CJ, et al. Transluminal stent-assisted angiplasty of the intracranial vertebrobasilar system for medically refractory, posterior circulation ischemia: early results. Neurosurgery. 2001;48:1215-21; discussion 21-3.

34. Yu W, Smith WS, Singh V, et al. Long-term outcome of endovascular stenting for symptomatic basilar artery stenosis. Neurology. 2005;64:1055-7.

35. Levy EI, Hanel RA, Bendok BR, et al. Staged stent-assisted angioplasty for symptomatic intracranial vertebrobasilar artery stenosis. J Neurosurg. 2002;97:1294-301.

36. Fiorella D, Albuquerque FC, Deshmukh VR, McDougall CG. Usefulness of the Neuroform stent for the treatment of cerebral aneurysms: results at initial (3-6-mo) follow-up. Neurosurgery. 2005;56:1191-201; discussion 201-2.

37. Henkes H, Bose A, Felber S, et al. Endovascular coil occlusion of intracranial aneurysms assisted by a novel self-expandable nitinol microstent (neuroform). Interv Neuroradiol. 2002;8:107-19.

38. Hahnel S, Ringleb P, Hartmann M. Treatment of intracranial stenoses using the Neuroform stent system: initial experience in five cases. Neuroradiology. 2006;48:479-85.

39. Fiorella DJ, Levy EI, Turk AS, et al. Target lesion revascularization after wingspan: assessment of safety and durability. Stroke. 2009;40:106-10.

40. Fiorella DJ, Turk AS, Levy EI, et al. U.S. Wingspan Registry: 12-month follow-up results. Stroke. 2011;42:1976-81.

41. Albuquerque FC, Levy EI, Turk AS, et al. Angiographic patterns of Wingspan in-stent restenosis. Neurosurgery. 2008; 63:23-7; discussion 7-8.

42. Bose A, Hartmann M, Henkes H, et al. A novel, self-expanding, nitinol stent in medically refractory intracranial atherosclerotic stenoses: the Wingspan study. Stroke. 2007;38:1531-7.

43. Chimowitz MI, Lynn MJ, Derdeyn CP, et al. Stenting versus aggressive medical therapy for intracranial arterial stenosis. N Engl J Med. 2011;365:993-1003.

44. Suzuki J. Cerebrovascular "moyamoya" disease. Disease showing abnormal net-like vessels in base of brain. Archives of neurology (Chicago). 1969;20:288-99.

45. Smith ER, Scott RM. Moyamoya: epidemiology, presentation, and diagnosis. Neurosurgery Clinics of North America. 2010;21:543-51.

46. Choi JU, Seok Kim D, Kim EY, et al. Natural history of Moyamoya disease: comparison of activity of daily living in surgery and non-surgery groups. Clinical Neurology and Neurosurgery. 1997;99:S11-S8.

47. Guzman R, Lee M, Achrol A, et al. Clinical outcome after 450 revascularization procedures for moyamoya disease. Clinical article. J Neurosurg. 2009;111:927-35.

48. Scott RM, Smith ER. Moyamoya disease and moyamoya syndrome. N Engl J Med. 2009;360:1226-37.

49. Suzuki J. An attempt to treat cerebrovascular "Moyamoya" disease in children. Child's brain. 1975;1:193-206.

50. King JAJ, Armstrong D, Vachhrajani S, et al. Relative contributions of the middle meningeal artery and superficial temporal artery in revascularization surgery for moyamoya syndrome in children: the results of superselective angiography. J Neurosurg. 2010;5:184-9.

51. Fujimura M, Mugikura S, Kaneta T, et al. Incidence and risk factors for symptomatic cerebral hyperperfusion after superficial temporal artery-middle cerebral artery anastomosis in patients with moyamoya disease. Surg Neurol. 2009;71:442-7.

52. Fung L-WE, Thompson D, Ganesan V. Revascularization surgery for paediatric moyamoya: a review of the literature. Childs Nervous System. 2005;21:358-64.

53. Baaj AA, Agazzi S, Sayed ZA, et al. Surgical management of moyamoya disease: a review. Neurosurg Focus. 2009;26:E7.

54. Guzman R, Steinberg GK. Direct bypass techniques for the treatment of pediatric moyamoya disease. Neurosurgery Clinics of North America. 2010;21:565-73.

55. Kawashima A, Kawamata T, Yamaguchi K, et al. Successful superficial temporal artery-anterior cerebral artery direct bypass using a long graft for moyamoya disease: technical note. Neurosurgery. 2010;67:ons145-9; discussion ons9.

56. Hayashi T, Shirane R, Tominaga T. Additional surgery for postoperative ischemic symptoms in patients with moyamoya disease: the effectiveness of occipital artery-posterior cerebral artery bypass with an indirect procedure: technical case report. Neurosurgery. 2009;64:E195-6; discussion E6.

57. Karasawa J, Kikuchi H, Furuse S, et al. Treatment of moyamoya disease with STA-MCA anastomosis. J Neurosurg. 1978;49:679-88.

58. Takeuchi S, Tsuchida T, Kobayashi K, et al. Treatment of moyamoya disease by temporal muscle graft "encephalo-myo-synangiosis". Child's brain. 1983;10:1-15.

59. Touho H. Cerebral ischemia due to compression of the brain by ossified and hypertrophied muscle used for encephalomyosynangiosis in childhood moyamoya disease. Surg Neurol. 2009;72:725-7.

60. Spetzler RF, Roski RA, Kopaniky DR. Alternative superficial temporal artery to middle cerebral artery revascularization procedure. Neurosurgery. 1980;7:484-7.

61. Matsushima Y, Fukai N, Tanaka K, et al. A new surgical treatment of moyamoya disease in children: A preliminary report. Surg Neurol. 1981;15:313-20.

62. Smith ER, Scott RM. Surgical Management of Moyamoya Syndrome. Skull Base. 2005;15:15-26.

63. Patel NN, Mangano FT, Klimo P, Jr. Indirect revascularization techniques for treating moyamoya disease. Neurosurgery Clinics of North America. 2010;21:553-63.

64. Scott RM, Smith JL, Robertson RL, et al. Long-term outcome in children with moyamoya syndrome after cranial revascularization by pial synangiosis. J Neurosurg. 2004;100:142-9.

65. Fujita K, Tamaki N, Matsumoto S. Surgical treatment of moyamoya disease in children: which is more effective procedure, EDAS or EMS? Childs Nerv Syst. 1986;2:134-8.

66. Isono M, Ishii K, Kamida T, et al. Long-term outcomes of pediatric moyamoya disease treated by encephalo-duro-arterio-synangiosis. Pediatric neurosurgery. 2002;36:14-21.

67. Dusick JR, Gonzalez NR, Martin NA. Clinical and angiographic outcomes from indirect revascularization surgery for Moyamoya disease in adults and children: a review of 63 procedures. Neurosurgery. 2010;68:34-43; discussion.

68. Kim S-K, Cho B-K, Phi JH, et al. Pediatric moyamoya disease: An analysis of 410 consecutive cases. Annals of Neurology. 2010;68:92-101.

69. Kinugasa K, Mandai S, Kamata I, et al. Surgical treatment of moyamoya disease: operative technique for encephalo-duro-arterio-myo-synangiosis, its follow-up, clinical results, and angiograms. Neurosurgery. 1993;32:527-31.

70. Kim D-S, Kang S-G, Yoo D-S, et al. Surgical results in pediatric moyamoya disease: Angiographic revascularization and the clinical results. Clinical Neurology and Neurosurgery. 2007;109:125-31.

71. Houkin K, Kamiyama H, Abe H, et al. Surgical therapy for adult moyamoya disease. Can surgical revascularization prevent the recurrence of intracerebral hemorrhage? Stroke. 1996;27:1342-6.

72. Endo M. Cranial burr hole for revascularization in moyamoya disease. J Neurosurg. 1989;71:180-5.

73. Sainte-Rose C, Oliveira R, Puget S, et al. Multiple bur hole surgery for the treatment of moyamoya disease in children. J Neurosurg. 2006;105:437-43.

74. Karasawa J, Kikuchi H, Kawamura J, et al. Intracranial transplantation of the omentum for cerebrovascular moyamoya disease: a two-year follow-up study. Surg Neurol. 1980;14:444-9.

75. Havlik RJ, Fried I, Chyatte D, et al. Encephalo-omental synangiosis in the management of moyamoya disease. Surgery. 1992;111:156-62.

76. Crowley RW, Medel R, Dumont AS. Evolution of cerebral revascularization techniques. Neurosurg Focus. 2008;24:E3.

77. Drazin D, Calayag M, Gifford E, et al. Endovascular treatment for moyamoya disease in a Caucasian twin with angioplasty and Wingspan stent. Clinical Neurology & Neurosurgery. 2009;111:913-7.

78. Rodriguez GJ, Kirmani JF, Ezzeddine MA, et al. Primary percutaneous transluminal angioplasty for early moyamoya disease. J Neuroimaging. 2007;17:48-53.

79. Khan N, Dodd R, Marks MP, et al. Failure of primary percutaneous angioplasty and stenting in the prevention of ischemia in Moyamoya angiopathy. Cerebrovascular Diseases. 2011;31:147-53.

80. Irie K, Kawanishi M, Nagao S. Endovascular treatment of basilar tip aneurysm associated with moyamoya disease--case report. Neurologia medico-chirurgica. 2000;40:515-8.

81. Kim SH, Kwon OK, Jung CK, et al. Endovascular treatment of ruptured aneurysms or pseudoaneurysms on the collateral

vessels in patients with moyamoya disease. Neurosurgery. 2009;65:1000-4; discussion 4.

82. Koebbe CJ, Horowitz MB. A rare case of a ruptured middle meningeal aneurysm causing intracerebral hematoma in a patient with moyamoya disease. AJNR Am J Neuroradiol. 2004;25:574-6.

83. Massoud TF, Guglielmi G, Vinuela F, et al. Saccular aneurysms in moyamoya disease: endovascular treatment using electrically detachable coils. Surg Neurol. 1994;41:462-7.

84. Nishio A, Hara M, Otsuka Y, et al. Endovascular treatment of posterior cerebral aneurysm associated with Moyamoya disease. JNeuroradiol. 2004;31:60-2.

85. Yu JL, Wang HL, Xu K, et al. Endovascular treatment of intracranial aneurysms associated with moyamoya disease or moyamoya syndrome. Interv Neuroradiol. 2010;16:240-8.

第 14 章　颅外动脉粥样硬化

David K Kung, Kelly B Mahaney, James D Rossen, David M Hasan

第一部分　显微外科技术

颈动脉疾病

引言

颈动脉内膜切除术(CEA)是预防颈动脉粥样硬化引起卒中的一种治疗方法。CEA 手术是迄今为止研究最多的、最普遍采用的外科技术[1]。多个重要的随机对照试验已证实了 CEA 在预防卒中中能获益[2-7]。美国心脏协会通过每年更新的基于循证医学的指南来指导颈动脉疾病的诊治,并进一步深入回顾分析 CEA 在治疗颅外颈动脉粥样硬化中的作用[8]。颈动脉粥样斑块治疗观念的一个重要转变来自介入放射学的颈动脉支架植入术(CAS)的发展。最近的研究对 CEA 与 CAS 进行了比较,但关于选择何种方式作为最佳治疗策略和两种方式的适用人群仍存在争议[9]。在本章中,作者将对 CEA 的外科技术和并发症进行重点探讨。CEA 手术的基本步骤包括了颈动脉切开、斑块切除和颈动脉切口关闭。这一基本技术的改进还包括外翻式颈动脉内膜切除术[10,11];各种血管修补材料;术中监测方法如脑电图(EEG)[12]、颈内动脉(ICA)的残端压力[13]、经颅多普勒(TCD)[14]、使用局部麻醉剂以最小的镇静方式进行术中临床神经功能检查;术中分流[15]。这些技术改进均未明确显示能改善预后,因此,最佳 CEA 外科技术的选择应该是每一个外科医生根据他(她)的擅长进行选择。

外科手术技术

麻醉

CEA 通常可采用区域麻醉和局部麻醉方式。在理论上,每一种麻醉方式都有其优缺点。一项基于 Cochrane 数据库的 Meta 分析[16]和一项包含 3526 例患者的大型多中心前瞻性研究(GALA 试验)[17]的结果均未能显示出一种麻醉技术明显优于另一种。因此,在选择麻醉方式上很大程度上取决于患者和外科医生的偏好。

体位

患者采用平卧位,同侧颈部伸展并转向对侧,将一肩垫置于同侧肩胛骨下方。如果采用全身麻醉,气管插管应固定在对侧嘴角。如果采用局部麻醉或区域麻醉,应将一横杆或 Mayo 支架放置在患者的面部上方并悬挂无菌单使患者面部保持在术野之外,以防止患者出现幽闭恐惧症。

显露

对患者的血管造影影像资料进行全面复习后开始手术,沿胸锁乳突肌(SCM)前缘做颈部皮肤切口,从锁骨上方约两指宽处开始,向上方延伸不超过下颌角。根据颈动脉分叉的位置,对切口的长度进行调整。之后分离颈阔肌,沿胸锁乳突肌内侧缘向深部解剖直至血管间隙。耳大神经常跨过胸锁乳突肌,该神经损伤会导致耳廓麻木。面静脉穿过手术入路的上部区域和肩胛舌骨肌到达入路的下部区域。如果需要,两者均可安全地进行分离。进入颈动脉鞘后,在颈动脉和颈静脉之间的后方辨别出迷走神经。将颈总动脉(CCA)从其周围结构中分离开来,分离过程应加倍小心,防止斑块破裂或栓子脱落。顺颈襻在二腹肌后腹部的下方进行舌下神经解剖。显露颈动脉分叉部后,解剖出甲状腺上动脉并采用临时阻断夹暂时夹闭。从颈动脉分叉部的后外侧方显露 ICA,充分显露 ICA 远端对于手术的成功有很重要的意义。有时候,颈动脉分叉位置较高或病变向远端延伸,这时就需要扩大显露 ICA 远端部分,这可能需要进行经鼻导管气管插管,分离二腹肌后腹,甚至于切除茎突。

颈动脉内膜切除

颈动脉分支解剖显露后,立即给予 70~100U/kg 体重或标准剂量 5000U 的肝素。利用 Rummel 止血带、DeBakey 血管夹或 Fogarty 夹进行血管近端控制。然后,用动脉瘤夹依次夹闭甲状腺上动脉和颈外动脉(ECA),随后夹闭 ICA。根据选择的神经功能监测结果和外科医生偏好,可选择放置分流器。如果不需要放置分流器,那么根据血管造影的结果在颈动脉分叉部尾端做一个长约 2cm 的切口。使用带角度的 Pott 剪延长动脉切口并通过斑块至 ICA。在动脉切口最近端横向切断斑块,然后沿动脉血管壁向远端分离斑块。完整切除斑块后,应仔细检查整个切开的动脉内壁并清除残余的斑块组织。然后应用肝素溶液反复冲洗开放的颈动脉管腔,特别要注意 ICA 的远端部分,应尽可能清除任何残留的小斑块。理想的结果应是颈动脉分叉部过渡到 ICA 呈一个平滑的锥形。有时候,会在颈动脉内膜切除术野的远端,采用 8-0 的丝线进行间断缝合,以抑制血管壁的剩余斑块,但是这一操作被证实有可能增加围术期脑卒中的发生率[18]。

切口关闭

多个大型的随机对照试验[19-21]以及汇集的数据分析[22-24]已确定应用补片进行缝合优于动脉切口的直接缝合。但是相对于应用自体大隐静脉作为补片缝合,其他各种类型的合成材料没有一项能够显示更好的结果。对于补片缝合技术,补片材料首先应被裁切成合适的长度,末端修剪成锥形。然后首先缝合补片末端以锚定补片后,采用连续非锁边缝合技术来缝合切

开动脉两侧缘。在缝合过程中,针首先穿过补片,然后穿过管腔壁,这样确保血管内膜的缝合完整。缝合间距应小且均匀分布,以防止泄漏。在补片缝合最后关闭前,应在切开动脉管腔内使用肝素溶液反复冲洗,并开放 ICA 血液回流对管腔进行冲洗残留的斑块碎片和空气气泡。在血管缝合结束后,应严格遵循特定的动脉开放顺序,以防止存留的斑块碎片进入脑血液循环。首先开放甲状腺上动脉和 ECA,然后短暂开放 CCA,这样可使血管内存留的碎片通过 ECA 流出。随后再次关闭 CCA,开放 ICA,这样通过 ICA 回流血液再次冲刷血管内碎片经过颈动脉分叉进入 ECA。最后再开放 CCA,然后检查补片修补的血管有无渗漏,充分冲洗切口,止血,最后逐层关闭切口。

并发症

CEA 开展的历史上最常见的并发症是心肌梗死(MI),其占围术期死亡率的 25%~50%[25-27],最近心肌梗死并发症的发生率已显著下降。近年来,CEA 的围术期心肌梗死发病率已降至 0.5%~1.5%[28,29]。CEA 与心肌梗死之间高度相关性反映了动脉粥样硬化疾病属于全身血管系统性疾病。所以周密的术前筛选、术后心脏功能监测和控制血压有助于降低这种并发症的风险。

一个令人沮丧的并发症却是术者实施 CEA 手术来预防的卒中。术后卒中的原因可归于斑块操作过程导致的栓塞、血栓形成或颈动脉夹闭期间引起的脑缺血。CEA 手术相关的卒中发生率为 0.25%~3%,与外科医生的手术经验和手术量呈反比[30,31]。包括适当的显露、斑块切除、血管夹的移除顺序和止血的外科手术技术都有可能增加手术导致的卒中发生率。

神经损伤是一种常见的神经系统并发症。最常受损伤的神经是舌下神经,其次是喉返神经和喉上神经。最常见的受伤原因是牵开直接拉伸或压迫造成的损伤。幸运的是,大多数神经损伤都是短暂的、一过性的[6]。

术后颈部血肿是发生在 CEA 术后一种罕见的并发症,有可能需要外科手术紧急处置。大多数情况下,是由于弥漫性渗血,而不是动脉破裂引起。发生此类并发症的大多数患者是由于 CEA 手术过程中使用抗血小板药物和同时使用全身抗凝药物所引起,很少是由于止血不充分引起。充分保护呼吸道后对术区再进行探查是有必要的。采用闭合负压吸引系统可能有助于防止此并发症。

小结

多个大规模的临床试验已证明通过 CEA 治疗动脉粥样硬化性疾病将有助于预防卒中。CEA 是目前被开展和研究最多的外科手术之一,它已成为比较药物治疗和新兴技术如颈动脉支架置入术疗效的金标准。选择合适的患者和采用显微外科技术能够确保手术最大获益。

椎动脉疾病

缺血性脑血管病中后循环梗死所占比例高达 20%~24%[32,33],其中颅外段椎动脉(VA)粥样硬化是引起后循环梗死的一个极为重要的原因,5 例致命性卒中患者中就有 1 例被证实有严重的颅外动脉粥样硬化,而椎动脉近端狭窄比颈动脉狭窄更为常见[34]。有研究报道,对于椎基底动脉狭窄超过 50% 的有症状患者,90 天内再次发生卒中的风险高达 22%,再次发生短暂性脑缺血发作和卒中的整体风险高达 46%[35]。后循环短暂性脑缺血发作和微小卒中需要药物进行治疗,抗血小板药和抗凝药仍然是动脉粥样硬化脑血管疾病主要的一线治疗用药[33],而多种侵袭性治疗方法,包括血管内支架植入术和外科手术治疗也可选择使用。与症状性的颈动脉粥样硬化性疾病相比,严重症状性椎基底动脉粥样硬化性疾病的手术与药物治疗效果的对比证据较少。应用血管内技术治疗这两种病症变得越来越普遍;并且有证据表明,对于选择的合适病例,外科手术治疗颅外段椎动脉粥样硬化性疾病是安全和有效的[36]。因此,对于有椎基底动脉缺血症状患者在给予最强的药物治疗以外,手术治疗可能也是一个合适的选择。

椎动脉狭窄的诊断

颅外段椎动脉粥样硬化诊断的金标准是经导管血管造影。此外,无创成像方式也已成为现实,其能提供可接受的诊断椎动脉狭窄的敏感性和特异性。有研究报道[37],对于椎动脉狭窄 ≥50% 的患者,增强磁共振血管成像(CE-MRA)诊断具有最佳的敏感性和特异性(83%~89% 的敏感性和 87%~91% 的特异性)。在同一研究中,计算机断层血管造影(CTA)诊断具有 58%~68% 敏感性和 92.5%~93% 特异性;但多普勒超声诊断具有较低的敏感性为 44%,而特异性为 95%。对于高度狭窄(≥70%)的诊断,CTA 的敏感性和特异性明显提高,分别为 80% 和 95%。对于椎动脉开口部狭窄的诊断,CTA 和多普勒超声的敏感性和特异性也明显提高(CTA 的敏感性和特异性分别为 82% 和 93%,多普勒超声的敏感性和特异性分别为 67% 和 98%)。MRA 在检测椎动脉高度狭窄和椎动脉开口部狭窄时也有同样高的敏感性和特异性。其他一些研究显示,CE-MRA 也是诊断椎动脉狭窄一个方法,但 CE-MRA 检查存在狭窄程度高估的倾向[38]。因此,虽然无创方法在椎动脉狭窄的诊断中发挥了重要作用,但经导管血管造影仍然是颅外段椎动脉粥样硬化诊断的金标准,并且在制定手术计划中起重要的作用。

椎动脉解剖

椎动脉通常在解剖上被分为四段[39,40]。第一段(V1)椎动脉起始于锁骨下动脉的椎动脉开口部至 C6(或偶尔 C5、C7 或 C4)横突孔的入口部。椎动脉通常从锁骨下动脉的后上部作为第一个分支发出,与邻近的甲状颈干的区分在于椎动脉近段无分支血管。椎动脉在前斜角肌的深部经过,然后进入 C6 横突孔。椎动脉的第二段(V2)穿行于颈椎的横突孔内,通常从 C6 横突孔走行至 C2 横突孔。然后,椎动脉出 C2 的横突孔后环状绕行进入 C1 横突孔,这一段被称为椎动脉第三段(V3)。然后 V3 段椎动脉向后绕行于 C1 侧块上表面。椎动脉的颅内部分是第四段(V4)。

外科手术治疗

手术治疗椎动脉粥样硬化是由 Cate、Scott、Crawford 和 Debakey 在 20 世纪 50 年代末首次报道椎动脉内膜切除术后逐渐开始的[41]。椎动脉内膜切除术在很大程度上已被椎动脉-颈动脉搭桥手术以及随后的椎动脉移位手术所代替[36]。椎动脉颅外段远侧病变(V2 和 V3)的手术治疗已有了很大的进步。颅外段椎动脉粥样硬化的近侧病变(椎动脉开口部狭窄)和远侧病变(V2 和 V3)可考虑进行外科手术治疗。

麻醉和手术一般处理原则

外科手术治疗椎动脉狭窄一般都采取全身麻醉。桡动脉置管应该位于即将进行血管重建动脉的对侧进行,因为在手术过程中锁骨下动脉将被夹闭。患者应采用仰卧位,垫肩使颈部伸展。一些学者主张采用术中脑电图(EEG)监测与巴比妥诱导爆发抑制技术,也有其他的术者在没有采用这一技术的情况下成功完成手术[42]。术中也可采用听觉诱发电位和体感诱发电位监测[43]。在手术开始前和手术后，患者通常开始服用(一般需持续服用)阿司匹林或其他抗血小板药物(如果因药物原因可选择的其他替代药物)治疗。在任何动脉阻断前应常规静脉推注肝素。有一些作者提倡术中使用显微镜[42-44]。

近段(V1)病变的外科手术技术：椎动脉开口部狭窄

移位

椎动脉-颈动脉移位[39,42,43,45-51]

切口从胸骨上切迹外侧开始在锁骨上方做平行锁骨的6~8cm的直切口，分离颈阔肌后，解剖胸锁乳突肌的锁骨头。暴露颈动脉鞘并切开，向内侧牵开CCA，这时应小心将颈内静脉和迷走神经牵向外侧。在患者左侧进行手术时，应注意保护胸导管。在胸导管无法避免损伤或保护的情况下，最好的办法是确认胸导管后对其进行结扎、切断，以避免术后发生淋巴瘘。在患者右侧进行手术时，可能会遇上环绕于锁骨下动脉上方的喉返神经，必须小心避免损伤这一神经。

通过暴露外侧的锁骨下动脉来寻找椎动脉，椎动脉是锁骨下动脉最近端的分支，它位于锁骨下动脉的后上面，并且它的近段没有分支；这一特点很容易将甲状颈干与它区分开来，因为甲状颈干更向前起源于锁骨下动脉之后立即分出许多分支血管。术中应注意避免损伤到左侧胸廓内动脉，尤其是那些经历了利用该血管进行冠脉搭桥术的患者。此外，也可通过另外一种方法[48]先确定位于CCA内侧和颈内静脉外侧之间的椎动脉远侧部分，然后循椎动脉的近侧段寻找到椎动脉的开口部。椎静脉走行在椎动脉近侧部分的表面并汇入颈内静脉或头臂静脉。这个位置通常可帮助确定靠近它起始部位的椎动脉近侧部分[48]。仔细分离结扎椎静脉。显露椎动脉的起始部直到它埋藏于颈长肌的后方并进入横突孔(通常在C6)。椎动脉通常可在不分离穿越动脉的交感神经纤维的情况下被解剖出来。然而，有时需要游离这些纤维束，以便能够解剖出足够长度的椎动脉。术前应考虑到术后可能出现的Horner综合征，即便是术中尽最大努力对这些穿越动脉的交感神经纤维和相邻的星状神经节进行保护也可能发生Horner综合征。

然后在椎动脉起始部近端血管处用血管夹夹闭阻断血流并切开，必要时切开血管行血栓内膜剥脱

术。当观察到充分的血液回流和管腔内无显著斑块阻塞后，在横突孔位置用临时动脉瘤夹夹闭血管，随后用肝素生理盐水冲洗血管腔。

然后在计划行CCA切开的位置的近端和远端夹闭CCA。使用动脉瘤夹旋转颈动脉来显露后外侧动脉切开位置，即行椎动脉移位的最佳解剖位置。用11号刀片在动脉上切开一个小的切口，然后用4~5mm的主动脉打孔器在CCA上做一个椭圆形切口。然后在椎动脉暴露的尾端斜行切开，必要时可行鱼嘴状切开以适合CCA切口形状。然后用7-0丝线对椎动脉和CCA切口行端-侧吻合，锁边或者不锁边的上下缝合均可[42,43,45]。在完成最后的血管吻合的缝合之前，暂时去除椎动脉远端的动脉夹以使血液回流，并用肝素或者肝素生理盐水再次冲洗血管腔。血管吻合完毕后，椎动脉远端动脉夹和CCA近端动脉夹首先被去除，以确保去除CCA远端动脉夹之前管腔内残留空气通过吻合口排出。在所有临时血管阻断夹去除之后用生理盐水冲洗术区。止血后，胸锁乳突肌的锁骨头复位。最后缝合颈阔肌和切口。

椎动脉-锁骨下动脉移位[44,52]

在某些病例中，如伴随CCA疾病，会优先选择椎动脉移位(或重建移植)到锁骨下动脉，而不是CCA。虽然在很多情况下，锁骨下动脉也往往会并发动脉粥样硬化性疾病，但在不伴有锁骨下动脉病变的患者中，此手术可能是很好的一个选择。

椎动脉-锁骨下动脉移位手术方法类似于椎动脉-CCA移位，但其不需要暴露CCA。完全暴露椎动脉从起始部到进入横突孔段，暴露锁骨下动脉，包括甲状颈干、肋颈干和胸廓内动脉，然后在锁骨下动脉上选择椎动脉合适的移位点。使用临时动脉瘤夹阻断分支动脉，并用血管夹夹闭锁骨下动脉。在椎动脉尽可能近的近端结扎和切开，如果有必要，可先行血栓和动脉内膜切除术。观察到椎动脉有血流反流后，在椎动脉进入横突孔的入口处近端用临时动脉瘤夹阻断。用11号刀片在锁骨下动脉上切开一个小的切口，然后用血管打孔器在锁骨下动脉上做一个椭圆形切口。然后在椎动脉暴露的尾端斜形切开，必要时可行鱼嘴状切开，使用7-0丝线对椎动脉和锁骨下动脉行端-侧吻合。在最终吻合完成之前，暂时去除椎动脉远端阻断夹，直视下观察椎动脉血流的反流情况。最后用肝素或肝素化的盐水冲洗血管腔，然后完成吻合术。先去除近端临时阻断夹，然后再远端。切口闭合程序采用上文详述的方式进行。

搭桥

椎动脉到锁骨下动脉或 CCA 的搭桥也可用于椎动脉重建。尽管直接移位手术往往是首选的方法,但如果椎动脉的长度不足以直接移位,或者动脉粥样硬化斑块累及椎动脉大部分的情况下,搭桥手术是非常有用的。许多作者倾向于大隐静脉自体移植搭桥。聚四氟乙烯(PTFE)材料也已成功应用在搭桥手术中。

椎动脉-锁骨下动脉搭桥[50,53,54]

椎动脉-锁骨下动脉搭桥手术采用前述类似的手术过程进行显露:做一锁骨上皮肤切口,解剖胸锁乳突肌,显露锁骨下动脉近段、椎动脉和锁骨下动脉分支。椎动脉一直显露到其进入横突孔位置。在腹股沟大隐静脉处截取静脉移植物。如果椎动脉直径较小,也可使用下肢的大隐静脉作为移植用血管[54]。在去除粥样硬化斑块的椎动脉远侧段选择搭桥位置,搭桥位置两侧用两个临时动脉瘤夹夹闭。在椎动脉上做 4mm切口,用 7-0 丝线端-侧吻合移植的大隐静脉。临时动脉瘤夹夹闭移植静脉,恢复椎动脉血流。剪断多余的移植静脉血管,其长度应满足从血管夹到锁骨下动脉第二段的搭桥动脉切口之间的长度。用 7-0 丝线对移植静脉近端与锁骨下动脉切口行端-侧吻合。开放动脉临时阻断夹,首先开放锁骨下动脉近端临时阻断夹,然后是锁骨下动脉远端,最后开放移植血管阻断夹。这一手术过程也可反向完成,首先进行锁骨下动脉和移植静脉血管近端吻合,然后进行椎动脉和移植静脉血管远端吻合[50]。充分止血后冲洗术腔,胸锁乳突肌复位后逐层缝合切口。

椎动脉-颈总动脉搭桥[47,55]

另外,反向大隐静脉移植血管或者 PTFE 移植物可用于椎动脉-CCA 搭桥手术。这一技术与椎动脉-CCA 移位的技术是相似的,CCA 应暴露足够的长度。在搭桥移植血管的远端吻合完成以后,临时夹闭移植血管。在计划进行 CCA 吻合处的近端和远端应用血管夹夹闭。CCA 行鱼嘴状切开,使用 7-0 丝线对 CCA 与移植血管进行吻合。开放 CCA 近端的临时阻断夹,然后是远端。术区止血后逐层闭合切口。

椎动脉内膜切除术[41,42,47,49,56]

椎动脉内膜切除术是第一个用于治疗椎动脉狭窄的外科手术,Cate 和 Scott[41] 于 1958 年,Crawford、DeBakey 和 Fields[56]于 1957 年分别对其进行了报道。尽管它在很大程度上已经被前述的搭桥或移位手术所取代,但是对于特定病例,它仍然是一个合适的手术方式。下面对其手术技术进行阐述。

通常椎动脉内膜切除术采用经胸膜外手术入路[47]。然而,如果动脉粥样硬化病变累及锁骨下动脉近端和椎动脉,或者椎动脉的起始部非常靠近锁骨下动脉的近端,那么可能需要行胸骨切开手术[41,56]。因此,手术皮肤准备应包括颈前部和胸骨部,必要时还应该准备为胸骨切开手术的手术区域铺手术单。平行于锁骨上方约 2cm 做皮肤直切口,分离胸锁乳突肌的锁骨头,附着于第 1 肋骨上面的前斜角肌被分离,同时应注意保护膈神经。再次强调,在患者左侧进行手术操作时,应小心保护胸导管,必要时可结扎胸导管。

显露锁骨下动脉及其分支,包括胸廓内动脉、甲状颈干、椎动脉、椎动脉起始部的锁骨下动脉的近端。采用前述方法确定椎动脉,一直显露到椎动脉进入横突孔位置。应用血管夹临时阻断锁骨下动脉,应用临时动脉瘤夹夹闭椎动脉起始部的近端和远端、椎动脉的远段。也应用临时动脉瘤夹临时阻断锁骨下动脉的分支。在靠近椎动脉始部的锁骨下动脉上行弧形切开,切除起源于锁骨下动脉并延伸入椎动脉的粥样硬化斑块。在椎动脉远段另行一个约 1cm 的切口,以有利于斑块远端的分离。对椎动脉和锁骨下动脉远端内膜进行紧密缝合以避免动脉内膜夹层[41,47]。在最后闭合切口前应放开椎动脉远段的阻断夹以评估血液回流情况。然后用 5-0 或 6-0 丝线进行动脉切口缝合。开放临时阻断夹,首先锁骨下动脉近端,接着是锁骨下动脉远端、胸廓内动脉、甲状颈干,最后是椎动脉。充分止血后生理盐水冲洗术腔。胸锁乳突肌复位,逐层闭合切口。

椎动脉-锁骨下动脉移位手术或者椎动脉-锁骨下动脉内膜切除术的优点在于不需要阻断 CCA。在那些弥漫性动脉粥样硬化疾病或 CCA 或 ICA 已发生动脉粥样硬化狭窄的病例中,可能优先选择这一技术,因为它不需要同时临时阻断一侧的大脑前循环和后循环动脉,即使阻断很短的时间。

颅外椎动脉远段(V2、V3)粥样硬化的外科手术技术[57-61]

椎动脉远段(V2、V3 段)的重建手术要少于椎动脉近段。这项技术这可能是药物治疗无效的椎基底动脉供血不足并且伴有椎动脉远段动脉粥样硬化斑块的患者的一个选择。

V3 段重建

在 C1–C2 水平进行椎动脉远段重建手术，患者仰卧，头部略为转向对侧，颈部伸展。胸锁乳突肌的前方做直线切口，起自乳突水平至胸骨上切迹。向外侧牵开胸锁乳突肌，分离颈动脉鞘，向内侧牵开颈内静脉。副神经横跨术野，随胸锁乳突肌外向牵开。二腹肌后方可触摸到 C1 的横突。肩胛提肌和颈夹肌可在 C1–C2 间隙被发现，其下方为椎动脉。C2 的前弓是正确识别肌肉的标志点，它位于肩胛提肌前缘的下方。肩胛提肌的切开要尽可能靠近 C1 横突，切开时在肌肉的下方用一剥离子保护其下方的椎动脉。然后在 C2 神经根的后方辨认出椎动脉，分离并完全暴露此段椎动脉。然后通过 C2 前弓的上方和下方的血管袢来固定椎动脉，同时应注意保护任何从椎动脉后壁可能发出的枕支或其他侧支血管。然后在 C1 和 C2 的横突之间暂时阻断椎动脉，切开动脉，用 7-0 丝线对移植的大隐静脉或 PTFE 与椎动脉行端–侧吻合（如前面所述），然后临时阻断移植血管，恢复椎动脉远段血流。将移植血管从颈静脉下方穿过，邻近 CCA 区域，与 CCA、ICA 或 ECA 行端–侧吻合。CCA 通常是首选的吻合点，CCA 的切开通常采用 4~5mm 的打孔器完成。血管吻合完成后，开放临时阻断夹首先是近端，然后是远端。充分止血后，生理盐水冲洗术区，逐层闭合切口。

V2 段重建

椎动脉 V2 段的重建手术采用类似的手术入路。

切口沿胸锁乳突肌前缘，从乳突水平到胸骨上切迹位置。向外侧牵开胸锁乳突肌和分离颈动脉鞘。颈静脉和迷走神经向外侧牵开，解剖分离颈动脉鞘的后面，显露椎前筋膜。注意保护位于 C2–C7 棘突前方的交感神经节和神经。通常在 C6 水平，椎动脉进入横突孔的区域并在颈长肌内侧和前斜角肌外侧之间可观察到椎动脉的近段（V1），在横突的前表面前斜角肌和颈长肌之间通常可显露狭窄节段动脉。将这部分肌肉向外侧牵开，暴露横突的前表面，然后用刮匙或高速磨钻去除。切除横突后，在骨膜下方会遇上静脉丛，在移动椎动脉前必须仔细烧灼和分离静脉丛。椎动脉的脊神经根支必须确认并保留。这时可采用前述的方法对暴露的狭窄段行内膜切除术，或行其与 CCA、ICA 或 ECA 搭桥术。

还有一些其他方法用于手术治疗颅外椎动脉远段动脉粥样硬化，包括前面所述的椎动脉远段–ICA 的直接移位、椎动脉狭窄段的静脉补片血管成形术，C1 和枕骨大孔之间椎动脉远段的暴露等[36,61,62]。这些手术方法很少被使用，故不做详细讨论。

小结

严重的（狭窄≥50%）症状性椎动脉粥样硬化性疾病患者反复发生 TIA 或卒中的风险非常高。药物仍然是该类疾病治疗的主要方法，血管内治疗持续发展使其成为该类疾病的重要治疗方法，对于经过选择的病例，血管重建手术也是一种安全、有效的治疗策略。

第二部分　血管内技术

颈动脉支架植入术

适应证

近来，颈动脉支架植入术指南已由包括来自主要临床神经医学、心血管病、血管外科和介入放射学代表组成的专家委员会所制定[63]。对于症状性颈动脉狭窄，无创成像显示狭窄直径大于 70%，经导管血管造影显示狭窄直径超过 50% 患者接受颈动脉支架植入术治疗为Ⅰ类推荐，B 级证据支持；对于无症状性颈动脉狭窄，多普勒超声显示狭窄直径大于 70% 或者经导管血管造影狭窄直径超过 60% 的患者采用颈动脉支架植入术治疗为Ⅱb 类推荐，B 级证据支持。

成像设备

一个具有大型图像探测器、数字减影、路图功能和血管尺寸定量分析的双平板系统可为颈动脉支架植入术提供最佳的影像。最佳成像设备能够提供颅内血管的高分辨率的数字减影血管造影影像，这对于脑栓塞并发症的诊断和治疗是必不可少的。

解剖学因素

对相关血管解剖进行全面的评估将最大限度地减少意外发生的可能性。通常采用经股动脉插管行颈动脉支架植入术,但有腹主动脉和髂动脉疾病病史和相关症状的患者应被排除。可应用腹部和盆腔 CT 或磁共振血管造影(MRA)在术前对腹主动脉和髂动脉阻塞情况进行检查。对于有下肢血管搭桥、支架和中等程度的动脉粥样硬化或动脉瘤的患者,经股动脉插管并不是绝对禁忌证。在股动脉插管不可行的情况下,如主动脉闭塞,这时也可采用经桡动脉或肱动脉插管。

主动脉弓的解剖极大地影响了经股动脉插管进入 CCA,颈动脉支架植入术的技术失败大部分原因都与不利于插管的主动脉弓的解剖结构特征相关。主动脉弓上表面起源的大血管的位置是一个重要的因素。通常采用左前斜位主动脉弓造影来测量头臂干(无名动脉)发出的水平位置与主动脉弓凸侧最高点的水平线之间的垂直距离,从而判定主动脉弓的解剖结构特征。距离小于 1 个左侧 CCA 直径的为 Ⅰ 型主动脉弓;距离在 1 个左侧 CCA 直径与 2 个左侧 CCA 直径之间的为 Ⅱ 型主动脉弓;距离超过 2 个左侧 CCA 直径的为 Ⅲ 型主动脉弓(图 14.1)。随着距离(主动脉弓型)的增加,CCA 的插管会变得更加困难。

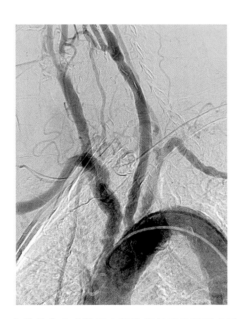

图 14.1 左前斜位主动脉弓血管造影显示为 Ⅲ 型主动脉弓,头臂干起始部位于主动脉弓顶点的下方,并可见右侧 ICA 起始部狭窄。

多普勒超声检查往往是诊断颈部颈动脉阻塞最初的检查手段。CT 或 MRA 成像可用于评价可能增加颈动脉支架植入术风险或需要采用其他替代技术手段的影响因素。这些因素包括:

(1) 困难的主动脉弓解剖结构(Ⅲ 型主动脉弓);

(2) 主动脉弓严重动脉粥样硬化斑块形成;

(3) 牛形主动脉弓(左侧 CCA 自头臂干发出);

(4) 胸腔内大血管局部阻塞或者迂曲;

(5) 合并其他颈动脉病变;

(6) 不利支架植入的病变,如严重的环状钙化;

(7) 颈内动脉严重迂曲。

颈动脉支架系统

颈动脉支架植入术可使用多种不同的支架和支架/栓塞保护系统进行开展。颈动脉支架只有在采用 FDA 批准的支架系统时才能由 CMS 补偿[CMS 文件:关于颈动脉经皮腔内血管成形术(PTA)和颈动脉支架植入术的相关备忘录(CAG-00085R7)]。FDA 所批准的系统包括一个专用的支架和一个旨在减少球囊扩张和支架放置过程中粥样斑块栓子或血栓性物质进入脑血液循环风险的栓塞保护装置(EPD)。CMS 指南指出,如果不能采用保护装置则应停止颈动脉支架植入手术。美国国立卫生研究院(NIH)所资助的 CREST 临床试验中使用了 Abbott 公司的 Acculink 支架和 Accunet 保护伞[64]。

所有 FDA 批准用于颈动脉分叉部的支架系统(表)都是自膨胀支架,由 6F 或 8F 导引导管输送。大多数为锥形和直形,长度为 20~60mm。开环(Abbott 的 Acculink 支架、eV3 的 Protégé 支架)和闭环(Abbott 的 Xact 支架、BSC 的 Wallstent 支架、Cordis 的 Precise 支架)设计的支架均可供选择。支架设计的差异在于开环与闭环结构以及网孔的大小,这些差异将赋予支架具有不同的柔韧性、输送能力、适应不规则管腔结构的能力以及支撑力。支架设计方式是否会对重要的临床预后的产生影响,现有的研究数据没有获得一致的结果,目前的随机研究也没有获得结果。

几种不同设计的栓塞保护装置能够被使用。FDA 所批准的支架系统都采用了目标阻塞血管远端的保护伞装置。Abbott 公司的 Accunet 和 Cordis 公司 Angioguard 栓塞保护装置都将保护伞固定在支架输送导丝上。Abbott 公司的 Emboshield Nav6 栓塞保护装置的保护伞与专用导丝完全独立,导丝可独立推进。可以先将常规 0.014in 导丝穿过斑块阻塞的血管,然后在放置 eV3 公司的 SpyderFx 保护伞。近端的栓塞保护装置也是有效的,如颈动脉血流逆转(Gore 公司的血流逆转系统)或近端血流中断(Medtronic 公司的 Mo. Ma Ultra 系统)。

颈动脉支架植入过程中栓塞保护装置使用的价值目前仍有争议。尽管 FDA 批准的临床试验使得采用支架/栓塞保护系统用于颈动脉支架植入术,但临床随机试验并没有证明栓塞保护装置的使用改善了临床预后。无栓塞保护装置的颈动脉支架植入术存在一系列的争议。多个临床中心已报道无栓塞保护装置的颈动脉支架植入术的围术期脑卒中的发生率也是很低的 [65,66]。远端保护伞在放置前必须通过颈动脉狭窄部位,在这一无保护期间可能会发生远端栓塞。颈动脉支架植入过程中颅内动脉栓塞的经颅多普勒超声研究显示,栓塞保护装置对于防止血管栓塞的保护是不完全的[67]。栓塞保护装置的使用增加了颈动脉支架植入术的复杂性、持续时间和成本。

一般原则

在颈动脉支架植入术前给予双重抗血小板药物阿司匹林和氯吡格雷(波立维)治疗。在手术前应解决好患者药物治疗的依从性或阿司匹林和氯吡格雷的耐受性的问题。在手术当天给予氯吡格雷(600mg 口服)的负荷剂量治疗。

对于能配合的患者可在清醒镇静下开展,保证患者术中舒适,这样在术中也可进行神经系统的评估。技术上有困难或高危病变或抑郁焦虑的患者首选气管内插管麻醉。

颈动脉分叉部的球囊扩张或支架扩张都可能会压迫压力感受器而引起严重低血压和心动过缓。低血压可应用去氧肾上腺素进行静脉推注和静脉滴注治疗。心动过缓可应用格隆溴铵和(或)阿托品进行预防或治疗,也可应用经皮或经静脉临时起搏器进行预防或治疗。

诊断性血管造影

股动脉穿刺后置入 8F 血管鞘,然后抽血检测活化凝血时间(ACT)和静脉给 3000U 肝素。行血管鞘血管造影评估血管闭合装置的适合性;采用左前斜位主动脉弓数字减影血管造影评估主动脉弓和大血管的走行与解剖,除非这些特征已被先前的血管造影清楚地显示。用诊断性造影导管行双侧 CCA 和单侧或双侧椎动脉造影来评估先已存在的血管阻塞、完整的

Willis 环、侧支循环情况以及其他血管异常情况。

对诊断性血管造影结果进行仔细评估,对于以下情况要特别引起注意。

(1)头臂干或左侧 CCA 发出的位置或主动脉弓顶点的关系(主动脉弓类型)和存在牛形主动脉弓(左侧 CCA 自头臂干发出)。

(2)主动脉弓或者大的血管存在溃疡、不规则、迂曲和动脉粥样硬化狭窄。

(3)颈动脉病变特征包括病变狭窄程度、钙化、偏心率、影像学提示易脱落的动脉粥样硬化斑块、颈动脉夹层或血栓形成等。

(4)病变远端的 ICA 的迂曲程度、管径、狭窄程度和管腔不规则等情况。

(5)将被支架所覆盖的 CCA 和 ICA 的管径,将被放置保护伞的 ICA 远端血管的管径。

以上一些不利因素可能会导致颈动脉支架植入术的延期(deferral)。在进行支架植入术时,静脉给予肝素或比伐卢定,监测 ACT 使其至少要达到 250 秒或正常值 2 倍。

采用远端保护伞进行颈动脉支架植入术的典型步骤(图 14.2):

(1)CCA 内置入输送动脉鞘;

(2)将保护伞通过狭窄血管;

(3)释放保护伞;

(4)球囊扩张狭窄血管;

(5)放置和释放支架;

(6)支架内球囊扩张;

(7)撤回保护伞。

放置颈动脉鞘

作者通常采用在 8F 股动脉鞘内应用 80cm 长的 6F Cook Shuttle 长鞘。如果解剖合适,在长鞘内使用诊断性导管导引可将长鞘置入 CCA 内,然后将长鞘位置超过诊断性导管。有时可将 0.038in 导引导丝放置在 ECA 以稳定诊断性导管,随后在数字路图导引下将导动脉鞘推进至距离颈动脉分叉部 2~3cm 处。在回撤诊断性导管时必须小心避免长鞘意外地前进。当血管解剖更为复杂时,首先单独将诊断性导管插入 CCA,将长交换导丝(260cm 长的 0.038in 亲水性导丝或 TAD2 导丝)放置于 ECA,然后用长鞘替换诊断性导管。应用双平板透视,用侧位探测器显示颈动脉病变,用前后位探测器显示大血管的起始部,这将有助于上述的交换过程。

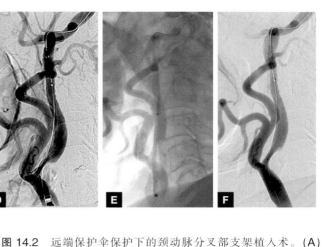

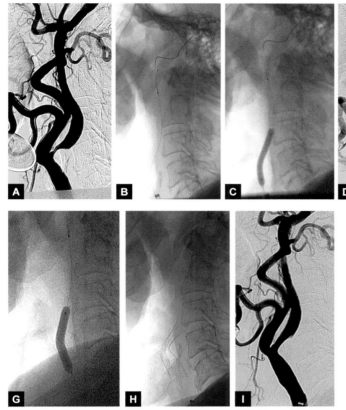

图 14.2 远端保护伞保护下的颈动脉分叉部支架植入术。(A) 血管造影侧位像显示病变的轮廓和将放置保护伞的 ICA 远端血管,贴在颈部的硬币作为测量的参考尺寸。(B) 保护伞固定导丝前行穿越病变并在病变远端的 ICA 直行血管段释放。(C) 采用 4mm×30mm 血管成形术球囊扩张病变血管。(D) 球囊扩张后血管造影显示严重狭窄段有轻微改善,没有动脉夹层和血栓形成。(E) 支架的近端缘位于 CCA 远段。(F) 支架植入后血管造影显示有严重的残余狭窄。(G) 使用 5mm×30mm 行支架内球囊扩张。(H) 支架扩张后的透视图像。(I) 最后血管造影显示支架充分扩张,没有动脉夹层、痉挛或血栓形成。

放置和释放保护伞

在手术开始前预先选择和准备保护伞、支架置入前扩张用球囊(如果使用)和支架,以尽量减少手术时间。所需设备、人员和药物都应在开展手术前准备好。

典型的颈动脉病变累及 CCA 远端和 ICA 近端,所选择支架应能够跨越该节段。ECA 的起始部被支架所覆盖(封闭),大多数情况下这样做不会造成严重后果,维持 ECA 的通畅并不重要。作者一般采用锥形支架,支架展开后的直径至少比近端和远端放置位置的血管直径大 1mm。支架的长度为 30 或 40mm,通常取决于狭窄段的长度。而目前尚不清楚不同设计的支架是否会对临床疗效造成影响。

目前能够得到不同设计、准备和放置技术的多种远端滤网栓塞保护装置(即保护伞)。作者偏爱应用的是配有专用导丝的保护伞,导丝可独立移动。考虑到保护伞之间存在的差异,常规使用一种或两种装置可能是明智的选择,并更有助于技术成功。如果 ICA 走行严重迂曲,置入保护伞可能比置入常规的导丝更为困难。动脉的迂曲度也可能会造成保护伞与血管壁贴合不紧密,从而影响其对栓子的捕获。在某些情况下,

最好替换一根裸导丝来引导保护伞。

在所有装置预先准备完善后开始进行保护伞的放置。数字路图显示没有重叠的病变、输送鞘的头端和 ICA 远端的保护伞将放置位置,然后在路图下引导保护伞向前移动。如果动脉严重阻塞或迂曲,可先放置一根裸导丝("伙伴导丝"技术)辅助保护伞放置到位。狭窄严重的管腔可能需要进行预扩张以建立一个足够大小的保护伞通道,一般应用小直径的球囊(2mm)以尽量减少无保护状态下的血管远端栓塞。保护伞须必须释放在 ICA 远端直行血管段以保证有足够空间来放置支架,尽可能减少保护伞向近端迁移和保护伞滞留在支架内的风险。保护伞释放和输送鞘回撤应在完全穿过病变血管后进行,因为输送鞘可能引起严重阻塞血管的闭塞。之后所有的操作都要着重保持保护伞的稳定性,以减少血管损伤和血管痉挛的风险。

球囊扩张

在大多数情况下,通常采用 4mm×20mm 或 4mm×30mm 的球囊在支架置入前进行病变血管的扩张。作者偏爱使用快速交换的球囊导管和支架。通常在球囊扩张前静脉给予 0.6~1mg 阿托品,除非患者在平静状

态下存在心动过速。球囊扩张应缓慢进行，直到病变血管被完全被扩开，扩张过程中密切关注由于压力感受器反射引起的心率和血压等的变化。术中低血压的治疗一般采用静脉推注肾上腺素和静脉滴注多巴胺。出现心动过缓则给予阿托品治疗或者偶尔使用经皮或经静脉临时起搏器治疗。缩短球囊扩张时间能够降低血流动力学改变的发生率。在球囊扩张完成后行病变血管造影，根据造影结果有可能会改变最初选择的支架大小，如远端出现动脉夹层等。病变血管重新回缩一般不再次行球囊扩张，除非初始扩张后管腔仍不足以通过支架。

支架放置和释放

支架输送过程必须在透视下进行，透视成像应显示出输送鞘头端、保护伞和病变血管。在输送支架前进过程中，应严密监控输送鞘末端的移动，因为这一过程中可能会出现输送鞘、支架和已展开的保护伞从颈动脉脱出进入升主动脉的灾难性后果。应用双平板透视，用侧位探测器显示颈部区域，用前后位探测器显示大血管的起始部，这将有助于复杂血管解剖下支架的输送。

刚性支架导管在病变血管的放置可能会导致整个颈动脉向头侧的移位或者其他解剖关系的变化。如果发生血管解剖移位情况，在释放支架前应重新做路图。

颈动脉支架的释放通过回撤输送导管来实现。在回撤输送导管过程中，支架可能会突然向远侧或近侧（通常较少）的动脉移位，导致支架植入错误的位置。这种移位倾向可通过将支架送至稍微远侧位置之后再回撤到最终位置来消除，然后再缓慢回撤输送导管以释放支架。开始回撤输送导管过程应缓慢，密切关注支架的展开位置。支架释放前的整个释放过程都可能发生支架向远侧移位，可通过重新定位来进行校正。如果支架已展开并固定于动脉血管壁上，则不允许进行重新定位。颈动脉 Wallstent 支架是经 FDA 批准的唯一一个可在部分释放后重新定位和再释放的支架系统。

支架释放和输送导管回撤后立即行血管造影，以评估有无残余狭窄、支架边缘动脉夹层、血管痉挛或血栓形成。支架释放后球囊扩张血管成形术必须要经过周密考量后再进行，因为额外的支架扩张可能会导致最严重的风险——动脉栓塞。不超过 40% 的残留狭窄通常是可接受的。支架持续自膨胀施加的径向力可能会出现狭窄血管的延迟扩张。

极少数情况下，支架植入术后血管造影会出现 ICA 内血流严重减少。"无血流"的可能原因包括动脉夹层、血栓形成、血管痉挛和保护伞内栓塞物质堵塞网孔等。如果出现保护伞堵塞，回收保护伞可能会引发悬浮在血液中的栓塞物质进入脑血液循环。使用手动抽吸导管抽吸该区域停滞的血流后再回收保护伞，可降低栓塞的风险。

支架内球囊扩张

支架释放后如果显示管腔狭窄残留严重(>50%狭窄直径)，那么提示需要进行支架内球囊扩张。对支架内球囊扩张采取保守的策略更为合适，因为支架内球囊扩张能导致远端血管栓塞的高风险，并且自膨胀支架持续向外的径向力可使狭窄血管发生延迟扩张。作者通常使用 5mm×30mm 的血管成形球囊。

保护伞回收

远端保护伞的回收是先由专门的回收导管前行并越过保护伞导丝，使保护伞回缩到回收导管内，然后回撤回收导管和其内的保护伞。回收导管的前行可能会受到新展开支架凸出的支柱阻碍，必须小心。有时为了尽可能避免栓塞物质被挤出保护伞的网孔，可采用保护伞不完全撤回到回收导管内进行回撤。最后行血管造影进行颈部和颅内血管成像。

术后护理

撤出股动脉血管鞘，通过简单程序使用神经血管造影所应用的血管闭合装置进行止血。患者术后送入专门的神经科病房，通常情况下术后第二天出院。术后每日服用氯吡格雷 75mg 并持续 6 周和长期服用阿司匹林。

（杨立斌　刘恩渝　黄海东　译）

参考文献

1. Thompson JE. The evolution of surgery for the treatment and prevention of stroke. The Willis Lecture. Stroke. 1996; 27(8):1427-34.
2. Beneficial effect of carotid endarterectomy in symptomatic patients with high-grade carotid stenosis. North American Symptomatic Carotid Endarterectomy Trial Collaborators. The New England journal of medicine. N Engl J Med. 1991; 325(7):445-53.
3. Endarterectomy for asymptomatic carotid artery stenosis. Executive Committee for the Asymptomatic Carotid

Atherosclerosis Study. JAMA. 1995;273(18):1421-8.

4. Endarterectomy for moderate symptomatic carotid stenosis: interim results from the MRC European Carotid Surgery Trial. Lancet. 1996;347(9015):1591-3.

5. MRC European Carotid Surgery Trial: interim results for symptomatic patients with severe (70-99%) or with mild (0-29%) carotid stenosis. European Carotid Surgery Trialists' Collaborative Group. Lancet. 1991;337(8752):1235-43.

6. Randomised trial of endarterectomy for recently symptomatic carotid stenosis: final results of the MRC European Carotid Surgery Trial (ECST). Lancet. 1998;351(9113): 1379-87.

7. Halliday A, Mansfield A, Marro J, et al. Prevention of disabling and fatal strokes by successful carotid endarterectomy in patients without recent neurological symptoms: randomised controlled trial. Lancet. 2004;363(9420):1491-502.

8. Brott TG, Halperin JL, Abbara S, et al. ASA/ACCF/ AHA/AANN/AANS/ACR/ASNR/CNS/SAIP/SCAI/ SIR/SNIS/SVM/SVS Guideline on the Management of Patients With Extracranial Carotid and Vertebral Artery Disease: A Report of the American College of Cardiology Foundation/American Heart Association Task Force on Practice Guidelines, and the American Stroke Association, American Association of Neuroscience Nurses, American Association of Neurological Surgeons, American College of Radiology, American Society of Neuroradiology, Congress of Neurological Surgeons, Society of Atherosclerosis Imaging and Prevention, Society for Cardiovascular Angiography and Interventions, Society of Interventional Radiology, Society of NeuroInterventional Surgery, Society for Vascular Medicine, and Society for Vascular Surgery. Circulation. May 25, 2011.

9. Brott TG, Hobson RW 2nd, Howard G, et al. Stenting versus endarterectomy for treatment of carotid-artery stenosis. The New England Journal of Medicine. 2010;363 (1):11-23.

10. Cao P, Giordano G, De Rango P, et al. Eversion versus conventional carotid endarterectomy: late results of a prospective multicenter randomized trial. Journal of vascular surgery : official publication, the Society for Vascular Surgery [and] International Society for Cardiovascular Surgery, North American Chapter. 2000;31(1 Pt 1):19-30.

11. Kieny R, Hirsch D, Seiller C, et al. Does carotid eversion endarterectomy and reimplantation reduce the risk of restenosis? Annals of vascular surgery. 1993;7(5):407-13.

12. Fletcher JP, Morris JG, Little JM, et al. EEG monitoring during carotid endarterectomy. Aust N Z J Surg. 1988;58(4): 285-8.

13. Hunter GC, Sieffert G, Malone JM, et al. The accuracy of carotid back pressure as an index for shunt requirements. A reappraisal. Stroke. 1982;13(3):319-26.

14. McDowell HA, Jr., Gross GM, Halsey JH. Carotid endarterectomy monitored with transcranial Doppler. Annals of surgery. 1992;215(5):514-8; Discussion 8-9.

15. Halsey JH, Jr. Risks and benefits of shunting in carotid endarterectomy. The International Transcranial Doppler Collaborators. Stroke. 1992;23(11):1583-7.

16. Rerkasem K, Rothwell PM. Local versus general anaesthesia for carotid endarterectomy. Cochrane Database Syst Rev. 2008(4):CD000126.

17. Lewis SC, Warlow CP, Bodenham AR, et al. General anaesthesia versus local anaesthesia for carotid surgery (GALA):

a multicentre, randomised controlled trial. Lancet. 2008; 372(9656):2132-42.

18. Moore WS, Kempczinski RF, Nelson JJ, et al. Recurrent carotid stenosis: results of the asymptomatic carotid atherosclerosis study. Stroke. 1998;29(10):2018-25.

19. AbuRahma AF, Robinson PA, Saiedy S, et al. Prospective randomized trial of bilateral carotid endarterectomies: primary closure versus patching. Stroke. 1999;30(6):1185-9.

20. AbuRahma AF, Robinson PA, Saiedy S, et al. Prospective randomized trial of carotid endarterectomy with primary closure and patch angioplasty with saphenous vein, jugular vein, and polytetrafluoroethylene: long-term follow-up. Journal of vascular surgery : official publication, the Society for Vascular Surgery [and] International Society for Cardiovascular Surgery, North American Chapter. 1998; 27(2): 222-32; Discussion 33-4.

21. Katz D, Snyder SO, Gandhi RH, et al. Long-term follow-up for recurrent stenosis: a prospective randomized study of expanded polytetrafluoroethylene patch angioplasty versus primary closure after carotid endarterectomy. Journal of vascular surgery: official publication, the Society for Vascular Surgery [and] International Society for Cardiovascular Surgery, North American Chapter. 1994;19(2): 198-203; Discussion 4-5.

22. Kresowik TF, Bratzler D, Karp HR, et al. Multistate utilization, processes, and outcomes of carotid endarterectomy. J Vasc Surg. 2001;33(2):227-34; Discussion 34-5.

23. Rerkasem K, Rothwell PM. Patch angioplasty versus primary closure for carotid endarterectomy. Cochrane Database Syst Rev. 2009(4):CD000160.

24. Rockman CB, Halm EA, Wang JJ, et al. Primary closure of the carotid artery is associated with poorer outcomes during carotid endarterectomy. J Vasc Surg. 2005;42(5):870-7.

25. Hertzer NR, Lees CD. Fatal myocardial infarction following carotid endarterectomy: three hundred thirty-five patients followed 6-11 years after operation. Ann Surg. 1981; 194(2):212-8.

26. Kazmers A, Cerqueira MD, Zierler RE. The role of preoperative radionuclide left ventricular ejection fraction for risk assessment in carotid surgery. Arch Surg. 1988;123(4):416-9.

27. O'Donnell TF, Jr., Callow AD, Willet C, et al. The impact of coronary artery disease on carotid endarterectomy. Ann Surg. 1983;198(6):705-12.

28. LaMuraglia GM, Brewster DC, Moncure AC, et al. Carotid endarterectomy at the millennium: what interventional therapy must match. Ann Surg. 2004;240(3):535-44; Discussion 44-6.

29. McGirt MJ, Perler BA, Brooke BS, et al. 3-hydroxy-3-methylglutaryl coenzyme A reductase inhibitors reduce the risk of perioperative stroke and mortality after carotid endarterectomy. J Vasc Surg. 2005;42(5):829-36; Discussion 36-7.

30. Hertzer NR, Avellone JC, Farrell CJ, et al. The risk of vascular surgery in a metropolitan community. With observations on surgeon experience and hospital size. J Vasc Surg. 1984; 1(1):13-21.

31. Matsen SL, Chang DC, Perler BA, et al. Trends in the in-hospital stroke rate following carotid endarterectomy in California and Maryland. J Vasc Surg. 2006;44(3):488-95.

32. Bamford J, Sandercock P, Dennis M, et al. Classification and natural history of clinically identifiable subtypes of cerebral

infarction. Lancet. 1991;337(8756):1521-6.

33. Cloud GC, Markus HS. Diagnosis and management of vertebral artery stenosis. QJM. 2003;96(1):27-54.

34. Mazighi M, Labreuche J, Gongora-Rivera F, et al. Autopsy prevalence of proximal extracranial atherosclerosis in patients with fatal stroke. Stroke. 2009;40(3):713-8.

35. Marquardt L, Kuker W, Chandratheva A, et al. Incidence and prognosis of > or = 50% symptomatic vertebral or basilar artery stenosis: prospective population-based study. Brain. 2009;132(Pt 4):982-8.

36. Berguer R, Morasch MD, Kline RA. A review of 100 consecutive reconstructions of the distal vertebral artery for embolic and hemodynamic disease. J Vasc Surg. 1998; 27(5):852-9.

37. Khan S, Rich P, Clifton A, et al. Noninvasive detection of vertebral artery stenosis: a comparison of contrast-enhanced MR angiography, CT angiography, and ultrasound. Stroke; a journal of cerebral circulation. 2009;40 (11):3499-503.

38. Choi HS, Kim DI, Kim DJ, et al. Accuracy of 3 T MR angioraphy in vertebral artery stenosis and coincidence with other cerebrovascular stenoses. Neuroradiology. 2010; 52(10):893-8.

39. Berguer R, Bauer RB, (Eds). Vertebrobasilar Arterial Occlusive Disease. New York: Raven Press; 1984.

40. Lumsden AB, Gregg JP, Peden EK, (Eds). Vertebral Artery Reconstruction. Lippincott Williams and Wilkins; 2005.

41. Cate WR, Jr., Scott HW, Jr. Cerebral ischemia of central origin: relief by subclavian-vertebral artery thrombo-endarterectomy. Surgery. 1959;45(1):19-31.

42. Hanel RA, Brasiliense LB, Spetzler RF. Microsurgical revascularization of proximal vertebral artery: a single-center, single-operator analysis. Neurosurgery. 2009;64(6): 1043-50; discussion 51.

43. Spetzler RF, Hadley MN, Martin NA, et al. Vertebrobasilar insufficiency. Part 1: Microsurgical treatment of extracranial vertebrobasilar disease. J Neurosurg. 1987;66(5):648-61.

44. Ogawa A, Yoshimoto T, Sakurai Y. Treatment of proximal vertebral artery stenosis. Vertebral to subclavian transposition. Acta Neurochir (Wien). 1991;112(1-2):13-8.

45. Edwards WH, Edwards WH, Jr. Vertebral-carotid transposition. Semin Vasc Surg. 2000;13(1):70-3.

46. Adelman MA, Corry DC, (Eds). Vertebral artery reconstruction: Springer; 2009.

47. Story JL, Brown WE, Jr., Abou-Samra M, et al. Extracranial surgical procedures in the management of vertebrobasilar insufficiency. Clin Neurosurg. 1982;29:594-646.

48. Deriu GP, Ballotta E, Franceschi L, et al. Surgical management of extracranial vertebral artery occlusive disease. J Cardiovasc Surg (Torino). 1991;32(4):413-9.

49. Chang SD, Ryu SI, Steinberg GK. Posterior cerebral circulation revascularization. Neurosurg Clin N Am. 2001; 12(3):519-40.

50. Diaz FG, Ausman JI, de los Reyes RA, et al. Surgical reconstruction of the proximal vertebral artery. J Neurosurg. 1984;61(5):874-81.

51. Pfeiffer RB, Jr., Snyder SO, Jr., Gregory RT, et al. Vascular transposition for vertebral basilar insufficiency. Va Med. 1984;111(4):212-4.

52. Kakino S, Ogasawara K, Kubo Y, et al. Clinical and angiographic long-term outcomes of vertebral artery-subclavian artery transposition to treat symptomatic

stenosis of vertebral artery origin. J Neurosurg. 2009;110(5): 943-7.

53. Berguer R, Bauer RB. Vertebral artery reconstruction. A successful technique in selected patients. Ann Surg. 1981;193(4):441-7.

54. Berguer R, Andaya LV, Bauer RB. Vertebral artery bypass. Arch Surg. 1976;111(9):976-9.

55. Cavanaugh DA, Story JL, Brown WE, et al. Polytetrafluoroethylene interposition grafts in vertebral to carotid artery transposition. A long-term follow-up study. J Neurosurg. 1989;70(2):212-5.

56. Crawford ES, De Bakey ME, Fields WS. Roentgenographic diagnosis and surgical treatment of basilar artery insufficiency. J Am Med Assoc. 1958;168(5):509-14.

57. Tubbs RS, Shoja MM, Acakpo-Satchivi L, et al. Exposure of the V1-V3 segments of the vertebral artery via the posterior cervical triangle: a cadaveric feasibility study. J Neurosurg Spine. 2006;5(4):320-3.

58. Bruneau M, Cornelius JF, George B. Antero-lateral approach to the V3 segment of the vertebral artery. Neurosurgery. 2006;58(1 Suppl):ONS29-35; discussion ONS29-35.

59. Berguer R. Distal vertebral artery bypass: technique, the "occipital connection," and potential uses. J Vasc Surg. 1985;2(4):621-6.

60. Diaz FG, Ausman JI, Shrontz C, et al. Surgical correction of lesions affecting the second portion of the vertebral artery. Neurosurgery. 1986;19(1):93-100.

61. Koskas F, Kieffer E, Rancurel G, et al. Direct transposition of the distal cervical vertebral artery into the internal carotid artery. Ann Vasc Surg. 1995;9(6):515-24.

62. Berguer R, Flynn LM, Kline RA, et al. Surgical reconstruction of the extracranial vertebral artery: management and outcome. J Vasc Surg. 2000;31(1 Pt 1):9-18.

63. Brott TG, Halperin JL, Abbara S, et al. ASA/ACCF/AHA/AANN/AANS/ACR/ASNR/CNS/SAIP/SCAI/SIR/SNIS/SVM/SVS Guideline on the Management of Patients With Extracranial Carotid and Vertebral Artery Disease: Executive Summary: A Report of the American College of Cardiology Foundation/American Heart Association Task Force on Practice Guidelines, and the American Stroke Association, American Association of Neuroscience Nurses, American Association of Neurological Surgeons, American College of Radiology, American Society of Neuroradiology, Congress of Neurological Surgeons, Society of Atherosclerosis Imaging and Prevention, Society for Cardiovascular Angiography and Interventions, Society of Interventional Radiology, Society of NeuroInterventional Surgery, Society for Vascular Medicine, and Society for Vascular Surgery. Circulation. Jan 31, 2011.

64. Brott TG, Hobson RW, 2nd, Howard G, et al. Stenting versus endarterectomy for treatment of carotid-artery stenosis. N Engl J Med. 2010;363(1):11-23.

65. Tallarita T, Rabinstein AA, Cloft H, et al. Are Distal Protection Devices "Protective" During Carotid Angioplasty and Stenting? Stroke. 2011.

66. Mansour OY, Weber J, Niesen W, et al. Carotid Angioplasty and Stenting Without Protection Devices: Safety and Efficacy Concerns-Single Center Experience. Clin Neuroradiol. 2011.

67. Gupta N, Corriere MA, Dodson TF, et al. The incidence of microemboli to the brain is less with endarterectomy than with percutaneous revascularization with distal filters or flow reversal. J Vasc Surg. 2011;53(2):316-22.

第 15 章　急性脑卒中的介入治疗

Parham Yashar, Sabareesh K Natarajan, Peter Kan, Kenneth V Snyder, Elad I Levy, L Nelson Hopkins, Adnan H Siddiqui

背景

卒中依旧是成人永久性残疾最常见的原因,同时是也是工业化国家第三个最常见的致死原因[1]。2002年世界卫生组织(WHO)估计每年约有 1530 万脑卒中患者, 并且每年死亡的 5700 万人中有 550 万死于脑卒中[2]。在美国,每年大概有 79.5 万人新发脑卒中或再次发生脑卒中[3]。此外,30%~50%的卒中幸存者不能恢复生活自理能力,15%~30%的幸存者将永久性残疾,并且 25%的幸存者将在发生卒中后 1 年内死亡。如果按这个比例计算, 可推测出在美国每 40 秒将有一个人发生卒中,每 3~4 分钟将有一个人死于卒中。经评估 2009 年因卒中所致的直接和间接花费高达 689 亿美元[4]。在美国,到 2025 年每年新发或再次发生的卒中患者预计将上升到 120 万人[5]。

毫无疑问,卒中仍然是医疗初级保健、神经系统、介入放射学及心血管系统等领域众多学者的研究焦点。然而,基于新的药物和介入治疗方法的不断涌现,如何治疗急性脑卒中的决策分析是一个不断发展的领域。因此,毫不奇怪,对卒中的治疗应包括药物治疗、开颅手术及血管内治疗。作者主要专注于卒中的介入治疗,本章将分为两部分:第一部分简单介绍急性卒中治疗中的颈动脉内膜切除术(CEA),而第二部分将讨论关于急性缺血性脑卒中的经静脉(IV)和经动脉(IA)溶栓以及血管内治疗等更广泛的议题。

第一部分　外科手术技术——颈动脉内膜切除术

颈动脉粥样硬化性疾病引起的缺血性卒中占所有缺血性卒中的 15%~30%[6,7]。几十年来,颈动脉内膜切除术 (CEA) 一直是颈动脉粥样硬化的标准治疗策略,但最近颈动脉支架植入术(CAS)已成为一种有效的替代治疗手段。通常情况下,在卒中的急性期不进行有症状的颈部颈动脉疾病的治疗(不管是采用 CEA还是 CAS),除非发生急性颈动脉闭塞。6.5%的缺血性卒中可能是由急性颈部颈内动脉(ICA)闭塞引起的,如果没有足够的侧支循环血流代偿,那么将会导致严重的神经功能障碍,预后很差[8,9]。在过去,CEA 一直是最主要的紧急进行血运重建的方法,但其并发症发生率也非常高[10]。最新的数据表明,应用 CAS 血进行血管内治疗可能是一种更安全和有效的紧急颈动脉血运重建方法[11]。在本部分,作者将简要回顾由动脉粥样硬化性颈动脉闭塞引起的急性缺血性脑卒中的 CEA治疗方法及相关的结果。CAS 在治疗急性缺血性卒中中的作用将在本章的第二部分进行讨论。

溶栓和颈动脉内膜切除术治疗急性颈动脉闭塞

经美国食品和药物管理局（FDA）批准，静脉输注组织型纤溶酶原激活物（tPA）可用于急性缺血性卒中发生 3 小时内的治疗。然而，其对近端闭塞血管的再通率则是普遍令人失望的：对 ICA 的再通率为 10%，对近端大脑中动脉（MCA）的再通率为 30%[12]。Christou 等人[13]对 20 例 ICA 颈段和末端闭塞的患者静脉输注 tPA 进行治疗，其结果显示，完全再通、部分再通和未再通的比率分别为 10%、16% 和 74%。Linfante 等[14]报道了相似的结果，他们在静脉输注 tPA 治疗的 17 例颈段 ICA-MCA 串联闭塞的患者中，完全及部分再通率为 31%。其他的一些研究获得了稍好一些的结果。Wunderlich 等[9]报道在静脉输注 tPA 治疗的 42 例急性 ICA 末端闭塞患者中的再通率为 40%，而 Thomalla 等人[15]报道在静脉输注 tPA 治疗的 14 例 ICA-MCA 串联闭塞患者中的再通率为 42%。在静脉输注 tPA 治疗急性颈动脉闭塞的相关报道中，Rubiera 等[8]报道仅有 18% 的急性 ICA-MCA 串联闭塞的患者在治疗后 3 个月恢复了生活自理能力。基于上述文献报道可见，静脉输注 tPA 治疗颈动脉闭塞引起的急性缺血性脑卒中，大多数患者未成功获得血管再通且预后很差。

CEA 是一种对颈动脉闭塞进行紧急血运重建的外科手术方法。DeBakey[16]等在 1965 年指出，CEA 治疗急性缺血性脑卒中的局限性主要是颈部的血栓性病变经常延伸进入颅内。此外，Bond 等[10]的系统回顾分析报道指出，在卒中进展期行 CEA 的围术期风险为 19.2%，而与其相比，延迟行 CEA 的围术期风险为 3.2%。然而，有些人仍然主张早期对 ICA 闭塞的急性脑卒中患者行 CEA 治疗。Weis-Muller 等[17]报道了他们对 34 例 ICA 闭塞患者在发生症状后 72 小时内给予急诊行 CEA 治疗的经验。在他们的研究中，颅内出血（ICH）再次发生卒中及死亡的发生率各占 6%，86% 的患者成功获得了血运重建，临床症状改善率达到 57%，31% 的患者临床症状稳定和 6% 患者临床症状恶化。但是大面积卒中、意识明显改变患者和颅内段颈动脉闭塞患者被此研究排除在外。他们建议 CEA 仅限于治疗动脉粥样硬化性颈部 ICA 闭塞引起的神经功能缺损较轻微的急性脑卒中。

小结

对有症状的颈部颈动脉粥样硬化疾病的治疗一般不在急性卒中的进展期进行，除非是发生急性颈部颈动脉闭塞引起严重的卒中并具有可挽救的缺血半暗带的患者。比较 CEA 与血管内治疗，作者更喜欢血管内治疗，因为血栓性病变经常延伸进入颅内。大家的经验和有利的结果表明，联合应用 CAS 与颅内血运重建技术对颅内和颅外的颈动脉闭塞都能成功实现血运重建。

第二部分　血管内治疗技术

基本原理及治疗目标

各种能降低卒中发病率及死亡率的全身的或局部的治疗方法一直都被广泛倡导。通过表 15.1 可明显看出，虽然卒中的治疗策略多种多样，但是主要的临床研究都强调了急性脑卒中神经功能预后的关键决定因素[18-23]。因此，如果是一个成功的卒中治疗，那么干预的目标应该是快速、充分、有效地完成再灌注并降低症状性颅内出血（sICH）的发生率。

表15.1　缺血性脑卒中后神经功能结果的决定因素

闭塞血管引起的缺血脑组织范围
发病症状和血运重建的时间窗
与特定的治疗相关血管再通率
症状性颅内出血的发生率

来源：转载许可来自 Natarajan SK, Snyder KV, Siddiqui AH, et al. Interventional management of acute ischemic stroke. In: Haase J, Schafers H-J, Sievert H, Waksman R （Eds). Cardiovascular Interventions in Clinical Practice, Oxford UK: Wiley -Blackwell; 2010. pp. 609-28.

患者选择

作出血管内治疗决策的患者重要临床指标包括：

（1）起病的时间；

（2）通过美国国立卫生研究院卒中量表（NIHSS）评估的神经功能缺损严重程度[24]；

（3）年龄[24]；

（4）身体基础功能状态；

（5）可能是脑卒中潜在病因的既往病史特点；

（6）血管解剖情况。

在 4.5 小时内尽可能给予患者静脉输注 tPA 作为最终治疗措施或为血管内介入治疗做准备[25]。对醒后卒中应该进行保守的假设，起病的时间应该是患者最后一次正常露面的时间；然而，生理性成像方式降低了这种临床的不确定性，并且允许对疑似发作时间超过干预治疗指南所规定时间的患者进行有意义的干预治疗。有研究报道这种策略改善了临床结果[26]。

NIHSS 评分超过 8 分或 5 分并伴有失语症状的患者可接受筛查进行血管内介入治疗。年龄与身体基础功能状态是评估卒中患者的补充因素。一般来说，80 岁以上患者进行血管内治疗的价值极低，一般神经功能预后较差且医源性出血的风险较高[24]。独立的生活能力是确定这个年龄组患者是否可行血管内治疗的根本评估指标。

在进行快速的临床和生化评估之后对患者行无创的影像学检查。在 Millard Fillmore Gates Circle 医院（Buffalo 大学的附属医院），关于卒中的 CT 检查包括①头部 CT 平扫，用以排除出血，发现卒中的早期征象和其他结构异常；②CT 灌注成像（CTP），特别要重点评估峰值时间（TTP）、脑血流量（CBF）和脑血容量；③包含从主动脉弓到颅内血管的 CT 血管造影（CTA）。灌注成像是在 320 层 Aquilon CT 扫描仪（加州塔斯延市的 Toshiba 医疗系统）上完成的。

CTP 被用于评估完全梗死的闭塞血管的血运分布区域情况和如果没有再灌注该区域可能发生完全梗死的概率。灌注的特征可以用于分析血管内介入治疗后出血的风险及机械性血流恢复的潜在收益。一般来说，作者发现，与 CBF 和 CBV 降低（提示是完全梗死）相比，1/3 供血区域的 TTP 增加（提示缺血半暗带）更能让患者从血管内介入治疗中获得收益并有更低的 sICH 的风险。CT 平扫显示的早期缺血改变与 CBF 及 CBV 降低相一致是预测完全性梗死的可靠指标。对较大的坏死核心区进行再灌注是无效的，并且可能

增加出血的风险[27]。相反，对于超急性期（即起病<2 小时）患者，通过血管内治疗可挽救有 CBF 及 CBV 降低的区域，甚至可挽救 CTP 结果极差的区域。最后，M1 段近侧穿支血管发生闭塞以及基底节区位于梗死核心的患者常常预示着更高的出血风险和极差的临床预后[28]。就作者的经验来看，CTP 的主要局限性在于不能准确地区分真的半暗带（如组织无再灌注其将转变为梗死）和良性缺血（较周围组织缺血但可以通过侧支代偿血流存活，无再灌注），但近期的研究发现在 CTP 上有大片半暗带的患者即使延迟实现再灌注也可获得临床改善[26,29]。在这里作者必须强调，将 CTP 作为血管内治疗的辅助筛选患者的措施仍在不断地进展，在作者所在医院还需要进一步研究医生所学习的课程和医生所采用的措施。

目前，很多人致力于建立 CTP 阈值及使用定量和自动化的 CTP 图来评估梗死的核心区和半暗带，从而辅助选择超过传统治疗时间窗及不知发病时间的患者进行血运重建治疗[30,31]。不同的 CTP 硬件及软件会影响量化指标的准确性[32,33]，且为指导治疗而确定的阈值还有待进一步标准化[34]。一些研究建议使用 CBF 阈值来确定梗死的范围，尤其是 CBF 低于 $25 mL/(100 g \cdot min)$[35]。Wintermark 等[36]通过对 130 例急性脑卒中患者进行分析，他们建议使用绝对 CBV 少于 $2 mL/100 g$ 来确定梗死核心区和相应的平均通过时间（MTT）增加超过正常的 145% 来确定半暗带。Murphy 等[35]通过对 30 例患者进行研究发现，CBF×CBV 是鉴别核心梗死区和半暗带的最佳指标，明显优于 CBV 或 CBF 阈值的单独使用。特定的阈值仅能在特定的灌注成像软件平台上使用，不能自动转换到其他供应商、扫描仪及软件版本上进行使用。目前，对 CTP 标准化定量方法的研究还有很多工作要做，急性卒中的 CTP 的标准化定量方法也许在将来会由一个推荐的组织来提供[34]。

我们还应该重视数据的采集和后处理方面的技术，包括感兴趣区的定位以及与患者临床综合相关的合适影像容积的选择[37]。例如慢性脑梗死、严重的微血管缺血和癫痫可能被误认为是急性梗死。血管狭窄也能模仿和高估缺血半暗带的面积，因此 CTP 应该与 CTA 联合运用，共同来说明问题[27]。

CTA 虽然在能直接进行经导管血管造影明确诊断的医院不是必需的，但是 CTA 可为血管内治疗计划提供重要信息。首要的是通过相应的 CTP 数据来确定引起临床表现的闭塞靶血管（通过与临床症状的相关性确定）。此外，CTA 可用于确定闭塞血管的长度，明

确是否存在串联闭塞以及计划大血管的治疗入路。

经静脉溶栓治疗

美国国立神经疾病和卒中研究所(NINDS)公布的研究结果[18]使 FDA 批准了前文所述的在发生卒中症状 3 小时内经静脉注射 tPA 进行溶栓治疗的方法。这种治疗方法的主要优点是其能快速启动治疗和操作相对简单,不需要高度专业化的设备或专业技术。然而,NINDS 后续的数据再分析揭示对严重的卒中患者(NIHSS 评分＞16 分)进行静脉溶栓治疗的效果有限[38]。NIHSS 评分随闭塞血管的尺寸增加而增加。如 NIHSS 评分＞12 分则提示有近端的大血管(如基底动脉、ICA 及 MCA 的 M1 和 M2 段)发生闭塞[39]。如前述,经静脉 tPA 溶栓的近端大血管闭塞再通率是很低的,如 ICA 闭塞的再通率仅 10%,MCA 闭塞的再通率仅 30%[12]。

延长治疗时间窗的证据

虽然静脉注射 tPA 用于药物治疗卒中已通过 FDA 批准,但目前在美国仅有 1% 的急性缺血性卒中患者在发病 3 小时的时间窗内接受了上述治疗,主要是因为住院程序引起的治疗时间延迟[40]。欧洲急性卒中协作研究(ECASS)Ⅲ期试验将静脉注射 tPA 的治疗时间窗延长至 4.5 小时[25]。Hacke 等[41]的一个荟萃分析指出,经静脉溶栓治疗时间窗延长至发病后 4.5 小时,明显改善了患者的 3 个月预后。Lansberg 等[22]的一项 Meta 分析显示对需要治疗患者人数的评估证实在发病后 4.5 小时内实施经静脉 tPA 溶栓治疗利大于弊。Wardlaw 等[42]的一项 Meta 分析显示,通过比较 6 小时治疗时间窗经静脉溶栓后的死亡和残疾风险,发现延长时间窗后取得了更大的利益,从而正式成为 A 级证据,甚至"仅仅"可通过头部 CT 平扫来选择患者。

虽然经静脉 tPA 溶栓的治疗时间窗被确定的绝对时间为发病后 3 小时(或 4.5 小时),但是越来越多的证据表明可使用先进的 MR 或 CT 成像来明确可挽救脑组织,可选择患者在发病后 9 小时内安全有效地进行经静脉溶栓治疗[15,43-48]。虽然 MR 灌注成像是明确可挽救脑组织的有效影像检查方式,但是 CTP 已被证明是具有相似效果[49,50]且运用更为广泛的影像检查方式。目前虽然延长治疗时间窗的证据在增加,但是需要治疗患者人数将随时间窗延长而增加,并且治疗开始越早一般预后情况越好[22]。最近机械性血运重建治疗策略使血运重建较溶栓治疗更快,因此即使治疗有所延误也可能通过机械性血运重建治疗获得更多的

利益。

再灌注后颅内出血

目前在医学上还没有一个侵入性操作是没有风险的,急性脑卒中的介入治疗同样如此。然而,在介入治疗的各种风险中,颅内再灌注出血是灾难性的。当它发生时,ICH 最常见于梗死核心区,通常发生在再灌注后 24~36 小时[18]。在 NINDS 试验中 sICH 的死亡率为 47%[18]。在经静脉溶栓的 NINDS 试验、应用阿替普酶非介入溶栓治疗缺血性脑卒中(ATLANTIS)试验和 ECASS Ⅱ 试验中,经静脉溶栓的颅内出血发生率为 6%~8%,较安慰剂组的 1% 明显增加[41]。溶栓药物的剂量越大[51]和初始卒中严重程度越高[52],那么发生 sICH 的概率就越高。在 NINDS 试验中[18],入院时 NIHSS 评分在 20 分以上的患者比 NIHSS 评分≤5 分的患者发生 sICH 的概率高出 11 倍。在一些国家,NIHSS 评分≥25 分是溶栓治疗的禁忌。参与急性脑血栓栓塞 Prolyse 溶栓(PROACT)Ⅱ 期试验的患者发生 sICH 的概率为 10.9%[21],但他们的平均 NIHSS 评分高于参加静脉 tPA 溶栓试验的患者。但是参加这些试验的患者也表现出较高的再通率,因此高的再灌注率伴有高的出血率也不足为奇。在 PROACT Ⅱ 试验的患者中明确增加 sICH 的高危因素为血运重建后 24 小时内的高血压和治疗前高血糖[52],尤其是治疗前血糖高于 200mg/dL 的患者,其 sICH 的风险明显升高[21]。此外,血糖值超过 400mg/dL 是脑溶栓治疗的一个禁忌。

在卒中发病时最初的 CT 平扫中存在的任何早期缺血性改变或血管内高密度征象,是否与再灌注出血有相关性仍然存在争议。通过对脑卒中进行 Alberta 卒中项目早期 CT 评分(ASPECTS)[53],试图来增加头部 CT 平扫诊断脑卒中的可靠性和可重复性,其通过有丰富经验的医师对急性脑卒中的 CT 进行观察,从而对 MCA 卒中进行定量(10 点)评估[53]。较低的 ASPECTS 评分与近端的血管闭塞相关[54],并且已被证实较低的 ASPECTS 评分对急性脑卒中具有预测价值。通过 ASPECTS 评分进行评估时,当患者具有 CT 图像上较低的卒中特征(ASPECTS＞7 分),其在经静脉溶栓后较少发生 sICH 并有较高的机会达到生活自理 [改良 Rankin 量表评分(mRS)≥2][53]。使用 CTP 成像较 CT 平扫更能增加 ASPECTS 评分预测的准确性,因为 CTP 可对获得或未获得再灌注的最终梗死的 CBF 和 CBV 不足情况分别进行监测[55]。

理解卒中进展的弥散加权成像评估(DEFUSE)试

验[43]是第一次直接建立 MRI 上的血流动力学变化和组织特征与 sICH 具有密切联系的研究。在这个研究中,早期再灌注合并致死性 ICH 的患者存在"恶化特征",即弥散加权成像(DWI)的基线体积超过 100mL 和(或)灌注加权成像(PWI)灌注减少超过 100mL 并具有 8 秒或更长的达峰时间(时间的容积曲线峰值)。

经动脉溶栓

经动脉溶栓的第一步是将导引导管置入所选择的大血管内,根据阻断血流或容纳多轴系统的需要,常规使用 8F 或 9F 的血管鞘和相应的导引导管。下一步需将微导管置入在病变处或直接在病变内,特别是需要置入血栓内。通过使用微导丝引导技术,使微导丝和微导管共同进入闭塞部位。

经动脉溶栓较经静脉溶栓有更多优势(表 15.2)。这些优势包括通过血管造影可评估阻塞部位的精确位置、侧支循环代偿情况、治疗后血运重建情况。此外,可形成较高的局部溶栓剂量,在溶栓困难或无反应时可进行机械性血栓清除术。缺点包括在建立血管通路及将微导管放置到血管内的病变处的操作需要耗费较长时间,可能发生血管内操作相关并发症的风险,需要较多的经济耗费和进入颅内远端血管(如

表15.2　经动脉溶栓

优点

　1.通过血管造影可评估阻塞部位的精确位置、侧支循环代偿情况、治疗过程中血管再通的等级

　2.更高的有效剂量溶栓剂直接作用于血栓,从而降低全身不良反应

　3.有利于与机械性血管再通技术相联合

缺点

　1.与静脉溶栓相比,操作程序耗费了更多时间,从而延迟了溶栓开始的时间

　2.对颈部血管及颅内血管的操作增加了介入治疗相关并发症的风险

　3.需要在有专业人才和财政资源的高度专业化的医疗机构进行治疗

　4.直接通过血管内通道进入颅内远端血管(如 MCA 远端的 M2 和 M3 段)存在限制

来源:转载许可来自 Natarajan SK, Snyder KV, Siddiqui AH, et al. Interventional management of acute ischemic stroke. In: Haase J, Schafers H–J, Sievert H, Waksman R (Eds). Cardiovascular Interventions in Clinical Practice, Oxford UK: Wiley –Blackwell; 2010. pp. 609–28.

MCA 远端的 M2 和 M3 段)存在限制。

如前文所述,经静脉 tPA 溶栓治疗是唯一的被 FDA 批准用于急性缺血性卒中的治疗,目前在符合条件的患者中,其代表了标准的治疗。但是 tPA 通常在治疗后的 60 分钟内效果最佳,随后疗效开始显著下降[OR 值、延迟再通/早期再通、0.16(95%CI),0.085~0.304;P<0.001][56]。

PROACT Ⅰ、PROACT Ⅱ与 MCA 栓塞局部介入溶栓试验(MELT)

如上所述,从理论上讲,经动脉溶栓治疗可能会提供一个高剂量的血栓溶栓药物直接作用于血栓并减少全身并发症和拥有较高的再通率[48]。经动脉溶栓治疗也可有助于延长治疗时间窗,并为全身溶栓禁忌患者(即术后卒中)或经静脉溶栓失败患者提供一个新的选择。PROACT Ⅰ 试验[20]评估了实施经动脉溶栓治疗急性缺血性卒中的安全性和有效性。PROACT Ⅰ 试验及其他重要卒中试验(包括介入治疗)的结果总结见表 15.3。(来自 NINDS 试验[18]及 ECASSⅢ试验[25]的数据作为对比也总结在同一表中)在 PROACT Ⅰ 试验中,40 例患者经血管造影证实 MCA 的 M1 或 M2 段闭塞,且从发现症状到治疗的平均时间为 5.5 小时;所有患者随机分成两组,安慰剂对照组为 14 例患者(平均 NIHSS 评分为 19 分),26 例患者(平均 NIHSS 评分为 17 分)经动脉局部应用尿激酶原(pro–UK)6mg 在血栓表面的近端进行溶栓治疗(时间超过 120 分钟),并且不允许进行机械性碎栓。部分或完全再通率[参照心肌梗死溶栓(TIMI)分级的方法分为 2 或 3 级]在尿激酶原治疗组为 57.7%,对照组为 14.3%。24 内发生 sICH 的概率在尿激酶原治疗组为 15.4%,对照组为 7.1%。因样本数太少,从而在 90 天的临床预后和死亡率上两组没有统计学意义。不过在获得良好的临床神经功能恢复患者人数上,尿激酶原治疗组较对照组高 10%~12%,死亡率从对照组的 42.9%降至尿激酶原治疗组的 26.9%。PROACT Ⅰ 试验的结果表明,应用尿激酶原治疗明显增加了血管再通率,并有获得更佳临床神经功能结果及提高生存率的趋势。

在尿激酶原治疗组,患者的血管再通率取决于实施肝素化的剂量:使用大剂量肝素(100IU/kg 静推,随后 1000IU/h 静滴持续 4 小时)治疗患者的 81.8%显示血管再通,而在小剂量肝素(2000IU 静推,随后 500IU/h 静滴持续 4 小时)治疗组仅 40%的患者显示血管再通。不过大剂量肝素治疗组 24 小时内的 sICH 发生率

表15.3　重要的卒中试验的总结

研究	患者数量	研究类型	治疗方法	从出现症状到治疗的时间窗(h)	平均NIHSS评分	再通率(%)	sICH发生率(%)	3个月时的mRS ≤2或≥1*的患者比例(%)	3个月时的死亡率(%)	主要结果
NINDS[18]	624 (312vs.312)	RCT	IV tPA (0.9mg/kg)vs.安慰剂	0~3	14vs.15	NR	6.4vs.0.6	39vs.26*	21vs.24	两组之间 24 小时的结果无显著差异（存在有利于治疗组的趋势）；90 天后治疗组的功能状态明显改善（P=0.30）；两组之间 sICH 发生率有显著差异（P<0.001）
ECASSⅢ[25]	821 (418vs.403)	RCT	IV tPA (0.9mg/kg)vs.安慰剂	3~4.5	10.7vs.11.6	NR	2.4vs.0.2	52.4vs.45.2*	7.7vs.8.4	3 个月后治疗组的功能状态明显改善（P=0.04）；两组之间的 sICH 发生率有显著差异（P=0.008）；两组之间的死亡率无显著差异（P=0.68）
PROACT I[20]	40 (26vs.14)	RCT	IA 重组尿激酶（6mg）+ IV 肝素（高或低剂量）vs.IV 肝素（高或低剂量）	0~6	17vs.19	57.7vs.14.3	15.4vs.7.1	30.8vs.21.4*	26.9vs.42.9	IAT 组再通率明显增高（P=0.17）；两组之间的 sICH 发生率无显著差异（P=0.64）
PROACT II[21]	180 (121vs.59)	RCT	IA 重组尿激酶（9mg）+ IV 肝素（低剂量）vs.IV 肝素（低剂量）	0~6	17vs.17	66vs.18	10vs.2	40vs.25	25vs.27	治疗组 3 个月的结果（P=0.04）和再通率（P<0.001）明显好于对照组；两组之间的 sICH 发生率无显著差异（P=0.06）
IMS-I[66]	80 (IAT-62)	Prospec	IV tPA （0.6mg/kg）+ IA tPA（4mg 血栓内+9mg/h）（如果 IV 溶栓后血管造影确定有血栓）+ 低剂量 IV 肝素	0~3	18'	56	6.30	43, 30*	16%	与 NINDS 试验的 iPA 治疗组和安慰剂组对比，3 个月的结果明显好于 NINDS 试验的安慰剂组，OR >2, sICH 发生率和死亡率的对比无显著差异
IMS-II[67]	81 (IAT-55)	Prospec	IV tPA （0.6mg/kg）+ IA tPA（22mg 使用 EKOS 导管或标准微导管持续灌注超过 2 小时）（如果 IV 溶栓后血管造影确定有血栓）+ 低剂量 IV 肝素	0~3	19	58	9.90	46	16	与 NINDS 试验的 iPA 治疗组和安慰剂组对比，3 个月的结果明显好于 NINDS 试验的安慰剂组，OR >2.7, 再通的患者较未在通的患者有更好的预后（P=0.046）,sICH 发生率和死亡率的对比无显著差异
MERCI[75]	141	Prospec	IA Merci 装置（I 代）+ IAT, 不使用 IV 溶栓	0~8	20	60.3 (48 单独用该装置)	7.80	36	34	3 个月时再通的患者较未再通的患者有更好的神经功能结果（P=0.01）
Multi-MERCI[76]	164	Prospec	IA Merci 装置（I 或 II 代）+ IAT + 使用 IV 溶栓	0~8	19	68 (55 单独用该装置)	9.80	36	26	II 代装置具有更高的再通率
Penumbra[82]	125	Prospec	IA Penumbra 装置 + IAT	0~8	17	81.6 (单独用该装置)	11.20	25	32.80	与以前的机械性血运重建治疗相比有更高的再通率

缩写：ECASS, 欧洲急性卒中协作研究；h, 小时；IA, 经动脉；IAT, 经动脉治疗；IMS, 卒中的介入治疗；MERCI, 脑缺血机械取栓；mRS, 改良 Rankin 量表；NINDS, 美国国立神经疾病和卒中研究；NR, 未报道；OR, 优势比；PROACT, 急性脑血栓栓塞 Prolyse 溶栓；Prospec, 前瞻性；RCT, 随机对照试验；tPA, 组织型纤溶原激活物；sICH, 症状性颅内出血。

来源：转载许可来自 Natarajan SK, Snyder KV, Siddiqui AH, et al. Interventional management of acute ischemic stroke. In: Haase J, Schafers H-J, Sievert H, Waksman R (Eds). Cardiovascular Interventions in Clinical Practice, Oxford UK: Wiley-Blackwell; 2010. pp. 609-28.

注：结果为随机对照试验中治疗组与对照组的对比结果。

也显著高于小剂量肝素治疗组（27.3%vs6.7%）。所有尿激酶原治疗组患者的早期 CT 发现，超过 33% 的患者 MCA 供血区域出现 ICH。

PROACT Ⅱ试验[21]是一个大型、多中心、随机（2:1）的三期临床试验，共收录 180 例在发病后 6 小时内行血管造影证实为 M1 或 M2 闭塞的患者。在这项试验中，121 例患者（平均 NIHSS 评分为 17 分）接受经静脉低剂量肝素（2000IU 静推，随后 500IU/h 静滴）和经动脉应用尿激酶原（9mg，灌注超过 2 小时）作用于血栓的近端；再次强调，禁止行机械性碎栓。59 例对照组患者（平均 NIHSS 评分为 17 分）仅接受静脉小剂量肝素治疗。尿激酶原治疗开始时间的中位数 5.3 小时。经动脉治疗组的部分及完全再通率（66%）显著高于仅用肝素治疗组（18%）（P<0.001）。获得良好神经功能结果的患者（mRS ≤ 2）在治疗组为 40%，而在对照组仅 25%。（绝对获益为 15%，相对获益为 58%，NNT 为 7，P=0.043）。治疗后 24 小时内 sICH 的发生率在治疗组为 10%，显著高于对照组的 2%（P=0.06）；但在 90 天内的死亡率上两组无明显差异（治疗组 25%，对照组为 27%）。这项研究能够证实对 M1 和 M2 段闭塞患者进行经动脉溶栓治疗可增加血管再通率和改善临床预后。一项对 PROACT Ⅰ 和 Ⅱ试验的数据进行 Meta 分析的研究显示，治疗组有良好预后的 OR 值为 2.49（P=0.022），高于原 PROACT Ⅱ试验分析得到的 OR 值（2.13）[57]。

日本的 MELT 试验[58]是研究急性脑卒中患者在发病后 6 小时内进行经动脉尿激酶溶栓治疗的安全性和临床效果。像 PROACT Ⅰ 和 Ⅱ试验一样，通过血管造影证实为 MCA 的 M1 或 M2 段闭塞，然后患者被随机分组。允许通过微导丝进行机械性碎栓，但其他的机械性方法都不允许使用。经动脉应用尿激酶（12 万 U，灌注 5 分钟）溶栓，并重复应用尿激酶直到总浓度达到 6 万 U、灌注时间超过 2 小时或获得血管完全再通。在经静脉 tPA 溶栓治疗在日本获得批准后，这个试验被指导委员会提前终止。一项关于 PROACT Ⅰ 试验、PROACT Ⅱ试验和 MELT 试验的 Meta 分析[59]，共包括 204 例接受经动脉溶栓治疗的患者和 130 例对照组患者，长期随访结果显示经动脉溶栓治疗组有较低的死亡率和残疾率（治疗组的 58.5% 比对照组的 69.2%，P=0.03；OR 值为 0.58；95% CI 为 0.36~0.93）。

这些研究结果表明了对 MCA 的 M1 和 M2 段闭塞患者在 6 小时内行经动脉溶栓治疗较抗血栓形成治疗具有优势。目前，还没有获得关于经动脉溶栓治疗 ICA 远端及后循环血管闭塞的 A 级证据，还没有随机临床研究证明经动脉溶栓治疗优于经静脉溶栓治疗。FDA 未批准使用尿激酶原，目前它仍不能进行临床应用。目前美国心脏协会和美国卒中协会的指南 60 推荐对由 MCA 闭塞引起的脑卒中和不符合经静脉溶栓的患者在发病 6 小时内应用 t-PA 行经动脉溶栓治疗。因此，目前，这种方法不应该妨碍对其他所有符合经静脉溶栓条件的患者进行经静脉 t-PA 溶栓治疗。

溶栓剂

溶栓剂包括作用机制为激活非活性的纤维蛋白溶酶原转化成其活性形式即纤维蛋白溶酶的那些药物。纤维蛋白溶酶的功能是将纤维蛋白原、纤维蛋白单体和交联纤维蛋白（存在于血栓中）消化成纤维蛋白降解产物。每种类型的纤维蛋白溶酶原激活剂的特性（包括稳定性，半衰期及纤维蛋白选择性）都是不同的。一般来讲，老的非纤维蛋白选择性药物（如尿激酶和链激酶）可导致全身低纤维蛋白原血症，故现在不经常被使用；而纤维蛋白选择性药物（如 tPA 和尿激酶原）主要是激活血栓形成部位的纤维蛋白溶酶原（表 15.4）[61]。

抗血栓形成药物治疗

溶栓治疗所产生的纤维蛋白溶酶将导致凝血酶的产生，凝血酶是一种有效的血小板活化剂并且能够使纤维蛋白原转化为纤维蛋白。目前已证明经动脉溶栓和经静脉溶栓治疗后发生再闭塞的比例分别为 17% 和 34%[62]。因此有充分的理由使用抗血栓形成药物用于溶栓辅助治疗。为了增加经动脉溶栓治疗的溶栓作用，防止溶栓后急性再闭塞和降低手术相关的栓塞事件的风险，应在经动脉溶栓治疗的围术期阶段经静脉使用肝素行全身抗凝治疗。而至关重要的是，应权衡全身肝素化带来的收益与联合使用溶栓剂和全身肝素化可能会增加 ICH 发生的风险。

糖蛋白 Ⅱb/Ⅲa 受体拮抗剂

虽然目前肝素在围术期使用仍然比较普遍，但糖蛋白（GP）Ⅱb/Ⅲa 拮抗剂，如阿昔单抗（ReoPro，Eli Lilly 公司，印第安纳州印第安纳波利斯市）、依替巴肽（Integrilin，Millennium Pharmaceuticals/Schering-Plough 公司，新泽西州肯尼沃斯）或替罗非班（Aggrastat，Merck & Company，新泽西州怀特豪斯站）在缺血性卒中的运用一直都在研究。急性缺血性脑卒中联合使用

表15.4 用于卒中血运重建的溶栓药物

1. 阿替普酶（重组 tPA）：血浆半衰期为 3.5 分钟，具有高度的纤维蛋白亲和力和特异性。tPA 用于颅内经动脉溶栓治疗的剂量为 20~60mg。tPA 的缺点主要包括较短的半衰期，由于血栓表面紧密结合的纤维蛋白使其难以渗透入血栓内部，以及其具有一些神经毒性（如激活金属蛋白酶引起颅内出血、水肿和由 N-甲基-D-天冬氨酸受体活化引起的钙超载，从而导致神经兴奋性毒性及神经原死亡）[61]

2. 尿激酶原（重组人尿激酶原）：是尿激酶的酶原前体。其血浆半衰期为 7 分钟，具有较高的纤维蛋白特异性

3. 瑞替普酶：是阿替普酶的改良结构药物，具有较长的半衰期（15~18 分钟）。此外，其不会与纤维蛋白高度结合，从而其在理论上增强了对血凝块的渗透能力并潜在的增加内源纤溶系统的活性

4. 替奈普酶：是 tPA 的另一种半衰期较长（17 分钟）的改良结构药物，具有更强的纤维蛋白特异性及更强的抗纤溶酶原激活物抑制剂-1 的能力

5. 去氨普酶：是比其他任何已知的纤溶酶原激活物对纤维蛋白和纤溶酶原具有更强的选择性和作用。其不能由纤维蛋白或 β-淀粉样蛋白（可能加重 ICH 风险的因素）激活，并具有抑制 tPA 诱导的兴奋性毒性损伤作用。去氨普酶治疗急性缺血性卒中试验（DIAS）、去氨普酶剂量递增治疗急性缺血性卒中试验（DEDAS）和 DIAS-2 试验[45-47]评估了经静脉应用去氨普酶对发病 3~9 小时并具有临床表现与 MR 和 CTP 结果不匹配的卒中患者的治疗效果

Source: Reprinted with permission from Natarajan SK, Snyder KV, Siddiqui AH, et al. Interventional management of acute ischemic stroke. In: Haase J, Schafers H-J, Sievert H, Waksman R (Eds). Cardiovascular Interventions in Clinical Practice, Oxford UK: Wiley-Blackwell; 2010. pp. 609-28.

依替巴肽和 rtPA 溶栓治疗（CLEAR）试验[63]，其目的是评估在发病 3 小时内且 NIHSS 评分>5 分的患者经静脉联合使用低剂量 tPA 和依替巴肽的治疗效果。该研究纳入的 94 例受试者中，69 例接受联合治疗，25 例接受经静脉应用 tPA 治疗。两组中联合治疗组有 1 例（1.4%）发生 sICH，标准治疗组有 2 例（8%）发生 sICH（P=0.17）；联合使用依替巴肽没有显著增强标准剂量 tPA 的治疗效果的趋势。而与之相反，一个评估阿昔单抗在急性缺血性卒中发病后 6 小时或醒后发现症状 3 小时内治疗急性卒中的安全性和有效性的多中心（3 个），随机，双盲，安慰剂对照试验，即阿昔单抗紧急卒中治疗（AbESTT）II 期试验[64]，因使用阿昔单抗引起较高的 sICH 或致死性 ICH 发生率（5.5% vs0.5%，P=0.002）而被提前停止[64]。关于 GP II b/III a 抑制剂与经动脉溶栓和机械性血运重建联合使用的数据目前还很有限。作者在其中心在血管再通后使用这些药物将血液的高凝状态转化为抗凝状态以预防再闭塞。在这种情况下，他们试图将活化凝血酶原时间维持在小于 200 秒的状态以最大程度减小出血的风险[65]。

在卒中的血管内血运重建术中，对不能到达的远端血管血栓进行溶栓治疗时或对血管再闭塞进行挽救治疗时，经动脉使用依替巴肽是一种可行的辅助方法，但其安全性和有效性仍需要大样本多中心的对照研究证实。

增强纤溶效应

脑卒中的介入治疗研究（IMS）其目的是为研究联合经动脉和经静脉溶栓方法来增强溶栓作用的可行性和安全性（表 15.3）。在 IMS-I 试验中，收录了 80 例发生卒中在 3 小时内接受治疗的患者，NIHSS 评分基线的中位数是 18 分[66]。这些患者先经静脉给予 0.6mg/kg 剂量的 tPA，然后经动脉持续 2 小时注入 22mg tPA 或经动脉持续注入 tPA 直到溶栓成功为止。其结果与 NINDS 的 tPA 卒中试验结果进行对比[18]。IMS 试验的患者在 3 个月时的各项结果评价指标均显著优于 NINDS 的 tPA 卒中试验的安慰剂对照组（OR≥2），但并不优于其经静脉溶栓治疗组。

IMS-II 试验是一个延续的、非随机的安全性及可行性的初步研究试验，其目的是评估减少经静脉 tPA（0.6mg/kg）的剂量后经动脉给予 tPA 的同时联合应用低能量超声波技术进行治疗的效果，低能量超声波技术在理论上可增加液体的渗透性和溶栓剂进入血栓的能力[应用 EKOS Primo 微灌注导管（EKOS 公司，华盛顿州波塞尔市）][67]。MicroLysUS 灌注导管是一个 2.5F 的单腔、端孔设计的微导管，在其末端带有一个直径 2mm 的 2.1MHz 的压电超声波元件（平均电压 0.21~0.45W），以创建一个超声波振动微环境来促进溶栓。最终的结果是增强血栓溶解且不使血栓碎裂。通过比较 Barthel 指数和全球结果测试（Global Outcome

Test)发现,IMS-Ⅱ试验的患者在 3 个月时的所有结果(OR≥2.7)均显著优于 NINDS 试验的安慰剂组,并且比 NINDS 中接受 tPA 治疗患者的 3 个月结果更佳。

综合 IMS-Ⅰ及 IMS-Ⅱ试验的数据显示,74.6%的 ICA 末端和 MCA 的 M1 段闭塞的患者实现了部分及完全血管再通,其中的 61.3%患者取得了良好的血流再灌注(TIMI 2 或 3)[67,68]。获得 TIMI 评分到 2 或 3 级再灌注的血运重建患者与其获得良好预后密切相关($P=0.0004$)。与 NINDS 试验的安慰剂组及 tPA 治疗组相比,IMS-Ⅱ试验在 3 个月的死亡率没有显著下降,它们的死亡率分别为 24%、21% 和 16%。IMS-Ⅱ试验的患者 sICH 发生率(9.9%)较高,但与 NINDS 试验的 tPA 治疗组(6.6%)相比没有明显差异。最终的 IMS-Ⅲ试验目前正在进行中,其结果可能将会为经静脉与经动脉联合治疗提供 A 级证据。

IMS-Ⅱ试验收录的 81 例患者中有 33 例使用了 EKOS 微灌注导管。比较在 IMS-Ⅱ试验中运用 EKOS 导管治疗的患者和 IMS-Ⅰ试验中运用标准微导管治疗患者的血管造影结果显示,在动脉闭塞的特定位置获得 TIMI 2 或 3 级再通的患者比率,在 EKOS 导管治疗患者中为 73%(24/33),在标准微导管治疗患者中为 56%(33/59)($P=0.11$)[67]。这些装置将会继续在随机的 IMS-Ⅲ试验中进一步研究。

经动脉溶栓与经静脉溶栓的对比

对两所不同的卒中治疗中心接受经静脉溶栓或经动脉溶栓治疗患者的结果和死亡率进行比较[69]。基于 CT 图像上的 MCA 出现的高密度影作为 M1 段闭塞患者的选择指标。55 例患者应用尿激酶经动脉溶栓治疗,59 例患者应用 tPA 经静脉溶栓治疗。虽然经动脉溶栓治疗组的治疗时间窗(平均 244 分钟)显著长于($P=0.001$)经静脉溶栓治疗组(平均 156 分钟),但是研究显示经动脉溶栓治疗组获得良好预后的比例(53%)要显著高于经静脉溶栓治疗组(23%,$P=0.001$)。此外,经动脉溶栓治疗组的死亡率较经静脉溶栓治疗组减少(4.7%vs23%,$P=0.001$)。

机械性血运重建技术

虽然溶栓治疗对某些患者是有效的,但是其预后改善有限,血管再通率有限且并发症发生率较高,从而提示卒中治疗策略仍存在改进的空间。近期的改进都集中在机械性血管再通的可能性上。所有的机械性血栓清除装置都是通过血管内途径经闭塞血管的近端进入闭塞处。

机械性血运重建系统根据其作用于血栓的力分为两个大组:①近端装置,其作用于的力位于血栓近端,包括各种抽吸导管;②远端装置,其先靠近血栓的近端,然后通过导丝和微导管前行穿过血栓后回撤从而使力作用在血栓的远端,这组包括圈套状、篮状或线圈状装置。

在动物模型中[70],近端装置在应用中更快速且并发症的发生率较小;远端装置拥有较高的血栓取出成功率,但是在运用这种方法时将伴随着对血栓的挤压,从而可能增加血栓栓塞事件和血管痉挛的风险[71,72]。

关于机械性血运重建治疗策略的主要优点和缺点[73]见表 15.5。

远端装置

与动脉溶栓和近端血管再通技术相比较,远端方法的技术上更为复杂。远端策略经常联合近端球囊封闭 ICA 及通过导鞘进行不间断抽吸从而减少远端再次发生血管栓塞的风险。一般情况下,使用 8~9F 大小的导鞘和尺寸类似的球囊微导管。在球囊导管放置到 ICA 后,与微导丝结合的微导管被送至血管闭塞处。然后这种导管将继续前进通过血栓。通过一些装备,在栓塞血管的末梢注射造影剂,从而了解闭塞血管的长度和末梢血管的解剖。然后这种设备通过微导管从血栓的远端拔出,在导管尖端的球囊进行充气,然后缓慢收回装置和移动血栓并且在此过程中不断通过导

表15.5　机械性血运重建治疗策略

优点
1. 减少甚至可能免除溶栓药物的使用从而减少了 sICH 的发生
2. 可以将治疗时间窗的延长并超过 6~8 小时
3. 机械性破碎血栓可以增加内源性和外源性纤溶系统作用于血凝块的表面积
4. 血管再通的时间可能更快
5. 可能对溶药物剂无效的血栓或其他物质引起的血管闭塞有效
6. 是药物溶栓治疗禁忌患者的关键治疗方法,如近期接受过手术、或止血不彻底[73]、或者超过溶栓治疗时间窗的患者[75,76]

缺点
1. 输送这些装置进入颅内血管存在技术上的困难
2. 容易损伤血管
3. 血栓的碎片可能会引起远端血管栓塞

鞘进行抽吸。将这个装置和血栓拉入导鞘后,再释放球囊的气体接触近端血管的封闭。在临床实践中,往往需要重复多次上述步骤,从而实现血管再通。此外,在高级别的 ICA 狭窄患者中,使用球囊导管可能会受到限制。虽然远端设备的作用途径很相似,但是设计和使用的有效装置可能有显著的不同。

MERCI 装置

MERCI 取栓系统(Concentric Medical 公司,加州山景城)是一个镍钛合金的记忆导丝(图 15.1),它灵活的螺旋状头端可以很容易地通过微导管输送到达闭塞血管的远端。当放置到位后释放这个装置时,它将恢复成原来记忆的螺旋状,从而捕捉住血栓。该装置从微导管内释放到血栓远端并包绕血栓,像开瓶钻抓捕软木塞一样缓慢回拉螺旋状头端来抓捕血栓。然后阻断近端血流并抽吸,同时将该装置回撤到导引导管内。该装置有多个型号(图 15.2):第一代装置(X5 和 X6)的镍钛合金导丝被塑形成锥形螺旋环状;第二代装置(L4、L5 和 L6)与第一代 X 装置的不同点在于,在非锥形的镍钛合金螺旋环上附有很多拱形细丝且螺旋环与其近端的导丝成 90°角;第三代装置 (V 系列)附着的很多拱形细丝呈不同螺距的线形结构。该装置通过 2.4F 微导管(14X 或 18L)输送。一个 4.3F 远端通道导管为该系统提供额外的同轴导管支持,从而增强该装置的输送能力,并使其可同时进行血栓抽吸。根据闭塞血管的口径,可选择使用 1.5~3mm 之间不同直径的 MERCI 装置。

在 2004 年 FDA 批准了使用 MERCI 装置从缺血性卒中患者的颅内血管中取出血栓。FDA 是基于多中心的脑缺血机械取栓试验(MERCI 试验)[74]的数据回顾分析而批准的,这个试验共收录 141 例(平均年龄 60 岁,平均 NIHSS 评分 20 分)不能接受标准溶栓治疗的患者[75]。在这个试验中,从开始出现临床症状到接受血管内治疗的时间窗延长至 8 小时,而通常经动脉溶栓治疗的时间窗为 6 小时。使用 X 型 MERCI 装置的血管再通率为 48%(TIMI 2 或 3 级);sICH 的发生率为 7.8%,主要(90%)发生在 ICA 或 MCA 的闭塞血管治疗后。在这个研究中,尝试进行血栓取出的次数被限制在 6 次,结果平均尝试 2.9 次可达到血管再通。其平均手术时间为 2.1 小时。MERCI 装置相关的并发症包括血管穿孔 (4.2%)、蛛网膜下隙出血(SAH)(2.1%)和血栓栓塞(2.1%)。

最近进行的一项应用多种 MERCI 装置的前瞻性、多中心和单组的试验(Multi-MERCI 试验)[76],对收录的 164 例患者(平均年龄 68 岁,平均 NIHSS 评分 19 分)应用不同的 MERCI 取栓系统(X5、X6 和 L5)进行治疗。再次在试验中将发生临床症状和接受血管内治疗的时间窗延长至 8 小时,其中大部分(92%)接受治疗的是 ICA 和 MCA 闭塞的患者。持续性大血管闭塞的患者在应用 tPA 静脉溶栓治疗后也被本试验收录,联合动脉溶栓的患者也被收录。在所有的干预措施中

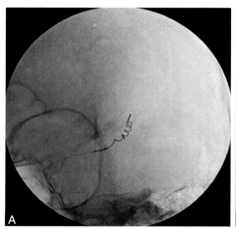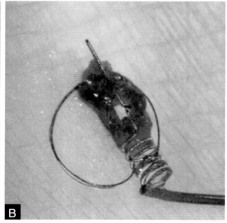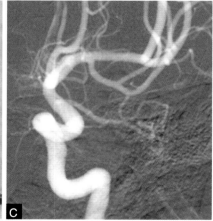

图 15.1 应用 MERCI 取栓装置(Concentric Medical 公司,加州山景城)治疗 1 例急性 M1 段闭塞的患者。(A)血管造影的不减影像显示位于 M1 段的 MERCI 装置。(B)MERCI 装置取出的血凝块。(C)应用 MERCI 装置行血运重建术后的血管造影显示 TIMI 3 级血管再通。来源:转载许可来自 Natarajan SK, Snyder KV, Siddiqui AH, et al. Interventional management of acute ischemic stroke. In: Haase J, Schafers H-J, Sievert H, Waksman R (Eds). Cardiovascular Interventions in Clinical Practice, Oxford UK: Wiley-Blackwell; 2010. pp. 609-28.

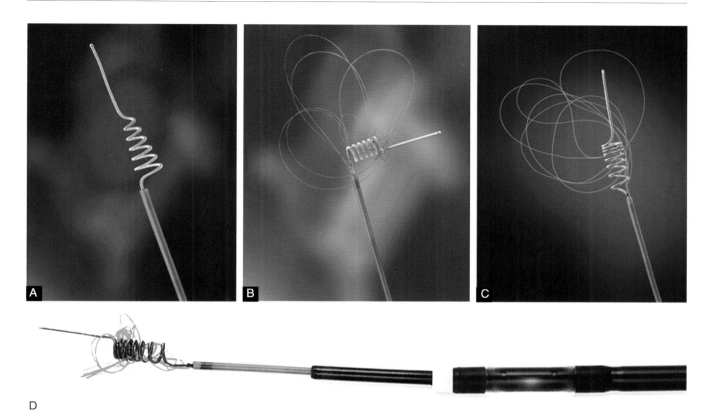

图 15.2 MERCI 装置的型号。(A)X 型。(B)L 型。(C)V 型。(D)导管系统。由加州山景城的 Concentric Medical 公司提供。

有 55% 是由机械性血栓清除术实现再通（TIMI 2 或 3 级）的。在联合动脉内溶栓后,68% 的靶血管实现了再通。MERCI 装置相关的临床严重并发症的发生率为 5.5%,sICH 发生率为 9.8%。在治疗后 90 天,36% 的患者取得了良好的结果（mRS 0~2 分）,死亡率为 34%。MR 和卒中血栓清除血管再通试验 （MR-RESCU 试验,NCT00389467）和卒中介入治疗 Ⅲ 期试验（IMS-Ⅲ 试验）这两个随机前瞻性试验都在使用 MERCI 装置[77]。

MERCI 装置增加了 ICA 颅内段闭塞的血管再通率。Flint 等[78]报道,MERCI 和 Multi-MERCI 第一部分试验收录的 80 例患者（平均年龄 67 岁,平均 NIHSS 评分 20 分,从发病到接受治疗的平均时间为 4.1 小时）,均经血管造影检查证实为 ICA 颅内段闭塞,其中 11 例患者（14%）同时接受了静脉 tPA 溶栓治疗。单独使用 MERCI 装置进行治疗取得了 ICA 颅内段再通的患者占所有患者的 53%（42/80）,MERCI 装置联合血管内辅助治疗取得了 ICA 颅内段再通的患者占所有患者的 63%（50/80）。总体而言,有 25%（20/79）在治疗后 90 天获得了良好的神经功能结果（39% 的再通患者对比 3% 的未再通患者,P=0.001）。总体的 90 天死亡率为 46%（30% 的再通患者对比 73% 的未再通患者,

P=0.001）,sICH 的发生率为 10%（8/80）。

Phenox血凝块取出装置

Phenox 血凝块取出装置（Phenox 公司,德国波鸿市）由一个高度灵活的镍钛铂合金复芯丝以及其周围附有垂直于芯丝的整体呈圆锥状的坚硬栅状聚酰胺微丝所构成,其直径向远端逐渐增大,使其不易解开。这种灵活的设计可同时使用两个装置（如在血管分叉部或大血管内）,并且微丝的过滤作用可减少栓子脱落引起的远端栓塞[79]。这种装置可封装在 0.01in 的微导丝上,而且有三种规格的直径（近端直径在 1~3mm,远端直径在 2~5mm）。它可通过一个 0.021 或 0.027in 的微导管输送到靶血管并在血栓的远端展开,然后经导引导管持续抽吸下缓慢向回拉动取出血栓。最小规格的该装置可用于 2mm 以下血管的再通, 如 MCA 的远段分支血管 [80]。第二代装置 （Phenox Clot Retriever CAGE）在以前设计中加入了镍钛骨架,来取出质地坚硬的血栓。

其他一些用于卒中血栓清除的远端装置目前正在进行测试中。这些装置包括 Neuronet 装置（Guidant 公司,加州圣克拉拉市）、Catch 装置（Balt 公司,法国蒙特默伦西）、Attractor-18 装置（Boston Scientific/ Target

Therapeutics 公司，加州菲蒙市）、Alligator 取栓装置（Chestnut Medical Technology 公司，加州门洛帕克市）、In-Time 取栓装置（Boston Scientific 公司，马萨诸塞州纳蒂克）、TriSpan 装置（Boston Scientific 公司，马萨诸塞州纳蒂克）和 Ensnare 装置（InterV 公司，佛罗里达州盖恩斯维尔市）。

近端装置

从操作程序的角度上看，近端装置和经动脉溶栓治疗是差不多的。通常使用 6~8F 的鞘作为路径，置入导引导管后，这些装置被输送至血栓的近侧面，这种方法避免了重复通过闭塞处。

血栓抽吸装置

Penumbra 装置

Penumbra 系统（Penumbra 公司，加州阿拉米达）（图 15.3）是这类装置中最卓越、最有前途的，并且其获得了 FDA 的批准用于急性缺血性卒中的血运重建治疗。Penumbra 系统包括一根微导管和附属连接的专用抽吸泵进行持续抽吸。应用微导丝或末端呈橄榄形的分离器从近端向远端粉碎血栓。还可在应用球囊导管临时阻断血流的情况下尝试使用一个环形捕捉器直接取出血栓。微导管和分离器都可以根据不同的解

剖位置调整选择可用的直径和尺寸。

一项进行的前瞻性、单组和独立监测试验，用于评估 Penumbra 系统的有效性和安全性[81]。试验收录了 23 例在发病后 8 小时内接受治疗的患者（平均年龄 60 岁，平均 NIHSS 评分 21 分）。大多数（43%）患者发生后循环血管闭塞，9 例患者曾额外使用过 tPA 经动脉溶栓治疗。所有的患者均取得了靶血管再通（TIMI 2~3 级）；该试验中死亡率（45%）较高，可能与收录的患者群相关；有 15% 患者发生 sICH。一项关于 125 例急性卒中患者接受 Penumbra 系统行血管再通治疗的前瞻性、多中心和单组试验的研究报道发现，达到 TIMI 2~3 级血管再通的患者占 81.6%，其中 sICH 的发生率为 11.2%，所有再通患者都获得了良好的预后（mRS ≤ 2)[82]。

Angiojet 系统

Angiojet 系统（Possis Medical 公司，明尼苏达州）是一个基于 Venturi 效应设计进行血栓清除和溶栓的导管。除这个导管之外，这个系统还有一个高压水泵通过导管头端的一个 0.5mm 的金属管泵出生理盐水。4F 导管的导管腔主要用来容纳微导丝和用于抽吸。其通过在导管的头端的一个微小喷嘴反向向导管内喷水以产生负压，从而可吸取血管内的血栓物质并通过反向水流将它们运出导管。第一代的 Angiojet 系统由

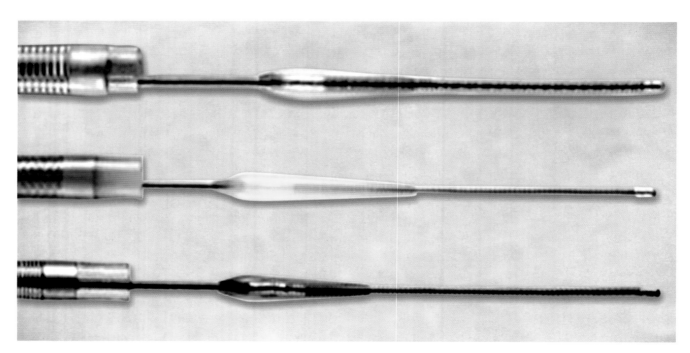

图 15.3　Penumbra 装置：从顶部到底部的尺寸分别为 026、032 和 041。由加州阿拉米达的 Penumbra 公司提供。

于缺乏柔韧性,从而使其仅局限用于脑较大的供血血管。但是该方法已成功被用于一些 ICA 闭塞或基底动脉血栓形成的患者的治疗[83]。一项关于 Neurojet 系统(Angiojet 系统的缩小型,Possis Medical 公司)被设计用于能够进入 MCA 的安全性的试验因为血管夹层原因而提前终止。MCA 栓塞的血栓清除(TIME)研究的 1 期临床试验,对导管和试验的草案进行了修改,研究发现 Angiojet NV150 系统对能将其送至血栓清除位置的 30% 的患者是有效的,进一步的研究结果有待报道。

机械性碎栓

微导丝的操作和抓捕器

最常用的机械性碎栓方法是通过微导丝穿入血栓,这种技术对药物溶栓有帮助作用[84]。另外,也可应用抓捕器多次通过闭塞处来粉碎血栓[85,86]。抓捕器也可以直接取出大多数质地较硬或包含固体物质的血凝块[87]。

球囊血管成形术

经皮球囊血管成形术是众所周知的一种心血管血管闭塞治疗方案,其可免去机械性血栓清除术所需要重复操作,其可减少严重并发症的发生和血栓栓塞事件。Nakano 等[88]比较了 36 例单独接受经动脉溶栓治疗的急性卒中患者与 34 例采取血管成形术后再行经动脉溶栓治疗患者的结果。部分或完全血管再通率(TIMI 2 或 3 级)在血管成形术组为 91.2%,而在溶栓组为 63.9%;ICH 发生率在血管成形术组为 2.9%,而在溶栓组为 19.4%。生活自理能力(基于 3 个月后的 mRS 评分)血管成形术组要明显好于溶栓组(血管成形术组 73.5% 对比溶栓组的 50%)。虽然目前关于颅内血管成形术治疗卒中后急性再狭窄的发生率的数据有限,但基于心脏文献报道的数据,使用颅内血管支架作为额外治疗血管闭塞和动脉粥样硬化性疾病变得越来越普遍。在一项对比支架植入术和血管成形术治疗急性心肌梗死的多中心随机试验性中,支架植入组的平均最小残余管腔直径显著大于单纯血管成形术组[89];此外,由于缺血对靶血管血运再通的需要,支架植入组的死亡率和再梗死率也要低于血管成形术组。这个试验表明,对急性心肌梗死患者而言,给予支架植入取得的临床收益要明显大于单独的血管成形术治疗。

激光辅助溶栓

目前已有两种运用不同激光技术的(EPAR 和 LaTIS)装置用于粉碎颅内血栓。EPAR(Endovasix 公司,加州贝尔蒙特)是一种机械性碎栓装置,其主要通过乳化血栓这种机械方式溶栓而并不是通过激光直接消除血栓。LaTIS 激光装置(LaTIS 公司,明尼苏达州)是通过导管缓慢注射对比剂作为"光通道"来运送能量直接作用于栓子。在初步研究的 34 例患者中,完成 EPAR 治疗有 18 例患者(其中 13 例患者接受经动脉溶栓治疗),血管再通有 11 例(61.1%)[90];其余患者不能进行 EPAR 治疗;1 例患者出现血管破裂导致死亡,2 例患者发生 sICH(2/34,5.9%);总体的死亡率为 38.2%。关于 LaTIS 装置的安全性和可行性试验在美国的两个中心进行[91]。初步报道最初的 5 例患者中有 2 例患者该装置不能到达闭塞血管,截至目前已录入 12 例患者。

支架辅助血运重建术

目前能得到的专门设计用于颅内血管的自膨胀支架(SES)成功放置在颅内血管目标狭窄区域的成功率超过 95%,并且因为其产生的压力显著低于球囊扩张冠脉支架,故其安全性明显增加[92]。支架辅助血运重建术的优缺点的总结见表 15.6。研究表明,经动脉溶栓出现再闭塞的概率为 17%,并且其预后很差[62]。

球囊扩张冠脉支架

临床最初使用支架的经验就涉及使用球囊扩张冠脉支架重建急性闭塞血管的血流。Levy 等[93]报道 19 例 NIHSS 评分基线的中位值为 16 分的患者应用球囊扩张支架进行治疗,治疗平均时间为 210+160 分钟,总的血管再通率(TIMI 2 或 3 级)为 79%,无自发性颅内出血(sICH)发生。在另一项研究报道[94]中,预测闭塞血管再通的独立因素包括支架的植入(P<0.001),经动脉溶栓的应用,是否为广泛的血凝块,支架植入后是否应用替非罗班。这些研究建立了支架辅助血运重建的理念。

自膨胀支架

最近自膨胀支架(SES)已被用于急性缺血性脑卒中的治疗。目前共有 5 种可用的 SES:①Neuroform 支架(Boston Scientific 公司,马萨诸塞州纳蒂克);②Enterprise 支架(Cordis/ Johnson & Johnson 公司,新泽西

表15.6 支架辅助血运重建术

优点

1. 立即恢复闭塞血管血流

2. 较高的血管再通率

3. 降低了治疗后血管再次闭塞的概率

4. 具有径向膨胀力的支架如 Wingspan 支架（Boston Scientific 公司，马萨诸塞州纳蒂克）已被证明用于动脉粥样硬化性血栓形成病变是安全的

缺点

1. 大多数的卒中患者是由于颅内正常血管被栓子堵塞引起，因此可能仅仅需要清除栓子而不需要永久性的支架植入

2. 支架仅能输送和展开在 Willis 环周围的近端血管内，而不能在 Willis 环远端的颅内血管内应用

3. 支架植入后需要双抗治疗 3 个月可能会潜在增加颅内出血的概率

来源：转载许可来自 Natarajan SK, Snyder KV, Siddiqui AH, et al. Interventional management of acute ischemic stroke. In: Haase J, Schafers H–J, Sievert H, Waksman R （Eds). Cardiovascular Interventions in Clinical Practice, Oxford UK: Wiley–Blackwell; 2010. pp. 609–28.

州沃伦）；③Leo 支架（Balt Extrusion 公司，法国蒙特默伦西）；④Solitaire 支架和 Solo 支架（eV3/Covidien 血管治疗公司，马萨诸塞州曼斯菲尔德市）；⑤Wingspan 支架（Boston Scientific 公司）（图 15.4）。除 Wingspan 支架外，上述的其余支架目前均设计用于支架辅助弹簧圈栓塞治疗宽颈动脉瘤。另一方面来说，Wingspan 支架目前已被批准应用于有症状的颅内动脉粥样硬化疾病的治疗中。根据这些支架的网孔设计，Wingspan 支架和 Neuroform 支架采用的是开环设计，而 Enterprise 支架、Leo 支架、Solitaire 支架和 Solo 支架采用的是闭环设计。闭环设计的主要优点是当一些支架部分释放后（Enterprise 支架达到 70%，Leo 支架达 90%）[95]或 Solitaire 支架和 Solo 支架完全释放后[96]，能够重新回收。

在一个血栓栓塞引起的急性血管闭塞的狗模型中，我们注意到使用 SES 治疗较使用球囊扩张支架治疗有更高的血管再通率、更低的血管痉挛发生率和侧支血管闭塞率[93]。与急性冠脉综合征最常见的罪魁祸首动脉粥样硬化斑块破裂相比较，大多数的颅内血管闭塞与病变血管的原位栓子脱落密切相关。因此，常常没有必要应用高压球囊行球囊血管成形术和应用球囊扩张支架作为血管再通的手段，并且它们可能会增加严重并发症如血管破裂或夹层的发生率。而 SES

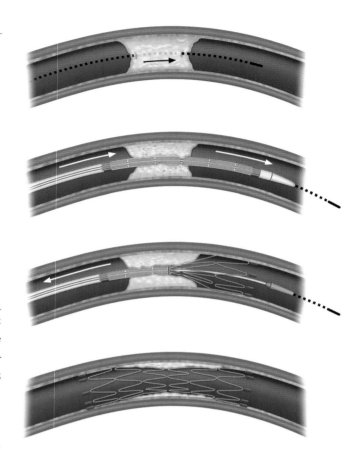

图 15.4 应用 Wingspan 支架（Boston Scientific 公司，马萨诸塞州纳蒂克）进行血管再通的示意图。从顶部到底部：微导丝穿过闭塞处的血凝块；支架通过闭塞处；展开支架；封闭闭塞处的血凝块；血管再通。来源：转载许可来自 Levy EI, Mehta R, Gupta R, et al. Self–expanding stents for recanalization of acute cerebrovascular occlusions. AJNR Am J Neuroradiol. 2007; 28 (5): 816–22.

可以减少血管内皮损伤，因此可以使早期再闭塞或晚期支架再狭窄的发生率明显降低。SES 具有较高的径向力（例如 Wingspan 支架），其可能在颅内动脉粥样硬化性疾病相关的急性卒中患者的治疗中起到了关键作用[92]。

Levy[97]等应用 SES（Neuroform3 支架或 Wingspan 支架）治疗 18 名脑卒中患者，共有 19 处急性血管闭塞病灶，其中 MCA 的 M1 段或 M2 段有 9 处、ICA 末端有 7 处、椎基底动脉有 3 处。有 6 例患者直接通过机械性方法进行支架植入术；而其他患者在支架植入前，联合应用药物溶栓和（或）机械性血栓清除，包括 10 例球囊血管成形术和 9 例血凝块的尝试取出，10 例患者在支架植入术中和术后立即使用 GP Ⅱ b/ Ⅲ a

抑制剂来防止急性支架内血栓形成。19 处闭塞病变中有 15 处达到了 TIMI 2 或 3 级血管再通（79%）；术中无并发症发生；但是有 7 例患者在术后复查 CT 时发现 ICH（包括脑实质内及蛛网膜下腔），其中 2 例为致死性出血；1 例患者在术后早期发生支架内血栓形成。医院内死亡率为 38.9%（7/18），4 例患者 3 个月随访的 mRS 评分 ≤ 3 分。

Zaidat 等[98]对 9 例接受 Neuroform 支架（4 例）或 Wingspan 支架（5 例）治疗的急性脑卒中患者进行评估研究，血管闭塞的位置包括 MCA（6 处）、ICA（2 处）和椎基底动脉（1 处）。9 例患者中有 8 例成功穿过血凝块植入了支架（89%）；其中 1 例患者使用 Wingspan 支架不能通过 ICA 和 MCA 的连接部，故支架被放置在血凝块的近端。所有患者的完全再通（TIMI 3 级）率为 67%，完全或部分再通（TIMI 2 或 3 级）率为 89%。有 1 例患者（11%）发生 ICH，1 例患者发生急性支架内血栓形成（经应用球囊扩张血管成形术和阿昔单抗治疗成功）。死亡率为 33%（3/9 名），所有幸存者的 mRS 评分均 ≤ 2 分。9 例患者中有 4 例接受了随访血管造影检查，其平均随访检查时间为治疗后 8 个月（范围为 2~14 个月），血管造影结果未见支架内再狭窄。

基于这些初步的数据，作者获得 FDA 批准进行一个试点研究——急性缺血性脑卒中的支架辅助治疗后血运再通（SARIS）[99]，对静脉溶栓无效或有禁忌的患者应用 Wingspan 支架进行血运重建并评估其效果。所有患者从发病到接受治疗的平均时间为 5 小时 13 分钟，从手术开始到血管再通的总时间为 45 分钟。所有患者平均 NIHSS 评分为 14 分。17 例患者 TIMI 评分为 0，3 例患者 TIMI 评分为 1 分。闭塞血管包括右侧 MCA（11 例），左侧 MCA（5 例），基底动脉（3 例）和右侧颈动脉末端（1 例）。入组的 20 例患者中有 19 例接受了自膨胀颅内支架植入，1 例患者在 Wingspan 支架到位后释放前闭塞血管再通。2 例患者由于血管迂曲不能放置 Wingspan 支架，随后放置了更易输送的 Enterprise 支架。12 例患者应用了其他辅助治疗：经动脉应用替非罗班（10 例），经动脉应用 tPA（2 例），血管成形术（8 例），经静脉应用 tPA（2 例）。100% 的患者取得了 TIMI 2 或 3 级再通，65% 的患者在治疗后 NIHSS 评分的改善超过 4 分。1 例患者发生 sICH（5%），2 例患者发生无症状 ICH。在 1 个月的随访评估中，有 12 例患者（12/20，60%）的 mRS 评分 ≤ 2 分，9 例患者（9/20，45%）mRS 评分 ≤ 1 分。1 个月时的死亡率为 25%，这些死亡患者的死因和支架植入没有相关性，所有死亡患者都与最初的卒中严重程度和相关并发症密切相关。

在 6 个月随访时，60% 的患者（n=12）mRS 评分 ≤ 3 分，55% 的患者（n=11）mRS 评分 ≤ 2 分[100]；死亡率为 35%（n=7）。85%（11/13）的幸存患者做了随访血管造影检查。所有行血管造影随访患者，DSA 显示其血流再通均达到 TIMI 3 级，CTA 显示其支架通畅，没有患者存在支架内狭窄（狭窄率 ≥ 50%）。

临时血管内通路

支架植入术治疗急性卒中的主要不足是其需要双重抗血小板治疗和强有力的抗血栓形成治疗。然而，可回收或可重新回撤入输送导管的支架技术的出现，使医生可选择回收支架，从而可以取出血栓，因此可避免所需的双重抗血小板治疗和随后的脑梗死转为颅内出血的额外风险。此外，如果没有支架植入，那么"支架内狭窄"也就不存在了。Kelly 等[101]和 Hauck 等[102]报道了应用 Enterprise 支架作为临时血管内通路治疗急性脑卒中。在这两个报道中，Enterprise 支架被部分释放一段时间然后在闭塞血管成功再通后回收支架。

基于支架平台的血栓清除术

Solitaire™ FR 装置

Solitaire™ FR 血运重建装置（图 15.5）是一种可回收的自膨胀血栓清除装置，它是由被设计用于颅内大动脉瘤支架辅助栓塞治疗的 Solitaire 支架和 Solo 支架发展而来[96]。该装置是一个基于 SES 平台可完全回收的装置，可作为临时血管内通路（当完全展开时），也可通过其的回收作为血栓清除装置。该装置展开后可立即恢复血流量并且避免了永久性的支架植入，故永久性的支架植入所必需的抗血栓治疗和其固有的支架内再狭窄风险也就得到了避免。在需要永久性的支架植入时，比如在动脉粥样硬化血栓形成的病变处，术者能够电解脱该装置（像弹簧圈一样）。在作者所在医院，通过具有软和硬的血凝块的狗卒中模型来评估该装置的安全性和有效性[103]，结果发现，在所有模型中，该装置都可以很容易地展开和回收，并且可立即恢复血流量达到 TIMI 2 或 3 级；4 例模型中有 2 例还有小血凝块残留需要重复操作以完全取出血凝块，有 2 例观察到有轻度的血管痉挛。随后，FDA 批准进行了 Solitaire™FR 用于血栓清除目的（SWIFT）试

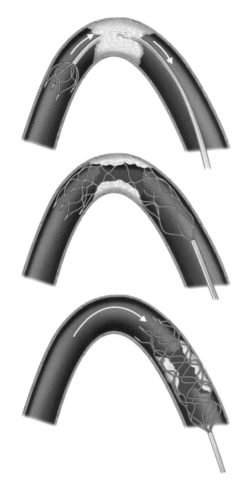

图 15.5 Solitaire™FR 血运重建装置(eV3/Covidien 血管治疗公司,马萨诸塞州曼斯菲尔德市)。顶部的图显示,应用 Rebar 微导管(eV3/Covidien 血管治疗公司)穿过血管内血凝块闭塞处,通过微导丝交换将 Solitaire 装置放置到位并按箭头所示方向展开。中间的图显示,Solitaire 装置被完全展开,将血凝块挤压到血管边缘,闭塞的血管立即恢复血流。底部的图显示,Solitaire 装置及其上的血凝块和 Rebar 微导管一起回撤进入导引导管,并同时应用注射器持续回抽导引导管。来源:转载许可来自 Natarajan SK, Snyder KV, Siddiqui AH, et al. Interventional management of acute ischemic stroke. In: Haase J, Schafers H -J, Sievert H, Waksman R (Eds). Cardiovascular Interventions in Clinical Practice, Oxford UK: Wiley-Blackwell; 2010. pp. 609-28.

验,对 Solitaire 支架和 MERCI 装置取栓效果进行对比。该试验被数据安全监测委员会和 FDA 提前终止,因为 Solitaire 支架的治疗效果明显好于 MERCI 装置。该试验数据仍有待公布。

Trevo 取栓装置

最近一种可单独用于急性缺血性脑卒中治疗的新型支架取栓装置已研制成功。Trevo 支架取栓装置

(Concentric 医学公司)是一个柔韧性好的锥形支架,其远端的铂金丝在透视下可显影,其亲水涂层减少了使用过程中的摩擦力。Trevo 装置提供了通过迂曲血管所需要的柔韧性,闭环设计提供了取出血凝块所需要的最佳的径向力,仅有一个支撑方向能将血凝块收集在支架上(图 15.6)。2010 年 2 月开始的急性缺血性卒中大血管闭塞的血栓切除术血运重建 (TREVO)的 III 期临床试验对 Trevo 装置的血运重建率进行评估,以 ICA、MCA 的 M1 段、MCA 的 M2 段、基底动脉、或椎动脉闭塞的缺血性卒中患者应用 Trevo 装置进行神经介入治疗后,它们供血区域的脑梗死溶栓(TICI)[104] 评分达到 2 年作为血运重建的判断标准。该试验对 Trevo 装置和 MERCI 装置进行随机对照研究,完成日期为 2012 年秋天, 神经血管内协会正在等待此新型装置的试验结果和应用经验。

颈动脉颅外段的血运重建

与单纯 ICA(颅外段)近段闭塞相关的急性脑卒中通常具有较好的预后,因为其具有来自颈外动脉——ICA 吻合支(如眼动脉)和(或)Willis 环的侧支循环的代偿血流。但是如果患者的 Willis 环不完整或者伴有 ICA-MCA 闭塞则常常会发生严重的脑卒中, 这是急诊血运重建术的潜在候选者。在颈部血管的近端放置支架可为其他机械装置或导管提供到达颅内血栓的通路。此外,快速的前行血流对维持远端血管通畅是必要的,这对于血管再通后常常发生再次血栓形成的近端重度狭窄患者是特别重要的。几个系列的病例报道显示,颅外段 ICA 近端闭塞引起的急性缺血性脑卒中在血管内治疗后取得了成功并获得了良好结果[105-109]。在颅外段 ICA 近端病变处植入支架后在颅内血管远端发现闭塞可能是由于 ICA 再通后的栓子引起,这种情况可通过使用同轴球囊导管临时阻断血流或通过注射器抽吸使血流逆流的方法来预防或使风险减至最小,特别是在容易引起栓子脱落的操作时,如通过病变处、血管成形术和支架植入的操作时等尤其需要使用这种方法。这种方法的主要限制是球囊导管的内径可能小于某些颈动脉支架,如 Xact 支架。

作者最近进行了一项对 22 例继发于颈部颈动脉闭塞的急性缺血性脑卒中患者在作者所在医院进行 CAS 治疗的回顾性研究[110]。符合以下标准的患者被认为是血管内治疗的候选者:①NIHSS 评分≥5 分;②出现症状在 8 小时以内;③在 CTP 影像上存在可挽救的半暗带;④同侧证实无大的完全性卒中或出血。在该

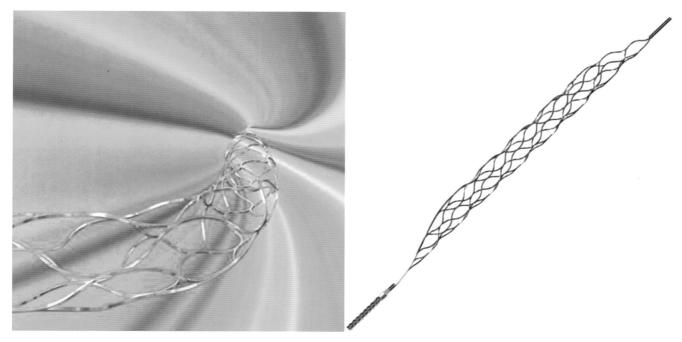

图 15.6　Trevo 装置的头端较软且不透 X 线,从而使其可在清晰显示下进行轻柔和无损伤放置;其远端锥形过渡结构有助于其平滑、精确的放置;其优化的网孔几何结构有助于弯曲血管内血凝块的收集;其近端锥形部分有助于其回撤和容易重新回收到导管内;其不透 X 线近端标记有助于其精确的放置在血凝块内。该图由加州山景城 Concentric 医学公司提供。

研究中,91%的患者有串联病变。治疗策略是应用 CAS 进行颈部颈动脉的血运重建,如有必要应用机械血栓清除术、血管成形术或支架植入术进行颅内血管的血运重建。引起血管闭塞的病因,8 例为动脉夹层,5 例为心源性栓塞,9 例为急性颈动脉斑块破裂。77.3%的患者获得了颈部颈动脉的再通,但 ICA 远段存在局部代偿血流的单纯颈部颈动脉闭塞患者的再通率更高(88.2%),而无局部代偿血流的完全 ICA 闭塞患者均未获得再通。总体来说,45%的患者(如果在 ICA 远段存在局部代偿血流的患者中则有 58.8%的患者) 在住院期间取得了临床症状的改善 (NIHSS 评分减少,为≥4 分);而无局部代偿血流的 5 例患者均未得到临床改善, 其中 4 人因为最初的卒中死亡。总体而言,50%的患者取得了良好的结果(mRS 评分≤2),而如果在 ICA 远段存在局部代偿血流的患者中则有 64.7%的患者取得了良好的结果;平均年龄>70 岁、NIHSS 评分≥20 分和 ICA 远段存在闭塞,被确认为是血管再通的不利预测因素。与其他研究相似,作者发现成功的血运重建与良好的结果相关(73.3%)。在他们的研究中,干预的风险很低,无操作相关的重大不良事件发生。另一组研究推荐对于伴有 MCA 闭塞的颈部颈动脉闭塞,通过后交通动脉或前交通动脉进行

动脉溶栓治疗可取得更高的再通率和更好的结果[111]。

当前,在作者所在医院对急性缺血性脑卒中患者血运重建治疗策略选择的草案如表 15.7 所示。

后循环卒中

后循环卒中和前循环卒中有很多方面的不同。其临床症状是逐渐出现的,要精确评估从出现症状到接受治疗的时间窗是非常困难的。动脉粥样硬化血栓形成(不稳定斑块伴血栓)越来越普遍,从而导致接受血管再通治疗后发生再闭塞的风险升高[112-115]。既往研究表明未成功取得血管再通的患者的自然病史显示了一个糟糕的结果,并有 70%~80%的高死亡率[115,116]。一项关于基底动脉闭塞行动脉溶栓治疗的 Meta 分析[117]显示, 再通率为 64%, 未成功再通患者的死亡率为 87%, 而成功再通患者的死亡率显著降低到 37%(P< 0.001)。另一个关于基底动脉闭塞进行静脉或动脉溶栓治疗的 Meta 分析[118]显示,未取得再通患者获得良好预后的可能仅 2%;接受动脉溶栓患者的血管再通率高于接受静脉溶栓患者(65%vs53%,P=0.05),但是接受动脉溶栓和静脉溶栓治疗患者的临床预后相似。Levy 等[119]进行的一项预测动脉溶栓治疗椎基底动脉闭塞结果的 Meta 分析发现, 血管再通失败伴随着较

表15.7 作者对急性脑卒中进行血运重建治疗的草案

1. 对发生症状 3 小时内到达急诊诊断为急性脑卒中的患者,如无禁忌证,则应用 tPA 进行静脉溶栓治疗

2. 对有溶栓禁忌的患者评估后行机械性血管再通治疗,对经静脉溶栓治疗后 NIHSS 评分改善<4 分的患者评估后应用血管内技术行血运重建术

3. 对发生症状后 3~24 小时就诊的醒后脑卒中患者(并且就诊时 NIHSS 评分>8 分)评估后应用血管内技术行血运重建术

4. 在完成以下评估后可决定是否行脑血管造影术:患者发病前的状态、从心脏到颅内的 CT 血管造影、CTP 检查明确缺血半暗带、头部 CT 平扫排除颅内出血

5. 如果患者发病前 mRS 评分≤1 分,CTP 提示半暗带占闭塞血管支配区域的 50%以上及 CT 平扫未见出血,那么可考虑对这些患者行脑血管造影术和血运重建术

6. 所有拟应用血管内技术行血运重建术的患者均按体重静脉推注适量的肝素以将活化凝血时间维持在 250 秒以上。如果患者未曾服用阿司匹林或氯吡格雷(或噻氯匹定),可给予阿司匹林(如有必要可给予肠溶片)325mg 治疗。如果患者拟行支架植入术则给予负荷剂量的氯吡格雷(600mg)或噻氯匹定(1g)

7. 应用血管内技术行血运重建术的方法包括经动脉 tPA 溶栓、导丝碎栓、应用 MERCI 装置、应用 Penumbra 装置,不同方法选择的依据是根据血管闭塞的位置和长度、患者能否使用溶栓剂和血栓的性质。机械性血管再通治疗尽可能优先于动脉溶栓治疗使用

8. 在血管再通后因血栓形成引起血管再次闭塞时可经动脉给予糖蛋白 Ⅱb/Ⅲa 受体抑制剂治疗

9. Wingspan 支架植入术仅可用于由 FDA 批准的治疗方法不能实现血管再通的患者和为人道主义目的在闭塞血管处放置支架的患者,以及获得 FDA 批准的试验纳入的患者

10. 在适当的时候,可联合应用机械血管再通术和经动脉溶栓治疗

11. 术后患者在重症监护病房观察 6~12 小时,期间要求将血压维持在 150/90mmHg 左右以避免再灌注损伤

来源:转载许可来自 Natarajan SK, Snyder KV, Siddiqui AH, et al. Interventional management of acute ischemic stroke. In: Haase J, Schafers H-J, Sievert H, Waksman R (Eds). Cardiovascular Interventions in Clinical Practice, Oxford UK: Wiley-Blackwell; 2010. pp. 609-28.

高的死亡率(相关风险为 2.34,95%CI 为 1.48~3.17)。有一些研究提示可将治疗时间窗延长至或超过 24 小时[112,120,121]。

虽然后循环卒中的生存率仍然较差,但是根据我们在 Millard Fillmore Gates Circle 医院治疗的回顾分析显示出后循环卒中的临床预后有改善的趋势[122]。他们使用各种技术包括药物治疗、机械溶碎栓或机械血栓切除术(MERCI 取栓装置或 Penumbra 装置)、支架辅助血运重建、支架取栓,对急性缺血性后循环卒中的 22 例患者进行治疗,结果显示,14 例患者最终得以生存;13 例患者需在家或康复机构康复(59%),1 例患者需要特殊的护理照顾(5%);22 例患者平均 NIHSS 评分为 15.3 分,而 14 例幸存的卒中患者其出院时的平均 NIHSS 评分为 3.9;最终,在最后的随访中(平均时间为 14.5 个月,范围为 1 到 58 个月),71%的幸存者获得了良好的预后(mRS ≤2)。此结果表明,虽然对急性缺血性后循环卒中进行干预的先前文献报道显示其死亡率较高和预后较差;但通过使用多种更新的血管内技术对后循环卒中进行血运重建是可行的,治疗后的患者具有较好的预后和较低的死亡率。

小结

目前,对于急性缺血性脑卒中的处理和治疗,还没有任何一种单一的治疗方法被证明是万能的,无论是药物治疗方法还是机械性治疗方法。在急性缺血性脑卒中的治疗和干预后,多种相互作用的因素决定了患者的临床预后。虽然急性缺血性脑卒中的"标准治疗"仍是静脉溶栓治疗,但随着机械血栓切除装置的发展以及其临床效果的提高,也许可证明和显示,无论这些装置作为主要治疗手段或辅助治疗手段,都将引领急性缺血性脑卒中的治疗进入新的时代。此外,随着影像技术如 CTP、MR 灌注成像(MRP)的进步,将可能增加超过 3.5 或 4 小时时间窗的急性脑卒中患者接受干预治疗的数量。急性缺血性脑卒中治疗的前景是光明的,但仍需要进行更多的前瞻性工作来显示和证实每项新技术进步所改善的治疗效果。

(孙浩东 刘恩渝 杨涛 译)

参考文献

1. Stroke-1989. Recommendations on stroke prevention, diagnosis, and therapy. Report of the WHO Task Force on Stroke and other Cerebrovascular Disorders. Stroke. 1989; 20(10):1407-31.

2. World Health Organization. (2011). The Atlas of Heart Disease and Stroke. [online] Available from http://wwwhoint/cardiovascular_diseases/resources/atlas/en/. [Accessed November 4, 2011].

3. Roger VL, Go AS, Lloyd-Jones DM, et al. Heart disease and stroke statistics--2011 update: a report from the American Heart Association. Circulation. 2011;123(4):e18-209.

4. Lloyd-Jones D, Adams R, Carnethon M, et al. Heart disease and stroke statistics-2009 update: a report from the American Heart Association Statistics Committee and Stroke Statistics Subcommittee. Circulation. 2009;119(3): e21-181.

5. Broderick JP. William M. Feinberg Lecture: stroke therapy in the year 2025: burden, breakthroughs, and barriers to progress. Stroke. 2004;35(1):205-11.

6. Henry M, Polydorou A, Klonaris C, et al. Carotid angioplasty and stenting under protection. State-of-the-art. Minerva Cardioangiol. 2007;55(1):19-56.

7. Kolominsky-Rabas PL, Weber M, Gefeller O, et al. Epidemiology of ischemic stroke subtypes according to TOAST criteria: incidence, recurrence, and long-term survival in ischemic stroke subtypes: a population-based study. Stroke. 2001;32(12):2735-40.

8. Rubiera M, Ribo M, Delgado-Mederos R, et al. Tandem internal carotid artery/middle cerebral artery occlusion: an independent predictor of poor outcome after systemic thrombolysis. Stroke. 2006;37(9):2301-5.

9. Wunderlich MT, Stolz E, Seidel G, et al. Conservative medical treatment and intravenous thrombolysis in acute stroke from carotid T occlusion. Cerebrovasc Dis. 2005;20 (5):355-61.

10. Bond R, Rerkasem K, Rothwell PM. Systematic review of the risks of carotid endarterectomy in relation to the clinical indication for and timing of surgery. Stroke. 2003;34(9): 2290-301.

11. Zaidat OO, Alexander MJ, Suarez JI, et al. Early carotid artery stenting and angioplasty in patients with acute ischemic stroke. Neurosurgery. 2004;55(6):1237-43.

12. Wolpert SM, Bruckmann H, Greenlee R, et al. Neuroradiologic evaluation of patients with acute stroke treated with recombinant tissue plasminogen activator. The rt-PA Acute Stroke Study Group. AJNR Am J Neuroradiol. 1993;14(1):3-13.

13. Christou I, Felberg RA, Demchuk AM, et al. Intravenous tissue plasminogen activator and flow improvement in acute ischemic stroke patients with internal carotid artery occlusion. J Neuroimaging. 2002;12(2):119-23.

14. Linfante I, Llinas RH, Selim M, et al. Clinical and vascular outcome in internal carotid artery versus middle cerebral artery occlusions after intravenous tissue plasminogen activator. Stroke. 2002;33(8):2066-71.

15. Thomalla G, Schwark C, Sobesky J, et al. Outcome and symptomatic bleeding complications of intravenous throm-bolysis within 6 hours in MRI-selected stroke patients: comparison of a German multicenter study with the pooled data of ATLANTIS, ECASS, and NINDS tPA trials. Stroke. 2006;37 (3):852-8.

16. DeBakey ME, Crawford ES, Cooley DA, et al. Cerebral arterial insufficiency: one to 11-year results following arterial reconstructive operation. Ann Surg. 1965;161:921-45.

17. Weis-Muller BT, Huber R, Spivak-Dats A, et al. Symptomatic acute occlusion of the internal carotid artery: reappraisal of urgent vascular reconstruction based on current stroke imaging. J Vasc Surg. 2008;47(4):752-9.

18. National Institute of Neurological Disorders and Stroke rt-PA Stroke Study Group. Tissue plasminogen activator for acute ischemic stroke. N Engl J Med. 1995;333(24):1581-7.

19. Broderick JP. Endovascular therapy for acute ischemic stroke. Stroke. 2009;40(3 Suppl):S103-6.

20. del Zoppo GJ, Higashida RT, Furlan AJ, et al. PROACT: a phase II randomized trial of recombinant pro-urokinase by direct arterial delivery in acute middle cerebral artery stroke. PROACT Investigators. Prolyse in Acute Cerebral Thromboembolism. Stroke. 1998;29(1):4-11.

21. Furlan A, Higashida R, Wechsler L, Gent M, et al. Intra-arterial prourokinase for acute ischemic stroke. The PROACT II study: a randomized controlled trial. Prolyse in Acute Cerebral Thromboembolism. JAMA. 1999;282(21): 2003-11.

22. Lansberg MG, Schrooten M, Bluhmki E, et al. Treatment time-specific number needed to treat estimates for tissue plasminogen activator therapy in acute stroke based on shifts over the entire range of the modified Rankin Scale. Stroke. 2009;40:2079-84.

23. Rha JH, Saver JL. The impact of recanalization on ischemic stroke outcome: a meta-analysis. Stroke. 2007;38(3):967-73.

24. Nogueira RG, Liebeskind DS, Sung G, et al. Predictors of good clinical outcomes, mortality, and successful revascularization in patients with acute ischemic stroke undergoing thrombectomy: pooled analysis of the Mechanical Embolus Removal in Cerebral Ischemia (MERCI) and Multi MERCI Trials. Stroke. 2009;40(12):3777-83.

25. Hacke W, Kaste M, Bluhmki E, et al. Thrombolysis with alteplase 3 to 4.5 hours after acute ischemic stroke. N Engl J Med. 2008;359(13):1317-29.

26. Natarajan SK, Snyder KV, Siddiqui AH, et al. Safety and effectiveness of endovascular therapy after 8 hours of acute ischemic stroke onset and wake-up strokes. Stroke. 2009;40 (10):3269-74.

27. Lui YW, Tang ER, Allmendinger AM, et al. Evaluation of CT perfusion in the setting of cerebral ischemia: patterns and pitfalls. AJNR Am J Neuroradiol. 2010;31(9):1552-63.

28. Loh Y, Towfighi A, Liebeskind DS, et al. Basal ganglionic infarction before mechanical thrombectomy predicts poor outcome. Stroke. 2009;40(10):3315-20.

29. Abou-Chebl A. Endovascular treatment of acute ischemic stroke may be safely performed with no time window limit in appropriately selected patients. Stroke. 2010;41(9): 1996-2000.

30. Hellier KD, Hampton JL, Guadagno JV, et al. Perfusion CT helps decision making for thrombolysis when there is no clear time of onset. J Neurol Neurosurg Psychiatry. 2006;77 (3):417-9.

31. Wintermark M, Fischbein NJ, Smith WS, et al. Accuracy

of dynamic perfusion CT with deconvolution in detecting acute hemispheric stroke. AJNR Am J Neuroradiol. 2005;26 (1):104-12.

32. Eastwood JD, Lev MH, Azhari T, et al. CT perfusion scanning with deconvolution analysis: pilot study in patients with acute middle cerebral artery stroke. Radiology. 2002;222(1): 227-36.

33. Miles KA, Griffiths MR. Perfusion CT: a worthwhile enhancement? Br J Radiol. 2003;76(904):220-31.

34. Wintermark M, Albers GW, Alexandrov AV, et al. Acute stroke imaging research roadmap. Stroke. 2008;39(5): 1621-8.

35. Murphy BD, Fox AJ, Lee DH, et al. Identification of penumbra and infarct in acute ischemic stroke using computed tomography perfusion-derived blood flow and blood volume measurements. Stroke. 2006;37(7):1771-7.

36. Wintermark M, Flanders AE, Velthuis B, et al. Perfusion-CT assessment of infarct core and penumbra: receiver operating characteristic curve analysis in 130 patients suspected of acute hemispheric stroke. Stroke. 2006;37(4):979-85.

37. Sanelli PC, Lev MH, Eastwood JD, et al. The effect of varying user-selected input parameters on quantitative values in CT perfusion maps. Acad Radiol. 2004;11(10):1085-92.

38. Ingall TJ, O'Fallon WM, Asplund K, et al. Findings from the reanalysis of the NINDS tissue plasminogen activator for acute ischemic stroke treatment trial. Stroke. 2004;35(10): 2418-24.

39. Fischer U, Arnold M, Nedeltchev K, et al. NIHSS score and arteriographic findings in acute ischemic stroke. Stroke. 2005;36(10):2121-5.

40. Barber PA, Zhang J, Demchuk AM, et al. Why are stroke patients excluded from TPA therapy? An analysis of patient eligibility. Neurology. 2001;56(8):1015-20.

41. Hacke W, Donnan G, Fieschi C, et al. Association of outcome with early stroke treatment: pooled analysis of ATLANTIS, ECASS, and NINDS rt-PA stroke trials. Lancet. 2004;363(9411):768-74.

42. Wardlaw JM, Sandercock PA, Berge E. Thrombolytic therapy with recombinant tissue plasminogen activator for acute ischemic stroke: where do we go from here? A cumulative meta-analysis. Stroke. 2003;34(6):1437-42.

43. Albers GW, Thijs VN, Wechsler L, et al. Magnetic resonance imaging profiles predict clinical response to early reperfusion: the diffusion and perfusion imaging evaluation for understanding stroke evolution (DEFUSE) study. Ann Neurol. 2006;60(5):508-17.

44. Davis SM, Donnan GA, Parsons MW, et al. Effects of alteplase beyond 3 h after stroke in the Echoplanar Imaging Thrombolytic Evaluation Trial (EPITHET): a placebo-controlled randomised trial. Lancet Neurol. 2008;7(4): 299-309.

45. Furlan AJ, Eyding D, Albers GW, et al. Dose Escalation of Desmoteplase for Acute Ischemic Stroke (DEDAS): evidence of safety and efficacy 3 to 9 hours after stroke onset. Stroke. 2006;37(5):1227-31.

46. Hacke W, Albers G, Al-Rawi Y, et al. The Desmoteplase in Acute Ischemic Stroke Trial (DIAS): a phase II MRI-based 9-hour window acute stroke thrombolysis trial with intravenous desmoteplase. Stroke. 2005;36(1):66-73.

47. Hacke W, Furlan AJ, Al-Rawi Y, et al. Intravenous desmoteplase in patients with acute ischaemic stroke selected by MRI perfusion-diffusion weighted imaging or perfusion CT (DIAS-2): a prospective, randomised, double-blind, placebo-controlled study. Lancet Neurol. 2009;8(2):141-50.

48. Kohrmann M, Juttler E, Fiebach JB, et al. MRI versus CT-based thrombolysis treatment within and beyond the 3 h time window after stroke onset: a cohort study. Lancet Neurol. 2006;5(8):661-7.

49. Schaefer PW, Barak ER, Kamalian S, et al. Quantitative assessment of core/penumbra mismatch in acute stroke: CT and MR perfusion imaging are strongly correlated when sufficient brain volume is imaged. Stroke. 2008;39(11): 2986-92.

50. Wintermark M, Meuli R, Browaeys P, et al. Comparison of CT perfusion and angiography and MRI in selecting stroke patients for acute treatment. Neurology. 2007;68(9):694-7.

51. Levy DE, Brott TG, Haley EC, Jr., et al. Factors related to intracranial hematoma formation in patients receiving tissue-type plasminogen activator for acute ischemic stroke. Stroke. 1994;25(2):291-7.

52. Derex L, Hermier M, Adeleine P, et al. Clinical and imaging predictors of intracerebral haemorrhage in stroke patients treated with intravenous tissue plasminogen activator. J Neurol Neurosurg Psychiatry. 2005;76(1):70-5.

53. Barber PA, Demchuk AM, Zhang J, et al. Validity and reliability of a quantitative computed tomography score in predicting outcome of hyperacute stroke before thrombolytic therapy. ASPECTS Study Group. Alberta Stroke Programme Early CT Score. Lancet. 2000;355(9216):1670-4.

54. Hill MD, Demchuk AM, Tomsick TA, et al. Using the baseline CT scan to select acute stroke patients for IV-IA therapy. AJNR Am J Neuroradiol. 2006;27(8):1612-6.

55. Parsons MW, Pepper EM, Chan V, et al. Perfusion computed tomography: prediction of final infarct extent and stroke outcome. Ann Neurol. 2005;58(5):672-9.

56. Ribo M, Alvarez-Sabin J, Montaner J, et al. Temporal profile of recanalization after intravenous tissue plasminogen activator: selecting patients for rescue reperfusion techniques. Stroke. 2006;37(4):1000-4.

57. Wechsler LR, Roberts R, Furlan AJ, et al. Factors influencing outcome and treatment effect in PROACT II. Stroke. 2003;34 (5):1224-9.

58. Ogawa A, Mori E, Minematsu K, et al. Randomized trial of intra-arterial infusion of urokinase within 6 hours of middle cerebral artery stroke: the middle cerebral artery embolism local fibrinolytic intervention trial (MELT) Japan. Stroke. 2007;38(10):2633-9.

59. Saver JL. Intra-arterial fibrinolysis for acute ischemic stroke: the message of MELT. Stroke. 2007;38(10):2627-8.

60. Adams HP, Jr., del Zoppo G, Alberts MJ, et al. Guidelines for the early management of adults with ischemic stroke: a guideline from the American Heart Association/American Stroke Association Stroke Council, Clinical Cardiology Council, Cardiovascular Radiology and Intervention Council, and the Atherosclerotic Peripheral Vascular Disease and Quality of Care Outcomes in Research Interdisciplinary Working Groups: The American Academy of Neurology affirms the value of this guideline as an educational tool for neurologists. Circulation. 2007;115(20): e478-534.

61. Yepes M, Roussel BD, Ali C, et al. Tissue-type plasminogen activator in the ischemic brain: more than a thrombolytic.

Trends Neurosci. 2009;32(1):48-55.

62. Qureshi AI, Siddiqui AM, Kim SH, et al. Reocclusion of recanalized arteries during intra-arterial thrombolysis for acute ischemic stroke. AJNR Am J Neuroradiol. 2004;25(2):322-8.

63. Pancioli AM, Broderick J, Brott T, et al. The combined approach to lysis utilizing eptifibatide and rt-PA in acute ischemic stroke: the CLEAR stroke trial. Stroke. 2008;39(12):3268-76.

64. Adams HP, Jr., Effron MB, Torner J,et al. Emergency administration of abciximab for treatment of patients with acute ischemic stroke: results of an international phase III trial: Abciximab in Emergency Treatment of Stroke Trial (AbESTT-II). Stroke. 2008;39(1):87-99.

65. Memon MZ, Natarajan SK, Sharma J, et al. Safety and feasibility of intra-arterial eptifibatide as a revascularization tool in acute ischemic stroke. J Neurosurg. 2011;114(4):1008-13.

66. IMS Investigators. Combined intravenous and intra-arterial recanalization for acute ischemic stroke: the Interventional Management of Stroke Study. Stroke. 2004;35(4):904-11.

67. IMS Investigators. The Interventional Management of Stroke (IMS) II Study. Stroke. 2007;38(7):2127-35.

68. Tomsick T, Broderick J, Carrozzella J, et al. Revascularization results in the Interventional Management of Stroke II trial. AJNR Am J Neuroradiol. 2008;29(3):582-7.

69. Mattle HP, Arnold M, Georgiadis D,et al. Comparison of intra-arterial and intravenous thrombolysis for ischemic stroke with hyperdense middle cerebral artery sign. Stroke. 2008;39(2):379-83.

70. Gralla J, Schroth G, Remonda L, et al. A dedicated animal model for mechanical thrombectomy in acute stroke. AJNR Am J Neuroradiol. 2006;27(6):1357-61.

71. Gralla J, Burkhardt M, Schroth G, et al. Occlusion length is a crucial determinant of efficiency and complication rate in thrombectomy for acute ischemic stroke. AJNR Am J Neuroradiol. 2008;29(2):247-52.

72. Gralla J, Schroth G, Remonda L, et al. Mechanical thrombectomy for acute ischemic stroke: thrombus-device interaction, efficiency, and complications in vivo. Stroke. 2006;37(12):3019-24.

73. Nogueira RG, Smith WS. Safety and efficacy of endovascular thrombectomy in patients with abnormal hemostasis: pooled analysis of the MERCI and multi MERCI trials. Stroke. 2009;40(2):516-22.

74. Gobin YP, Starkman S, Duckwiler GR, et al. MERCI 1: a phase 1 study of Mechanical Embolus Removal in Cerebral Ischemia. Stroke. 2004;35(12):2848-54.

75. Smith WS, Sung G, Starkman S, et al. Safety and efficacy of mechanical embolectomy in acute ischemic stroke: results of the MERCI trial. Stroke. 2005;36(7):1432-8.

76. Smith WS, Sung G, Saver J,et al. Mechanical thrombectomy for acute ischemic stroke: final results of the Multi MERCI trial. Stroke. 2008;39(4):1205-12.

77. Khatri P, Hill MD, Palesch YY,et al. Methodology of the Interventional Management of Stroke III Trial. Int J Stroke. 2008;3(2):130-7.

78. Flint AC, Duckwiler GR, Budzik RF, et al. Mechanical thrombectomy of intracranial internal carotid occlusion: pooled results of the MERCI and Multi MERCI Part I trials. Stroke. 2007;38(4):1274-80.

79. Liebig T, Reinartz J, Hannes R, et al. Comparative in vitro study of five mechanical embolectomy systems: effectiveness of clot removal and risk of distal embolization. Neuroradiology. 2008;50(1):43-52.

80. Henkes H, Reinartz J, Lowens S, et al. A device for fast mechanical clot retrieval from intracranial arteries (Phenox clot retriever). Neurocrit Care. 2006;5(2):134-40.

81. Bose A, Henkes H, Alfke K, et al. The Penumbra System: a mechanical device for the treatment of acute stroke due to thromboembolism. AJNR Am J Neuroradiol. 2008;29(7):1409-13.

82. Penumbra Pivotal Stroke Trial Investigators: The penumbra pivotal stroke trial: safety and effectiveness of a new generation of mechanical devices for clot removal in intracranial large vessel occlusive disease. Stroke. 2009;40(8):2761-8.

83. Mayer TE, Hamann GF, Schulte-Altedorneburg G, et al. Treatment of vertebrobasilar occlusion by using a coronary waterjet thrombectomy device: a pilot study. AJNR Am J Neuroradiol. 2005;26(6):1389-94.

84. Barnwell SL, Clark WM, Nguyen TT, et al. Safety and efficacy of delayed intra-arterial urokinase therapy with mechanical clot disruption for thromboembolic stroke. AJNR Am J Neuroradiol. 1994;15(10):1817-22.

85. Bergui M, Stura G, Daniele D, et al. Mechanical thrombolysis in ischemic stroke attributable to basilar artery occlusion as first-line treatment. Stroke. 2006;37(1):145-50.

86. Qureshi AI, Siddiqui AM, Suri MF,et al. Aggressive mechanical clot disruption and low-dose intra-arterial third-generation thrombolytic agent for ischemic stroke: a prospective study. Neurosurgery. 2002;51(5):1319-29.

87. Kerber CW, Barr JD, Berger RM, et al. Snare retrieval of intracranial thrombus in patients with acute stroke. J Vasc Interv Radiol. 2002;13(12):1269-74.

88. Nakano S, Iseda T, Yoneyama T, et al. Direct percutaneous transluminal angioplasty for acute middle cerebral artery trunk occlusion: an alternative option to intra-arterial thrombolysis. Stroke. 2002;33(12):2872-6.

89. Grines CL, Cox DA, Stone GW,et al. Coronary angioplasty with or without stent implantation for acute myocardial infarction. Stent Primary Angioplasty in Myocardial Infarction Study Group. N Engl J Med. 1999;341(26):1949-56.

90. Berlis A, Lutsep H, Barnwell S,et al. Mechanical thrombolysis in acute ischemic stroke with endovascular photoacoustic recanalization. Stroke. 2004;35(5):1112-6.

91. Nesbit GM, Luh G, Tien R, et al. New and future endovascular treatment strategies for acute ischemic stroke. J Vasc Interv Radiol. 2004;15(1 Pt 2):S103-10.

92. Henkes H, Miloslavski E, Lowens S, et al. Treatment of intracranial atherosclerotic stenoses with balloon dilatation and self-expanding stent deployment (WingSpan). Neuroradiology. 2005;47(3):222-8.

93. Levy EI, Sauvageau E, Hanel RA, et al. Self-expanding versus balloon-mounted stents for vessel recanalization following embolic occlusion in the canine model: technical feasibility study. AJNR Am J Neuroradiol. 2006;27(10):2069-72.

94. Gupta R, Vora NA, Horowitz MB, et al. Multimodal reperfusion therapy for acute ischemic stroke: factors predicting vessel recanalization. Stroke. 2006;37(4):986-90.

95. Peluso JP, van Rooij WJ, Sluzewski M, et al. A new self-expandable nitinol stent for the treatment of wide-

neck aneurysms: initial clinical experience. AJNR Am J Neuroradiol. 2008;29(7):1405-8.

96. Yavuz K, Geyik S, Pamuk AG, et al. Immediate and midterm follow-up results of using an electrodetachable, fully retrievable SOLO stent system in the endovascular coil occlusion of wide-necked cerebral aneurysms. J Neurosurg. 2007;107(1):49-55.

97. Levy EI, Mehta R, Gupta R, et al. Self-expanding stents for recanalization of acute cerebrovascular occlusions. AJNR Am J Neuroradiol. 2007;28(5):816-22.

98. Zaidat OO, Wolfe T, Hussain SI, et al. Interventional acute ischemic stroke therapy with intracranial self-expanding stent. Stroke. 2008;39(8):2392-5.

99. Levy EI, Siddiqui AH, Crumlish A,et al. First Food and Drug Administration-approved prospective trial of primary intracranial stenting for acute stroke: SARIS (stent-assisted recanalization in acute ischemic stroke). Stroke. 2009;40(11):3552-6.

100. Levy EI, Rahman M, Khalessi AA, et al. Midterm clinical and angiographic follow-up for the first Food and Drug Administration-approved prospective, single-arm trial of primary stenting for stroke: SARIS (Stent-Assisted Recanalization for acute Ischemic Stroke). Neurosurgery. 2011;69(4):915-20.

101. Kelly ME, Furlan AJ, Fiorella D. Recanalization of an acute middle cerebral artery occlusion using a self-expanding, reconstrainable, intracranial microstent as a temporary endovascular bypass. Stroke. 2008;39(6):1770-3.

102. Hauck EF, Mocco J, Snyder KV, et al. Temporary endovascular bypass: a novel treatment for acute stroke. AJNR Am J Neuroradiol. 2009;30:1532-3.

103. Natarajan SK, Siddiqui AH, Hopkins LN, et al. Retrievable, detachable stent-platform-based thrombectomy device (Solitaire™ FR) for acute stroke revascularization: first demonstration of feasibility in a canine stroke model. Vascular Disease Management. 2010;7:E120-5.

104. Higashida RT, Furlan AJ, Roberts H, et al. Trial design and reporting standards for intra-arterial cerebral thrombolysis for acute ischemic stroke. Stroke. 2003;34(8):e109-37.

105. Dabitz R, Triebe S, Leppmeier U, et al. Percutaneous recanalization of acute internal carotid artery occlusions in patients with severe stroke. Cardiovasc Intervent Radiol. 2007;30(1):34-41.

106. Jovin TG, Gupta R, Uchino K, et al. Emergent stenting of extracranial internal carotid artery occlusion in acute stroke has a high revascularization rate. Stroke. 2005;36(11):2426-30.

107. Lavallee PC, Mazighi M, Saint-Maurice JP, et al. Stent-assisted endovascular thrombolysis versus intravenous thrombolysis in internal carotid artery dissection with tandem internal carotid and middle cerebral artery occlusion. Stroke. 2007;38(8):2270-4.

108. Miyamoto N, Naito I, Takatama S, et al. Urgent stenting for patients with acute stroke due to atherosclerotic occlusive lesions of the cervical internal carotid artery. Neurol Med Chir (Tokyo). 2008;48(2):49-56.

109. Nikas D, Reimers B, Elisabetta M, et al. Percutaneous interventions in patients with acute ischemic stroke related to obstructive atherosclerotic disease or dissection of the extracranial carotid artery. J Endovasc Ther. 2007;14(3):279-88.

110. Hauck EF, Natarajan SK, Ohta H, et al. Emergent endovascular recanalization for cervical internal carotid artery occlusion in patients presenting with acute stroke. 2011;69(4):899-907; discussion 907.

111. Ozdemir O, Bussiere M, Leung A, et al. Intra-arterial thrombolysis of occluded middle cerebral artery by use of collateral pathways in patients with tandem cervical carotid artery/middle cerebral artery occlusion. AJNR Am J Neuroradiol. 2008;29(8):1596-600.

112. Becker KJ, Monsein LH, Ulatowski J, et al. Intra-arterial thrombolysis in vertebrobasilar occlusion. AJNR Am J Neuroradiol. 1996;17(2):255-62.

113. Hacke W, Zeumer H, Ferbert A, et al. Intra-arterial thrombolytic therapy improves outcome in patients with acute vertebrobasilar occlusive disease. Stroke. 1988;19(10):1216-22.

114. Jahan R. Hyperacute therapy of acute ischemic stroke: intra-arterial thrombolysis and mechanical revascularization strategies. Tech Vasc Interv Radiol. 2005;8(2):87-91.

115. Zeumer H, Freitag HJ, Grzyska U, et al. Local intra-arterial fibrinolysis in acute vertebrobasilar occlusion. Technical developments and recent results. Neuroradiology. 1989;31(4):336-40.

116. Archer CR, Horenstein S. Basilar artery occlusion: clinical and radiological correlation. Stroke. 1977;8(3):383-90.

117. Smith WS. Intra-arterial thrombolytic therapy for acute basilar occlusion: pro. Stroke. 2007;38(2 Suppl):701-3.

118. Lindsberg PJ, Mattle HP. Therapy of basilar artery occlusion: a systematic analysis comparing intra-arterial and intravenous thrombolysis. Stroke. 2006;37(3):922-8.

119. Levy EI, Firlik AD, Wisniewski S,et al. Factors affecting survival rates for acute vertebrobasilar artery occlusions treated with intra-arterial thrombolytic therapy: a meta-analytical approach. Neurosurgery. 1999;45(3):539-48.

120. Zeumer H, Freitag HJ, Zanella F, et al. Local intra-arterial fibrinolytic therapy in patients with stroke: urokinase versus recombinant tissue plasminogen activator (r-TPA). Neuroradiology. 1993;35(2):159-62.

121. Zeumer H, Hacke W, Ringelstein EB. Local intra-arterial thrombolysis in vertebrobasilar thromboembolic disease. AJNR Am J Neuroradiol. 1983;4(3):401-4.

122. Webb S, Yashar P, Kan P, Siddiqui AH, Hopkins LN, Levy EI: Treatment and Outcomes of Acute Intracranial Vertebrobasilar Artery Occlusion: One Institution's Experience. J Neurosurg (epub February 3, 2012 DOI 10.3171/2012.1.JNS11997)

第 16 章　颈动脉海绵窦瘘

Ramsey Ashour, Mohamed Samy Elhammady, Mohammed Ali Aziz-Sultan

引言

颈动脉海绵窦瘘（CCF）是一种异常的动静脉短路，这种短路将颈内动脉（ICA）和（或）颈外动脉（E-CA）与海绵窦相通，这些独特的瘘使海绵窦及其静脉分支动脉化，最常引起因眼眶静脉淤血而导致的眼科症状。此外，CCF 同样可引起颅神经麻痹、静脉高压以及因皮质静脉的逆流而造成高风险的颅内出血。血管内治疗已成为治疗大多数 CCF 的主要方法，尽管这种技术及所使用的栓塞材料仍需提高。开放性手术用于仅靠导管技术无法到达的 CCF 或是血管内治疗失败的辅助治疗。CCF 的临床特征以及治疗方式的选择取决于不同的病变特点和患者因素，根据每一个患者的不同情况采取个体化治疗。在本章中我们将简要回顾 CCF 的历史以及临床特征，然后讲述血管内治疗和开放性手术的治疗原则。

历史回顾

Benjamin Travers 首先于 1809 年在一名患有突眼、球结膜水肿以及眼球杂音的年轻孕妇中描述了"搏动性突眼"综合征。当 Travers 按压该患者颈部颈动脉时杂音消失，眼球突出减轻，因此他继续行外科手术结扎了该侧颈动脉并治愈了该患者[1]。在随后的一个世纪里，通过人工按压颈动脉和结扎颈动脉的方法成为治疗出现这一独特临床症状患者的主要手段，并且随着尸检证据的累积揭示了这种异常的瘘位于颅内而非眼内[2]。

颈动脉结扎后无效或频繁复发的 CCF，导致许多医师认识到这种单一疗法的局限性。对于这种情况 Hamby 特别提倡一种更为激进的治疗方法，使他本人在整个神经外科生涯中的技术远高于其他人[3,4]。他提倡并首次实施通过颅内缝合结扎 ICA 床突上段来减少从 CCF 上部的逆行血流[5]。在结扎颈动脉失败后的病例中为了在保存功能的情况下堵住瘘口，Dandy 同样展示了通过使用一个金属夹的方法[6]。除了结扎颅内 ICA，Hamby 后来又增加了 ICA 海绵窦段栓塞法，正如 Brooks 描述的那样[3]，在所有起"决定性的一期手术中"采用一个肌肉条引入 ICA，随后结扎 ECA 和 I-CA[7]。但是这种方法的主要缺点是需要牺牲 ICA，由此限制了这种手术的适用性，最终促进了其他保留 ICA 的外科手术和血管内治疗方法的产生。

Parkinson 显著地提高了我们对海绵窦的解剖以及经海绵窦手术的理解[8]。基于他的静脉铸型研究及手术经验[9,10]，他反对大多数认为海绵窦是一个 ICA 穿过其内含静脉血的小梁腔隙的观点，而是认为海绵窦是由周围静脉丛缠绕而成，却又不同于动脉。Parkinson 的意思是海绵窦是一个血管外空间，既不同于动脉也不同于静脉，这种观点确实在手术中得到证实，一些CCF 能够通过直接夹闭瘘口而被治愈。通过采用低温和短暂心脏停搏的方法，他采用海绵窦外侧壁滑车神经下面三叉神经眼支（V1）上面的通道入路治疗 CCF，现在被称为 Parkinson 三角，该术式保留了颈内动脉。

尽管 Parkinson[11]、Mullan[12]、Dolenc[13]、Isamat[14]及其他一些人的经验令人鼓舞，但相对于 CCF 的自然病史，经海绵窦的手术造成难以接受的高风险。果然，Serbinenko[15]和 Debrun[16]带来了开创性的贡献，他们二人采用可脱球囊漂亮地栓塞了 CCF，将 CCF 的治疗方向转为血管内治疗，这种技术成为目前治疗 CCF 的主要方法。

病理生理和临床特点

CCF 的症状和相关的海绵窦解剖

海绵窦结构

海绵窦是一个被脑膜和骨膜之间的硬脑膜反折包裹的信封状的鞍旁静脉窦,位于蝶骨内侧,其解剖知识已完全明确[17]。一些重要的神经血管结构通过海绵窦,其中包括 ICA,交感神经节后纤维及动眼神经、滑车神经、三叉神经和展神经(图 16.1)。展神经在海绵窦内沿着 ICA 走行,而动眼神经、滑车神经、三叉神经穿过外侧壁硬脑膜。通过对邻近硬脑膜和穿行的神经增加压力,CCF 能够引起局限于海绵窦的症状,如头痛、眼肌麻痹、面部麻木以及 Horner 综合征。

海绵窦的静脉连接

海绵窦瘘的症状是可预测的,这与瘘异常的类型、动脉化的静脉引流相关。海绵窦引流的正常静脉和静脉窦,包括前方的眼上静脉和眼下静脉,外侧的蝶顶窦、侧裂浅表静脉和大脑中深静脉,内侧的海绵间窦,后部的岩上窦、岩下窦和基底静脉丛,以及下外侧的经导静脉相通翼丛(图 16.2)。

病理性的向前引流至眼静脉,造成眼静脉淤血的体征和症状,包括眼球突出、球结膜水肿、眼眶部杂音、限制性眼肌麻痹、复视、角膜病变、新生血管视网膜病变、青光眼、高眼压以及视力丧失。向后引流进入岩窦,往往会引起颅神经功能障碍、搏动性耳鸣,或者继发于皮质静脉高压引起的神经功能障碍,从而将导致出血、梗死或脑水肿。向外侧引流进入侧裂静脉,同样能够引起皮质静脉高压及其导致的后果。向内侧引流不常见,主要是通过海绵间窦或者基底静脉丛引流,也常引起对侧的眼静脉或皮质静脉受累。

CCF 的分类及临床特点

直接型与间接型瘘

由于 ICA 海绵窦段撕裂直接分流到周围的海绵窦的 CCF 称为"直接型"瘘。另一方面,发生在 ICA 和(或)ECA 的各脑膜分支与海绵窦之间的 CCF 称为"间接型"瘘或"硬脑膜"瘘。这种病理生理学上的区别是区分 CCF 直接型瘘和间接型瘘分类中最根本的分法,

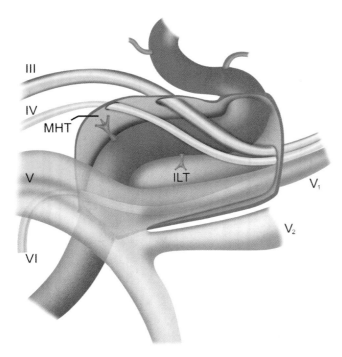

图 16.1 颈内动脉海绵窦段及颅神经穿越海绵窦的示意图。Ⅲ,动眼神经;Ⅳ,滑车神经;Ⅴ,三叉神经;Ⅵ,展神经;V1,三叉神经眼支;V2,三叉神经上颌支;MHT,脑膜垂体干;ILT,下外侧干。

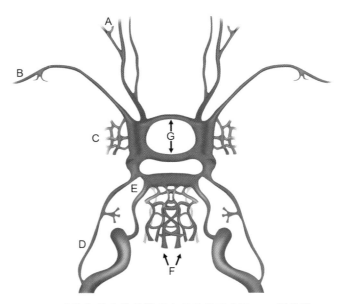

图 16.2 连接海绵窦的静脉引流通路的示意图 。A,眼静脉;B,蝶顶窦;C,翼丛;D,岩上窦;E,岩下窦;F,基底静脉丛;G,海绵间窦。

因为这两个瘘的类型在很多方面上彼此不同,这些方面包括病因学、解剖学、血流动力学、血管造影和临床,故这两个瘘通常在治疗策略的选择以及预后也存在不同(表 16.1)。

直接型 CCF

直接型 CCF 几乎常常发生于重大的头部外伤后,因此常见于青年男性, 常伴随颅底骨折或偶有穿通伤。非外伤性直接型 CCF 与 ICA 海绵窦段动脉瘤破裂、ICA 夹层、胶原血管病或者医源性损伤相关。据报道,医源性损伤主要包括经蝶手术后[18]、经皮三叉神经根切断术后[19]和 Fogarty 导管 ICA 血栓切开术后[20]等。

直接型 CCF 具有高流量、起病迅速、往往有明显症状和很少能够自愈的特点。需要注意的是, Debrun 等[21]报道共计有 13%(7/54)的外伤性 CCF 因盗血而导致瘘口远端的同侧 ICA 血流缺乏。由于外伤或动脉瘤导致的急性 CCF 出血进入蝶窦,可能会导致致命性鼻出血,需要紧急闭塞颈动脉。

间接型 CCF

间接型的硬脑膜 CCF 是自发性的, 通常好发于老年女性。它们的发病机制尚不明确,但是可能与穿海绵窦的薄壁的硬脑膜动脉破裂相关[23],或者与局部静脉窦血栓形成所致的面部硬脑膜侧支开放相关[24]。据报道,致病因素包括妊娠[25]、高血压[26]、鼻窦炎和面部/眶部静脉的静脉炎等。间接型 CCF 具有低流量、起病慢、与直接型 CCF 相比,其往往无明显症状的特点。此外,仅通过人工颈动脉压迫这种单一的治疗就可以使高达 30%的间接型 CCF 的临床表现和血管造影异常完全消失[27]。这种瘘通常由同侧的 ICA 和 ECA 分支联合供血,但对侧也可以供血,故需要对双侧 ICA 和 ECA 进行血管造影来充分证明是间接型瘘而非直接型瘘。此外,有高达 30%的间接型 CCF 出现皮质静脉引流[28]。

表16.1　直接型CCF与间接型CCF的鉴别

	直接型 CCF	间接型 CCF
动脉来源	ICA 海绵窦段破口	ICA/ECA 硬脑膜分支
病因	常见于外伤	自发
人群	年轻人	老年女性
血流动力学	高流量	低流量
临床表现	起病急,进展快	起病隐匿,进展缓慢
自愈	少见	多见

颈内动脉与颈外动脉的供血

Barrow 分型[29]被广泛应用于描述 CCF,有四种不同类型:A 型为直接型瘘;B 型、C 型和 D 型都是间接型的硬脑膜瘘, 若血供仅来源于 ICA 的称为 B 型,若血供仅来源于 ECA 的称为 C 型,若 ICA 和 ECA 共同供血的称为 D 型(表 16.2)。

分清间接型的硬脑膜 CCF 是否由 ICA、ECA 或两者双重供血是非常重要的,因为如果一个间接型瘘是由 ICA 的分支供血,这种分支往往较细,难以插入导管并且有栓塞的潜在危险,故其经动脉栓塞是不太可能被治愈。这适用于大多数间接型 CCF,主要是由 ICA 和 ECA 同时供血的 D 型。仅由 ECA 供血的 C 型少见,但这种类型也许更适合经动脉栓塞(图 16.3)。

表16.2　CCF的Barrow分型

类型	供血动脉
A	ICA 海绵窦段破口供血的直接型 CCF
B	仅 ICA 脑膜支供血
C	仅 ECA 脑膜支供血
D	ICA 和 ECA 的脑膜支双重供血

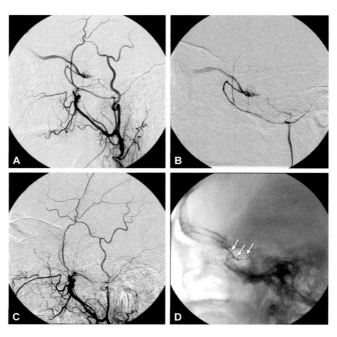

图 16.3 (A)左侧 ECA 造影侧位图,显示一个 C 型 CCF,由增粗的脑膜中动脉供血,引流进入眼上静脉。(B)左侧脑膜中动脉微导管造影所显示的瘘。(C)栓塞后的最终造影显示瘘完全消失。(D)术后颅骨 X 线显示的 Onyx 塑形体(箭头)。

静脉引流

直接型 CCF 与间接型 CCF 在临床表现和严重程度上往往不同,两种类型的 CCF 所引起症状是由于海绵窦的动脉化和静脉引流造成的。事实上,静脉引流的类型首先决定了临床表现,其次影响所有 CCF 的治疗策略。

Stiebel-Kalish 等[30]对 85 例患有硬脑膜 CCF 的患者进行研究,分别分析了每一例患者的临床表现和静脉引流模式。他们发现,向前引流进入眼静脉的患者完全表现出了眼眶充血症状,有 77 例患者 (91%);向后引流的患者,即"白眼"的患者有可能出现颅神经麻痹;皮质静脉引流发生在 22 例患者之中(26%),出现症状的有 7 例患者(8%)。

CCF 的静脉引流模式是一动态的过程,因此,对患者进行长期随访非常重要,特别是对那些没有尝试或没有实现明确的根治性治疗的患者。

有一些 CCF 起初向后方通过岩下窦引流,但后来随着血栓的形成,导致 CCF 主要向前方引流,引起新的眼眶充血症状[31]。此外,一个向前方引流的 CCF 患者在自愈过程中因眼上静脉血栓形成而可能会出现眶部充血的加重,但一旦瘘的其余部分形成完整的血栓[32],那么随后其临床表现就会得到改善。杂音自发性地消失提示治愈,但也可能是恶化的表现,即引流改道进入皮质系统,这也许继发于瘘先已存在的静脉流出道的血栓形成。因此,有必要将 CCF 的临床表现的改变和血管造影联系起来。

诊断和影像

外伤后 CCF 通常能够独自根据病史和体格检查来诊断,影像学用于进一步确诊。面部外伤伴随明显的眶周水肿使体格检查在外伤后急性期的早期变得不可靠,这给诊断带来困难,因此需要更高级别的指标来确诊。非外伤性 CCF 的临床表现与许多其他疾病的临床表现相重叠(表 16.3),故对于那些不是强烈怀疑的患者,尤其是那些没有或非常轻的眼眶静脉充血的患者,影像学检查能在其鉴别诊断中发挥核心作用。出现眼眶部杂音具有特异性,但是敏感性差,在所有病例中其发生率仅占 1/4[33]。在所有病例中,眼科的密切随访是必不可少的,尤其是要对那些采取保守治疗的患者进行监测视觉功能和眼内压(IOP)。

表16.3 CCF的鉴别诊断

眼眶蜂窝织炎
眼眶肿瘤
眼眶血管畸形
甲状腺性眼病
结膜炎(病毒性或细菌性)
垂体卒中
后交通动脉瘤
巨大的 ICA 海绵窦段动脉瘤
海绵窦血栓
糖尿病性颅神经麻痹
眼眶炎性假瘤
Tolosa-Hunt 综合征(痛性眼肌麻痹综合征)

CT 和 MRI

CCF 在 CT 和 MRI 通常显示为海绵窦膨胀,很容易被误认为是肿瘤或动脉瘤。但是如果同时存在眼上静脉的扩张,则强烈建议诊断为 CCF。眼外肌的扩大同样作为常见改变。在 MRI 扫描上,扩大的海绵窦表现为占位或是流空效应,扩大的动脉化的静脉窦尤其是岩窦或是蝶顶窦,同样能够在 MRA 或磁共振静脉造影(MRV)中显示。

正式的诊断性脑血管造影是确诊一个不确定 CCF 的最佳方法,可最终全面评估所有的 CCF,发现 CCF 的高风险特征,比如皮质静脉引流,并有助于制定治疗方案并实施治疗。

血管造影的注意事项

CCF 的血管造影的目的在于评估瘘的供血动脉、静脉引流模式、海绵窦的静脉通路、半球血流量、盗血情况、对侧大脑半球的侧支循环、伴发的动脉瘤或夹层以及颈动脉闭塞的耐受性。在 ICA 造影中,高流量的瘘造成快速通过海绵窦的血流,使瘘口显示不清晰,尤其是直接型 CCF。外伤性 CCF 典型的特征是 ICA 海绵窦段的单个破口,但也可以是多处破口而使治疗更加困难。通过人工压迫颈部的同侧颈动脉,同时进行椎动脉造影使血流通过后交通动脉逆行进入瘘,这样可提高瘘口的显示清晰度,这种方法被称为 Huber 法[34]。另外,压迫同侧颈动脉,同时在相同的颈动脉较慢地注射造影剂,有助于更好地从近端观察瘘,这种方法被称为 Mehringer 法[35]。正如 Debrun[36]所提到的,由此认为患者的瘘口远端闭塞。阻断瘘的近端颈动脉可能使瘘从上端盗血更为严重,这引起一个本来能容忍颈动脉闭塞远端瘘的患者进行球囊闭塞试验失败的假象。然而,外伤性直直接型 CCF 一般不需要行 ECA 造影,对上颌内动脉的近段和远段以及咽升动脉进行超选择造影是理解间接型 CCF 解剖的常规手段。

治疗

当 CCF 急剧威胁视力或者出现向皮质静脉系统引流时,需要对其进行积极治疗。另一方面,很多间接型 CCF 能够通过采用或不采用压颈动脉的方法达到自愈, 这种情况可在密切随访的情况下采取保守治疗。当症状较轻时,有很多"姑息"手段可用来保守治疗 CCF 以期待瘘的闭合(表 16.4)。

相关的血管解剖

颈内动脉海绵窦段

ICA 破裂孔和海绵窦过渡段发生在岩舌韧带,该

表16.4　CCF的辅助治疗

症状	治疗
暴露性角膜炎	润滑剂,睑缘缝合术
青光眼	房水生成抑制剂, 高渗透药物 B 或 α 阻断剂
虹膜–晶状体移位	激光周边虹膜切除术 或虹膜成形术
新生血管增生性视网膜病变	光凝术
复视	棱镜疗法、眼睛闭塞疗法
眼上静脉血栓引起的视力丧失,眼球水肿	甾体类激素
头痛	非麻醉性镇痛剂、甾体类激素

韧带是一种骨膜反折并连接前方的蝶骨小舌和后方的岩骨尖。ICA 海绵窦段走行于蝶骨颈动脉沟内,然后组成后垂直段,后膝、长水平段、前膝以及一短前垂直段。近端的脑膜环作为海绵窦段的终点,此后过渡为 ICA 床突段。

ICA 海绵窦段发出的两大主干,即脑膜垂体干(位置通常恒定)和下外侧干,一般都参与到硬脑膜 CCF 的供血。脑膜垂体干起源于后膝,然后发出三个分支:小脑膜动脉,脑膜动脉背侧支和垂体下动脉。下外侧干起源于外侧靠近水平段的中间,其走行越过展神经供应邻近的海绵窦脑膜和颅神经,一般认为与上颌内动脉和(或)脑膜中动脉通过圆孔、卵圆孔及棘孔形成吻合。McConnell 的包膜动脉较为变异,发出内侧支到垂体,该动脉起源于 ICA 海绵窦水平段。

颈外动脉的血供

上颌内动脉向 CCF 的血供主要是通过脑膜中动脉、脑膜副动脉以及圆孔动脉。咽升动脉通过神经脑膜支同样向 CCF 供血,这种解剖结构特点能在经动脉的 CCF 栓塞术中得以利用。仔细的造影检查 CCF 的 ECA 供血情况对经动脉 CCF 栓塞术是非常重要的,这可以识别 CCF 的供血动脉情况,还可以减少因潜在的 ECA 和 ICA 的危险吻合而造成意外的栓塞 ICA 的风险。

周围静脉空间

人们对解剖学的研究中关于海绵窦内确切的静脉空间的性质持有不同观点,一些人发现大量的连续的具有小梁结构的静脉通道[37,38],而其他人则是坚持由不连续薄壁的静脉包围而成的观点, 但仍区别于 I-CA[9]。海绵窦的解剖学上的区室化可能导致 CCF 栓塞术的不完全, 这是因为一旦其中一个室被栓塞后,由此通向其他室的通路便被阻断。

第一部分　血管内治疗技术

可脱卸球囊

考虑到直接型 CCF 的发生是动脉缺损造成的,在大多数病例中这个动脉的缺损是不连续的并且适合于血管内治疗,经动脉栓塞 CCF 的方法是消除瘘口并保留 ICA 的典型的有效方法。可脱卸硅胶球囊是用于此目的的使用时间最长的栓塞材料,其对直接型 CCF 的治愈率为 82%~99%[21,39,40]。对海绵窦来讲,经静脉的可脱卸球囊栓塞术更危险和不太可能的,因为将球囊通过静脉系统导航进入海绵窦非常困难,并且海绵窦划分的静脉空间往往阻止球囊达到 ICA 绵窦段上的破口处。

对于经动脉栓塞术来讲,球囊部分充盈后以血流导向的方式通过动脉破口进入海绵窦内,然后进一步充盈球囊填充海绵窦以闭塞瘘口。偶尔会因为海绵窦明显扩大而需使用多个球囊。随着时间推移,部分球囊可能会发生泄漏而变小,在原来位置上形成类似动脉瘤的囊腔,如果很小通常无症状[21]。球囊可因过度充盈或者是骨片的碰撞引起球囊破裂而导致治疗失败。意外的球囊脱卸可能会引起 ICA 闭塞而导致卒中。由于存在这些技术问题,可脱卸的球囊尽管在全球仍在使用,但是在美国已停止使用,弹簧圈和液体栓塞剂目前被应用。

可脱卸弹簧圈和液体栓塞剂

可脱卸的铂金弹簧圈和液体栓塞剂包括 Onyx(聚乙烯乙烯醇聚合物)和氰基丙烯酸正丁酯(NBCA),能被单独或者联合使用,通过经动脉或者经静脉栓塞 CCF。如果放置不理想,弹簧圈具有可以重新放置的优点。但是即便是弹簧圈放置很理想,通常也不能完全仅靠弹簧圈闭塞整个海绵窦。当瘘的构成不是一个分散的区域和(或)海绵窦的大部分需要栓塞时,这种限制尤为重要。此外,海绵窦具有小梁的特性可能导致弹簧圈区室化,由此导致仅部分瘘得以栓塞。鉴于此,液体栓塞剂正越来越多地被应用于 CCF,它可进入海绵窦更深部位并实现致密填塞。Wakhloo 等[41]报道了一个单独采用 NBCA 或是联合使用弹簧圈栓塞间接

型 CCF 的回顾性研究,结果发现在所有成功实现 CCF 闭塞的 14 例患者中,1 例(7%)出现短暂性神经麻痹,1 例(7%)出现无症状的大脑中动脉远端分支的 NBCA 意外的栓塞,无 1 例出现永久的并发症和死亡。

和 NBCA 相比较,Onyx 较少发生黏附,不会迅速或轻易粘住微导管,并且能够慢速注入,能够在造影过程中允许暂停来评估栓塞效果。此外,Onyx 具有岩浆般的流动特性,沉淀物以辐射的方式由外向内形成塑形体,并且较易穿过海绵窦的间隙。正因如此,在栓塞过程中就存在医源性的海绵窦区室化的风险,这将阻止 Onyx 进一步进入海绵窦瘘,与弹簧圈或 NBCA 相比这是 Onyx 的主要缺点。必须权衡这些特殊优势,以降低 Onyx 特有的风险,这种危险包括在栓塞过程中容易以逆流的方式进入其他供血动脉以及其溶剂的毒性问题,如 DMSO[42]。

我们对 12 例 CCF 患者(11 例间接型 CCF,1 例为直接型 CCF)采取单独应用 Onyx 或者联合应用 Onyx 和弹簧圈的方法进行治疗并进行回顾性研究,结果显示,所有患者的 CCF 在一个阶段内完全闭塞,所有 12 例患者的症状得到改善,但是 3 例患者出现了新的颅神经缺陷,其中 2 例(17%)出现短暂的功能缺失,1 例(8%)由于栓塞了供应面神经的脑膜中动脉岩段分支而导致了永久性功能缺失[42]。

出现短暂的颅神经麻痹推测与海绵窦栓塞后的占位效应以及血栓形成相关,而与使用的栓塞剂无关,这种情况已得到了很好的认识。但液体栓塞剂需要进一步进行研究,在使用弹簧圈的大量病例中很少会发生永久性颅神经功能缺失。例如,Meyers 等[28]主要采用经静脉弹簧圈栓塞的方法对 135 例间接型 CCF 进行研究,结果显示,没有新发的永久性颅神经功能缺失,尽管他们没有说明有多少例患者出现颅神经麻痹,但是 6 例(4%)患者术前存在颅神经麻痹在术后未得到改善。

经动脉栓塞

对于经动脉栓塞直接型 CCF,微导管通过 ICA 海绵窦段的破口导入海绵窦,然后充填弹簧圈、液体栓

塞剂或两种同时使用。当瘘口较大时，使用球囊或者支架辅助可防止栓塞材料反流入 ICA，这种方式类似宽颈囊性动脉瘤的栓塞术[43]。

经动脉栓塞间接型 CCF 非常危险，不太可能治愈，尤其是瘘是受多支小动脉供血，这种情况下将微导管插入小动脉在技术上非常困难。如果意外地栓塞了 ICA 远端、ECA/ICA 危险吻合或者供应低组颅神经的 ECA 的分支，就导致了神经功能的缺失。为了减少这些风险，仅对 ECA 的供血支进行栓塞，而不对存在的 ICA 的供血支同时进行栓塞，这可以降低血流量，虽然未达到血管造影下的治愈，但偶尔可以使临床症状得到明显的改善。如果导管能插入小供血动脉并且穿过瘘，那么整个海绵窦应该被填充直到闭塞。另一方面，如果海绵窦本身在经颈动脉时不具备穿透性，那么只能栓塞微导管能够到达的分支供血动脉。为了避免因使用 Onyx 引起的意外的、非靶向的、动脉与动脉之间造成的栓塞，我们更喜欢使用 NBCA 来栓塞小分支。

经静脉的栓塞术

鉴于经动脉栓塞术具有较大的缺血风险，并且这种方法对间接型 CCF 的疗效差，那么经静脉的海绵窦栓塞术是治疗这类 CCF 优先考虑的方法。此外，一些直接型 CCF 也越来越多地采用经静脉栓塞术，这是因为与球囊导管在动脉系统内的操控性相比，用于输送弹簧圈和液体栓塞剂的导管在静脉系统更容易操控。经静脉的海绵窦栓塞术的先驱是 Debrun[21]，他采用的岩下窦入路方式至今仍被采用，即使岩下窦有血栓形成或造影未显示，这种方式通常也能被采用。另一种较为常见的方式是从前面的面静脉和内眦静脉进入眼上静脉的入路，但这种方式较为困难。任何为数众多的与海绵窦相同的静脉都能够作为治疗的入路，包括跨过海绵间窦的对侧入路。最好的入路应该是建立在仔细造影后根据具体情况具体选择。如果采用经股静脉入路栓塞海绵窦的方法困难，那么可选择使用直接外科手术暴露眼上静脉的方法来建立栓塞海绵窦的另一条入路[44,45]。经皮穿刺经眶置管到眼上静脉或眼下静脉或直接到海绵窦的方法同样可行（图 16.4），但是这种技术没有得到充分验证，并且有对眼眶血管神经损伤的潜在危险而充满争议[46,47]。同样有采用外科手术辅助栓塞的报道，即首先开颅暴露海绵窦然后直接置管并且栓塞瘘[12,48]。

一旦经静脉的通路被建立完成，那么首先应该放

置弹簧圈来减缓海绵窦内的血流和在海绵窦内建立部分框架，然后注射 Onyx 并闭塞瘘。采用弹簧圈将眼上静脉和海绵窦连接处栓塞的方法优于注射 Onyx，这种方法可以阻止栓塞剂反流进入眼静脉系统。必须很小心以确保将整个瘘完全闭塞，尤其是要完全闭塞瘘向皮质静脉引流的流出道，否则部分闭塞可能增加了颅内出血或是梗死的风险。同样如果瘘的部分闭塞而眼上静脉未闭塞时可能会引起眼内压急剧升高，随之很快导致视力丧失。此外，我们在无论经静脉还是经动脉栓塞 CCF 时，当注射 Onyx 时往往采用充盈的球囊来保护 ICA 海绵窦段（16.5）[4]。

间接型 CCF 治愈率在 70%~80% 之间[49,50]，低于直接型 CCF，但对于采用保守治疗的间接型 CCF 的自愈率却高达 30%[27]，并且通过部分栓塞的间接型 CCF 的患者，尽管没有达到血管造影上的治愈，但有 20%~30% 患者得到临床症状改善[49,50]。

牺牲颈动脉（即颈动脉闭塞术）

在 CCF 栓塞时，如果颈动脉重大的损伤阻碍了成功保留 ICA 的尝试时，则可以考虑牺牲颈动脉[51]。通常在急诊、威胁患者生命时以及创伤后的患者中没有采用球囊闭塞试验。另一方面，如果 CCF 继发于 ICA 海绵窦段大动脉瘤破裂时，那么通常需要彻底评估病情并且要对动脉瘤进行及时的部分栓塞治疗以确保降低出血风险，如果确实需要，后期可以采取更确切的治疗。

为了闭塞颈动脉并防止瘘口远端颈动脉血液逆流进入瘘口，弹簧圈放置的顺序应采取先在瘘口远端，后到瘘口近端。对于高流量的 CCF，如果意外的闭塞近端 ICA，则会加剧盗血，使血流方向发生改变，即从重要的侧支血管中返回到瘘，导致同侧大脑半球的失代偿缺血。球囊闭塞试验因上述同样原因可能被误导，就像先前讨论的，产生不能耐受的印象，只有闭塞瘘口远端的 ICA 时才能是"真的"闭塞试验[36]。

支架

覆膜支架和非覆膜支架都已经成功地用于治疗 CCF[52,53]，它们可进行颈内动脉的重建、闭塞瘘以及的血流导向致血流远离瘘，并且保留 ICA。此外，与弹簧圈、球囊和液体栓塞剂不同，单独应用支架可避免海绵窦内植入的异物的永久性占位效应。Li 等[52]报道了他们使用覆膜支架治疗 12 例外伤性直接型 CCF 的初步经验，在 12 例患者中有 11 例放置了支架，虽然有 2

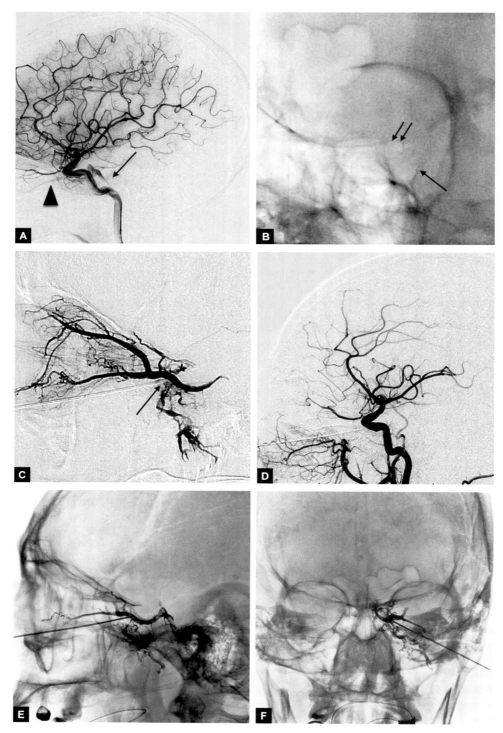

图 16.4　(A)左侧 ICA 造影侧位显示,一个间接型 CCF,依稀通过左侧岩上窦(箭头)以及眼上静脉和眼下静脉(细箭头)引流。(B)透视影像显示左侧眶上裂(箭头)和左侧视神经管(双箭头)。(C)一个脊髓穿刺针从眶上裂插入到海绵窦前间隙(箭头),通过注射造影剂显示海绵窦以及眼上静脉和眼下静脉。(D)最终的左侧颈总动脉造影显示瘘完全闭塞。(E)侧位和(F)前后位的未减影的透视影像显示栓塞后的 Onyx 塑形体以及脊髓穿刺针通过眶上裂到达海绵窦的轨迹。

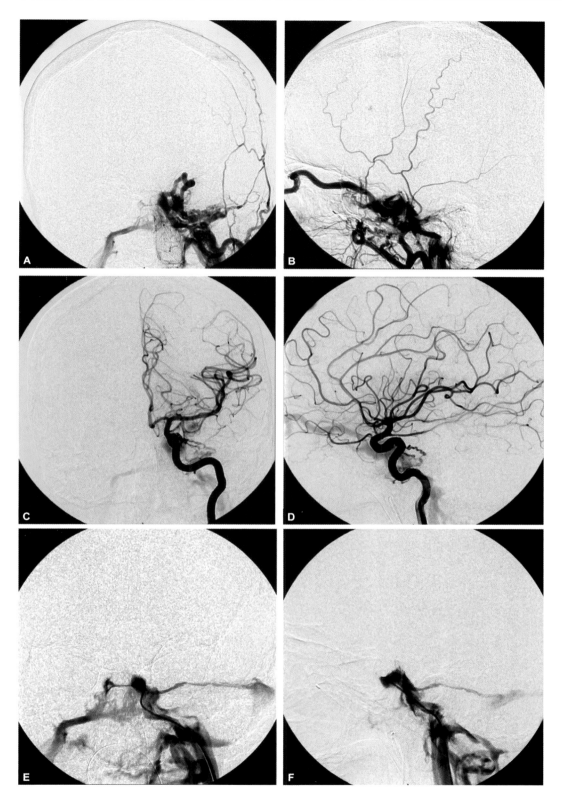

图 16.5A~F (A、B)左侧 ECA 造影和(C、D)左侧 ICA 造影,显示高流量的 D 型 CCF,其供血动脉是上颌内动脉的分支和脑膜垂体干,通过同侧的眼上静脉和岩下窦以及经跨海绵窦连接处的对侧的岩下窦引流。(E)后前位和(F)侧位,显示经岩下窦逆行的静脉造影,左侧岩下窦内可见导引导管影,导管头位于海绵窦的后间隙。

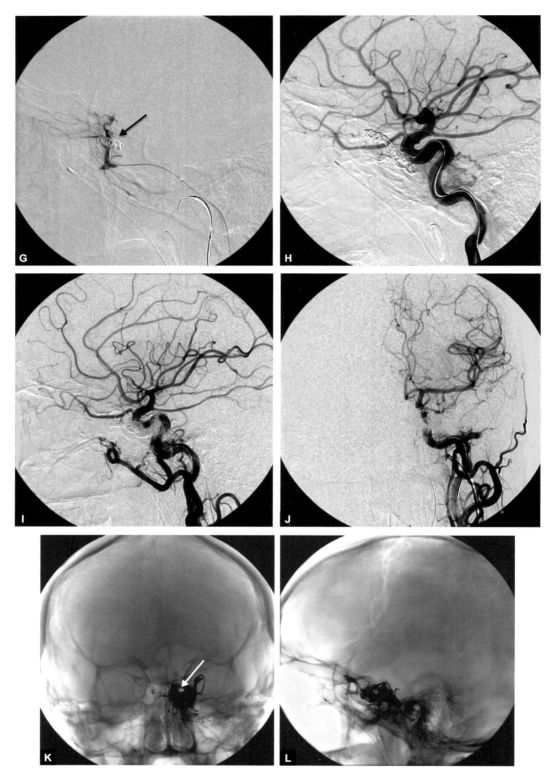

图 16.5G~L　（G）一微导管已被导引进入海绵窦前间隙，一弹簧圈（箭头）已被放置以便降低血流，防止 Onyx 逆流进入眼上静脉。（H）球囊被同时导引进入左侧 ICA 海绵窦段，在栓塞过程中球囊间歇充盈以便防止 Onyx 移位进入 ICA。（I、J）最终的左侧颈总动脉造影的后前位和侧位，显示 CCF 完全闭塞。（K、L）未减影图，显示左侧海绵窦内完全包绕左侧 ICA 的高密度的 Onyx 塑形体（箭头）。

例患者由于支架内漏进行球囊重新扩张外,但最终 11 例患者的 CCF 都完全闭塞。直接支架术是一种有前景的选择,在理论上是非常适合的技术,尤其很适合治疗外伤性直接型 CCF,但对这种方法的安全性和有效性需要进一步研究。

第二部分　显微外科技术

对于需要继续治疗的 CCF,当血管内治疗的方法已无计可施时,直接外科手术是一种可行和有效的方法。Parkinson 采用硬膜内颞下入路,通过填塞海绵窦的方法或是如果发现是独立瘘口时采用夹闭的方法对主要是直接型 CCF 进行了成功治疗 [9]。该手术的缺点是需要在术中强烈牵拉硬膜下的颞叶而导致颞叶桥静脉断裂。此外,单靠 Parkinson 三角不能提供足够通向脑膜垂体干的空间以及组成海绵窦的其他解剖间隙,而在大多数间接型 CCF 中往往涉及脑膜垂体干。对于 CCF 目前最常采用的手术入路是联合硬膜内外暴露额颞叶方法,该方法由 Dolenc [13] 创立,由 Fukushima 改进用于 CCF[54]。

Day 和 Fukushima[54]很好地回顾了与 CCF 手术相关的手术方法、解剖和颅底三角。一个标准的翼点入路开颅手术包括以下步骤:蝶骨的硬膜外钻孔,前床突的磨除,视神经、眶上裂、圆孔以及卵圆孔的去顶术。在特定情况下需要进一步骨性暴露,以便更好地到达 ICA 岩段并将其暂时夹闭或者是为了更好地进入海绵窦后部。颞部硬脑膜从海绵窦外侧壁被提起并分离。在内侧面,在蝶骨翼、视神经鞘以及鞍结节上方打开硬脑膜,包绕颈动脉的远端硬脑膜环同样需要打开。在此基础上海绵窦大部分结构得以暴露,这将有利于填塞。

用氧化纤维素或其他材料用系统化的方式依次填塞海绵窦三角治疗弥漫性的间接型 CCF,或者基于先前治疗的结果采用特定的方法。例如 CCF 部分栓塞后,残余的 CCF 由脑膜垂体干单一供血,这就可以通过三角上部去夹闭瘘口。

Day 和 Fukushima[54]报道了他们的经验,他们采用这种方法治疗血管内治疗失败的患者,共 9 例间接型 CCF 的患者,所有患者的 CCF 在造影上证实完全闭塞,所有患者的视力缺陷得到了稳定或是改善,1 例(11%)出现永久性展神经麻痹,8 例出现短暂的颅神经麻痹,但在随后的 6 个月内恢复,2 例(22%)出现颈动脉闭塞,造成 1 例患者短暂性偏瘫(11%)和另一例患者永久性偏瘫(11%)。

在另一个研究中,Tu 等[55]报道了他们应用开颅手术治疗 19 例患者的经验,在开颅手术中采用各种各样的操作,包括直接缝合瘘口、用筋膜和胶加强颈动脉壁、ICA 岩段和床突上段的搭桥以及依次填塞海绵窦。所有患者的 CCF 得到治愈,14 例患者的 ICA 得到保留(74%),8 例发生短暂性动眼神经麻痹(42%),1 例患者出现永久性部分展神经麻痹(5%)。一个学习曲线效应是显而易见的,并且填塞海绵窦获得了最好结果。

基于当代上述有关血管内治疗失败的系列研究,表明对于经验丰富的术者,海绵窦填塞的开颅手术对治疗直接和间接型 CCF 疗效显著,并且可以获得合理的 ICA 保留率以及可接受的并发症发生率。

小结

血管内栓塞术是治疗 CCF 的一种安全且高效的方法,并不断发展可供使用的新的栓塞材料、导管、支架以及球囊。直接支架术是较新的血管内治疗方法,目前该方法正被验证,虽然早期经验可喜但具有局限性。对于血管内治疗失败和仍然需要治疗的 CCF 患者,可考虑使用直接外科手术,这种有效的方法能使患者获得合理的较低发病率。

致谢

感谢 Roberto Suazo 为本章提供图 16.1 和 16.2。

(张修忠　黄海东　赵凯　译)

参考文献

1. Travers B. A case of aneurism by anastamosis in the orbit, cured by ligature of the common carotid artery. Med.chir Trans. 1811;2:1-16.
2. Locke C. Intracranial Arterio-Venous Aneurism or Pulsating Exophthalmos. Annals of Surgery. 1924;80(1):1-24.
3. Brooks B. The treatment of traumatic arteriovenous fistula. South Med J. 1930;23:100-6.
4. Jaeger R. Intracranial aneurysms. South Surg. 1949;15:205-17.
5. Hamby W, Gardner J. Treatment of pulsating exophthalmos: with report of two cases. Arch Surg. 1933;27:676-85.
6. Dandy W. The treatment of carotid cavernous arteriovenous aneurysms. Annals of Surgery. 1935;102(5):916-26.
7. Hamby W. Carotid-cavernous fistula: report of 32 surgically treated cases and suggestions for definitive operation. J Neurosurg. 1964;21:859-66.
8. Parkinson D. Lateral Sellar Compartment: History and Anatomy. The J Craniofac. Surg. 1995;6(1):55-68.
9. Parkinson D. Carotid cavernous fistula: direct repair with preservation of the carotid artery. J Neurosurg. 1973;38: 99-106.
10. Parkinson D. Transcavernous repair of carotid cavernous fistula: case report. J Neurosurg. 1967;26:420-4.
11. Parkinson D, Downs A, Whytehead L, et al. Carotid cavernous fistula: direct repair with preservation of carotid. Surgery. 1974;76(6):8829.
12. Mullan S. Treatment of carotid-cavernous fistulas by cavernous sinus occlusion. J Neurosurg. 1979;50:131-44.
13. Dolenc V. Direct microsurgical repair of intracavernous vascular lesions. J Neurosurg. 1983;58:824-31.
14. Isamat F, Ferrer E, Twose J. Direct intracavernous obliteration of high-flow carotid-cavernous fistulas. J Neurosurg. 1986;65:770-5.
15. Serbinenko F. Balloon catheterization and occlusion of major cerebral vessels. J Neurosurg. 1974;41:125-45.
16. Debrun G, Lacour P, Caron J, et al. Detachable balloon and calibrated-leak balloon techniques in the treatment of cerebral vascular lesions. J Neurosurg. 1978;49:635-49.
17. Yasuda A, Campero A, Martins C, et al. Microsurgical anatomy and approaches to the cavernous sinus. Neurosurg. 2005;56(1):4-27.
18. Pigott T, Holland I, Punt J. Carotico-cavernous fistula after trans-sphenoidal hypophysectomy. Br J Neurosurg. 1989;3(5):613-6.
19. Sekhar L, Heros R, Kerber C. Carotid-cavernous fistula following percutaneous retrogasserian procedures. Report of two cases. J Neurosurg. 1979;51(5):700-6.
20. Davie J, Richardson R. Distal internal carotid thrombo-embolectomy using a Fogarty catheter in total occlusion. J Neurosurg. 1967;27:171-7.
21. Debrun G, Lacour P, Vinuela F, et al. Treatment of 54 traumatic carotid-cavernous fistulas. J Neurosurg. 1981;55:678-92.
22. Wilson C, Markesbery W. Traumatic carotid-cavernous fistula with fatal epistaxis. Report of a case. J Neurosurg. 1966;24(1):111-3.
23. Newton T, Hoyt W. Dural arteriovenous shunts in the region of the cavernous sinus. Neuroradiology. 1970;71-81.
24. Taniguchi R, Goree J, Odom G. Spontaneous carotid-cavernous shunts presenting diagnostic problems. J Neurosurg. 1971;35:384-91.
25. Raskind R, Johnson N, Hance D. Carotid cavernous fistula in pregnancy. Angiology. 1977;28:671-6.
26. Walker A, Allegre G. Carotid-cavernous fistulas. Surgery. 1956;39:411-22.
27. Higashida R, Hieshima G, Halbach V, et al. Closure of carotid cavernous sinus fistulae by external compression of the carotid artery and jugular vein. Acta Radiol Suppl. 1986;369:580-3.
28. Meyers P, Halbach V, Dowd C, et al. Dural carotid cavernous fistula: definitive endovascular management and long-term follow-up. Am J Ophthalmol. 2002;134(1):85-92.
29. Barrow D, Spector R, Braun I, et al. Classification and treatment of spontaneous carotid-cavernous sinus fistulas. J Neurosurg. 1985;62:248-56.
30. Stiebel-Kalish H, Setton A, Nimii Y, et al. Cavernous sinus dural arteriovenous malformations: patterns of venous drainage are related to clinical signs and symptoms. Ophthalmology. 2002;109(9):1685-91.
31. Hawke S, Mullie M, Hoyt W, et al. Painful oculomotor nerve palsy due to dural-cavernous sinus shunt. Arch Neurol. 1989;46(11):1252-5.
32. Miller N. Diagnosis and management of dural carotid-cavernous sinus fistulas. Neurosurg Focus. 2007;23(5):1-15.
33. Vinuela F, Fox A, Debrun G, et al. Spontaneous carotid-cavernous fistulas: clinical, radiological, and therapeutic considerations. Experience with 20 cases. J Neurosurg. 1984;60(5):976-84.
34. Huber P. A technical contribution to the exact angiographic localization of carotid cavernous fistulas. Neuroradiology. 1976;10:239-41.
35. Mehringer C, Hieshima G, Grinnell V, et al. Improved localization of carotid cavernous fistula during angiography. AJNR Am J Neuroradiol. 1982;3(1):82-4.
36. Debrun G. Angiographic Workup of a Carotid Cavernous Sinus Fistula (CCF) or What Information Does the Interventionalist Need for Treatment? Surg Neurol. 1995;44:75-9.
37. Harris F, Rhoton A. Anatomy of the cavernous sinus: A microsurgical study. J Neurosurg. 1976;45:169-80.
38. Bedford M. The "cavernous" sinus. Br J Ophthalmol. 1966;50:41-6.
39. Lewis A, Tomsick T, Tew J. Management of 100 consecutive direct carotid-cavernous fistulas: results of treatment with detachable balloons. Neurosurgery. 1995;36(2):239-44.
40. Higashida R, Halbach V, Tsai F, et al. Interventional neurovascular treatment of traumatic carotid and vertebral artery lesions: results in 234 cases. AJR Am J Roentgenol. 1989;153(3):577-82.
41. Wakhloo A, Perlow A, Linfante I, et al. Transvenous n-butyl-cyanoacrylate infusion for complex dural carotid cavernous fistulas: technical considerations and clinical outcome. Am J Neuroradiol. 2005;26:1888-97.
42. Elhammady M, Quintero Wolfe S, et al. Onyx embolization of carotid-cavernous fistulas. J Neurosurg. 2010;112:589-94.
43. Moron F, Klucznik R, Mawad M, et al. Endovascular treatment of high-flow carotid cavernous fistulas by stent-assisted coil placement. AJNR Am J Neuroradiol.

2005;26(6):1399-404.

44. Quintero Wolfe S, Cumberbatch N, Aziz-Sultan M, et al. Operative Approach Via the Superior Ophthalmic Vein for Endovascular Treatment of Carotid Cavernous Fistulas That Fail Traditional Endovascular Access. Neurosurgery. 2010;66(6 Suppl Operative):293-9.

45. Miller N, Monsein L, Debrun G, et al. Treatment of carotid-cavernous sinus fistulas using a superior ophthalmic vein approach. J Neurosurg. 1995;83(5):838-42.

46. Elhammady M, Peterson E, Aziz-Sultan M. Onyx embolization of a carotid cavernous fistula via direct transorbital puncture. J Neurosurg. 2011;114(1):129-32.

47. Dashti S, Fiorella D, Spetzler R, et al. Transorbital endovascular embolization of dural carotid-cavernous fistula: access to cavernous sinus through direct puncture: case examples and technical report. Neurosurgery. 2011;68(1 Suppl Operative):75-83.

48. Debrun G, Nauta H, Miller N, et al. Combining the detachable balloon technique and surgery in imaging carotid cavernous fistulae. Surg Neurol. 1989;32:3-10.

49. Halbach V, Higashida R, Hieshima G, et al. Dural fistulas involving the cavernous sinus: results of treatment in 30 patients. Radiology. 1987;163(2):437-42.

50. Turjman BY, Rosenberg M, Laharotte J, et al. Dural fistulae of the cavernous sinus treated by embolization. Ten cases. J Neuroradiol. 1992;19(4):256-70.

51. Gemmete J, Ansari S, Gandhi D. Endovascular techniques for treatment of carotid-cavernous fistula. J Neuro-Ophthalmol. 2009;29:62-71.

52. Li J, Lan Z, Xie X, You C, et al. Traumatic carotid-cavernous fistulas treated with covered stents: experience of 12 cases. World Neurosurg. 2010;73(5):514-9.

53. Weber W, Henkes H, Berg-Dammer E, et al. Cure of a direct carotid cavernous fistula by endovascular stent deployment. Cerebrovasc Dis. 2001;12(3):272-5.

54. Day J, Fukushima T. Direct microsurgery of dural arteriovenous malformation type carotid-cavernous sinus fistulas: indications, technique, and results. Neurosurgery. 1997;41(5):1119-24.

55. Tu Y, Liu H, Hu S. Direct surgery of carotid cavernous fistulae and dural arteriovenous malformations of the cavernous sinus. Neurosurgery. 1997;41(4):798-805.

第 17 章

颅内动静脉瘘：分类、显微外科手术和血管内治疗

Ali Alaraj, Amit Nathani, Sepideh Amin-Hanjani, Victor Aletich, Fady T Charbel

引言

颅内硬脑膜动静脉瘘（DAVF）是脑膜动脉与脑膜静脉、硬脑膜静脉窦或蛛网膜下隙静脉之间形成的异常直接瘘。随着神经影像学的飞速发展和对 DAVF 自然病史理解的深入，越来越多患有这类疾病的患者正在接受治疗。根据解剖特点和出血风险的不同级别，目前有多种分类方案[1-3]。最近，颅内 DAVF 治疗方法的进展，包括血管内治疗和外科手术的技术进展，增加了 DAVF 更多的治疗方法的选择。此外，复杂的 DAVF 通常不会完全依赖唯一的一种治疗方法，一种联合外科手术、血管内治疗及放射外科去治疗复杂 DAVF 的多学科方式已经出现。本章将回顾近期关于 DAVF 分类，最新的风险分级资料和包含血管内治疗、开颅外科手术以及两者结合的多种治疗方式的文献。

颅内硬脑膜动静脉瘘的分类

DAVF 是指颅内动脉与静脉系统直接相通。一些发表的研究描述了 DAVF 的血管造影特征[2-4]、临床表现[2-6]和病程[7-11]。这些研究形成了两种广泛使用的分类方式，并以此作为选择特定治疗方式的原则；这两种分类方式为 Borden–Shucart 分类方式和 Cognard 分类方式[2,3]。DAVF 的分类主要以静脉引流模式的不同来划分[2,12]，因为据观察发现静脉引流模式的类型决定了临床表现，而且静脉引流通常也是最有效的治疗靶点[13-15]。这两种最早的分类方式主要依赖 DAVF 的造影特征，特别是根据皮层静脉引流（CVD）的存在或缺如来确定 DAVF 与正常的皮层血液循环是否存在着

共同的静脉引流[1]。大量研究表明，CVD 是不良临床进程的高危因素中最关键的解剖标志[2-4,7,8,11,12,16]，并且两种分类方式都凸显了这个特点（表 17.1 和表 17.2）[1]。

由 Borden 及其同事于 1995 年提出的用于椎管内和颅内 DAVF 的分类系统基于两种血管造影特征：引流静脉的位置[硬脑膜静脉窦和（或）皮层静脉]的存在或缺如[2]。在 Borden 系统中，Ⅰ型 DAVF 是血液直接引流进硬脑膜静脉窦或脑膜静脉，并且具有无 CVD 的特征性表现。Ⅰ型 DAVF 的临床表现：通常没有症状，良性的病程，但是也有一些细微的神经系统症状，主要表现为搏动性耳鸣、神经根压迫或选择性颅神经功能缺损[17,18]。Ⅰ型 DAVF 很少表现出进展性的视觉缺损，并且很少需要外科急诊处理；此外，Ⅰ型 DAVF 出血风险并不高，通常也不需要治疗。在一项包含 112 例 Borden Ⅰ型 DAVF 患者的研究中，Satomi 等[19]发现行保守治疗的 68 例患者在平均 27.9 个月的随访中，仅 1 例出现颅内出血（ICH），并且没有患者出现迟发的非出血性神经功能缺陷（DHND）。虽然病情可能进展，但 Satomi 及其同事[19]发现 50 例行导管血管造影随访的患者中，仅 2 例患者出现了 CVD。

Ⅱ型 DAVF 直接引流进入硬脑膜静脉窦并伴有 CVD。CVD 是静脉窦流出道狭窄或者窦内局部血栓导致静脉窦压力升高后形成的结果。动脉化血液从静脉窦逆行进入引流静脉容易造成静脉扩张和可能的动脉瘤样结构[20]。随后的静脉高压或者出血导致了Ⅱ型 DAVF 的典型表现，即 ICH 或 DHND[21]。

Ⅲ型 DAVF 直接引流进入皮层静脉，因此其具有 CVD。Ⅲ型 DAVF 的一种变异是脑膜动脉和一部分孤立的硬脑膜静脉窦之间的畸形[2]。孤立的静脉窦接受动脉血的两边完全形成血栓，从而作为瘘的通道。然

表17.1　DAVF的Borden分型概要

类型	说明
Ⅰ 型	
供血	脑膜动脉
畸形	简单的DAVF或复杂/多发瘘，通常位于主要的静脉窦
引流	直接流入硬脑膜静脉窦或脑膜静脉
临床表现	搏动性耳鸣、颅内杂音、颅神经缺损或者神经根压迫
病程	常为良性，自然缓解率高
Ⅱ 型	
供血	脑膜动脉
畸形	简单的DAVF，常为高流量或复杂/多发瘘
引流	直接流入硬脑膜静脉窦/脑膜静脉，并且逆向流入蛛网膜下隙静脉
临床表现	搏动性耳鸣、颅内杂音、局灶性神经功能缺损、癫痫发作、出血、颅内压升高
病程	进展性神经功能损或出血
Ⅲ 型	
供血	脑膜动脉
畸形	简单的DAVF或复杂/多发瘘，通常位于主要静脉窦壁或神经根
引流	蛛网膜下隙静脉，并不通过硬脑膜静脉窦
临床表现	隐性的神经功能缺陷、癫痫发作、出血、颅内压升高、脊髓病
病程	进展性神经功能缺损或出血

来源："Borden et al. J Neurosurgery, 1995; 82: 166–179." 美国神经外科医师协会版权所有，本表已获得许可。

而，经蛛网膜下隙静脉逆向引流和皮层静脉逆流引发静脉高压的DAVF都容易形成动脉瘤和增加出血风险。Ⅲ型DAVF因存在着CVD，故意味着它容易发生ICH、NHND和以后的神经功能事件[2-4,6,11,18]。

在Davies等[5]和Dijk等[11]的合作研究中，对20例部分治疗或未治疗的Borden Ⅱ型和Ⅲ型DAVF跟踪分析了将近4.5年；结果显示，5例出现ICH，11例出现DHND，3例出现硬膜窦引流增加的症状（搏动性耳鸣），而不是皮质静脉高压的症状。两组得出结论：及时而彻底的治疗对于所有具有CVD的DAVF是必需的，因为此型DAVF发生ICH和DHND的年风险率分别为8.1%和6.9%。最后，DAVF依据瘘或者供血动脉的数量分成(A)简单和(B)复杂两个亚型，简单型瘘仅有一个直接连接，而复杂型瘘接受超过一根脑膜动脉的供血。所有三型DAVF均包含简单型和复杂型瘘[2]。

Cognard及其同事于1995年推出了一种基于三种血管造影特征的可选择的分类系统。三种血管造影特征为硬膜窦引流的方向、CVD的存在和缺失、静脉流出结构的描述（扩张和不扩张的皮层静脉或髓周静脉）[1,3,4]。Ⅰ型和Ⅱa型DAVF均引流入硬脑膜静脉窦并不伴有CVD，二者差别仅是流出的方向不同。Ⅱb型DAVF顺行引流进入硬脑膜静脉窦并且伴有CVD，而Ⅱa+b型DAVF逆行引流进入硬脑膜静脉窦并伴有CVD。Ⅲ、Ⅳ、Ⅴ型DAVF的引流不进入硬脑膜静脉窦，而是直接进入不同的皮层静脉结构。在两种分类系统中，分级越高DAVF更可能表现出继发于皮层静脉逆流的症状[2,3]。表17.3概括了两种分类系统，都突出了CVD的重要性，因为CVD与临床症状的关系密切[2-4,7,8,11,12,16]。

脑血管畸形研究组通过研究102例颅内DAVF去测试均基于放射解剖学的Borden-Shucart和Cognard分类系统如何更好地预测哪种病变将有良性或恶性的临床进程。ICH和NHND被认为是恶性临床特征，这些都直接归因于CVD的存在[2,3,5,10,22]。研究发现2%的Borden Ⅰ型DAVF、39%的Ⅱ型DAVF和79%的

表17.2　根据DAVF的Cognard分型中静脉引流的类型，进展性和非进展性症状出现的频率

	DAVF 分型						
	Ⅰ	Ⅱa	Ⅱb	Ⅱa+b	Ⅲ	Ⅳ	Ⅴ
	(n=84)	(n=27)	(n=10)	(n=18)	(n= 5)	(n=29)	(n=12)
出血			2	1	10	19	5
颅内高压	1	8	1	2		4	
局灶性神经功能缺损				6	8	2	1
癫痫发作		1		2	1	3	
心功能不全		1		1			
脊髓病							6
非进展性症状	83	17	7	6	6	1	

来源："Cognard et al. Radiology, 1995; 194: 671–680." 北美放射医学协会版权所有，本表已获得许可。

表17.3 DAVF造影分类系统

Borden–Shucart 分型	Cognard 分型	静脉引流的位置	血流特点 *
CVD 缺如			
I	I	硬脑膜静脉窦	顺向流入窦
I	II a	硬脑膜静脉窦	逆向流入窦
CVD 存在			
II	II b	硬脑膜静脉窦	顺向流入静脉窦,CVD
II	II a+b	硬脑膜静脉窦	逆向流入静脉窦,CVD
III	III	CVD	皮层静脉无扩张
III	IV	CVD	扩张的皮层静脉
III	V	CVD	脊髓髓周静脉

* 仅应用于 Cognard 分型。来源:"Zipfel et al. Neurosurgical Focus, 2009; 26: 1–8.美国神经外科医师协会版权所有,本表已获得许可。

的 III 型 DAVF 都具有恶性进程。0%的 Cognard I 型 DAVF,7%的 II a 型 DAVF,38%的 II b 型 DAVF,40% 的 II a+b 型 DAVF,69%的 III 型 DAVF,83%的 IV 型 DAVF 和 100%的 V 型 DAVF 也同样具有恶性进程[3]。这项研究得出结论,两种分类系统反映的静脉解剖结构能强烈地预测哪一种 DAVF 将呈进展性表现,目前两种系统均可使用[1-5]。

虽然上面描述的这些研究已经证明有助于预测哪些 DAVF 的风险高并且必须要进行及时和彻底的治疗,但最近两项大样本的回顾性研究资料表明,对现存的分类系统进行改良能更准确明确预期风险。Soderman 等[9]研究了 85 例 Borden II 型或 III 型 DAVF 患者从血管造影诊断到治疗开始前或者最后一次临床随访(如果未治)的自然病程,结果发现,32 例患者出现了 ICH,53 例无 ICH;53 例无 ICH 的患者的年出血风险为 1.5%,而已经出现过 ICH 的患者的年再出血率为 7.4%;未报道有死亡率。在另一项相关研究中,Storm 等[10]扩展了这些结果,他们回顾性分析了 28 例接受部分治疗或未治疗的 Borden II 型或 III 型 DAVF 患者。在这项研究中,11 例患者出现了 ICH 或从静脉充血推断出有 NHND,他们被分类为症状性 CVD;17 例患者表现为耳鸣、突眼或其他眼眶症状,与硬脑膜静脉窦引流的增加相一致,他们被分类为"无症状" CVD。类似于 Soderman 研究的另一项研究[10],从血管造影诊断时到治疗开始前或者最后一次临床随访(如果未治)时对患者进行随访研究,结果显示,每年的出血风险为 7.6%,而表现为症状性 CVD 的 NHND 患者年出血风险是 11.4%;相反,尽管有 CVD 的血管造影证据,但表现为无症状 CVD 的患者,其年出血风险和

患 NHND 的风险分别是 1.4%和 0;症状性 CVD 患者的年死亡率是 3.8%,而无症状 CVD 患者是 0。

Zipfel 及其同事认为,基于 Soderman[9]和 Strom[10]的结果,DAVF 患者的自然病程不仅仅依赖于放射学证明存在或不存在 CVD,而且还依赖于 CVD 的表现形式[1]。尽管在所有 Borden II 型和 III 型 DAVF 中通过血管造影发现有 CVD 存在,但 CVD 并不总是与临床上显著的皮层静脉高压相关。表现为症状性 CVD(ICH 或 NHND)的患者具有比那些无症状 CVD 或有静脉窦引流增加(如耳鸣、眼球突出和眼眶症状)的患者有更大的风险。Iwama 等进行正电子发射断层扫描(PET)的初步研究表明,表现为症状性 CVD 的 DAVF 存在着脑血流量的减少,其与表现为无症状 CVD 和无 CVD 的 DAVF 相比,可能存在着血流动力学的差异[23]。据此,Zipfel 建议改良现有的分类标准,以改进过去认为高风险 DAVF 的治疗决策。表 17.4 总结了改良的分类标准,包括了症状性和无症状的 CVD、最新的风险分级数据和目前的治疗建议。

治疗选择

Awad 和 Little[21]于 1990 年首先提出,皮层静脉反流的存在是颅内 DAVF 的病程恶性进展的最强的诱发因素,后来的其他研究也证实了他们的发现[5]。从这些结论得出了治疗的基本目的——通过完全闭塞瘘口以阻止皮层静脉反流,闭塞瘘口需闭塞近端静脉或受累静脉窦(此窦必须不参与正常脑静脉引流)[24]。如上所述,无 CVD 的 DAVF 通常有一个良性的临床进程;相反的事实是有 CVD(Borden II 和 III 型)的 DAVF,

表17.4　Zipfel提议的对DAVF血管造影分类系统的改良

改良分型	Borden–Shucart 分型	Cognard 分型	静脉引流	CVD	年风险率(%)		治疗推荐
					ICH	死亡	
1	I	I , II a	静脉窦	否	<1[†]	0[†]	难治性症状可选的治疗
2 w/ aCVD	II	II b, II a+b	静脉窦	是	1.4~1.5[‡ §]	0[§]	预防颅内出血/NHND 的可选治疗
2 w/ sCVD	II	II b, II a+b	静脉窦	是	7.4~7.6[‡ §]	3.8[§]	预防颅内出血/NHND 的即刻治疗
3 w/ aCVD	III	III , IV, V	CVD	是	1.4~1.5[‡ §]	0[§]	预防颅内出血/NHND 的可选治疗
3 w/ sCVD	III	III , IV, V	CVD	是	7.4~7.6[‡ §]	3.8[§]	预防颅内出血/NHND 的即刻治疗

aCVD, 无症状 CVD;sCVD, 症状性 CVD;[†], Satomi et al. 2002;[‡], Soderman et al. 2008;[§], Strom et al. 2009。来源:"Zipfel et al. Neurosurgical Focus, 2009; 26: 1–8." 美国神经外科医师协会版权所有,本表已获得许可。

其每年出血的风险近 8%，而每年死亡率接近 4%。Borden I 型 DAVF 行保守治疗被广泛接受，风险数据仅支持手术治疗通常用于那些无法忍受症状的患者。

血管内技术

随着血管内技术、微导管和栓塞剂的最新进展，血管内技术已成为简单的症状性 DAVF(I型)的首选治疗方法。大多数 I 型 DAVF 出血风险低，而自发形成血栓的概率高;当无症状的时候，它们并不需要治疗[25]。如果需要治疗(比如颈动脉海绵窦瘘伴有进行性视力丧失)，大多数简单的和一些复杂的 I 型 DAVF 可用不同的血管内治疗方法进行治疗。对于 I 型 DAVF，可应用经动脉或经静脉途径进行治疗来保留引流的静脉窦，但瘘引流入海绵窦除外[25]。

与此相反，Borden II 型 DAVF 有 CVD 和相关的静脉窦受累，针对它的最佳治疗方法目前没有达成共识，除非它具有较高的 ICH、NHND 和死亡的年风险率(表 17.2)而必须立即进行治疗。当 Borden II 型 DAVF 引流进入的静脉窦可被安全闭塞时，研究表明最佳的治疗方案可能是闭塞静脉引流的瘘口以阻止 CVD 的发展[26]，可采取经动脉栓塞或闭塞静脉窦的方法进行治疗[27]。

然而，对于血管非常迂曲或治疗时需要保留静脉窦的 II 型 DAVF，对它应用血管内技术进行治疗常常会导致治疗失败。对于 Borden II 型，通过蛛网膜下隙静脉的血液逆流导致了静脉的慢性动脉化改变。在必须保留静脉窦情况下，如果应用单一的血管内技术来闭塞部分静脉窦，那么就会升高静脉窦的压力，并进一步增加通过蛛网膜下静脉和板障内静脉逆向转移的血流压力[28]，这样就增加了静脉梗死和蛛网膜下隙出血(SAH)的风险，因而通过单一的血管内治疗方法

治疗此类病变是不可行的。对于具有明显 CVD 的 II 型 DAVF，应用直接外科手术方法，联合外科手术和血管内技术的方法进行治疗可避免这个问题。对此我们将在后面的章节对外科手术和联合技术进行讨论。

Borden III 型 DAVF 具有复杂的变化，它可以直接引流入皮层静脉，也可将孤立静脉窦作为脑膜动脉和皮层静脉之间的引流通道。根据它的复杂性，可以使用包括血管内技术、外科手术以及二者结合等不同的方法进行治疗。类似于 II 型 DAVF，III 型 DAVF 也适合于经动脉栓塞的血管内治疗方法，可应用溶于二甲基亚砜(DMSO)的乙烯–乙烯醇共聚物(Onyx, eV3 公司)或混合碘化油的 n–丁烯氰基丙烯酸酯(NBCA)胶去闭塞瘘口部位的静脉引流[26]。孤立静脉窦的存在将面临一个更复杂的治疗困境，有研究报道通过单一血管内治疗或联合疗法治疗后获得了良好的效果，具体见下面讨论。一个由 Saraf 等 (2010)[29] 进行的包含 25 位 DAVF 患者的单中心研究指出，对于包括孤立静脉窦的所有类型的 DAVF，经动脉行血管内 Onyx 栓塞应当成为一线疗法。此研究显示了 2 例一期成功运用 Onyx 栓塞治疗的孤立静脉窦，免除了开颅手术。

应用液体栓塞剂(Onyx, NBCA)栓塞，有超过弹簧圈栓塞的优势，包括液体栓塞剂能充满孤立静脉窦或瘘的整个容积，而弹簧圈依赖于血栓形成而闭塞瘘口，因此液体栓塞剂更具有能完全闭塞 DAVF 的可能性[30]。此外，与铂金弹簧圈相比，聚合的 Onyx 或 NBCA 能诱导更强的内皮细胞反应使闭塞持久，而弹簧圈有可能压缩导致再通。应用液体栓塞剂治疗的缺点是，它们注射后不能回收，并且一些液体栓塞剂可能会流到栓塞靶点之外的血管进而闭塞远端血管[31]。在 NBCA 中加入冰醋酸可延迟胶的聚合进程，偶尔可使用来促进对病灶更深的渗透[32,33]。

尽管目前在美国不能使用可脱卸球囊，但应用可

脱性球囊来永久闭塞相关静脉窦的方法也被认为是一种治疗 DAVF 的选择[34]。在 Onyx 栓塞过程中，经静脉应用球囊来暂时闭塞静脉窦可来保护邻近的静脉窦[35]。也有研究报道了应用可脱卸弹簧圈和 Onyx 经静脉栓塞累及横窦的 DAVF[25]。作者的个人偏好在弹簧圈栓塞静脉窦后再使用 NBCA 进行闭塞，而不喜欢应用Onxy，因为此方法血栓形成快、风险更小、闭塞更佳。

也有研究报道在横窦内植入支架 (+/-血管成形术)等其他重建方式，作为经动脉栓塞大供血动脉的辅助治疗方法。支架能阻止弹簧圈从瘘口的动脉一侧移动至横窦(TS)，因此在闭塞瘘口的时候可保持横窦的通畅[36,37]。另一些学者提倡在横窦内的瘘口处放置覆膜支架来作为一种隔绝供血动脉并保留静脉窦通畅的方法[36,38]。但这些技术的成功受限于操纵支架系统绕过颈静脉系统弯曲处能力和长期抗血小板治疗的需要。

最佳的治疗方法仍在争论中，因为这些治疗报道的病例数是有限的。同样，治疗方法的选择将取决于可到达治疗目标的血管内路径和临时性静脉窦闭塞的风险。联合疗法的出现，扩展了血管内技术在先前单靠此技术难以到达的 DAVF 中的作用。

不同血管内方法治疗的病例展示

应用 NBCA 胶经动脉行血管内栓塞治疗

患者，男性，80 岁，在小脑出血几周后因要求治疗 DAVF 而入院。入院头部 CT 扫描显示左小脑半球内吸收的血肿及脑软化灶(图 17.1A)；诊断性脑血管造影显示一个复杂的 DAVF 直接引流进入一根皮层扩张的静脉(Borden Ⅲ 型，Cognard Ⅳ 型)；其有多个供血动脉，分别来自左侧椎动脉(VA)的肌支和右侧小脑上动脉 (图 17.1B 和 C)；DAVF 涉及到幕下小脑的后表面，以及一支大的扩张静脉沿着小脑的下后方走行。超选择性插入微导管至右侧椎动脉肌支后造影显示一根朝向小脑幕向上、向内走行的硬脑膜供血动脉和一根在小脑半球内的早期引流静脉(图 17.1D)。将微导管插入这支供血动脉，但因供血动脉太细且非常迂曲使微导管不能进入瘘口部。成功地栓塞了供血动脉，并在栓塞期间辅助经导引导管推注 5% 的葡萄糖液以使NBCA胶能通过供血动脉流动至瘘口(图 17.1E)。再将微导管插入起源于右侧小脑上动脉的第二支供血动脉(图 17.1F)，应用 NBCA 胶进行栓塞并使 NBCA 胶流动到小脑后表面的引流静脉内 (图 17.1G)。术毕，DAVF 获得了完全的闭塞(图 17.1H 和 I)，6 个月后的

血管造影随访显示瘘已被完全闭塞、没有再通(图 17.1J 和 K)。

应用液体栓塞剂(Onyx)进行血管内栓塞

患者，76 岁，表现为后颅窝脑实质出血并破入第四脑室(图 17.2A)。诊断性脑血管造影显示，一个复杂的 DAVF(Borden Ⅲ 型和 Cognard Ⅳ 型)，由来自双侧枕动脉、双侧脑膜中动脉(图 17.2B~D)和右侧脑膜垂体干的小脑幕分支动脉(图 17.2E)的多个硬脑膜分支动脉以及左侧椎动脉的多个肌支(图 17.2F)共同供血。瘘的供血动脉沿着窦汇下的小脑幕走行，并与一根扩张的小脑大引流静脉直接交通，再由皮质静脉逆流至后颅窝，最终引流进入横窦。

应用液体共聚物栓塞剂(Onyx)经动脉进行栓塞治疗。由于瘘距窦汇非常近，栓塞采用延迟的颈内动脉(ICA)静脉期作为路图。两侧股动脉均放置血管鞘以便同时双侧插入导管。应用 Onyx 经动脉进行栓塞时采用延迟的 ICA 静脉期路图，这样可确保很好的显示栓塞过程，以防止 Onyx 流动进入横窦(图 17.2G 和H)。在路图下，经左侧 ICA 插管，一根 Echelon-10 微导管被导引进入到瘘的供血动脉——枕动脉，然后应用 Onyx 进行栓塞，使 Onyx 可以精确栓塞扩张的引流静脉，并能逆行栓塞毗连的供血动脉(图 17.2I 和 J)。栓塞术后的血管造影显示瘘口闭塞并且没有早期静脉显影和皮层静脉逆流(图 17.2K~M)。双侧 ICA 延迟的静脉期图像显示双侧横窦和直窦通畅 (图 17.2N 和O)。患者在 6 个月后的血管造影随访没有显示瘘复发 (图 17.2P 和 Q)，且神经系统查体正常。

颈内静脉／乙状窦闭塞

患者，女性，67 岁，4 年前被诊断有后交通动脉瘤，并于 3 年前行开颅夹闭术。血管造影随访显示其有一个小的无皮层静脉逆流的动静脉瘘(AVF)。患者每日不断进展的头痛及血管造影随访表明其患有由左侧颈外动脉(ECA)、枕动脉和脑膜中动脉分支供血的 DAVF(Borden Ⅱ 型，Cognard Ⅱ a+b 型)。瘘直接连接左侧颈内静脉(IJV)，经左侧乙状窦／横窦逆流入对侧(右侧)横窦，并且静脉逆流入多根皮层静脉(图 17.3A 和 B)。没有发现通过左侧颈内静脉的尾流。其余的脑血管造影显示两侧大脑半球和小脑的静脉回流通过右侧横窦／乙状窦(图 17.3C~E)，未发现大脑或小脑实质的静脉回流顺行通过左侧乙状窦／颈内静脉。在这个特定的病例中，左侧颈内静脉对正常大脑和小脑的静脉引流没有贡

献,而是充当了动脉血逆流进入皮层静脉的一个通道。因此,我们选择应用弹簧圈闭塞左侧颈内静脉/乙状窦的破坏性治疗策略。经左侧颈内静脉插管不能到达位于其最上段的瘘口位置(图 17.3E)。双侧股动脉和股静脉放置血管鞘、动脉插管用于对照造影和获得延迟的静脉期路图,静脉插管用于获得经右侧颈内静脉的逆行通道。一根 0.053 的 Neuron 导引导管(Pneumbra 公司,加州阿拉米达)通过右侧颈内静脉被放置在窦汇水

平,一根 Echelon-10 微导管通过左侧的横窦/乙状窦被放置在瘘与左侧颈内静脉上部的连接处 (图 17.3G 和 H)。应用弹簧圈从左侧颈内静脉的尾端到头端进行栓塞,最后到达颈静脉球区域。对照血管造影显示朝向右侧横窦/乙状窦/颈内静脉(图 17.3I 和 J)的两侧半球静脉的静脉引流获得了保存(图 17.3K 和 L),而供血动脉和颅内静脉窦之间没有交通,也没有皮层静脉逆流。1年后血管造影随访显示 DAVF 无复发。

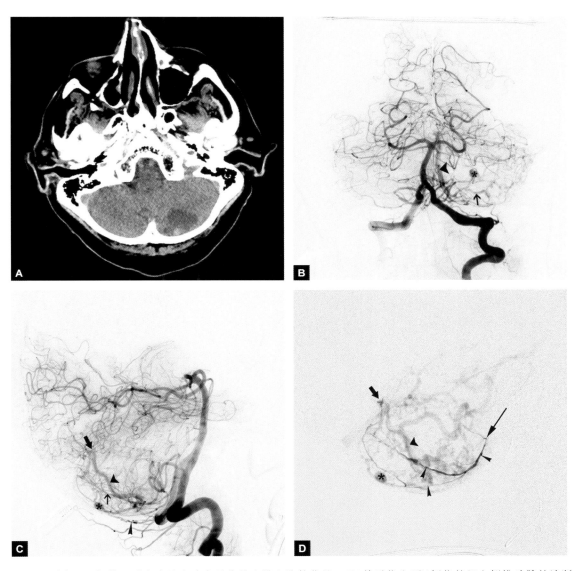

图 17.1A~D (A)头部 CT 扫描显示左小脑半球内吸收的血肿和脑软化灶。(B)前后位和(C)侧位的经左侧椎动脉的诊断性血管造影图像显示,一个 DAVF(Borden Ⅲ 型和 Cognard Ⅳ 型),由左侧小脑后下动脉(PICA)的硬脑膜分支动脉(细箭头)和左侧椎动脉的肌支(尖箭头)供血,并且瘘口连接处和引流的皮层静脉位于幕下小脑上表面的上方(大箭头);在造影的动脉期较早可见小脑皮层静脉(三角箭头)和扩张静脉(星号)的早期充盈;来自右侧小脑上动脉(SCA)的硬脑膜供血动脉由于与小脑软膜动脉重叠,故没有显示。(D)将微导管超选择性插入 PICA 的硬脑膜供血动脉(长箭头)和(E)右侧 SCA(短箭头)进行造影显示;多根硬脑膜分支动脉(尖箭头)供应瘘(大箭头),并伴有早期显影的一根小脑皮层静脉(三角箭头)和一个皮层扩张静脉(星号)。(待续)

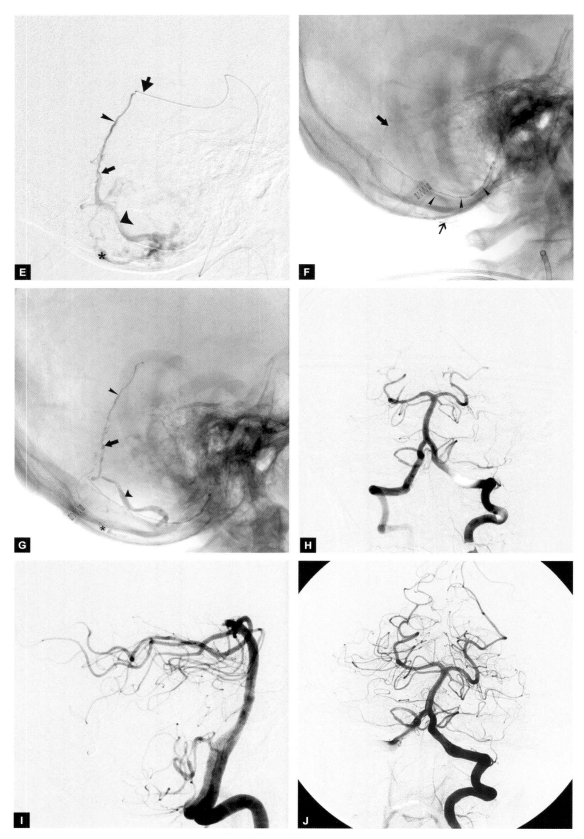

图 17.1E~J(待续)

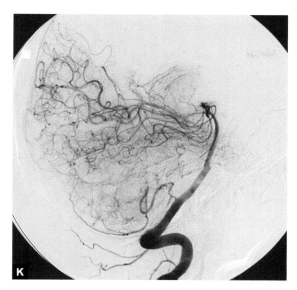

图 17.1（续）　（F）非减影的侧位像显示，应用混合碘化油的 NBCA 胶栓塞 PICA 的供血动脉后，胶塑形物充填了硬脑膜供血动脉（尖箭头）并逆向充填了左侧椎动脉的肌支（小箭头），而且胶塑形物充填了硬脑膜供血动脉直到瘘的入口并进入小脑皮层静脉（大箭头）。（G）非减影的侧位像显示，应用 NBCA 胶栓塞 SCA 的供血动脉后，胶塑形物充填了 SCA 的硬脑膜供血动脉（尖箭头）并通过瘘的入口进入皮层静脉（大箭头）。可允许 NBCA 胶流动到小脑后表面的引流静脉内（三角箭头），在扩张静脉（星号）的远端可见胶塑形物。（H）前后位和（I）侧位的经左侧椎动脉造影图像显示，术后未发现有早期显影的皮层静脉。（J、K）6 个月后的血管造影随访显示瘘已完全治愈，没有再通。

经动脉弹簧圈与 Onyx 联合栓塞

　　患者，女性，62 岁，左侧额叶新发出血。脑血管造影显示一个复杂的 DAVF（Borden Ⅲ 型，Cognard Ⅳ 型），由双侧 ECA 的分支（双侧脑膜中动脉和左侧枕动脉）、双侧 ICA 的脑膜垂体干分支以及小脑上动脉和左侧椎动脉的肌支共同供血（图 17.4A~E）。左侧脑膜中动脉的多个分支直接与一根位于左侧颞叶表面的皮层静脉相交通，通过靠近左侧横窦的皮质静脉的汇合点逆向流动，并进入左额、颞、顶叶表面的多条皮层静脉。由于瘘直接进入左侧后颞静脉为高流量，患者接受了应用弹簧圈（通过脑膜中动脉的后支）闭塞这根引流静脉的方法。一根 0.053 的 Neuron 导引导管被置于 ECA，通过放置在靠近横窦/乙状窦连接处的这根引流静脉的远端的一根 Echelon-10 微导管进行由远及近地弹簧圈栓塞。按照同样的方法，应用弹簧圈栓塞左侧脑膜中动脉的第二分支（图 17.4F~H）。血

流减少后，沿着引流静脉予以 Onyx 栓塞供血动脉（图 17.4I 和 J），这使 Onyx 通过弹簧圈团流动，进而逆行闭塞其他供血动脉，并最终填塞瘘的引流静脉和横窦和乙状窦汇合点之间的静脉通道（图 17.4K），完全治愈 DAVF，1 年内未复发（图 17.4L），患者无神经系统症状。

经静脉栓塞

　　患者，男性，49 岁，表现为短暂性脑缺血发作的症状。随后的脑血管造影证实其患有 DAVF（Borden Ⅲ 型，Cognard Ⅲ 型），由左侧 ECA 和脑膜中动脉分支供血，并直接连接一根引流静脉，此引流静脉沿着小脑幕缘近中间部分走行，并进入到 Rosenthal 基底静脉（图 17.5A~C）。通过左侧上颌动脉分支行经动脉 NBCA 栓塞，使瘘部分闭塞（图 17.5D~G），然后应用经静脉路径栓塞，一根导引导管（0.053 的 Neuron）被放置在窦汇水平，一根微导管通过直窦逆向进入 Rosenthal 基底静脉，随后应用弹簧圈栓塞引流静脉的近侧部分（图 17.5H~K），最终导致瘘完全治愈，3 年造影随访无复发（图 17.5L 和 M）。

外科手术技术

　　随着血管内治疗技术的进步和提高，除了在特定的情况下，一般不会常规单独应用外科手术来治疗 DAVF。然而新的外科技术正不断涌现，以下几项研究描述了一种高效的单纯切断 CVD 和瘘口之间连接的技术。因此，当血管内治疗不可行的时候，外科医生还能借助其他几种外科手术方式，包括孤立（骨架化）静脉窦[28,39] 或单纯通过静脉结扎阻止皮层静脉逆流的技术[22,40,41]。历史上，外科手术治疗 DAVF 包括通过切除累及的硬脑膜或者电凝瘘的所有供血动脉并孤立或不孤立累及的静脉窦，来切除瘘巢。这些方法都伴随与大量失血或静脉梗死相关的高并发症发生率和死亡率[42]。虽然 Hugosson 等人[43] 也尝试用外科手术来阻断 DAVF 的供血动脉，但结果都不是很理想，因为 DAVF 的不全闭塞常常导致动静脉短路的持续存在或复发[40]。

　　如果硬脑膜静脉窦必须保留，可以对静脉窦行外科骨架化或外科孤立的手术[44]。外科骨架化手术包括直接暴露硬脑膜供血动脉、切开瘘近端和远端的静脉窦壁[43] 以及切断 CVD。此手术常常涉及复杂的外科操作，非常耗时，并且常常伴随明显失血，现在已很少开展[41]。Sundt 等[42] 在 1983 年报道了他们对 27 例累及横

窦的 DAVF 的研究结果,他们对所有病例行横窦接合处行骨架化手术,随后手术切除受累的静脉窦,结果显示,22 例效果极好,1 例良好,2 例死亡,其余 2 例效果差。

对于位于沿横窦区域的 DAVF,手术技术包括联合双枕与枕下入路开颅来暴露幕上幕下的镰幕交界区域。在上矢状窦和横窦的每一侧打开硬脑膜,沿窦的边缘切开硬脑膜,闭塞邻近这些窦走行的并可能供应 DAVF 的小分支动脉。然后牵开枕极、分离出直窦。沿着上矢状窦和直窦向已被电凝和横断的下矢状窦,

切开大脑镰的后 1/3 的硬脑膜;随后切开和电凝直窦和小脑幕的接合处,并沿着这些静脉窦暴露的每一侧切开和电凝横窦[39]。复发的 DAVF 往往手术治疗更复杂,因为从 ICA 和 VA 可能会发出新的供血分支动脉。静脉窦行外科骨架化手术仍然是一个复杂的操作,其包含几个静脉窦的大范围暴露并容易导致空气栓塞和枕叶回缩(retraction)等相关的重大风险[40]。

最近,对于无硬脑膜静脉窦引流的 Borden Ⅲ 型、Cognard Ⅲ 和 Ⅳ 型 DAVF 的手术方式已发生了转变,即采取切断皮质静脉回流的手术方式来代替原来采取

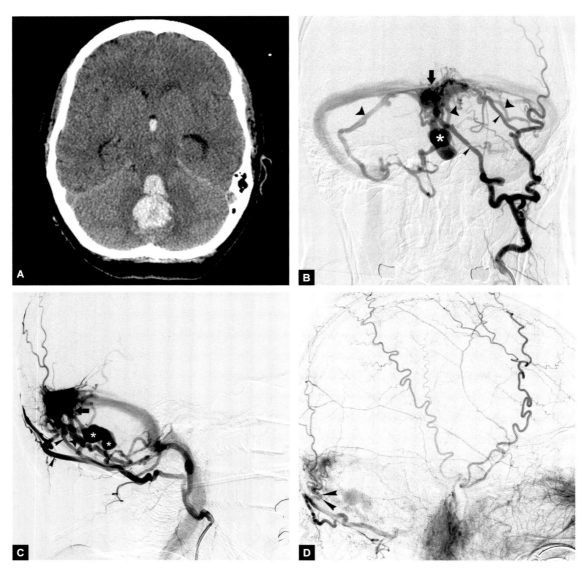

图 17.2A~D　(A)入院 CT 扫描显示后颅窝脑实质内出血并破入第四脑室。(B)前后位和(C)侧位的经左侧颈外动脉造影图像显示,来自左侧枕动脉的多根供血动脉(尖箭头)向一个复杂的 DAVF (Borden Ⅲ 型,Cognard Ⅳ 型)供血;瘘的供血动脉在窦汇(大箭头)下方小脑幕水平走行,与多条小脑皮层静脉(三角箭头)以及一支大的扩张引流静脉(星号)直接交通。(D)经右侧颈外动脉造影显示瘘的一小部分供血来自右侧枕动脉的分支(尖箭头)。

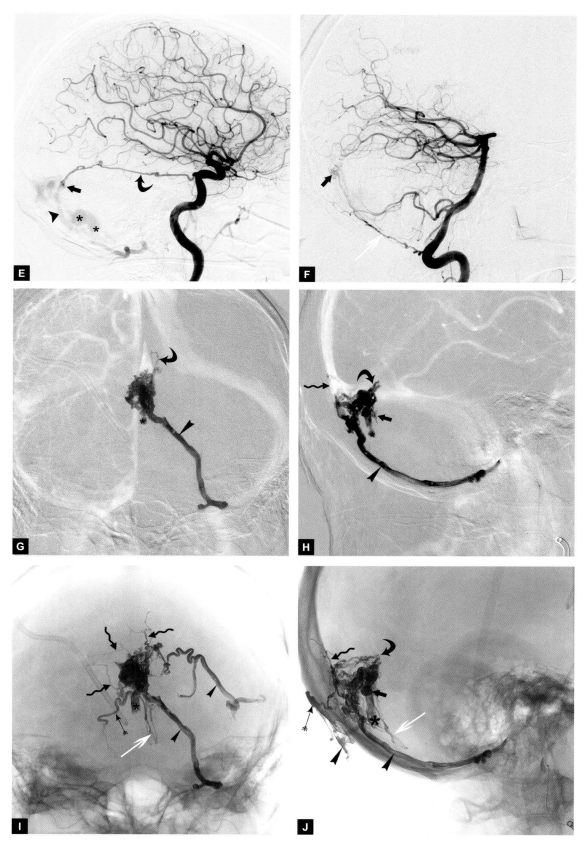

图 17.2E~J(待续)

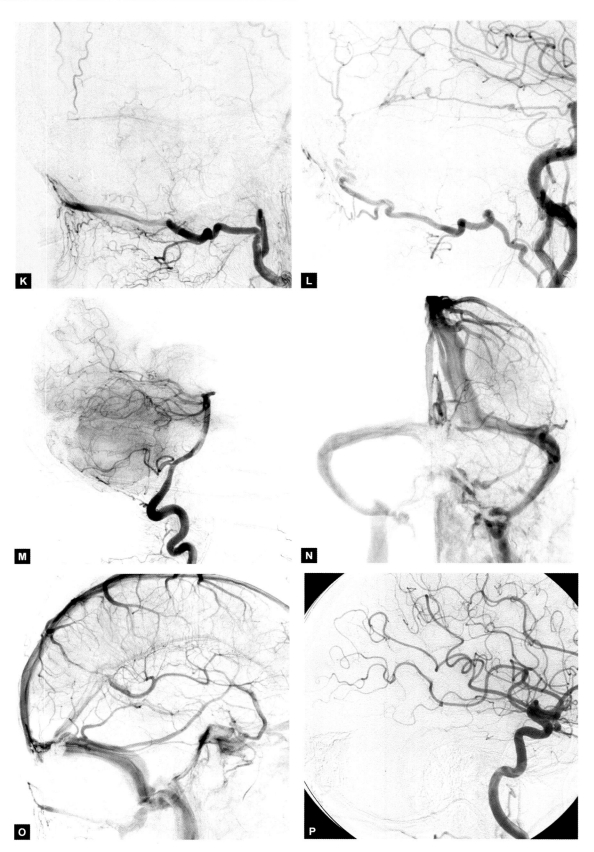

图 17.2K~P（待续）

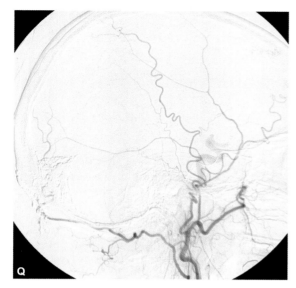

图 17.2(续)　(E)经左侧 ICA 造影的侧位像显示，来自脑膜垂体干的硬脑膜供血动脉(弯曲箭头)，其连接的皮层静脉(大箭头)、逆流的小脑皮层静脉(三角箭头)和扩张静脉(星号)内造影剂变淡。(F)经左侧椎动脉造影的侧位像显示，肌支(白箭头)向 DAVF(大箭头)供血。(G)前后位和(H)侧位的保存透视像显示，在经动脉注射液体聚合物(Onyx)进入左侧枕动脉(尖箭头)期间，可见 Onyx(黑色结构)充填了小脑幕缘末端的硬脑膜动脉;为了避免 Onyx 进入窦汇，故在右侧 ICA 内再置入另一根导管并注射造影剂获得静脉期的晚期路图，然后在此路图下注入 Onyx;路标显示了背景中的静脉系统(白色结构);Onyx 充填了瘘(大箭头)和延伸进入扩张的静脉(星号)，并逆向充填来自脑膜垂体干(弯曲箭头)和对侧(即右侧)脑膜中动脉(锯齿形箭头)的供血动脉。(I)前后位和(J)侧位的 Onyx 栓塞后的最终 X 线图像显示了整个 Onyx 的塑形，可见 Onyx 充填了供血动脉—左侧枕动脉(尖箭头)，并且逆向充填了对侧的供血动脉包括右侧枕动脉(双重箭头)、右侧脑膜中动脉(锯齿形箭头)、右侧椎动脉的肌支(白箭头)以及脑膜垂体干动脉(曲线箭头)，并且闭塞了皮层扩张静脉(星号)。(K)经左侧颈外动脉、(L)经右侧颈外动脉和(M)经左侧椎动脉的栓塞后血管造影显示，瘘完全消失，未发现有早期皮层静脉逆流。(N)前后位和(O)侧位的经左侧 ICA 造影的延迟静脉期图像证实窦汇、直窦和双侧横窦通畅。(P)经左侧 ICA 造影的侧位像和(Q)经左侧颈外动脉造影的侧位像，两张图像为 6 个月后的随访造影图像，显示 DAVF 完全治愈、无复发。

的相关静脉窦大范围骨架化的手术方式[40,45,46]。在病理生理学上，引流静脉的闭塞将消除皮质静脉逆流，当残余瘘没有其他的流出通道时，瘘内将形成血栓，从而可以实现 DAVF 的完全闭塞。在这方面，最容易治疗的就是那些具有孤立的软脑膜静脉逆行引流的 DAVF，类似于众所周知的椎管内 DAVF 的治疗[22]。

Collice 等报道了一组 20 例具有单纯软脑膜引流的颅内 DAVF 的外科手术治疗结果。他们通过单纯手术阻断引流静脉在受累静脉窦的硬脑膜壁上的出口处来治疗所有患者。这项技术非常安全、有效，能完全和永久地消除通过 DAVF 的血流[40]。多伦多脑血管畸形的研究组对 70 例 DAVF(Borden Ⅱ型和Ⅲ型)进行选择性切断皮质静脉逆流手术方式与闭塞整个 DAVF 手术方式的对比研究，他们发现两组获得了相似的结果，但选择性切断组并发症发生率较低[22]。

对于同时具有硬脑膜静脉窦引流和皮层静脉逆流的 DAVF(Borden Ⅱ型，Cognard Ⅱb 型或Ⅱa +b 型)，过去一直推荐应用闭塞整个瘘（包括切除相关静脉窦)的手术方式，但这会损害正常大脑的静脉回流，导致静脉梗死和出血，从而引起长期静脉高压的并发症。对此类 DAVF 行引流静脉结扎手术是合适和安全的，因为术后大脑不再使用此静脉作为引流通道[47]，这将会使恶性Ⅱ型 DAVF 转变为良性的Ⅰ型 DAVF[22,41]。在一篇独立的文章中，多伦多脑血管畸形研究小组提供了一系列 Borden Ⅱ型 DAVF 的手术结果[41]，他们对简单的手术切断静脉回流是不是可接受的手术技术进行了研究。他们对诊断明确的 53 例 Borden Ⅱ型 DAVF 中的 25 例采取手术切断皮质静脉逆流进行治疗，其中 2 名失随访，而其余的病例平均随访 4.9 年。在随访病例中，17 例瘘位于海绵窦，4 例瘘位于横窦和乙状窦连接处，1 例瘘位于窦汇区，1 例瘘位于上矢状窦。他们对手术切断组与血管内治疗或联合开放手术和血管内治疗组共 93 例 DAVF 进行了比较。联合治疗组行静脉窦闭塞术，范围从 1~6 期，均未行静脉切断术。结果显示，联合治疗组的并发症发生率为 4%(3/93)，并发症为严重的永久性残疾;手术切断组的并发症发生率 8%(2/23)，包括 1 例大出血和 1 例颞枕叶梗死，无死亡发生;手术切断组 23 例中 21 例仅进行了 1 次手术。此结果表明，单纯手术切断组与联合治疗组具有相似的效果和风险，但单纯手术切断组具有手术更简单、时间更短和保留了引流静脉窦的优点。由于硬脑膜上瘘口持续存在，可能会发生皮质静脉逆流的再通是这项技术的一个潜在的缺点，但在 5 年的随访中，没有发现有 CVD 的复发或出现 ICH。因此多伦多脑血管畸形研究小组提出治疗Ⅱ型 DAVF 应首选简单的手术切断静脉回流术。

累及到小脑幕、颅底、斜坡、岩下窦或枕骨大孔区的深部 DAVF 的外科手术非常困难。由于其大多数的供血动脉直接引流进入软脑膜静脉而不是进入静脉窦

（BordenⅢ型，CognardⅡ和Ⅳ型），并且其具有恶性的自然病程[21]。因此，该类 DAVF 的手术方法取决于 CVD 的部位，在手术过程中可通过阻断经骨的血供和电凝硬脑膜供血动脉来减少部分 DAVF 的血供[48]。手术入路包括颞下入路开颅以处理颅中窝和小脑幕内侧缘的硬脑膜病变，还包括经 Kawase 三角[49]的前岩骨入路来处理斜坡的上半部和后颅窝前部向下至岩下窦的 DAVF。联合后岩骨入路和枕下入路开颅可暴露小脑幕后外侧的 DAVF（岩下窦和颈静脉球），此方式提供了进入斜坡的

前表面、小脑前部和脑干的手术入路[48,50]。对于连接到 Galen 静脉区域的 DAVF，常常应用经胼胝体压部后方的纵裂入路。切除大脑镰和小脑幕将有助于在切断引流静脉之前消除硬脑膜动脉的血供[48]。前颅窝筛骨的 DAVF 特别适合外科静脉结扎术。筛骨供血动脉可发自眼动脉，栓塞此处可引起视网膜中央动脉栓塞的风险，从而可能导致失明。这些供血动脉的口径小、走行非常曲折，当前技术难以将导管输送到位并进行安全栓塞。这个位置通过经前额入路开颅手术的方法与血管内治

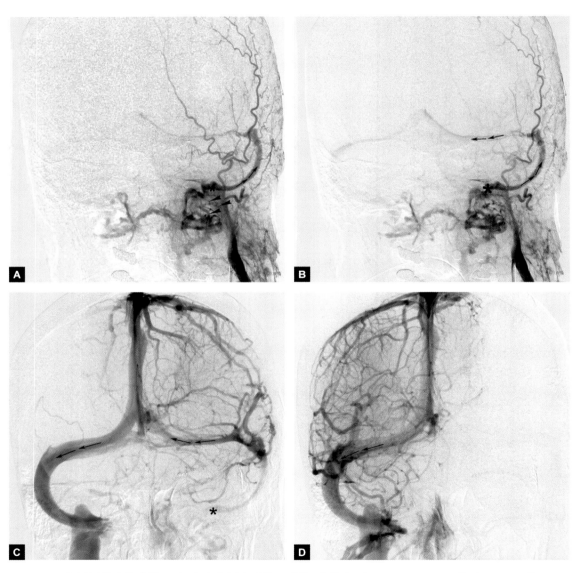

图 17.3A~D　（A）经左侧颈外动脉造影显示，多个小硬脑膜供血动脉（尖箭头）流入 DAVF（BordenⅡ型，CognardⅡa+b 型），左侧颈内静脉内血流逆行进入乙状窦（SS）（直箭头），瘘口位于颈静脉球下方（星号）。（B）经左侧颈外动脉造影的连续图像显示，在左侧乙状窦和横窦内的逆行血流（长箭头）。（C）经左侧 ICA 造影的静脉期图像显示，在左侧颈静脉球（星号）以下没有见到血流，但可见到从左侧横窦到右侧横窦的独有血流（长箭头）。（D）经右侧 ICA 造影的静脉期图像显示，通过右侧横窦 / 乙状窦独有的静脉引流（长箭头）。

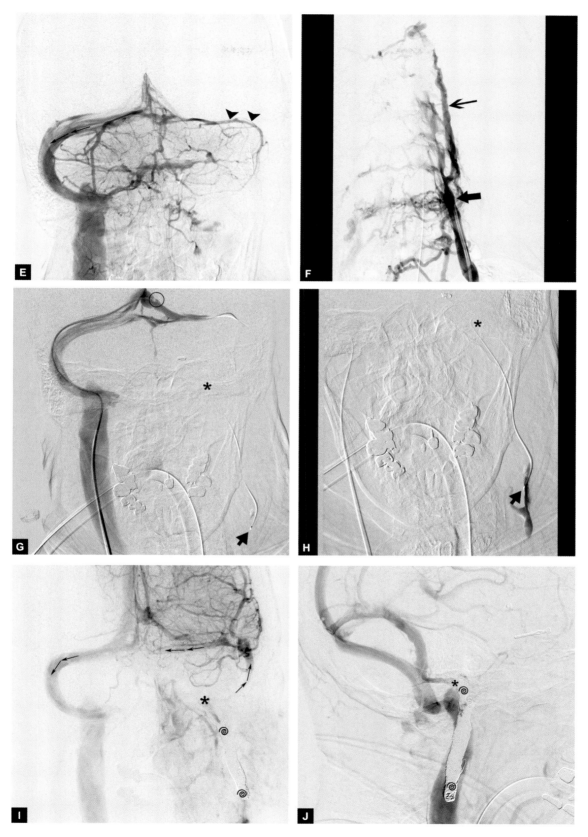

图 17.3E~J(待续)

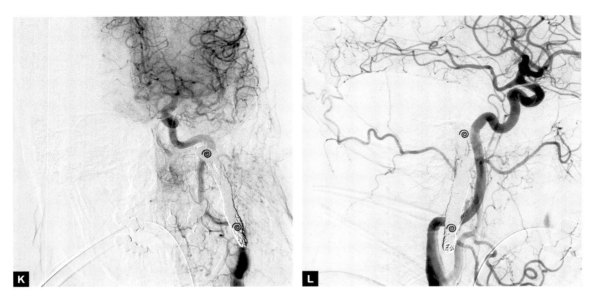

图 17.3(续) (E)经左侧椎动脉造影的静脉期图像显示,左侧颈内静脉内没有静脉血流,皮质静脉引流(三角箭头)通过右侧横窦/乙状窦这条独有的静脉引流通道进入窦汇。(F)左侧颈内静脉选择性逆行插管术未能显示正常的血管腔,导管头端(大箭头)无法超越左侧颈内静脉远端 1/3 处,静脉系统的侧支循环提示左侧颈内静脉的远端闭塞(窄箭头)。(G)经右侧颈内静脉逆行插管,一根0.053 的 Neuron 导引导管被放置在窦汇水平(圆形所示为导引导管头端),一根 Echelon-10 微导管通过左侧的横窦/乙状窦被放置在瘘口处(大箭头)。(H)选择性微导管造影显示闭塞的左侧颈内静脉(大箭头)。(I)和(J)左侧颈内静脉的远端 1/3 部被弹簧圈栓塞后行左侧 ICA 血管造影显示,从颈内静脉远端 1/3 处延伸到颈静脉球(星号)的弹簧圈团(螺旋圈形);在正常静脉期内可见左侧乙状窦内的逆行静脉血流(直箭头);左侧的横窦/乙状窦在正常静脉期显影,但早期无显影(直箭头指示血流的方向)。(K、L)弹簧圈栓塞后经左侧颈总动脉行对照血管造影显示,朝向右侧横窦/乙状窦/颈内静脉(I、J)的两侧半球静脉的静脉引流获得了保存,而供血动脉和颅内静脉窦之间没有交通,也没有皮层静脉逆流;可见左侧颈内静脉上端的弹簧圈团(螺旋圈形)。

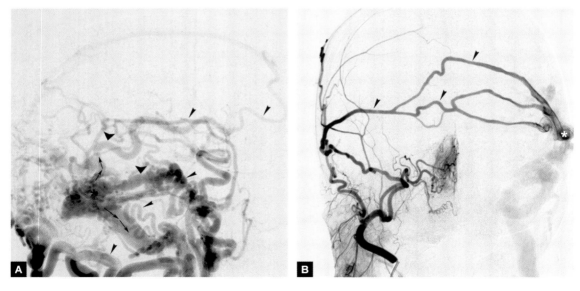

图 17.4A 和 B (A)经左侧颈外动脉的血管造影显示,多根大的供血动脉进入一复杂的 DAVF(Borden Ⅲ 型,Cognard Ⅳ 型);可见枕动脉、脑膜中动脉(MMA)的多根大动脉供血分支(尖箭头);其直接与一根皮层静脉相交通(三角箭头),通过靠近横窦和乙状窦的汇合处的多条皮层静脉的汇合点(星号)逆行流入皮层静脉(直箭头)。(B)经右侧颈外动脉血管造影显示,一个过度扩张的脑膜中动脉分支(尖箭头),越过中线,进入靠近横窦和乙状窦的汇合处的多条皮层静脉的汇合点(星号)。

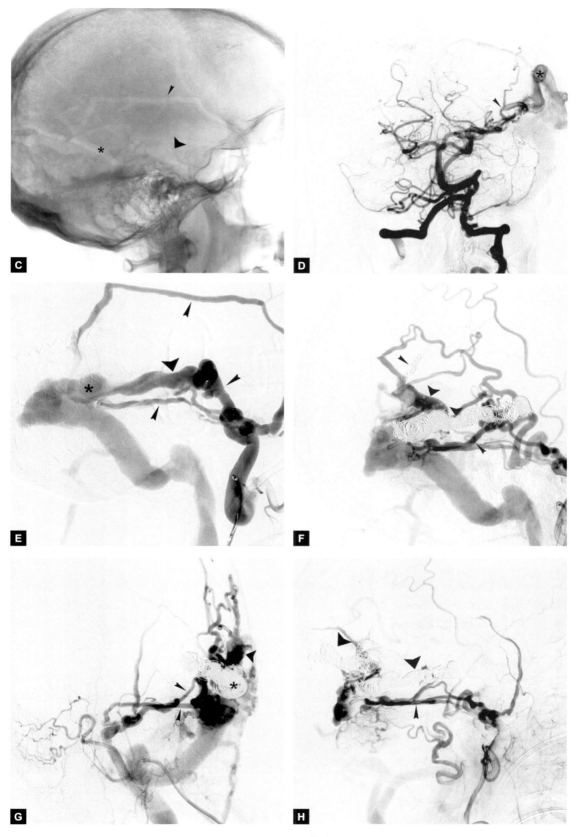

图 17.4C~H(待续)

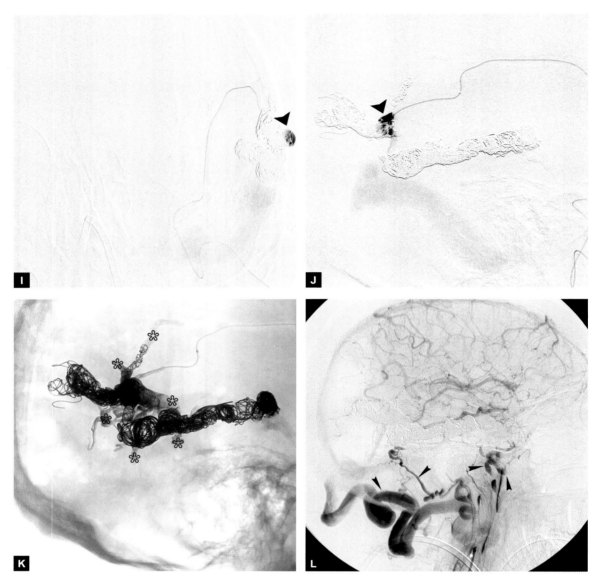

图 17.4(续) (C)头颅侧位 X 线片显示，接近脑膜中动脉(尖箭头)处的骨质吸收和重塑形，并可见一根大的皮层静脉(三角箭头)和瘘的皮层静脉汇合点(星号)。(D)经左侧椎动脉造影显示，大的肌支和左侧小脑上动脉向瘘的皮层静脉(星号)供血。(E)经 ECA 选择性造影详细显示了来自于脑膜中动脉的后支(尖箭头)供血的一些动脉化的皮层静脉(三角箭头)，这些分支引流进入皮层静脉的汇合点(星号)，在靠近横窦和乙状窦的汇合处的这个位置可见到更广泛的皮层静脉逆流。(F)前后位和(G)侧位，应用弹簧圈选择性闭塞这根大的瘘的皮层引流静脉(三角箭头)后经左侧颈外动脉的血管造影图像显示，弹簧圈团位于脑膜中动脉的一根供血分支内(尖箭头)，弹簧圈栓塞的目的是为了减少瘘的高流量的构成成分；另一些供血分支仍然在向瘘供血，瘘的皮质静脉汇合处被弹簧圈(星号)部分栓塞。(H)进一步对瘘的皮质静脉(三角箭头)应用弹簧圈进行栓塞，此时可见供血动脉通过脑膜中动脉(尖箭头)持续向瘘供血。(I)前后位和(J)侧位透视像，在注射 Onyx 的过程中，Onyx 进入瘘的静脉内的周围。可见 Onyx 塑形体(三角箭头)在空白路图下呈黑色，Onyx 填充在弹簧圈团之间，但瘘仍未闭塞。(K)应用弹簧圈和 Onyx 栓塞治疗后侧位 X 线片显示，Onyx(星号)填充在弹簧圈团内和进入瘘的皮质静脉内，并且逆流进入多个脑膜供血分支。(L)瘘栓塞后经左侧颈总动脉造影显示，供血动脉内可见造影剂滞留(尖箭头)，未见任何皮层静脉早期显影，左侧大脑半球静脉期可见正常的静脉回流进入左侧横窦结合部。

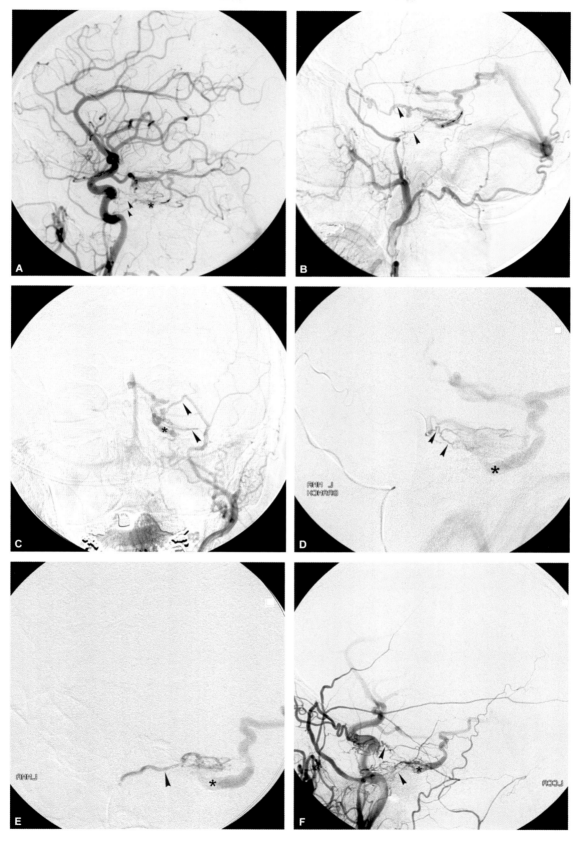

图 17.5A~F（待续）

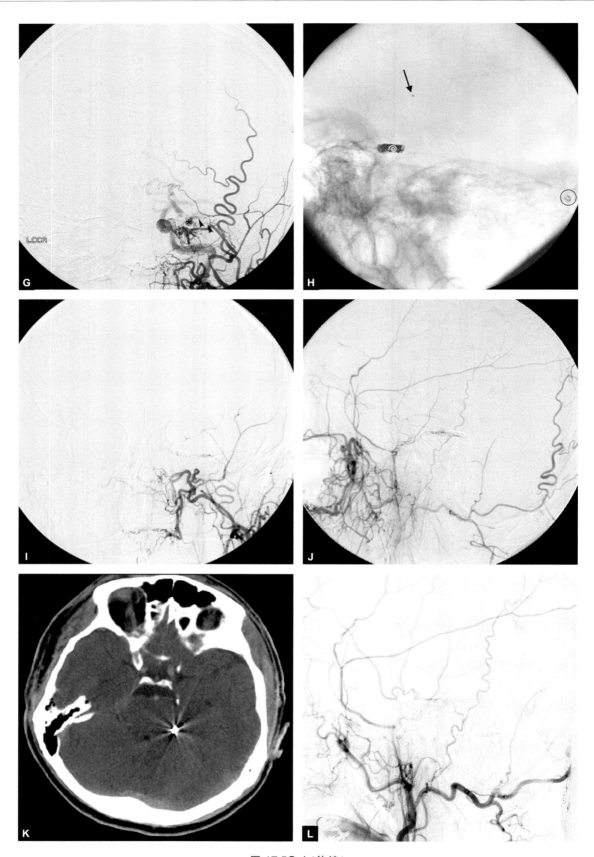

图 17.5G~L(待续)

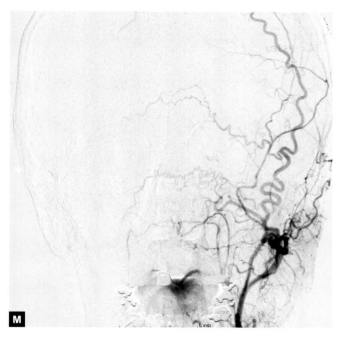

图 17.5(续)　(A)颈总动脉(CCA)造影及(B、C)颈外动脉造影显示,一个 DAVF(Borden Ⅲ 型,Cognard Ⅲ 型),由脑膜中动脉(尖箭头)分支供血并直接连接一根引流静脉,此引流静脉沿着小脑幕缘(星号)近中间部分走行并引流进入到 Rosenthal 基底静脉(弯曲箭头)。(D)超选择性脑膜中动脉前支血管造影和(E)后支造影,可见小的硬脑膜供血支(尖箭头),并且瘘口位于 Rosenthal 基底静脉的前部(星号)。(F、G)应用混合碘化油的 NBCA 胶经动脉栓塞两根供血动脉后,经颈总动脉造影显示,瘘部分闭塞,伴引流静脉早期显影并持续显影(星号)。(H)经静脉栓塞引流静脉后的头部 X 线像,导引导管(0.053 的 Neuron)置于窦汇处(圆圈),微导管逆行通过直窦,进入 Rosenthal 基底静脉(在离微导管头端标记 3cm 处,大箭头),应用弹簧圈栓塞引流静脉的近侧部分(星号)。(I、H)治疗结束时经颈外动脉造影没有显示引流静脉早期显影。(K)治疗后的头部 CT 扫描,可见小脑幕最内侧的弹簧圈团。(L、M)3 年随访血管造影显示瘘无复发。

疗方法相比通常比较简单[28,51]。

由于识别供血动脉和引流静脉非常困难,因此神经导航可被用作 DAVF 显微外科手术治疗的辅助手段。图像导航有利于确定表浅的小 DAVF 的是位置,但是由于深部 DAVF 手术过程中对脑组织的牵拉和移位,导致图像导航的定位不准确,故限制了图像导航在深部 DAVF 手术中的应用[52]。

尽管整体切除双侧横窦的手术已有报道,但目前很少被应用。Fiumara 等报道了 1 例有多个 DAVF 伴有横窦远端闭塞后继发逆流进入上矢状窦、直窦和深静脉系统的患者;该患者接受手术切除双侧横窦、窦

汇和上矢状窦的远端部分,连同切除一个累及横窦的复杂瘘,最后该患者得以治愈[53]。

病例展示:手术切断引流静脉

患者,女性,46 岁,表现为小脑血肿和 SAH。诊断性脑血管造影显示一个复杂的 DAVF(Borden Ⅲ 型,Cognard Ⅳ 型),由 ECA 的分支、枕动脉和双侧椎动脉的肌支供血(图 17.6A~G),通过小脑幕缘下方的小脑皮层静脉引流,伴广泛扩张的小脑静脉。由于其动脉、静脉走行迂曲,导致血管内治疗的失败。应用 NBCA 对枕动脉来源的供血动脉进行术前栓塞以减少术中出血。手术方法包括标准的枕下入路开颅术,术中需仔细将经骨的供血动脉用石蜡封闭,电凝硬脑膜的供血动脉。与瘘的硬脑膜成分相连接的小脑上表面的一根大的皮层静脉、小脑皮层引流静脉被切断,应用动脉瘤夹永久性夹闭瘘口(图 17.6H)。术后即刻血管造影显示 DAVF 完全治愈(图 17.6I 和 J),并且 6 个月血管造影随访显示其无复发。

外科手术和血管内技术的联合治疗

外科手术与血管内技术联合治疗 DAVF 并不是一个新颖的观念,但随着两个领域内技术和材料的进步,通过这种多学科合作的方法使越来越多的先前难以治疗的高风险和复杂的 DAVF 得以治疗。就像在先前两部分描述的,文献支持根据 DAVF 的类型和临床表现的特点来选择一个灵活的治疗方式。

术前经动脉栓塞减少了打开骨瓣时的出血风险,随后直接暴露和结扎动脉化的蛛网膜下隙静脉[2,54]。

一个联合外科手术与血管内技术的方法也能被用来首先暴露静脉窦,然后再应用血管内技术来闭塞此静脉窦(病例展示,图 17.7)[26,27,55-58]。Endo 等在 1998 年曾报道对 8 例患者在手术暴露孤立的横窦后行直接填塞治疗[27]。后来在 2002 年,Houdart 等报道了 10 例进行开颅手术和直接静脉窦(包括横窦、上矢状窦和岩下窦)穿刺栓塞治疗的病例。在手术室实施开颅手术,随后应用弹簧圈、胶或者联合应用二者进行血管内栓塞治疗,获得了良好的疗效[57]。已被报道的另一些技术包括开颅手术和上矢状窦内直接插管,然后在上矢状窦内充盈球囊以预防栓塞时 Onyx 进入上矢状窦内[58]。也有报道在经股动脉路径失败后,通过开颅手术直接将导管插入供血动脉比如脑膜中动脉内,随后应用 Onyx[59]或可脱卸弹簧圈[55]进行栓塞 DAVF。

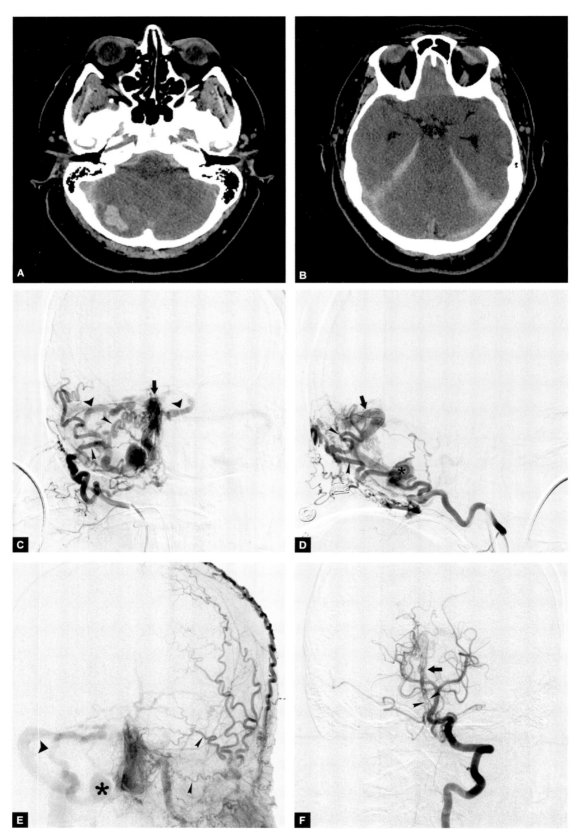

图 17.6A~F (待续)

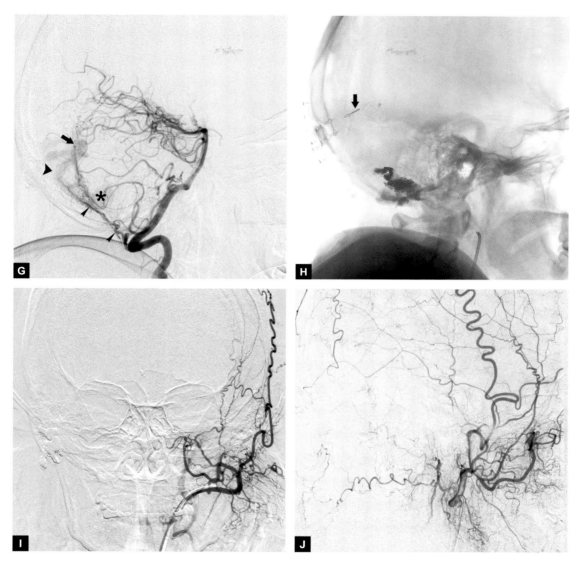

图 17.6(续) (A、B)入院 CT 扫描显示小脑血肿及弥漫性 SAH。(C~G)经双侧颈外动脉和左侧椎动脉(VA)诊断性脑血管造影显示,一个复杂的 DAVF(Borden Ⅲ 型,Cognard Ⅳ 型),由枕动脉的硬脑膜支(尖箭头)和椎动脉的肌支(尖箭头)供血,通过小脑幕缘下方的小脑皮层静脉(大箭头)引流,伴随广泛的小脑皮层静脉逆流(三角箭头)和静脉扩张(星号)。(H)小脑上表面的皮层静脉切断术后的 X 线片,可见一枚动脉瘤夹(大箭头)位于皮层静脉与硬脑膜供血动脉的连接处。(I、J)术后经颈外动脉血管造影显示 DAVF 完全治愈,小脑表面没有任何静脉早期显影。

一些 Ⅲ 型 DAVF 存在一个硬脑膜静脉窦的孤立部分作为瘘的引流通道。这些复杂类型的瘘能被应用联合手术方法成功治疗,将在随后的病例展示中予以描述。最佳的方法仍然在探讨中,但是联合手术方法的出现已能治疗先前不能治疗的 DAVF。

病例展示:联合血管内治疗和外科手术来闭塞静脉窦

患者,女性,64 岁,表现为进展性头痛和搏动性耳鸣。诊断性脑血管造影显示,一个复杂的 DAVF(Bor-den Ⅲ 型,Cognard Ⅲ 型),由起源于左侧小脑上动脉、左侧枕动脉和左侧脑膜中动脉分支的多个供血动脉供血,瘘引流进入左侧横窦和上矢状窦,并且伴有皮层静脉逆流进入分布于左顶叶和颞叶区域的表浅静脉系统(图 17.7A~C);左侧横窦和乙状窦的外侧部分似乎孤立于其他静脉窦系统,与其他静脉窦系统没有交通(图 17.7D);大脑和小脑的静脉引流进入上矢状窦、右侧横窦/乙状窦/颈内静脉系统, 没有进入孤立的左侧横窦/乙状窦(图 17.7E~G)。通过左侧枕动脉尝试行经动脉 Onyx 栓塞,但因供血动脉的口径太小而失败。

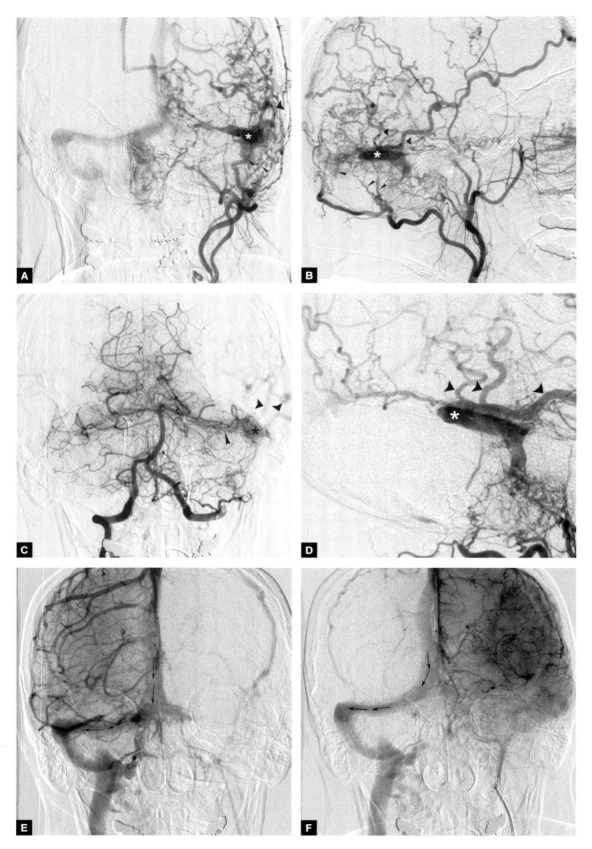

图 17.7A~F(待续)

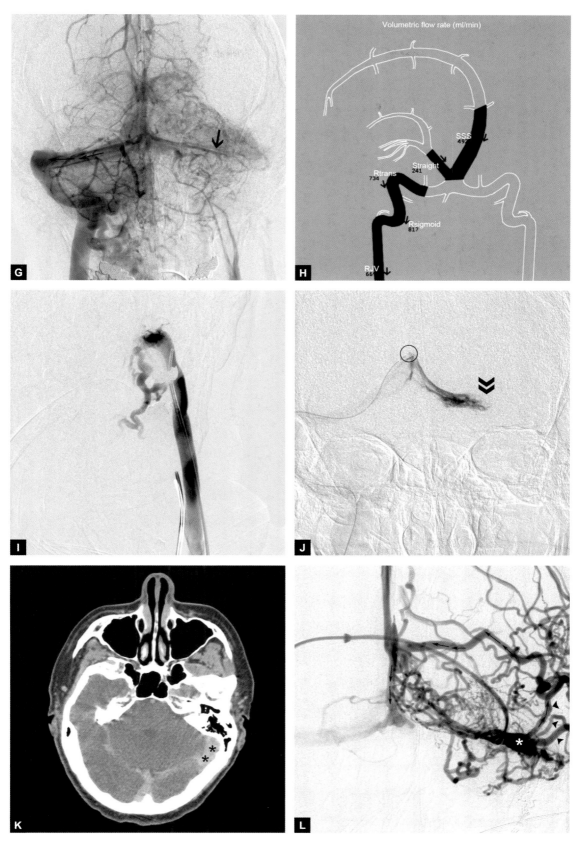

图 17.7G~L(待续)

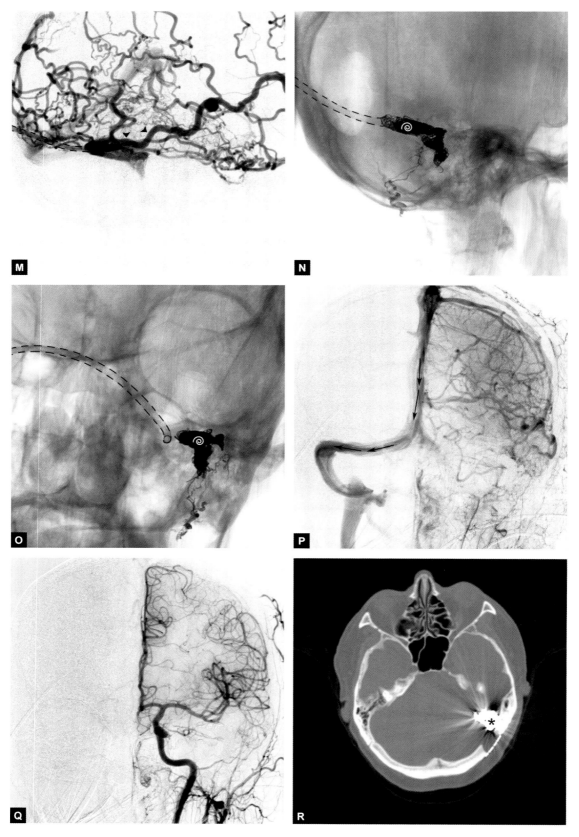

图 17.7M~R(待续)

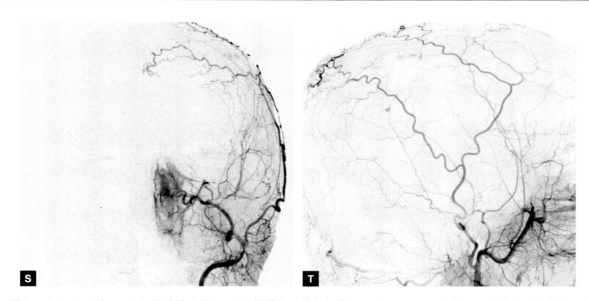

图 17.7(续) (A~D)经左侧 ECA 和椎动脉造影显示,左侧横窦的外侧部分(星号)早期显影,由起源于左侧小脑上动脉和左侧枕动脉的多个硬脑膜供血动脉(尖箭头)供血,并且伴有皮层静脉逆流(流向以小箭头示意)进入分布于左顶叶和颞叶区域的表浅静脉系统(三角箭头);诊断为 DAVF(Borden Ⅱ 型,Cognard Ⅱ a+b 型);左侧横窦和乙状窦的外侧部分似乎孤立于其他静脉窦系统,与其他静脉窦系统没有交通。(E)经右侧 ICA 造影的静脉期图像显示,右侧大脑半球静脉引流入右侧横窦/乙状窦系统(流向以细箭头所示)。(F)经左侧 ICA 造影的静脉期图像显示,左侧大脑半球静脉引流入右侧横窦/乙状窦系统,左侧横窦无显影确认它是一个无功能的静脉窦。(G)经(优势侧)右侧椎动脉造影的静脉期图像显示,小脑静脉引流进入右侧横窦/乙状窦区(流向以细箭头所示),左侧小脑半球通过位于小脑幕下小脑上表面的一支皮层静脉(大箭头)向窦汇或通过岩下窦引流。(H)定量 MR 造影的静脉期血流图证实没有正常的静脉回流通过左侧横窦/乙状窦,整个大脑的静脉回流(血流量为 817 mL/min)通过右侧乙状窦。(I)经左侧颈内静脉逆向插管造影显示左侧颈内静脉与左侧乙状窦没有交通。(J)逆向将导管经过右侧颈内静脉插入右侧横窦,一根 0.053 的 Neuron 导引导管(导管头端以圆圈所示)位于窦汇,在此选择性造影显示左侧横窦的中部以远部分没有显影,故证实左侧横窦/乙状窦是一个孤立的静脉窦。(K)头部 CT 增强扫描显示左侧横窦有造影剂显影(星号),此位置是发生皮层静脉逆流的位置。(L、M)通过开颅手术将一个 5F 的血管鞘(虚线)直接置入孤立的左侧横窦/乙状窦内(星号),然后进行选择性造影显示皮层静脉逆流(三角箭头)通过枕叶和顶叶并最终引流进入上矢状窦(流向以细箭头所示)。(N、O)孤立的横窦/乙状窦弹簧圈栓塞后的头部 X 线片,显示弹簧圈团(螺旋形圆圈)充填在孤立的窦内(虚线表示直接插入横窦/乙状窦内的 5F 血管鞘)。(P)经左侧 ICA 造影的静脉期图像显示,经右侧横窦/乙状窦的持续静脉回流(流向以窄箭头所示)。(Q)经左侧颈总动脉造影显示,弹簧圈栓塞后的左侧横窦/乙状窦无显影,并且无皮层静脉逆流。(R)治疗后的 CT 扫描显示,弹簧圈团位于孤立的左侧横窦/乙状窦内(星号),并靠近小骨窗开颅处。(S、T)6 个月随访造影显示左侧横窦/乙状窦无再通,DAVF 无复发。

我们认识到孤立的左侧横窦/乙状窦仅是作为瘘逆流进入静脉系统的中继管道,且其并没有正常的静脉回流通过,因此我们考虑应用一种破坏性的治疗方法去闭塞这个静脉窦。术前通过定量 MR 血管造影(NOVA,VasSol 公司,伊利诺伊州芝加哥市)测量了静脉系统内的血流量,结果显示,右侧颈内静脉的血流量为 669mL/min,左侧颈内静脉内无血流(图 17.7H)。微导管通过左侧颈内静脉或通过右侧(对侧)颈内静脉穿越窦汇均不能到达孤立的左侧横窦/乙状窦(图 17.7I 和 J),故经静脉路径血管内闭塞孤立的左侧横窦/乙状窦的治疗失败。因此,在导航引导下,一种直接将导管插入左侧横窦/乙状窦的手术方法被使用。

首先进行一个经左侧横窦和乙状窦接合处的小型开颅术,然后将一个 5F 的血管鞘直接置入静脉窦内。左侧横窦/乙状窦的超选择性血管造影证实这个节段不直接与其余的静脉窦系统相交通(图 17.7L 和 M)。随后将共计 43 枚可脱铂弹簧圈放置在这个静脉窦的孤立部分导致其完全闭塞,从而阻断了这个静脉窦的动脉供血,并且使皮层静脉的逆流消失(图 17.7N 和 O)。左侧和右侧 ICA 的对照血管造影显示正常的静脉回流通过上矢状窦流向右侧颈内静脉(图 17.7P 和 Q)。该患者后来进行了 6 个月的血管造影随访,显示左侧横窦/乙状窦没有再通、DAVF 完全消失(图 17.7S 和 T)。

立体定向放射外科技术

治疗 DAVF 的其他可选择的方法包括立体定向放射外科。已有文献报道了放射外科的有效性,其具有相对好的疗效,其完全闭塞了 44%~87% 的病例,并且没有发生严重并发症[60~65]。这项技术的优点是无创性和极少发生短期并发症;其缺点包括照射后病灶的延迟反应(6~12 个月),因此患者在随访期间可能会发生高达 5% 的反复再出血[65]。

应用放射外科治疗 DAVF 的最重要方面是病灶的定界和 DAVF 的血流动力学[60]。对靶点必须设计足够的放射剂量计划,同时避免辐射诱导损伤邻近的重要结构(比如颅神经、脑干和耳蜗)。脑血管造影一直被认为是诊断 DAVF 的金标准,立体定向的 MRI 和 MRA 有助于放射外科制定剂量计划和限制辐射损伤。最佳治疗剂量取决于闭塞病灶和并发症发生率之间的平衡。文献报道治疗剂量应在 15~52Gy 之间[60,66~68]。立体定向放射外科和经动脉栓塞治疗的联合应用能提高这项技术的有效性,并能减少随访期间病情恶化的风险[61,67,69]。

(郭恒 黄海东 赵凯 译)

参考文献

1. Zipfel GJ, Shah MN, Refai D, et al. Cranial dural arteriovenous fistulas: modification of angiographic classification scales based on new natural history data. Neurosurg Focus. 2009;26(5):E14.

2. Borden JA, JK Wu, WA Shucart. A proposed classification for spinal and cranial dural arteriovenous fistulous malformations and implications for treatment. J Neurosurg. 1995;82(2):166-79.

3. Cognard C. Gobin YP, Pierot L, et al. Cerebral dural arteriovenous fistulas: clinical and angiographic correlation with a revised classification of venous drainage. Radiology. 1995;194(3):671-80.

4. Djindjian R. Super-selective arteriography of branches of the external carotid artery. Surg Neurol. 1976;5(3):133-42.

5. Davies MA, et al. The validity of classification for the clinical presentation of intracranial dural arteriovenous fistulas. J Neurosurg. 1996;85(5):830-7.

6. Malik GM, et al. Dural arteriovenous malformations and intracranial hemorrhage. Neurosurgery. 1984;15(3):332-9.

7. Brown RD, DO Wiebers, DA Nichols. Intracranial dural arteriovenous fistulae: angiographic predictors of intracranial hemorrhage and clinical outcome in nonsurgical patients. J Neurosurg. 1994;81(4):531-8.

8. Duffau H, Lopes M, Janosevic V, et al. Early rebleeding from intracranial dural arteriovenous fistulas: report of 20 cases and review of the literature. J Neurosurg. 1999;90(1):78-84.

9. Soderman M, Pavic L, Edner G, et al. Natural history of dural arteriovenous shunts. Stroke. 2008;39(6):1735-9.

10. Strom RG, Botros JA, Refai D, et al. Cranial dural arteriovenous fistulae: asymptomatic cortical venous drainage portends less aggressive clinical course. Neurosurgery. 2009;64(2):241-7; discussion 247-8.

11. van Dijk JM, terBrugge K G, Willinsky RA, et al. Clinical course of cranial dural arteriovenous fistulas with long-term persistent cortical venous reflux. Stroke. 2002;33(5):1233-6.

12. Houser OW, Awad IA, Little JR, et al. Intracranial dural arteriovenous malformations. Radiology. 1972;105(1):55-64.

13. Djindjian R, Merland JJ, Djindjian M, et al. Embolization in the treatment of medullary arteriovenous malformations in 38 cases (author's transl). Neuroradiology. 1978;16:428-9.

14. Lasjaunias P, Chiu M, ter Brugge K, et al. Neurological manifestations of intracranial dural arteriovenous malformations. J Neurosurg. 1986;64(5):724-30.

15. Mullan S. Experiences with surgical thrombosis of intracranial berry aneurysms and carotid cavernous fistulas. J Neurosurg. 1974;41(6):657-70.

16. Davies M, Ter Brugge K, Willinsky R, et al. The natural history and management of intracranial dural arteriovenous fistulae, part 2: Aggressive lesions. Interv Neuroradiol. 1997;303(3):311.

17. Aminoff MJ, BE Kendall. Asymptomatic dural vascular anomalies. Br J Radiol. 1973;46(549):662-7.

18. Vinuela F, Fox AJ, Pelz DM, et al. Unusual clinical manifestations of dural arteriovenous malformations. J Neurosurg. 1986;64(4):554-8.

19. Satomi J, van Dijk JM, Terbrugge KG, et al. Benign cranial dural arteriovenous fistulas: outcome of conservative management based on the natural history of the lesion. J Neurosurg. 2002;97(4):767-70.

20. Morimoto M, K. Mori. How to treat dural arteriovenous malformations or fistulas. Crit Rev Neurosurg. 1998;8(4):248-55.

21. Awad IA, Little JR, Akarawi WP, et al. Intracranial dural arteriovenous malformations: factors predisposing to an aggressive neurological course. J Neurosurg. 1990;72(6):839-50.

22. van Dijk, JM, TerBrugge KG, Willinsky RA, et al. Selective disconnection of cortical venous reflux as treatment for cranial dural arteriovenous fistulas. J Neurosurg. 2004;101(1):31-5.

23. Iwama T, Hashimoto N, Takagi Y, et al. Hemodynamic and metabolic disturbances in patients with intracranial dural arteriovenous fistulas: positron emission tomography evaluation before and after treatment. J Neurosurg. 1997;86(5):806-11.

24. Weber W, Siekmann R, Kis B, et al. Treatment and follow-up of 22 unruptured wide-necked intracranial aneurysms of the internal carotid artery with Onyx HD 500. AJNR Am J Neuroradiol. 2005;26(8):1909-15.

25. Siekmann R, Weber W, Kis B, et al. Transvenous treatment of a dural arteriovenous fistula of the transverse sinus by embolization with platinum coils and Onyx HD 500+. Interv Neuroradiol. 2005;11(3):281-6.

26. Halbach VV, Higashida RT, Hieshima GB, et al. Transvenous embolization of dural fistulas involving the transverse and sigmoid sinuses. AJNR Am J Neuroradiol. 1989;10(2):

385-92.

27. Endo S, Kuwayama N, Takaku A, et al. Direct packing of the isolated sinus in patients with dural arteriovenous fistulas of the transverse-sigmoid sinus. J Neurosurg. 1998;88(3):449-56.

28. Kakarla UK, Deshmukh VR, Zabramski JM, et al. Surgical treatment of high-risk intracranial dural arteriovenous fistulae: clinical outcomes and avoidance of complications. Neurosurg. 2007;61(3):447-57; discussion 457-9.

29. Saraf R, Shrivastava M, Kumar N, et al. Embolization of cranial dural arteriovenous fistulae with ONYX: Indications, techniques, and outcomes. Indian J Radiol Imaging. 20(1):26-33.

30. Carlson AP, CL Taylor, H. Yonas. Treatment of dural arteriovenous fistula using ethylene vinyl alcohol (onyx) arterial embolization as the primary modality: short-term results. J Neurosurg. 2007;107(6):1120-5.

31. Murayama Y, Viñuela F, Tateshima S, et al. Endovascular treatment of experimental aneurysms by use of a combination of liquid embolic agents and protective devices. AJNR Am J Neuroradiol. 2000;21(9):1726-35.

32. Lieber BB, Wakhloo AK, Siekmann R, et al. Acute and chronic swine rete arteriovenous malformation models: effect of ethiodol and glacial acetic acid on penetration, dispersion, and injection force of N-butyl 2-cyanoacrylate. AJNR Am J Neuroradiol. 2005;26(7):1707-14.

33. Gounis M.J, Lieber BB, Wakhloo AK, et al. Effect of glacial acetic acid and ethiodized oil concentration on embolization with N-butyl 2-cyanoacrylate: an in vivo investigation. AJNR Am J Neuroradiol. 2002;23(6):938-44.

34. Shownkeen H, Yoo K, Leonetti J, et al. Endovascular treatment of transverse-sigmoid sinus dural arteriovenous malformations presenting as pulsatile tinnitus. Skull Base. 2001;11(1):13-23.

35. Dalyai RT, CM Schirmer, AM Malek. Transvenous balloon-protected embolization of a scalp arteriovenous fistula using Onyx liquid embolic. Acta Neurochir (Wien). 153(6):1285-90.

36. Levrier O, Fuentes S, Manera L, et al. Use of a self-expanding stent with balloon angioplasty in the treatment of dural arteriovenous fistulas involving the transverse and/or sigmoid sinus: functional and neuroimaging-based outcome in 10 patients. J Neurosurg. 2006;104(2):254-63.

37. Choi BJ, Lee TH, Kim CW, et al. Reconstructive treatment using a stent graft for a dural arteriovenous fistula of the transverse sinus in the case of hypoplasia of the contralateral venous sinuses: technical case report. Neurosurgery. 2009;65(5):E994-6; discussion E996.

38. Liebig T, Henkes H, Brew S, et al. Reconstructive treatment of dural arteriovenous fistulas of the transverse and sigmoid sinus: transvenous angioplasty and stent deployment. Neuroradiol. 2005;47(7):543-51.

39. Lucas CP, De Oliveira E, Tedeschi H, et al. Sinus skeletonization: a treatment for dural arteriovenous malformations of the tentorial apex. Report of two cases. J Neurosurg. 1996;84(3):514-7.

40. Collice M, D'Aliberti G, Talamonti G, et al. Surgical interruption of leptomeningeal drainage as treatment for intracranial dural arteriovenous fistulas without dural sinus drainage. J Neurosurg. 1996;84(5):810-7.

41. da Costa LB, Terbrugge K, Farb R, et al. Surgical disconnection of cortical venous reflux as a treatment for Borden

type II dural arteriovenous fistulae. Acta Neurochir (Wien). 2007;149(11):1103-8; discussion 1108.

42. Sundt TM, DG Piepgras. The surgical approach to arteriovenous malformations of the lateral and sigmoid dural sinuses. J Neurosurg. 1983;59(1):32-9.

43. Hugosson R. K. Bergstrom. Surgical treatment of dural arteriovenous malformation in the region of the sigmoid sinus. J Neurol Neurosurg Psychiatry. 1974;37(1):97-101.

44. Barnwell SL, Halbach VV, Higashida RT, et al. Complex dural arteriovenous fistulas. Results of combined endovascular and neurosurgical treatment in 16 patients. J Neurosurg. 1989;71(3):352-8.

45. Thompson BG, Doppman JL, Oldfield EH. Treatment of cranial dural arteriovenous fistulae by interruption of leptomeningeal venous drainage. J Neurosurg. 1994;80(4):617-23.

46. Grisoli F, Vincentelli F, Fuchs S, et al. Surgical treatment of tentorial arteriovenous malformations draining into the subarachnoid space. Report of four cases. J Neurosurg. 1984;60(5):1059-66.

47. Collice M, D'Aliberti G, Arena O, et al. Surgical treatment of intracranial dural arteriovenous fistulae: role of venous drainage. Neurosurgery. 2000;47(1):56-66; discussion 66-7.

48. Lewis AI, SS Rosenblatt, JM Tew. Surgical management of deep-seated dural arteriovenous malformations. J Neurosurg. 1997;87(2):198-206.

49. Kosnik EJ, WE Hunt CA Miller. Dural arteriovenous malformations. J Neurosurg. 1974;40(3):322-9.

50. Barnwell SL, Halbach VV, Dowd CF, et al. Dural arteriovenous fistulas involving the inferior petrosal sinus: angiographic findings in six patients. AJNR Am J Neuroradiol. 1990;11(3):511-6.

51. Lawton MT, Chun J, Wilson CB, et al. Ethmoidal dural arteriovenous fistulae: an assessment of surgical and endovascular management. Neurosurgery. 1999;45(4):805-10; discussion 810-1.

52. Vougioukas VI, Coulin CJ, Shah M, et al. Benefits and limitations of image guidance in the surgical treatment of intracranial dural arteriovenous fistulas. Acta Neurochir (Wien). 2006;148(2):145-53; discussion 153.

53. Fiumara E, Tumbiolo S, Bellomonte ML, et al. Resection of the transverse sinuses and confluence of sinuses for treatment of multiple dural arteriovenous fistulas. Case report. J Neurosurg. 2004;100(2):348-52.

54. Fransen P, Mathurin P, Pierre P, et al. Interest and necessity of combined neuroradiological and neurosurgical treatment in some cases of dural arterio-venous fistulae. Acta Neurochir (Wien). 1993;121(1-2):26-33.

55. Kong DS, Kwon KH, Kim JS, et al. Combined surgical approach with intraoperative endovascular embolization for inaccessible dural arteriovenous fistulas. Surg Neurol. 2007;68(1):72-7; discussion 78.

56. Pierot L, Visot A, Boulin A, et al. Combined neurosurgical and neuroradiological treatment of a complex superior sagittal sinus dural fistula: technical note. Neurosurgery. 1998;42(1):194-7.

57. Houdart E, et al. Transcranial approach for venous embolization of dural arteriovenous fistulas. J Neurosurg. 2002;97(2):280-6.

58. Spiotta AM, Sivapatham T, Hussain MS, et al. Combined Surgical and Endovascular Approach to a Complex Dural

Arteriovenous Fistula Involving the Superior Sagittal Sinus and Torcula. J Stroke Cerebrovasc Dis. 2010. [Epub ahead of print]

59. Hallaert GG, De Keukeleire KM, Vanhauwaert DJ, et al. Intracranial dural arteriovenous fistula successfully treated by combined open-endovascular procedure. J Neurol Neurosurg Psychiatry. 81(6):685-9.

60. Soderman M, Edner G, Ericson K, et al. Gamma knife surgery for dural arteriovenous shunts: 25 years of experience. J Neurosurg. 2006;104(6):867-75.

61. Friedman JA, Pollock BE, Nichols DA, et al. Results of combined stereotactic radiosurgery and transarterial embolization for dural arteriovenous fistulas of the transverse and sigmoid sinuses. J Neurosurg. 2001;94(6): 886-91.

62. Wu HM, Chung WY, Guo WY, et al. Gamma Knife surgery for the management of intracranial dural arteriovenous fistulas. J Neurosurg. 2006;105 Suppl:43-51.

63. Yang WH, Kano H, Kondziolka D, et al. Stereotactic Radiosurgery With or without Embolization for Intracranial Dural Arteriovenous Fistulas. Neurosurgery. 2010 Nov;67(5): 1276-83;discussion 1284-5.

64. Loumiotis I, Lanzino G, Daniels D, et al. Radiosurgery for intracranial dural arteriovenous fistulas (DAVFs): a review. Neurosurg Rev. 34(3):305-15; discussion 315.

65. Cifarelli CP, Kaptain G, Yen CP, et al. Gamma knife radiosurgery for dural arteriovenous fistulas. Neurosurgery. 67(5):1230-5; discussion 1235.

66. Agid R, Willinsky RA, Haw C, et al. Targeted compartmental embolization of cavernous sinus dural arteriovenous fistulae using transfemoral medial and lateral facial vein approaches. Neuroradiol. 2004;46(2):156-60.

67. Lewis AI, TA Tomsick JM Tew, Management of tentorial dural arteriovenous malformations: transarterial embolization combined with stereotactic radiation or surgery. J Neurosurg. 1994;81(6):851-9.

68. Pan HC, Sheehan J, Huang CF, et al. Two consecutive dural arteriovenous fistulae in a child: a case report of successful treatment with gamma knife radiosurgery. Childs Nerv Syst. 2007;23(10):1185-90.

69. Pollock BE, Nichols DA, Garrity JA, et al. Stereotactic radiosurgery and particulate embolization for cavernous sinus dural arteriovenous fistulae. Neurosurgery. 1999;45(3): 459-66; discussion 466-7.

第 **18** 章 创伤性血管损伤

Sven Hochheimer, Randy S Bell, Meryl Severson, William O Bank, Rocco A Armonda

引言

创伤性脑血管损伤(TCI),主要表现为创伤性动脉瘤、动脉夹层、动静脉瘘(AVF)和血管痉挛,具有不可预见性,常常对患者造成毁灭性的后果。原发性创伤造成神经元的直接损伤是不可逆的,而创伤性动脉瘤破裂或脑血管痉挛所致的卒中等造成的迟发性二次损伤,则可通过早期检测和及时治疗得到改善。

TCI 的治疗方法随时间的推移和技术的进步而逐步发展。虽然显微外科手术治疗策略仍然是可行的,但一线治疗方案在很大程度上已逐渐被微创的血管内治疗方法所取代。接下来将对 TCI 的自然病史、治疗方法的发展历史,以及显微外科手术和血管内治疗策略进行叙述和讨论。军事战创伤及平时损伤在本章中均有涉及。

TCI:定义和自然病史

TCI 是与已知的脑外伤发生直接关联的脑血管损伤,常见于闭合性或穿通性头部外伤,也见于医疗过程中血管内操作和外科手术时意外的医源性血管损伤[1]。TCI 广义的分类包括创伤性动脉瘤或动脉夹层、创伤性 AVF 以及创伤后血管痉挛。

创伤性动脉瘤和动静脉瘘

创伤性动脉瘤约占颅内动脉瘤总数的 1%,常见于穿通性头部外伤[7-13],也可见于闭合性头部外伤[2-6]。此亚型动脉瘤的病理成分不同于真性囊状动脉瘤,其大部分动脉瘤壁由血凝块构成而非由动脉外膜构成。

这种构成差别很好地解释了该病变的不可预测性。创伤性动脉瘤往往会在数天或数小时内自发长大,而该现象在真性动脉瘤是极少发生的[10]。反过来也可观察到,小于 2mm 的创伤性动脉瘤在不干预治疗的情况下常常可以自愈。我们必须认识到对于穿通性头部外伤患者应高度怀疑有可能发生创伤性动脉瘤,并且创伤性动脉瘤迟发性破裂的死亡率可高达 50%[10]。数字减影血管造影 (DSA) 仍然是创伤性动脉瘤诊断的金标准。因某些创伤性动脉瘤表现为迟发型,故间断的影像学复查是十分必要的。

虽然蛛网膜下隙出血(SAH)通常是颅内动脉瘤破裂的结果,但某些位置的 AVF 破裂也可表现为 SAH。动脉损伤最常见于海绵窦,也可发生在任何位置。对于 AVF 的治疗,需要对静脉高压或占位效应导致的神经功能缺损与血管内治疗难以保留血管而必须进行闭塞血管的后果权衡比较,慎重抉择治疗方案。

创伤性脑血管痉挛

近端大的脑血管和远端小的脑血管在外界因素(创伤、血液等)刺激下发生收缩,称为创伤性脑血管痉挛。临床上重要的血管痉挛是指由血管收缩导致的迟发性缺血性神经功能障碍或卒中。创伤性脑血管痉挛的发生往往有一个可变的时间进程(最早出现在伤后 2 天,持续约 30 天),可由无创的经颅多普勒超声(TDU)检查来确认,可表现为周期性低或高灌注的多相的形态学特征[14-21]。创伤性脑血管痉挛与脑卒中和不良预后有明确的相关性[22-23],目前认为针对创伤或动脉瘤性 SAH 所致的血管痉挛的治疗[高容量、血液稀释和高血压(HHH)治疗,血管腔内成形术以及经动脉血管扩张剂治疗],并没有明确地改善预后作用。总的来说,GCS 评分较低,弥散性脑损伤,存在创伤性动脉瘤和外伤性 SAH,或存在其他来源的颅内出血应该高度怀疑脑血管痉挛的存在[16]。与所有的脑血管病一样,DSA 是诊断的金标准,也是有效的治疗平台。

第一部分　显微外科手术技术

在更先进的血管内技术出现之前,开颅显微外科手术是创伤性动脉瘤的主要治疗方法[7-9],经常在严重颅脑损伤后初次探查和减压时使用,在必要时通常会闭塞正常血管[7-10]。一般来说,对于投射物或碎片穿过翼点和(或)眶 - 额开颅入路的穿通性头部外伤应高度怀疑伴有创伤性动脉瘤的可能。CT 证实为多区域损伤,包括碎片穿过中线,也应高度警惕伴有创伤性动脉瘤的可能。

在可能的情况下,术前应对颅内血管进行影像学评估后再制定手术计划。CTA 是一种快速的扫描方法,但其结果可能会受残留金属碎片产生的射线硬化伪影的影响。如果可能,使用 CTA 手术导航系统,对手术入路选择会大有帮助,特别是对于位置深在的动脉瘤更是如此（如纵裂损伤导致的大脑前动脉远端受损）。对于所有怀疑脑动脉损伤患者,都推荐常规进行血管数字减影三维重建检查。一般来说,即使有细致的术前规划和神经导航支持,创伤性动脉瘤因受一些因素影响(体积小,刺入碎片所致的组织破坏等),术中定位仍十分困难。应用弹簧圈栓塞此类动脉瘤,除能提供一个权宜的治疗方法和可能的固化作用外,还能提供一个不透射线的目标物,这对于最终进行夹闭重建或闭塞是必要的。

对于外科手术来说,开颅手术设计应纳入并超越血管损伤的区域。外科手术基本原则的应用,包括建立远、近端血管控制和从正常、未受伤的解剖结构到异常的解剖结构。在单侧或双侧大脑半球损伤急性期,可考虑行额颞顶大骨瓣减压[24]。在碎片贯穿额叶或经脑室损伤怀疑伴发大脑前动脉远端损伤时,应考虑行双额开颅术(去或不去骨瓣)。初次手术探查应包括取出碎片和投射物;原因为:如果碎片和投射物位于脑室内或血管间隙内,那么就可能会诱发脑膜炎或脑室炎(迟发性);或者碎片本身为有毒金属化合物(如贫铀);或者在其他情况下,取出碎片是为了能让患者接受常规 MRI / MRA 检查(病例 2)。

如果急性颅脑创伤后继发颅内高压、多系统损伤或发生完全性脑卒中时,那么应该考虑在血管闭塞术前或不久之后进行微血管搭桥术。在非急性期,如果颅内高压已缓解、血管闭塞术有可能影响脑功能区的血供、供体血管(STA,枕动脉)没有原发损伤,那么通常会应用微血管搭桥术。术中辅助应用吲哚菁绿(ICG)造影,采用适当的显微镜光源过滤器,可以实时观察到血管闭塞术后闭塞血管的远端机器分支供应的皮层血流有无减少,同时可评估夹闭效果及搭桥通畅情况。

术后治疗的重点应放在预防继发性神经功能缺损方面。即使已进行了血管闭塞术,也应在早期定时动态复查神经影像学(通常是 7~10 天),以评估有无动脉瘤复发和(或)新生动脉瘤和动脉瘤扩大情况。

第二部分　血管内技术

血管内神经外科的技术进步对创伤性脑血管损伤的治疗产生了深刻的影响,使创伤性动脉瘤的治疗成为一个真正的多学科方法。与创伤性动脉瘤的治疗正相反,随着新型微导管、弹簧圈、支架、顺应性和非顺应性球囊以及液体栓塞材料的问世,外伤性血管痉挛及 AVF 的治疗几乎完全采用血管内治疗的方法。

创伤性动脉瘤和动静脉瘘

无论是采用血管内治疗或显微外科手术治疗策略,创伤性动脉瘤治疗前首先是要明确诊断。正如前面所讨论的,DSA 为创伤性动脉瘤的诊断和治疗提供了一个平台,可快速、准确地评估患者的血管解剖,以制定适合的治疗方式。

创伤性动脉瘤的位置是制定手术计划首先要考虑的问题。与远端和终末端血管损伤相比,大血管损伤也许需要采取不同的手术方法。具体地说,在颈内动脉床突上段损伤时,如果存在同侧后交通动脉(PCom)缺失,那么应通过血管内保护技术(使用或不使用支架辅助弹簧圈栓塞治疗)或者在开颅显微手术或血管内技术闭塞血管前行大血管搭桥手术,以达到不惜一切代价保留 A1 段。与此相反的是,对于外侧眶额动脉的直接损伤,因其闭塞对临床影响极小,故必要时可直接行血管闭塞术。

在急性期,可采用弹簧圈填塞创伤性动脉瘤以保留血管。作者对战争期间发生的 64 例创伤性动脉损伤患者进行研究,对 14 例颅内创伤性动脉瘤和 10 例颅外创伤性动脉瘤初始采用血管内弹簧圈栓塞治疗,结果显示,载瘤动脉的保留率为 50%[10],5 例颅内创伤性动脉瘤复发并需要再次治疗,其中 3 例最终采用了开颅夹闭手术。尽管有多个动脉瘤复发的情况,但弹簧圈栓塞后均未发生迟发性动脉瘤破裂。

上述的结果表明血管内治疗的优点是明确的。创伤性动脉瘤通常在穿通性头部外伤之后迟发性出现,经常伴随严重的颅脑损伤(TBI)引起的不稳定的或升高的颅内压,开颅探查和夹闭闭塞手术风险难度巨大并且不能使患者受益。虽然弹簧圈栓塞术后动脉瘤可能会复发,但在穿通性 TBI 早期并发症得以控制后,应用弹簧圈栓塞治疗创伤性动脉瘤仍是一种安全的权宜治疗方法。因此,极其重要的是应该定期进行血管造影随访以评估介入治疗效果的持久性。

对于创伤性 AVF,治疗策略在很大程度上取决于动脉损伤的位置,经常需要采取多学科合作的血管内治疗策略。Barrow A 型(直接型)颈动脉海绵窦瘘可通过动脉、静脉或联合途径应用弹簧圈圈、胶和支架等材料进行成功治疗。血流导向支架的出现(如 eV3 公司的 Pipeline 支架)提供了一个治疗选择并弥补了以前使用的覆膜支架柔韧性差的不足;同样重要的是,应用可脱性球囊也是很有效的治疗方法,在欧洲应用普遍,但在美国因监管问题而未被批准应用。

创伤性脑血管痉挛

创伤性脑血管血管痉挛的发生和预后至今仍不甚明了,对动脉瘤性 SAH(aSAH)引起的脑血管痉挛

进行积极地血管内治疗的疗效也值得怀疑。对高危患者应首先进行血管造影检查,随后每日应用经颅多普勒(TCD)进行检查分析。球囊血管成形术、血管扩张剂或两者结合使用,可有效地治疗 aSAH 引起的血管痉挛(病例 2)。

病例 1

患者,30 岁,现役士兵,在伊拉克服役时遭受头部枪伤,子弹由左颞进入,右颞下窝穿出,造成前颅底的破坏和双侧视神经损伤的经颅底损伤(图 18.1 和图18.2)。患者在受伤现场进行气管插管后被转送至附近

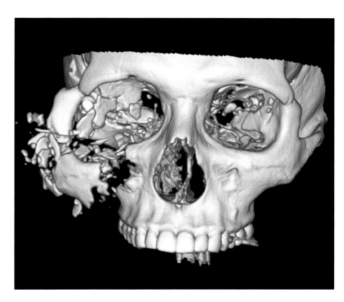

图 18.1　颅骨 CT 三维重建显示骨质破坏程度。

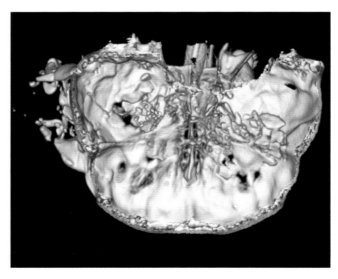

图 18.2　颅骨 CT 三维重建顶面观。左侧蝶骨翼、蝶骨平台和右侧颅中窝骨质广泛破坏,双侧外侧裂区见大量骨碎片。

一个医疗单位治疗，最初 GCS 评分为 6T 分，行头部 CT 检查，并进行伤口一期清创缝合以及侧脑室外引流术（EVD）。在伤后 1 天，他被转送至德国，在那里接受了 CT 血管造影检查，未发现明确的血管损伤或血管痉挛。伤后第 2 天他被送回至美国本土，GCS 评分 7T 分，无颅内高压或脑脊液（CSF）漏。伤后第 3 天进行第一次脑血管造影，仅发现右侧颈内动脉（ICA）床突上段轻度狭窄（图 18.3）和左侧眼动脉断裂伴视网膜动脉未显影。尽管通过 EVD 积极地持续引流 CSF，但仍出现了 CSF 鼻漏。伤后第 4 天行双额开颅去骨瓣减压

术与采用自体筋膜和脂肪为修补材料的颅底缺损修复术。伤后第 6 天，病情加重，神经系统检查结果恶化，TCD 检查发现脑血流速度加快和 Lindegaard 比率增加，提示右侧大脑前动脉（ACA）、双侧 ICA、双侧大脑中动脉（MCA）、左椎动脉（VA）和基底动脉（BA）近端发生严重痉挛。再次血管造影证实双侧 ICA 床突上段、MCA 发生严重痉挛，通过微球囊血管成形术和经动脉内（IA）灌注尼卡地平予以成功治疗。没有证据表明有后循环血管痉挛。代表性的治疗前、后图像（经右侧 ICA 造影）见图 18.4 至图 18.6。

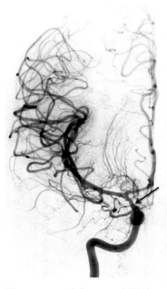

图 18.3 经右侧 ICA 造影前后位像显示 ICA 床突上段轻度狭窄（箭头）。

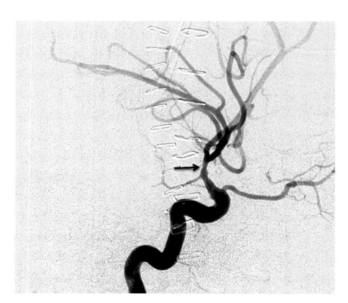

图 18.4 经右侧 ICA 造影侧位像显示 ICA 床突上段和 MCA 近端重度狭窄（箭头）。

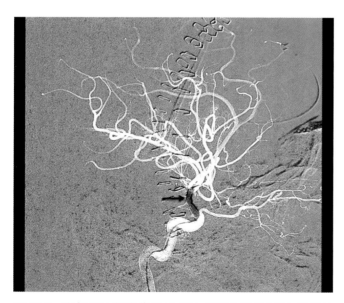

图 18.5 右侧 ICA 侧位像显示，ICA 床突上段和 MCA 近端的球囊血管成形术（箭头）。

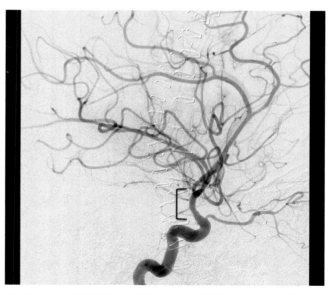

图 18.6 血管成形术后，经右侧 ICA 造影侧位像显示血管直径改善（方括弧）。

在伤后 13 天，经 TCD 检查发现患者再次发生严重血管痉挛，再次脑血管造影显示右侧 MCA 后壁可见一大小约 3.6mm×3.5mm×4mm 的假性动脉瘤（图 18.7），以及双侧 ICA 床突上段、右侧 MCA 和左侧 A-CA 近端严重血管痉挛。再次对双侧 ICA 和 MCA 近端行球囊血管成形术和动脉内灌注尼卡地平后，血管痉挛被成功治疗。在伤后 14 天，采用球囊辅助弹簧圈栓塞治疗右侧 MCA 假性动脉瘤（图 18.8 和图 18.9），先

前治疗区域的血管痉挛情况得到显著改善。

在伤后 28 天，患者能逐渐遵嘱活动，病情逐步改善。在伤后 33 天，复查脑血管造影显示右侧 M1 段远端假性动脉瘤的瘤颈小部分残留，但瘤体未见造影剂充盈，先前相应部位的血管痉挛情况完全缓解（图 18.10）。在伤后 88 天，行双额颅骨修补术。虽然患者失明、左上肢偏瘫、下肢轻度偏瘫，但可以辅助行走、口头交流并且具有相对独立的日常生活能力。

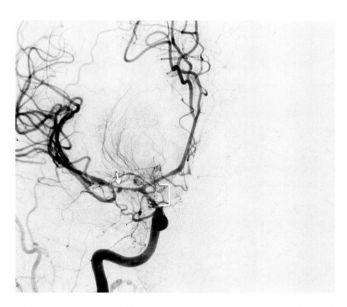

图 18.7　经右侧 ICA 造影前后位像显示，ICA 床突上段和 MCA 近端血管再次狭窄（方括弧）以及 M1 段远端创伤性动脉瘤（箭头）。

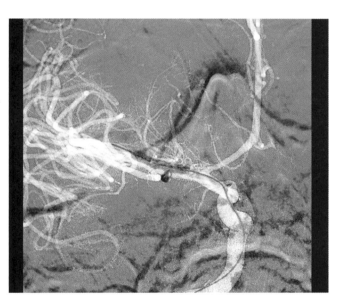

图 18.8　球囊辅助弹簧圈栓塞治疗右侧 MCA 假性动脉瘤。

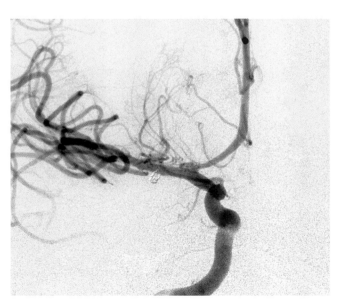

图 18.9　栓塞后经右侧 ICA 造影前后位像。

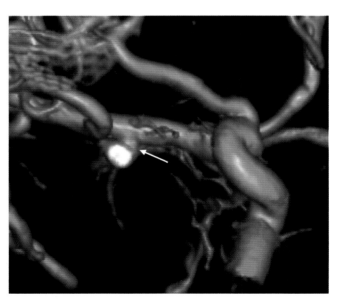

图 18.10　经右侧 ICA 造影的 3D 重建显示 M1 段远端动脉瘤的瘤颈小部分残留（箭头）和血管痉挛完全缓解。

病例 2

一位 24 岁的陆军军医在阿富汗服役时拆卸简易爆炸装置(IED)发生爆炸,导致穿通性头部外伤。伤后当天,初始 GCS 评分 15 分,头颅 CT 检查发现右顶骨穿通伤伴骨折碎片残留颅内(图 18.11),右侧脑室后角区高密度异物影(图 18.12)、硬膜下小血肿、脑实质出血,蛛网膜下隙出血和脑室内出血(图 18.12)。他被送往手术室行 EVD 术和伤口清创缝合术。伤后在德国短暂观察治疗 5 天后,颅内压(ICP)和生命体征较平稳,后被送至美国本土。到达时 ICP 为 10mmHg,

GCS 评分 15 分,查体见左侧肢体轻度偏瘫和左上象限偏盲。CT 血管造影检查没有发现任何血管损伤。

在伤后 6 天,拔除脑室外引流管,左侧偏瘫症状逐步改善。在伤后 9 天,行初次脑血管造影检查,发现右侧 MCA 远端(图 18.13)和大脑后动脉(PCA)远端(图 18.14)分别有一个创伤性假性动脉瘤。在伤后 16 天,尝试对 MCA 动脉瘤进行血管内治疗,但因多次微导管置入假性动脉瘤失败而告终。在伤后 19 天,患者接受了简单的右顶开颅显微手术孤立假性动脉瘤(图18.15)和取出脑室内碎片(图 18.16)。术中 ICG 造影证实碎片周围皮层血流正常,载瘤动脉闭塞(图 18.17)。

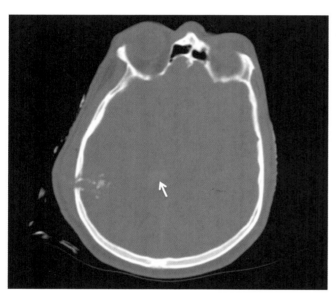

图 18.11 轴位 CT 平扫的骨窗显示,右顶骨穿通伤伴骨折碎片残留颅内,右侧侧脑室后部出血(箭头)。

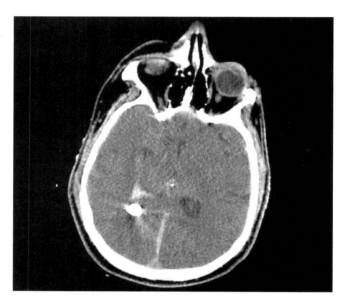

图 18.12 头部 CT 显示,右侧侧脑室内高密度骨碎片影、硬膜下小血肿、脑实质出血和蛛网膜下隙出血。

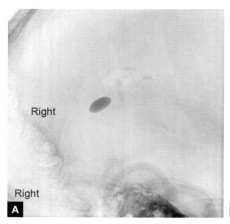
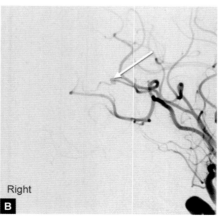
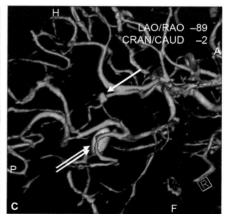

图 18.13 (A)未减影侧位像。(B)经右侧 ICA 造影的动脉期侧位像。(C)三维重建显示远端右侧 MCA 假性动脉瘤(单箭头)、脑血管与穿通的碎片之间的关系(双箭头)。

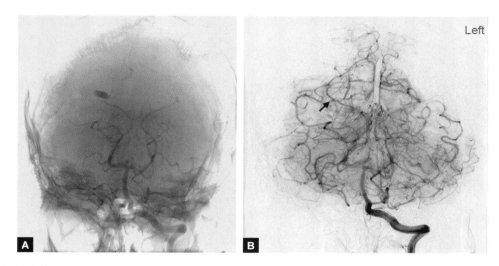

图 18.14 经左侧椎动脉造影的前后位未减影和减影像显示右侧 P4 段远端小的创伤性动脉瘤,初始表现为小的假性动脉瘤,随后动脉瘤增大(箭头)。

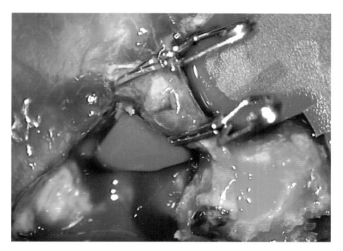

图 18.15 右侧 MCA 远端创伤性动脉瘤孤立术的术中图像。

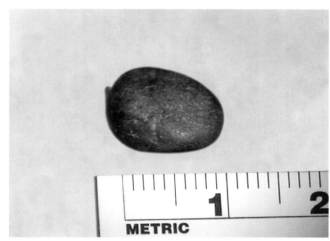

图 18.16 取出碎片的术中图像。

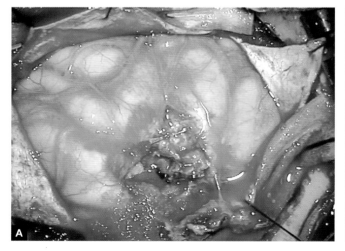

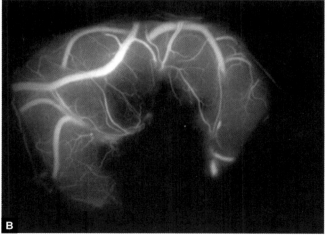

图 18.17 (A)创伤性动脉瘤夹闭孤立后取出碎片的术中图像。(B)随后的吲哚菁绿(ICG)造影显示闭塞动脉瘤远端和碎片周围的皮层血流灌注良好。

　　患者术后病情平稳、恢复良好,于术后第 5 天出院。在伤后 95 天,复查 MRI 和 MRA 显示右侧 PCA 远端假性动脉瘤伴部分血栓形成(图 18.18)。在伤后 99 天,脑血管造影显示此假性动脉瘤扩大(图 18.19),随后应用 Onyx 栓塞治疗假性动脉瘤并获得成功 (图 18.20)。术后出现视野缺损并进展为左同侧偏盲,但在随后的 72 小时得到改善。后续 MRI 检查显示右侧距状皮层部分区域及其相邻区域弥散受限 (图 18.21)。栓塞后第 3 天,患者无任何其他并发症发生,顺利出院。

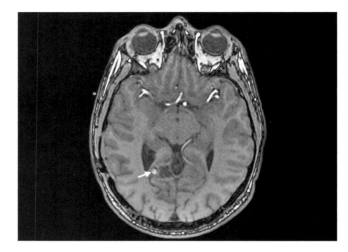

图 18.18　时间飞跃法(TOF)MRA 的轴位源图像显示右侧 PCA 远端动脉瘤伴部分血栓形成(箭头)。

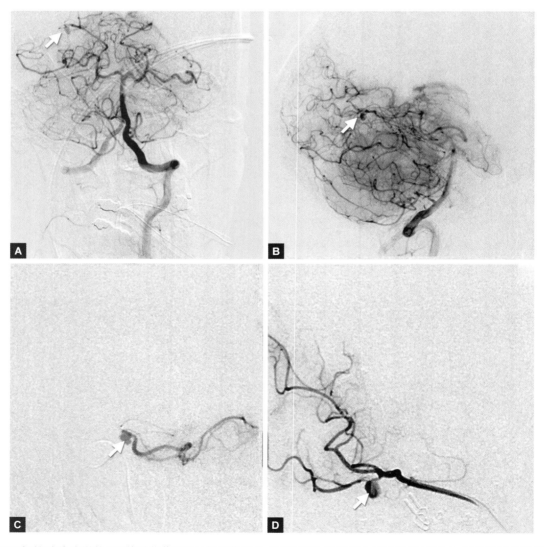

图 18.19　经左侧椎动脉造影的(A)前后位像和(B)侧位像显示,右侧 PCA 远端扩大的动脉瘤(箭头);经微导管造影的(C)前后位像和(D)侧位像显示,动脉瘤内造影剂停滞,表明动脉瘤内血流缓慢。

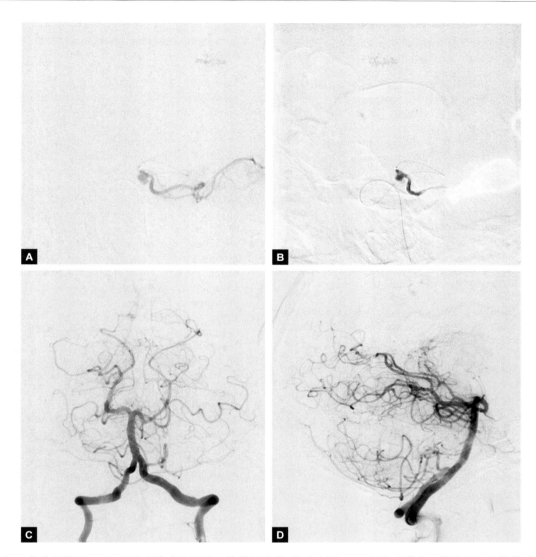

图 18.20　(A)工作位造影图。(B)显示动脉瘤及远端血管循环情况，随后应用 Onyx 闭塞动脉瘤。随访的经左侧椎动脉造影的(C)前后位像和(D)侧位像证实动脉瘤闭塞。

（张俊海　周虎田　曾凡俊　译）

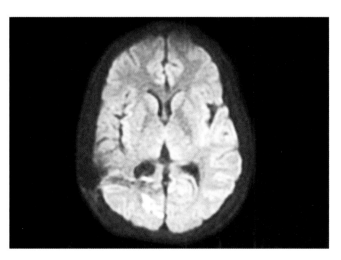

图 18.21　轴向扩散加权成像(DWI)显示限制扩散远端的动脉闭塞。患者暂时性视觉缺陷得以解决。

参考文献

1. Le H, Munshi I, Macdonald RL, et al. Traumatic aneurysm resulting from insertion of an intracranial pressure monitor. Case illustration. J Neurosurg. 2001;95(4):720.
2. Reiber ME, Burkey BB. Intracavernous carotid pseudo-aneurysm after blunt trauma: case report and discussion. Head Neck. 1994;16(3):253-8.
3. Shallat RF, Taekman MS, Nagle RC. Delayed complications of craniocerebral trauma: case report. Neurosurgery. 1981; 8(5):569-73.
4. Shaw CM, Alvord EC, Jr. Injury of the basilar artery associated with closed head trauma. J Neurolo, Neurosurg Psychiatry. 1972;35(2):247-57.
5. Smith DR, Kempe LG. Cerebral false aneurysm formation in closed head trauma; case report. J Neurosurg. 1970;32(3):

357-9.

6. Senegor M. Traumatic pericallosal aneurysm in a patient with no major trauma. Case report. J Neurosurg. 1991;75 (3):475-7.

7. Aarabi B. Traumatic aneurysms of brain due to high velocity missile head wounds. Neurosurgery. 1988;22 (6 Pt 1):1056-63.

8. Aarabi B. Management of traumatic aneurysms caused by high-velocity missile head wounds. Neurosurgery Clinics of North America. 1995;6(4):775-97.

9. Amirjamshidi A, Rahmat H, Abbassioun K. Traumatic aneurysms and arteriovenous fistulas of intracranial vessels associated with penetrating head injuries occurring during war: principles and pitfalls in diagnosis and management. A survey of 31 cases and review of the literature. J Neurosurg. 1996;84(5):769-80.

10. Bell R, Vo A, Roberts R, et al. Wartime Traumatic Aneurysms: Acute Presentation, Diagnosis, and Multimodal Treatment of 64 Craniocervical Arterial Injuries. Neurosurg. 2010;66 (1):66-79.

11. Hachemi M, Jourdan C, Di Roio C, et al. Delayed rupture of traumatic aneurysm after civilian craniocerebral gunshot injury in children. Childs Nervous System. 2007;23(3):283-7.

12. Haddad F, Haddad G, Taha J. Trauamatic intracranial aneurysms caused by missiles: their presentation and management. Neurosurgery. 1991;28:1-7.

13. Horowitz MB, Kopitnik TA, Landreneau F, et al. Multi-disciplinary approach to traumatic intracranial aneurysms secondary to shotgun and handgun wounds. Surg Neuro. 1999;51(1):31-41; discussion-2.

14. Armonda RA, Bell RS, Vo AH, et al. Wartime traumatic cerebral vasospasm: recent review of combat casualties. Neurosurgery. 2006;59(6):1215-25; discussion 25.

15. Bakshi A, Mahapatra AK. Basilar artery vasospasm after severe head injury: a preliminary transcranial Doppler ultrasound study. Natl Med J India. 1998;11(5):220-1.

16. Martin NA, Doberstein C, Alexander M, et al. Posttraumatic cerebral arterial spasm. J Neurotrauma. 1995;12(5):897-901.

17. Martin NA, Doberstein C, Zane C, et al. Posttraumatic cerebral arterial spasm: transcranial Doppler ultrasound, cerebral blood flow, and angiographic findings. J Neurosurg. 1992;77(4):575-83.

18. Martin NA, Patwardhan RV, Alexander MJ, et al. Characterization of cerebral hemodynamic phases following severe head trauma: hypoperfusion, hyperemia, and vasospasm. J Neurosurg. 1997;87(1):9-19.

19. Oertel M, Boscardin WJ, Obrist WD, et al. Posttraumatic vasospasm: the epidemiology, severity, and time course of an underestimated phenomenon: a prospective study performed in 299 patients. J Neurosurg. 2005;103(5): 812-24.

20. Romner B, Bellner J, Kongstad P, et al. Elevated transcranial Doppler flow velocities after severe head injury: cerebral vasospasm or hyperemia? J Neurosurg. 1996;85(1):90-7.

21. Rozsa L, Gombi R, Szabo S, et al. Vasospasm after head injury studied by transcranial Doppler sonography. Radiol Diagn (Berl). 1989;30(2):151-7.

22. Soustiel JF, Shik V, Feinsod M. Basilar vasospasm following spontaneous and traumatic subarachnoid haemorrhage: clinical implications. Acta Neurochir (Wien). 2002;144(2): 137-44; discussion 44.

23. Taneda M, Kataoka K, Akai F, et al. Traumatic subarachnoid hemorrhage as a predictable indicator of delayed ischemic symptoms. J Neurosurg. 1996;84(5):762-8.

24. Bell R, Mossop C, Dirks M, et al. Early Decompressive Craniectomy for Severe Penetrating and Closed Head Injury During Wartime. Neurosurg Focus. 2010;28(5):E1.

第 **19** 章　脊髓动静脉畸形

Shannon Hann, James S Harrop, Pascal M Jabbour

引言

脊髓动静脉畸形（AVM）是罕见的表现多样的一种脊髓血管畸形（SVM）。这些罕见的病变约占脊髓内占位性病变的 3%~16%[1]。每年平均 300 例发现有脊髓 AVM，发病率大约是颅内 AVM 的 10%，这也说明该病并不常见[2,3]。80%的脊髓 AVM 患者年龄为 20~60 岁之间[4]。

若无任何治疗，这些病变可导致严重的脊髓症状和渐进性脊髓病变恶化。这种恶化的病理生理学被认为是由于脊髓实质内静脉淤血而导致局部缺血（"盗血现象"），可能还有脊髓实质内出血。因此，脊髓 AVM 应包括在任何渐进性脊髓病变的鉴别诊断中[5]。

因为该病的稀有性、表现多样和复杂性，人们对这类疾病的研究历史并不充分。目前较新的分类方案、诊断检查以及脊髓 AVM 的治疗等仍在不断发展。本章重点介绍脊髓 AVM 分类、诊断并进行治疗策略的探讨。

分类

目前，在几位作者（"美国、英国和法国联合"的分类）的共同努力下，1991—1998 年间制定的分类应用最为广泛[6,7]。在这个分类系统中，脊髓 AVM 基于其位置和受累血管的解剖分为四种类型（表 19.1）。

表19.1　脊髓AVM根据其位置和受累血管的解剖分为四种类型

Ⅰ 型	硬脊膜（硬膜内或硬膜外）AVF，通常在脊髓根硬膜袖中，并且脊髓背侧软脊膜表面的有一根盘曲血管与之相关联
Ⅱ 型	球型 AVM
Ⅲ 型	幼稚型 AVM（病灶通常在髓内）
Ⅳ 型	脊髓供血动脉（通常为脊髓前动脉）和静脉之间的直接瘘，导致引流静脉动脉瘤样扩张

Ⅰ 型：硬脊膜动静脉瘘

流行病学

硬脊膜动静脉瘘（DAVF）是成人脊髓 AVM 中最常见的类型（80%），最常见于 50~80 岁之间的男性（90%）。自发性的居多，但高达 40%的病因被认为与创伤有关[8]。

解剖学

它以脊髓根动脉为供血动脉，经硬脊膜在神经根硬膜袖（在椎间孔）处形成动静脉分流，然后在高压下引流动脉化血进入硬膜下静脉（图 19.1）。常发生在低胸髓和脊髓圆锥的背侧。Ⅰ型脊髓 AVM 有两种亚型：ⅠA（单根供血动脉）和ⅠB（两个或两个以上供血动脉）[4]。

特征

DAVF 特点是低血流量和引流静脉压增高，从而导致脊髓静脉淤血、脊髓缺血继而神经元损伤；这些病变很少自发出血；15%~20% 合并有其他 AVM，但不会合并动脉瘤。

症状

DAVF 典型的症状是腰痛；因静脉高压而产生进行性神经功能退化（或其至有马尾综合征）。尿潴留通常发生在中年患者。有报道称，局部静脉压可增高至接近动脉压的 75%，由此导致进行性脊髓感觉运动性脊髓病变[8]。

诊断要点

在 DAVF 中，MRI 显示整个脊髓中心区的 T_2 信号强度升高，而 T_1 信号降低。周围的蛛网膜下隙常可见明显的流空信号（图 19.2）[8]，这些被称为匐行性血管（图 19.3）。

Ⅱ 型：球型动静脉畸形

流行病学

流行病学发现球型 AVM 约占全部脊髓 AVM 的 15%~20%；男女之间发病率相等，因先天性病因而使临床发病年龄更早（发病的平均年龄为 24 岁）[5]。

解剖学

紧凑型髓内 AVM，由脊髓前、后动脉发出多个供血动脉，引流至髓周静脉丛，大部分发生在延颈髓交界区背侧，其中 80% 病例由 1 支或最多 2~3 个供血动脉供血（图 19.4）。

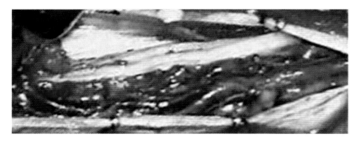

图 19.1　术中照片显示暗红色迂曲的静脉丛覆盖在脊髓的背面，引流静脉连接硬膜和静脉丛。来源：图像来自 Angiographically occult spinal dural arteriovenous fistula located using selective computed tomography angiography. Case report. J Neurosurg Spine. 2007; 7(2): 215–20.

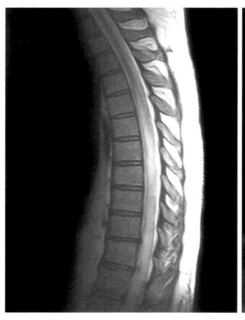
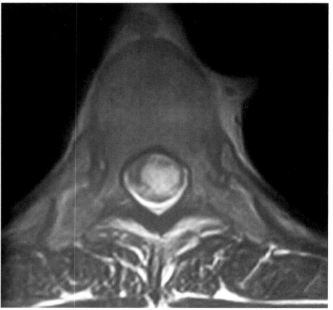

图 19.2　胸腰段脊柱 MRI T_2 矢状位图像，显示脊髓内弥散性异常高信号，伴随少许蛇形流空信号沿着脊髓的背侧走行。来源：图像由美国辛辛那提大学的 Gavin Udstuen 博士提供。

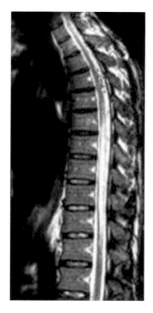

图 19.3 MRI 矢状位 T₂ 加权像显示 T6 和 T12 之间的髓内高信号，以及髓周蛇形低信号提示扩张的髓周静脉。来源：图像来自 Spinal dural arteriovenous fistula associated with a spinal perimedullary fistula. J Neurosurg. Spine. 2006; 4(3): 241–5.

特征

球型 AVM 的特点是高血流量、高压力且约有 50% 的病例发生髓内出血[5]。

症状

该 AVM 的症状是急性发病，伴有脊髓和可能的颅内蛛网膜下隙出血 (SAH)，有严重的神经功能恶化伴有难以忍受的背痛 (Michon 描述为突发的剧痛[4])。据报道，死亡率高达 17.6%，在第一个月内再出血率为 10%，在第一年内再出血率为 40%[8]。延髓和脊髓静脉直接受压可产生渐进性脊髓病变，但这种情况较少见 (图 19.5)。

诊断要点

由于这种病变出血的发病率很高，对于血管造影阴性的 SAH 患者，应该行颈椎 MRI 检查，以评估球型脊髓 AVM 的可能性[8]。

Ⅲ型：幼稚型动静脉畸形 (节段性血管畸形)

流行病学

极为罕见的，先天性疾病，通常见于年轻人和儿童。

解剖学

复杂和庞大，脊髓内、外的 AVM，有多支髓外供血动脉；脊髓组织存在于 AVM 的空隙中；病变可向髓外甚至脊柱外扩展 (图 19.6)[5]，其本质上是一个涵盖整

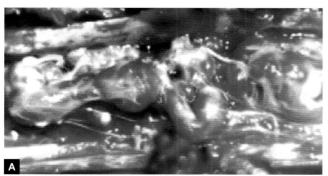

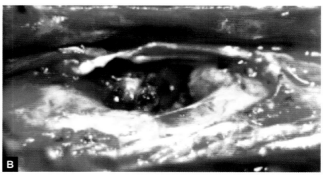

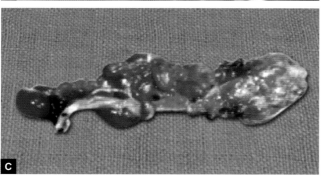

图 19.4 髓内球型 AVM 切除术中图像，病变主要位于脊髓右侧，呈外生性在 T9–T12 水平向背外侧蔓延。来源：图像来自 Spinal arteriovenous malformations: new classification and surgical treatment. Neurosurgical Focus. 2006; 20(5).

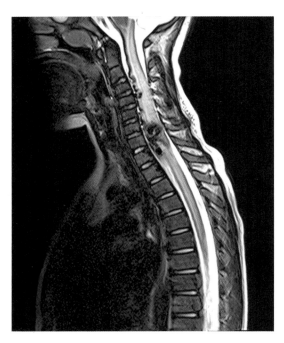

图 19.5　MRI 矢状位 T₂ 像显示 C6–C7 水平脊髓内血管病变，伴有广泛的脊髓水肿和肿胀。来源：图像来自 Improved neurological function in a pediatric patient following Onyx embolization of a cervical glomus arteriovenous malformation. J NeuroIntervent Surg. 2010; 2: 394–8

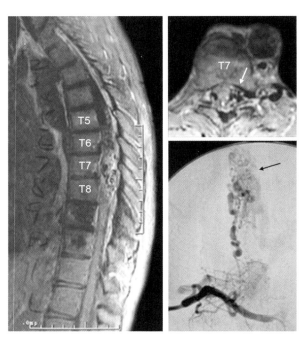

图 19.6　MRI 矢状位 T₁ 像显示了一个脊髓节段性（幼稚型）AVM，以及在同一水平周围受累的骨骼和肌肉。右下图动脉造影也证实了广泛蔓延的血管解剖。来源：图像由美国哥伦比亚大学的 Philip Meyers 博士提供。

个脊髓横截面的大型球型 AVM（图 19.7），预后较差。

特征

高压和高血流量，伴有动脉瘤和静脉瘤。

症状

更频繁的出血和血管盗血症状。侵犯椎体并可能导致侧弯[4]。

诊断要点

在病变累及的平面上通常有一个可听诊到的脊髓血管杂音[5]。

Ⅳ型：硬膜下/髓周动静脉瘘

流行病学

罕见的病变类似于Ⅰ型脊髓 AVM，因为它们不是真正的 AVM，而是 AVF。其患者的年龄较Ⅰ型更为年轻，常见发病年龄为 30~60 岁[5]。

解剖学

它们是脊髓动脉和静脉之间因没有毛细血管网而直接交通的结果。常位于脊髓前方靠近圆锥的位置，由脊髓前动脉（ASA）供血（图 19.8）[8,9]。

特征

Merland 将硬膜下脊髓 AVF 分为三个亚型，这种分类方法和细分与不同的治疗方案和方法有关（表 19.2）[5]。

表19.2　硬膜下脊髓动静脉瘘三个亚型

亚型	特征
ⅣA 型	单根供血动脉，常是脊髓 Adamkiewicz 动脉（根髓大动脉），低流量通过动静脉瘘口，静脉中度扩张。由于供血动脉细小，血管内技术难以处理这些病变
ⅣB 型	中等大小，往往有多根供血动脉和更显著的静脉扩张。瘘口处的静脉扩张可继续发展
ⅣC 型	巨大而多蒂的瘘，高血流量和粗大弯曲的引流静脉。因盗血，这些病变的脊髓缺血可继续进展（图 19.9）

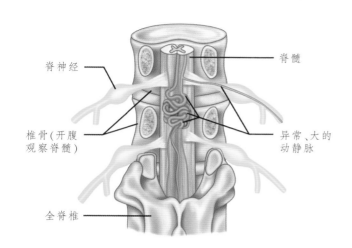

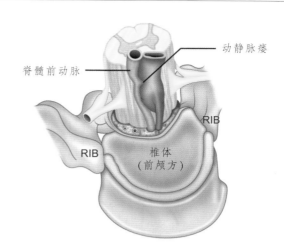

图 19.7 Ⅲ型 AVM 的结构示意图。来源：图像来自 Management of juvenile spinal AVMs by embolization and operative excision. Case report. J Neurosurg. 1989; 70(4): 628–32.

图 19.8 Ⅳ型脊髓 AVM 显示脊髓前动脉和相邻静脉之间的直接瘘。通常位于脊髓前方，瘘口位于髓外硬膜下。RIB：肋骨。来源：图像来自 direct spinal arteriovenous fistula: a new type of spinal AVM. Case report J Neurosurg. 1986; 64(1): 134–9.

症状

由于低流量压力作用，患者表现为进展性神经系统症状和流量相关的动脉瘤，因此可出现 SAH 这样的灾难性后果[4]。

Foix–Alajouanine 综合征

亚急性坏死性脊髓病变出现在中年脊髓 AVM 患者中，而这些畸形并没有出血证据。症状开始是短暂

的乏力和感觉症状、间歇性脊神经根性症状、急性感觉迟钝或痉挛性截瘫。病理检查显示脊髓内弥散性神经细胞死亡和脊髓表面异常扩张与迂曲的血管[10]。病因被认为是由于 AVM 自发性血栓形成，引起亚急性坏死性脊髓病变，但最近的证据表明，脊髓病变可能是由于静脉高压并继发缺血而导致的[4]。未经治疗的患者预后较差。脊髓血管造影是必要的检查，可以鉴别病变的类型，如何能在疾病的早期阶段行血管内栓塞治疗，也许脊髓病变能被逆转[10]。

新的分类

Spetzler 等提出了一种基于脊髓 AVM 的解剖和病理生理特征的分类[8,11]。在这个分类系统中，脊髓病变被归类为 AVF（硬膜外和硬膜下）和 AVM（硬膜外-硬膜下、硬膜下、髓内、髓内-髓外）。另外，圆锥 AVM 被归为脊髓 AVM 中的一个独立类型。

Bicêtre 医院于 2002 年提出一种分类，将脊髓动静脉分流分为基因遗传性病变、基因非遗传性病变和单发病变[7,12]。De Costa 等在 2009 年一篇文章中也建议类似的分类，将真的脊髓 AVM 分为基因遗传性病变或非遗传性病变，并将 DAVF 单独分类[1]。

Zozulya 等结合了上述"美国、英国和法国联合"的 AVM 分类特征和 AVM 血流动力学特点。基于在诊断性脊髓血管造影之后观察到的解剖和血流动力学的特征，将脊髓 AVM 分成 6 种类型[6]。

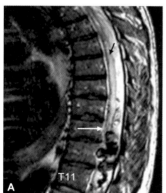
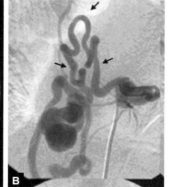

图 19.9 (A)MRI T_2 加权像显示脊髓水肿（黑色箭头）以及多个硬膜下流空影（白色箭头）。(B)脊髓血管造影证实一个位于背侧的高流量髓周 AVF，由左侧 T9 肋间/脊髓后根动脉供血（箭头）。来源：图像来自 da Costa. Spinal cord vascular shunts: spinal cord vascular malformations and dural arteriovenous fistulas. Neurosurgical Focus. 2009; 26(1): E6.

影像诊断

MRI

MRI 是在筛选和评估一个可能的脊髓 AVM 中最有用的成像模式,其是一种无创技术,能提供脊髓实质和硬膜下详细解剖结构的图像。MRI 已被证明非常有用[8],其可以确定瘘的位置和清晰显示脊髓,并可通过流空效应或增强影像(在 82% 的病变中)显示硬膜下扩张的静脉[8]。然而,这些方式的成像分辨率还不够详细,因此不足以拟定治疗方案[4,13]。

常规的脊髓数字减影血管造影(DSA)

血管造影仍是诊断脊髓血管病变的"金标准"[13]。但是这种操作在技术上是困难的,需要将导管分别插入大量的根动脉;故在诊断性脊髓血管造影术中,通常采取主动脉造影的方法:通常在麻醉诱导呼吸暂停情况下,以 8~10mL/s 的注射速率,注射总量 30~40mL 的全强度造影剂。随后,以主动脉造影和 MRI 的结果为基础,对单个肋间动脉或腰椎节段动脉进行选择性插管造影。对于累及颈髓的病变,导管应该分别插入到双侧椎动脉以及颈升和颈深动脉进行造影。动脉期和静脉延迟期均需仔细研究,以确定瘘口以及静脉引流的位置,制订合适的治疗方案[8]。对于 I 型硬脊膜 AVM,血管造影必须包含神经轴的所有硬膜供血动脉,包括颈内动脉的小脑幕动脉(Bernasconi-Cassinari 动脉)、每个根动脉及脊髓 Adamkiewicz 动脉(根髓大动脉),为骶椎供血的髂内动脉(图 19.10)[4]。

脊髓造影

脊髓造影的结果也能非常敏感和详细地显示硬膜下匐行性充盈缺损,但它是一个有创的操作,涉及造影剂注射并可能发生术后头痛[14],以及造影针穿刺时导致扩张的动脉和静脉出血的风险[4]。然而,在瘘的位置难以确定时,脊髓造影可显示出横贯在蛛网膜下隙的血管即瘘的位置。

以下是每种类型的一些典型影像学发现:

I 型,硬脊膜 DAVF;

II 型,球型 AVM;

III 型,幼稚型 AVM;

IV 型,硬膜下/髓周 AVF。

治疗

每个脊髓血管畸形都是一种独特的病变,因此,应该针对每位患者制定个体化治疗策略。目前治疗方法包括开放手术对血管畸形进行结扎或切除、血管内栓塞术、脊髓放疗或这些技术的联合[14]。

I 型:硬脊膜动静脉瘘——手术治疗,包括显微外科手术、血管内治疗或两者结合

治疗的目的是孤立和闭塞瘘口和引流静脉,这可将脊髓静脉压正常化,消除脊髓静脉压增高。两种不

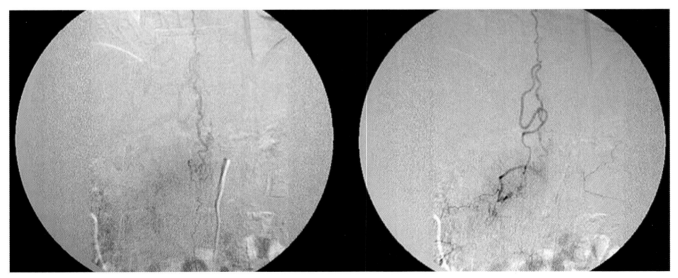

图 19.10 脊髓造影显示在 L1 水平的异常扩张引流静脉,伴有一个小血管巢。来源:图像由美国辛辛那提大学的 Gavin Udstuen 博士提供。

同的可能治疗模式是：①通过血管内技术栓塞供血动脉；②直接手术结扎，通过椎板切除术直接显露硬膜下的瘘[5]。

栓塞在两者中被认为是一种微创技术，通常首先尝试。除非在一些病例中，AVF 的瘘口由一根粗大根动脉（即脊髓 Adamkiewicz 动脉）供血，那么栓塞可能困难。同样，对于病变是一个拥有多支供血动脉的 I B 型 AVM，可能直接结扎更有优势。对于比较复杂的巨型病变，确定瘘口和引流静脉更加困难，栓塞也是一种较好的选择。直接栓塞的三个适应证包括：①瘘的硬膜供血动脉不应该发自于脊髓供血动脉分支；②该供血动脉的选择性插管必须是可实现的；③手术医生必须熟悉栓塞剂（液体聚合剂）的使用[8,5]。

对于小的脊髓腹侧 AVF，以及当脊髓供血动脉与 AVF 的供血动脉发自同一个动脉时，显微手术通常是第一选择。显微手术的优点是相对容易显露和直视血管解剖[8]。如果患者有多个瘘口，那么手术结扎更合适，因为所有的供血动脉均可在直视下结扎。对于供血动脉因为迂曲的血管解剖而无法到达或这些血管对正常脊髓区域供血，则应该行开放手术。不管是两者的哪一种，通过一个全面的血管造影去识别供血动脉和脊髓 Adamkiewicz 动脉（在建立可能的侧支供血的上下两个节段）是重要的，因为如果不能彻底消除 DAVF 将会导致其复发[4]。

II 型：球型动静脉畸形——通常适合于血管内治疗，首先应用颗粒栓塞，如果发生再通可手术切除病变

供血动脉的数量也决定了首选的治疗方案：II A 型（单根供血动脉）适于栓塞，尽管血管内治疗后复发可能性高于手术（图 19.11）；对于 II B 型（两根以上供血动脉），由于更高的再通率，手术常常是首选[4]。

III 型：幼稚型动静脉畸形——只是治标不治本的治疗

治疗主要包括血管内栓塞治疗以缓解症状，外科手术对脊髓和神经根减压来减少占位效应。III 型的广泛性 AVM 因治疗目的是减少神经静脉高压，故限制了栓塞治疗的应用[11,15]。这种病变极少能够治愈，有一些专家认为，自然病程可能比与任何类型治疗的预后都好[4]。

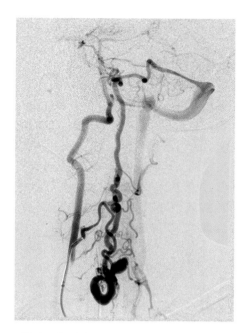

图 19.11　脊髓血管造影显示了一个球型髓内 AVM，主要是由右侧椎动脉发出的颈膨大动脉供血，并通过脊髓前静脉向上引流至右侧横窦和乙状窦结合处。来源：图像来自 Improved neurological function in a pediatric patient following Onyx embolization of a cervical glomus arteriovenous malformation. J NeuroIntervent Surg. 2010; 2: 394–8.

IV 型：髓周动静脉瘘——治疗方案由病变的位置和亚型决定[4]

A 亚型是单一动脉供血的单个小 AVF，伴随缓慢上行的髓周静脉系统，栓塞治疗困难，但如何 AVF 位于终丝则手术很容易[3]。

B 亚型是有多根供血动脉的中型多个 AVF，其静脉引流速度缓慢，可通过栓塞进行治疗，但有时可导致不完全闭塞[3]。部分栓塞的作用尚不清楚，对部分栓塞的有症状的脊髓 AVM 患者进行长期随访，结果证明再出血的发生率较低，这个结果可能对处理困难的病变的有指导作用[12]。脊髓表面的病变由脊髓前动脉的圆周分支供血，可安全地通过栓塞或手术任何一种方式进行治疗。如果 B 亚型 AVF 是在后外侧区域，那么手术切除效果更可靠[3]。

C 亚型为多根动脉供应的巨型单个 AVF，伴有巨大静脉扩张、节段性静脉快速引流。血管内栓塞治疗非常有效，而手术将是困难和危险的。

表 19.3 总结了 IV 型病变的治疗方案。

动静脉畸形血管内栓塞剂——液体栓塞剂与颗粒

介入治疗脊髓 AVM 的目标是提供血管巢或动静脉瘘口的远端闭塞。近端闭塞会引起侧支循环重建，导致治愈的希望渺茫。新一代液体栓塞剂和微导管技术使远端闭塞成为可能，并得到更安全和更好的结果。通过微导管技术输送栓塞材料到病变的血管巢，缩小了动静脉畸形，并减少了正常血管意外栓塞的风险[12]。

液体栓塞剂，即 N-氰基丙烯酸正丁酯（NBCA），是大多数脊髓 AVM 的首选，因为它们最有可能填塞远端血管巢且再通率低。由脊髓前动脉供血的病灶栓塞时，需要超选插管和栓塞材料沉积在病灶内。在脊髓前动脉供血区由于栓塞而发生永久缺陷的患者达11%[12]。控制栓塞剂的黏度，有助于确保更精确的沉积，聚合应发生在栓塞剂通过动静脉瘘口时。例如在处理高流量病变时，应用药物诱导控制性低血压（平均动脉压 50mmHg）；而且有更大的引流静脉，Valsalva动作也会有助于延缓栓塞剂的输送时间[12]。

当栓塞术前制定计划时，聚乙烯醇微粒（PVA）是栓塞材料的合理选择，其对 Ⅱ 型 AVM 的栓塞有作用。PVA的优点是栓塞可在更近的位置进行栓塞，并且该颗粒的大小可根据病变和它的侧支血管的大小来确定[12]。

无论选择何种栓塞材料，整个过程通常在全麻下进行，并根据病变的位置进行神经生理监测。体感诱发电位（SSEP）在评估脊髓功能和监测脊髓后束方面非常准确。当脊髓 AVM 由脊髓前动脉供血时，运动诱发电位（MEP）也是有用的[12]。

表19.3　Ⅳ型病变治疗方案的总结

亚型	治疗
ⅣA 型	由于供血动脉细小，血管内技术很难处理这些病变，因此手术切除常常被采用
ⅣB 型	由于供血动脉的尺寸增加，栓塞处理这些病变比较容易。在通过血管内方法瘘口没有完全闭塞时，直接手术切除可能是必要的
ⅣC 型	由于这些病变太大，手术在技术上有困难，并且可能伤及脊髓，因此治疗主要是通过联合两种技术实现，先是血管内栓塞大部分，随后手术切除遗留的部分

（夏勋　曾凡俊　卢敏　译）

参考文献

1. da Costa L, Dehdashti AR, terBrugge KG. Spinal cord vascular shunts: Spinal cord vascular malformations and dural arteriovenous fistulas. Neurosurgical Focus. 2009;26(1):E6.
2. Lad SP, Santarelli JG, Patil CG, et al. National trends in spinal arteriovenous malformations. Neurosurgical Focus. 2009;26(1):1-5.
3. Rodesch G, Lasjaunias P. Spinal cord arteriovenous shunts: From imaging to management. Eur J Radiol. 2003;46(3):221-32.
4. Greenberg MM. Handbook of neurosurgery. 7th edition. New York: Thieme; 2010.
5. Spinal arteriovenous malformations [online]. Available from: http://www.medschool.lsuhsc.edu/neurosurgery/nervecenter/spavm.html. [Accessed June 2011].
6. Zozulya YP, Slin'ko EI, Al-Qashqish I. Spinal arteriovenous malformations: New classification and surgical treatment. Neurosurgical focus. 2006;20(5):1-17.
7. Black P. Spinal vascular malformations: An historical perspective. Neurosurgical Focus. 2006; 21(6):1-7.
8. Veznedaroglu EMD, Nelson PKMD, Jabbour PMMD, et al. Endovascular treatment of spinal cord arteriovenous malformations. Neurosurgery. 2006;59(5) (Supplement): 202-9.
9. University of cincinatti neuroradiology teaching file [online]. Available from: http://www.med.uc.edu/neurorad/webpage/hba.html.
10. Mishra, Rajnish K, Roop. Foix-alajouanine syndrome: An uncommon cause of myelopathy from an anatomic variant circulation. South Med J. 2005;98(5):567-9.
11. Spinal arteriovenous malformations: New classification & surgical treatment: Results [online]. Available from: http://www.medscape.com/viewarticle/542366_3.
12. Rodesch GMD, Hurth MMD, Alvarez HMD, et al. Classification of spinal cord arteriovenous shunts: Proposal for a reappraisal-the bicetre experience with 155 consecutive patients treated between 1981 and 1999. Neurosurgery. 2002;51(2):374-80.
13. Dehdashti AR, Da Costa LB, terBrugge KG, et al. Overview of the current role of endovascular and surgical treatment in spinal dural arteriovenous fistulas. Neurosurgical FOCUS. 2009;26(1):E8.
14. Vascular malformations of the spinal cord: EMedicine neurosurgery [online]. Available from: http://emedicine.medscape.com/article/248456-overview. [Accessed June 2011].
15. Kitamura G, Jacobson JP, Zouros A, et al. Improved neurological function in a paediatric patient following onyx embolization of a cervical glomus arteriovenous malformation. J NeuroIntervent Surg. 2010;2(4):394-8.

第 20 章　未来血管内技术的进步

Mandy J Binning, Kenneth Liebman, Erol Veznedaroglu

引言

血管内神经外科通常被认为是神经外科的"未来"。然而,它其实在很大程度上是当前许多神经外科治疗的前沿阵地。血管内神经外科是一个快速发展的领域。随着技术的发展以及研究所揭示的血管原因在疾病发病机制中的作用,血管内神经外科的影响力和重要性也将不断增强。

目前,血管内神经外科介入技术被应用于多种血管疾病的治疗,包括脑卒中、动脉粥样硬化、颅内动脉瘤、动静脉畸形(AVM)、肿瘤;现在也被一些医学中心用于多发性硬化(MS)的治疗。治疗这些疾病的方法在不断进步,使从业者可通过血管内的方法更加有效地对患者进行治疗。

此外,器械工艺、影像技术和培训工具也日趋完善。图像增强器、神经模拟器以及机器人被陆续开发,提高了患者安全性和治疗成果。

血管内神经外科的快速进步,带来无穷的潜能。由于这一领域的持续创新,神经介入的未来才刚刚开始。

脑卒中

在美国,每年将近有 80 万例脑卒中发生,带来的直接经济负担达 730 亿美元[1]。在过去的 10 年中,单纯的机械血栓清除术或联合静脉注射组织纤溶酶原激活剂(IV tPA)的机械血栓清除术成为治疗大血管阻塞引起的急性脑卒中的切实有效的方法。

静脉注射 tPA 只能使 30%~50% 的患者的阻塞血管早期再通,而大血管阻塞的血运重建的概率更低,且伴有高达 17% 的再闭塞率[2-5]。但是随着血管内治疗技术的进展,急性脑卒中的治疗效果也得以提高。

机械血栓清除术在治疗大血管阻塞引起的急性缺血性脑卒中上的应用得益于灌注显像的进步,该方法可通过对脑血流和容积的评估来确定脑缺血半暗区是否存在。目前,通过 CT 灌注成像确定存在脑缺血半暗区的患者可被筛选出来行介入治疗。伴有明显脑缺血半暗区的患者是最有可能从机械血管重建中受益的,并且其导致颅内出血的概率较低。生理性成像技术已有效应用于不知发病时间患者的治疗中,如"醒后"卒中,这使 8 小时后的介入治疗也能够达到改善那些经合理筛选患者功能的治疗效果[6]。成像质量的不断进步,提供了更加准确与有用的生理和解剖信息,有助于确定急性脑卒中的治疗方法。

生理性成像技术发展的同时,器械技术也在不断发展,使脑卒中得到更加安全有效的介入治疗。目前在美国,通过美国食品药品管理局(FDA)批准的用于机械血栓切除术的两种器械是 Merci 取栓装置 [7-9](Concentric Medical 公司,加利福尼亚州山景城)和 Penumbra 装置 [10](Penumbra 公司,加利福尼亚州阿拉米达))。这两种器械的使用显示出机械血栓清除术可以安全有效地进行,但并不能证明它们是万能的;它们通常要经过多次重复操作,故增加了在卒中介入治疗中的使用时间。随着技术的提高和我们对卒中介入治疗理解的深入,这两种器械也将不断进步。

几个回顾性的临床研究中都报道了自膨胀支架在急性卒中治疗中的成功应用,发现应用自膨胀支架治疗较应用其他治疗方法的血管再通率更高[11-14]。基于支架植入术治疗急性卒中的初步数据,FDA 批准了一项初步研究,即针对静脉(IV)溶栓治疗后病情未改善或不适合行静脉溶栓治疗的患者,应用 Wingspan 支架植入术进行血管重建并评估其治疗效果[15]。应用自膨胀支架植入术进行血管重建的主要局限在于要求进行双联抗血小板治疗[11,12,16-22]以及可能发生支架内再狭窄的风险(某些研究显示该风险高达 11%)[12,23]。

除自膨胀颅内支架植入术外,欧洲正在进行两种支架取栓装置的临床试验。支架取栓装置是一种自膨胀颅内支架,应用时将其输送到靶血管血栓部位并展开但不解脱,通过支架来包裹动脉内的血栓并随着支架的回收而拉动血栓[24]。目前正在进行的临床试验包括 Solitaire™ FR 意图用于血栓切除术 (SWIFT) 的试验,是用于测试 Solitaire™ FR 支架取栓装置(图 20.1)*的安全性和有效性并与 FDA 已批准使用的 Merci 取栓装置进行比较的一项多中心研究。另一种正在进行临床试验的支架取栓装置是 Trevo (Concentric 公司),也是将 Trevo 支架取栓装置与 Merci 取栓装置进行比较的一项多中心研究。

支架取栓装置的优点在于支架平台的可操控性、能快速输送和能快速恢复血流,且由于其没有永久性颅内植入,因而不需要进行抗血小板治疗。根据作者的经验,到目前为止这两种器械都有很好的应用前景。

卒中的介入治疗还处于起步阶段。随着新器械的开发、成像技术的发展以及人们对卒中的认识水平的提高, 机械血栓清除术的安全性和有效性也不断提高,适于行卒中介入治疗的人数也在不断增加。

颈动脉支架成形术

颈动脉支架成形术(CAS)得益于过去几十年器械的发展进步。目前,CAS 的改良和未来发展方向首先是提高成功率和安全性,特别是降低栓塞性并发症发生

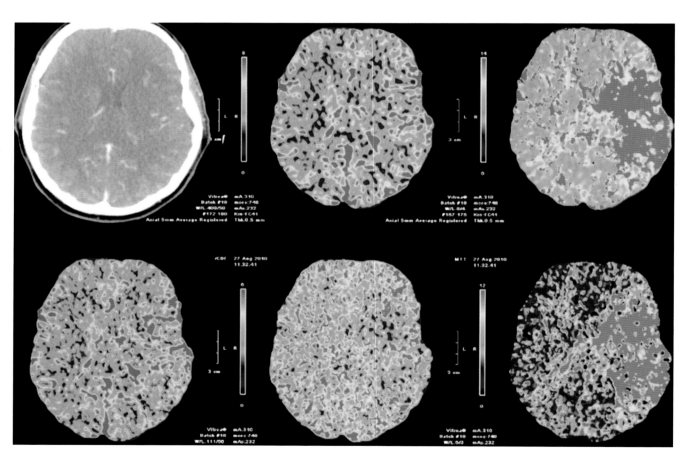

图 20.1A 患者,男性,57 岁,被其亲属发现倒在浴室内,发病时间不详。到达急诊科(ED)后发现有重度失语症和右侧偏瘫,根据美国国立卫生研究院卒中量表(NIHSS)评分为 14 分。CT 灌注成像显示,左侧大脑中脑动脉(MCA)供血区域的脑血流量和脑血容量基本正常,大面积的峰值时间增加;CT 血管造影确认左侧 M1 段闭塞;然后患者行卒中介入治疗。

* 注意:本章撰写时 Solitaire 装置已由 FDA 批准用于卒中介入。

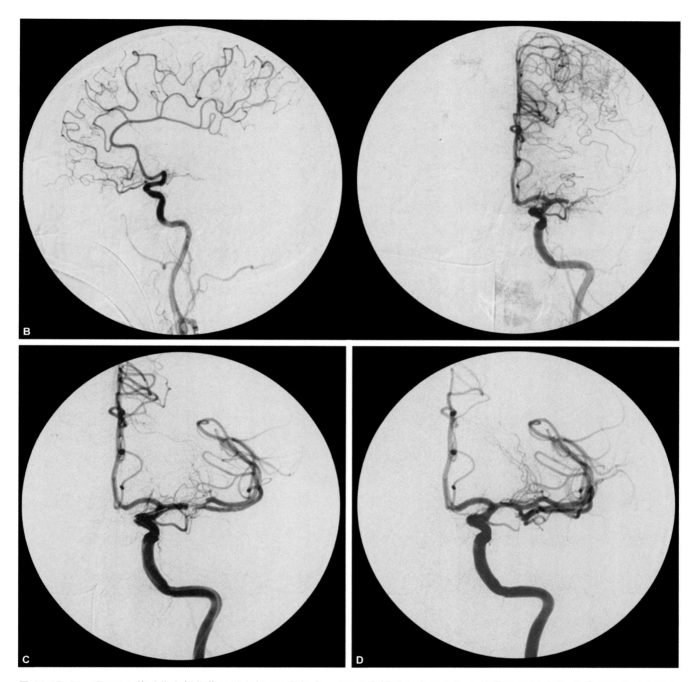

图 20.1B~D　(B)DSA 前后位和侧位像显示左侧 M1 段闭塞。(C)患者被随机应用 Solitaire™ 装置进行治疗,在跨越闭塞的血管内可看到此装置。(D)对患者进行定期 DSA 随访,前后位和侧位像显示左侧 MCA 供血区域的血运被全部重建。患者恢复至 NIHSS 评分 0 分,并出院回家。

率。血管内超声(IVUS)是基于导管的超声装置,目前可用于评估颈动脉斑块和支架内的栓塞物 [25,26]。IVUS 的优点在于可看清那些不太明显的或需要通过常规脑血管造影才可看出的血管腔内的血栓、斑块和动脉夹层;IVUS 还有助于区分斑块形态和虚拟组织学特征。虽然很多 IVUS 采集信息的用途有待判定,但就临床

重要性而言,作者更好地理解了其用途并将其广泛应用于支架植入术、支架种类的选择和血管腔内血栓的清除术中,甚至应用其指导支架植入后的药物治疗。

除了 IVUS 可用来确定支架内血栓外,近端和远端保护装置也都可用来防止斑块引起的栓塞。远端保护装置目前被广泛应用于降低支架血管成形术后远

端栓塞的发生率。远端保护装置的缺点是装置需要穿过病变处，故可能在脑保护完成前导致脑微栓塞；滤网也许不能提供全面的保护或滤网内充满碎片需要清除或吸出来避免回收过程中发生内容物溢出。困难和迂曲的血管解剖可能不允许远端保护装置的输送，或者偶尔会出现装置难以回收，或者可能会引起导引导管后撤而牵拉远端保护装置，从而可能使远端保护装置卡在支架上。

有些保护装置能产生与颈动脉内膜剥脱术中同样的血流停止(arrest)，甚至还会产生血流逆转，因而这样的保护装置在 CAS 中应用越来越普及。Gore(由W.L. Gore 和 Flagstaff AZ 联合发明)装置是一种装置，它可以有选择性地阻断颈总动脉（CCA）和颈外动脉（ECA）的血流，并且通过在颈动脉和股静脉[27]（图 20.2）之间建立旁路来使血流逆转，逆转的血液在体外进行过滤后通过静脉鞘重新输入体内。血流逆转进行栓塞保护(EMPiRE)的临床研究评估了 GORE 血流逆转系统的神经保护作用，结果显示，应用 GORE 血流逆转系统的 245 例患者在 30 天内重大不良事件发生率为4.5%，卒中和死亡的发生率为 2.9%，无重大缺血性卒中发生[27]。与其他栓塞保护装置的试验相比，该试验的并发症发生率是非常低的。

MO.MA 装置包括与一个 8F 或 9F 导引鞘相匹配的导管系统，以及与支架放置相匹配的 6F 工作通道，

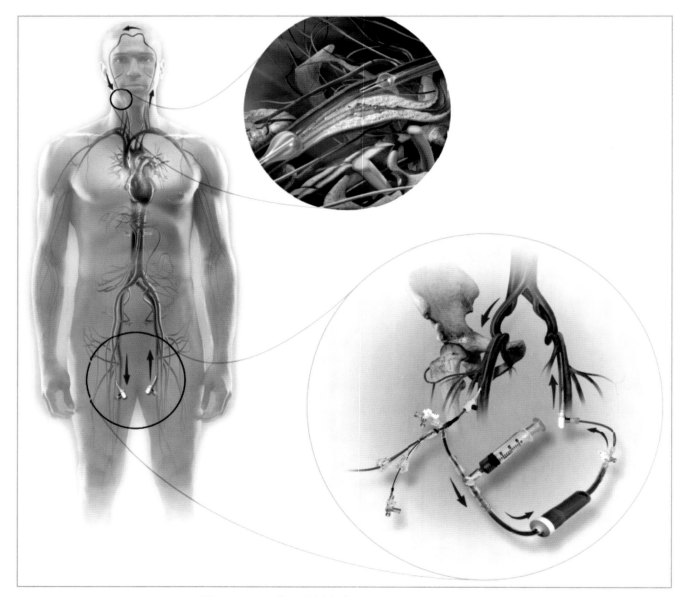

图 20.2　Gore 装置示意图 (来源：www.goremedical.com)。

两个膨胀的低压顺应性球囊可分别单独闭塞 CCA（最大直径 5~13mm）和 ECA（最大直径 3~6mm），分别阻塞顺行性和逆行性血流（图 20.3）[28]。血流恢复前可通过工作通道用注射器抽吸法将碎片微粒清除（方法与 CEA 方法相同）。与滤网或球囊等远端保护装置相比，MO.MA 装置在导丝和支架穿过血管病变前就提供了保护，从理论上降低了微栓塞形成的概率。颈动脉支架术中使用 MO.MA 装置进行非随机的近端保护（ARMOUR）试验[9]，对 CEA 手术具有并发症高发生率的患者进行了 ARMOUR 研究并评估其安全性和有效性。该研究的主要终点是使用了 MO.MA 装置的 CAS 后 30 天内出现任何严重的心脏和脑血管不良事件（MACCE）[如心肌梗死（MI）、卒中和死亡]。30 天内的 MACCE 发生率为 2.7%[95%CI（1.0%~5.8%）]，其中 30 天内严重卒中的发生率为 0.9%。总的来说，MO.MA 装置为脑保护提供了安全有效的方法[28]。

由于 CAS 的保护装置越来越精密，CAS 将来很可能在颈动脉狭窄的治疗中得到普及，且对于适宜的患者，其安全性将超过 CEA。

颅内动脉粥样硬化

颅内动脉的动脉粥样硬化和狭窄被认为是引发卒中的危险因素。在美国，这二者引发缺血性卒中的比例为 8%~10%[29-35]。华法林-阿司匹林治疗症状性颅内疾病（WASID）试验是一项随机双盲多中心试验，对比华法林和阿司匹林对症状性颅内主要动脉狭窄（狭窄程度 50%~99%）的治疗效果[29]。在登记 569 位患者并进行平均 1.8 年的随访后 WASID 被叫停，原因为华法林组增加了不良事件的发生率，而卒中再次发生率率却与阿司匹林组无明显差异[29]。WASID 的另外一项重要发现是，狭窄程度 70%~99% 的症状性狭窄患者尽管接受了药物治疗，但每年仍有高达 18% 的卒中风险。这些结果使我们认识到寻找更加有效的治疗方法的必要性，而血管内治疗也许就是有效的治疗方法。

作为颅内支架的第一个前瞻性研究，症状性椎动脉或颅内动脉粥样硬化性疾病支架植入术（SSYLVIA）试验是一项非随机多中心的可行性研究，对用于治疗颅外或颅内狭窄的 Neurolink 支架（Guidant 公司，加利福尼亚州圣克拉拉市）进行了评估[33]，结果显示，1 年内的卒中再次发生率为 13.1%，支架内狭窄的发生率为 32.4%（其中的 39% 为症状性）[6]。Wingspan 注册研究 [36-38] 是应用 Gateway 球囊和 Wingspan 支架系统（Boston Scientific 公司）治疗颅内动脉粥样硬化性疾病患者的多中心注册研究。

最近，两个前瞻性、随机多中心研究正在对症状性颅内动脉狭窄患者应用最大量的药物治疗与颅内血管成形术和支架植入术进行疗效对比。缺血治疗的

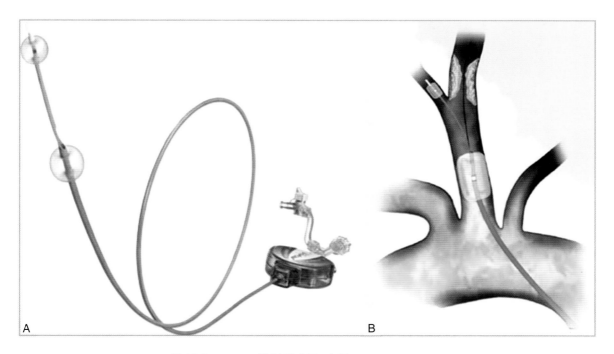

A　　　　B

图 20.3　MO.MA 装置示意图（来源：www.invatec.com）。

Vitesse 颅内支架研究(VISSIT)的试验目前正在招募患者，这些 70%~99%症状性颅内大动脉狭窄的患者将被随机进行分组为 PHAROS Vitesse 神经血管支架系统治疗组和最优化药物治疗组。

第二个试验与前者是相似的试验，为支架植入术和积极药物治疗来预防颅内动脉狭窄患者再次发生卒中的(SAMMPRIS)试验。该试验采用了 Gateway 球囊和 Wingspan 支架治疗与最大量的药物治疗相对比。这项试验目前已不再招募患者。目前两项试验的结果都未出来，试验数据将有助于决定未来颅内动脉粥样硬化的治疗是否将包括血管内介入治疗。

使用颅内支架治疗颅内动脉狭窄存在的一个担忧是支架内再狭窄(ISR)的风险，据报道其风险率高达 32%[37,38]。可降低冠状血管支架内再狭窄率的球囊扩张式药物洗脱支架(DES)已经被应用于颅内血管中并进行了小样本的研究。Natarajan 等[39]报道了应用依维莫司洗脱支架(EES)治疗 6 例颅内动脉粥样硬化患者的研究结果，这 6 例患者中有 1 例有严重的并发症，但没有证据显示 6 个月内有患者出现支架内狭窄。由于通常需要进行长期双重抗血小板治疗，故 DES 不是治疗颅内动脉粥样硬化的最佳方法，但可以为未来用什么方法治疗症状性颅内动脉狭窄提供初步认识。

动脉瘤

血流导向支架

大型、巨大型和梭形动脉瘤的血管内治疗方法在不断发展。颅内支架最初作为支撑铂金弹簧圈的脚手架被用于颅内宽颈动脉瘤的治疗。为了将动脉瘤排除在载瘤动脉循环之外并重塑形载瘤动脉，发明了新一代血流导向装置。一些血流导向装置可以应用弹簧圈，也可以不应用弹簧圈。这些装置是开放式网孔设计的支架，可以保证载瘤动脉的分支血管和穿支血管通畅。Pipeline 栓塞装置(PED, eV3 公司,加州尔湾市)是这些装置中一种，其是一个柔韧的圆筒状编织网样装置，含 48 条编有铂和钴铬的微丝，连接在一个柔韧的微丝上[40-44]。对于一段较长的动脉病变或梭形扩张的动脉，可通过多个 PED 重叠放置来形成一个长的"管形"，PED 的多孔设计可用来保护穿支动脉。PED 在美国和国外已被使用并取得了一些成功(图 20.4)。

第二种血流导向装置是 SILK 支架(BALT 公司)，

由 48 根编织丝(44 根镍钛合金丝、4 根铂丝)组成。它的网眼比 PED 的网眼密，它的优点是在展开高达 90%后可被再次回收[45-47]。这一装置有时需先展开一个 Leo 支架作为支撑(这种做法取决于外科医生的决定)。目前建议这种支架作为辅助弹簧圈栓塞的支架来使用以防止动脉瘤迟发破裂，这种迟发破裂在目前批准使用该装置的外国已出现过[48]。

胶

Onyx HD-500 是一种液体栓塞剂，按照配方制备使它的黏性足以用来治疗颅内动脉瘤。它由乙烯-乙烯醇共聚物溶解在加入了钽粉末的二甲亚砜(DMSO)溶剂中制成。Onyx HD-500 最初是为了治疗颅内侧壁动脉瘤(图 20.5)而发明的，目前可用于颅内动脉瘤的胶剂栓塞。Mericle 等[49]报道了他们应用胶剂栓塞 13 例颅内动脉瘤(12 个为颈内动脉,1 个为椎动脉)患者的治疗结果，1 例患者因需要行弹簧圈栓塞而未进行胶剂栓塞，其他所有患者的动脉瘤闭塞至少为 90%。

Neurcrylate 是为了治疗动脉瘤和 AVM 而开发的另外一种栓塞剂，是一种可通过微导管输送的低黏度单体物质[50,51]。它的使用在除美国外的国家得到了批准，但其在美国的使用还有待 FDA 的批准。Neurcrylate 具有黏合和聚合特性，因此，对于未经治疗的颅内动脉瘤或先前经弹簧圈栓塞治疗后弹簧圈压缩而未闭塞的颅内动脉瘤,Neurcrylate 是理想的选择。

由于动脉瘤的治疗的不断进步，血管内治疗变得更加安全、持久，并且应用范围更广泛。随着作者不断寻求方法来扩展医疗设备，动脉瘤的血管内治疗的未来将享有广阔的前景。

肿瘤

栓塞

术前血管内栓塞是治疗一些脑肿瘤和脊柱肿瘤的主要辅助治疗方法。例如栓塞治疗通常在脊柱转移性疾病(肿瘤)的稳定期间和切除术前进行。此外，对于富血运肿瘤，诸如血管球瘤、成血管细胞瘤及少数的凸面脑膜瘤，栓塞治疗可有效减低手术切除术中失血量。栓塞治疗可应用聚乙烯醇颗粒(PVA)或更永久性的材料如 Onxy。栓塞治疗安全、有效，在可预见的未来中，它将成为血管内神经外科医生所掌握的技能中的一部分。

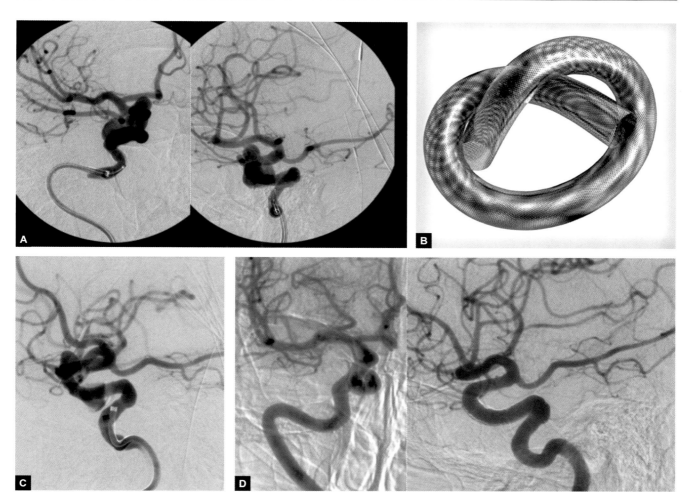

图 20.4　患者,女性,62 岁,在急诊室外被发现有短暂的左手无力和左边面瘫。(A)DSA 前后位和侧位像显示其右侧颈内动脉有一个不规则的大动脉瘤,不适合进行夹闭术或常规的血管内支架辅助弹簧圈栓塞术。(B)这里可看到 Pipeline 栓塞装置(PED),可重叠放置多个 PED 及多网孔结构,可保护穿支血管。(C)DSA 侧位像显示,当 3 个 PED 被放置后,动脉瘤囊内血流出现明显变化和停滞。(D)3 个月随访的 DSA 前后位和侧位像显示,动脉瘤完全消失,右侧颈内动脉(ICA)完成重塑形。

化学治疗

　　高级别胶质瘤的主要疗法一直是外科切除、化疗和放疗。到现在为止,还没有一套基于导管的治疗模式。Boockvar 等[52,53]报道了他们应用超选择性动脉灌注单抗和贝伐单抗(Avastin)的方法治疗Ⅳ级复发胶质瘤的经验。静脉注射贝伐单抗治疗被证明可延长患有复发性多形性胶质母细胞瘤(GBM)的患者的生命,但会产生严重的全身副作用。局部动脉(IA)灌注化疗的目的是将药物的全身副作用降到最低。为了有效地输入贝伐单抗,必须突破血脑屏障(BBB)。可先经动脉灌注甘露醇来开放 BBB,然后再超选择性动脉灌注贝伐单抗。Boockvar 等[52]近来报道了 30 例复发性恶性胶质瘤患者,所有患者先前行或者未行静脉贝伐单抗化疗,结论为使用贝伐单抗经动脉化疗具有安全和耐受性良好的优势,并且其可导致 MRI 上肿瘤区域和体积的减少、灌注和 FLAIR 信号的降低。

神经功能障碍性疾病

　　神经介入的未来很可能将用于一些过去需要药物治疗和姑息治疗的疾病。血管内技术和途径未来发展的一项激动人心但又尚存争议的应用就是治疗有可能是血管起源的神经功能障碍性疾病,如多发性硬化和肌萎缩性侧索硬化(ALS)。除此之外,诸如帕金森病(PD)这样的神经退行性疾病目前是用药物治疗,有朝一日深部脑刺激有可能将通过血管内途径完成。

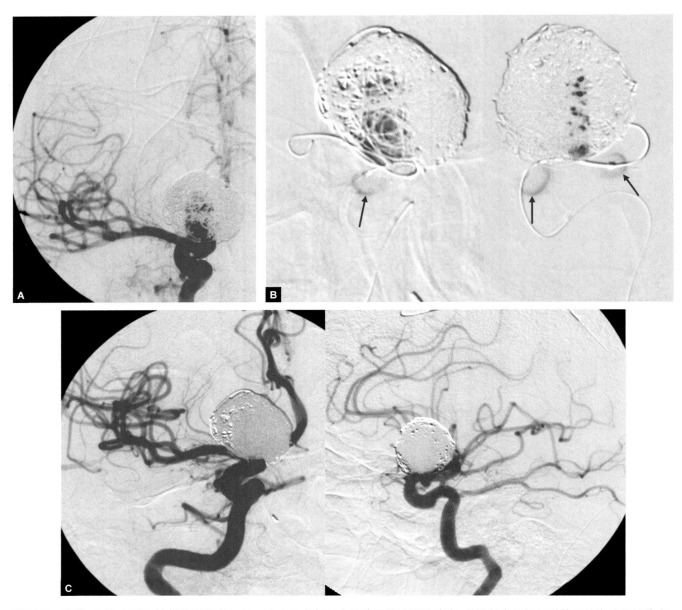

图 20.5　患者，女性，68 岁，被偶然发现有一 2cm 大小的右侧颈内动脉眼动脉段动脉瘤，然后行支架辅助弹簧圈栓塞治疗动脉瘤，并在 6 个月和 1 年后再次进行了栓塞治疗。(A)6 个月后再次进行监控 DSA 显示弹簧圈压缩，随后决定用 Onyx HD-500 进行再次栓塞治疗。(B)首先在 DSA 前后位和侧位像下对患者进行渗漏试验，球囊(箭头)需放置在合适位置，以确保 Onyx 不会渗漏进载瘤血管。(C)最后，DSA 前后位和侧位像显示，动脉瘤完全闭塞且载瘤血管通畅。患者于第 2 天出院。

多发性硬化

　　多发性硬化(MS)的早期病理学研究显示静脉周围位置发现了脱髓鞘斑块，这表明颈部、胸部和腹部的大静脉出现了静脉回流障碍，这可能引起血液反流或静脉充血，从而损害 BBB 并在脑、脊髓形成斑块[54,55]。Zamboni 等[54,55]报道，在一些 MS 患者中静脉循环存在异常，对这些患者进行静脉狭窄血管成形术治疗可得到一些临床症状的改善。虽然这一理论来源数据的重要部分来自于 Zamboni 的研究报道，但最近 Buffalo 大学正在开展一项随机试验。在这一治疗方法被广泛接受并运用前，Ⅰ级证据对于展示其安全和疗效是有必要的。

肌萎缩性侧索硬化

　　正如很多假说认为 MS 具有血管起源一样，肌萎缩性侧索硬化症（ALS）也被认为其具有血流动力学的病理机制。ALS的研究表明这种疾病可能是由于血脊髓屏障（BSCB）的破坏而引发的。这一理论表明，脑和脊髓周围的静脉回流障碍可能会引起紧密连接蛋白的下调，使 BSCB 受到破坏[56]。如果这一可能机制被证明是真实的，静脉狭窄的血管成形术可能成为 ALS 患者可行的治疗方法。但随机控制试验对于验证这一治疗方法的安全性和有效性是必不可少的。

帕金森病

Brazzini 等[57]于 2010 年报道了他们关于成体干细胞超选择性动脉自体移植治疗帕金森病（PD）的 50 个病例，他们从神经功能预后、生活质量（QOL）、日常生活活动能力（ADL）和影像学标准几个方面对这些患者进行了评估，他们发现这一方法有很强的安全性，并且患者在残疾程度、ADL、抑郁情绪、QOL 和 MR 波谱结果方面都有明显的改善。随着作者对这些退行性疾病发病机制理解的深入，对神经功能障碍性疾病应用血管内治疗的方法将很有可能越来越多。

神经介入培训：模拟装置／机器人技术／成像技术

就安全措施、准备和培训方面而言，很多知识都是从航空工业中学习来的。在航空工业中，用于日常工作和紧急情况的飞行模拟装置是非常常见的。军事、航空航天的受训人员的培训和日常训练都依赖于模拟。模拟装置被广泛用于航空工业、部队的空中和地面作战训练、核电站和职业赛车[7]。飞行模拟装置的逼真度已经到了很高的程度，商业飞机的飞行员仅仅依靠其模拟装置的经验就可取得驾驶新型飞机的认证[58]。除此之外，模拟装置训练使飞行员可在模拟的高成本、高风险和罕见的事件（如引擎故障）中得到实践。

医学模拟训练

传统上，血管内技术培训是在实际手术过程中由经验丰富的外科医生辅导完成的。由于强调患者的安全性，而安全性与人为失误和操作者经验的关系格外紧密，这就增加了将模拟装置用在医学培训中的迫切性。神经介入的培训非常适合使用高度逼真模拟装置，随着模拟装置逼真度和适用性的提高，神经介入很可能在未来越来越普及。过去的 20 年来，为了对人

员进行培训，保持其专业特长，虚拟现实模拟已在很多领域得到发展。模拟最大的价值在于培训人们进行高风险、高成本、罕见的、高动态的操作，所有这些都适用于微侵袭的医疗操作[59-63]。

2004 年，FDA 提出在允许内科医生从事 CAS 之前进行模拟训练可能是有益的[64]。此外，对于日常使用及由不同经验级别的手术操作者负责的用于颈动脉支架植入术的新装置的评估，FDA 要求启动上市后监视研究。

目前已经研发出模拟诊断性血管造影、颈动脉支架植入术和动脉瘤弹簧圈栓塞的模拟装置，但大多数模拟装置都基于普遍病例的数据，缺乏触觉感受，对介入医生没有现实反馈，并且大多数都不允许输入特定患者数据或对特定患者进行演练。此外，模拟培训不能被广泛应用。最好的或最为现实的模拟装置可能价值高达 50 万美元，这一价位对于多数私人中心来说是非常高昂的[65]。因此，地区性培训中心或者共享型模拟装置很可能成为这一问题的解决方案，从而使模拟装置能够用于受训者。

神经介入医生必须通过各种不同患者的不同介入操作并经常面对不可预知的血管解剖进行培训。由于用于介入操作的技术和装置在不断发展进步，使可用于治疗不同病症的选择也在不断扩大。疾病过程的所有可变因素、可用的基于导管的技术、术前模拟将帮助介入医生为术中可能的缺陷做准备工作，使其能够制定出缩短手术时间、降低射线照射量和造影剂总量的术前计划，而不是在操作过程中实现这种作为"试错法"的结果。

由于模拟装置的真实性越来越高，并且可广泛地使用，未来血管内技术模拟很可能不仅仅将成为血管内技术培训的重要部分，并且还将成为制定复杂神经血管内治疗方案的常规工作。

机器人技术

人们可预见到神经介入治疗或许某日将在机器人的帮助下完成。相同的触觉感受不仅允许逼真的神经模拟，理论上还可用来制造机械手臂，使神经介入医生在电脑上通过机械手臂来完成神经介入治疗。可将力反馈作为安全保障机制对其进行编程，当机械手臂记录下某一高于被认为是可接受或安全阻力值时，反馈机制就会开始运转并提供阻力的反作用力来中断向前运动，以防止动脉穿孔和动脉瘤破裂。尽管用机器人来做神经介入治疗似乎是一件遥远的事情，远

程操控下的机器人血管内导管技术目前正被用于脾和肾动脉介入治疗及腹主动脉瘤修复术的外周介入治疗中[66,67]。在提高精确度、降低手术时间、降低患者和手术医生的辐射暴露等方面，这一技术颇具潜力。

成像技术

神经介入是一项随着工具发展而不断进步的专业，这些工具包括微导管、微导丝和弹簧圈。这些工具的发展，使神经介入对越来越小的颅内动脉疾病的治疗也成为可能。随着这些工具的发展，显像模式也在发展进步，从而提供了更高的精确度。微血管造影透视（MAF）装置是一种超高分辨率 X 射线成像设备，它可提供一个小的视野（FOV）的超高分辨率图像。MAF 是一种由 Buffalo 大学开发的装置，已被用于颅内动脉瘤的弹簧圈栓塞和支架辅助弹簧圈栓塞的血管造影、动脉瘤弹簧圈栓塞后的随访血管造影。MAF 可以很容易地被纳入到标准的血管造影 C 臂系统中。

探测器包括一个结合在双级的二代微通道板的光图像增强器上的 300μm 碘化铯（CsI）输入荧光体，随后通过一个最小化的光纤连接在一个电荷耦合装置芯片上。探测器有一个 35μm 像素、直径为 3.5cm 的圆形视野（FOV）。光图像增强器有一个大的可变增益，使透视范围内的 X 射线暴露非常低并保持卓越的图片质量（大概是标准 X 射线检测器分辨率的 2~3 倍）。探测器被使用专门设计的转换器固定在双平板血管造影机（Toshiba America Medical Systems，加州塔斯延市）的 X 射线图像增强器前后位（AP）的 C 臂上，通过专门设计的实验室基于视图的软件所指定的控制、采集、处理和图像显示（CAPIDS）来进行控制[68]。

微导管一旦放置到位，X 射线导引仅需要小视野（FOV），MAF 通过摆动其到 AP 球管的位置来进行显影。有时，必要的情况下，曝光参数被提高到 X 射线系统所选取参数的 2 倍；然而，由于 MAF 的小辐射视野（FOV），对患者有效的辐射计量较标准商务 X 射线神经成像系统实际被减少了超过 10 倍[69]。由于探测器的高分辨率，故不必要去增大物理放大率。

在 MAF 下微导管和弹簧圈的最微小的运动都可以被看到，这使手术医生可在微导管实际被挤出动脉瘤前就能显示出微导管的反冲运动，从而使微导管能以极高的准确性重新定位，这尤其有助于重新定位微导管进入小的颅内动脉瘤囊内。通过 MAF 比通过传统系统提供的图像能更加清楚地观察到微导管头端

的轻微移动。如果弹簧圈团非常大，其实很难看到微导管头端，但作者们应用微 MAF 可透过狭小的弹簧圈间隙看到微导管头端的位置。然而，由于标准 X 射线图像增强系统的分辨率较低，所以无法看到微导管头端的位置。

微血管造影术的使用不会引起明显的手术时间延长，因为 MAF 仅通过摆动其到 AP 球管的位置的简单操作就可进行显影。微血管造影术对于先前已行支架辅助弹簧圈栓塞治疗动脉瘤的血管造影监控、颅内动脉粥样硬化和颅内支架内狭窄的评估和治疗也非常有用。对 MAF 系统与标准 X 射线成像装置进行对比的临床前研究显示，MAF 的性能比传统商业 X 射线成像系统的性能有很大提高[70-75]。MAF 目前正处于起步阶段，系统的进一步优化可能有必要简化其在介入治疗过程中的应用。对于在病变治疗过程中需要较大视野（FOV）时，如 AVM 栓塞术或 CAS，MAF 可能没有那么有用。

小结

血管内神经外科是一项快速发展壮大的神经外科亚专业。在很多神经系统疾病的病程中，患者可通过微创治疗获得症状的改善和良好的预后。随着血管内医疗设备的不断发展，以更高的准确性和更好的结果来治疗越来越多的中枢神经系统疾病可能性也在不断增加。

（树海峰 冉春梅 黄海东 译）

参考文献

1. Lloyd-Jones D, Adams RJ, Brown TM, et al. Heart disease and stroke statistics--2010 update: a report from the American Heart Association. Circulation. 2010;121(7):e46-215.
2. The NINDS t-PA Stroke Study Group. Intracerebral hemorrhage after intravenous t-PA therapy for ischemic stroke. Stroke. 1997;28(11):2109-18.
3. Alexandrov AV, Grotta JC. Arterial reocclusion in stroke patients treated with intravenous tissue plasminogen activator. Neurology. 2002;59:862-7.
4. del Zoppo GJ, Poeck K, Pessin MS, et al. Recombinant tissue plasminogen activator in acute thrombotic and embolic stroke. Ann Neurol. 1992;32(1):78-86.
5. Grotta JC, Welch KM, Fagan SC, et al. Clinical deterioration following improvement in the NINDS rt-PA Stroke Trial. Stroke. 2001;32(3):661-8.
6. Natarajan SK, Snyder KV, Siddiqui AH, et al. Safety and effectiveness of endovascular therapy after 8 hours of

acute ischemic stroke onset and wake-up strokes. Stroke. 2009;40(10):3269-74.

7. Smith WS. Safety of mechanical thrombectomy and intravenous tissue plasminogen activator in acute ischemic stroke. Results of the multi Mechanical Embolus Removal in Cerebral Ischemia (MERCI) trial, part I. AJNR Am J Neuroradiol. 2006;27(6):1177-82.

8. Smith WS, Sung G, Saver J, et al. Mechanical thrombectomy for acute ischemic stroke: final results of the Multi MERCI trial. Stroke. 2008;39:1205-12.

9. Smith WS, Sung G, Starkman S, et al. Safety and efficacy of mechanical embolectomy in acute ischemic stroke: results of the MERCI trial. Stroke. 2005;36(7):1432-8.

10. The Penumbra Pivotal Stroke Trial Investigators. The penumbra pivotal stroke trial: safety and effectiveness of a new generation of mechanical devices for clot removal in intracranial large vessel occlusive disease. Stroke. 2009;40(8):2761-8.

11. Levy EI, Mehta R, Gupta R, et al. Self-expanding stents for recanalization of acute cerebrovascular occlusions. AJNR Am J Neuroradiol. 2007;28(5):816-22.

12. Zaidat OO, Wolfe T, Hussain SI, et al. Interventional acute ischemic stroke therapy with intracranial self-expanding stent. Stroke. 2008;39(8):2392-5.

13. Brekenfeld C, Schroth G, Mattle HP, et al. Stent placement in acute cerebral artery occlusion: use of a self-expandable intracranial stent for acute stroke treatment. Stroke. 2009;40:847-52.

14. Mocco J, Hanel RA, Sharma J, et al. Use of a vascular reconstruction device to salvage acute ischemic occlusions refractory to traditional endovascular recanalization methods. J Neurosurg. 2010;112(3):557-62.

15. Levy EI, Siddiqui AH, Crumlish A, et al. First Food and Drug Administration-approved prospective trial of primary intracranial stenting for acute stroke: SARIS (stent-assisted recanalization in acute ischemic stroke). Stroke. 2009;40(11):3552-6.

16. Bose A, Hartmann M, Henkes H, et al. A novel, self-expanding, nitinol stent in medically refractory intracranial atherosclerotic stenoses: the Wingspan study. Stroke. 2007; 38(5):1531-7.

17. Chiam PT, Samuelson RM, Mocco J, et al. Navigability trumps all: stenting of acute middle cerebral artery occlusions with a new self-expandable stent. AJNR Am J Neuroradiol. 2008;29(10):1956-8.

18. Fiorella D, Levy EI, Turk AS, et al. US multicenter experience with the Wingspan stent system for the treatment of intracranial atheromatous disease: periprocedural results. Stroke. 2007;38(3):881-7.

19. Hahnel S, Ringleb P, Hartmann M. Treatment of intracranial stenoses using the Neuroform stent system: initial experience in five cases. Neuroradiology. 2006;48:479-85.

20. Kurre W, Berkefeld J, Sitzer M, et al. Treatment of symptomatic high-grade intracranial stenoses with the balloon-expandable Pharos stent: initial experience. Neuroradiology. 2008;50:(8)701-8.

21. Sauvageau E, Levy EI. Self-expanding stent-assisted middle cerebral artery recanalization: technical note. Neuroradiology. 2006;48(6):405-8.

22. Zaidat OO, Klucznik R, Alexander MJ, et al. The NIH registry on use of the Wingspan stent for symptomatic 70-99%

intracranial arterial stenosis. Neurology. 2008;70(17):1518-24.

23. Fiorella D, Albuquerque FC, Woo H, et al. Neuroform in stent stenosis: incidence, natural history, and treatment strategies. Neurosurgery. 2006;59(1):34-42.

24. Natarajan SK, Siddiqui AH, Hopkins LN, et al. Retrievable, detachable stentplatform-based clot-retrieval device (Solitaire™ FR) for acute stroke revascularization: first demonstration of feasibility in a canine stroke model. Vascular Disease Management. 2010;7:E120-5.

25. Inglese L, Fantoni C, Sardana V. Can IVUS-virtual histology improve outcomes of percutaneous carotid treatment? J Cardiovasc Surg (Torino). 2009;50(6):735-44.

26. Bandyk DF, Armstrong PA. Use of intravascular ultrasound as a "Quality Control" technique during carotid stent-angioplasty: are there risks to its use? J Cardiovac Surg (Torino). 2009;50(6):727-33.

27. Clari DG, Hopkins LN, Mehta M, et al. Neuroprotection during carotid artery stenting using the GORE flow reversal system: 30-day outcomes in the EMPiRE Clinical Study. Catheter Cardiovasc Interv. 2011;77(3):420-9.

28. Ansel GM, Hopkins LN, Jaff MR, et al. Safety and effectiveness of the INVATEC MO.MA proximal cerebral protection device during carotid artery stenting: results from the ARMOUR pivotal trial. Catheter Cardiovasc Interv. 2010;76(1):1-8.

29. Chimowitz MI, Lynn MJ, Howlett-Smith H, et al. Comparison of warfarin and aspirin for symptomatic intracranial arterial stenosis. N Engl J Med. 2005;352(13):1305-16.

30. Sacco RL, Kargman DE, Gu Q, et al. Race-ethnicity and determinants of intracranial atherosclerotic cerebral infarction: the Northern Manhattan Stroke Study. Stroke. 1995;26:14-20.

31. Chimowitz MI. Angioplasty or stenting is not appropriate as first-line treatment of intracranial stenosis. Arch Neurol. 2001;58(10):1690-2.

32. Gomez CR, Orr SC. Angioplasty and stenting for primary treatment of intracranial arterial stenoses. Arch Neurol. 2001;58(10):1687-90.

33. The SSYLVIA Study Investigators. Stenting of symptomatic atherosclerotic lesions in the vertebral or intracranial arteries (SSYLVIA): study results. Stroke. 2004;35(6):1388-92.

34. The Warfarin-Aspirin Symptomatic Intracranial Disease (WASID) Trial Investigators. Design, progress and challenges of a double-blind trial of warfarin versus aspirin for symptomatic intracranial arterial stenosis. Neuroepidemiology. 2003;22(2): 106-17.

35. Chimowitz MI, Kokkinos J, Strong J, et al. The Warfarin-Aspirin Symptomatic Intracranial Disease Study. Neurology. 1995;45(8):1488-93.

36. Fiorella D, Levy EI, Turk AS, et al. US Multicenter Experience with the Wingspan Stent System for the Treatment of Intracranial Atheromatous Disease: Periprocedural Results. Stroke. 2007;38:881-7.

37. Levy EI, Turk AS, Albuquerque FC, et al. Wingspan in-stent restenosis and thrombosis: incidence, clinical presentation, and management. Neurosurgery. 2007;61(3):644-51.

38. Albuquerque FC, Levy EI, Turk AS, et al. Angiographic patterns of Wingspan in-stent restenosis. Neurosurgery. 2008;63(1):23-7.

39. Natarajan SK, Ogilvy CS, Hopkins LN, et al. Initial experience with an everolimus-eluting, second-generation drugelu-

ting stent for treatment of intracranial atherosclerosis. J Neurointerv Surg. 2010;2:104-9.

40. Fiorella D, Kelly ME, Albuquerque FC, et al. Curative reconstruction of a giant midbasilar trunk aneurysm with the pipeline embolization device. Neurosurgery. 2009;64(2):212-7.

41. Fiorella D, Woo HH, Albuquerque FC, et al. Definitive reconstruction of circumferential, fusiform intracranial aneurysms with the pipeline embolization device. Neurosurgery. 2008;62(5):1115-21.

42. Kallmes DF, Ding YH, Dai D, et al. A new endoluminal, flow-disrupting device for treatment of saccular aneurysms. Stroke. 2007;38(8):2346-52.

43. Kallmes DF, Ding YH, Dai D, et al. A second-generation, endoluminal, flow-disrupting device for treatment of saccular aneurysms. AJNR Am J Neuroradiol. 2009;30(6):1153-8.

44. Lylyk P, Miranda C, Ceratto R, et al. Curative endovascular reconstruction of cerebral aneurysms with the Pipeline embolization device: the Buenos Aires experience. Neurosurgery. 2009;64(4):632-43.

45. Appelboom G, Kadri K, Hassan F, et al. Infectious aneurysm of the cavernous carotid artery in a child treated with a new-generation of flow-diverting stent graft: case report. Neurosurgery. 2010;66(3):E623-4.

46. Kulcsar Z, Wetzel SG, Augsburger L, et al. Effect of flow diversion treatment on very small ruptured aneurysms. Neurosurgery. 2010;67(3):789-93.

47. BALT Extrusion. Tips and Tricks for Optimal SILK Placement.

48. BALT Extrusion. (2003). Urgent field safety notice. Intracranial stent SILK clarification of the indications. [online] Available from http://www.mhra.gov.uk/home/idcplg?IdcService=GET_FILE&dDocName=CON076110 & Revision Selection Method=Latest Released [Accessed March 2010].

49. Simon SD, Eskioglu E, Reig A, et al. Endovascular treatment of side wall aneurysms using a liquid embolic agent : a US single-center prospective trial. Neurosurgery. 2010 ; 67(3): 855-60.

50. Available from http://www.valormedical.com.

51. Pakbaz RS, Kerber C, Ghanaati H, et al. A new aneurysm therapy: Neucrylate AN. Neurosurgery. 2010 ;67 :855-60.

52. Boockvar JA, Tsiouris AJ, Hofstetter CP, et al. Safety and maximum tolerated dose of superselective intraarterial cerebral infusion of bevacizumab after osmotic blood-brain barrier disruption for recurrent malignant glioma. J Neurosurg. 2011;114(3):624-32.

53. Riina HA, Fraser JF, Fralin S, et al. Superselective intraarterial cerebral infusion of bevacizumab: a revival of interventional neuron-oncology for malignant glioma. J Exp Ther Oncol. 2009;8(2):145-50.

54. Singh AV, Zamboni P. Anomalous venous blood flow and iron deposition in multiple sclerosis. J Cereb Blood Flow Metab. 2009;29:1867-78.

55. Bartolomei I, Salvi F, Galeotti R, et al. Hemodynamic patterns of chronic cerebrospinal venous insufficiency in multiple sclerosis. Correlation with symptoms at onset and clinical course. Int Angiol. 2010;29(2):183-8.

56. Arhart RW. A possible haemodynamic mechanism for amyotrophic lateral sclerosis. Med Hypotheses. 2010;75(4): 341-6.

57. Brazzini A, Cantella R, De la Cruz A, et al. Intraarterial autologous implantation of adult stem cells for patients with Parkinson disease. J Vasc Interv Radiol. 2010;21(4):443-51.

58. Smith BE, Gaba DM. Simulators. In: Lake C, Blitt C, Hines R (Eds). Clinical Monitoring: Practical Applications for Anesthesia and Critical Care. Philadelphia: W.B. Saunders; 2001. pp. 26-44.

59. Dawson DL. Virtual reality training for carotid intervention. Nat Clin Pract Neurol. 2007;3(8):470-1.

60. Dawson DL, Meyer J, Lee ES, et al. Training with simulation improves residents' endovascular procedure skills. J Vasc Surg. 2007;45(1):149-54.

61. Tsang JS, Naughton PA, Leong S, et al. Virtual reality simulation in endovascular surgical training. Surgeon. 2008;6(4):214-20.

62. Dayal R, Faries PL, Lin SC, et al. Computer simulation as a component of catheter-based training. J Vasc Surg. 2004;40(6):1112-7.

63. Hsu JH, Younan D, Pandalai S, et al. Use of computer simulation for determining endovascular skill levels in a carotid stenting model. J Vasc Surg. 2004;40(6):1118-25.

64. US Food and Drug Administration, Center for Devices and Radiological Health, Medical Devices Advisory Committee, Circulatory System Devices Panel meeting. (2010). Available from http://www.fda.gov/ohrms/dockets/ac/04/transcripts/Pages%20from%204033t1- 01.pdf 9/21/10.

65. Ogilvy CS, Samuelson RM, Bendok BR, et al. Simulation for neurointervention. Endovascular Today. 2008;71-6.

66. Riga CV, Cheshire NJ, Hamady MS, et al. The role of robotic endovascular catheters in fenestrated stent grafting. J Vasc Surg. 2010;51(4):810-9.

67. Antoniou GA, Riga CV, Mayer CK, et al. Clinical applications of robotic technology in vascular and endovascular surgery. J Vasc Surgery. 2011;53(2):493-9.

68. Wang W, Ionita CN, Keleshis C, et al. Progress in the development of a new angiography suite including the high resolution micro-angiographic fluoroscope (MAF); a control, acquisition, processing, and image display system (CAPIDS), and a new detector changer integrated into a commercial C-arm angiography unit to enable clinical use. Proc SPIE. 2010;7622(762251):76225I.

69. Gill K, Bednarek DR, Rudin S. SU-GG-I-74: Evaluation of effective dose in region-of-interest Neuroimaging. Med Phys. 2010;37(6):3118.

70. Ionita CN, Dohatcu A, Jain A, et al. Modification of the NEMA XR21-2000 cardiac phantom for testing of imaging systems used in endovascular image guided interventions. Proc Soc Photo Opt Instrum Eng. 2009;7258:72584R.

71. Jain A, Kuhls-Gilcrist AT, Gupta SK, et al. Generalized two dimensional (2D) linear system analysis metrics (GMTF, GDQE) for digital radiography systems including the effect of focal spot, magnification, scatter, and detector characteristics. Proc Soc Photo Opt Instrum Eng. 2010;7622.

72. Kyprianou IS, Rudin S, Bednarek DR, et al. Study of the generalized MTF and DQE for a new microangiographic system. Proc Soc Photo Opt Instrum Eng. 2004;5368:349-60.

73. Kyprianou IS, Rudin S, Bednarek DR, et al. Generalizing the MTF and DQE to include X-ray scatter and focal spot unsharpness: application to a new microangiographic system. Med Phys. 2005;32(2):613-26.

74. Yadava GK, Kyprianou IS, Rudin S, et al. Generalized performance evaluation of X-ray image intensifier compared with a microangiographic system. Proc Soc Photo Opt Instrum Eng. 2005;5745(1):419-29.

75. Yadava GK, Rudin S, Kuhls-Gilcrist AT, et al. Generalized objective performance assessment of a new high-sensitivity microangiographic fluoroscopic (HSMAF) imaging system. Proc Soc Photo Opt Instrum Eng. 2008;6913:nihpa 68288.

第 **21** 章　未来的显微外科技术展望

Mahua Dey, Issam Awad

反思历史和预测未来

占卜(来自拉丁语 divinare;意思为"预见,来自上帝的灵感",它与神学家有关)是通过一个标准化的程序或仪式,试图去深入了解一个问题。占卜者通过对征兆、事件或预兆的理解,或通过所谓的与超自然力量的联系,来确定应该如何对求卜者进行解释[1]。

脑血管外科医师的工作有时类似于 "占卜师"[1],不同的是他们并不预测未来,而是通过遵循"先知"的预言工作。这是因为脑血管外科领域严重受到先前"开拓者"的影响,这些开拓者的风格和技能不断被遵循和效仿。这些脑血管手术创始人在脑血管病仍是致命疾病的时候就顽强且信心十足地致力于应对这些疾病。从某种意义上讲,他们是工程师,发明了杰出的技术方案;他们是科学家,根据经验、实验室数据以及分析来解决问题;他们是艺术家,拥有令人钦佩的技能,是这个行业的财富和难以理解的遗产[2]。

技术创新一直是脑血管领域手术的推动力。很少有人会争论血管造影、血管吻合术、显微镜、计算机处理成像(和最近的影像导航)对于推动脑血管手术进步的作用。但这些创新并不是在这项技术诞生之时就能被运用上的。我们很难相信,曾经大多数神经外科医生在手术时并没有统一使用操作显微镜,这种状况一直持续到很多年后,没有操作显微镜而进行手术不再被接受。一代进行显微神经外科手术灵巧和安全的神经外科医生最终改变了这个领域,不言自明的是,这不是一夜之间发生的[3]。许多神经血管外科医生仍然对动脉瘤手术中的大面积的显露颅底或无牵引器

解剖的优势持怀疑态度。手术策略、过程的风险考虑的争论一直在持续。

一个真实的故事讲述了我们现代技术在这个领域当中的窘境。多年前,一位著名的具有影响力芝加哥神经外科医生, 同时也是一名手术大师和教学先锋, 被告知他的医院将要接受一份慷慨的慈善捐赠,让他选择是购买一个新的气脑造影检查装置还是购买某一款未经证实有实用价值的由英国 EMI 公司开发的声称可以使用 X 光进行横断面成像的工具。当他看到第一代计算机断层扫描机的图像时,他居然选择了气脑造影机。尽管这个大师级的神经外科医生经常用这个轶事来说明他自己无法"预见未来",但是在那个时候别人或许能够理解甚至赞成他当时的决定,甚至是在回顾这段经历的时候。由于第一代的 CT 扫描仪图像并不清晰,在当时最为谨慎的决定就是等待下一代扫描仪。当时,在第二代扫描一出来之前,气脑造影检查机其实是一个更好的投资,新型的气脑造影检查机可使患者在当时获益更大。当急诊的技术得以进展和完善,这项决定在几年后就明显变得不那么正确了。EMI 扫描仪更适合作为一个研究工具,而不适用于临床投资。

一位谨慎的血管神经外科医生,并不想第一个尝试未经验证的工具,当然也不应该是最后一个采用创新的人。在我们的领域里必须反复评估各种技术的价值,例如脑缺血血运重建的广泛应用[4],宽颈动脉瘤的动脉瘤囊内闭塞的各种技术的使用[5],或者最近的颅内狭窄的支架植入术的应用[6]。对患者预后的随访影响着许多现在的治疗方法的最终评价。其他的问题将被彻底改变,随着技术的不断发展,呈现历史对照越来越无关紧要。一个成熟的术式,如颈动脉手术治疗

缺血疾病,仍需反复的对其疗效进行评估。考虑到技术的进步,之前的令人失望的经验将会被重读。

我们这一领域的一个精神就是在无所畏惧追求和发展创新的同时,不忘反复评价创新的应用价值。创新的压力是现代化的一个特征,这种压力贯穿了脑血管神经外科诞生之初的第一个世纪,但创新对患者来说毫无疑问是有好处的。计算生物学、机器人技术、材料科学、成像技术和纳米技术给这一领域带来希望和不可想象的奇迹,在下一个世纪将会对这一领域产生进一步的改变。考虑到信息技术的进步和社会持续的对外科手术良好预后和低风险的高期望,这些技术将以无法想象的速度发展。然而历史教训告诉我们在使用新兴技术的同时要小心偏见。我们应该公开表达和承认这些,同时还要控制它们。因此,对这个领域里的新技术的应用价值和指导原则应该进行认真和科学的评价[7,8]。此外,在评估创新和比较效果时,必须要考虑成本效益[9]。鉴于上述历史、哲学和指导原则,我们建议在本章讨论血管神经显微外科手术的进一步发展的一般趋势。

引导显微外科手术的图像导航和图像融合导航

自从 20 世纪 60 年代 Ghazi Yasargil 引入显微神经外科概念以来,显微外科已极大推动了神经外科技术的转型和进步。显微神经外科的目标是在无创和微侵袭的前提下,精确、高效地处理各种不同特点的病灶。在手术显微镜的放大下进行器械微操作需要良好的显微外科解剖知识和经验。在现代影像技术进步之前,外科医生使用解剖标志来对病灶进行定位,再以各个血管分支和蛛网膜间隙作为"路标"进行操作。但是手术过程中术者可能遇到大量的解剖变异,如正常解剖变异、之前的手术或创伤导致的变异、畸形、疾病本身造成的变异,这些解剖变异可能导致术后严重的并发症。这种情形在术中超声的引入后得到改变,它提供了术中实时的定位反馈和指导[10]。

在过去的 15 年中,神经导航以及术中融合术前 CT 或 MRI 图像数据的影像技术的使用,影像导航逐渐成为一种安全可行的显微手术辅助程序。计算机辅助手术背后的基本理念是通过术前获得的影像与术中实际解剖和功能定位进行整合规划,在一个安全和舒适的方式进行手术,从而减少手术相关组织的侵袭,以及尽量减少或避免神经功能缺损。对于脑血管畸形开颅手术,应用影像导航可以最优化皮瓣的设计并精确到达病灶。对于真菌性动脉瘤、纵裂动脉瘤、侧裂深部或远端动脉瘤或后颅窝动脉瘤,可在 CT 血管造影(CTA)的图像导航下进行更安全和精细地定位。对于硬脑膜动静脉瘘(dAVF),应用 CTA 或 MR 图像进行导航可优化皮瓣设计,使动脉化的静脉结构更好地显露。

图像导航手术的优势之一就是避免之前所认为的"不可预见的并发症"。例如,万一在海绵状血管瘤切除术前所获得的图像中发现了任何潜在的静脉异常,都可以在手术过程中加以避免。有研究报道,异常静脉的损伤与严重并发症密切相关[10]。在颅内动脉瘤和动静脉畸形(AVM)中,4 根血管的脑血管造影术依旧是"金标准"的检查方法。尽管它不能完全提供一个完整的血管损伤的形态学特征与周围的解剖学评估,但是三维数据生成的容积再现 (VR)CTA 加上图像导航手术系统提供了血管病变血管的手术影像,避免了往往由于复杂的血管病变的解剖认识不足而造成的重大问题,如过早出血和(或)缺血性并发症。这在伴有脑内血肿的破裂动脉瘤手术中特别重要,神经外科医生在清除血肿的过程中可避免触及动脉瘤体,使动脉瘤再破裂的风险大大降低[11]。越来越多的图像导航和 CTA 已经取代了经导管血管造影在动脉瘤手术计划和执行中的地位。术中图像导航的使用,使传统的大皮瓣开颅(漏斗形入路,越深入视野越小)手术向微创、高精度手术(隧道形,皮瓣、骨瓣、脑组织显露一致)转变,同时还增加了神经外科医生在安全操作更复杂和深处的病变时的信心。这些技术可能会进一步完善,像多重图像的融合,包括纤维束成像和功能成像。

图像导航使清除颅内血肿的手术方式得到了极大的改善[12],术者可在图像导航下选择最佳位置穿刺置管对血肿进行引流,颅内出血手术在这些干预措施下成功率和安全性得到大大提高。比图像导航更进一步的是术中实时图像导航技术。术中 CT 和 MRI 手术单元的应用会进一步提高脑血肿的完全清除和最优化的导管放置。在过去,术中血管造影已被广泛和有效的应用,新型的杂交手术室提供了实时的血管成像,使血管内技术和开放的外科手术无缝结合[13,14]。

微侵袭及内镜辅助神经外科

位置深在的脑内病变对于神经外科一直具有挑

战性,在 1981 年 Greenberg 引入的自动拉钩与显微手术技术相结合使切除这些病变变得可能。但是脑组织长时间受牵拉的危险性也已被研究证实,研究表明在小鼠模型上,牵拉力量超过 20mmHg 维持 15 分钟将导致脑组织梗死。此外,在牵拉力量超过 20mmHg 时,局部大脑的血流量(CBV)会受到影响并达到危险的缺血性的水平。尽管使用间断牵拉代替持续牵拉可降低缺血的风险,但是在复杂的切除术和深处的病变中这个方法并不适用。

微创手术的目的是为了减少失血、组织破坏及其引起的并发症。微创手术的两个基本原则是精准的手术解剖和微创的手术路径。术中交互式计算机引导、有框架或无框架的立体定向手术,超声引导和内镜等技术已越来越多地独立或联合应用于微创手术的过程中[15]。在广泛使用 MRI 之前,CT 立体定向技术已用于深部病变手术计划,借此确定最微创的手术路径。在这类手术中,通常在 Leksell 立体定向系统上使用金属的管状牵开器牵开脑组织为手术创造一个通路。这种牵开器可使脑和白质周围的牵拉压力分散小于 10mmHg。在第一次和 Leksell 立体定向系统一起使用之后,管状牵开器的设计已经发生了明显改变。这些修改包括将其与无框架的神经导航相结合,将牵开器的成分由金属改为聚酯,逐步牵开的设计,在颅脑手术中使用脊髓牵开器等[15]。

20 世纪 90 年代中期引进神经外科的新型内镜具有视频影像再现、增强的光学配件和多角度大视野的特点。微创颅底手术方法也随之进一步改善。虽然内镜技术不断进步,但是二维的图像和有限的操作空间依旧是它的明显缺点。手术作显微镜则有着三维图像和提供深层次景深的优势;但是深部的神经、血管的可操作性依然受限,主要是因为显微镜光源是直线传播的。考虑到显微镜能提供卓越的三维显像和舒服的手术操作,内镜能够提供更宽广和更近距离的图像,即使是在拐角处也能详细观察,因此,在动脉瘤手术和微血管减压手术中,这些工具已被联合使用[16]。"内镜控制的显微外科手术"是指在内镜可视化下的使用标准显微手术工具的手术操作,而"内镜辅助下的显微外科手术"是指在同一手术过程中显微镜和内镜的同时应用。"内镜神经外科"这一术语通常是指通过内镜通道进行操作的手术。最后,当内镜是仅仅作为可视化的辅助工具,而不是进行手术操作,那么它被称为"内镜观察手术"。

一般来说,内镜和显微镜的联合使用可实现较小的皮肤切口、较小的骨切除、减少脑组织的牵拉和更好显示角落和裂隙深处的目标。显微外科技术的集成在几十年前已经开始应用,熟悉应用内镜技术的新一代的神经外科医生将有助于新型工艺内镜的更好应用,并澄清内镜的优点和局限性。

神经外科领域的机器人

手术机器人可定义为:一个可以重新编程的、多功能的被设计用于在各种程序下移动材料、部件、工具或特殊元件来完成各种任务的机械手[17]。换句话说,机器人提供了一个自动化的外科医生和患者之间的接口。外科医生可通过机器人在极狭小空间下操作(显微手术),还可通过机器人在非常有限的通路内进行操作(微创手术),同时还可通过机器人进行高精确可重复的操作(立体定向手术),或者在手术过程中通过机器人获得大量的图像信息(图像导航手术)[17],这就大大提高了外科手术的可操作性。机器人的主要优势反映在能够使用丰富的、详细的定量信息在操作环境不友好的或者人工手术难以达到的地方去执行一个精确的、重复动作的手术操作(特别是在远距离外科和监控过程中)。它们拥有优秀的三维空间精度,特别是在与数字化图像信息结合起来时,但是它们的决策和定性判断的能力却很有限。相反,人类则是整合不同信息来源,使用定性数据进行判断的高手。人类也有优越的灵活性和强健的手眼协调能力,能够即使在一个微小的范围内都能获得一个细腻的触觉[17]。这些关键能力的差别意味着目前的手术外科机器人系统只能局限于在外科医生手术前提供的指令下或精确地一步接一步指令下去完成基本的预编任务[17]。外科手术机器人的当前任务是协助外科医生并在其指导下扩展或改进人类的技能。机器人对深部手术操作灵活性的改进是毋庸置疑的,医生可通过狭长的路径进行操作,选择一个更长的操作距离而不容易发生疲劳,在比现在小得多的结构上进行显微外科手术。执行显微外科手术的阻碍之一就是生理性的抖动。尽管肉眼很难察觉抖动,但在显微镜 10 倍放大后抖动就很明显了。抖动的产生取决于握住显微器械时个人的敏感性和技能。在使用机器人接口时,外科医生的生理性抖动可以由 40μm 减小至大约 4μm[17]。机器人的高精确的特点使它们在精细的手术中应用有更好的预后前景。

有一些更早期的尝试将机器人引入微创手术,但是由于技术不成熟，并没有得到广泛应用[18]。在 2002 年诞生的 neuroArm 机器人融合了 MR 并结合先进的触觉反馈技术、三维图像的重建和手动控制技术[18]。这个机器人是第一个拥有图像导航，兼容 MR，有能力进行显微外科手术和立体定向手术的机器人。NeuroArm 可在一个远程工作站通过电视和丰富感官环境再现进行手术，其丰富的软硬件设计最大化地保证了患者的安全。这套机器人手术系统可提高外科医生的能力和技巧，提高了手术安全性，扩展了手术操作性。在神经外科领域，一些在实验条件下甚至临床条件下可应用的外科系统已开发出来，但是一个广泛适用的机器人系统尚未推出。通过狭小通路进行深部的复杂操作的任务较为复杂，也是最适合神经外科机器人系统使用的任务。毫无疑问，显微外科搭桥手术在等待着一个聪明的机器人的问世，以此允许外科医生跳过当前乏味的训练和涉及传统显微外科吻合技术的严格的学习曲线。

显微手术器械的设计，人机工程学和手术室的未来

现代显微镜自从第一次进入手术室后已有了显著地改良，现在它们能够在没有光学畸变的情况下提供良好的放大倍率，在没有过多热量释放的情况下提供明亮的照明和在不牺牲手术操作灵活性的情况下保证安全和稳定。Leica 公司生产的两个模块，FL-400 和 FL-800 可安装到 Leica 手术显微镜 M525 OH4 或 M520 OH3 中。FL-400 提供的蓝光可使外科医生在患者口服 5-氨基乙酰丙酸后在其体内观察到恶性胶质瘤。FL-800 模块则可通过检测静脉注射的吲哚菁绿(ICG)并将其图像在显示器上进行显示来进行术中血管造影。Carl Zeiss 公司也提供相似的技术，它的显微镜包括 OPMI Pentero 和一个顶置式版本 OPMI Pentero C。

ICG 血管造影术的使用已彻底改变了动脉瘤手术，在确认载瘤动脉的通畅情况、动脉瘤囊闭塞情况，甚至血管造影不清晰的附近血管穿支的是否通畅等方面 ICG 已作为血管造影的辅助手段，甚至可取代血管造影[19]。ICG 血管造影术还被用于评估其他应用，诸如侧支循环的通畅程度的评价、动静脉短路的鉴定，甚至于评估局部灌注。

然而，虽然手术设备已取得了如此成就，但在很多方面这些现代设备仍然需要不断改进以适应手术的需求，如显微镜的大小、聚焦能力和灵活性，这毫无疑问是创新的方向。外科医生估计会花去手术时间的 40% 去调整他们的显微镜。小型放大镜可以克服这些问题的大多数，但是却受限于其固定的焦点和低的放大倍数。自动对焦系统能有效解决这个问题，但是自动对焦系统的问题是如何聚焦于外科医生感兴趣的层次。解决这一问题的方法之一就是使用摄像头或者一个小型雷达专门针对跟踪的外科医生的显微手术器具。这样一个系统可通过连续测量物镜和工具尖端之间的客观距离来自动调节显微镜或放大镜的焦点。这样外科医生就可以对期望观察的地方保持专注，而不用去操纵传统的聚焦旋钮。将这种自动对焦系统与嘴或者脚的控制相结合，再加上舒适的手术椅，将使显微镜的移动也不用外科医生的双手去操控，这样就同时提高手术的舒适性，控制抖动和提高手术执行能力。我们距离显微镜能够同时显示 MR、血管造影、CT 和术中信息已不再遥远。术中 MRI 单元提高了切除术的手术范围，特别是对于神经胶质瘤和垂体腺瘤，从而提高了患者的恢复情况和存活率[20]。

先进的成像方式，如三维荧光成像、CT、MRI、经导管和 ICG 血管造影都已进入了手术室，这些设备在一定程度上改变了传统的神经外科手术室的布局和手术操作流程[21]。这取决于每个医疗机构的具体情况，但是最优化的组合将可能被广为效仿。

显微外科器械工程可能会持续发展，在尖端放大、吸引-冲洗、图像导航追踪和符合人体工程学方面将不断提高，并将更好地适应新的手术室环境和新型手术任务诸如机器人手术和内镜辅助操作。手术器械的更灵巧、更轻便、更耐用的设计有赖于新型合金材料的出现。颅钻、吸引器和剥离器的设计将继续发展，通过使用新的材料和能源在手术任务中确保极高的安全性和有效率。

未来逐渐消失的术式、重获新生的术式以及新的显微外科术式

预测显微外科技术将消亡和过时的言论不止一次被证实为言之尚早。如果我们生活在一个导管技术比显微技术更早发展和充分利用的世界里，那么显微手术技术的引入将被看作是解决许多问题的替代手段。显微神经外科手术有着与生俱来的高雅和高效，它逐步形成和迅速适应，就像上文提到的那样，在可预见的未来它将继续是解决神经和血管问题的一个有用的工具。当然弹簧圈和支架在某些病例中会比夹

闭有效,但是通常在夹闭和栓塞之间仍较难取舍。宽颈和载瘤动脉的分支起源于瘤颈处的大脑中动脉(MCA)分叉部位的动脉瘤只适合显微外科夹闭来处理。此外,许多位置的未破裂动脉瘤的最好解决方法就是夹闭,因为夹闭能有效避免复发和再出血。通过长期的疗效随访对比,有学者认为对于破裂动脉瘤的弹簧圈疗法的优势似乎已经消失[22]。对于巨大动脉瘤,通过在动脉瘤开口处简单的夹闭术能精确地阻断远端载瘤动脉并同时有效保留穿支血管,而载瘤动脉弹簧圈闭塞术则可能有造成一段血管的闭塞和血栓形成后扩散的风险。

显微血管搭桥手术曾被认为只能应用在脑血管闭塞性疾患中,脑血管闭塞性疾患是它们最初的主要手术适应证。但其与载瘤动脉阻断术联合应用治疗复杂动脉瘤,使其的应用逐渐增多[23]。同样,动脉瘤夹闭技术已发展到可进行复杂的多枚动脉瘤夹重建技术。这些模式的改变,对这些发展的整合和不断的评估和更加复杂的技术辅助,都将需要新型的训练模型和团队整合。这将会不断改变我们的学习过程并提升操作能力。而且还有可能有新的生物方法来改善异常的血管从而代替手术切除。但是显微神经外科手术仍会被使用来帮助安全高效地实现这些方法。

未来显微外科发展的培训和团队整合

血管神经外科在诞生之初就被认为需要一批热衷该领域的人专门研究它。有能力胜任于这一领域的开拓者把他们毕生的时间和精力专注于精通这一领域的技术和知识上。参与研究和教学需要整合发现的成果,评估和传播知识及技能,被公认为是掌握一门新和高要求的技术领域不可或缺的组成部分。这样的专业化,在一定程度上的学术化和大量经验的积累最终反映在患者身上就是令人兴奋的术后结果[24]。

亚专业分科的趋势使这个领域需要整合更多复杂的技术,包括这章所提到的创新的探讨,这一点是非常重要的。作为血管神经外科专业医师,需要掌握导管技术和外科技术,这本身要求就极高。当然毫无疑问的是,多学科技术是有利的,但是每项技术的学习时间会大大增加,某种程度上来说也不利于精通。许多二元论者,特别是在较小的团队,不会参与所有的研究,仅仅因为个人和地方特权、利益的原因最终会将一项技术置于另一项技术之上。

血管神经外科手术越来越成为一个广阔的领域,

以至于需要考虑在其中继续分出一些亚专业。并不是所有外科医生能够对血管修复、颅底手术技巧、放射外科、神经与血管重症监护、内镜和血管内操作的知识和技巧精通到相同的程度。更不用说掌握血管生物学、遗传学、血流动力学与流变学、局部缺血的大脑保护、机器人工程学和临床试验方法学的研究技能。出色的技术和团队中重要的岗位会逐渐呈现。然而,在多学科综合团队的合作当中,最好和最全面的团队将不再包含"万金油",但是会有"多面手"的存在。这样的宽度和深度要求有最好的神经外科手术技术,将来在每个领域都会要求有专门的知识和技术。患者的最佳恢复结果也需要这样。为此,可预见到在现在的团队中必然会有一场不可避免的变革,大到足以支撑多学科神经外科的专家团队并能在各个战线上保持最新的进展。

对下一代神经外科医生的培养也提出了新的挑战。由于住院医师工作时间的减少以及相应的工作技能训练的下降,难免会发生各个学科需要争抢每个医生的训练机会。新的和更复杂的技能正在融入每一个神经外科领域,包括脊柱、功能、肿瘤、儿科以及血管,每个医生只能用更少的时间去对每项技能完成读写和熟悉的能力。技能和专业知识似乎变得越来越"高级",经常需要专科进修培训来积累经验。以前的手术中均会涉及神经血管领域,精细分科将成为今后神经血管外科手术训练的一个规范。更长的学习过程特别是要求最为苛刻的技术任务就需要有新的模式过渡到实践。一个神经血管外科医生在与资深的导师或有各种学问的同事工作很多年后才能成为一名大师。

所以今后的神经血管外科手术的团队应该有新手和老手,圈内医生和圈外医生,核心成员指导和团队合作,在团队中的互相依赖的平衡。这个团队整合模式明显地类似于被 Guimera 及其同事描述的任何学科中都需要的创意团队[25]。

(贺伟旗 马原 杨涛 译)

参考文献

1. Divination. [online] Available from http://en.wikipedia.org/wiki/Divination. [Accessed Feb 2012].
2. Lee S ML, Awad IA. A history of cerebrovascular surgery. In: Barrow DL, Kondziolka DS, Edward R, Jr. Laws (Eds). In Fifty Years of Neurological Surgery. Lippincott, Williams & Wilkins; 2000.
3. Yasargil M. Microsurgery: applied to neurosurgery. (Thieme Classics). Thieme; 2006.

4. Awad IA, Spetzler RF. Extracranial-intracranial bypass surgery: a critical analysis in light of the International Cooperative Study. Neurosurgery.1986;19(4):655-64.

5. Kwan ES, Heilman CB, Shucart WA, et al. Enlargement of basilar artery aneurysms following balloon occlusion-"water-hammer effect." Report of two cases. J Neurosurg. 1991;75(6): 963-8.

6. Chimowitz MI, Lynn MJ, Derdeyn CP, et al. Stenting versus aggressive medical therapy for intracranial arterial stenosis. N Engl J Med. 2011;365(11):993-1003.

7. Caplan LR. Question-driven technology assessment: SPECT as an example. Neurology. 1991;41(2 (Pt 1)):187-91.

8. Awad IA. Neurological surgery and clinical science. In: Awad IA, AANS Publishers (Ed). Philosophy of Neurological Surgery. Thieme; 1995.

9. Apuzzo ML. The Richard C schneider Lecture. New dimensions of neurosurgery in the realm of high technology: possibilities, practicalities, realities. Neurosurgery. 1996; 38(4):625-37; discussion 637-29.

10. Winkler D, Lindner D, Strauss G, et al. Surgery of cavernous malformations with and without navigational support—a comparative study. Minim Invasive Neurosurg. 2006;49(1):15-9.

11. Chibbaro S, Tacconi L. Image-guided microneurosurgical management of vascular lesions using navigated computed tomography angiography. An advanced IGS technology application. Int J Med Robot. 2006;2(2):161-7.

12. Awad IA, M Dey, J Jaffe. Image-guided catheter evacuation and thrombolysis for intracerebral hematoma. In: Jandial, McCormick and Black (Eds). Core techniques in operative neurosurgery. Elsevier; 2011.

13. Ng PY, Huddle D, Gunel M, et al. Intraoperative endovascular treatment as an adjunct to microsurgical clipping of paraclinoid aneurysms. J Neurosurg. 2000;93(4):554-60.

14. Murayama Y, Irie K, Sagushi T, et al. Robotic digital subtraction angiography systems within the hybrid operating room of the future. Neurosurgery. 2011;68(5):1427-32; discussion 1433.

15. Recinos PF, Raza SM, Jallo GI, et al. Use of a minimally invasive tubular retraction system for deep-seated tumors in pediatric patients. J Neurosurg Pediatr. 2011;7(5):516-21.

16. Filipce V, Pillai P, Makiese O, et al. Quantitative and qualitative analysis of the working area obtained by endoscope and microscope in various approaches to the anterior communicating artery complex using computed tomography-based frameless stereotaxy: a cadaver study. Neurosurg. 2009;65(6):1147-52; discussion 1152-43.

17. Nathoo N, Cavusoglu MC, Vogelbaum MA, et al. In touch with robotics: neurosurgery for the future. Neurosurg. 2005;56(3):421-33; discussion 421-33.

18. Pandya S, Motkoski JW, Serrano-Almeida C, et al. Advancing neurosurgery with image-guided robotics. J Neurosurg. 2009;111(6):1141-9.

19. Imizu S, Kato Y, Sangli A, et al. Assessment of incomplete clipping of aneurysms intraoperatively by a near-infrared indocyanine green-video angiography (Niicg-Va) integrated microscope. Minim Invasive Neurosurg. 2008;51(4):199-203.

20. Chicoine MR, Lim CC, Evans JA, et al. Implementation and preliminary clinical experience with the use of ceiling mounted mobile high field intraoperative magnetic resonance imaging between two operating rooms. Acta Neurochir Suppl. 2011;109:97-102.

21. Ng I. Integrated intra-operative room design. Acta Neurochir Suppl. 2011;109:199-205.

22. Molyneux AJ, Kerr RS, Birks J, et al. Risk of recurrent subarachnoid haemorrhage, death, or dependence and standardised mortality ratios after clipping or coiling of an intracranial aneurysm in the International Subarachnoid Aneurysm Trial (ISAT): long-term follow-up. Lancet Neurol. 2009;8:427-33.

23. Xu BN, Sun ZH, Wu C, et al. Revascularization for complex cerebral aneurysms. Can J Neurol Sci. 2011;38(5):712-8.

24. Solomon RA, Mayer SA, Tarmey JJ. Relationship between the volume of craniotomies for cerebral aneurysm performed at New York state hospitals and in-hospital mortality. Stroke. 1996;27(1):13-7.

25. Guimera R, Uzzi B, Spiro J, et al. Team assembly mechanisms determine collaboration network structure and team performance. Science. 2005;308(5722):697-702.

第22章 血管内技术困难的解决与并发症的避免

Salah G Aoun, Tarek Y El Ahmadieh, Rudy J Rahme, Joseph G Adel, Bernard R Bendok

引言

神经血管内技术在神经系统疾病诊断和治疗中的应用从 20 世纪 90 年代初期开始稳步增加,并且种种迹象似乎表明这种趋势会持续下去。回顾 2008 年一个全国住院患者的数据调查显示,颅内动脉瘤血管内栓塞手术 2003 年较 1993 年的 10 年间数量增长了近一倍[1,2]。正如国际蛛网膜下隙动脉瘤试验(ISAT)[3]所表明的那样,血管内治疗越来越受欢迎的一个原因,是该技术在治疗脑血管疾病拥有较高的成功率以及相对低的并发症发生率;其次血管内治疗使过去认为具有高的并发症发生率或不能手术的复杂血管病的治疗成为可能。虽然血管内技术在诊断和治疗脑血管疾病的过程中的并发症比较少见,但这些并发症一旦发生则可能带来致命的后果。随着越来越多的血管内治疗的开展以及新的适应证的尝试,并发症发生率和死亡率可能会增加。通过优化手术适应证来选择最适合患者,以及通过反复的手术操作训练及规范化手术步骤都可能有效避免术后并发症的发生。另一方面,危机管理要求深入全面了解特殊患者和特殊血管内方式可能带来的并发症,以及掌握他们各自最适合的治疗方法。在这一章中,作者以患者和血管内治疗为中心,目的是提供一个关于在诊断和治疗血管疾病过程中所引起并发症的发生、危险因素以及相应处理策略的一个综述。

避免并发症的一般指导方针

涉及高风险以及并发症高发生率的外科手术,其

并发症的避免可概括为以下三点:①作出治疗或不治疗的决定;②仔细计划手术过程;③准备在危及生命的紧急情况下使用救命的替代治疗措施。

1.深入了解和认识疾病的自然病史,所有可用的治疗手段以及患者的个体因素和危险因素是避免手术并发症的最重要步骤。如果血管内治疗被认为太危险,那么应当考虑应用其他的替代治疗方式,如开颅手术。如果两种方式都不可行,为了避免患者不合理的风险,选择不进行干预,可能更符合患者的最大利益。

2.一旦作出干预的决定,医疗团队应该稳定患者的病情以及优化手术程序。通过控制血压、血糖水平和其他危险因素有助于改善患者的预后。仔细研究患者的血管解剖以及与其他专家一起讨论,可能有助于确定使用最佳的方法和最合适的材料,从而有利于手术的进行。

3.最后,如果发生并发症,患者将面临一场灾难,因此我们应该提前为可能出现最坏的情况做好预防措施。一套侧脑室外引流装置应该提前准备好。此外,手术人员应该为紧急情况下可能进行的开颅手术做好准备。

在下面的章节里,作者首先回顾与患者相关的以及与手术程序相关的危险因素,这些因素可能会影响术后患者的预后。然后,作者会讨论血管内治疗常见的并发症,最后评论一些关键的神经介入手术步骤。

血管性治疗患者的选择:危险因素及围术期护理

诊断性血管造影是所有血管内治疗的关键一步,

已得到了广泛的实践和研究[4-12]。血管内治疗患者的内在和外在的多重危险因素已被确定可增加患者的并发症发生率和死亡率,这些因素也能被用于神经血管介入手术的风险评估[2,4,5,8,9,11-16]。患者的内在因素包括患者的年龄[2,8,13,14]、水合作用、肾功能[2,9,16]、心血管危险因素尤其是糖尿病和动脉粥样硬化[2,9,12,13,15,16]、曾经发生的短暂性缺血发作(TIA)或卒中,以及正在接受过治疗的颅脑病变的类型[2,4]。额外需要考虑的因素包括血管的解剖、结缔组织疾病和凝血功能异常。患者的外在因素则与血管内治疗操作过程本身直接相关,包括注入造影剂的剂量[9,11,15]、总的操作时间和透视时间[9,11,13,15]、术中导管的交换[9,15,16]以及术者的经验[13]。对于神经介入医师应该确定以下因素:①为特定类型的手术选择合适的患者;②更好地优化手术步骤以更好地适合患者的疾病;③血管内介入治疗前尽可能做好术前准备和优化患者的身体状况;④为患者在介入手术期间或之后可能遇到的并发症制定处理方案。在缺乏系统的广泛指导方针的情况下,术前方案的有效制定以及患者的仔细筛选,可能是降低与诊断性和治疗性血管内技术相关的并发症发生率和死亡率的重要手段,这将确保制定正确的治疗适应证以及使患者获得最佳治疗结果。

公认的与患者相关的危险因素

患者年龄

　　Brinjikji 等人[14]的一项研究回顾比较了 2001 和 2008 全国住院样本数据库,评估了患者的年龄对手术夹闭和血管内栓塞治疗未破裂脑动脉瘤的临床结果的影响,有趣的是,并发症发生率和死亡率似乎也随年龄增长,分别从小于 50 岁患者的 3.5% 和 0.6%,上升到 50~64 岁之间患者的 4% 和 0.5%,65~79 岁之间患者的 6.9% 和 0.8%,最后是 80 岁以上患者的 9.8% 和 2.4%。Lawson 等[2]基于从全国住院样本数据库中的 14 050 患者开展了一项相似的研究,并得出结论,年龄小于 70 岁的患者可从血管内栓塞手术中获益,然而年龄超过 80 岁的患者血管内治疗的相关风险则超过动脉瘤破裂的风险。因此当患者考虑神经血管内介入治疗时,年龄可能是一个重要的考虑因素,当超过这个年龄时风险显著增加,然而一个明确的年龄限制是很难确定的。Fifi 等[8]在一个医学中心,6 年期间对 3636 名脑血管造影患者进行了追踪并进行回顾性研究,认为患者年龄超过 65 岁是与手术并发症显著相关的唯一危险因素,并且老年患者并发症的发生率是年轻患者的 4 倍。Willinski 等[13]基于 2899 例脑血管造影术的前瞻性研究发现,55 岁以上患者神经系统并发症发生率是年轻患者的 2 倍(1.8%vs0.9%,P=0.35)。在一项 500 例诊断性脑血管造影患者的回顾性研究中,影响手术结果的最低年龄阈值被证明,患者年龄超过 40 岁并发症的发生比率显著增高(P<0.01)[4]。

水合作用和肾功能

　　最新一代的造影剂已降低了造影剂肾病(CIN)的发生率,但 CIN 的临床后果往往是灾难性的。CIN 是指在排除其他损害肾功能的影响下,造影 24 小时后,血清肌酐增加 25% 以上的肾功能的降低[17-20]。危险因素包括糖尿病以及脱水状态,两者都常见于脑血管疾病患者,特别是在血管内治疗前期间禁食水,而没有适当静脉补液情况下[2,18]。有趣的是,Earnest 等[16]对连续行脑血管造影检查的 1517 名患者进行前瞻性研究的结果显示,造影前表现为血清肌酐水平升高的肾功能降低,与神经系统并发症发生率的显著升高密切相关。大多数关于造影后引起 CIN 的可靠数据都能在心血管疾病文献中被找到,平均风险是 14%,大部分患者可以恢复的,而仅 1% 的患者需要长期透析[2,18]。给予患者适当的补液被认为是防止 CIN 的有效手段,然而对于另外的一些经验疗法,例如口服 N-乙酰半胱氨酸(NAC)或者碳酸氢钠,其疗效仍然被认为缺乏明确的科学证据。来源于冠状动脉造影术文献的数据,针对 NAC 对 CIN 的预防作用一直存有争议,特别是在中等剂量到高剂量的造影剂静脉给药以后,而一些研究报道认为 NAC 的应用是有益的[17,21]。其他研究也未能证明相比于生理盐水 NAC 能带来任何额外的好处[22-24]。最近的一项双盲随机对照试验,即 NAC 预防造影剂肾病试验(ACT),结果未能显示出 NAC 的使用对冠状动脉造影或血管造影检查后发生的 CIN 有任何预防作用[25]。静脉注射碳酸氢钠被认为对 CIN 提供某种程度的保护,这一观点饱受争议[26],直到 Mayo 临床中心对 7977 例患者进行回顾性研究而得出结论,相比于生理盐水,碳酸氢钠的使用实际上可能是有害的[27]。目前难以得出预防 CIN 的共识和指南,对于不同医疗中心其医疗实践也各不相同。

心血管危险因素

　　Willinski[13]等进行了一项前瞻性研究,这项研究分析了 2899 例连续 DSA 脑血管造影的患者，有心血管疾病史的患者神经系统并发症的发生率高达 2.3%（P=0.035），远高于没有心血管疾病史患者的 0.9%（P=0.004）。Earnest 等[13,16]对行脑血管造影的 1517 名患者进行一项前瞻性研究，发现收缩压高于 160mmHg 的患者与神经系统并发症发病率的增加密切相关，还与如颅内小血肿等局部并发症的发病率增加密切相关。Dion 等[9]对 1002 名脑血管造影检查患者进行前瞻性研究，证实收缩压超过 160mmHg 的患者在造影后的第一个 24 小时内风险显著增加（P=0.004）；在造影后 24~72 小时，糖尿病会明显增加患者神经系统不良事件的发生率（P=0.03）。

短暂性脑缺血发作和进展性缺血性卒中

缺血性卒中是公认的血管造影术后并发症发生的危险因素[9,11–13,16,28–32]，Cloft 等通过 Meta 分析发现缺血性卒中所引起的血管造影术后并发症发生率是其他神经系统疾病的 4 倍[33]。在伴有 SAH、脑动脉瘤、脑AVM 患者行脑血管造影术后神经系统并发症发生率的研究发现，TIA 和卒中患者的短暂或持久的神经系统并发症发生率要高于单独患 SAH 的患者（3.7%vs1.8%，P=0.03），也同样高于无 SAH 的动脉瘤和AVM 患者（3.7%vs0.3%，P=0.001）。Theodotou 等[12]对经股动脉插管行脑血管造影术的 159 名患者进行研究显示，患有 TIA 的患者术后并发症发生率为 4.5%，患有进展性卒中的患者并发症发生率则上升到 7.7%。而 Faught 等报道，卒中患者出现了令人担忧的神经系统并发症发生率，短暂的并发症发生率为 12.2%，永久并发症发生率则为 5.2%。Earnest 等进行相似的研究报道，在他们对行脑血管造影术的 1517 名患者进行前瞻性研究发现，TIA 患者短暂并发症发生率为10.8%，而卒中患者的短暂并发症发生率为 9.8%，过去曾患卒中的患者则并不影响并发症发生率[12]。

接受诊治的病变类型

在一项 5000 例脑血管造影的大型回顾性研究中，Mani 和 Eiseinberg[4–6]研究了脑血管造影术后的并发症发生率，他们发现脑血管闭塞性疾病和 SAH 患者的脑血管造影术后的并发症发生率最高，创伤后或术后患者的并发症发生率为 1.2%~1.9%，而在肿瘤、癫痫发作、头痛、造影正常患者的并发症发生率仅为 0.2%~0.5%。以前的报道也显示脑血管闭塞性疾病的脑血管造影术后的并发症发生率是其他神经系统疾病的 4 倍[34]。

操作过程中的危险因素

造影剂的注射剂量

造影剂剂量的增加与脑血管造影术后 CIN 发生率相关，也似乎与脑血管造影术后神经系统及非神经系统的并发症发生率直接相关。在 Dion 等的一项研究中，高剂量的造影剂明显增加了脑血管造影术后 24 小时内神经系统不良事件的发生率（P=0.03）。此外，造影剂的剂量也与脑血管造影术后 24~72 小时之间出现的神经系统不良事件密切相关（P=0.001），并且也与非神经系统不良事件（主要为穿刺点直径小于 5cm 的血肿）相关（P<0.00001）。众所周知，离子型造影剂除了增加血管造影术后脑血管并发症发生率外还可增加肾脏损伤，而对非离子型造影剂的数据则是有争议的[6,9,35,36]。Skalpe 等[36]对 1509 例使用离子型造影剂与 1000 例使用非离子型造影剂进行脑血管造影夫人患者，对比两者造影后的神经系统的并发症发生率，结果非离子型造影剂低于离子型造影剂（1.3%vs2%）。在另一方面，McIvor 等对 230 例主动脉弓及颈动脉造影患者进行的一项前瞻性研究发现，采用非离子型造影剂的 132 例患者和采用离子型造影剂的 98 例患者在造影后的神经系统的并发症发生率方面，没有显示出显著的统计学差异[35]。

操作时间和透视时间

与几乎每一个外科专业中，操作时间的延长与增加出血和感染、增加一般并发症的发生率和患者的不良预后密切相关。长时间操作时间的影响已在心脏方面文献中被很好地探讨研究。在 Adams 等的一项 173 所医院以及 46 904 例血管造影患者的调查研究中，他们得出的结论是，为了收集过量的非关键数据而延长操作时间应该避免，因为这种行为有增加血栓性并发症的风险[37,38]。同样的原则似乎也适用于脑血管造影。Mani 和 Eisenberg[4]分析了 4795 例脑血管造影患者的造影时间，发现造影时间超过 80 分钟，几乎所有并发症发生率都显著提高（P<0.01）。Heiserman 等对 1000例脑血管造影患者的前瞻性研究也得出了相同的结论[11]。Mani 和 Eisenberg 也发现训练中心相比非训练中心操作时间被显著延长。这可能意味着，虽然操作的时间可能会直接影响患者预后，但操作者的经验等

复杂性的混杂因素都可能影响患者的预后。Willinski等[13]分析了 2899 例脑血管造影透视时间后发现,透视时间≥10 分钟与较高的神经系统并发症发生率显著相关,透视时间也被作者认为是评估操作难度的最好指标。

术中交换导管

在血管造影中频繁或非计划的交换导管与围术期的神经系统并发症发生率的增加密切相关[9,15,16]。然而,频繁的交换导管通常反映了病例的复杂程度,患者解剖结构的复杂性,如迂曲的血管或意想不到的动脉粥样斑块或术者的经验不足等。Dion 等观察到当所使用导管的数目是≥3 时($P=0.08$),诊断造影术后 24 小时内神经系统并发症发生率有增加的趋势($P=0.08$)。此外,所使用的导管数目的增加与非神经系统不良事件(最常见的穿刺点血肿)的发生率显著相关($P<0.00001$)。Earnest 等的研究发现,交换导管与操作后 24 小时以后的短暂或持久性神经系统并发症的发生率显著相关($P<0.02$)。交换导管似乎是神经系统预后的一个预测因素,其不依赖于患者的解剖,如迂曲的血管系统,同样也不依赖于患者的诊断,如脑血管疾病或动脉粥样硬化[16]。

术者的经验

脑血管造影术后神经系统并发症似乎更经常地发生于毫无经验的术者[6,13,29,35,39,40]。Mani 等对 5000 例脑血管造影患者进行回顾性研究,发现术后神经系统并发症发生率在教学医院(3.9%)几乎高于非教学医院(0.9%)4 倍。此外,训练有素的神经介入医生的脑血管造影术后并发症发生率只有普通放射科医生的一半(0.7% vs 1.8%)。相似的结果也见于 Willinski 等人的前瞻性分析报告[13]。虽然作者没有找到经验丰富的医生操作与普通医生操作在神经系统并发症发生率上的明显差异。但在另一方面,由普通医生和经验丰富的医生共同进行血管造影的神经系统并发症发生率明显高于任一方单独进行血管造影的神经系统并发症发生率。在大多数情况下,经验丰富的医生不干预操作,但当普通医生遇到困难例如老年患者和有更严重的缺血性脑血管病史,才会干预操作,因此可以推断并发症发生率升高多由于病例的复杂性。相反,Heiserman 等[11]对连续的 1000 例血管造影的研究发现,手术者的技术精通程度似乎并不影响神经系统并发症发生率。

血管内操作的并发症

所有介入手术常见并发症

这些并发症包括动脉穿刺处血肿形成、栓子和微栓子引起的脑梗死、动脉夹层和 CIN。CIN 在本章的前面已经被详细讨论。

动脉穿刺点

脑血管介入术后,动脉穿刺点最常见的并发症是血肿,无论是股动脉、桡动脉还是肱动脉都被经常报道[4-9],说明并发症的发生并不依赖于穿刺点的部位[2]。Dion 等报道穿刺点血肿是最经常发生的非神经系统并发症,在超过 1000 例的血管造影前瞻性研究中发现,穿刺点血肿发生率为 6.9%。其形成的危险因素包括老年患者,如 50% 的患者超过 60 岁;造影剂剂量;3个或 3 个以上导管的使用或导管直径大于 6.5F;大量的导丝使用;系统性高血压;操作时间大于 60 分钟,以及有 TIA 的患者。发生穿刺点血肿的患者有 1/3 是年龄超过 70 岁的患者,需要进行补液或者手术修补治疗。Fifi 等的一项研究,回顾分析了一个单中心的 3500 例血管造影检查的结果,发现穿刺点血肿发生率仅有 0.15%,占所有并发症的 50%,但作者承认可能有一些小的血肿被漏报。在 Earnest 等的另一项大型前瞻性研究中发现,各种穿刺点血肿发生率为 4.4%,似乎与年龄相关[16]。这与一个近 20 000 名患者的大型前瞻性研究报告的血肿发生率相似[7]。

在过去的 10 年中,动脉切开闭合装置(ACD)已被更经常地使用,并且现在变得更有帮助。其主要优点是,过去需要住院才能进行的血管造影诊断现在门诊就可以进行。它们可在使用抗凝药物的患者中使用,并能有效地阻止正在进行的出血[41-43]。一个多中心的研究将 1162 例使用 ACD 的患者与 1162 例使用手法压迫的患者进行对比研究发现,与手法压迫相比,ACD 的出血事件明显减少(2.4% vs 5.2%,$P<0.001$),患者的住院天数(1.9±1.9 vs 2.3±5.3,$P=0.007$)以及假性动脉瘤的形成也明显减少(0.3% vs 1.1%,$P=0.028$);进一步分析还发现,以缝合为基础的 ACD 与胶原填塞材料的 ACD 相比有较低的并发症发生率(1.4% vs 3.4%,$P=0.048$)。最近开发的血管外闭合装置,如 Mynx M5(Access Closure 公司,美国加州山景城)似乎能有效地密封动脉穿刺点,同时降低患者痛苦[42],对使用抗凝药

物和抗血小板药物的患者可能也有帮助。有些作者报道,假性动脉瘤相对较高的形成率与这些设备使用有关[2,43],但还需要大样本的进一步研究来得出明确的结论。在最近 Das[45] 的一项 Meta 分析中,包括 24 名研究者及 3600 名参与者,发现在股动脉穿刺中将 ACD 使用与手法压迫进行比较,两者的预后未见显著的差别。作者也承认许多研究者所采用的方法并不合适,充分的随机对照试验是必要的,以进一步明确闭合装置的实用性。

避免股动脉穿刺并发症也可以选择不同的血管穿刺位置。桡动脉已被用于冠状动脉血管造影术,作为减轻患者的不适感,并缩短住院时间的一个成功的方法。与股动脉路径相比,桡动脉路径被显示可以降低严重出血并发症和减少术中缺血事件,但这还需要随机对照试验来证实[46]。肱动脉是另一个选择[47,48]。经桡动脉的方法已被应用于脑血管造影诊断[47]、颈动脉支架植入术[49]、脑动脉瘤栓塞术和颅内缺血性疾病的治疗[50]。

栓塞并发症

缺血性卒中是神经介入诊断和治疗过程中引起的一个主要并发症,但临床评估出现这种卒中的风险是低的,仅有 0.1% 的永久性缺血事件发生率[9,51,52]。最近弥散加权磁共振成像技术(DWI)被认为对检测脑缺血极为敏感,通过 DWI 发现神经血管内操作引起的亚临床缺血事件可能比以前认为的更为普遍[2,51,53],10%~40% 的接受这些操作的患者可能患有临床上无症状脑卒中[11,13,54]。微栓子在本质上可能是血栓或气体。血栓性微栓子可能来源于导管头端形成的血栓或来源于原先存在的血管内血栓形成的易碎斑块行血管内操作时被脱落的小斑块。气泡栓塞可发生在导管冲洗[55]、导丝交换[53] 或注射造影剂时,特别是使用注射器快速注射时容易出现。Park 等[51] 对行脑血管成形术和支架植入术的 72 例患者在术后进行的 DWI 成像发现,超过一半的患者在非操作动脉的供血区被发现有 1~23 个新的梗死灶;有趣的是,这种现象在使用抗血小板药物或他汀类药物的作为预防用药的脑梗死患者和未使用这些药物的患者之间未显示出不同。梗死一般为无临床症状,绝大多数为腔隙,直径小于 5mm,位于大脑和小脑皮质缘带。深部穿支供血区 DWI 病灶仅限于内部分水岭区、尾状核或胼胝体。这些无症状梗死灶实际意义尚未确定,特别是 DWI 所示的梗死信号与临床神经功能的缺失之间的因果关系也尚未得到确定[56-58]。然而来源于心脏的文献数据似乎表明,缺血信

号的数量可能与术后神经认知功能损害有关[59,60]。下面这些方法可减少这些微栓子并发症的发生,包括使用肝素盐水冲洗、使用安装空气过滤器的压力管道系统和小心使用注射器注射造影剂。Bendzus 等[53] 对比研究了两组接受诊断性血管造影患者的 DWI 上微栓子信号的数目,研究组患者为整个造影过程接受全身肝素化和安装空气过滤器在造影剂注入系统,对照组患者未实施这两个方法,结果发现研究组 DWI 上栓子发生率和数目均显著低于对照组。此外,两组患者术后未发现有临床上明显的神经系统并发症。

血管夹层

诊断性血管造影术后的医源性动脉夹层是一个发生率为 0.14%~0.4% 之间的少见并发症[61-63]。夹层往往在神经介入过程中更经常发生。Cloft 对 2437 例诊断性脑血管造影和 675 例介入手术所做的回顾性分析发现,在诊断和介入治疗中,动脉的发生率是相似的[61](P>0.1);在这个研究中,所有患者没有明显临床症状,只有一个发生了由动脉夹层导致的梗死;大多数患者经药物治疗后动脉管腔获得改善。虽然在导管和导丝操作期间可能导致一定程度的内膜损伤,但大多数动脉损伤导致的夹层似乎发生在注射造影剂时,由于射流从导管头端撞击血管壁所致。在造影过程中仔细小心地注射造影剂可能会预防动脉夹层[61]。在导管头端到位后,轻微回拉导管以释放残余的张力,可以防止导管头端损伤内膜。夹层的临床预后取决于所涉及的血管和夹层的闭塞性质,大多数非闭塞性病变在经治疗改善或治愈后,最初并未表现为缺血性改变。推荐的治疗包括全身肝素化,随后给予华法林或抗血小板治疗。影响血流的夹层病例或对药物治疗效果不佳的有症状的病例可考虑支架或手术治疗[61,65]。

介入手术特有的并发症

颅内动脉瘤弹簧圈栓塞术

颅内动脉瘤弹簧圈栓塞术的主要风险包括缺血性栓塞、血栓性并发症以及术中动脉瘤破裂。回顾使用电解可脱弹簧圈(GDC)栓塞颅内动脉瘤的[23] 研究发现,血栓栓塞并发症发生率约为 8.2%[15],这些并发症的发生机制包括载瘤血管损伤和血栓形成,线圈迁移到管腔或导致远端栓塞,在弹簧圈栓塞过程中致瘤腔内原有的血栓脱落,以及动脉瘤不完全闭塞伴残余动脉瘤腔内血栓形成后血栓脱落。虽然在诊断性血管造

影的过程中形成血栓栓塞的风险低,通常不推荐使用肝素或抗血小板药物,但在未破裂动脉瘤的弹簧圈栓塞手术中及早的抗凝治疗是必需的,因为其术中大多数会发生栓塞并发症[15]。额外的术后应用肝素可能进一步减少缺血性并发症发生率[15,66-68],但在以 SAH 为表现的动脉瘤破裂的情况下这种做法会带来一定问题。在动脉瘤弹簧圈栓塞术中的早期需要预防和识别血栓性并发症[15,69]。对于未破裂动脉瘤的治疗,作者建议患者术前 3 天开始服用阿司匹林和氯吡格雷,肝素也应在手术开始的时候使用,以使当放置股动脉血管鞘时活化凝血时间达到 250~300 秒。对于破裂动脉瘤患者,阿司匹林和氯吡格雷可能被禁止在术前使用,因为在动脉瘤未处理前,它们可能增加动脉瘤再出血的概率,在股动脉血管鞘置入后,只使用一半剂量肝素,当第一个弹簧圈被安全固定在动脉瘤内时再给予另一半剂量肝素[70]。

Qureshi 等的一项 Meta 分析结果显示,如果是术后给予肝素,除了对弹簧圈迁移入载瘤动脉腔内或有脑缺血证据的患者有益外,在其他患者上没有发现明显的获益[15]。术中动脉瘤破裂或再破裂也许是血管内动脉瘤治疗过程中最危及生命的并发症。一项针对 739 例未破裂动脉瘤患者采用血管内治疗的前瞻性研究证实患者术中动脉瘤破裂的风险在 2.6%,并伴随 27.8%永久性并发症发生率和 16.7%的死亡率[71]。动脉瘤再次破裂的概率是 3%~5%,并有 40%~100%的极高死亡率[2]。采用球囊辅助栓塞似乎也并没有增加与操作过程有关的风险[72],但支架辅助弹簧圈栓塞因为需应用抗凝和抗血小板药物而不建议在 SAH 的情况下使用。血管内治疗术中出现透视下动脉瘤体的造影剂外渗,或者造影表现为血流停滞的影像,尤其是如果伴有患者生命体征的突然改变或者颅内压的突然升高,那么说明动脉瘤发生破裂。采取的处理措施包括加快动脉瘤栓塞的过程,随后如果可能,进行侧脑室外引流,或者紧急行开颅手术进行动脉瘤夹闭[2,73]。

颈动脉血管成形术和支架植入术

颈动脉血管成形术的风险主要在于导丝穿过血管狭窄段时,或球囊扩张过程中粉碎动脉粥样硬化斑块所产生的血栓碎片,导致远端栓塞和继发性脑卒中。局部动脉血栓形成和管腔闭塞,可能发生在内膜损伤和夹层的部位,这些损伤是由球囊扩张时施加的机械力造成的。支架植入术增加了支架内血栓形成的风险。回顾 10 项关于应用颈动脉球囊血管成形术治

疗颅外颈动脉狭窄研究的结果表明[15],血栓栓塞并发症的发生风险为 5.9%,而且主要发生在术中。比较分析 14 项关于血管内支架植入术研究的结果表明,血栓事件的发生率为 8.8%,14 项研究之间的血栓事件的发生率无统计学差异。栓塞信号在治疗中或治疗后增加,然后在接下来的 48 小时下降[74],这样的亚临床栓塞事件似乎经常发生。CREST 试验[75]结果报道,血管内支架植入术围术期脑卒中的发生率为 4.1%,缺血性栓塞并发症发生率低的原因可能为 CREST 试验中的 96.1%的病例在颈动脉支架植入术中应用了远端保护(DEP)装置。Kastrup 等人通过系统回顾发现,与没有应用保护装置的 2537 例支架植入术结果相比,应用保护装置的 8962 支架植入术的脑卒中发生率和死亡率显著降低(没有应用保护装置的 5.5%对比应用保护装置的 1.8%,P<0.001)[76]。Garg 等人对超过 23 000 名患者所做的回顾研究也得到了与上述研究相似的结果[77]。目前,比较不同的 DEP 装置在控制围术期脑卒中发生率和死亡率中的效果的三个非随机前瞻性单向临床试验(EPIC[78]、ARMOUR[79]和 EMPiRE[80])正在进行中,可能会提供一些新的解释。然而,不论是否使用 DEP,由于血管成形术很大可能会接触到血栓结构,在手术过程中强烈推荐使用肝素;如果还需进行颈动脉支架植入术,阿司匹林和氯吡格雷或噻氯匹定在无并发症的情况下应持续服用 4~6 周,以确保支架的内皮化。

动静脉畸形栓塞术

脑动静脉畸形的治疗不管是采用外科手术还是介入的方式,都有许多潜在的并发症可能发生,因此极具技术挑战性。单个病灶的栓塞治疗往往要分多个阶段进行,致使患者要面对多次的手术风险,要用一个简单的数字来精确地反映这种风险是非常困难的。AVM 栓塞的并发症主要包括栓塞性缺血并发症、病灶或引流静脉的破裂出血或者被称为正常灌注压突破(NPPB)的脑血管源性水肿[181-82]。缺血性并发症包括血栓栓塞、动脉血管痉挛、栓塞剂本身引起的远端栓塞。Qureshi 等人对 17 名行动静脉畸形的栓塞治疗患者的回顾性研究表明,术中发生缺血性并发症的整体风险是 9.4%;与老一代的栓塞剂相比,乙烯-乙烯醇聚合物(Onyx,eV3 公司,加州尔湾市)似乎导致较低的死亡率和并发症发生率[83]。AVM 术中破裂往往涉及在供血动脉栓塞之前一个或多个引流静脉的闭塞,在栓塞期间应特别注意病灶并谨慎栓塞供血动脉,避免栓塞剂意

外栓塞引流静脉导致可能的 AVM 破裂，特别是高血流性病灶更易出现 AVM 破裂。最后，对于大的 AVM 和怀疑有盗血或脑缺血的 AVM 行一期完全栓塞病灶时应特别小心谨慎，即使一期有可能完全栓塞病灶；这是因为一期完全栓塞病灶后，使原来供应 AVM 的血流改道进入周围正常脑组织内，这增加的血流使周围正常脑组织内小动脉和毛细血管恢复它们的反应性并收缩，从而导致脑血管源性水肿；因此，术者应有耐心和细心，供血动脉的分期栓塞是预防术后血管源性水肿的最佳方法。迟发性的颅内出血是另一个极具争议的 AVM 栓塞并发症[84]。

为此，最近的 Ovalle 等人的一项研究表明，为积极地制定预防策略，他们分析了可能导致这种并发症的 13 个不同的因素，包括 AVM 的大小、Spetzler-Martin 分级、早前发生的颅内出血和栓塞剂的使用体积；有趣的是，大剂量的栓塞剂的使用被确定为迟发性颅内出血的一个重要因素并有统计学意义，甚至是在 AVM 被完全栓塞之后（$P<0.01$）。

脑卒中的血管内治疗

急性缺血性脑卒中经动脉治疗已有超过 20 年的历史[85]，导管技术和重症监护的发展使血管内治疗成为减少卒中相关死亡率和并发症发生率的有效手段[86-88]。神经介入有效手段包括动脉内注射溶栓剂如组织型纤溶酶原激活剂、动脉血管成形术[85]以及动脉取栓术[87-88]。但是采用动脉取栓术治疗急性脑卒中具有极高的风险，术中并发症发生率相对较高[89-91]，尤其是在治疗被延误，卒中已超过 8 小时的情况下。并发症包括血管穿孔和出血[89]、脑梗死[86]、闭塞动脉再通失败和死亡[87-88]。在急性脑血栓栓塞 Prolyse II 期试验（PROACT II）中随机抽取 180 例脑血管造影证实为大脑中动脉闭塞的患者，对应用动脉内尿激酶原联合低剂量静脉注射肝素溶栓治疗的患者与单独应用肝素治疗的患者进行对比[92]，虽然接受前者治疗的大多数患者在 90 天内取得了显著改善的结果，但在 24 小时内颅内出血的发生率为 10%，而接受后者治疗患者则为 2%。在一个单中心的前瞻性对照试验中，29 例急性颅内动脉闭塞患者应用 Penumbra 抽吸系统（Penumbra 公司，加州阿拉米达市）进行介入治疗，72.4% 的患者取得了完全性的血管再通[87]；但是 13.8% 的患者血管再通失败，7% 的患者发生症状性颅内出血。颅内出血的发生率与脑缺血机械血栓清除试验（MERCI）的报道相似。MERCI 试验和 Multi-MERCI 试验的结果表

明，血管穿孔的发生率高达 3.8%[93]。然而，我们必须牢记最恐怖的并发症是脑卒中，报道其 5 年生存率低至 50%[94]，并对患者的生活质量、自理能力和工作能力带来严重影响。那些因为使用这些新的装置而遭遇的并发症，可被看作是为了取得临床康复而付出的代价。急性卒中治疗中如何避免并发症，应该从患者的评估开始。治疗目前很大程度上依赖于脑血管意外发生后的时间，当患者已经错过最佳治疗时间，不做治疗有时可能符合患者的最大利益。治疗的决定一旦明确，术者的经验可能对患者的预后起着重要的作用。最后，预先采取措施能有效地管理灾难性突发事件如术中血管破裂导致的颅内出血。此外，应做好紧急放置侧脑室外引流或开颅手术的准备，手术人员应充分设想手术的困难并保持高度警觉。

小结：最佳的手术方案以及避免并发症是整个治疗的核心

避免血管内治疗的并发症是一个多阶段的过程，需要多学科的合作。第一个需要作出的决定是患者是否适合神经介入治疗，包括分析患者的年龄、心血管疾病的危险因素，合并其他疾病情况、病变类型、血管解剖，并评估是否手术是一种有效治疗的选择或是否它可在后续阶段被考虑。一旦决定行介入治疗，我们应该尽量优化患者的身体状况，这一步包括评估肾功能、水电解质的调节。筛查曾经引起过敏反应的特异性造影剂，这对于过敏体质患者避免手术意外是很关键的，即使使用非离子造影剂。最后，仔细研究患者血管解剖结构，当初始策略失败时或者患者遭遇危及生命的并发症时，可有效地选择相应的手段以及解决方案。术者的专业知识以及合格的血管内治疗团队和神经重症护理团队的支持能确保手术的平稳过渡，最终获得最佳结果。美国神经病学学会、介入神经外科学会、血管和介入神经病学学会出版的"认知和实践指南和参数"更好地阐明了脑卒中患者神经介入手术的执行标准[95-96]。认知部分要求毕业后完成医学教育认证委员会批准的住院医师培训，随后是一年的在神经介入手术方面的研究生教育。实践部分包括完成至少 100 例的血管造影诊断，以及其他的要求。此外，关于神经血管造影诊断的质量改进指南也已出版[97]。随着综合性血管内模拟器的发展，进行手术模拟可能成为初学者的神经介入培训和再认证以及持续教育在未来的一个重要组成部分。最后，重视重症监护和术后护理，建立一个专业的

神经重症监护中心可能是一个优势[98]。

（余思逊　树海峰　黄海东　译）

参考文献

1. Andaluz N, Zuccarello M. Recent trends in the treatment of cerebral aneurysms: analysis of a nationwide inpatient database. J Neurosurg. 2008;108(6):1163-69.
2. Lawson MF, Velat GJ, Fargen KM, Mocco J, Hoh BL. Interventional neurovascular disease: avoidance and management of complications and review of the current literature. J Neurosurg Sci. 2011;55(3):233-42.
3. Molyneux AJ, Kerr RS, Yu LM, et al. International subarachnoid aneurysm trial (ISAT) of neurosurgical clipping versus endovascular coiling in 2143 patients with ruptured intracranial aneurysms: a randomized comparison of effects on survival, dependency, seizures, rebleeding, subgroups, and aneurysm occlusion. Lancet. 2005;366(9488):809-17.
4. Mani RL, Eisenberg RL. Complications of catheter cerebral arteriography: analysis of 5,000 procedures. III. Assessment of arteries injected, contrast medium used, duration of procedure, and age of patient. AJR Am J Roentgenol. 1978;131(5):871-4.
5. Mani RL, Eisenberg RL. Complications of catheter cerebral arteriography: analysis of 5,000 procedures. II. Relation of complication rates to clinical and arteriographic diagnoses. AJR Am J Roentgenol. 1978;131(5):867-9.
6. Mani RL, Eisenberg RL, McDonald EJ Jr, et al. Complications of catheter cerebral arteriography: analysis of 5,000 procedures. I. Criteria and incidence. AJR Am J Roentgenol. 1978;131(5):861-5.
7. Kaufmann TJ, Huston J 3rd, Mandrekar JN, et al. Complications of diagnostic cerebral angiography: evaluation of 19,826 consecutive patients. Radiology. 2007;243(3):812-9.
8. Fifi JT, Meyers PM, Lavine SD, et al. Complications of modern diagnostic cerebral angiography in an academic medical center. J Vasc Interv Radiol. 2009;20(4):442-7.
9. Dion JE, Gates PC, Fox AJ, et al. Clinical events following neuroangiography: a prospective study. Stroke. 1987;18(6):997-1004.
10. Pessin MS, Chimowitz MI, Levine SR, et al. Stroke in patients with fusiform vertebrobasilar aneurysms. Neurology. 1989;39(1):16-21.
11. Heiserman JE, Dean BL, Hodak JA, et al. Neurologic complications of cerebral angiography. AJNR Am J Neuroradiol. 1994;15(8):1401-07; discussion 1408-11.
12. Theodotou BC, Whaley R, Mahaley MS. Complications following transfemoral cerebral angiography for cerebral ischemia. Report of 159 angiograms and correlation with surgical risk. Surg Neurol. 1987;28(2):90-2.
13. Willinsky RA, Taylor SM, TerBrugge K, et al. Neurologic complications of cerebral angiography: prospective analysis of 2,899 procedures and review of the literature. Radiology. 2003;227(2):522-8.
14. Brinjikji W, Rabinstein AA, Lanzino G, et al. Effect of age on outcomes of treatment of unruptured cerebral aneurysms: a study of the National Inpatient Sample 2001-2008. Stroke.

2011;42(5):1320-4.
15. Qureshi AI, Luft AR, Sharma M, et al. Prevention and treatment of thromboembolic and ischemic complications associated with endovascular procedures: Part II-Clinical aspects and recommendations. Neurosurgery. 2000;46(6):1360-75; discussion 1375-6.
16. Earnest Ft, Forbes G, Sandok BA, et al. Complications of cerebral angiography: prospective assessment of risk. AJR Am J Roentgenol. 1984;142(2):247-53.
17. Kay J, Chow WH, Chan TM, et al. Acetylcysteine for prevention of acute deterioration of renal function following elective coronary angiography and intervention: a randomized controlled trial. JAMA. 2003;289(5):553-8.
18. McCullough PA, Wolyn R, Rocher LL, et al. Acute renal failure after coronary intervention: incidence, risk factors, and relationship to mortality. Am J Med. 1997;103(5):368-75.
19. Weisberg LS, Kurnik PB, Kurnik BR. Risk of radiocontrast nephropathy in patients with and without diabetes mellitus. Kidney Int. 1994;45(1):259-65.
20. Porter GA. Contrast medium-associated nephropathy. Recognition and management. Invest Radiol. 1993;28(Suppl 4):S11-8.
21. Shyu KG, Cheng JJ, Kuan P. Acetylcysteine protects against acute renal damage in patients with abnormal renal function undergoing a coronary procedure. J Am Coll Cardiol. 2002;40(8):1383-8.
22. Jaffery Z, Verma A, White CJ, et al. A randomized trial of intravenous N-acetylcysteine to prevent contrast induced nephropathy in acute coronary syndromes. Catheter Cardiovasc Interv. 2011.
23. Boccalandro F, Amhad M, Smalling RW, et al. Oral acetylcysteine does not protect renal function from moderate to high doses of intravenous radiographic contrast. Catheter Cardiovasc Interv. 2003;58(3):336-41.
24. Oldemeyer JB, Biddle WP, Wurdeman RL, et al. Acetylcysteine in the prevention of contrast-induced nephropathy after coronary angiography. Am Heart J. 2003;146(6):E23.
25. Berwanger O. Rationale, design, and baseline characteristics of the acetylcysteine for contrast-induced nephropathy trial (ACT): a pragmatic randomized clinical trial evaluating the effect of acetylcysteine for contrast-induced nephropathy. Trials. 2010;10:38.
26. Chertow GM. Prevention of radiocontrast nephropathy: back to basics. JAMA. 2004;291(19):2376-7.
27. From AM, Bartholmai BJ, Williams AW, et al. Sodium bicarbonate is associated with an increased incidence of contrast nephropathy: a retrospective cohort study of 7977 patients at mayo clinic. Clin J Am Soc Nephrol. 2008;3(1):10-8.
28. Eisenberg RL, Bank WO, Hedgcock MW. Neurologic complications of angiography in patients with critical stenosis of the carotid artery. Neurology. 1980;30(8):892-5.
29. Faught E, Trader SD, Hanna GR. Cerebral complications of angiography for transient ischemia and stroke: prediction of risk. Neurology. 1979;29(1):4-15.
30. Komiyama M, Yamanaka K, Nishikawa M, et al. Prospective analysis of complications of catheter cerebral angiography in the digital subtraction angiography and magnetic resonance era. Neurol Med Chir (Tokyo). 1998;38(9):534-9; discussion 539-40.
31. Leffers AM, Wagner A. Neurologic complications of cerebral angiography. A retrospective study of complication rate

and patient risk factors. Acta Radiol. 2000;41(3):204-10.

32. Leow K, Murie JA. Cerebral angiography for cerebrovascular disease: the risks. Br J Surg. 1988;75(5):428-30.

33. Cloft HJ, Joseph GJ, Dion JE. Risk of cerebral angiography in patients with subarachnoid hemorrhage, cerebral aneurysm, and arteriovenous malformation: a meta-analysis. Stroke. 1999;30(2):317-20.

34. Feild JR, Lee L, McBurney RF. Complications of 1000 brachial arteriograms. J Neurosurg. 1972;36(3):324-32.

35. McIvor J, Steiner TJ, Perkin GD, et al. Neurological morbidity of arch and carotid arteriography in cerebrovascular disease. The influence of contrast medium and radiologist. Br J Radiol. 1987;60(710):117-22.

36. Skalpe IO. Complications in cerebral angiography with iohexol (Omnipaque) and meglumine metrizoate (Isopaque cerebral). Neuroradiology. 1988;30(1):69-72.

37. Adams DF, Fraser DB, Abrams HL. The complications of coronary arteriography. Circulation. 1973;48(3):609-18.

38. Formanek G, Frech RS, Amplatz K. Arterial thrombus formation during clinical percutaneous catheterization. Circulation. 1970;41(5):833-9.

39. Randoux B, Marro B, Koskas F, et al. Carotid artery stenosis: prospective comparison of CT, three-dimensional gadolinium-enhanced MR, and conventional angiography. Radiology. 2001;220(1):179-85.

40. Davies KN, Humphrey PR. Complications of cerebral angiography in patients with symptomatic carotid territory ischaemia screened by carotid ultrasound. J Neurol Neurosurg Psychiatry. 1993;56(9):967-72.

41. Kim HY, Choo SW, Roh HG, et al. Efficacy of femoral vascular closure devices in patients treated with anticoagulant, abciximab or thrombolytics during percutaneous endovascular procedures. Korean J Radiol. 2006;7(1):35-40.

42. Fargen KM, Hoh BL, Mocco J. A prospective randomized single-blind trial of patient comfort following vessel closure: extravascular synthetic sealant closure provides less pain than a self-tightening suture vascular compression device. J Neurointerv Surg. 2011;3(3):219-23.

43. Fields JD, Liu KC, Lee DS, et al. Femoral artery complications associated with the Mynx closure device. AJNR Am J Neuroradiol. 2010;31(9):1737-40.

44. Allen DS, Marso SP, Lindsey JB, et al. Comparison of bleeding complications using arterial closure device versus manual compression by propensity matching in patients undergoing percutaneous coronary intervention. Am J Cardiol. 2011;107(11):1619-23.

45. Das R, Ahmed K, Athanasiou T, et al. Arterial closure devices versus manual compression for femoral haemostasis in interventional radiological procedures: a systematic review and meta-analysis. Cardiovasc Intervent Radiol. 2011;34(4):723-38.

46. Jolly SS, Amlani S, Hamon M, et al. Radial versus femoral access for coronary angiography or intervention and the impact on major bleeding and ischemic events: a systematic review and meta-analysis of randomized trials. Am Heart J. 2009;157(1):132-40.

47. Levy EI, Boulos AS, Fessler RD, et al. Transradial cerebral angiography: an alternative route. Neurosurgery. 2002;51(2):335-40; discussion 340-2.

48. Benit E, Missault L, Eeman T, et al. Brachial, radial, or femoral approach for elective Palmaz-Schatz stent implantation: a randomized comparison. Cathet Cardiovasc Diagn. 1997;41(2):124-30.

49. Levy EI, Kim SH, Bendok BR, et al. Transradial stenting of the cervical internal carotid artery: technical case report. Neurosurgery. 2003;53(2):448-51; discussion 451-2.

50. Bendok BR, Przybylo JH, Parkinson R, et al. Neuroendovascular interventions for intracranial posterior circulation disease via the transradial approach: technical case report. Neurosurgery. 2005;56(3):E626; discussion E626.

51. Park KY, Chung PW, Kim YB, et al. Post-interventional microembolism: cortical border zone is a preferential site for ischemia. Cerebrovasc Dis. 2011;32(3):269-75.

52. Dion J, Gates P, Fox AJ, et al. Clinical events following neuroangiography. A prospective study. Acta Radiol Suppl. 1986;369:29-33.

53. Bendszus M, Koltzenburg M, Bartsch AJ, et al. Heparin and air filters reduce embolic events caused by intra-arterial cerebral angiography: a prospective, randomized trial. Circulation. 2004;110(15):2210-5.

54. Waugh JR, Sacharias N. Arteriographic complications in the DSA era. Radiology. 1992;182(1):243-6.

55. Mamourian AC, Weglarz M, Dunn J, et al. Injection of air bubbles during flushing of angiocatheters: an in vitro trial of conventional hardware and techniques. AJNR Am J Neuroradiol. 2001;22(4):709-12.

56. Omran H, Schmidt H, Hackenbroch M, et al. Silent and apparent cerebral embolizm after retrograde catheterisation of the aortic valve in valvular stenosis: a prospective, randomised study. Lancet. 2003;361(9365):1241-6.

57. Bladin CF, Bingham L, Grigg L, et al. Transcranial Doppler detection of microemboli during percutaneous transluminal coronary angioplasty. Stroke. 1998;29(11):2367-70.

58. Stygall J, Kong R, Walker JM, et al. Cerebral microembolizm detected by transcranial Doppler during cardiac procedures. Stroke. 2000;31(10):2508-10.

59. Pugsley W, Klinger L, Paschalis C, et al. The impact of microemboli during cardiopulmonary bypass on neuropsychological functioning. Stroke. 1994;25(7):1393-9.

60. Braekken SK, Reinvang I, Russell D, et al. Association between intraoperative cerebral microembolic signals and postoperative neuropsychological deficit: comparison between patients with cardiac valve replacement and patients with coronary artery bypass grafting. J Neurol Neurosurg Psychiatry. 1998;65(4):573-6.

61. Cloft HJ, Jensen ME, Kallmes DF, et al. Arterial dissections complicating cerebral angiography and cerebrovascular interventions. AJNR Am J Neuroradiol. 2000;21(3):541-5.

62. Lang EK. A Survey of the complications of percutaneous retrograde arteriography: Seldinger Technic. Radiology. 1963;81:257-63.

63. Gilbert GJ, Melnick GS. Pathophysiology of subintimal hematoma formation during retrograde arteriography. Radiology. 1965;85:306-19.

64. Pham MH, Rahme RJ, Arnaout O, et al. Endovascular stenting of extracranial carotid and vertebral artery dissections: a systematic review of the literature. Neurosurgery. 2011;68(4):856-866; discussion 866.

65. Anson J, Crowell RM. Cervicocranial arterial dissection. Neurosurgery. 1991;29(1):89-96.

66. Rowe JG, Molyneux AJ, Byrne JV, et al. Endovascular treatment of intracranial aneurysms: a minimally invasive

approach with advantages for elderly patients. Age Ageing. 1996;25(5):372-6.

67. Tournade A, Courtheoux P, Sengel C, et al. Saccular intracranial aneurysms: endovascular treatment with mechanical detachable spiral coils. Radiology. 1997;202(2):481-6.

68. Vinuela F, Duckwiler G, Mawad M. Guglielmi detachable coil embolization of acute intracranial aneurysm: perioperative anatomical and clinical outcome in 403 patients. J Neurosurg. 1997;86(3):475-82.

69. Qureshi AI, Luft AR, Sharma M, et al. Prevention and treatment of thromboembolic and ischemic complications associated with endovascular procedures: Part I-Pathophysiological and pharmacological features. Neurosurgery. 2000;46(6):1344-59.

70. Bendok BR, Hanel RA, Hopkins LN. Coil embolization of intracranial aneurysms. Neurosurgery. 2003;52(5):1125-30; discussion 1130.

71. Pierot L, Spelle L, Vitry F. Immediate clinical outcome of patients harboring unruptured intracranial aneurysms treated by endovascular approach: results of the ATENA study. Stroke. 2008;39(9):2497-504.

72. Pierot L, Cognard C, Anxionnat R, et al. Remodeling technique for endovascular treatment of ruptured intracranial aneurysms had a higher rate of adequate postoperative occlusion than did conventional coil embolization with comparable safety. Radiology. 2011;258(2):546-53.

73. Morris PP. Practical Neuroangiography. 2nd edition. Philadelphia: Lippincott Williams & Wilkins; 2007.

74. Markus HS, Clifton A, Buckenham T, et al. Carotid angioplasty. Detection of embolic signals during and after the procedure. Stroke. 1994;25(12):2403-06.

75. Brott TG, Hobson RW 2nd, Howard G, et al. Stenting versus endarterectomy for treatment of carotid-artery stenosis. N Engl J Med. 2010;363(1):11-23.

76. Kastrup A, Groschel K, Krapf H, et al. Early outcome of carotid angioplasty and stenting with and without cerebral protection devices: a systematic review of the literature. Stroke. 2003;34(3):813-9.

77. Garg N, Karagiorgos N, Pisimisis GT, et al. Cerebral protection devices reduce periprocedural strokes during carotid angioplasty and stenting: a systematic review of the current literature. J Endovasc Ther. 2009;16(4):412-27.

78. Myla S, Bacharach JM, Ansel GM, et al. Carotid artery stenting in high surgical risk patients using the FiberNet embolic protection system: the EPIC trial results. Catheter Cardiovasc Interv. 2010;75(6):817-22.

79. Ansel GM, Hopkins LN, Jaff MR, et al. Safety and effectiveness of the INVATEC MO.MA proximal cerebral protection device during carotid artery stenting: results from the ARMOUR pivotal trial. Catheter Cardiovasc Interv. 2010;76(1):1-8.

80. Clair DG, Hopkins LN, Mehta M, et al. Neuroprotection during carotid artery stenting using the GORE flow reversal system: 30-day outcomes in the EMPiRE Clinical Study. Catheter Cardiovasc Interv. 2011;77(3):420-9.

81. Kato Y, Sano H, Nonomura K, et al. Normal perfusion pressure breakthrough syndrome in giant arteriovenous malformations. Neurol Res. 1997;19(2):117-23.

82. Stieg PE, Batjer HH, Samson D. Intracranial Arteriovenous Malformations. New York: Informa Healthcare; 2007.

83. Panagiotopoulos V, Gizewski E, Asgari S, et al. Embolization of intracranial arteriovenous malformations with ethylenevinyl alcohol copolymer (Onyx). AJNR Am J Neuroradiol. 2009;30(1):99-106.

84. Ovalle F, Shay SD, Mericle RA. Delayed intracerebral hemorrhage after uneventful embolization of brain arteriovenous malformations (AVMs) is related to volume of embolic agent administered: multivariate analysis of 13 predictive factors. Neurosurgery. 2011.

85. Abou-Chebl A, Furlan AJ. Intra-arterial thrombolysis in acute stroke. Curr Opin Neurol. 2000;13(1):51-5.

86. Natarajan SK, Snyder KV, Siddiqui AH, et al. Safety and effectiveness of endovascular therapy after 8 hours of acute ischemic stroke onset and wake-up strokes. Stroke. 2009;40(10):3269-74.

87. Grunwald IQ, Walter S, Papanagiotou P, et al. Revascularization in acute ischaemic stroke using the penumbra system: the first single center experience. Eur J Neurol. 2009;16(11):1210-16.

88. Smith WS, Sung G, Starkman S, et al. Safety and efficacy of mechanical embolectomy in acute ischemic stroke: results of the MERCI trial. Stroke. 2005;36(7):1432-8.

89. Nguyen TN, Lanthier S, Roy D. Iatrogenic arterial perforation during acute stroke interventions. AJNR Am J Neuroradiol. 2008;29(5):974-5.

90. Becktepe JS, You SJ, Berkefeld J, et al. Clinical outcome after mechanical recanalization as mono- or adjunctive therapy in acute stroke: importance of time to recanalization. Cerebrovasc Dis. 2011;32(3):211-8.

91. Shi ZS, Liebeskind DS, Loh Y, et al. Predictors of subarachnoid hemorrhage in acute ischemic stroke with endovascular therapy. Stroke. 2010;41(12):2775-81.

92. Furlan A, Higashida R, Wechsler L, et al. Intra-arterial prourokinase for acute ischemic stroke. The PROACT II study: a randomized controlled trial. Prolyse in Acute Cerebral Thromboembolizm. JAMA. 1999;282(21):2003-11.

93. Flint AC, Duckwiler GR, Budzik RF, et al. Mechanical thrombectomy of intracranial internal carotid occlusion: pooled results of the MERCI and Multi MERCI Part I trials. Stroke. 2007;38(4):1274-80.

94. Ingall T. Stroke-incidence, mortality, morbidity and risk. J Insur Med. 2004;36(2):143-52.

95. Meyers PM, Schumacher HC, Alexander MJ, et al. Performance and training standards for endovascular ischemic stroke treatment. J Neurosurg. 2010;113(1):149-52.

96. Samaniego EA, Dabus G, Linfante I. Avoiding complications in neurosurgical interventional procedures. J Neurosurg Sci. 2011;55(1):71-80.

97. Citron SJ, Wallace RC, Lewis CA, et al. Quality improvement guidelines for adult diagnostic neuroangiography. Cooperative study between ASITN, ASNR, and SIR. J Vasc Interv Radiol. 2003;14(9 Pt 2):S257-62.

98. Heidenreich JO, Hartlieb S, Stendel R, et al. Bleeding complications after endovascular therapy of cerebral arteriovenous malformations. AJNR Am J Neuroradiol. 2006;27(2):313-16.

第 23 章

显微外科手术困难的解决与并发症的避免

Fangxiang Chen, Tanya M Quinn, Samer K Elbabaa, Saleem SI Abdulrauf

引言

显微神经外科手术的原则基于很多因素,这些因素成为手术获得好的预后以及避免并发症的关键。深入了解神经外科三维(3D)解剖学、通过高水平培训获得手术技能、在知识和经验基础上的术中判断,以上这些构成了神经外科的手术原则,并成为外科流程的基石。显微神经外科之父 M Gazi Yasargil 教授创建显微技术已近数十年。如今,它已经成为显微镜以及内镜协助下的常见手术操作[1-4]。显微外科手术使神经外科手术在近几年来得到极大的发展。显微外科技术有很多明显的优势。首先,显微外科通过获得更高的放大倍数和更好的照明条件放大了手术术野,这样使深和细小的狭长部位的手术具有可操作性。第二,三维视图有助于获得更好的局部解剖。第三,外科医生借助可变角度的显微镜,可通过狭窄的入路移除大体积的病灶,同时做到对邻近组织的最小手术创伤。最后,相对于传统手术,微创的显微外科手术可获得更好的术后头面部外观。但这些优势并不意味着手术的过程没有困难。为了避免术后并发症和尽可能顺利地完成手术,作者愿意分享他们使用显微外科技术进行脑血管和颅底手术的经验。

三维神经外科解剖学

三维神经外科解剖为神经外科医生在显微神经外科手术中提供了强大的信心,但它也是可变因素,因为要充分掌握它并非轻而易举,它需要外科医生在解剖实验室里显微镜下花费大量时间和巨大努力进行

解剖训练,在多个角度和重复的方式下去识别脑实质、颅底和血管[3,5,6]。其中角度的变化是形成三维神经外科解剖知识最重要的因素。在这方面,就作者的观点来看,给神经外科医生的手术过程带来挑战,因为手术目标在显微镜视野中的细微改变,可导致手术中所观察到或者操作过程中的三维解剖结构的显著改变。一旦医生对这个因素习以为常,势必会提高外科医生的自信,反过来这也是避免手术并发症的一步。很多人相信或者推测,有些人具有与生俱来的灵巧的双手,而另一些人则不能在显微镜下执行复杂的操作。想作者不同意,手巧的优势是一项可以学习的技术,作者当然也同意有人的确具有先天优势,但是上述关于彻底了解大脑三维解剖知识的观点是与手的灵巧程度是纵向一体化的。作者注意到多年以来,那么拥有深厚的大脑三维解剖知识的外科医生能迅速地成长为技术灵巧的外科医生;而那些不能彻底了解大脑三维解剖知识的外科医生,虽然他们可能有灵巧的双手,但往往长期注重于手的灵巧程度而不能成为杰出的外科医生。因此,从外科医生动手能力的立场来看,外科医生的自信心很多方面都依赖于他们的所从事的神经外科解剖领域的知识和经验。

住院医师专科培训

必要的显微神经外科手术技能对于神经外科医生至关重要,这能够确保手术成功并不出现事故。住院医师专科培训的确在获得手术技术和判断能力上起着重要作用。在培训期间,住院医师和一起工作的内科医师会接触到大量的显微外科病例,经历过多种手术方法后,他们不但在基本的显微外科手术技术方

面获得了成长，而且在真实病例的解剖知识方面也获得了成长。对于许多附属专业，专科培训并不是多余的。在经验丰富的导师指导下的进一步训练，外科医生能获得更好的经验和附属专业的专科知识，能在显微手术技术方面给予他们更高层次的帮助。在另一方面，他们需要相当数量的实践去获得一定程度的自信，尤其是在脑血管手术领域。对于一些基本的显微手术技术，如适应显微镜和显微镜的操作、操作显微器械、练习常见的显微手术；对于这些技术，手术室其实并不是学习的最好的地方。对于住院医师及其同事来说，到实验室里在动物或者人的尸体上进行最基本的训练是非常重要的。

实验室练习可以从塑料管子上开始。在这部分的显微外科手术培训，住院医生及其同事需要学习如何常规使用显微器械，如持针器、镊子、剪刀和显微缝线，在提升他们显微手术技巧的同时习惯于在显微镜下工作。所需具备的主要技能如下：

1. 认识显微镜的结构；
2. 操作显微镜和在使用过程中微调显微镜；
3. 外科医生手腕和手臂合适的放置位置；
4. 一个人如何正确的夹持针头及其他工具，如何用不同型号的显微缝线以正确的方式打出高质量的结。

在塑料管练习之后，下一个合理的步骤是在活体动物身上练习解剖技术和吻合术。在实际过程中，大部分时间会花在显微解剖技术上。一个适当的和有效的解剖技能，将大大地减少外科医生的疲劳和术中并发症，最终很有可能改善手术结果并缩短手术时间。活体动物解剖练习许多方面与真实情况非常接近，例如会遇到出血。这些组织的结构与人类的相似。至于显微解剖技术，不同的外科医生则有他们自己的偏好。有些医生偏好钝性分离，而有些医生偏好锐性分离。作者就他的经验来说则更喜欢锐性分离。作者认为锐性分离有利于减少手术对正常组织的损伤。进一步的尸体解剖练习有利于受训人员熟悉手术方式和与解剖相关的手术入路。Yasargil 教授建议受训人员至少花 3 个月时间在实验室里来学习和提高他们的显微外科手术技能。

术中判断

三个要素中第三个重要的因素是医生在进行特定区域手术过程中的判断。例如是否我应该在这个位置使用一个临时阻断夹？是否我应该在这个位置打开蛛网膜层？是否我应该在这个位置扩大室间孔？这些都是外科医生在手术过程中需要面对和解决的决策性的例子。这些问题的答案基于多个因素[1,2]，两个关键的因素上文已经提到，首先是对神经外科解剖的深入了解，此外还需要拥有高水平的动手能力。除此之外，还有另外一些因素可以影响这些答案。首先，了解疾病的自然病史在某种程度上有利于外科医生在任何特定的病例中去判断患者的治疗是需要积极还是保守。此外，不管是个人的经验还是观察学习到的经验都是极其重要的。某些外科医生经常能够观察其他医生做近似的操作，这将使其获得更广阔的视野，从这个角度上作者的意思是说，他们能在给定的手术方案下有更多的选择。此外，外科医生对某类手术的经验也是十分重要的。在这一点上作者有足够的数据来证明，经常做某类手术的医生比那些偶尔做这类手术的医生能获得更好的手术结果。这一现象在众多外科手术领域都是共通的。

在任何显微外科手术过程中，外科医生扎实的解剖学知识是其获得满意手术结果、规避风险以及避免并发症的关键[1,2]。在患者进入手术室之前，外科医生必须对病灶的确切位置、病灶与周围结构的关系、通向病灶的路径和结构有一个详细地了解。病灶可能来自于脑实质、颅底、脑室系统和脊髓，也可能来自于血管。熟悉脊髓、脑血管、脊髓血管、脑实质、脑室和颅底解剖学不仅是手术成功的第一步，还常常是预防手术并发症的基本方法。除了了解正常解剖外，还必须个体化了解病灶的解剖关系。对于某一位置的特殊病变，将会使解剖结构发生一定程度的变化，这些变化一定要做到心中有数。这就需要经验来决定如何进行手术和如何限制每个步骤。然而，我们不应该被动地去等待经验的积累。有许多方法可帮助作出合适的临床决策，包括术前和术中检查和评估。术前外科医生应需要做大量的准备。首先，医生应该全面了解病灶及其与毗邻结构的解剖关系。其次，医生应该对每个疾病的自然进程有一个详细的了解。第三，外科医生应当认真查阅文献来了解治疗方法的最新进展，从而准确评估每一个手术方法的收益与风险比率。仔细和准确的术中病灶评估，以及随后的怎么去做和能完成多少的决策都将直接影响到手术结果和能否避免发生在术中和术后的并发症。正确的术中决策来源于准确的评估和对自我技术的信心，后者依赖于对神经解剖学知识的掌握、高水平的住院医师专科训练。

脑动脉瘤

作者在这里回顾一下基于众多因素的手术闭塞动脉瘤的显微手术原则[1,2]。作者强烈建议在所有显微外科手术中避免使用自动牵开器。显然,有些情形需要使用牵开器,特别在例如高级别的破裂动脉瘤发生脑肿胀的情况下。作者认为在对动脉瘤做任何操作前应先暴露动脉瘤的周围结构。例如对于前交通动脉瘤,在注意力集中到动脉瘤本身之前必须先暴露出双侧 A1 和 A2 段。对于某些巨大动脉瘤,动脉瘤本身的尺寸给手术带来了困难,对于这种情况则有更好的操作方法,作者将在后面的章节介绍。一旦动脉瘤的周围结构被解剖显露,我们就可以假设外科医生有了充分的视野进行动脉瘤的近端和远端的控制。因此,即使在没有使用临时阻断夹的情况下,外科医生仍可利用流入和流出的血管。下一个最重要的问题则是穿支血管,它们常常发自于动脉瘤颈部周围,但更可能发自于载瘤动脉的动脉瘤发出部位的背侧。对穿支血管解剖和动脉瘤颈部之间关系的了解,对获得满意的手术结果至关重要。一个外科医生不应该急着在动脉瘤的颈部去放置一个动脉瘤夹,至少应该在上述步骤完成之后。在放置一个单独的动脉瘤夹后结果并不理想的时候(这是一个远比我们所认为的更为常见的情况),使用双极电凝对动脉瘤重塑形以使外科医生有能力最终应用动脉瘤夹夹闭动脉瘤。关于临时阻断夹放置位置的问题,每一个医生可根据自己的个人经验作出决定。有一些动脉瘤可在不使用临时阻断夹的情况下被完全重塑形和夹闭。但是不能为了避免使用临时阻断夹而增加手术的危险。如果考虑使用临时阻断夹,那么就应该使用它。有一些血管不允许使用临时阻断夹,特别是大脑中动脉(MCA)的 M1 段和基底动脉(BA)的远段,根据作者的经验,这两个动脉的任何一次的临时阻断时间都不应该超过 3 分钟,作者的方案是如果临时阻断需要一个较长的时间,作者则间歇性的大约每 3 分钟就释放临时阻断夹约 30 秒,以再灌注大脑。重塑形和夹闭后,作者建议手术中使用吲哚菁绿(ICG)造影去确认动脉瘤已被完全闭塞、大的载瘤动脉和周围的穿支动脉被保留。最重要的是,对于如何最为恰当地处理一个特殊动脉瘤,外科医生必须在做决定时对两个因素加以评估:动脉瘤的自然病史和手术所在医院的医疗团队的能力。对于患有无症状小动脉瘤的老年患者,即使手术可到达动脉瘤所在

位置,但由于考虑到他们的自然病史和手术的风险与收益比率,故对他们宁可观察也不进行手术治疗。动脉瘤外科手术需要团队合作,尽管个人能力也很重要,但没有一个专业团队是不可能完成动脉瘤夹闭手术的。

关于破裂的动脉瘤,作者建议对于 Hunt-Hess SAH 分级为 I~III 级的患者,如果动脉瘤在手术可达到的位置则做手术夹闭;对于 IV 或 V 级的患者或动脉瘤位于手术困难的位置,则不建议行开颅手术,但如果没有禁忌,作者强烈建议行血管内介入治疗。从技术的角度来看,应根据不同位置的动脉瘤采用不同的治疗策略。对于大脑前动脉动脉瘤,作者建议广泛分离侧裂以及避免脑组织的牵拉。在分离侧裂和显露动脉瘤期间,应尽一切努力保护所有血管包括静脉。除非绝对不可避免,否则不应该闭塞静脉。对于前交通动脉瘤的术中处理,分离应该包括暴露 A1 和 A2 段以获得近端和远端控制。除了动脉瘤体指向前方的前交通动脉瘤通常需要切除直回外,其他的前交通动脉瘤应尽可能避免切除直回。对于位于颈内动脉的近端和动脉瘤体指向上方的动脉瘤,为了获得足够的血管行近端控制,从硬膜内磨除前床突是非常重要的。虽然在肿瘤手术中从硬膜外磨除前床突可能是安全的策略,但是动脉瘤手术中不建议从硬膜外磨除前床突。一些血管外科医生认为后交通动脉瘤是相对简单的操作。但如果外科医生没有彻底地检查动脉瘤周围的解剖结构,那么常常会发生并发症。动脉瘤与前床突(ACP)、脉络膜前动脉(AchA)、小脑幕、颞叶、动眼神经以及眼动脉之间的关系必须在解剖过程中被探查清楚。此外,后交通动脉瘤的瘤体指向必须被明确,以避免不良后果;瘤体指向外侧的动脉瘤有时会粘连颞叶,牵拉颞叶或解剖的疏忽可能会使动脉瘤破裂。

颅内动静脉畸形

一般手术理念与上文所述的脑动脉瘤的手术理念相似。作者从动静脉畸形(AVM)周围来解剖 AVM 并避免牵拉脑组织[2]。牵拉 AVM 比牵拉脑组织本身有更好的手术结果。作者使用双极电凝技术来缩小 AVM 的体积,从而创造了一个手术路径,以使作者可以从 AVM 的周围对 AVM 进行操作。对于有多支引流静脉的 AVM,作者为了获得进入 AVM 周围的手术路径而使用的一项技术是在手术的早期先处理一部分引流静脉,以使作者能够对 AVM 深部的周围结构进行解

剖。尽管这不是传统采用的标准手术技术策略,但作者认为这非常有助于完全切除畸形并同时避免损伤周围的脑组织。

脑实质肿瘤

作者认为对于胶质瘤的一般手术原则是获得到达胶质瘤的路径,然后一切操作在胶质瘤内部进行。由于其对正常大脑的浸润,对胶质瘤周围结构的解剖是具有高风险的。因此,在胶质瘤内部操作和从瘤内切除是重要的原则。

颅底肿瘤

一般手术原则是解剖和显露肿瘤的周围结构。在手术早期确定颅底包围肿瘤的重要血管是非常重要的,颅神经也是如此。显然,在文献中有明确定义的上述颅底手术方法也能成功地用于很多复合伤中[5,7,8]。结合广泛开放脑池空间可让外科医生实现上述目标。相比上面所讨论的其他手术技术,耐心是颅底手术的一个关键。总之,作者讨论的一些手术原则共同可以使患者获得最好的结果。这些上述所提到的原则,是专门为了避免并发症的,从而可获得更好的手术结果。

（邢学民　树海峰　马原　　译）

参 考 文 献

1. Ellenbogen RG, Abdulrauf SI. Principles of Neurosurgery, 3rd edition. Philadelphia: Elsevier, Inc; 2012.
2. Abdulrauf SI. Cerebral Revascularization: Techniques in extracranial to Intracranial Bypass Surgery, Philadelphia: Elsevier Inc. 2010.
3. Yasargil MG, Abdulrauf SI. Surgery of intraventricular tumors. Neurosurgery. 2008;62(6):1029-40.
4. Fangxiang Chen, Peter Nakaji. "Optimal" Entry Point and Trajectory for Endoscopic Third Ventriculostomy: Evaluation of 53 Procedures with Volumetric Imaging Guidance. J Neurosurg. 2012.
5. Abdulrauf SI, Al-Mefty O. Mengiomas. In: Winn R (Ed). Youmans Neurological Surgery, 5th edition. Philadelphia: W B. Saunders Company; 2003.
6. Mahaney KM, Abdulrauf SI. Anatomical Relationship of the Optic Radiations to the Atrium of the Lateral Ventricle: Description of a Novel Entry Point to the Trigone. Neurosurgery. 2008;63.
7. Abdulrauf SI, Al-Mefty O. Intracranial Meningiomas. In: Batjer H, Loftus C (Eds). Textbook of Neurological Surgery, Lippencott Williams & Wilkins; 2003.
8. Abdulrauf SI, Al-Mefty O. Tumors of the Tentorium. In: Sekhar L, Fessler R (Eds). Atlas of Neurosurgical Techniques. Thieme Medical and Scientific Publishers; 2006.

第24章 海绵状血管瘤的手术：要诀和教训

A Jesse Schuette, Brian M Howard, C Michael Cawley, Daniel L Barrow

引言

在 MRI 出现之前，对海绵状血管瘤（CM）进行影像学诊断非常困难，因为病变在 CT 上难以鉴别，在 DSA 上又不显影。随着 MRI 的广泛应用，CM 的诊断也变得越来越容易。CM 在 MRI 上典型的表现为不均匀的、网状的、"爆米花样"的混杂信号的占位，对应于病灶内不同时期的出血与周围的含铁血黄素的低信号边缘[1-3]。最初认为 CM 是一种罕见疾病，但目前认为 CM 的发病率为 0.4%~0.8%[4,5]。MRI 出现前，CM 病变常常是因为出血、癫痫等症状才被诊断[6-8]；MRI 出现后，越来越多的 CM 被偶然诊断。

虽然 CM 期待着最佳的治疗方法，但外科手术切除仍是其主要的治疗方法，也是唯一能消除病灶的治疗方式。Engelhardt[4] 于 1904 年首次报道了 CM 的外科手术治疗（表 24.1）。1922 年 Dandy 率先进行了这种病案的早期研究，随后 Voight 和 Yasargil 于 1976 年也进行了这类研究[6,10]，1976 年的研究结果表明 CM 的手术结果"良好"。2 年后 Giombini 的一份报告显示 93% 的 CM 患者获得了良好或极好的手术结果[11]。所有的研究表明，当在技术上可行时应尝试使用外科手术切除 CM。

关于手术切除 CM 的文献报道很多，但手术指征的选择仍存在争议。典型的、无症状的 CM 可进行长期连续的影像学随访；而对于有症状的 CM，只要外科手术能到达病灶应考虑手术切除；除此之外的 CM 应结合自然病史、手术入路、手术风险和减少手术风险的辅助方法进行综合考虑。临床决策必须个体化，综合考虑患者因素（年龄、健康情况、神经功能状态、个人意愿）、外科医生因素（经验）和 CM 因素（位置、大小、形态、相关的发育性静脉异常）。

幕上表浅部位 CM

有症状的、靠近皮层表面的或位于功能皮层区之外的幕上 CM 应考虑行手术切除[12-15]。对 CM 自然病史的了解在手术决策中至关重要。MRI 的出现为研究 CM 的自然病史提供了更可靠的影像学检查方法[16]。通过对 CM 自然病史的研究表明，幕上表浅的 CM 具有临床意义的出血风险远比先前认为的少[7,8,16,17]。Chang 及其同事认为，各年龄段幕上表浅 CM 患者行手术切除的风险均较小，但因为可能会发生手术风险，故术后获得无 CM 发病的预期寿命也不足以证明手术切除的正确性[17]。一些方法学问题使揭示 CM 具有临床意义出血的真正风险陷入了困境，这些问题包括（但不限于）前瞻性和回顾性研究的对比、关于出血定义的不同、出血发生率的计算、亚组分析中应用不同的统计学方法和中枢神经系统中出血的位置[17,18]。传统的 CM 手术切除适应证包括反复发生出血、局灶性神经功能缺损、药物治疗无效的癫痫发作[1,15]。一旦确定外

表24.1 CM的重要历史事件

年份	事件
1904	Engelhardt 报道了首例手术
1922	Dandy 报道了 44 例患者的治疗
1928	Dandy 切除脑干 CM
1976	Voight、Yasargil 报道了 164 例患者的治疗
1987	Rigamonti 报道了应用 MRI 对 CM 的系列研究
1995	发现了首个 CM 的相关基因

科手术干预是最合适的治疗方法,绝大多数手术容易到达的 CM 都可使用标准的显微外科技术进行成功切除,并且手术相关并发症发生率极低[1,4,15,19]。

不管 CM 的位置如何, 所有的术前计划都应包括应用 MRI 进行精确的手术靶病灶定位,制定包括合理的手术入路、尽量减少操作和尽量减少损伤周围正常皮层的手术策略。位于脑叶的 CM 或接近皮层表面的 CM 在术中很容易被定位,因其在直观下呈紫罗兰色、分叶状和边界清楚的占位病变,或者因含铁血黄素沉积而使其上覆的皮层变色(图 24.1)。

仔细回顾提供给外科医生最初的术前影像,以辨别病灶是否直接位于功能区皮层内或紧密连接于功能区皮层,如优势大脑半球的运动区、感觉区和语言区。自 20 世纪 80 年代末和 90 年代初以来,无框架立体定向技术得以长足发展, 术中 CT 及 MRI 导航已成为神经外科手术中至关重要的辅助手段[20-22]。术中以 MRI 为基础的神经导航技术已成为切除重要部位 CM 手术的

重要辅助手段;这些重要部位包括功能区皮层、皮层下的深部结构如基底神经节和丘脑[23-30]。术前 MRI 功能成像(fMRI)[31,32]、术中超声[27,30]和皮层的电生理监测[1,33-35]很少被常规应用,仅被一部分外科医生应用。

术中神经导航具有很多优点。当我们要避开重要的结构时,计算机辅助采集后图像可为外科医生提供有效手术入路的设想;因此,CM 的成功手术切除可通过最小化的开颅、暴露脑组织、牵拉和对正常组织的操作以及最大限度地提高精确性来实现。术中 MRI 导航还能让外科医生更彻底切除 CM 周围潜在的致痫灶。通过同时联合使用术中超声来修正 MRI 导航,可克服因术中脑脊液丢失和重力影响而导致的导航影像漂移[27,29,30]。而且术中超声还能被用来发现伴随的发育性静脉异常(DVA)以防止其被损伤[27,29,30]。

当在切除位于或邻近中央沟前后感觉和运动皮层或额颞叶和顶颞叶语言区的 CM 时,偶尔会应用皮层电刺激定位技术(ESM)[33,34]。皮层电刺激定位的精

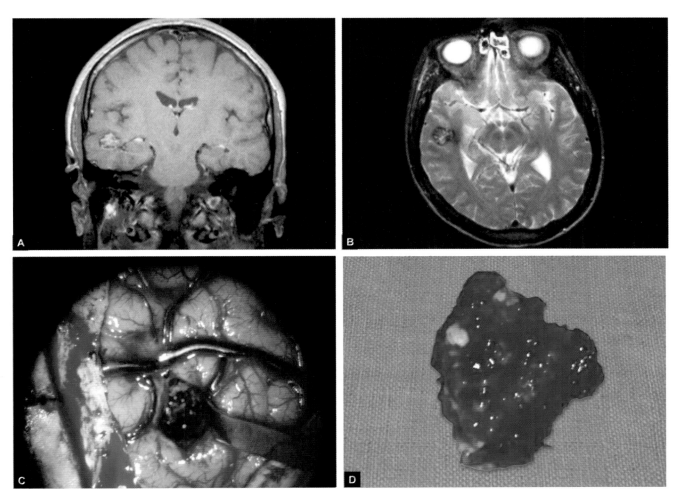

图 24.1　(A)术前冠状位 MRI 和(B)轴位 MRI,显示一个幕上表浅部位的 CM;(C)术中影像;(D)CM 的病理标本。

确度很高，而它最大的缺点就是会延长手术的时间[32]。因此，fMRI 过去常常被用于术前定位功能区[32,36,37]。fMRI 被用于运动、感觉、语言这些重要区域的精确定位[32,36,37]，一项关于单独使用 fMRI 能降低术后并发症发生率的研究也已经被报道。在功能区 CM 的手术切除中使用 MRI 导航辅助显微外科手术切除技术已获得共识；但是在尽可能最大程度切除病变并最大限度减少手术风险和并发症发生率方面，应用何种辅助技术（一种或多种）才能达到最佳效果，仍然没有统一规范。

通常情况下，经脑沟入路是一种对重要脑组织损伤最小的手术路径，可作为邻近功能区皮层 CM 的手术入路。那些提倡经脑沟入路的人明智地认识到，严格规范的显微神经外科操作对此入路至关重要，这样可以保护脑沟基底部蛛网膜内的静脉并可避免周围脑回的牵拉损伤[38-40]。事实上，Zhou 等报道了经脑沟入路并结合术中神经导航对 CM 进行手术切除的最大病例数研究，结果显示通过这种方法治疗的 17 名患者未发生重要并发症[40]。

难治性癫痫是位于皮层和皮层下 CM 的明确手术指征。最近大样本的系列研究报道指出，对于这类 CM，获得术后癫痫极好控制的预测因素包括病变位于内侧颞叶、病变最大径不超过 1.5cm、术后脑电图（EEG）确定癫痫灶消失、简单部分性发作、复杂部分性发作、主要表现为全身性发作以及老年患者[41,42]。术前癫痫病程较长与术后癫痫控制较差密切相关[42,43]。但是 Baumann 等的研究发现这种相关性并不存在[41]。一些研究结果表明，单纯切除引起癫痫的 CM 就可完全控制癫痫发作[42,44]，而另外一些研究指出，必须将 CM 及其周围的神经胶质增生和含铁血黄素沉积全部切除才能更好控制癫痫发作[45,46]。一些学者认为可以应用折衷的方法，即首先仅单纯切除 CM，术后使用抗癫痫药（AED），当这种方法不能有效地控制癫痫发作时才考虑行二次手术切除神经胶质增生和含铁血黄素沉着[16,47,48]。这种分步进行方法的风险是可能导致术后癫痫控制不佳并需再次手术，但如果初次手术奏效则理论上可避免医源性损伤周围脑实质的高风险。不幸的是，目前的研究并未能证实哪种策略是最佳的，还需进行个性化的决策。

"混合型血管畸形"指含有 McCormick 最初描述的 4 种颅内血管畸形之中一种以上病理特点的血管畸形[47,49]。最为常见的混合型血管畸形是 CM 和 DVA 的结合[50,51]。DVA 包含多个放射状排列的髓质静脉汇聚于一个中央引流静脉[50]。关于 CM 的外科处理，争论之一就是伴随有 DVA 的处置。DVA 可能是导致术后血流动力学的紊乱进而引起 CM 复发的实际病理学因素，故一些学者推荐手术切除相关的 DVA[52-55]。相反的是，有经验的外科医生则一致认为应在术中保留 DVA，因为 DVA 参与了局部脑组织的静脉回流[56-60]（图 24.2）。这种观点的基础是 DVA 常常参与了它所存在区域的正常静脉回流，切除它可能会导致静脉的充血或者梗死。虽然有些 DVA 的切除也许没有后遗症，但是没有临床及影像学方法可预测机体是否对 DVA 的切除能够耐受。CM 的出血很少对生命构成威

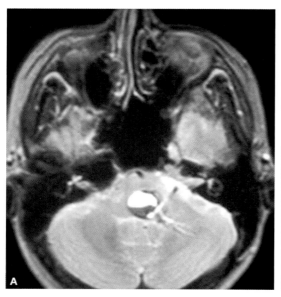
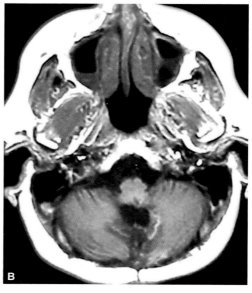

图 24.2 （A）术前 MRI 显示一个 CM 伴有一个发育性静脉异常。（B）术后 MRI 显示发育性静脉异常未被切除。

胁,CM 导致的静脉梗死的严重后果超过了 CM 复发的风险。

关于 CM 相关 DVA 的发生率,文献报道的差异较大[47,50,52,56,61,62];但 MRI 的研究表明大约有 25% 的 CM 患者伴有 DVA [50,52,63]。大量学者认为有症状的 CM 如果伴有 DVA 则提示更恶性的病程进展[47,50,63,64];如果切除 CM 时不切除存在的 DVA 则可能导致 CM 复发和随后的出血[50,52,63]。未切除 DVA 导致的术后反复出血发生率为 25%~33%[52,63],而不伴有 DVA 的 CM 术后出血的发生率为 9.5%[63]。Abdulrauf 及其同事指出伴有 DVA 的 CM 患者具有典型的临床特征[59]。与不伴有 DVA 的 CM 患者相比,伴有 DVA 的 CM 好发于女性,易反复出血,好发于后颅窝,较少有癫痫发作或者较少有家族史。伴有 DVA 的 CM 易于复发的病理学原因仍不明确,但目前有几种假说,其中之一是静脉回流的改变导致了逆流性静脉高压、充血和血管壁炎性细胞浸润,进而引起反应性血管异常增生[47]、原有血管异常的生长和扩张、和(或)慢性缺氧导致的组织中血管生长因子的释放[65]。该假说认为,DVA 是先天畸形,而伴随的 CM 或其他血管畸形则是由于 DVA 继发形成的后天畸形。Wurm 等最近的报道支持了该假说,他们发现当未切除 DVA 后复发的病灶在组织病理学上并非 CM,而是动静脉血管瘤或毛细血管扩张;该研究中的 15 例 CM 患者中有 9 例,其中 3 例(33%)初次手术时未切除 DVA,术后出现有症状的 CM 复发,这 3 例患者再次手术以及另外 6 例伴随 DVA 患者初次手术进行 DVA 的闭塞,术后均未出现不良结果[52]。目前的研究资料较少,仍不能支持对 DVA 进行常规切除,进一步的研究仍需继续进行。

幕上深部 CM

即便不考虑病灶位置的特殊性,位于脑深部结构的 CM 对有经验的神经外科医师仍是一个挑战。这种病灶不仅比表浅的 CM 更易出血,而且当发生了出血往往预示着更可怕的并发症[7,18]。因此,很多人提倡应尽可能对深部的 CM 进行更具侵袭性的外科治疗。对深部的 CM 进行成功切除并尽可能减少并发症需要制定周全的术前计划,包括依病变的长轴设计手术入路,通过最接近病变的软脑膜或室管膜表面暴露病灶,尽量将病变的上覆结构或周围结构的损伤降低到最小[18,66]。根据前面的详述,术中 MRI 导航定位和多种手术辅助技术可使有经验的术者安全切除深部的

CM,比如基底节、丘脑、胼胝体、扣带回皮层、脑室系统内部或周围和岛叶皮层。

基底节 CM

已有的成功切除基底节 CM 的报道都着重强调应根据病变位于基底节的确切位置设计不同的手术入路。可以采用经侧裂-岛叶入路成功切除内囊外侧病灶[4,24,66-70]。虽然这种入路避开了语言功能区,但是经皮层的路径需要通过岛叶皮层,且分离侧裂时需特别小心以避免导致侧裂静脉丛和 (或)Labbé 静脉的过度损伤或血栓形成[4,66]。该入路常常无[67,68]或很少发生与短暂性运动或感觉功能障碍相关的并发症(能完全恢复)[35,69,70]。内囊内侧和上方的病灶目前普遍采用经胼胝体-脑室入路[66,67,71,72](图 24.3)。需要暴露尾状核头的侧脑室外侧的 CM 可采用 Lawton 等描述的经对侧脑室-胼胝体入路[73]。Waldron 和 Lawton 最近报道了采用经颈动脉上-额下入路成功切除位于基底节前下方 CM 的 5 个病例[66],该入路可直接到达颈内动脉分叉部,需要注意的是,此时操作必须非常精细,避免损伤基底节和内囊的穿支动脉。综上所述,位于基底节的 CM 可采用上述不同的手术入路得到有效切除。

丘脑和松果体区 CM

丘脑的 CM 根据位于丘脑的部位不同也需通过几种不同手术入路进行切除。与切除基底节 CM 相似,对于丘脑前背侧和内侧的病灶可采用经额入路或经纵裂-胼胝体入路进行有效切除[4,18,67,71]。对于位于丘脑后下方和松果体区的 CM 可采用经小脑上-幕下入路进行切除[4,74-77];Sanai 等[77]提倡对标准经小脑上-幕下入路进行改良,他们称之为小脑上-滑车上入路,手术路径正好通过第 IV 颅神经上方。采取这种入路时,患者需取坐位,利用重力的优势使小脑下降从而创造手术间隙,通过该间隙进入丘脑后下方操作;并且通过重力增强了静脉血液回流,为手术区域提供了相对干净的术野。对于从中脑延伸到丘脑的 CM 或者位于丘脑后部下方的深部 CM 可采用枕部经纵裂入路进行成功切除[4,67],也可以采用经胼胝体下方-丘脑枕入路进行显露和广泛分离基底静脉等深部结构[67]。所有丘脑的 CM,依据它们所在丘脑的位置,采用包括经纵裂入路或后纵裂入路,并经胼

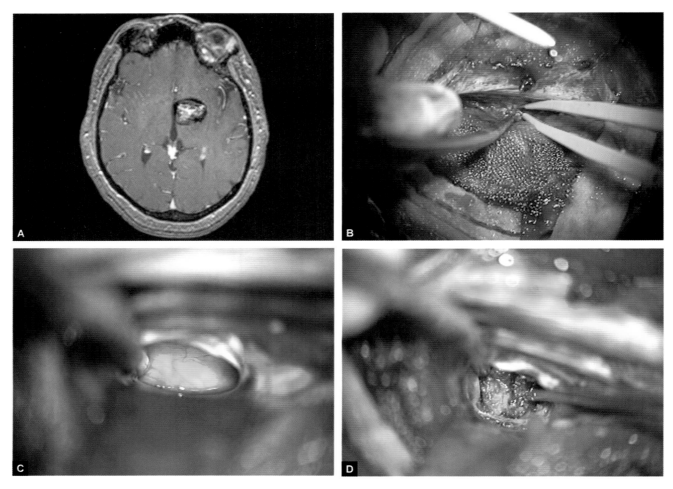

图 24.3　(A)术前增强 MRI 显示一个基底节深部的 CM。(B)对侧经纵裂入路的显露。(C)室管膜表面含铁血黄素沉积。(D)切除 CM。

胼胝体或者胼胝体下方的路径等不同的手术入路，都可以到达病灶，在可接受的并发症发生率情况下成功切除病灶[4,18,67,72,77,78]。

胼胝体、扣带回和脑室系统的 CM

位于胼胝体嘴、膝部、体部或扣带回前部的 CM 最佳的手术入路是标准的经额入路[4,79]。Chang 等曾提出通过纵裂前 1/3 可以被安全切除位于胼胝体体部后端和扣带回后部的大部分病灶[79]。患者最佳的体位是取仰卧位，抬高肩部，头朝向斜上方与地面平行。这种体位利用重力使得半球（通常为右侧半球）远离大脑镰，以避免牵拉脑组织。位于胼胝体和扣带回更后部的病灶可采用经窦汇入路并通过纵裂的后 1/3 路径进行切除，同样最好利用重力作用使脑组织回缩，头应该偏向一侧。位于胼胝体和扣带回的 CM 能被应用标准的显微外科技术经纵裂前或后纵裂入路进行安全切除，并且可使并发症发生率最小化[4,79]。

侧脑室内或周围的 CM 可采用标准的经侧脑室入路进行切除[4,79,80]。标准经胼胝体入路可提供进入侧脑室的路径[4,79,80]，而对于位于较外侧的 CM 建议采用经对侧脑室–胼胝体入路[73,79]。经胼胝体–脉络丛入路可通过室间孔直接到达第三脑室[79]。位于室间孔的 CM，虽然十分罕见，但仍可能需要切除以缓解症状性梗阻性脑积水[81,82]。这类病灶同样能通过目前成熟的手术技术切除，比如先前提到的经纵裂入路。Prat 和 Galeano 报道了 1 例通过内镜成功切除的室间孔 CM[82]。虽然只有 1 例，但作为通过内镜成功切除脑室系统 CM 的典范，这种技术对于脑室内 CM 的切除可能会变得更为盛行。虽然脑室系统 CM 不常见，但可通过成熟的手术技术来暴露脑室系统，以安全切除脑室系统 CM。第四脑室的 CM 将在后面讨论。

岛叶皮层 CM

在先前在基底节 CM 切除时提到的经侧裂入路是岛叶皮层 CM 最直接的手术入路[4,18,72,79]。这种入路的患者常常采取额颞开颅的体位。必须考虑前面提到的使外科手术路径最佳化的所有因素,并通过术前计划、术中影像导航和语言区定位来尽可能减少并发症的发生。如果需要进行语言区定位,患者应采取半侧位,以利于检测期间患者与神经生理学家的交流。不管是采取经前或后侧裂入路,侧裂内和周围的血管结构必须被保护,以防止其损伤导致的并发症[4,40,66,79]。尤其是侧裂静脉必须被谨慎地分离并且不能被闭塞,以避免静脉充血和可能发生的梗死。很多报道显示经侧裂入路是手术切除岛叶 CM 的一种安全有效的入路,这种入路已成为手术切除岛叶皮质 CM 的理想入路。

幕下 CM

多个报道评估幕下 CM 占所有全脑全脊髓 CM 的 1/4~1/3[16,56,83,84],而大多数幕下 CM 都位于脑干[56,83,84]。不像幕上 CM 那样容易被偶然发现或有癫痫表现,幕下 CM 常常是因有临床症状和局部占位导致的进展性神经功能缺损才被发现。脑干 CM 通常表现为相应的颅神经性功能缺损、无力和偏侧感觉缺损症状[16,84],而大多数小脑 CM 通常表现为顽固性恶心和呕吐、头痛、辨距困难、轮替功能障碍、共济失调以及小脑病性言语[16,83,84]。作出对幕下 CM 进行手术切除的决策,常常是因为脑干和小脑的占位症状,很少是因为 CM 可能发生生长或出血[17,57]。但是对于幕下危险位置 CM 的手术切除,外科医生必须考虑医源性损害引起的危险。

小脑和小脑脚 CM

据报道,小脑 CM 占颅内 CM 的 1%~12%[18,83],约占所有幕下 CM 的 20%[6,18]。Cantu 等报道,幕上和小脑 CM 的年出血风险分别是 1.22% 和 2.39%[85]。小脑 CM 可生长到较大体积并可引起致命性大出血[83]。幸运的是,小脑 CM 常常能被完全切除,并发症发生率低,且全切后能获得治愈[14,18,72,83,84,86,87]。因此一些学者认为,应尽量放宽小脑 CM 外科手术干预的指征[83]。

绝大多数小脑半球和蚓部的 CM 可以采取枕下入路[18,83,84]。位于浅表的病灶可以在直视下手术切除;但是位于更深位置的病灶可能需要术中辅助技术,如前述的术中 MRI 神经导航或术中超声[23,84,88]。

位于小脑上脚和小脑蚓前上方的 CM 可采用枕部开颅经小脑幕入路[84,88]。该入路应采取 3/4 俯卧位,头部偏离高位的肩约 30°,以利用重力作用使枕极与小脑幕分开[84],这可以避免对枕叶的牵拉,进而避免了枕叶损伤导致的术后视觉功能缺损[84]。

经扁桃体上入路(贯穿扁桃体-二腹小叶裂)是小脑下脚 CM 被安全和成功切除所应采用的入路。该入路避免了其他需要到达小脑下脚的更外侧手术入路对脑桥和小脑中脚的损伤[89]。手术体位与 Heros 等推广的远外侧入路一样[89,90]。该入路的优势在于可以直接到达小脑下脚,从而避免了躯干共济失调的风险或避免了经小脑蚓部入路需要从内侧分离下蚓部所导致的小脑的缄默症,或避免了经膜髓帆入路(小脑延髓裂入路)需要穿过第四脑室外侧壁[89,91,92]。总之,绝大多数位于小脑、小脑蚓及小脑脚的 CM 都能使用先前所述的手术入路进行完全切除且手术并发症发生率低。

脑干 CM:术中影像/MRI

脑干 CM 因症状多样而难以确定其在所有 CM 中所占的比例[93],一系列研究报道估算其占 4%~35%[5]。一系列脑干 CM 的手术和自然病史的研究报道估算其出血率为 2.33%~6.8%,再出血率为 5%~21.5%[5,7,56,85,94~97]。此外,与另一些非功能重要部位 CM 相比,脑干 CM 出血后更可能出现症状,这也许人为增加了脑干 CM 的比例。

鉴于脑干的功能重要性。作出手术干预的决策必须建立在个体化的基础上。影响决策的因素有外科医生的经验,患者年龄、病史、病灶位置、大小,神经系统情况,手术切除后可能出现的功能缺损[93]。大多数无症状的 CM 通常采取长期影像学随访的方法。一些学者认为至少发生过 2 次出血才应手术切除脑干 CM[5,93]。最重要的是,外科医生应该诚实地与患者沟通该类脑干 CM 未来发生出血的概率、出血后的后遗症并与外科手术可能引起的相关并发症进行对比。

目前大约有 50 余个关于脑干 CM 手术切除的报道[5]。2009 年 Gross 等[5]对这些报道进行了一个综述,结果发现,92% 的患者完全切除了 CM;58.8% 的部分切除 CM 的患者出现再出血,其中 4 例患者死亡。这些惊人的数据提示完全切除 CM 的重要性。

在 Gross 等的综述中,术后早期并发症发生率为

29%~67%,它们当中大部分是短暂的并发症[5,7,18,56,72,95]。长期的随访结果更是令人鼓舞的,85%患者的并发症获得改善或未继续恶化[5]。14%患者出现病情恶化,死亡率为1.9%。但是Gross等指出这些资料均来自于少数有经验的神经外科医生所提供的大样本外科手术研究报道[5]。

上文关于CM手术的讨论同样也适用于脑干CM。CM的手术切除应该集中于病灶位置邻近的软脑膜或室管膜的表面[5,56,93]。在脑干,手术仅限于切除CM,而应避免切除周围含铁血黄素着色的组织。在许多情况下,术中无框架的立体定向导航对手术切除非常有帮助[1],尤其是对于软脑膜或室管膜的表面难以发现的病灶;在这种情况下,术中超声也是较好的辅助工具[30]。此外,术中的长程颅神经电生理监测也是非常有用的辅助工具[93,98]。

大多数的中脑背侧CM通常采用经幕下–小脑上入路或枕部经小脑幕入路[56,57,93]。入路的选择往往取决于病灶的大小和小脑幕的角度。若在软脑膜表面可见CM,那么可切开上下丘。需注意的是,在下丘尾侧的切口应避开中线,因为此处是双侧滑车神经在上髓帆部形成交叉的部位,在中线切口会损伤双侧滑车神经。该入路的前界是导水管的底,动眼神经核和滑车神经核位于此处[93]。

中脑腹侧的CM可采用改良经翼点入路[93,99,100](图24.4)。改良方式可采取眶颧改良,以充分暴露脚间池。若CM伴有基底动脉顶端动脉瘤,根据CM的外侧范围可选用颞下入路或"眶颧、颞下各取一半"的入路方式。当在大脑脚内操作时,详细了解脑干的解剖结构和患者的神经功能状态对于尽可能多地保留功能是至关重要的。

延髓和脑桥背侧CM可采用枕下后正中入路(图24.5)[5,56,93,96]。为了避免躯干共济失调和缄默症,可采用经膜髓帆入路,其可在不损伤或少损伤小脑蚓部的同时显露第四脑室底的大部分(图24.6)。通过第四脑室底显露CM的毗邻结构是非常重要的,同样重要的是需要详细了解第四脑室底解剖结构的"安全通道"。需要避开重要结构是平行于正中沟的内侧纵束、面神经丘、髓纹和舌下神经丘[93]。两个最常见的入口是面丘上三角与面丘下三角[101]。即使完全避开这些结构,通过第四脑室底手术的患者中仍有高达36%会出现永久性的神经功能废损[5]。再次强调,为了尽可能减少并发症,必须通过室管膜表面观察到病变后才可切除。

脑桥腹外侧CM通常采用乙状窦后入路切除[5,56]。对于一些较大的脑桥CM,可选择磨除部分岩骨的经岩骨入路,这需要术前检查听觉功能。在脑桥,皮质脊髓束穿行于脑桥核中,故旁正中入路也是一个很好的选择。Porter等和Ferroli等报道分别有100%和95%的患者在脑桥腹外侧的CM切除术后症状未恶化或有所改善[56,96]。

延髓腹侧的CM可以采用远外侧入路切除(图24.7)[56,96],但由于此入路通过了后组颅神经根及锥体周围,故使病灶的手术切除相当棘手。在绝大多数病例中,只有易于看到的CM可较好切除,不推荐切开神

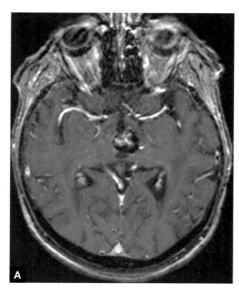
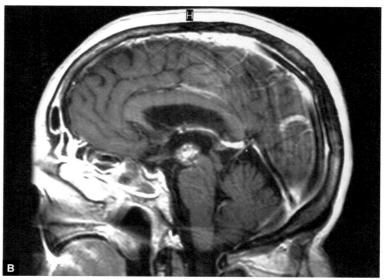

图 24.4A 和 B　术前增强 MRI 显示一个中脑腹侧的 CM。

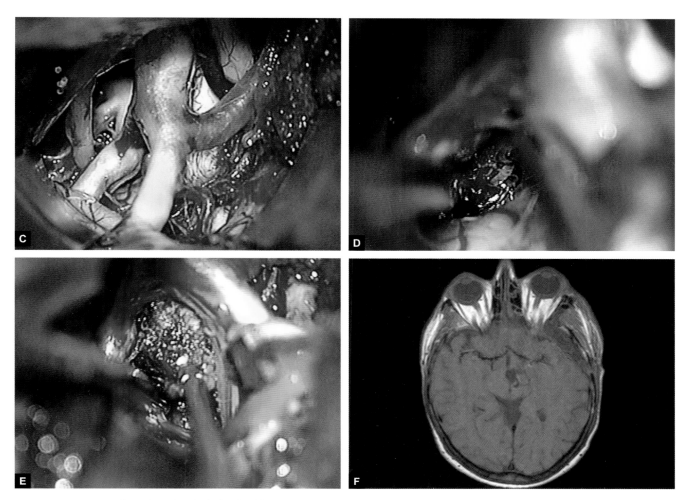

图 24.4C~F　(C)眶颧入路显露颈内动脉、动眼神经和 CM。(D)切除过程中的 CM。(E)切除 CM。(F)术后 MRI。

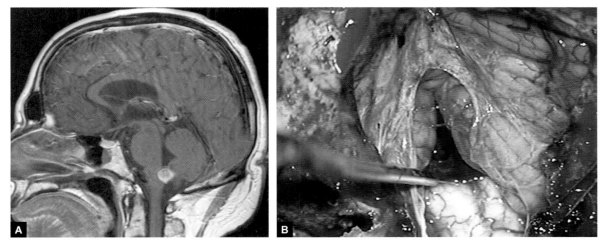

图 24.5　(A)术前 MRI 显示一个延髓背侧中线部位的 CM。(B、C)术中情况。(D)术后 MRI。（持续）

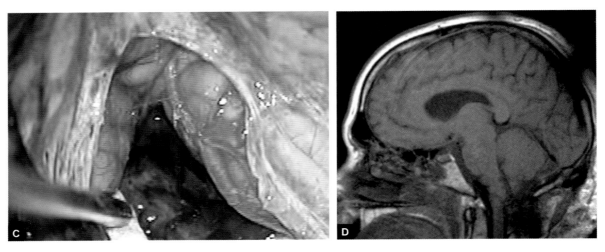

图 24.5(续)

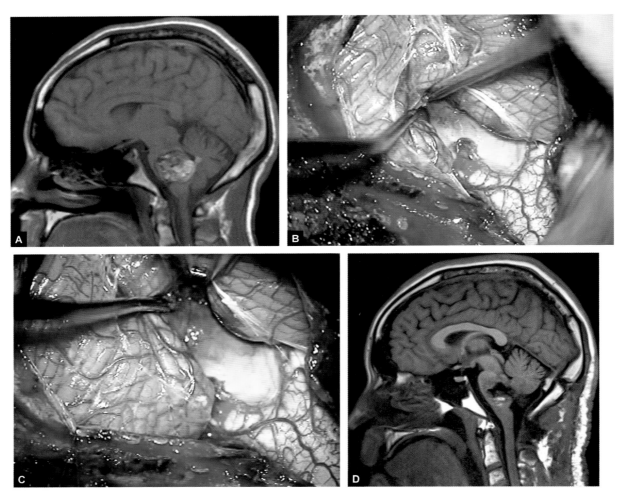

图 24.6 (A)术前 MRI 显示一个巨大的桥延区背侧 CM。(B、C)经膜髓帆入路的术中暴露。(D)术后 MRI。

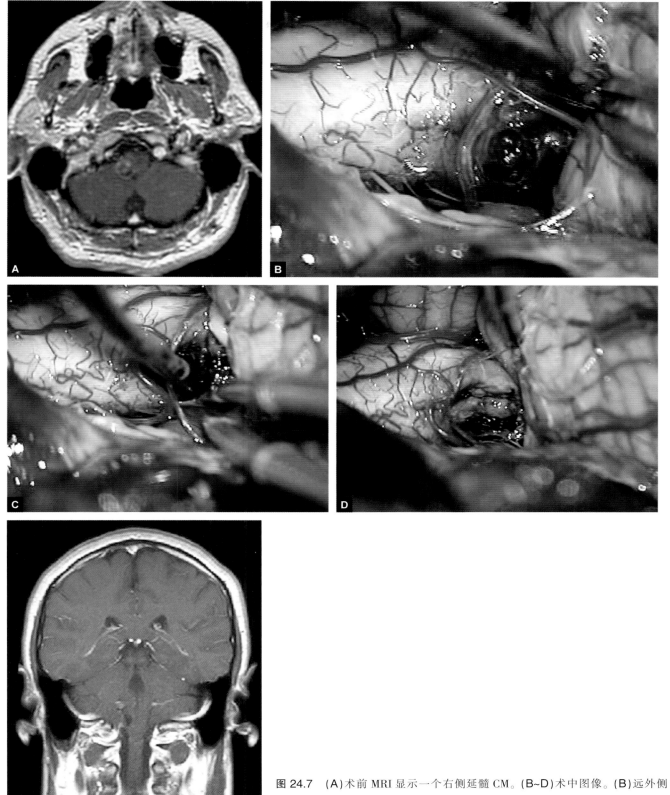

图 24.7　(A)术前 MRI 显示一个右侧延髓 CM。(B~D)术中图像。(B)远外侧入路暴露情况。(C)分离过程。(D)切除 CM 后。(E)术后 MRI。

经传导束。

总之，切除脑干 CM 前必须详细了解脑干固有的高度保守的解剖结构。对于合适的患者，通过手术显微镜、颅底技术、术中成像技术和神经监测的帮助，脑干 CM 可以被安全有效地切除。最重要的是，外科医生必须明白，在许多位置，特别是第四脑室底及延髓腹侧，如果不能通过软脑膜或室管膜表面观察到 CM，那么是不能对 CM 进行切除的。

颅神经 CM

CM 最罕见的发病部位是颅神经，目前已有视神经、动眼神经、面神经、前庭蜗神经和舌下神经的 CM 的报道[102-104]，患者一般表现为受影响的颅神经的急性功能障碍。这些病变虽少见，但症状进展快，可能会导致颅神经功能的完全丧失。多项研究结果表明，完全切除 CM 后可遏止症状进展，在某些情况下甚至可能会改善颅神经功能。在几个病例研究的文献报道中，幕上病变可采用改良翼点入路切除，幕下病变可采用乙状窦后入路切除[93]。

脊髓 CM

最初认为脊髓 CM 是一种罕见的病变，随着 MRI 的出现，越来越多脊髓 CM 被发现，目前发生其占所有中枢神经系统 CM 的 5%[105-107]。由于脊髓组织具有重要功能的性质，所有 CM 的出血都可能有症状，有的研究认为，每个病灶的年出血率为 1.4%~1.7%[105,108,109]。尽管对颅内 CM 的自然病史有大量研究报道，但目前脊髓 CM 的自然病史还不是很清楚。最近，在对数量有限的患者进行随访的研究发现，初始有症状性的 CM 患者表现为症状稳定，甚至一些患者的症状还得以改善[105,108]。当患者神经功能受损症状不断加重时应进行手术切除，无症状的患者或症状稳定的患者可继续进行保守治疗。

虽然没有证据表明术中监测能最大限度地减少神经系统并发症，但它仍是经常被采用的手术辅助手段[107,110]。大多数情况下，通过椎板切除术或椎板切开术即可显露并切除 CM[107,110]。如果 CM 位于脊髓腹侧或腹外侧，可采用经椎弓根入路切除，术中需松解齿状韧带以尽可能减少对脊髓的操作。CM 应该在最接近软脊膜表面的位置被切除。当 CM 位于正中较深的位置时，应采用脊髓后正中入路（图 24.8）[107,110]。对于位于外侧的 CM，可通过背根进入脊髓的区域进行切除，或者在少数情况下可通过背、腹侧脊髓小脑束之间进行切除。尽量避免从脊髓腹侧切开进入脊髓，其目的是保护脊髓前角运动核团和脊髓前动脉[110]。术前功能状况是最能预测术后功能是否能改善的因素。距离软脊膜较远的小病灶和病程较长且症状严重的患者预后较差。总体而言，研究发现手术后神经功能症状恶化的预估发生率为 6%[109]。

总之，我们对脊髓 CM 的了解仍然较少。虽然早期研究表明脊髓 CM 的症状进展较快，但最近有研究表明症状稳定的患者可以保守治疗，存在进展的脊髓病变和持续加重的神经功能受损症状的患者建议手术治疗。

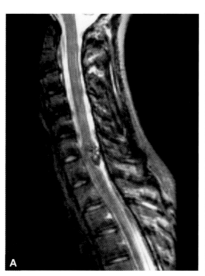
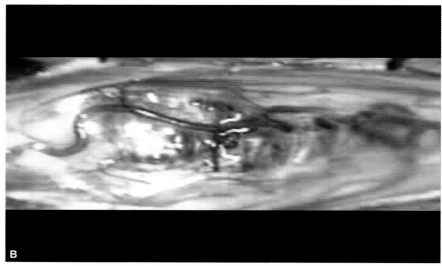

图 24.8A 和 B   (A)术前 MRI 显示一个颈髓 CM。(B)术中图像显示邻近软脊膜表面的 CM。

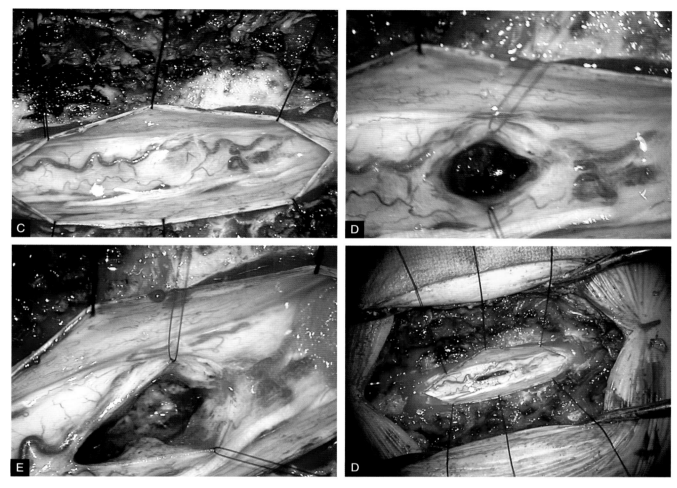

图 24.8C~F　(C)一个胸髓 CM，伴有含铁血黄素在软脊膜沉积。(D)中线切开脊髓。(E)切除后。(F)切除术毕。

（程敬民　匡永勤　张辉　译）

参考文献

1. Zhao JWY, Kang S, Wang S, et al. The benefit of neurona-vigation for the treatment of patients with intracerebral cavernous malformations. Neurosurg Rev. 2007;30 (4): 313-8.

2. Dainer HM, Smirniotopoulos JG. Neuroimaging of hemor-rrhage and vascular malformations. Semin Neurol. 2008;28 (4):533-47.

3. Smith SD, Eskey CJ. Hemorrhagic stroke. Radiol Clin North Am. 2011;49(1):27-45.

4. Shah MV HR. Microsurgical treatment of supratentorial lesions. In: Awad B, Barrow DL, (Eds). Cavernous Malfor-mations. Illinois: American Association of Neurological Surgeons; 1993.

5. Gross BA, Batjer HH, Awad IA, et al. Brainstem cavernous malformations. Neurosurgery. 2009;64(5):E805-18.

6. Hsu FPK RD, Huhn SL. Epidemiology of cavernous malfor-mations. In: Awad B, Barrow DL, (Eds). Cavernous Malfor-mations. Illinois: American Association of Neurological Surgeons; 1993.

7. Porter PJ, Willinsky RA, Harper W, et al. Cerebral cavernous malformations: natural history and prognosis after clinical deterioration with or without hemorrhage. J Neurosurg. 1997;87(2):190-7.

8. Robinson JR, Awad IA, Little JR. Natural history of the cavernous angioma. J Neurosurg. 1991;75(5):709-14.

9. Engelhardt. Zur Frage der Dauerheilung nach operativer Behandlung der traumatischen Jacksonschen Epilepsie. Dtsch med Wochenschr. 1904;30(3):3.

10. Voigt K, Yasargil MG. Cerebral cavernous haemangiomas or cavernomas. Incidence, pathology, localization, diagnosis, clinical features and treatment. Review of the literature and report of an unusual case. Neurochirurgia (Stuttg). 1976;19(2):59-68.

11. Giombini S, Morello G. Cavernous angiomas of the brain. Account of fourteen personal cases and review of the literature. Acta Neurochir (Wien). 1978;40(1-2):61-82.

12. D'Angelo VA, De Bonis C, Amoroso R, et al. Supratentorial cerebral cavernous malformations: clinical, surgical, and genetic involvement. Neurosurg Focus. 2006;21(1):e9.

13. Davis DH, Kelly PJ. Stereotactic resection of occult vascular malformations. J Neurosurg. 1990;72(5):698-702.

14. Simard JM, Garcia-Bengochea F, Ballinger WE Jr, et al. Cavernous angioma: a review of 126 collected and 12 new clinical cases. Neurosurgery. 1986;18(2):162-72.

15. Maraire JN, Awad IA. Intracranial cavernous malformations: lesion behavior and management strategies. Neurosurgery. 1995;37(4):591-605.

16. Batra S, Lin D, Recinos PF, et al. Cavernous malformations: natural history, diagnosis and treatment. Nat Rev Neurol. 2009;5(12):659-70.

17. Chang HS, Hongo K, Nakagawa H, et al. Surgical decision-making on cerebral cavernous malformations. J Clin Neurosci. 2001;8(5):416-20.

18. Bertalanffy HBL, Miyazawa T, Alberti O, et al. Cerebral cavernomas in the adult. Review of the literature and analysis of 72 surgically treated patients. Neurosurg Rev. 2002;25(1-2):1-53.

19. Amin-Hanjani S, Ogilvy CS, Ojemann RG, et al. Risks of surgical management for cavernous malformations of the nervous system. Neurosurgery. 1998;42(6):1220-7.

20. Kato A, Yoshimine T, Hayakawa T, et al. A frameless, armless navigational system for computer-assisted neurosurgery. Technical note. J Neurosurg. 1991;74(5):845-9.

21. Barnett GH, Kormos DW, Steiner CP, et al. Use of a frameless, armless stereotactic wand for brain tumor localization with two-dimensional and three-dimensional neuroimaging. Neurosurgery. 1993;33(4):674-8.

22. Barnett GH, Kormos DW, Steiner CP, et al. Intraoperative localization using an armless, frameless stereotactic wand. Technical note. J Neurosurg. 1993;78(3):510-4.

23. Du G, Zhou L. Neuronavigation for the resection of cavernous angiomas. Chin Med J (Engl). 1999;112(8):725-7.

24. Gralla J, Ganslandt O, Kober H, et al. Image-guided removal of supratentorial cavernomas in critical brain areas: application of neuronavigation and intraoperative magnetic resonance imaging. Minim Invasive Neurosurg. 2003;46(2):72-7.

25. Gumprecht H, Ebel GK, Auer DP, et al. Neuronavigation and functional MRI for surgery in patients with lesion in eloquent brain areas. Minim Invasive Neurosurg. 2002;45(3):151-3.

26. Stadie AT, Reisch R, Kockro RA, et al. Minimally invasive cerebral cavernoma surgery using keyhole approaches-solutions for technique-related limitations. Minim Invasive Neurosurg. 2009;52(1):9-16.

27. Winkler D, Lindner D, Strauss G, et al. Surgery of cavernous malformations with and without navigational support--a comparative study. Minim Invasive Neurosurg. 2006;49(1):15-9.

28. Winkler D, Lindner D, Trantakis C, et al. Cavernous malformations-navigational supported surgery. Minim Invasive Neurosurg. 2004;47(1):24-8.

29. Matz P, McDermott M, Gutin P, et al. Cavernous malformations: results of image-guided resection. J Image Guid Surg. 1995;1(5):273-9.

30. Woydt M, Krone A, Soerensen N, et al. Ultrasound-guided neuronavigation of deep-seated cavernous haemangiomas: clinical results and navigation techniques. Br J Neurosurg. 2001;15(6):485-95.

31. Moller-Hartmann W, Krings T, Coenen VA, et al. Preoperative assessment of motor cortex and pyramidal tracts in central cavernoma employing functional and diffusion-weighted magnetic resonance imaging. Surg Neurol. 2002;58(5):302-7.

32. Pouratian N, Bookheimer SY, Rex DE, et al. Utility of preoperative functional magnetic resonance imaging for identifying language cortices in patients with vascular malformations. J Neurosurg. 2002;97(1):21-32.

33. Haglund MM, Berger MS, Shamseldin M, et al. Cortical localization of temporal lobe language sites in patients with gliomas. Neurosurgery. 1994;34(4):567-76.

34. Ojemann GA. Functional mapping of cortical language areas in adults. Intraoperative approaches. Adv Neurol. 1993;63:155-63.

35. Duffau H. Intraoperative direct subcortical stimulation for identification of the internal capsule, combined with an image-guided stereotactic system during surgery for basal ganglia lesions. Surg Neurol. 2000;53(3):250-4.

36. Jack CR Jr, Thompson RM, Butts RK, et al. Sensory motor cortex: correlation of presurgical mapping with functional MR imaging and invasive cortical mapping. Radiology. 1994;190(1):85-92.

37. Lehericy S, Duffau H, Cornu P, et al. Correspondence between functional magnetic resonance imaging soma-totopy and individual brain anatomy of the central region: comparison with intraoperative stimulation in patients with brain tumors. J Neurosurg. 2000;92(4):589-98.

38. Garcia Sola R, Pulido P, Kusak E. Trans-fissural or trans-sulcal approach versus combined stereotactic-microsurgical approach. Acta Neurochir Suppl (Wien). 1991;52:22-5.

39. Mikuni N, Hashimoto N. A minimally invasive transsulcal approach to the paracentral inner lesion. Minim Invasive Neurosurg. 2006;49(5):291-5.

40. Zhou H, Miller D, Schulte DM, et al. Transsulcal approach supported by navigation-guided neurophysiological monitoring for resection of paracentral cavernomas. Clin Neurol Neurosurg. 2009;111(1):69-78.

41. Baumann CR, Acciarri N, Bertalanffy H, et al. Seizure outcome after resection of supratentorial cavernous malformations: a study of 168 patients. Epilepsia. 2007;48(3):559-63.

42. Cohen DS, Zubay GP, Goodman RR. Seizure outcome after lesionectomy for cavernous malformations. J Neurosurg. 1995;83(2):237-42.

43. Ferroli P, Casazza M, Marras C, et al. Cerebral cavernomas and seizures: a retrospective study on 163 patients who underwent pure lesionectomy. Neurol Sci. 2006;26(6):390-4.

44. Casazza M, Broggi G, Franzini A, et al. Supratentorial cavernous angiomas and epileptic seizures: preoperative course and postoperative outcome. Neurosurgery. 1996;39(1):26-32.

45. Baumann CR, Schuknecht B, Lo Russo G, et al. Seizure outcome after resection of cavernous malformations is better when surrounding hemosiderin-stained brain also is removed. Epilepsia. 2006;47(3):563-6.

46. Stavrou I, Baumgartner C, Frischer JM, et al. Long-term seizure control after resection of supratentorial cavernomas: a retrospective single-center study in 53 patients. Neurosurgery. 2008;63(5):888-96.

47. Awad IA, Robinson JR Jr, Mohanty S, et al. Mixed vascular malformations of the brain: clinical and pathogenetic considerations. Neurosurgery. 1993;33(2):179-88.

48. Awad I, Jabbour P. Cerebral cavernous malformations and epilepsy. Neurosurg Focus. 2006;21(1):e7.

49. McCormick WF. The pathology of vascular ("arteriovenous") malformations. J Neurosurg. 1966;24(4):807-16.

50. Perrini P, Lanzino G. The association of venous developmental anomalies and cavernous malformations: pathophysiological, diagnostic, and surgical considerations. Neurosurg Focus. 2006;21(1):e5.

51. Topper R, Jurgens E, Reul J, Thron A. Clinical significance of intracranial developmental venous anomalies. J Neurol Neurosurg Psychiatry. 1999;67(2):234-8.

52. Wurm G, Schnizer M, Fellner FA. Cerebral cavernous malformations associated with venous anomalies: surgical considerations. Neurosurgery. 2007;61(1 Suppl):390-404.

53. Biller J, Toffol GJ, Shea JF, et al. Cerebellar venous angiomas. A continuing controversy. Arch Neurol. 1985;42(4):367-70.

54. Denier C, Labauge P, Bergametti F, et al. Genotype-phenotype correlations in cerebral cavernous malformations patients. Ann Neurol. 2006;60(5):550-6.

55. Malik GM, Morgan JK, Boulos RS, et al. Venous angiomas: an underestimated cause of intracranial hemorrhage. Surg Neurol. 1988;30(5):350-8.

56. Porter RW, Detwiler PW, Spetzler RF, et al. Cavernous malformations of the brainstem: experience with 100 patients. J Neurosurg. 1999;90(1):50-8.

57. Zimmerman RS, Spetzler RF, Lee KS, et al. Cavernous malformations of the brain stem. J Neurosurg. 1991;75(1):32-9.

58. Naff NJ, Wemmer J, Hoenig-Rigamonti K, et al. A longitudinal study of patients with venous malformations: documentation of a negligible hemorrhage risk and benign natural history. Neurology. 1998;50(6):1709-14.

59. Rigamonti D, Spetzler RF. The association of venous and cavernous malformations. Report of four cases and discussion of the pathophysiological, diagnostic, and therapeutic implications. Acta Neurochir (Wien). 1988;92(1-4):100-5.

60. Sasaki O, Tanaka R, Koike T, et al. Excision of cavernous angioma with preservation of coexisting venous angioma. Case report. J Neurosurg. 1991;75(3):461-4.

61. Abe M, Hagihara N, Tabuchi K, et al. Histologically classified venous angiomas of the brain: a controversy. Neurol Med Chir (Tokyo). 2003;43(1):1-10.

62. Wurm G, Schnizer M, Nussbaumer K, et al. Recurrent cryptic vascular malformation associated with a developmental venous anomaly. Br J Neurosurg. 2003;17(2):188-95.

63. Abdulrauf SI, Kaynar MY, Awad IA. A comparison of the clinical profile of cavernous malformations with and without associated venous malformations. Neurosurgery. 1999;44(1):41-6.

64. Kamezawa T, Hamada J, Niiro M, et al. Clinical implications of associated venous drainage in patients with cavernous malformation. J Neurosurg. 2005;102(1):24-8.

65. Wilson CB. Cryptic vascular malformations. Clin Neurosurg. 1992;38:49-84.

66. Waldron JS, Lawton MT. The supracarotid-infrafrontal approach: surgical technique and clinical application to cavernous malformations in the anteroinferior Basal Ganglia. Neurosurgery. 2009;64(3 Suppl):86-95.

67. Mathiesen T, Edner G, Kihlstrom L. Deep and brainstem cavernomas: a consecutive 8-year series. J Neurosurg. 2003;99(1):31-7.

68. Tirakotai W, Sure U, Benes L, et al. Image-guided transsylvian, transinsular approach for insular cavernous angiomas. Neurosurgery. 2003;53(6):1299-304.

69. Duffau H, Fontaine D. Successful resection of a left insular cavernous angioma using neuronavigation and intraoperative language mapping. Acta Neurochir (Wien). 2005;147(2):205-8.

70. Heffez DS. Stereotactic transsylvian, transinsular approach for deep-seated lesions. Surg Neurol. 1997;48(2):113-24.

71. Sasaki T, Kurita H, Saito I, et al. Arteriovenous malformations in the basal ganglia and thalamus: management and results in 101 cases. J Neurosurg. 1998;88(2):285-92.

72. Steinberg GK, Chang SD, Gewirtz RJ, et a. Microsurgical resection of brainstem, thalamic, and basal ganglia angiographically occult vascular malformations. Neurosurgery. 2000;46(2):260-70.

73. Lawton MT, Golfinos JG, Spetzler RF. The contralateral transcallosal approach: experience with 32 patients. Neurosurgery. 1996;39(4):729-34.

74. Figueiredo A, Maheshwari S, Goel A. Cavernoma in the pineal region. J Clin Neurosci. 2010;17(5):652-3.

75. Kobayashi S, Sugita K, Tanaka Y, et al. Infratentorial approach to the pineal region in the prone position: Concorde position. Technical note. J Neurosurg. 1983;58(1):141-3.

76. Lombardi D, Scheithauer BW, Villani RM, et al. Cavernous haemangioma of the pineal region. Acta Neurochir (Wien). 1996;138(6):678-83.

77. Sanai N, Mirzadeh Z, Lawton MT. Supracerebellar-supratrochlear and infratentorial-infratrochlear approaches: gravity-dependent variations of the lateral approach over the cerebellum. Neurosurgery. 2010;66(6 Suppl Operative):264-74.

78. Hauck EF, Barnett SL, White JA, Samson D. Symptomatic brainstem cavernomas. Neurosurgery. 2009;64(1):61-70.

79. Chang EF, Gabriel RA, Potts MB, et al. Supratentorial cavernous malformations in eloquent and deep locations: surgical approaches and outcomes. Clinical article. J Neurosurg. 2011;114(3):814-27.

80. Kivelev JNM, Kivisaari R, Hernesniemi J. Intraventricular cerebral cavernomas: a series of 12 patients and review of the literature. J Neurosurg. 2011;112(1):140-9.

81. Longatti P, Fiorindi A, Perin A, et al. Cavernoma of the foramen of Monro. Case report and review of the literature. Neurosurg Focus. 2006;21(1):e13.

82. Prat R, Galeano I. Endoscopic resection of cavernoma of foramen of Monro in a patient with familial multiple cavernomatosis. Clin Neurol Neurosurg. 2008;110(8):834-7.

83. de Oliveira JG, Rassi-Neto A, Ferraz FA, et al. Neurosurgical management of cerebellar cavernous malformations. Neurosurg Focus. 2006;21(1):e11.

84. Wascher TMSR. Microsurgical treatment of infratentorial cavernous malformations. In: Awad B, Barrow DL, (Eds). Cavernous Malformations. Illinois: American Association of Neurological Surgeons; 1993.

85. Cantu C, Murillo-Bonilla L, Arauz A, et al. Predictive factors for intracerebral hemorrhage in patients with cavernous angiomas. Neurol Res. 2005;27(3):314-8.

86. Ojemann RG, Crowell RM, Ogilvy CS. Management of cranial and spinal cavernous angiomas (honored guest lecture). Clin Neurosurg. 1993;40:98-123.

87. Bertalanffy H, Gilsbach JM, Eggert HR, et al. Microsurgery of deep-seated cavernous angiomas: report of 26 cases. Acta Neurochir (Wien). 1991;108(3-4):91-9.

88. Batay F, Bademci G, Deda H. Critically located cavernous malformations. Minim Invasive Neurosurg. 2007;50(2):71-6.

89. Lawton MT, Quinones-Hinojosa A, Jun P. The supratonsillar approach to the inferior cerebellar peduncle: anatomy, surgical technique, and clinical application to cavernous malformations. Neurosurgery. 2006;59(4 Suppl 2):ONS2 44-51.

90. Heros RC. Lateral suboccipital approach for vertebral and vertebrobasilar artery lesions. J Neurosurg. 1986;64(4):559-62.

91. Matsushima T, Rhoton AL Jr, Lenkey C. Microsurgery of the fourth ventricle: Part 1. Microsurgical anatomy. Neurosurgery. 1982;11(5):631-67.

92. Matsushima T, Inoue T, Inamura T, et al. Transcerebellomedullary fissure approach with special reference to methods of dissecting the fissure. J Neurosurg. 2001;94(2):257-64.

93. Asaad WF, Walcott BP, Nahed BV, et al. Operative management of brainstem cavernous malformations. Neurosurg Focus. 2010;29(3):E10.

94. Kondziolka D, Lunsford LD, Kestle JR. The natural history of cerebral cavernous malformations. J Neurosurg. 1995;83(5):820-4.

95. Bruneau M, Bijlenga P, Reverdin A, et al. Early surgery for brainstem cavernomas. Acta Neurochir (Wien). 2006;148(4):405-14.

96. Ferroli P, Sinisi M, Franzini A, et al. Brainstem cavernomas: long-term results of microsurgical resection in 52 patients. Neurosurgery. 2005;56(6):1203-12.

97. Fritschi JA, Reulen HJ, Spetzler RF, et al. Cavernous malformations of the brain stem. A review of 139 cases. Acta Neurochir (Wien). 1994;130(1-4):35-46.

98. Morota N, Deletis V, Epstein FJ, et al. Brain stem mapping: neurophysiological localization of motor nuclei on the floor of the fourth ventricle. Neurosurgery. 1995;37(5):922-9.

99. Ziyal IM, Sekhar LN, Salas E, et al. Surgical management of cavernous malformations of the brain stem. Br J Neurosurg. 1999;13(4):366-75.

100. Sola RG, Pulido P, Pastor J, et al. Surgical treatment of symptomatic cavernous malformations of the brainstem. Acta Neurochir (Wien). 2007;149(5):463-70.

101. Kyoshima K, Kobayashi S, Gibo H, et al. A study of safe entry zones via the floor of the fourth ventricle for brainstem lesions. Report of three cases. J Neurosurg. 1993;78(6):987-93.

102. Deshmukh VR, Albuquerque FC, Zabramski JM, et al. Surgical management of cavernous malformations involving the cranial nerves. Neurosurgery. 2003;53(2):352-7.

103. Chow M, Addas B, Sangalang V, et al. Cavernous malformation of the hypoglossal nerve: case report and review of the literature. Can J Neurol Sci. 2002;29(2):191-4.

104. Matias-Guiu X, Alejo M, Sole T, et al. Cavernous angiomas of the cranial nerves. Report of two cases. J Neurosurg. 1990;73(4):620-2.

105. Steiger HJ, Turowski B, Hanggi D. Prognostic factors for the outcome of surgical and conservative treatment of symptomatic spinal cord cavernous malformations: a review of a series of 20 patients. Neurosurg Focus. 2010;29(3):E13.

106. Bian LG, Bertalanffy H, Sun QF, et al. Intramedullary cavernous malformations: clinical features and surgical technique via hemilaminectomy. Clin Neurol Neurosurg. 2009;111(6):511-7.

107. Lu DC, Lawton MT. Clinical presentation and surgical management of intramedullary spinal cord cavernous malformations. Neurosurg Focus. 2010;29(3):E12.

108. Kharkar S, Shuck J, Conway J, et al. The natural history of conservatively managed symptomatic intramedullary spinal cord cavernomas. Neurosurgery. 2007;60(5):865-72.

109. Zevgaridis D, Medele RJ, Hamburger C, et al. Cavernous haemangiomas of the spinal cord. A review of 117 cases. Acta Neurochir (Wien). 1999;141(3):237-45.

110. Mitha AP, Turner JD, Spetzler RF. Surgical Approaches to Intramedullary Cavernous Malformations of the Spinal Cord. Neurosurgery. 2011.

第25章

神经外科术中脑血流量检测应用的过去、现在和将来

Omar Qahwash, Sepideh Amin-Hanjani, Ali Alaraj, Fady T Charbel

引言

有多种方法用来监测脑组织结构和功能的电生理、血流动力学和代谢的状态。半个世纪前,脑血流量(CBF)的定量检测首次在人类身上实现[1]。经过一段时间之后,CBF 的定量检测彻底改变了我们对于脑血管生理学的认识,各种(CBF)监测系统也得以发展[2]。各种监测系统在术中的结合有效帮助我们向前推进外科成就,为复杂的脑血管手术制定安全可靠的方案。在这一章中,作者回顾了 CBF 检测的历史,描述了使用过的方法,然后讨论了目前 CBF 的定量检测在术中的应用。

CBF 的术中定量技术:原理、优点和不足

有效的装置既可通过评估感兴趣的脑实质区域内的脑血流灌注,也可通过测量某一特定血管中的血流量来完成。对于血流量定性或定量评估的能力也因所用技术的不同而大有不同。脑实质性组织的监测仪器,包括激光多普勒血流测定仪(LDF)、热弥散血流测定仪(TDF)和同位素清除技术都可测量取样区域内的脑实质灌注。对于脑实质性组织监测仪器的研究,空间分辨率是一个重要概念。在对使用各种复杂技术获取的读数进行对比时,空间分辨率也会发生很大变化。由放射性核素清除率所反映的表面区域相对较大并且取决于闪烁计数器的位置和数量。准确的说,这指的是局部脑血流量(rCBF)。热弥散血流仪和激光多普勒血流仪的空间分辨率还是非常有限的,通常与周围组织的即时情况相关。除基于皮质下导管的热敏监测器外,通常用的这些技术的测量数据仅代表了局部皮质血流量(lCoBF),并不会提供关于大脑深处的血流动力学信息。脑实质监测仪器的一个相对不足是,受监测的组织可能与或不与外科手术相关的风险有关。

与实质监测仪器相反,多普勒超声、电磁流量计(EMF)和超声渡越时间流量计(TTF)直接显示出在所选的具体血管中的血流量的特征。与 TDF 和 LDF 相同,所有这些监测仪器都可以提供更能代表动态系统的瞬间信息。除使用经颅多普勒超声(TCD)外,这些血管监测仪器排除了区域相关性问题,因为受测血管是干预过程中直接涉及的。然而,精确评估血流体积的能力依赖所采用技术的不同而不同,术中定量监测比纯定性技术的优势在于就是能够对比干预前后的血流量。

放射性核素清除

历史上,氙、氢、氪[3]的各种放射性同位素已被用于测量 CBF,其中最为著名的是放射性核素(^{133}Xe)。几十年以来,动脉注射 ^{133}Xe 被广泛用于术中局部 CBF 的测量。^{133}Xe 是一种惰性化学物质,它很容易穿过血脑屏障并可以通过动脉、静脉给予或吸入。对于术中使用,给予已知量的放射性核素,并通过在兴趣区域上方的头皮上无创使用闪烁计数器来测量发散出的放射性粒子。画出时间−浓度清除曲线与对照曲线,然后用于计算 CBF。最为广泛接受的计算动脉注射放射性核素的 CBF 的数学模式是基于清除曲线的起始斜率[4,5]。

除了给予放射性物质的明显缺点外,放射性核素

清除技术还存在空间和时间分辨率不够等缺点。虽然动脉内给药的方法可以在少于 2 分钟的时间内完成，并可以在单次手术中重复 15~20 次[6]，但仅仅提供了一个可能连续变化现象的瞬间。另一个缺点是取样脑组织的量取决于辐射探测器的数量和布局，很难定量。而且 ^{133}Xe 反映的是皮质血流量，对于大脑深处发生的血流动力学改变不敏感。

使用动脉内 ^{133}Xe 来监测颈动脉内膜切除术 (CEA)中的缺血的大量经验在 20 世纪 60 年代、70 年代和 80 年代都有报道 [4,6-9]。结合利用脑电图(EEG)，CBF 监测可提醒外科医生注意血流量的临界值[11]，通过转流或者增加血压提高脑灌注，从而降低了术后功能缺损[10]的比率。对于预测颈动脉结扎术的耐受性，动脉内 ^{133}Xe 的有效性也得到了证实[12]。人们开发出结合静脉内 ^{133}Xe 给药[13-17]和吸入 ^{133}Xe[13-17]给药的方法，且随后又结合动脉内给药的方法用于清醒患者和麻醉患者[18,19]。尽管实践的局限性限制了它的术中应用[18]，一种不透射线的稳定的氙元素同位素被开发出来用于系统给药[20,21]。联合应用 CT 技术，稳定的氙元素可提供享有同等效力的精确、高分辨率的全脑血流量测量，成为 CBF 临床研究的一种安全有价值的工具[26-29]。目前，在美国氙的使用仅限于研究目的。这一技术的术中使用具有历史意义，而不再被普遍使用。

热弥散血流测定

热扩散探针通常由两个直接与待检测组织接触的独立部件组成。通过用已知量的能量或利用叠加的 Peltier 效应来加热其中一块平板，使之形成温度梯度。测量两块板间的温差，温差取决于组织的表观导热系数。表观导热系数是组织从外部热源传导热的能力。温差通过与不断增加的血流形成热对流传递而提高，因此与表观导热系数呈正比例关系。获取的读数是瞬时的，可连续"实时"检测流量的动力学变化。测量标尺被命名为清除单元(CU)，关于 CU 组织的表观导热系数与血流比率之间的数学理论是饱含争议的、高度复杂，并且充其量是非线性的。目前可在术中使用的系统包含两个安装在一个绝热体上的金质圆盘，两个圆盘独立安全以避免标准圆盘量规的直接加热。它们的尺寸在 1.5~6cm 这个范围。最近的一个热探针的设计被用于重症监护室[30,34-37]，它由两个中间间隔 5mm、嵌入在植入皮质下白质的导管里的电热调解器(小于 1mm)组成。

不管使用的系统如何，认识到热弥散的空间局限

性是非常重要的。抽样组织体积仅为 0.25mL，因此这种方法只适合用来检测影响到最接近的皮质表面的血流动力学改变[34]。同时还有大量变量取决于微血管构筑和对可能引发读数失实的周围血管（甚至 150~300μm)高度敏感组织的化学成分[30,34]。较大的探针会减少这种误差，但是会降低装置的实用性。读数对于运动、外科冲洗以及任何可能影响其与被监测组织之间的直接接触的干扰都很敏感[34]。通过将探针嵌入血管较少的皮质下白质，基于导管的检测可能会从实际上减少与上述原因相关的误差。然而，该装置的空间分辨率被严格限制于检查局部的血流动力学，故必须正确放置该装置。除此之外，高达 30% 的自发震荡记录已得到了证实，并且病因不明[37]。

虽然存在这么多局限，但是也有很多实验数据证明用放射性核素清除[31-34, 38-41]和氙计算机断层扫描[37]测量血流量的线性关系，提示其具有对局部皮质血流量绝对数值的动态评价能力。

术前和围术期放置 TDF 已取得了重要经验。对皮质血流量的术中定量评估研究于 20 世纪 70 年代后期首次在人体上进行[32,33]。在科手术过程中，TDF 提供的连续监测证明其比用于脑缺血动态评估的同位素清除技术有优势，同样较现有的电生理学方法也改进了的特异性[42-45]。一些作者证明了 TDF 在动静脉血管畸形(AVM)切除术和动脉瘤手术临时阻断血流过程中有快速检测皮质灌注变化的能力[32,34,38,39,46-48]；当阻断时间在 10~20 分钟或者 20 分钟以上时，如果检测出皮质血流量小于 15mL/(100mg·min)，那么就会出现暂时性或永久性术后功能缺损[64]。这和早期的研究结果相一致，早期的研究发现，在 CEA 中应用 EEG 和 ^{133}Xe 对比测量 rCBF，当 CBF 减低到 17mL/(100mg·min)以下时出现等电位变化[11]。与其他的组织监测仪器一样，TDF 的缺点就是空间的局限性，由此带来其对远端皮质和深部白质缺血的敏感性不足[47]。较小的皮质下导管监测仪器同样应用于术后监测与蛛网膜下隙出血相关的早期皮层缺血，或者监测颅脑损伤后恶性水肿相关的早期皮层缺血[30]，但诸如 TCD 等的无创技术能更好地实现这一目的。最近，一些研究证实了 TDF 的又一用途，即决定在动脉瘤孤立术的闭塞血管时是否需要进行颅内外(ECIC)血管搭桥干预[49]。

激光多普勒血流测定仪

激光多普勒血流测定仪(LDF)的原理是基于光学多普勒效应，当一束光(已知波长的电磁辐射)与移动

微粒相接触,反向散射的光则会发生波长变化,这种波长变化称为多普勒频移。这种频移是与被接触的微粒速度成比例的。这种方法使用了激光的单色性。因此,一束已知频率范围的激光被投射到一个移动的红细胞上,并从散射光中获得一个与血流量率成比例的信号[50],然后这束光聚集并传播到光电探测器上。电输出被即时处理来产生与血流量成比例的动态"实时"记录[30];但 LDF 获取的绝对值是否可靠还不清楚[30],测量单位也因此多少带有武断性[51],这可能与光[52]和血细胞比容的人为变化相关联[30]。与 TDF 相似,运动[52]和局部血管结构可能引发严重误差[51,53]。除此之外,空间分辨率是非常有限的[51](取样量可能小于 1mm³)[52],并且取决于激光的波长和光学纤维的物理性质。与 TDF 相比,其术后可靠性的证明文献却较为有限。

LDF 最初于 20 世纪 70 年代被开发出来,用于评估胃黏膜、视网膜和皮肤的微循环[54,50]。它也被证明对于局部皮质微循环灌注[55,56]相关变化具有良好敏感性,并且随后应用于肿瘤[57]、AVM[53,58]和烟雾病搭桥后的术中和术后评估[59]。与 TDF 相比,其术中可靠性的证明文献也较为有限。在大多数情况下,LDF 已被运用于重症监护室来研究颅脑损伤中的皮质血流灌注[60-63]。有趣的是,术中应用 LDF 检测表浅表组织的灌注影像正在研究中[64]。

电磁流量计

电磁流量计(EMF)基于法拉第电磁感应定律运行,该定律叙述了穿过磁场的带电粒子产生与移动速度成比例的电势差。这些装置被用于定量特定血管中的血流速度,然后用血流速度来计算血流量。因此,一个适合血管的带有缺口的圆形探针被运用于与待检测血管相垂直的已知强度的交变磁场,血流中的带电粒子产生电流,通过两个在相反的方向并与血管壁相连的小型电极来检测这个电流。两个电极间的距离代表着血管的横截面,因此容积流量可以通过速度和面积计算出来。

为颅内使用而设计的微型探针在 30 多年前就设计出来了,但是功能的局限性使这项技术很难在术中使用。探针既要与血管精确贴合以实现直接接触,同时要保持与血流方向垂直,来准确记录速度。该装置的校准同样也是个问题,有些研究小组觉得由于是在血管操作,该装置的使用会导致严重的痉挛[65]。血细胞比容和血管壁厚度也使数据定量产生了误差,使得血流体积的绝对测量值在一个有效设置过程中缺乏实用性。

Nornes 于 1972 年报道,在颈动脉海绵窦瘘栓塞术中,将颅内外电磁探针分别放置在病变远端和近端来连续记录术中的血流量[66]。几年以后,他用颅内探针来分别评估动脉瘤夹闭术后或孤立术后的载瘤动脉通畅情况和大脑前动脉与大脑中动脉的侧支循环血流情况[67]。这种方法首次显示了应用于颅内的特定血管血流的辅助外科技术。在脑搭桥手术中吻合完成后,可使用 EMF 来确认移植血管的血流情况,在一定程度上,显示的流速具有可预测移植的大隐静脉长期通畅率的潜在能力[68,69]。

多普勒超声

多普勒超声使用了反射声波来确定血流速度,该设备将电磁声波释放到被研究的血管上,声波被流动中的血液反射,导致波长发生变化,波长取决于流动血液的速度,并与流动血液的速度成比例,这就是所谓的多普勒频移。血流速度的计算也取决于声波作用角度(AOI)[70,71],AOI 是指超声波束和血流方向间形成的夹角。临床上,血流速度通常被作为容积血流的替代物使用。理论上,血流是速度和受声波作用的血管的横截面面积的数学乘积。因此,为了使速度变化能够精确反应血流变化,血管直径必须保持恒定。此外,为了精确定量容积血流,还必须获得真实的血管内速度分布图和血管的横截面面积。为了用这种方法测量血流速度已经开发出多种设备。

经颅多普勒超声检测使用的是低频穿透波(2MHz)[72]。颈部血管外科中,假设机械性血管痉挛不是问题,当经颅多普勒超声放置在头皮上方固定位置时,近端血管直径和 AOI 保持相对恒定[73-76]。因此,速度的相对变化被认为是和血流的相对变化成比例。在受声波作用的血管内测量的真实平均速度的精确度取决于 AOI 以及超声波束是否准确聚焦[75]。当 AOI 小于 30°时,与 AOI 相关的误差可降低到低于 15%,当测量大脑中动脉(MCA)M1 段水平部时通常是这种情况。因此,在 CEA 过程中,这一部分可能作为半球血流量的相对指标而受到声波的无创作用。虽然从理论上,反射功率可能被用来确定血管的横截面面积[75],但实践中,反射功率却因运动情况的不同而大有不同。和定量真实平均速度的不准确性一样,这种不可靠性也限制了多普勒精确定量术中容积血流。误差的另一个根源产生于速度测量之处的深度。由于疏忽得到的大脑后动脉或颈动脉虹吸部的记录可能分别发生在深度大于 45mm 和 60mm 处[77]。TCD 的附加优势是其对于与波动和层流中断相关的各种情况的检测能力，独特的信号特点显示出这些情况与人为结果不同，并将它们专门界定为气体或者栓子的有形成分[78]。

多普勒超声最初于 1965 年用于评估大脑供血的颅外血管[70]。此后，开发了各种用于颅内[71,79,78]和经颅[72]用途的设备，用于脑底动脉的研究中。鉴于它的无创特性和实用性，TCD 发展为广泛使用的术中[77,81-83]和床旁[84-87]工具。20 世纪 80 年代，TCD 被证明可用于 CEA 中颈动脉临时阻断过程中缺血的评估[77,88]。与通过动脉注射 ^{133}Xe 获得的脑半球脑 CBF 测量值进行对比，发现在低于 20mL/(100mg·min) 时，TCD 的稳定性提高。在这个血流水平时的变异可以这样解释：大脑不同区域可以用相对不同的方法进行评估，因此用 TCD 对 MCA（相对于大脑皮层而言）监测被认为对于评估发生在脑深部结构以及纹状体或内囊的缺血更为有效[77]。在 CEA 过程中使用 TCD 的另一个独特的优势在于其能够发现血栓栓塞，而血栓栓塞是 80% 围术期脑卒中病例的根源[78,89]。目前，它也被在术中用来监测所给药剂和二氧化碳水平对于大脑半球自动调节的效果[82,83,90]。

对于在颅内血管外科的使用，微血管多普勒探针通过使用 20MHz 的高发射频率，采用一个较小的发射晶体。在术中，这可能会直接用于直径小于 1mm 的颅内血管的血流速度测量[91]。理论上，由于血管直径受到机械诱发痉挛或者自身调节性变化的影响而发生变化，该血管的口径处的速度波形和血流间的关系可能在一致性方面要差一些。微血管探针的手动再次定位可能同样会引发与 AOI 变化相关的误差。因此，和 TCD 相似，速度和容积血流的定量所固有的数学误差限制了微血管探针进行能够检测到血流变化而非绝对值的定性测量[92,93]。但是它在瞬间信息和连续信息以及成本效益方面有很多优势。与电磁探针或超声渡越时间探针不同，微血管多普勒可主观检测到直径小于 1mm 的血管中及夹闭动脉瘤中的血流[70]。

微血管多普勒被视为脑血管外科术中备受欢迎的辅助监测，并被作为微血管吻合术[71]和动脉瘤夹闭术[70,71,91,94,95]后用于判定血管畅通性或动脉瘤残留的一项快捷、安全、简便的方法（与术中血管造影相比）[70]。设计的改变使 1mm 探针得以发展，从而促进了其在颅内应用的发展[70]。与 EMF 和术中血管造影等其他方法相比，这种探针在较小的穿支血管中检测到血流的能力更强[70,71]。最近，ICG 造影与目前的手术显微镜模式相结合，为微血管外科的血管通畅性[96,97]的评估提供了一种无创成像模式，比传统造影在实用性和速度方面具有明显优势。一项关于动脉瘤手术中的微血管多普勒、ICG 造影、内镜检查法以及传统造影法的前瞻性分析表明，ICG 造影在对夹闭位置、载瘤动脉损伤和穿支血管通畅性的评估方面比微血管多普勒有微弱优势。即使非常少见，但是传统造影提供了更多有助于调整夹闭位置的信息，故该研究将这些评估方法间的关系归结为互补关系，而并非竞争关系。ICG 造影也被用于评估夹闭动脉瘤中的血流中断[97]，但我们的经验证明其灵敏性相对不足[100]。

超声渡越时间流量计

超声渡越时间流量计(TTF)由一个电子血流检测元件和一个血流感应血管周围探针构成。血流感应血管周围探针可以定量测量特定血管内的容积血流。这种血流探针测量了超声声束与血流方向同向或逆向传输的渡越时间差。探针放置在被研究血管的周围，这样整个血管就在超声窗内。两个传感器放置在血管一侧探头内（两者间的角度为 90°），并在与血流方向平行的一个平面内。一个声波反射器围绕于血管另一侧。较近端的传感器释放出一束穿过血管的超声束，超声束又被声波反射器穿过血管反射回来，反射到第二个较远端的传感器上。然后第二个传感器释放出一束反向穿过血管的超声束，这束超声束又被声波反射器反射回较近端的传感器。初始超声束随着血流顺流而向下传播，而第二束超声束却与血流方向相反，逆流而上。超声束从一个传感器传播到另一个传感器所需的时间就叫作渡越时间。渡越时间随着血流而变化，当逆流而上时，渡越时间增加，而顺流而下时，渡越时间减少。这与游泳者顺流而下游泳或逆流而上游泳是一个道理。逆流而上和顺流而下的渡越时间差以毫升/分钟（mL/min）为单位来表示容积血流。这种血流量计算的方法取决于血管的直径、超声束与血管接触的入射角度、血管壁厚、血细胞比容和心率。这是因为两个释放出声波的传感器位置相互关联，因而顺流而下的超声束角度的增大将通过相应的不受入射角度影响的逆流而上的超声束角度的减小而得到补偿。此外，通过从一条声波上减去另一条声波，其他变量的效果就从数学角度被排除了。

宽的超声束对血管及其中心和边缘的血流的整体宽度也有要求；因此，血管内的流动剖面也应该纳入考虑范围。与 EMF 不同，TTF 不必与血管直接接触。虽然被研究血管必须完全位于超声窗内，血管可以比探针小些，可以用如盐溶液或凝胶等超声耦合剂来填充间隙。另外，探针自身只有三个面，因此它的使用很方便且不易造成外伤。TTF 探针可以用于直径小到 1mm 的血管内流量的测量。如果血管直径小于 1mm，由于流速越低，血管和探针元件间的距离越小，故测量结果将越不准确[101]。

使用 TTF 测量血流量最初应用于 1962 年[101,102]。在与其他血流量测量方法进行的体内和体外比较中，TTF 被确立为可靠、精确的技术[101,103-105]，并在许多理工科领域中得到广泛应用[106]。TTF 的首次临床应用于 1983 年[103]，此后，TTF 又被心胸外科[107]、整形外科和颈动脉手术中的多种外科专科选用[108]。1998 年，一个微血管流量探针（Charbel 微型流量探针）被设计出用于颅内用途[65,109]，其提供的客观数据易于理解和重复，在评估载瘤动脉通畅性方面具有优于其他可用的主观技术的优势，因此，可以进行更精准地评估所监测血管灌注区域的远侧血流灌注情况。虽然适合颅内使用的电磁设备在 TTF 之前几十年就已经被开发出来，但实践中的局限性阻止了它的广泛使用和普遍接受，探针所提供的实用性和客观性从总体上为颅内脑血管外科提供了更多用处[110,111]。

目前的术中应用：血流辅助脑血管外科手术

为了降低颅内脑血管外科手术引起的并发症发生率，一个以血流为基础的方法被推荐来确保适当的血流动力学的灌注，从而阻止缺血性损伤。虽然脑实质的监测很有价值[112]，但很难知道受监测的组织区域是否代表有风险血管的灌注区域[91,113]。除此之外，皮层表面监测仪器可能无法监测到有缺血风险的脑组织。因此，在评估继发缺血时，皮质监测存在自身不足，建议直接检测涉及的相关血管中的血流量。虽然 ICG 造影和微血管多普勒对于穿支血管的评估非常有用，但它们的主观作用局限了它们在外科领域对较大血管的定量评估能力，以及对远端脑灌注准确的预见能力。已证明 TTF 对于干预前和干预后脑血流量的术中客观对比评估是不可或缺的，用这种方法对容积血流的定量测量是安全可靠的；该技术需要最少的培训或额外解剖的学习，但需要反复操作实践；这一技术目前的主要应用于伴有或不伴有血管搭桥的脑动脉瘤

的夹闭或孤立手术中。以血流为基础的方法可能也会被用于闭塞性动脉疾病的颅内外（ECIC）搭桥手术中。关于其他的脑血管手术，有些作者建议对 CEA 术前血流量和术后血流量进行定量比较，可能对确定患者术后是否有过度灌注危险有潜在的作用。其他作者提出，用术中血管造影进行解剖学评估血管修复术后的内膜瓣是有微小益处的[114,115]。

术中应用于动脉瘤夹闭术

载瘤动脉的损害是颅内动脉瘤手术引起的并发症和死亡的主要原因[70,116]。通过敏锐的术中观察和小心谨慎的手法可将其降到最低程度，必须对动脉瘤颈周围结构进行完全分离，并在放置动脉瘤夹过程中应该小心谨慎以避免夹闭细小动脉分支；但是目视观察并不能确定所有的血管损害情况[70,91,94,95]，并且可能会继发卒中相关的残疾和死亡[116]。有时动脉瘤的完全栓塞可能会损害载瘤动脉，特别是在如果发生动脉粥样硬化影响到动脉瘤颈时。目前已经证实术中血管造影在识别动脉瘤夹的放置造成的载瘤血管血流受损方面是有效的，这为动脉瘤夹的重新放置和避免可能的继发性缺血损伤提供了机会[116-119]。传统血管造影的主要缺点在于需要时间来成像，而这段时间内的血管阻塞有可能导致脑梗死[117]。其他方法，如微血管多普勒和 ICG 造影提供了定性信息。此外，即使 ICG 造影可以被重复，但一般需要 10~15 分钟的间隔来降低荧光性。在动脉瘤夹闭过程中使用 TTF 评估载瘤动脉和分支血管，为检测血管损害提供了一个定量和易于重复的方法。

最近对于动脉瘤病例的评估显示了术中血流量的定量监测对降低手术并发症发生率具有敏感性和有效性[110]。在接受治疗的 106 例动脉瘤患者中，用 TTF 监测发现，在 33 例患者中出现血流量的明显减低（小于 25%），这 33 例患者中有 27 例（25.5%）重新调整了动脉瘤夹的位置；术中血流量监测也影响到对其他 6 例患者的决策，对于其中 3 例患者可以避免不必要的重新调整动脉瘤夹的位置；在监测侧支循环的基础上，对另外 3 例患者的一条血管进行了安全闭塞，术后未发现狭窄或意外的继发卒中[110]。一项欧洲的前瞻性多中心研究的初步数据表明也得出了相似的结果，即 TTF 在动脉瘤手术中具有有效性。

在上述研究中，血流量降低超过 25% 被认为是严重降低，并被作为干预的临界值。这一临界值是从之前的研究中推算得出的，之前的研究证明在颈动脉闭

塞中,CBF 降低超过 25%时脑缺血的比例更高 [120-122],并且通过颈内动脉疾病的研究数据得以证实,这些颈内动脉疾病显示需要将一条血管的横截面直径降低80%来得到相似的血流量降低[123]。虽然具有不确定性,但上述经验资料表明了其有效性,并且这一临界值可能应用在实践中。

在手术中,血流量监测最初在所有被认为有血管闭塞或血管损害风险的血管中进行。以此为参考,并与在确保动脉瘤安全后得到的血流量进行比较。被研究血管将根据所涉及的动脉瘤的种类变化,测量结果可直接或间接得到。间接测量是指通过临时堵塞一条更容易接近的血管来估计一条更远端的分支血管中的血流量而获得的读数;这种方法最常用于前交通(ACom)复合体,特别是对于破裂动脉瘤可能很难有到达 A2 段分支血管的足够通路,因此,相关区域的血流量可能会通过间接测量获得。通过在 ACom 动脉上放置临时阻断夹,可将探针放置于 A1 段周围来反映同侧 A2 段的血流量。另一个选择是临时阻断对侧的 A1 段,从而评估如下病例中所展示的两侧 A2 段内的血流量。对于沿着颈内动脉(ICA)的动脉瘤,动脉瘤的位置可能妨碍探针的放置,因此可以测量 M1 段和 A1 段来反映远端流出的血流。夹闭后,血流量降低 25%,表明血流受损,应该立即进行重新调整动脉瘤夹的位置。

病例展示

患者,男性,62 岁,患破裂的 ACom 动脉的动脉瘤,由于两侧 A2 段起源于动脉瘤颈部(图 25.1),故不适合行血管内介入治疗。在夹闭之前,测量术中基线血流量(图 25.2);动脉瘤夹初始放置完毕后,在同侧 A2 段中检测到血流量受损(图 25.3);动脉瘤夹的调整导致破裂,迫使必须在动脉瘤体上再放置一个小动脉瘤夹。瘤颈部重建后获得的测量结果显示,A2 段内升高的血流量读数和 A1 段的基线血流量相似 (图25.4)。由于出现血管痉挛的症状,故于 1 周后进行术后血管造影也证实了动脉瘤的完全闭塞(图 25.5)。

术中血流量监测可单独使用或者和一种皮质监测仪器一起使用来评估对于临时夹闭的缺血耐受情况。例如临时孤立 ICA 近端巨大动脉瘤使之缩小重塑和初始夹闭闭塞,这将要求临时阻断 ICA 远端到病变处;鉴于此,可以评估流入 MCA 区域的侧支流量,通过测量远端 ICA 阻断时 M1 段内的血流量或MCA 分支血管内的血流量来确定准确的临时阻断时间。

术中应用于脑血管闭塞术和搭桥术

随着血管内介入技术和放射外科学的出现和发展,外科手术治疗的疾病越来越增加对更为复杂的病例的治疗,使外科医生越来越关注搭桥手术技术。虽然应用搭桥手术治疗动脉粥样硬化阻塞性疾病引起了广泛争议,但搭桥手术仍然是治疗一些不能闭塞的动脉瘤[124]、闭塞性动脉疾病的有价值的工具,有时也可用于颅底肿瘤切除术术中。以脑血流为基础的手术治疗方法有助于证实计划中的搭桥策略的适合性,协助即刻评估搭桥功能,以及对术中作出血管闭塞的决策提供可能的帮助。

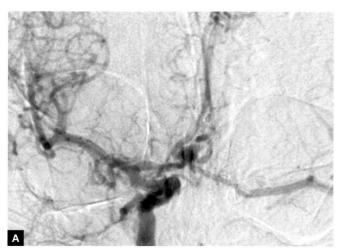
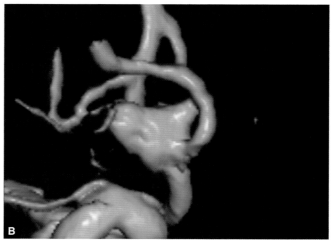

图 25.1　(A)二维数字减影血管造影很难确定 A2 段是否发自于动脉瘤颈,但是(B)用三维重建可清晰地显示。

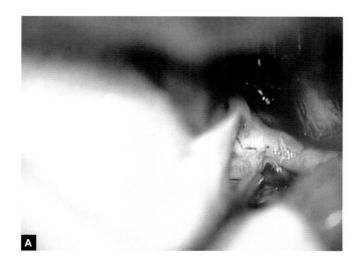

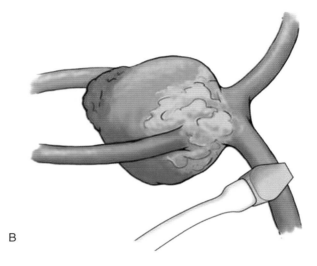

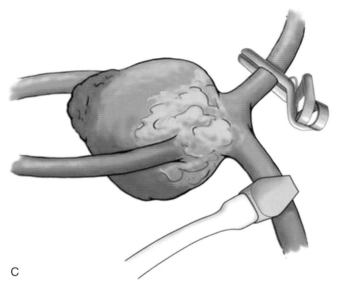

图 25.2　(A)术中检查发现患侧 A2 段起源处的血管出现动脉粥样硬化的改变。(B)测得优势 A1 段内的血流量为 70mL/min。(C)对侧 A1 段和双侧 A2 段在夹闭前不能安全到达,因此在对侧 A1 段临时阻断的情况下通过测量患侧 A1 段估计出双侧 A2 段血管内的总血流量为 80mL/min。这使两侧 A2 段内的血流量近似值约为 40mL/min。

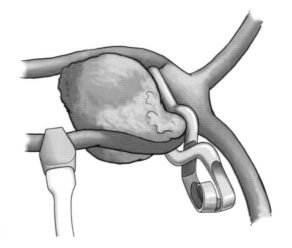

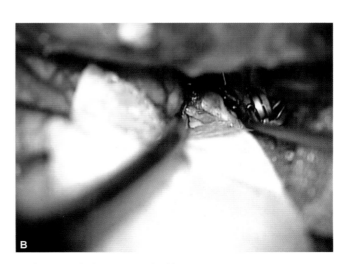

图 25.3　血流量测量表明在初始夹闭后患侧 A2 段内有明显的血流受损。

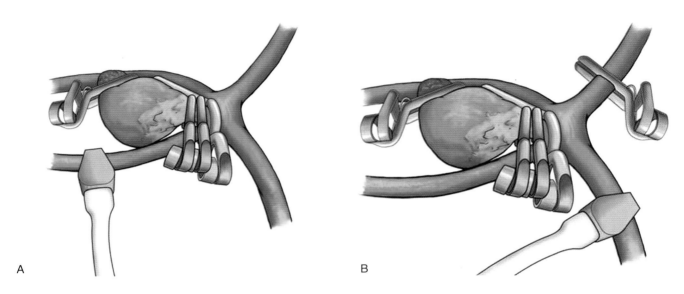

图 25.4 (A)动脉瘤夹调整后使 A2 段内的血流明显改善。(B)A1 段血管内的基线血流量保持不变。

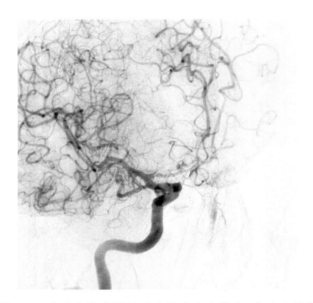

图 25.5 术后血管造影显示动脉瘤完全阻塞,分支血管得到保护。

尽管动脉粥样硬化阻塞性疾病的 ECIC 脑搭桥术存在争议,但 TTF 已显示其可以有效预测移植血管能否长期通畅。削减血流指数(CFI)是指脑血管吻合后移植血管内血流与通过对远端开放的自由血流测量得到的移植血管内能承载的最大血流之间的比值,在 CFI 低于 0.5 的病例中,有 50% 会出现搭桥失败,如果 CFI 高于 0.5,则移植血管通畅率为 92%[125]。

不能夹闭或血管内栓塞治疗的颅内动脉瘤可能需要行载瘤动脉闭塞术以达到确定性治疗目的。载瘤动脉闭塞术需要辅助的血管重建指征还有一些争议。对于有新生动脉瘤形成风险的年轻患者或者存在对侧动脉瘤的患者,通常需要行搭桥手术。此外,通常通过术前球囊闭塞试验来确定血管闭塞术的耐受性,从而确定是否需要术前进行血管重建[126-130]。目前的研究正在评估计算血流量模型在定量磁共振造影的帮助下对血管闭塞术后血流模式进行预测的能力[120],这样可提供一种潜在的无创方式来确定患者是否存在血管闭塞术后缺血的高风险。

对于准备行血管闭塞术而进行脑搭桥术的病例,术中血流评估可用于判断选择的移植血管是否与供体血流和受体血流的需求相匹配。关于选择的原位供体血管血流不足或过高评估组织的血流需求的误判,均可能带来不必要的血管移植,使手术更为复杂并承担着随后的更高的手术失败率[68,125]。如果这样,可选择最具潜力的可利用的原位供体血管,比如颞浅动脉(STA)或枕动脉(OA),进行客观测量和对比血流量,以满足血管重建供血区域的组织灌注需求。可通过使用邻近血管主干的短距离移植来增强原位供体血管的供血能力,而不是非得采取长距离的血管移植[131]。

对于 ICA 动脉瘤(海绵窦段动脉瘤、眼段动脉瘤或床旁动脉瘤),可在临时阻断远端 ICA 之前和之后直接测量远端 ICA 或 MCA 血流量来确定血流短缺情况(图 25.6)。如果使用 M1 段血流测量值来表示 ICA 血流量时,则还必须考虑到大脑前动脉(ACA)区的供血。尽管当治疗 ICA 远端大型动脉瘤时,A1 段的血流经常不能被测量,但作者发现通过术前血管造影证实前交通段通畅足以预测 ACA 区的适当流量补偿。一旦确定有血流短缺,可使用颞浅动脉(STA)的最大血流量或"削减血流"作为对比[125]。STA 通常被设想为可以仅提供 15~25mL/min 血流的低流量搭桥的供体血管[132];因此,在拟行 ICA 闭塞术病例中通常不考虑 STA。实际上,用 TTF 获取的术中数据更具说服力[125]。

在解剖后必须测量血流,以消除下游组织抵抗对血流的影响,并且可以用罂粟碱来改善血管痉挛的临时影响。使用 TTF 测量开放的血管远端的血流速度;如果削减血流与血流短缺有一个好的对比,那么就可以应用 STA 进行 ECIC 脑搭桥术,替代更为复杂的血管移植手术。如前所述,可进一步通过短距离移植邻近的颞支主干血管来增加 STA 搭桥的血流量[131]。

万一动脉瘤破裂或者意外需要闭塞血管,那么正式的球囊闭塞试验通常是不可行的。对于近端血管,如 ICA 或 A1 段分支血管,在术中夹闭闭塞试验时,可

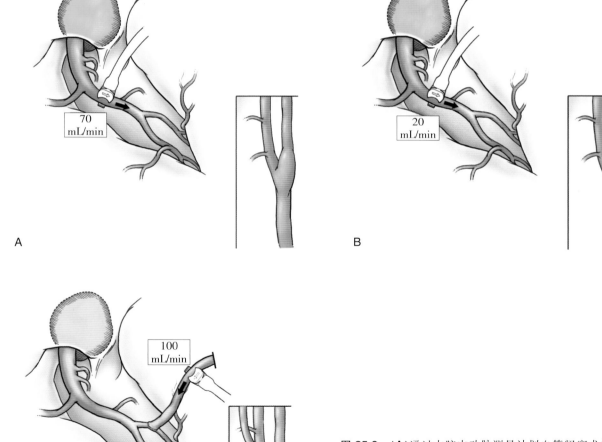

图 25.6 (A)通过大脑中动脉测量计划血管闭塞术的替代血流量。(B)颈内动脉临时阻断期间对侧支循环血流的测量。(C)搭桥术后血流量的测量表明移植血管功能正常,并提示在搭桥建立过程中对缺血的充血反应。[经 Springer 科学与商业媒体许可:Amin-Hanjani S, Alaraj A, Charbel FT. Flow replacement bypass for aneurysms: decision-making using intraoperative blood flow measurements. Acta Neurochir (Wien). 2010;152(6):1024. Figure2]

以用 TTF 来测量侧支血流和血流动力学。在预期行闭塞的血管处于临时阻断的情况下,测量远端血管内的血流, 然后潮气末 CO_2 分压升高 10mmHg 再测量血流;如果被研究区域内的被测容积血流量也随之增加,表明有良好的血流动力学;相反,如果缺少反应或血流量随之降低,表示需要搭桥[133]。

对于梭形动脉瘤或远端血管的复杂动脉瘤如 M2 段或 A2 段动脉瘤的处理, 由于通过软脑膜吻合的侧支循环具有不可预测性,特别是在急性出血情况下,通常需要行血管重建术。在这种情况下,可以直接测量或通过计算血管分支血流量短缺的总和来评估远端血管内的血流量(图 25.7)。可以评估可选供体血管(如 STA 或 OA)的血流量在需要作为移植血管时是否充足。

有各种各样的方法来评估吻合术后的搭桥移植血管。用触诊法或多普勒超声法进行的脉动能力检查是主观的、不可靠的[125,134]。事实上,也许强的动脉实际上是血流受阻的表现。术中血管造影是繁琐并有风险的,可供选择的其他方法,比如 ICG 血管造影,这些方法使大多数病例都不需要应用术中血管造影。此外,单纯的解剖通畅可能对于搭桥是否成功的预测并不那么有用[125]。相比较而言,通过与基线水平的血流量相比较,TTF 不仅能快速评估通畅性, 而且能评估搭桥后血管血流量是否充足。低流量搭桥的失败率较

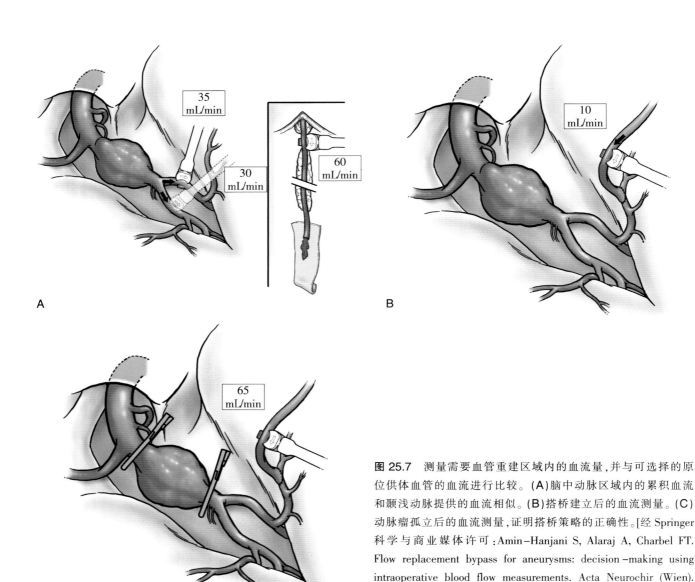

图 25.7　测量需要血管重建区域内的血流量,并与可选择的原位供体血管的血流进行比较。(A)脑中动脉区域内的累积血流和颞浅动脉提供的血流相似。(B)搭桥建立后的血流测量。(C)动脉瘤孤立后的血流测量,证明搭桥策略的正确性。[经 Springer 科学与商业媒体许可:Amin-Hanjani S, Alaraj A, Charbel FT. Flow replacement bypass for aneurysms: decision-making using intraoperative blood flow measurements. Acta Neurochir (Wien). 2010;152(6):1023. Figure1]

高[125]，并且大多数在手术过程中是通畅的移植血管在术后立刻被发现有阻塞。这表明，检测移植血管的流速是有益于手术结果的，当发现血管吻合后的血流量明显低于搭桥术前记录的短缺的血流量时，提醒外科医生搭桥术可能存在问题，这样便可纠正手术错误或对一些不明确的病例进行快速的传统术中造影评估。

承认可用于定量血流测量的技术的局限性是非常重要的。当定量血流测量不可行时，也可以应用其他外科手术的辅助手段。鉴于此，对于体积过小而不能使用 TTF 检测的穿支动脉或由于手术区域的空间局限而不能到达的血管，ICG 血管造影是一项很有用的视觉辅助评估手段[96,99]。此外，在动静脉畸形和动静脉瘘的外科手术中，ICG 造影对于早期充盈静脉的检测起着重要作用[135]。临床医生必须意识到影响血流的临床因素，如系统血压波动、CO_2 水平、麻醉剂的变化、发作抑制和临时夹闭阻断引发的缺血[125]。因此，当比较夹闭前和夹闭后的血流值时，必须维持稳定状态来避免产生假阳性或假阴性；当使用动脉瘤近端血管所取得的间接基线血流测量值来反映两条相关血管的累计流出血流时，这一点特别重要；例如夹闭后在一条远端分支血管内的充血反应可能掩盖另一条远端分支血管内明显的血流降低。并且经验已经证明，与术后血管造影相比，这一点对于血管内的真实血流有着明显的敏感性。此外，当将术中数值和那些用其他方法在术前获取的数值相比时，一定要考虑到麻醉效果。

小结

有很多种方法适用于脑血管外科中的血流评估。深入理解其优缺点有助于外科医生正确应用这些外科辅助手段。通过使用 TTF 可以很容易实现靶血管内的容积血流量的快速术中测量。使用这一设备的临床方案表明其在减少与手术相关的缺血性并发症方面的有效性，并且建议其可行时应该被应用（与其他方法联合应用）。采用定量血流量的数据，未来无疑将导致进一步改进其应用的适应证，并有助于提高脑血管疾病干预的疗效。

（树海峰 匡永勤 黄海东 译）

参考文献

1. Kety SS, Schmidt CF. The nitrous oxide method for the quantitative determination of cerebral blood flow in man; theory, procedure and normal values. J Clin Invest. 1948;27: 476-83.
2. Small SA. Quantifying cerebral blood flow: regional regulation with global implications. J Clin Invest. 2004;114: 1046-8.
3. Lassen NA, Ingvar DH. The blood flow of the cerebral cortex determined by radioactive krypton. Experientia. 1961;17:42-3.
4. Olesen J, Paulson OB, Lassen NA. Regional cerebral blood flow in man determined by the initial slope of the clearance of intra-arterially injected 133Xe. Stroke. 1971;2:519-40.
5. Waltz AG, Wanek AR, Anderson RE. Comparison of analytic methods for calculation of cerebral blood flow after intracarotid injection of 133 Xe. J Nucl Med. 1972;13:66-72.
6. Lovick AH, Pickard JD, Goddard BA. Prediction of late ischaemic complications after cerebral aneurysm surgery-- use of a mobile microcomputer system for the measurement of pre-, intra- and postoperative cerebral blood flow. Acta Neurochir (Wien). 1982;63:37-42.
7. Boysen G. Cerebral blood flow measurement as a safeguard during carotid endarterectomy. Stroke. 1971;2:1-10.
8. Boysen G, Ladegaard-Pedersen HJ, Henriksen H, et al. The effects of PaCO2 on regional cerebral blood flow and internal carotid arterial pressure during carotid clamping. Anesthesiology. 1971;35:286-300.
9. Sundt TM Jr, Sharbrough FW, Anderson RE, et al. Cerebral blood flow measurements and electroencephalograms during carotid endarterectomy. J Neurosurg. 1974;41: 310-20.
10. Sundt TM Jr, Sharbrough FW, Piepgras DG, et al. Correlation of cerebral blood flow and electroencephalographic changes during carotid endarterectomy: with results of surgery and hemodynamics of cerebral ischemia. Mayo Clin Proc. 1981;56:533-43.
11. Sharbrough FW, Messick JM Jr, Sundt TM Jr. Correlation of continuous electroencephalograms with cerebral blood flow measurements during carotid endarterectomy. Stroke. 1973;4:674-83.
12. Jawad K, Miller D, Wyper DJ, et al. Measurement of CBF and carotid artery pressure compared with cerebral angiography in assessing collateral blood supply after carotid ligation. J Neurosurg. 1977;46:185-96.
13. Mallett BL, Veall N. Investigation of cerebral blood-flow in hypertension, using radioactive-xenon inhalation and extracranial recording. Lancet. 1963;1:1081-2.
14. Mallett BL, Veall N. The measurement of regional cerebral clearance rates in man using xenon-133 inhalation and extracranial recording. Clin Sci. 1965;29:179-91.
15. Obrist WD, Thompson HK Jr, Wang HS, et al. Regional cerebral blood flow estimated by 133-xenon inhalation. Stroke. 1975;6:245-56.

16. Wyper DJ, Lennox GA, Rowan JO. Two minute slope inhalation technique for cerebral blood flow measurement in man. 1. Method. J Neurol Neurosurg Psychiatry. 1976;39:141-6.

17. Wyper DJ, Lennox GA, Rowan JO. Two minutes slope inhalation technique for cerebral blood flow measurement in man. 2. Clinical appraisal. J Neurol Neurosurg Psychiatry. 1976;39:147-51.

18. Young WL, Prohovnik I, Schroeder T, et al. Intraoperative 133Xe cerebral blood flow measurements by intravenous versus intracarotid methods. Anesthesiology. 1990;73:637-43.

19. Young WL, Schroeder T, Prohovnik I, et al. Correlation of intravenous vs. intracarotid cerebral blood flow (CBF) values. J Neurosurg Anesthesiol. 1989;1:135-6.

20. Winkler SS, Holden JE, Sackett JF, et al. Xenon and krypton as radiographic inhalation contrast media with computerized tomography: preliminary note. Invest Radiol. 1977;12:19-20.

21. Winkler SS, Sackett JF, Holden JE, et al. Xenon inhalation as an adjunct to computerized tomography of the brain: preliminary study. Invest Radiol. 1977;12:15-8.

22. Latchaw RE, Yonas H, Pentheny SL, et al. Adverse reactions to xenon-enhanced CT cerebral blood flow determination. Radiology 1987;163:251-4,

23. Ma D, Wilhelm S, Maze M, et al. Neuroprotective and neurotoxic properties of the "inert" gas, xenon. Br J Anaesth. 2002;89:739-46.

24. Yonas H, Darby JM, Marks EC, et al. CBF measured by Xe-CT: approach to analysis and normal values. J Cereb Blood Flow Metab. 1991;11:716-25.

25. Yonas H, Smith HA, Durham SR, et al. Increased stroke risk predicted by compromised cerebral blood flow reactivity. J Neurosurg. 1993;79:483-9.

26. Matsuda M, Lee H, Kuribayashi K, et al. Comparative study of regional cerebral blood flow values measured by Xe CT and Xe SPECT. Acta Neurol Scand Suppl. 1996;166:13-6.

27. Nariai T. Comparison of measurement between Xe/CT CBF and PET in cerebrovascular disease and brain tumor. Acta Neurol Scand Suppl. 1996;166:10-2.

28. Valadka AB, Hlatky R, Furuya Y, et al. Brain tissue PO2: correlation with cerebral blood flow. Acta Neurochir Suppl. 2002;81:299-301.

29. van Rooij WJ, Sluzewski M, Slob MJ, et al. Predictive value of angiographic testing for tolerance to therapeutic occlusion of the carotid artery. AJNR Am J Neuroradiol 2005;26:175-178,

30. Wolfson SK Jr, Clark J, Greenberg JH, et al. Xenon-enhanced computed tomography compared with [14C] iodoantipyrine for normal and low cerebral blood flow states in baboons. Stroke. 1990;21:751-7.

31. Carter LP. Surface monitoring of cerebral cortical blood flow. Cerebrovasc Brain Metab Rev. 1991;3:246-61.

32. Carter LP, Atkinson JR. Cortical blood flow in controlled hypotension as measured by thermal diffusion. J Neurol Neurosurg Psychiatry. 1973;36:906-13.

33. Carter LP, Erspamer R, White WL, et al. Cortical blood flow during craniotomy for aneurysms. Surg Neurol. 1982;17:204-208.

34. Carter LP, White WL, Atkinson JR. Regional cortical blood flow at craniotomy. Neurosurgery. 1978;2:223-9.

35. Choksey MS. Cortical thermal clearance as a predictor of imminent neurological deterioration. Cerebrovasc Brain Metab Rev. 1996;8:230-71.

36. Dernbach PD, Little JR, Jones SC, et al. Altered cerebral autoregulation and CO_2 reactivity after aneurysmal subarachnoid hemorrhage. Neurosurgery. 1988;22:822-6.

37. Vajkoczy P, Horn P, Thome C, et al. Regional cerebral blood flow monitoring in the diagnosis of delayed ischemia following aneurysmal subarachnoid hemorrhage. J Neurosurg. 2003;98:1227-34.

38. Vajkoczy P, Roth H, Horn P, et al. Continuous monitoring of regional cerebral blood flow: experimental and clinical validation of a novel thermal diffusion microprobe. J Neurosurg. 2000;93:265-74.

39. Chambers IR, Choksey MS, Clark A, et al. A thermal clearance probe for continuous monitoring of cerebral blood flow. Acta Neurochir Suppl (Wien). 1994;60:184-6.

40. Choksey MS, Chambers IR, Mendelow AD, et al. Measurement of in vivo cortical thermal clearance in man during complete circulatory standstill. Acta Neurochir Suppl (Wien). 1994;60:187-89.

41. Gaines C, Carter LP, Crowell RM. Comparison of local cerebral blood flow determined by thermal and hydrogen clearance. Stroke. 1983;14:66-9.

42. Yamagata S, Kikuchi H, Hashimoto K, et al. [Evaluation of regional cortical blood flow by thermal diffusion using a Peltier stack]. No To Shinkei. 1987;39:775-81.

43. Mizoi K, Yoshimoto T. Intraoperative monitoring of the somatosensory evoked potentials and cerebral blood flow during aneurysm surgery--safety evaluation for temporary vascular occlusion. Neurol Med Chir (Tokyo). 1991;31:318-25.

44. Mizoi K, Yoshimoto T. Permissible temporary occlusion time in aneurysm surgery as evaluated by evoked potential monitoring. Neurosurgery. 1993;33:434-40.

45. Schramm J, Koht A, Schmidt G, et al. Surgical and electrophysiological observations during clipping of 134 aneurysms with evoked potential monitoring. Neurosurgery. 1990;26:61-70.

46. Symon L, Wang AD, Costa e Silva IE, Gentili F. Perioperative use of somatosensory evoked responses in aneurysm surgery. J Neurosurg. 1984;60:269-75.

47. Ogawa A, Sato H, Sakurai Y, et al. Limitation of temporary vascular occlusion during aneurysm surgery. Study by intraoperative monitoring of cortical blood flow. Surg Neurol 1991;36:453-7.

48. Ohmoto T, Nagao S, Mino S, et al. Monitoring of cortical blood flow during temporary arterial occlusion in aneurysm surgery by the thermal diffusion method. Neurosurgery. 1991;28:49-54.

49. Thome C, Vajkoczy P, Horn P, et al. Continuous monitoring of regional cerebral blood flow during temporary arterial occlusion in aneurysm surgery. J Neurosurg. 2001;95:402-11.

50. Kubo Y, Ogasawara K, Tomitsuka N, et al. Revascularization and parent artery occlusion for giant internal carotid artery aneurysms in the intracavernous portion using intraoperative monitoring of cerebral hemodynamics. Neurosurgery. 2006;58:43-50.

51. Stern MD, Lappe DL, Bowen PD, et al. Continuous measurement of tissue blood flow by laser-Doppler spectroscopy.

Am J Physiol. 1977;232:H441-8.

52. Fabricius M, Akgoren N, Dirnagl U, et al. Laminar analysis of cerebral blood flow in cortex of rats by laser-Doppler flowmetry: a pilot study. J Cereb Blood Flow Metab. 1997; 17:1326-36.

53. Skarphedinsson JO, Harding H, Thoren P. Repeated measurements of cerebral blood flow in rats. Comparisons between the hydrogen clearance method and laser Doppler flowmetry. Acta Physiol Scand. 1988;134:133-42.

54. Rosenblum BR, Bonner RF, Oldfield EH. Intraoperative measurement of cortical blood flow adjacent to cerebral AVM using laser Doppler velocimetry. J Neurosurg. 1987;66: 396-9.

55. Riva C, Ross B, Benedek GB. Laser Doppler measurements of blood flow in capillary tubes and retinal arteries. Invest Ophthalmol. 1972;11:936-44.

56. Haberl RL, Heizer ML, Ellis EF. Laser-Doppler assessment of brain microcirculation: effect of local alterations. Am J Physiol. 1989;256:H1255-60.

57. Haberl RL, Heizer ML, Marmarou A, et al. Laser-Doppler assessment of brain microcirculation: effect of systemic alterations. Am J Physiol. 1989;256:H1247-54.

58. Arbit E, DiResta GR, Bedford RF, et al. Intraoperative measurement of cerebral and tumor blood flow with laser-Doppler flowmetry. Neurosurgery. 1989;24:166-70.

59. Shi G, Zhao J, Wang S, et al. Pre- and postoperative changes of regional cortical cerebral blood flow in patients with cerebral arteriovenous malformation. Chin Med J (Engl). 2003;116:1273-5.

60. Gesang DZ, Zhang D, Zhao JZ, et al. Laser Doppler sflowmeter study on regional cerebral blood flow in early stage after standard superficial temporal artery-middle cerebral artery bypass surgery for moyamoya disease. Chin Med J (Engl). 2009;122:2412-8.

61. Bolognese P, Miller JI, Heger IM, et al. Laser-Doppler flowmetry in neurosurgery. J Neurosurg Anesthesiol. 1993; 5:151-8.

62. Kirkpatrick PJ, Smielewski P, Czosnyka M, et al. Continuous monitoring of cortical perfusion by laser Doppler flowmetry in ventilated patients with head injury. J Neurol Neurosurg Psychiatry. 1994;57:1382-8.

63. Meyerson BA, Gunasekera L, Linderoth B, et al. Bedside monitoring of regional cortical blood flow in comatose patients using laser Doppler flowmetry. Neurosurgery. 1991;29:750-5.

64. Zweifel C, Czosnyka M, Lavinio A, et al. A comparison study of cerebral autoregulation assessed with transcranial Doppler and cortical laser Doppler flowmetry. Neurol Res. 32:425-28.

65. Nakase H, Kaido T, Okuno S, et al. Novel intraoperative cerebral blood flow monitoring by laser-Doppler scanner. Neurol Med Chir (Tokyo). 2002;42:1-4.

66. Charbel FT, Hoffman WE, Misra M, et al. Role of a perivascular ultrasonic micro-flow probe in aneurysm surgery. Neurol Med Chir (Tokyo). 1998;38(Suppl):35-8.

67. Nornes H. Hemodynamic aspects in the management of carotid-cavernous fistula. J Neurosurg. 1972;37:687-94.

68. Nornes H, Wikeby P. Cerebral arterial blood flow and aneurysm surgery. Part 1: local arterial flow dynamics. J Neurosurg. 1977;47:810-8.

69. Regli L, Piepgras DG, Hansen KK. Late patency of long saphenous vein bypass grafts to the anterior and posterior cerebral circulation. J Neurosurg. 1995;83:806-11.

70. Sundt TM Jr, Piepgras DG, Houser OW, et al. Interposition saphenous vein grafts for advanced occlusive disease and large aneurysms in the posterior circulation. J Neurosurg. 1982;56:205-15.

71. Bailes JE, Tantuwaya LS, Fukushima T, et al. Intraoperative microvascular Doppler sonography in aneurysm surgery. Neurosurgery. 1997;40:965-70.

72. Gilsbach J. Intraoperative Doppler Sonography in Neurosurgery. New York: Springer-Verlag; 1983.

73. Aaslid R, Markwalder TM, Nornes H. Noninvasive transcranial Doppler ultrasound recording of flow velocity in basal cerebral arteries. J Neurosurg. 1982;57:769-74.

74. Giller CA, Bowman G, Dyer H, et al. Cerebral arterial diameters during changes in blood pressure and carbon dioxide during craniotomy. Neurosurgery. 1993;32:737-41.

75. Huber P, Handa J. Effect of contrast material, hypercapnia, hyperventilation, hypertonic glucose and papaverine on the diameter of the cerebral arteries. Angiographic determination in man. Invest Radiol. 1967;2:17-32.

76. Newell DW, Aaslid R, Lam A, et al. Comparison of flow and velocity during dynamic autoregulation testing in humans. Stroke. 1994;25:793-7.

77. Serrador JM, Picot PA, Rutt BK, et al. MRI measures of middle cerebral artery diameter in conscious humans during simulated orthostasis. Stroke. 2000;31:1672-8.

78. Halsey JH, McDowell HA, Gelmon S, et al. Blood velocity in the middle cerebral artery and regional cerebral blood flow during carotid endarterectomy. Stroke 1989;20:53-8,

79. Spencer MP, Thomas GI, Nicholls SC, et al. Detection of middle cerebral artery emboli during carotid endarterectomy using transcranial Doppler ultrasonography. Stroke. 1990;21:415-23.

80. Nornes H, Grip A, Wikeby P. Intraoperative evaluation of cerebral hemodynamics using directional Doppler technique. Part 1: Arteriovenous malformations. J Neurosurg. 1979;50:145-51.

81. Nornes H, Grip A, Wikeby P. Intraoperative evaluation of cerebral hemodynamics using directional Doppler technique. Part 2: Saccular aneurysms. J Neurosurg. 1979;50: 570-7.

82. Bonnet MP, Larousse E, Asehnoune K, et al. Spinal anesthesia with bupivacaine decreases cerebral blood flow in former preterm infants. Anesth Analg. 2004;98:1280-3.

83. Gundamraj RN, Lauer KK. Diagnosis of intracranial arterial stenosis using transcranial Doppler flowmetry. Anesth Analg. 2004;98:1776-8.

84. Minville V, Asehnoune K, Salau S, et al. The effects of spinal anesthesia on cerebral blood flow in the very elderly. Anesth Analg. 2009;108:1291-4.

85. Armonda RA, Bell RS, Vo AH, et al. Wartime traumatic cerebral vasospasm: recent review of combat casualties. Neurosurgery. 2006;59:1215-25.

86. Lee MT, Piomelli S, Granger S, et al. Stroke Prevention Trial in Sickle Cell Anemia (STOP): extended follow-up and final results. Blood. 2006;108:847-52.

87. Marshall SA, Nyquist P, Ziai WC. The role of transcranial Doppler ultrasonography in the diagnosis and management of vasospasm after aneurysmal subarachnoid hemorrhage. Neurosurg Clin N Am. 2010;21:291-303.

88. Sebastian J, Derksen C, Khan K, et al. The role of transcranial

Doppler embolic monitoring in the management of intracranial arterial stenosis. J Neuroimaging. 2011;21(2): e166-8.

89. Sorteberg W, Sorteberg A, Lindegaard KF, et al. Transcranial Doppler ultrasonography-guided management of internal carotid artery closure. Neurosurgery. 1999;45:76-87.

90. Gaunt ME. Transcranial Doppler: preventing stroke during carotid endarterectomy. Ann R Coll Surg Engl. 1998;80: 377-87.

91. Nornes H, Sorteberg W, Nakstad P, et al. Haemodynamic aspects of clinical cerebral angiography. Concurrent two-vessel monitoring using transcranial Doppler ultrasound. Acta Neurochir (Wien). 1990;105:89-7.

92. Shibata Y, Fujita S, Kawaguchi T, et al. Use of microvascular Doppler sonography in aneurysm surgery on the anterior choroidal artery. Neurol Med Chir (Tokyo). 2000;40:30-5.

93. Piepgras A, Schmiedek P, Leinsinger G, et al. A simple test to assess cerebrovascular reserve capacity using transcranial Doppler sonography and acetazolamide. Stroke. 1990;21:1306-11.

94. Sekhar LN, Wechsler LR, Yonas H, et al. Value of transcranial Doppler examination in the diagnosis of cerebral vasospasm after subarachnoid hemorrhage. Neurosurgery. 1988; 22:813-21.

95. Firsching R, Synowitz HJ, Hanebeck J. Practicability of intraoperative microvascular Doppler sonography in aneurysm surgery. Minim Invasive Neurosurg. 2000;43:144-8.

96. Stendel R, Pietila T, Al Hassan AA, et al. Intraoperative microvascular Doppler ultrasonography in cerebral aneurysm surgery. J Neurol Neurosurg Psychiatry. 2000;68:29-35.

97. Dashti R, Laakso A, Niemela M, et al. Microscope-integrated near-infrared indocyanine green videoangiography during surgery of intracranial aneurysms: the Helsinki experience. Surg Neurol. 2009;71:543-50.

98. Raabe A, Beck J, Gerlach R, et al. Near-infrared indocyanine green video angiography: a new method for intraoperative assessment of vascular flow. Neurosurgery. 2003;52:132-9.

99. Raabe A, Nakaji P, Beck J, et al. Prospective evaluation of surgical microscope-integrated intraoperative near-infrared indocyanine green videoangiography during aneurysm surgery. J Neurosurg. 2005;103:982-89.

100. Gruber A, Dorfer C, Standhardt H, et al. Prospective comparison of intraoperative vascular monitoring technologies during cerebral aneurysm surgery. Neurosurgery. 2011;68: 657-73.

101. Mery FJ, Amin-Hanjani S, Charbel FT. Is an angiographically obliterated aneurysm always secure? Neurosurgery. 2008;62:979-82.

102. Nakayama N, Kuroda S, Houkin K, et al. Intraoperative measurement of arterial blood flow using a transit time flowmeter: monitoring of hemodynamic changes during cerebrovascular surgery. Acta Neurochir (Wien). 2001;143: 17-24.

103. Franklin DL. Pulsed ultrasonic transit time flowmeter. IRE Transac Bio-Med Electronics. 1962;9:44-9.

104. Lundell A, Bergqvist D. Intraoperative flow measurements in vascular reconstruction. Ann Chir Gynaecol. 1992;81: 187-91.

105. Lundell A, Bergqvist D, Mattsson E, et al. Volume blood flow measurements with a transit time flowmeter: an in vivo and in vitro variability and validation study. Clin Physiol.

1993;13:547-57.

106. Matre K, Birkeland S, Hessevik I, et al. Comparison of transit-time and Doppler ultrasound methods for measurement of flow in aortocoronary bypass grafts during cardiac surgery. Thorac Cardiovasc Surg. 1994;42:170-4.

107. Lynnworth LC, Liu Y. Ultrasonic flowmeters: half-century progress report, 1955-2005. Ultrasonics 2006;44(Suppl 1): e1371-8.

108. Canver CC, Dame NA. Ultrasonic assessment of internal thoracic artery graft flow in the revascularized heart. Ann Thorac Surg. 1994;58:135-8.

109. Gordon IL, Stemmer EA, Williams RA, et al. Changes in internal carotid blood flow after carotid endarterectomy correlate with preoperative stenosis. Am J Surg. 1994;168: 127-30.

110. Charbel FT, Hoffman WE, Misra M, et al. Ultrasonic perivascular flow probe: technique and application in neurosurgery. Neurol Res. 1998;20:439-42.

111. Amin-Hanjani S, Meglio G, Gatto R, et al. The utility of intraoperative blood flow measurement during aneurysm surgery using an ultrasonic perivascular flow probe. Neurosurgery. 2008;62:1346-53.

112. Scienza R, Pavesti G, Pasqualin A, et al. Flowmetry-assisted aneurysm clipping. A Cooperative study., in The proceedings of the 12th European Congress of Neurosurgery. Lisbon, Portugal, 2003, pp 309-14.

113. Friedman WA, Chadwick GM, Verhoeven FJ, et al. Monitoring of somatosensory evoked potentials during surgery for middle cerebral artery aneurysms. Neurosurgery. 1991;29:83-8.

114. Manninen PH, Patterson S, Lam AM, et al. Evoked potential monitoring during posterior fossa aneurysm surgery: a comparison of two modalities. Can J Anaesth. 1994;41:92-7.

115. Ricco JB, Regnault de la Mothe G, Fujita S, et al. Impact of routine completion angiography on the results of primary carotid endarterectomy: a prospective study in a teaching hospital. Eur J Vasc Endovasc Surg. 2011;41(5):579-88.

116. Winkler GA, Calligaro KD, Kolakowski S, et al. Comparison of intraoperative completion flowmeter versus duplex ultrasonography and contrast arteriography for carotid endarterectomy. Vasc Endovascular Surg. 2006;40:482-6.

117. Macdonald RL, Wallace MC, Kestle JR. Role of angiography following aneurysm surgery. J Neurosurg. 1993;79:826-32.

118. Chiang VL, Gailloud P, Murphy KJ, et al. Routine intraoperative angiography during aneurysm surgery. J Neurosurg. 2002;96:988-92.

119. Klopfenstein JD, Spetzler RF, Kim LJ, Feiz-Erfan I, Han PP, Zabramski JM, et al: Comparison of routine and selective use of intraoperative angiography during aneurysm surgery: a prospective assessment. J Neurosurg. 2004;100:230-5.

120. Tang G, Cawley CM, Dion JE, et al. Intraoperative angiography during aneurysm surgery: a prospective evaluation of efficacy. J Neurosurg. 2002;96:993-99.

121. Charbel FT, Zhao M, Amin-Hanjani S, et al. A patient-specific computer model to predict outcomes of the balloon occlusion test. J Neurosurg. 2004;101:977-88.

122. Eckert B, Thie A, Carvajal M, et al. Predicting hemodynamic ischemia by transcranial Doppler monitoring during therapeutic balloon occlusion of the internal carotid artery. AJNR Am J Neuroradiol. 1998;19:577-82.

123. Jennett WB, Harper AM, Gillespie FC. Measurement

of regional cerebral blood-flow during carotid ligation. Lancet. 1966;2:1162-3.

124. Spencer MP, Reid JM. Quantitation of carotid stenosis with continuous-wave (C-W) Doppler ultrasound. Stroke. 1979;10:326-30.

125. Schaller B. Extracranial-intracranial bypass to reduce the risk of ischemic stroke in intracranial aneurysms of the anterior cerebral circulation: a systematic review. J Stroke Cerebrovasc Dis. 2008;17:287-98.

126. Amin-Hanjani S, Du X, Mlinarevich N, et al. The cut flow index: an intraoperative predictor of the success of extra-cranial-intracranial bypass for occlusive cerebrovascular disease. Neurosurgery. 2005;56:75-85.

127. Amin-Hanjani S, Charbel FT. Is extracranial-intracranial bypass surgery effective in certain patients? Neurol Clin. 2006;24:729-43.

128. Eckard DA, Purdy PD, Bonte FJ. Temporary balloon occlusion of the carotid artery combined with brain blood flow imaging as a test to predict tolerance prior to permanent carotid sacrifice. AJNR Am J Neuroradiol. 1992;13:1565-9.

129. Liu AY, Lopez JR, Do HM, et al. Neurophysiological monitoring in the endovascular therapy of aneurysms. AJNR Am J Neuroradiol. 2003;24:1520-7.

130. Witt JP, Yonas H, Jungreis C. Cerebral blood flow response pattern during balloon test occlusion of the internal carotid artery. AJNR Am J Neuroradiol. 1994;15:847-56.

131. Alaraj A, Ashley WW Jr, Charbel FT, et al. The superficial temporal artery trunk as a donor vessel in cerebral revascularization: benefits and pitfalls. Neurosurg Focus. 2008;24:E7.

132. Liu JK, Kan P, Karwande SV, et al. Conduits for cerebrovascular bypass and lessons learned from the cardiovascular experience. Neurosurg Focus. 2003;14:e3.

133. Ashley WW, Amin-Hanjani S, Alaraj A, et al. Flow-assisted surgical cerebral revascularization. Neurosurg Focus. 2008; 24:E20.

134. Maselli G, De Tommasi C, Ricci A, et al. Endovascular stenting of an extracranial-intracranial saphenous vein high-flow bypass graft: Technical case report. Surg Neurol Int. 2011;2:46.

135. Oh JK, Shin HC, Kim TY, et al. Intraoperative Indocyanine Green Video-Angiography: Spinal Dural Arteriovenous Fistula. Spine (Phila Pa 1976). 2011;36(24):E1578-80.

136. Amin-Hanjani S, Meglio G, Gatto R, et al. The utility of intraoperative blood flow measurement during aneurysm surgery using an ultrasonic perivascular flow probe. Neurosurgery. 2006;58:ONS-305-12.

137. Waechter I, Bredno J, Hermans R, et al. Model-based blood flow quantification from rotational angiography. Med Image Anal. 2008;12:586-602.

索 引